高级卫生专业技术资格考试用书

呼吸内科学

高级医师进阶

（副主任医师/主任医师）

（第2版）

主 编 毕丽岩

编 者（以姓氏笔画为序）：

于 涛	于丽艳	马 田	方勇文	王 帅
王红微	王媛媛	付那仁图雅		刘 静
刘艳君	孙石春	孙丽娜	孙秀娜	齐丽娜
吕怿南	衣宇鹏	宋万成	杜 鹏	李 东
李 瑞	李 瑾	沈 莹	苏 茜	张 彤
张 林	张 楠	张久之	张黎黎	侯燕妮
聂 跃	董 慧	路雪梅	魏华海	

中国协和医科大学出版社

图书在版编目（CIP）数据

呼吸内科学：高级医师进阶 / 毕丽岩主编. —2版. —北京：中国协和医科大学出版社，2020.1

高级卫生专业技术资格考试用书

ISBN 978-7-5679-1338-7

Ⅰ.①呼…　Ⅱ.①毕…　Ⅲ.①呼吸系统疾病–诊疗–资格考试–自学参考资料　Ⅳ.①R56

中国版本图书馆CIP数据核字（2019）第157289号

高级卫生专业技术资格考试用书

呼吸内科学·高级医师进阶（第2版）

主　　编：毕丽岩

责任编辑：吴桂梅

出版发行　**中国协和医科大学出版社**
　　　　　（北京东单三条九号　邮编100730　电话65260431）
网　　址：www.pumcp.com
经　　销：新华书店总店北京发行所
印　　刷：北京新华印刷有限公司

开　　本：787×1092　　1/16
印　　张：40.5
字　　数：930千字
版　　次：2020年1月第2版
印　　次：2020年1月第1次印刷
定　　价：158.00元

ISBN 978-7-5679-1338-7

前　言

近年来，医学科学飞速发展，临床上新理论、新技术和新方法不断出现。同时，高级技术资格考试制度逐渐完善，但考试用书却极其匮乏。为了加强临床医务人员对学科知识的系统了解和掌握，提高医疗质量，也为了满足考生需要，我们组织了从事临床工作多年，在本学科领域内具有较高知名度的副主任医师职称以上的专家及教授，共同编写了此书。

呼吸系统疾病是一种常见病、多发病。近年来，临床工作者对呼吸系统疾病的病因和发病机制的认识有了很大的提高，诊断技术也进一步精确和简化，治疗方法更加多样化，知识的更新也更快。

本书内容紧扣高级卫生专业技术资格考试要求，根据大纲对专业知识"熟悉""掌握""熟练掌握"的不同层次要求，详略得当，重点突出，及时地反映了现代呼吸病学的新理论和新治疗，展示了呼吸科领域的许多临床宝贵经验。

全书共分4篇46章，具体内容包括呼吸系统疾病基础知识、呼吸系统疾病症状及诊断技术、呼吸系统疾病治疗学及呼吸系统疾病。全书内容具有实用性、权威性和先进性，是拟晋升副高级和正高级职称考试人员的复习指导用书，也适用于主治医师以上的高年资医师。可供呼吸科医师、内科医师、全科医师、急诊科医师及医学院校师生在临床实践中查阅参考，具有很强的临床实用性和指导意义。

限于编者知识面和写作水平，书中错误和疏漏之处在所难免，恳请广大读者批评指正。

编　者

目 录

第一篇
呼吸系统疾病基础知识

第一章　呼吸系统解剖学

第一节　应用解剖学

知识点1：呼吸系统的构成	副高：掌握　正高：掌握

呼吸系统由呼吸道和肺两部分组成，呼吸道是传导气体的通道，也称传导气道。人们通常以喉的环状软骨下缘为界，把呼吸道分为上、下两部分。上呼吸道包括鼻、咽和喉，气管、支气管及其余部分称为下呼吸道。肺由实质组织（支气管树和肺泡）以及间质组织（结缔组织、血管、淋巴管、淋巴结和神经等）组成。

知识点2：呼吸系统的主要功能	副高：掌握　正高：掌握

呼吸系统的主要功能是进行气体交换，即吸入O_2、呼出CO_2。此外，还有发音、嗅觉、协助静脉血回流入心以及内分泌等功能。为保证呼吸运动的正常进行，胸膜和胸膜腔、纵隔、胸廓和呼吸肌等也是重要的呼吸组织。

知识点3：外鼻的构成及功能	副高：掌握　正高：掌握

外鼻以鼻骨和鼻软骨为支架，外被皮肤，内覆黏膜，分为骨部和软骨部，其皮肤因富含皮脂腺和汗腺，成为痤疮、酒糟鼻和疖肿的好发部位。外鼻与额相连的部分称鼻根，向下延续为鼻背，末端为鼻尖，鼻尖两侧呈弧形隆突的部分称鼻翼，呼吸困难时，可见鼻翼扇动，

小儿呼吸困难时，鼻翼扇动得更为明显。

知识点4：鼻腔的构成及功能   副高：掌握   正高：掌握

鼻腔以骨和软骨为基础，内面覆以黏膜和皮肤，鼻中隔将鼻腔分为左、右两半，后方经鼻后孔通鼻咽。每侧鼻腔又分为鼻前庭和固有鼻腔，鼻腔的侧壁自上而下有上、中、下三个鼻甲突向鼻腔，在各鼻甲的下方，分别形成上、中、下三个鼻道。鼻中隔由垂直板、犁骨及鼻中隔软骨构成，被覆黏膜，鼻中隔前下部有一易出血区（Little区），此区血管丰富且位置表浅，血管易破裂而出血，90%左右的鼻出血均发生于此。

鼻腔内表面为黏膜，由上皮和固有层组成，上皮为假复层纤毛柱状，其间有杯状细胞，固有层内有混合性鼻腺，鼻黏膜有丰富的血液供应，使黏膜充血膨胀时接触面积增加，有利于对吸入空气的加温和湿润。鼻黏膜可分为嗅区和呼吸区，嗅区的活体呈苍白色或淡黄色，面积约5cm^2，仅占据上鼻甲内侧面以及与其相对的鼻中隔部分，其内有感受嗅觉刺激的嗅细胞，嗅区以外的鼻黏膜称为呼吸区，此区在正常情况下呈粉红色，表面光滑，有丰富的静脉海绵丛和鼻腺，可产生大量分泌物。

知识点5：鼻窦的构成及功能   副高：掌握   正高：掌握

鼻窦（旧称鼻旁窦）是指鼻腔周围颅骨内一些开口于鼻腔的含气空腔，由上颌窦、额窦、蝶窦及筛窦构成，这些部分分别位于各自的骨内，其黏膜与鼻腔黏膜相延续。其中：①上颌窦最大，容积约为14ml，其窦口开口于中鼻道，窦口高于窦底，而且开口狭窄，分泌物不易排出。上颌窦上为眶下壁，底与上颌牙齿的牙根相邻，故牙根感染容易侵入窦内，引起牙源性上颌窦炎；②额窦位于额骨内、外板之间，眼眶的内上角为额窦底部，骨质薄弱，急性额窦炎时此处压痛明显，额窦开口于筛漏斗；③蝶窦位于蝶骨体内，通过其前壁的孔开口于蝶筛隐窝；④筛窦位于筛骨小房内，可分前、中、后三群。前群和中群开口于中鼻道，后群开口于上鼻道。后群与视神经管相邻，其感染向周围蔓延可引起视神经炎。

知识点6：咽的构成及功能   副高：掌握   正高：掌握

咽位于第1~6颈椎的前方，上方固着于颅底，向下于第6颈椎下缘续于食管，分为鼻咽、口咽和喉咽三部分。其中：①鼻咽介于颅底和软腭之间，其顶后壁的黏膜下有丰富的淋巴组织，称咽扁桃体，儿童时此扁桃体可出现异常增大，至10岁左右差不多完全退化。鼻咽借鼻后孔与鼻腔相通，成为正常呼吸的要道，在鼻咽两侧壁距下鼻甲后端之后约1cm处有咽鼓管咽口及其后外侧的咽鼓管圆枕，咽鼓管咽口附近黏膜内的淋巴组织称咽鼓管扁桃体。在咽鼓管圆枕后方与咽后壁之间有一凹陷，称咽隐窝，是鼻咽癌的好发部位；②口咽位于口腔的后方，其外侧壁的扁桃体窝内有成群的淋巴组织和腭扁桃体，咽扁桃体、两侧的咽鼓管扁桃体、腭扁桃体及前下方的舌扁桃体共同构成咽淋巴环，对消化道和呼吸道有防御和保护作用；③喉咽位于喉的后部，向下与食管相续，在喉口的两侧和甲状软骨内面之间，黏膜下陷形成梨状隐窝，是异物容易嵌顿停留的部位。

知识点7：喉的构成　　　　　　　　　　　　　　　副高：掌握　正高：掌握

喉位于第3~6颈椎前方，上与喉咽，下与气管相连，既是呼吸通道，又是发音器官，主要由喉软骨和喉肌构成。其中：①喉软骨有单个的甲状软骨、环状软骨、会厌软骨，以及成对的杓状软骨、小角软骨、楔状软骨等，这些软骨借环甲关节、环杓关节、方形膜和弹性圆锥相连接，并借甲状舌骨膜和环状软骨气管韧带与舌骨和气管相连；②喉肌主要有环甲肌、环杓后肌、环杓侧肌及杓肌等，是发音的动力器官，具有紧张或松弛声带、缩小或开大声门裂以及缩小喉口的作用。

知识点8：喉肌的名称、起止和作用　　　　　　　　　副高：掌握　正高：掌握

喉肌的名称、起止和作用

名　称	起　止	作　用
环甲肌	起于环状软骨弓前外侧面，止于甲状软骨下缘和下角	紧张声带
环杓后肌	起于环状软骨板后面，止于杓状软骨肌突	开大声门裂、紧张声带
环杓侧肌	起于环状软骨上缘和外面，止于杓状软骨肌突	变窄声门裂
杓横肌	肌束横行连于两侧杓状软骨的肌突和外侧缘	缩小喉口和喉前庭、紧张声带
杓斜肌	起于杓状软骨肌突，止于对侧杓状软骨尖	缩小喉口和声门裂
甲杓肌	起于甲状软骨前角后面，止于杓状软骨外侧面	内侧部使声带松弛，外侧部使声门裂变窄
杓会厌肌	起于杓状软骨尖，止于会厌软骨及甲状会厌韧带	拉会厌向后下，关闭喉口

知识点9：喉腔的构成及功能　　　　　　　　　　　　副高：掌握　正高：掌握

喉腔上起喉口与咽腔相通，下连气管与肺相通。喉腔侧壁有上、下两对黏膜皱襞，上面一对为前庭襞，也称假声带；下面一对为声襞，也称声带。两对皱襞将喉腔分为前庭襞上方的喉前庭、声襞下方的声门下腔、前庭襞和声襞之间的喉中间腔三部分。喉中间腔中两侧声带之间的裂隙为声门，是喉腔的最狭窄部分。静息呼吸时声门随之缩舒，深呼吸时，声门大开。咳嗽或用力屏气时，声门关成一条裂缝。吞咽时，喉肌收缩，喉口缩小，喉和咽上提并稍前移，会厌封闭喉口，防止食物进入喉腔和气道内。喉肌收缩，关闭后鼻孔，避免使异物反流到鼻腔内。声门下腔是声襞与环状软骨之间的腔，其黏膜下组织疏松，发生炎症时易水肿，尤以婴幼儿更易发生喉水肿而致喉阻塞，引起呼吸困难。

知识点10：气管的构成　　　　　　　　　　　　　　副高：掌握　正高：掌握

气管位于食管前方，上接环状软骨，经颈部正中，下行入胸腔，在胸骨角平面，平对第

4胸椎体下缘水平分为左、右主支气管，全长10~13cm，可分为颈、胸二部，横径比前后径大25%。气管下端分叉处称气管杈，其内面有一向上凸的纵嵴，呈半月形，称气管隆嵴，是支气管镜检查的定位标志。

气管由15~20个"C"形的软骨环以及连接各环之间的结缔组织和平滑肌构成。气管内面衬以黏膜，气管后壁缺少软骨，由弹性纤维以及平滑肌构成的膜壁封闭。甲状腺峡多位于第2~4气管软骨环前方，气管切开术通常在第3~5气管环处进行。

知识点11：气管的作用机制	副高：掌握　正高：掌握

气管的位置和长度可因躯体的位置和活动而受到影响。头低位时，气管上端的环状软骨在胸骨柄上方仅1cm处，而当头极度向后仰时，则可达胸骨柄以上7cm处，在极度向后仰和俯屈间，气管长度有50%的变化。吞咽动作时上部气管有约3cm的活动范围，下端分叉部分可活动约1cm。气管下端分叉部在仰卧呼气位时，位于第五胸椎的上端，其间仅隔一食管，俯卧时分叉部则向腹侧移动约2cm，吸气时分叉部向下移动约一个椎骨，并向腹侧离开脊柱约2cm。深吸气时分叉角度变小。

知识点12：主支气管的性状及作用	副高：掌握　正高：掌握

气管在分叉处分为左、右主支气管。气管分叉的角度取决于胸腔形态、膈的高度以及躯体姿势位置。成人分叉角呈55°~65°，小儿70°~80°。角度过大反映气管分叉下淋巴结增大，见于肺转移；角度过小则为一侧支气管受压移位所致。主支气管壁的构造与气管类似，由支气管软骨、平滑肌纤维和结缔组织构成。其中：①右主支气管长1.9~2.6cm，外径1.2~1.5cm，比左主支气管粗、短而陡直，与气管中线的延长线呈22°~25°的角，约于第5胸椎体水平经右肺门入右肺。由于右主支气管的形态特点，异物坠入右主支气管机会较多，吸入性病变也以右侧发病率高，尤以右肺下叶居多；②左主支气管长4.5~5.2cm，外径0.9~1.4cm，较右主支气管细而长，更趋于水平位，与气管中线的延长线呈35°~36°的角，约于第5胸椎体水平经左肺门进入左肺。

知识点13：支气管树的概念	副高：掌握　正高：掌握

左、右主支气管在肺门处按肺叶分为肺叶支气管，左主支气管分为上、下叶支气管，右主支气管分为上、中、下三支叶支气管。叶支气管再分为肺段支气管，每侧分为10个肺段支气管，肺段支气管再依次分为细支气管、终末细支气管，再向下分支即为呼吸性细支气管接肺泡。支气管在肺内这种犹如树木的分支，称为支气管树。终末细支气管以上属传导气道，自呼吸性细支气管以下即为呼吸区。

知识点14：右上叶支气管及其肺段支气管	副高：掌握　正高：掌握

右上叶支气管是右主支气管的第一个分支，起自右主支气管外后壁，在肺动脉右支上方

进入上叶，发出三个肺段支气管：①尖段支气管（BⅠ）：斜向外上方至右肺尖，由于通气较差，此段为肺结核的好发部位之一；②后段支气管（BⅡ）：行向后外上方至右肺上叶后下部，为肺脓肿的易发部位；③前段支气管（BⅢ）：行向前外下方至右肺上叶的前下部。

知识点15：右中叶支气管及其肺段支气管　　副高：掌握　正高：掌握

右中叶支气管是右主支气管分出上叶支气管后发出的中间支气管，由中间支气管的前壁向前下外方分出中叶支气管，进入右肺中叶，再分为外段支气管和内段支气管。其中：①外段支气管（BⅣ）：行向外侧，分布于中叶的外侧部；②内段支气管（BⅤ）：行向前下方，分布于中叶的内侧部。右中叶支气管短而细，其起点周围有前、内、外三组淋巴结，肿大时可从前、内、外三面压迫中叶支气管。

知识点16：右下叶支气管及其肺段支气管　　副高：掌握　正高：掌握

右下叶支气管为右主支气管的延续，行向后外下方，首先发出上段支气管，主干继续向外下方行进，总称为肺基底段支气管，由此再分出内侧基底段支气管、前基底段支气管、外侧基底段支气管和后基底段支气管四个分支，分别分布于右肺下叶的上部、内侧部、前下外侧部、后外侧部和后下部。右下叶支气管有时还分出亚上段支气管。①上段支气管（BⅥ）：由右下叶支气管的后壁发出，为右下叶支气管发出的分支中的最大分支，先作水平位，继而向后上方弯曲行进，分布于右肺下叶的上部，吸入的异物容易坠入此段。右肺下叶基底段支气管常发出变异的亚上段支气管，出现率为38%～48%，分布于上段与外基底段和后基底段之间的区域；②内侧基底段支气管（BⅦ）：也称为心段支气管，起始于肺基底段支气管的内前壁，行向下内方，分布于右肺下叶内侧部肺门以下的部位；③前基底段支气管（BⅧ）：大多数直接起自基底段支气管的前外侧壁，行向前下方，分布于前面的下外侧部；④外侧基底段支气管（BⅨ）：为基底段支气管的两大终末分支之一，行向外下方，分布于肋面的后外侧部和邻近的膈面；⑤后基底段支气管（BⅩ）：为基底段支气管的另一终末分支，大多数与外侧基底段支气管共干，行向后下方，分布于肋面的后下部和相邻的膈面。上述的四个肺基底段支气管在临床上非常重要，尤其是BⅧ、BⅨ、BⅩ常为异物坠入的部位，也是炎症和支气管扩张的好发部位。

知识点17：左上叶支气管及其分支　　副高：掌握　正高：掌握

左上叶支气管为左主支气管的分支，其起自左主支气管的前外侧壁，向前外侧方向行进，与左主支气管间构成约110°的角，长1.0～1.5cm，进入左肺后分成上支和下支。

（1）上支：又名外支，上支甚短，立即分为尖后段支气管和前段支气管。①尖后段支气管（BⅠ＋BⅡ）：上支分出后再上行约1cm，再分为尖支和后支。尖支又称尖段支气管，分布于肺尖部。后支又称后段支气管，分布于左肺上叶的后上部；②前段支气管（BⅢ）：行向前上方，至左肺上叶的前下部。

（2）下支：又名降支，起自左上叶支气管的前下方，向前下外侧方向行进，分布于左肺上叶的前下部，相当于右肺中叶范围。下支分布于左肺舌部，故又称舌支气管，它又分为舌上段和舌下段支气管。①舌上段支气管（ＢⅣ）：分布于左肺舌叶根部的肋面和前纵隔以及斜裂面的中部；②舌下段支气管（ＢⅤ）：分布于左肺舌叶的下部。

知识点18：左下叶支气管及其分支　　　　　　　　副高：掌握　正高：掌握

左下叶支气管为左主支气管的延续，其向后外侧可分出上段支气管，后即称左肺基底支气管（左基底干支气管）。长约1.5cm，向后、下、外侧行进，再分成前内、外、后三个基底段支气管。①上段支气管（ＢⅥ）：自左下叶支气管后壁发出，向后外方，长0.5～1.0cm，分布于左肺下叶的尖部，分布范围不一，占左肺下叶的1/3～2/3。左下叶支气管分出上段支气管后称为左肺基底支气管（左基底干支气管），长约1.5cm，其向后、下、外侧行进，可再分成前内、外、后三个基底段支气管；②前内侧基底段支气管（ＢⅦ＋ＢⅧ）：为内侧基底段支气管（ＢⅦ）与前基底段支气管（ＢⅧ）的共干，长1～2cm，后分为内侧与前基底段支气管，其分布区域与右侧同名支气管相对应；③外侧基底段支气管（ＢⅨ）：起自左基底干的末端，行向下外方，然后分为数支分布于膈面的中下部和邻近的膈面；④后基底段支气管（ＢⅩ）：起自左基底干的末端，向后下外侧行进，分布于左下叶肋面后部、膈面后部和后纵隔面下部。大多数后底段支气管与外侧底段支气管共干。

知识点19：各级支气管级别、数目、直径与横断面积　　　副高：掌握　正高：掌握

气管、主支气管、叶支气管至段支气管分支后仍继续分支，形成小支气管、细支气管、呼吸性细支气管、肺泡管至肺泡。多者可达23级。在逐渐分支中，气道直径逐渐减小，但由于分支数目逐渐增多，其相应的横断面积逐渐增大。例如，气管直径为25mm，其横断面积5cm^2，而终末细支气管单个直径仅为0.65mm，但由于分支数达65 000个，横断面的总面积可达116cm^2，是气管横断面积的20倍，各级支气管的级别、数目、直径、横断面积见下表。

各级支气管的级别、数目、直径与横断面积

	级别	数目	直径（mm）	横断面积（cm^2）
气管	0	1	25	5
主支气管	1	2	11～19	3.2
叶支气管	2～3	4～8	4.5～13.5	2.7
段支气管	4	16	4.5～6.5	3.2
小支气管	5～11	32～2000	3～1.0	7.9
细支气管与终末细支气管	12～16	4000～65 000	0.65	116
呼吸性细支气管	17～19	130 000～500 000	0.45	1.0（m^2）
肺泡管	20～22	1 000 000～4 000 000	0.40	1.7（m^2）
肺泡囊与肺泡	23	8 000 000～7×10^8	0.30	80（m^2）

注：数据来源于"钟南山，刘文宁.呼吸病学.北京：人民卫生出版社，2018，7."

知识点20：大、小气道的概念及特点　　　　　副高：掌握　正高：掌握

在吸气状态下，叶、段支气管等管径＞2mm的气道称为大气道；部分小支气管和细支气管等管径小于2mm的气道称为小气道。小气道具有气流阻力小和极易阻塞等特点。在平静吸气时，空气进入狭窄的鼻咽，产生涡流，到气管、大支气管的分叉处，涡流更为明显，气流阻力显著上升。在肺脏周围部分，支气管分为数目众多的小气道，管径的总横断面积陡然增加，吸入空气到此分散，形成层流，气流阻力迅即下降，故小气道的阻力只占总气道阻力的极小部分，使吸入的空气能均匀地分布到所有的肺泡内。小气道为膜性气道，管壁无软骨支持。故当小气道发炎、有痰液阻塞时，或在最大呼气气道外压力大于气道内压力时，小气道极易闭合。阻塞性肺疾病的病变多先从小气道开始。

知识点21：黏膜　　　　　　　　　　　　　副高：掌握　正高：掌握

气管和支气管的管壁均由黏膜、黏膜下层和外膜组成。黏膜由上皮和固有层组成，上皮为假复层纤毛柱状，由纤毛细胞、杯状细胞、刷细胞、基细胞和小颗粒细胞组成。上皮表层几乎全由纤毛柱状上皮细胞构成，呈粒状，高约20μm，宽7μm，基底狭窄，宽仅2μm。在细胞顶端有指向管腔的纤毛。在纤毛柱状上皮细胞之间散布有杯状细胞，两种细胞的比例约为5∶1。该杯状细胞基底狭窄，顶端宽，细胞质内有很多黏液颗粒，正常情况下与黏液腺一起分泌黏液，每日分泌10～100ml。支气管分支越细，杯状细胞数目越少，至细支气管时黏膜仅为一层纤毛细胞和极少的杯状细胞。炎症时，杯状细胞数目增多，黏液分泌增加，可由正常时约6800/mm²增加到10 000/mm²。杯状细胞与黏液腺不同，不需要通过迷走神经，在直接刺激作用下即可增加黏液分泌。

在气管隆突部和一些次级分叉部，可由鳞状上皮替代纤毛上皮。在黏膜的基膜上可见到卵形的基底细胞，散在呈单行排列。基底细胞通过细胞分裂，置换补充纤毛上皮细胞或杯状细胞。黏膜内有淋巴细胞、白细胞和肥大细胞，在靠近分叉部还可见到大圆形淡染细胞，可能是感觉感受器。黏膜上常见到纵行皱襞，皱襞的厚度可部分由支气管肌肉的张力所决定。

在气管和支气管的管壁上含有大量纤毛，纤毛从黏膜的纤毛细胞上长出，每个细胞约有200根纤毛，每平方厘米有15亿～20亿根纤毛，其长度为6～7μm，在纤毛顶端有黏液毯，约5μm厚，纤毛系在较稀的液体中摆动，连续性摆动则形成波浪运动，黏液毯向上方移动的速度为2.5～3.5mm/min，可有效地把颗粒和病原体等排出呼吸道。

知识点22：影响纤毛运动和黏液毯活动的因素　　　　　副高：掌握　正高：掌握

影响纤毛运动和黏液毯活动的因素包括：①睡眠和重力不影响其移动速度；②干燥可破坏黏液毯，经鼻呼吸时，气管内空气的水蒸气饱和度超过80%，持续经口呼吸湿度即明显下降，而通过气管造口呼吸普通空气时，气管内水蒸气饱和度只有50%，因此湿化尤其重要；③黏液分泌过度时，由于纤毛不能运送如此大量的黏液，黏液毯即消失；④吸烟对纤毛

运动和黏液毯活动均产生不良影响；⑤有些药物如10%可卡因可抑制纤毛运动，阿托品抑制黏液分泌，造成黏膜干燥，增加黏液毯的稠度；⑥病理状态下，如慢性支气管炎和支气管扩张时，纤毛运动失效。流感病毒引起纤毛细胞变性，其他上呼吸道病毒也可能造成纤毛的损伤。

知识点23：黏膜下层　　　　　　　　　　　　　　　　　　　副高：掌握　正高：掌握

黏膜下层为疏松的结缔组织层。黏膜下层中紧附于基膜处有一毛细血管网，还有弹力纤维纵行成束沿黏膜皱襞分布，并与黏膜以及纤维软骨层中的软骨和环形弹力纤维相连接。在细支气管中，弹力纤维向外与肺泡的弹力纤维相连。

气管和支气管的黏膜下层含有大量黏液腺，以中等大小的支气管数目最多。大支气管中黏液腺位于黏膜与软骨之间，也常在软骨的缺口处伸向外层。黏液腺也可位于肌肉外侧，甚至通过纤维层存在于支气管周围结缔组织中。腺体常呈香肠状，其导管横行并开口于管腔，排出其分泌物于黏膜表面。腺体的大小及数目变化很大，最大者可达1mm，慢性支气管炎时腺泡增多、腺体增大。黏液腺分泌的黏液主要含酸性和中性多糖，此外还有清蛋白和球蛋白。其酸碱度呈中性，含钾、钠离子的浓度介于血清与细胞内含量之间。黏液中还发现有一些特殊抗体、溶酶体和转移因子的存在，说明黏液腺可能有非特异性免疫功能。黏液腺的分泌作用除源于直接刺激外，还可由迷走神经反射诱发。乙酰胆碱可使黏液腺分泌，但对杯状细胞无影响，阿托品可减少黏液腺的分泌。

某些病理情况下如慢性支气管炎时，黏液腺过度分泌以致纤毛不能有效摆动、黏液不易排出，可能阻塞小支气管，使呼吸道引流不畅而利于感染的发生。黏液还可能覆盖在入侵细菌的表面，阻碍抗体的防御作用。另外，当气管造口术后，黏液分泌不足或气道过于干燥，以致黏液毯干枯，也可阻碍纤毛的有效摆动。

知识点24：外膜　　　　　　　　　　　　　　　　　　　　　副高：掌握　正高：掌握

外膜由透明软骨和纤维组织构成。气管软骨呈马蹄形，缺口位于背侧，由平滑肌束和结缔组织连续构成膜壁。平滑肌收缩时气管管径变小。横行肌层处还有大量斜行和纵行的肌纤维。在4～5级的较小支气管中，软骨则由不规则的软骨片所代替，支气管树越伸向边缘部分，支气管中的软骨片越小，到达细支气管时壁内即不再有软骨存在。无软骨包绕的细支气管其外膜平滑肌渐呈纵行排列如螺旋状，当平滑肌收缩时使支气管变窄变短。与支气管壁相比，细支气管壁的平滑肌纤维最多。细支气管既无软骨也无黏膜腺，仅由一层纤毛上皮构成，偶见杯状细胞。终末细支气管由上皮覆盖，呼吸性细支气管则有肺泡开口于其上，仅部分由上皮覆盖。在细支气管上皮中有一种无纤毛而有浓染颗粒的细胞，称Clara细胞，具有分泌功能，与生成肺泡表面活性物质有关。此外，在新生儿支气管上皮，偶见于成人中可见到一种锥形或三角形细胞，胞质内有许多嗜银颗粒，细胞外有交感神经、胆碱能神经和肾上腺素能神经的轴突，称嗜银细胞或Kulchitsky细胞，简称K细胞。它们能分泌5-羟色胺、儿茶酚胺、组胺和激肽，参与调节肺血管和支气管平滑肌张力，对致癌物质有特异敏感性。

知识点25：肺的结构　　　　　　　　　　　　　　　副高：掌握　正高：掌握

　　肺是呼吸系统中进行气体交换的器官，位于纵隔的两侧，是有弹性的海绵状器官，形似圆锥形，上端称肺尖、下端称肺底，内侧面称纵隔面，外侧面称胸肋面。其表面有胸膜脏层，光滑、湿润而有光泽。右肺因膈下有肝，较左肺宽而短，左肺因心脏而偏左，较右肺窄而长，右肺稍比左肺重。肺内侧的纵隔面上有一凹陷称为肺门，是支气管、血管、淋巴管和神经出入肺之处，这些结构被结缔组织包成一束，称为肺根。左、右肺根内，自前向后依次为肺静脉、肺动脉和支气管。自上而下左肺根内为肺动脉、支气管和肺静脉，右肺根内为支气管、肺动脉和肺静脉。左肺借斜裂分为上、下两叶。右肺借斜裂和右肺副裂（水平裂）分为上、中、下三叶。

　　肺尖经胸廓上口突至颈部，超出锁骨内侧1/3段上方约2.5cm，一般右肺尖稍高于左肺尖，并略偏向前方。右肺前缘垂直下行至第6肋软骨平面向外移行为右肺下缘。左肺前缘的上部也垂直下行至第4肋骨水平处移向外至第6肋软骨中央距前正中线约4cm处再移行为左肺下缘。正常平静呼吸时，两肺下缘均沿第6肋软骨下缘向外下方至锁骨中线处与第7肋骨上缘相交，在腋中线与第8肋骨相交，转向后在肩胛线与第10肋骨相交，再向后略向上，在第11胸椎棘突外侧转而向上至肺后缘。一般右肺下缘略高。两肺后缘于肺沟内沿肋骨小头内侧缘向上约至第1肋骨小头附近沿肺尖而弯曲向前形成一凸面向上的弧形线而移行到肺前缘。

知识点26：肺的支气管肺段　　　　　　　　　　　副高：掌握　正高：掌握

　　每一肺段支气管及其所属的肺组织称为一个支气管肺段，简称肺段。每一肺段由一个肺段支气管分支、肺动脉分支与支气管分支相伴进入肺段，肺静脉的属支则位于两肺段之间。肺段在解剖结构和功能上均可以认为是一个独立单位。肺段略似圆锥形，锥尖指向肺门，锥底朝向肺表面。轻度感染可局限于一个肺段内，严重感染可向其他肺段蔓延。如果病变局限在某肺段之间，可做肺段切除术。左、右肺根据肺段支气管的分布，各可分为10个肺段。但左肺上叶的尖段和后段支气管以及下叶的内侧基底段和前基底段支气管常可共干，因此左肺可分为8个肺段。

知识点27：肺的组织结构　　　　　　　　　　　　副高：掌握　正高：掌握

　　肺组织分实质和间质两部分。间质为结缔组织及血管、淋巴管和神经等；实质即肺内支气管的各级分支及其终端的大量肺泡，主支气管经肺门进入肺内，顺序分支为叶支气管、段支气管、小支气管、细支气管、终末细支气管、呼吸性细支气管、肺泡管、肺泡囊和肺泡。其中从叶支气管至终末细支气管为肺的导气部，呼吸性细支气管以下的分支为肺的呼吸部。每一细支气管连同它的分支和肺泡，组成一个肺小叶，肺小叶呈锥形，尖朝向肺门，底朝向肺表面，在肺的表面可见其轮廓，每叶肺有50～60个肺小叶，是肺的结构单位。

知识点28：肺的导气部   副高：掌握   正高：掌握

肺导气部各级分支的管径逐渐变小，管壁逐渐变薄，管壁结构也逐渐变化。

（1）叶支气管至小支气管：管壁结构与主支气管基本相似，但管径渐细，管壁渐薄，与主支气管相比，主要的变化是：上皮细胞均为假复层纤毛柱状，杯状细胞渐少，腺体渐少，软骨渐少，平滑肌相对增多，逐渐形成肌束环绕管壁。

（2）细支气管和终末细支气管：细支气管上皮逐渐变为单层纤毛柱状上皮，杯状细胞减少或消失，腺体和软骨也减少或消失，环形平滑肌更明显。终末细支气管的上皮为单层柱状上皮，无杯状细胞、腺体和软骨，平滑肌已形成完整的环形。上皮内除少量纤毛细胞外，大部分为无纤毛的克拉拉细胞，该细胞顶部胞质内含分泌颗粒，其分泌物可分解管腔内的黏液。细支气管和终末细支气管的环形平滑肌受自主神经支配，调节进出肺泡的气流量。支气管哮喘就是由某种原因导致的细支气管和终末细支气管环形平滑肌痉挛性收缩。

知识点29：肺的呼吸部的构成   副高：掌握   正高：掌握

（1）呼吸性细支气管：是终末细支气管的分支，每个终末细支气管分出2~3支呼吸性细支气管，特点是管壁上有肺泡的开口，已具有气体交换的功能。

（2）肺泡管：是呼吸性细支气管的分支，每个呼吸性细支气管分出2~3个肺泡管，它是由许多肺泡围成的管道，其自身的管壁结构很少，只存在于相邻肺泡开口之间的部分，此处有少量的环形平滑肌和弹性纤维，故在肺泡管的断面上，可见相邻肺泡开口处的肺泡隔呈结节状膨大。

（3）肺泡囊：与肺泡管相续，每个肺泡管分支形成2~3个肺泡囊，结构与肺泡管相似，也是由许多肺泡围成，肺泡囊的相邻肺泡之间为肺泡隔。

（4）肺泡：是支气管树的终末部分，是人体与外界进行气体交换的场所，每侧肺有3亿~4亿个肺泡，吸气时总表面积可达140m^2。肺泡壁很薄，由肺泡上皮和肺泡隔组成。

知识点30：肺泡上皮的构成成分——Ⅰ型肺泡   副高：掌握   正高：掌握

肺泡上皮由Ⅰ型肺泡细胞和Ⅱ型肺泡细胞组成。Ⅰ型肺泡细胞扁平，细胞核呈扁圆形，略向肺泡腔突出。上皮下有一层基膜，可与邻近的毛细血管内皮基膜融合为一。此处即为肺泡腔内与毛细血管血流内气体交换的场所，也称血液空气屏障，因为它仅允许气体通过，液体不易由血管内向肺泡渗出。Ⅰ型肺泡上皮细胞的中央部较厚，为胞核所在地并包括核质周围的线粒体和滑面内质网。向细胞四周广泛铺展开来的胞质厚仅约0.1μm，其面积则可达2000μm^2，其内有大量含液泡。细胞边缘彼此相连重叠，或为紧密连接。Ⅰ型细胞数虽约占Ⅱ型细胞的一半，但却覆盖着肺泡总面积的95%。Ⅰ型细胞无分裂增生能力，损伤后多由Ⅱ

型细胞修补或Ⅱ型细胞转化为Ⅰ型细胞。

知识点31：肺泡上皮的构成成分——Ⅱ型肺泡　　副高：掌握　正高：掌握

Ⅱ型肺泡细胞（或称颗粒性分泌细胞）：此种细胞数目较少，每个肺泡有5~8个Ⅱ型细胞，约占肺实质细胞总数的16%，但仅占肺泡总表面积的5%。Ⅱ型细胞胞体一般呈圆形或立方形，散布于Ⅰ型细胞之间和肺泡角处，突入肺泡腔内。电镜下观察，细胞的游离面有微绒毛，细胞大且圆，淡染，胞质内有丰富的粗面内质网和高尔基复合体。另外还有一种特殊的分泌颗粒，叫板层小体。这些板层小体含有丰富的磷脂质、黏多糖与蛋白质。板层内外有一层薄膜包裹，内部有许多重叠的膜板，呈平行排列或同心圆排列。有时这些板层小体存在于Ⅱ型肺泡细胞的游离面，并贴附于游离面的细胞膜，然后在该处形成破口排出内容物。其分泌方式与一般分泌细胞排出分泌物方式基本相同。分泌物分布于肺泡表面，形成一层薄的液膜，即表面活性物质。表面活性物质的重要性是因为它能降低肺泡的表面张力以维持肺泡的稳定性，避免肺泡在呼气末期塌陷。新生儿肺透明膜病（旧称新生儿呼吸窘迫综合征）即因Ⅱ型细胞不成熟，不能产生和分泌足够的表面活性物质而发病。近年来已有使用人工制备的表面活性物质治疗此病而收到效果的病例。表面活性物质在急性呼吸窘迫综合征（旧称成人呼吸窘迫综合征）的发病过程中的作用也是被肯定的。现在已知Ⅱ型细胞也具有产生释放细胞因子如单核细胞趋化因子等功能。

知识点32：肺泡隔的构成　　副高：掌握　正高：掌握

相邻肺泡之间的薄层结缔组织构成肺泡隔，属肺的间质，肺泡隔内含密集的毛细血管网。毛细血管内皮非常薄、无孔，胞质内含较多吞饮小泡。隔内含有较丰富的弹性纤维及少量胶原纤维和网状纤维，并有成纤维细胞、巨噬细胞、浆细胞和肥大细胞以及淋巴细胞和神经纤维。隔内的弹性纤维有助于保持肺泡的弹性，炎症时可破坏弹性纤维而使肺弹性减弱，肺泡扩大而导致肺气肿。隔内的毛细血管大多数紧贴肺泡上皮，上皮基膜与内皮相互融合。有些部位的肺泡上皮与毛细血管内皮之间有少量结缔组织。

知识点33：肺泡孔的作用　　副高：掌握　正高：掌握

相邻肺泡之间有小孔相通，直径10~15μm，一个肺泡可有一个或数个肺泡孔，它是沟通相邻肺泡的孔道，当某个终末细支气管或呼吸性细支气管阻塞时，肺泡孔起侧支通气作用，但在肺感染时，病菌也可通过肺泡孔扩散，使炎症蔓延。

知识点34：肺泡内气-血屏障的作用　　副高：掌握　正高：掌握

肺泡内气体与血液内的气体分子交换所通过的结构称为气-血屏障，包括肺泡表面液体层、Ⅰ型肺泡细胞与基膜、薄层结缔组织、毛细血管基膜与内皮。气-血屏障很薄，总厚度为 0.2～0.5μm，有利于气体迅速交换。间质性肺炎时，肺泡隔结缔组织水肿，炎性细胞浸润，可致肺气体交换功能障碍。

知识点35：肺间质的构成 　　　　　　　　副高：掌握　正高：掌握

肺内的结缔组织及其中的血管、淋巴管和神经构成肺间质。肺间质的组成与一般疏松结缔组织相同，但弹性纤维较发达，巨噬细胞较多。巨噬细胞由单核细胞分化而来，肺泡隔内较多，有的游走入肺泡腔内，称肺泡巨噬细胞。它能吞噬进入肺内的尘粒、细菌等异物。吞噬了尘粒的巨噬细胞称尘细胞。肺巨噬细胞还可吞噬衰老的红细胞。心力衰竭肺淤血时，大量红细胞穿过毛细血管进入肺泡隔被巨噬细胞吞噬，巨噬细胞胞质内含许多血红蛋白的分解产物含铁血黄素颗粒，此种肺巨噬细胞又称心力衰竭细胞。吞噬异物的巨噬细胞，有的被咳出，有的通过淋巴管进入肺淋巴结内。肺巨噬细胞除具有吞噬、防御功能外，现在普遍认识到肺巨噬细胞尚具有众多的生物活性，能生成和释放多种细胞因子如白介素-1、血小板衍生生长因子（PDGF）、肺泡巨噬细胞衍生生长因子（AMDGF）[即胰岛素样生长因子（IGF-1）]等，还直接释放出氧自由基和弹力蛋白酶等活性物质，因此被认为在许多肺部疾病的发病中起十分重要的作用。

吸烟可引起呼吸系统疾病，可致气管上皮纤毛倒伏、粘连、短缺甚至消失，杯状细胞增加，黏液腺增生，细支气管纤维增生等病理改变，已被公认为是诱发肺癌的最重要因素。

知识点36：肺的血液供应 　　　　　　　　副高：掌握　正高：掌握

肺由双重循环系统供应血液，其中一支为肺循环，由肺动脉干及其分支、毛细血管和肺静脉组成，全身各器官回心静脉血均流经肺循环，在肺内进行气体交换；另一支为支气管循环，包括支气管动脉和静脉，是肺、气道和胸膜等的营养血管。肺循环与支气管循环之间通过动脉-动脉和静脉-静脉吻合支互相交通，因此当肺动脉分支阻塞时，其所支配的区域可由支气管动脉供血。

知识点37：肺动脉的血液供应 　　　　　　　　副高：掌握　正高：掌握

肺动脉起自右心室，并由肺动脉主干分为左、右肺动脉，右肺动脉在右上叶支气管的前下方行进，而左肺动脉则在左上叶支气管的上方，当右肺动脉分出肺动脉前干、左肺动脉分出上叶动脉后即称为右、左中间动脉。中间动脉再分出中叶和舌叶动脉，即为基底动脉，分布到下叶基底部。肺动脉与支气管树相对应逐渐分支，直到终末小动脉分布至肺腺泡。终末小动脉为终端动脉，分出肺毛细血管在肺泡间隔内形成毛细血管网，终末小动脉于终末细支气管的呼吸性细支气管处分为毛细血管前支，与肺泡间隔中的广大毛细血管网相连接。

知识点38：肺动脉分支的直径　　　　　　　　　　副高：掌握　正高：掌握

肺动脉分支需要达到终末小动脉的直径，如下表所示。

肺动脉分支的直径

肺动脉分支	直径（mm）
肺动脉干	20~40
右肺动脉	22
左肺动脉	20
中间动脉	10~15
肺段动脉	7.5
段分支	<6
小叶前动脉	1~2
小叶动脉	0.4~0.8
终末小动脉	0.15~0.3

知识点39：肺循环毛细血管的血液供应　　　　　　副高：掌握　正高：掌握

肺动脉的分支、终末小动脉的分支进入肺泡隔内汇合流入毛细血管，继而在肺泡内形成密集的毛细血管网，此毛细血管网平均直径约$10\mu m$，壁很薄，对肺泡与血液间的CO_2和O_2的迅速交换非常有利。

应尤其重视肺血管内膜表面的内皮细胞，它们直接与血液接触，具有多种重要的生理功能，如物质交换、抗凝促凝、抗血栓形成等作用，又通过代谢、转运和分泌体液因子在维持内环境稳定中起着重要作用。近年来的研究表明，内皮细胞参与血管平滑肌舒缩活动的调节，分泌促进平滑肌细胞增殖的物质使血管结构发生变化。

知识点40：肺静脉的血液供应　　　　　　　　　　副高：掌握　正高：掌握

最小的肺静脉血管从肺泡的远端开始，为毛细血管后支，然后汇聚成小静脉，在肺小叶周边部分进入小叶间隔，集合成为小叶间静脉，直径$20~30\mu m$，最后逐渐汇集在肺门部，每侧形成两支主干，右上肺静脉由上叶及舌叶血管合成，下肺静脉收集自下叶引流的血液。两侧上、下静脉干各以两支肺静脉注入左心房。

肺静脉无瓣膜，不与肺动脉伴行，携带的是动脉血。有时动脉、静脉相交几乎呈直角，以致在体层摄影时可以看到段和亚段的静脉影，可以作为段和亚段分隔的标志物。

肺动脉和肺静脉是构成正常胸部X线片中肺纹理的主要成分。肺动脉和支气管在肺小叶的中心部相伴走行，而肺静脉的分支则延伸至肺小叶间、肺段间隔中行进至肺门部。在肺的中心部，支气管和肺动、静脉的直径相当，但至肺表面时血管直径变细较支气管快。

知识点41：支气管动脉的血液供应　　　　副高：掌握　正高：掌握

支气管动脉从胸主动脉腹侧相当于气管分叉部位分出，有时也从肋间动脉分出，供应支气管到呼吸性细支气管水平肺组织的营养，更远侧的肺小叶由肺动脉营养。支气管动脉在支气管周围的结缔组织中伴随支气管而分支，直到终末细支气管的远端。支气管动脉在支气管壁外膜组织中形成动脉丛，并由此发出分支穿透肌层进入黏膜下层，再分支形成毛细血管丛，以营养黏膜。

知识点42：支气管静脉的血液供应　　　　副高：掌握　正高：掌握

支气管静脉分深、浅两类。深支气管静脉起自肺内的细支气管和肺泡的毛细血管网，并同肺静脉相吻合，最后常形成一支注入肺静脉或左心房。浅支气管静脉一般每侧有两支，引流肺外支气管、肺胸膜和肺内淋巴结的静脉血，也与肺静脉相吻合。右侧支气管静脉注入奇静脉，左侧一般注入副半奇静脉，来自支气管动脉的血液只有一部分经由支气管静脉流入体循环静脉而入右心房，另一部分则经由肺静脉入左心房。

终末小动脉间不相交通，但可能与肺静脉间有庞大的交通支。正常情况下通过肺毛细血管的侧支分流即不通过气体交换的血量一般很少，当发生肺纤维化、支气管扩张症和支气管肺癌等疾患时，肺动脉间的交通支较正常时明显增多。支气管扩张症时，由于扩张的支气管动脉受体循环支配而压力增高，所以一旦咯血常常量大且严重。

知识点43：支气管动脉与肺动脉的交通　　　　副高：掌握　正高：掌握

正常情况下肺动脉与支气管动脉间有潜在的交通支，在支气管扩张、肺脓肿时交通支显著扩张。肺动脉有感染性血栓时，血液可从支气管动脉流入肺动脉，避免导致肺梗死；支气管动脉阻塞时，血液可从肺动脉流入其他支气管动脉而得到代偿，防止组织缺血坏死。

知识点44：支气管静脉与肺静脉的交通　　　　副高：掌握　正高：掌握

正常情况下肺支气管静脉与肺静脉间亦有交通支存在。正常情况下左心压力较高，支气管静脉血可流入右心。但肺源性心脏病时，支气管静脉的血流可经交通支反流入左心，导致动脉血氧饱和度减低。二尖瓣狭窄时，左心压力增高，血液可由肺静脉反流入支气管静脉进入右心。

知识点45：肺动脉与肺静脉的交通　　　　副高：掌握　正高：掌握

在正常情况下，肺动脉与肺静脉的交通支处于闭合状态。肺气肿、肺纤维化等可引起肺动脉高压，右心血液可通过交通支进入左心，降低右心压力和动脉血氧饱和度。

知识点46：肺淋巴管的结构　　　　　　　　　副高：掌握　正高：掌握

肺内淋巴组织丰富，肺淋巴管分浅、深两组。浅淋巴管位于脏层胸膜的深面，收纳肺周围部的淋巴液，由丛汇集的淋巴管行向肺门淋巴结。深淋巴结起于肺小叶间结缔组织和小支气管壁的毛细淋巴管网，收纳肺深部淋巴液。深淋巴管围绕支气管和肺血管构成深淋巴管丛，在向肺门途中汇集成一些大的淋巴管入肺门淋巴结。因此，肺的淋巴液总是流向肺门的。

知识点47：肺的淋巴回流　　　　　　　　　　副高：掌握　正高：掌握

右肺上1/3区的淋巴液直接引流到气管旁和上部支气管肺的淋巴结；中部1/3区的淋巴液，直接引入气管旁及分叉部位等淋巴结，以及支气管肺淋巴结的中央淋巴结内；下部1/3区的淋巴液则引流到下支气管肺和分叉部位以及后纵隔的淋巴结。故右肺所有的淋巴液都将进入右侧淋巴导管。

左肺上1/3区的淋巴液可经前纵隔淋巴结的前血管淋巴结或直接进入左气管旁淋巴结；中1/3区的淋巴液主要经支气管肺的分叉及中央两分组的淋巴结或者直接进入左气管旁淋巴结组；下1/3肺区的淋巴液则引流到支气管肺的分叉及以下两组淋巴结，以及后纵隔的淋巴结。故左肺上部及部分中部的淋巴液经过气管旁淋巴结进入胸导管；左肺其他部分的淋巴液流入右淋巴导管。因此，从纵隔淋巴结的位置可以预测到肺感染或肿瘤原发灶的所在处。

知识点48：肺的神经支配　　　　　　　　　　副高：掌握　正高：掌握

（1）内脏运动神经的支配：内脏运动神经包括交感神经和副交感神经（迷走神经），主要调节气管、支气管与血管等的平滑肌舒缩以及腺体的分泌。①支气管及肺的交感神经纤维起自脊髓胸2~6节段的侧角，在胸上部交感神经节交换神经元之后，节后纤维参与组成肺丛，分布于支气管及肺，主要作用是使血管收缩、支气管扩张以及抑制腺体分泌；②支气管及肺的副交感神经为迷走神经，发自延髓内的迷走神经背核，分支参与组成肺丛，在肺内神经节交换神经元，节后纤维分布至肺。主要作用是使支气管收缩、腺体分泌增强。

（2）感觉神经的支配：支气管及肺的感觉神经纤维沿上述两类神经上行。一类沿着迷走神经上行，其神经元胞体位于迷走神经下节（结状神经节），中枢突入延髓止于孤束核；另一类沿胸交感神经上行，其神经元胞体位于脊髓胸2~7节段的脊神经节，中枢突入脊髓。肺的交感神经和迷走神经与肺门处的血管、气管、支气管分支错综交织形成网状肺丛。肺丛自肺门进入肺组织后，沿支气管和血管的走向在肺实质内延伸并演变为支气管丛。支气管丛继续与小支气管和肺血管伴行，随支气管分支的逐级变细，神经纤维亦相应减少。内脏感觉神经的末梢分布于气管及支气管的黏膜上皮，血管外膜以及脏层胸膜，接受这些部位的感觉性冲动。

知识点49：胸膜的概念及种类 　　　　　　　　副高：掌握　正高：掌握

胸膜起源于中胚层的浆膜，覆盖在肺表面、胸廓内面、膈上面及纵隔的表面。其中，覆盖在肺表面和叶间裂的胸膜称为脏层胸膜；覆盖在胸廓内面、膈上面及纵隔的胸膜称为壁层胸膜。两者在肺门处汇合，向下延伸为肺韧带。胸膜的脏、壁两层在肺根部互相反折延续，围成两个封闭的胸膜腔，腔内为负压。

知识点50：脏层胸膜的结构 　　　　　　　　　　副高：掌握　正高：掌握

脏层胸膜覆盖于肺表面，在脏层胸膜的间皮细胞下，依次有一层薄的结缔组织（胶原和弹力纤维），一层纤维层，最深层是含丰富血管的结缔组织并与其深处的小叶间隔相连续。当胸膜伸入左、右肺上叶与下叶之间时即形成叶间胸膜，可在侧位X线片上呈现斜形细线条影，此斜线影即为斜裂，自第三胸椎棘突水平斜行，沿胸侧壁第6肋软骨抵达肺下缘，距胸骨约5cm。当胸膜伸入右肺中叶与上叶之间时也形成叶间胸膜，形成沿第4肋软骨水平的一水平线。此线与斜裂在腋后线相遇，此线标志中叶的上限，吸气时可略下降。脏层胸膜主要由支气管动脉供血，其深处尚有少数肺动脉的分支分布。营养胸膜的动脉终端形成毛细血管网，此毛细血管比肺毛细血管粗约10倍，称为巨大毛细血管。脏层胸膜由内脏运动神经支配，其淋巴引流入肺淋巴结。

知识点51：壁层胸膜的组成 　　　　　　　　　　副高：掌握　正高：掌握

壁层胸膜按其所贴附部位的不同，可分为以下4个部分：①肋胸膜：衬贴于肋骨及肋间肌内面，由于肋胸膜与肋骨和肋间肌之间有胸内筋膜存在，故较易剥离；②纵隔胸膜：衬贴在纵隔的两侧面，其中部包绕肺根后移行于脏层胸膜；③膈胸膜：覆盖在膈的上面，与膈紧密相贴，不易剥离；④胸膜顶：包被在肺尖的上方，突入颈根，高出锁骨内侧1/3段上方约2.5cm，是由肋胸膜与纵隔胸膜上延至胸廓上口平面以上形成的穹隆状结构。

壁层胸膜在镜下观察，其浆膜中无基膜，系由间皮细胞直接覆盖在结缔组织层之上构成。表层细胞的胞核呈椭圆形含深染的核仁。不同部位的胸膜其结缔组织层的成分和厚度不同。在心包表面处，结缔组织几乎都是胶原纤维，而覆盖膈肌的结缔组织则以弹力纤维为主。

壁层胸膜主要由肋间动脉和胸廓内动脉的分支营养，膈胸膜和纵隔胸膜由心包膈动脉和支气管动脉供给血液。壁层胸膜的淋巴分别注入胸骨淋巴结、肋间淋巴结、膈淋巴结、纵隔前后淋巴结及支气管肺淋巴结。壁层胸膜的神经来自脊神经，肋胸膜和膈胸膜的周围部由肋间神经支配；胸膜顶、纵隔胸膜及膈胸膜的中央部由膈神经支配。

知识点52：胸膜腔和胸膜隐窝 　　　　　　　　　　副高：掌握　正高：掌握

胸膜腔是由脏、壁两层胸膜围成的间隙，左、右各一，位于肺的周围。一般左胸膜腔低于右胸膜腔。胸膜腔只是一个潜在的腔隙，正常情况下腔内只含少量浆液，主要起减少脏、壁层胸膜摩擦的作用。腔内平均压力低于大气压，而腔内的不同部位压力也不同。

壁层胸膜相互移行转折之处的胸膜腔，即使在深吸气时，肺缘也不能充填此空间，这部分胸膜腔称为胸膜隐窝。其中，肋胸膜与膈胸膜相互转折处的胸膜隐窝称肋膈隐窝，它位于胸膜腔的最低部位，在深吸气时肺下缘也不能充填其内，胸膜腔积液时液体首先聚集于此，为临床抽液的最好部位。在肋胸膜与纵隔胸膜前缘之间，肺前缘不能伸入，称肋纵隔隐窝，由于左肺前缘有心切迹存在，故左侧肋纵隔隐窝较大。在左胸膜腔，膈胸膜与纵隔胸膜之间，由于心尖向左侧突出，所以构成的膈纵隔隐窝一般都很小。

知识点53：胸膜的体表投影　　　　　　　　　　副高：掌握　　正高：掌握

壁层胸膜各部分之间形成的胸膜反折线在体表的投影位置，标志着胸膜腔的范围，因此了解胸膜反折线体表投影非常重要。胸膜反折线的前界为肋胸膜与纵隔胸膜的反折线，两侧均起自锁骨内侧1/3段上方2～3cm的胸膜顶，斜向下内方，经胸锁关节后方至胸骨柄后面，约于第2胸肋关节水平左右侧靠拢，并沿中线左侧垂直下行，至第4胸肋关节处又分开。右侧下行至第6胸肋关节处右转，移行于胸膜反折线下界；左侧在第4胸肋关节处转向下外，沿胸骨侧缘外侧2～2.5cm处下行，至第6肋软骨后方移行于胸膜反折线下界。两侧胸膜前反折线在第2～4肋软骨平面相互靠拢，在第2胸肋关节水平相互离开，在第4胸肋关节水平，两侧胸膜前反折线之间形成心包区。胸膜反折线下界为肋胸膜与膈胸膜之间的反折线，右侧起自剑肋角，左侧起自第6肋软骨，两侧均斜向下外方，在锁骨中线上与第8肋相交，在腋中线上与第10肋相交，肩胛线上过第11肋，在接近后正中线上，平第12胸椎棘突的高度。右侧由于膈的位置较高，胸膜下界投影的位置也高。

知识点54：肺的体表投影　　　　　　　　　　副高：掌握　　正高：掌握

肺下界投影较胸膜的下界高出约2个肋的高度，即在锁骨中线上与第6肋相交，在腋中线上与第8肋相交，在脊椎旁终于第10胸椎棘突平面。

知识点55：纵隔的概念及结构　　　　　　　　副高：掌握　　正高：掌握

纵隔是左、右纵隔胸膜之间的所有器官、结构与结缔组织的总称。其自然位置略偏向左侧，上窄下宽、前短后长，其前界为胸骨及部分肋软骨，后界为脊柱胸段，两侧为纵隔胸膜，向上达胸廓上口，向下达膈。

知识点56：纵隔的四分法　　　　　　　　　　副高：掌握　　正高：掌握

四分法从胸骨角平面（平对第4胸椎椎体下缘）将纵隔分为上纵隔与下纵隔。

（1）上纵隔：上界为胸腔上口，下界为通过胸骨角和第4胸椎椎体下缘的平面，前界为胸骨柄、胸骨舌骨肌和胸骨甲状肌的起始端，后界为第1～4胸椎体及椎间盘和颈长肌下部，两侧为纵隔胸膜。其中有出入心脏的大血管，即主动脉及其三大支、上腔静脉的上部和左、右头臂静脉，以及迷走神经、膈神经和左喉返神经。另外还有胸导管、胸腺或胸腺残迹，以及食管、气管、气管淋巴结和部分气管支气管淋巴结。

（2）下纵隔：上界即上纵隔的下界，下界为膈，两侧界为纵隔胸膜。以心包为界，可分为前纵隔、中纵隔和后纵隔：①前纵隔：为胸骨体与心包间的狭窄区，内有胸廓内动脉的纵隔支、纵隔前淋巴结、淋巴管、胸腺的下部、胸骨心包韧带和少量脂肪与结缔组织；②中纵隔：为纵隔下部最宽阔部分，内有心包、心脏以及出入心脏的大血管、奇静脉弓、神经、支气管起始部和淋巴结；③后纵隔：为心包与脊柱下部胸椎之间的部分，其中有胸主动脉、半奇静脉、奇静脉、迷走神经和内脏大、小神经、食管、胸导管以及纵隔后淋巴结等。

知识点57：纵隔的九分法　　　　　　　　　　　副高：掌握　正高：掌握

临床影像学上通常采用纵隔九分法，该方法是先以胸骨角平面和肺门下缘平面为界将纵隔分为上、中、下3部分，每部分再以心包及心脏和出入心脏的大血管为界将上述的3部分进一步划分为前、中、后3个区，如此将纵隔分为9个区。前纵隔系胸骨之后，心脏、升主动脉和气管之前的狭长三角区；中纵隔相当于心脏、主动脉弓、气管及肺门所占据的区域；后纵隔相当于胸椎旁向前至食管前壁之间的区域。通常以食管前壁作为中、后纵隔的分界线，食管以后和胸椎旁区为后纵隔。自胸骨柄、体交界处至第4胸椎下缘连一水平线，其上为上纵隔，其下至肺门下缘（第8胸椎下缘）的水平线为中纵隔，肺门下缘以下至膈为下纵隔。该九分法对纵隔器官疾病的临床影像学定位有帮助。

知识点58：胸廓的结构与形状　　　　　　　　　副高：掌握　正高：掌握

胸廓是由12块胸椎、12对肋骨、1块胸骨以及它们之间的骨连接、肌肉、血管和神经组成的。成人的胸廓近似圆锥形，前后径小于横径，上窄下宽，容纳胸腔脏器。胸廓有上、下两口和前、后、外侧壁，胸廓上口较小，由胸骨柄上缘、第1肋和第1胸椎体围成，是胸腔与颈部的通道，胸廓下口宽而不整，由第12胸椎、第11和12肋前端、肋弓和剑突围成，由膈肌封闭而使胸腔与腹腔相隔。胸廓具有足够的坚硬度以保护其内的胸腔器官，同时由于肌肉的作用使膈和膈上升或下降，从而改变胸腔容积而产生呼吸运动。

胸廓的形状和大小与年龄、性别、健康状况和所从事的职业等因素有关。新生儿的胸廓，横径较小，肋平举，呈桶状。在13～15岁时，外形与成人相似，并开始出现性别差异。女性胸廓短而圆，胸骨较短，上口更为倾斜，胸廓容积较男性小。老年人因肋软骨钙化，弹性减小，胸廓下塌且变扁变长。佝偻病儿童胸骨明显突出，形成"鸡胸"。肺气肿和气喘病的老年人，因长期咳喘，胸廓各径均增大而成为"桶状胸"。

知识点59：胸廓的骨及其连接　　　　　　　　　副高：掌握　正高：掌握

胸廓的骨包括12块胸椎、12对肋骨和1块胸骨。

（1）胸椎：由椎体和椎弓构成，椎体自上向下逐渐增大，横断面呈心形。椎弓上发出1个较长的棘突，伸向后下方，呈叠瓦状排列；横突1对，伸向两侧；关节突2对，称为上关节突和下关节突，关节突的关节面几乎呈冠状位。

（2）胸骨：胸骨呈扁平形，居胸廓前方的正中位，自上而下分为胸骨柄、胸骨体和剑突三部分。胸骨柄与胸骨体有胸骨角，胸骨角固定的解剖学关系，可成为胸部检查时可靠的定位依据。胸骨体与第2～7肋软骨形成关节，再向下与剑突结成一体。青年人剑突为透明软骨，随后渐骨化。

（3）肋骨：第1～7对肋软骨与胸骨之间均构成胸肋关节，故称为真肋。第8～10对肋骨，其前端只能依附于上位的肋软骨，故称为假肋。第11～12对肋骨的前端游离于腹壁的肌组织内，称为浮肋。肋骨分为头、颈、体三部分。

知识点60：肋间肌的种类	副高：掌握　正高：掌握

相邻两肋之间的间隙称肋间隙，肋间隙内有3种肋间肌。

（1）肋间外肌：位于肋间隙的浅层，起自肋骨下缘，肌纤维向下向前，止于下一肋骨的上缘，在肋软骨连接处移行为肋间外膜，作用为提肋助吸气。

（2）肋间内肌：位于肋间外肌的深面，肌束方向与肋间外肌相反，前部肌束达胸骨外侧缘，后部肌束只到肋角，自肋角向后移行为肋间内膜，降肋助呼气。

（3）肋间最内肌：位于肋间内肌的深层，肌束方向和作用与肋间内肌相同。

知识点61：膈肌的组成及分类	副高：掌握　正高：掌握

膈肌是位于胸、腹腔之间，封闭胸廓下口的肌肉，呈穹隆形，由外周肌肉部和中心腱膜部组成。肌肉部起自胸廓下口和腰椎前面，肌纤维向中央移行形成中心腱。膈的肌部起自胸廓下口的周缘，依其部位可分为胸骨部、肋部和腰部。其中：①胸骨部由两个小的肌束组成，起自剑突后面，两束之间有一不明显的裂隙；②肋部为膈的最大起点，起自下6对肋骨和肋软骨的内面，肌纤维在起始部成齿状，自各方面抵达中心腱；③腰部起自上4个腰椎，从此处向下伸延的肌束按其位置自内而外分为内侧脚、中间脚和外侧脚。

两侧内侧脚的腱纤维在主动脉前相互交错汇合而成一伸长的主动脉裂孔，主动脉腹部和胸导管自此通过。由于孔周围有腱纤维性结构，膈肌收缩时不会压迫穿过其中的血管。两侧内侧脚的部分肌束交错后又向前上方分开，在正中腱的后缘处围成一孔，为食管裂孔，食管和迷走神经由此通过。中间腱起自第二腰椎椎体侧面，与内侧脚之间隔以裂隙，裂隙内通过内脏大神经、奇静脉、半奇静脉等。外侧脚与中间脚之间隔以交感神经干，肌纤维起自腰大肌表面的腰肋内侧弓和腰方肌表面的腰肋外侧弓。

上述三部分起点之间往往有三角形的小空隙，是为薄弱区，空隙的尖段指向中心腱，底向周围。在胸骨部与肋部起点之间的空隙称胸肋三角，这些空隙与胸膜腔之间仅隔两层胸膜，比较薄弱，是膈疝容易发生的部位。胸腔感染也可经此蔓延至腹腔，反之亦然。

知识点62：胸廓营养膈的动脉　　　　　　　　　　副高：掌握　正高：掌握

营养膈的动脉有膈上动脉、膈下动脉、肌膈动脉和心包膈动脉等。①膈上动脉发自胸主动脉下部，分布于膈上面的后部；②膈下动脉由腹主动脉上部发出，分布于膈下面；③肌膈动脉为胸廓内动脉的终末支之一；④心包膈动脉自胸廓内动脉上部发出，伴膈神经心包与纵隔胸膜之间下行，分布至膈肌。上述诸动脉在膈内形成广泛的吻合。静脉与动脉伴行，分别注入上、下腔静脉。

知识点63：支配膈的神经　　　　　　　　　　　　副高：掌握　正高：掌握

支配膈的神经主要是膈神经，膈神经由第3、4、5颈神经前支组成，在前斜角肌前方下降，经胸廓上口入胸腔，在左、右肺根的前方、心包两侧到达膈上面。右膈神经进入中心腱，左膈神经进入肌部。膈神经的运动成分支配膈肌，感觉成分分布于胸膜、心包及膈下面的腹膜。除膈神经外，还有来自下6对肋间神经的感觉纤维分布至膈，但仅分布于膈的边缘。有时尚有副膈神经，发自第5、6颈神经，沿前斜角肌前面下行分布于膈。

第二节　发育与衰老

知识点1：气管、食管与支气管的发育　　　　　　副高：掌握　正高：掌握

人胚胎发育至24天时，从内胚层起源的消化管腹侧，是在咽的尾侧发生肺芽，此芽近端连于喉的管道即为气管。气管与食管之间有气管食管隔。气管远侧端分为左、右肺囊，并产生了左、右主支气管，继而形成叶支气管，第5周已开始产生段支气管，第10周已可分至4~8级支气管，12周时明显形成肺叶，16周时肺内支气管已达15级以上，以后又分出细支气管及呼吸性细支气管，这些分支的生长可延续到肺泡期。在肺芽扩展并分支时，包绕肺芽的间质伸入分支间并包绕各级分支，分化成为呼吸道的平滑肌、软骨、血管、淋巴管以及结缔组织、脏层胸膜等。

知识点2：气管与支气管软骨的发育　　　　　　　副高：掌握　正高：掌握

气管与支气管的软骨是由近端向远端发育的，在第4周时，软骨首先在气管壁内出现，第10周时在主支气管内出现，第12周时见于段支气管，开始时软骨环数较少，第16周时可增至6~12环，软骨的总面积不断增加，出生后也随着肺的增大而增加。

知识点3：气管和支气管黏膜下腺体的发育　　　　副高：掌握　正高：掌握

气管和支气管黏膜下的腺体早在人胚8~10周时即开始形成，上皮细胞簇向外突出穿过上皮基膜形成黏液腺，逐步分化成腺管和腺泡。腺体最先出现于气管膜部，而后到软骨部，

由近侧向远侧发展，第10周到达气管隆凸。支气管内的腺体生长于12~14周达顶峰，第16周时各级支气管中均已有黏液腺，腺体越向远侧越少，约在第25周时黏液腺达到成人的数量。

知识点4：鼻的外形和鼻腔的年龄变化　　　　　　　　副高：掌握　正高：掌握

在出生后最初5年中，鼻逐渐变长，其基底变得相对较窄，而鼻尖较尖锐，鼻前孔逐渐倾斜，10~15岁时出现鞍状鼻，18~20岁时尤为明显，40~50岁时鼻变粗大。鼻腔在出生后改变更大，新生儿鼻腔相对较小，鼻腔不高，在出生后6个月显著增大，以后改变较少，20岁左右又重新开始增长，70岁时可达新生儿的2倍。鼻甲在新生儿时相对较大，但下鼻甲较小，出生后中鼻道逐渐形成弯曲。鼻腔黏膜在新生儿时很薄，但富于血管和淋巴管，9岁时鼻腔黏膜富于蜂窝组织，60岁以后逐渐萎缩。

知识点5：喉的位置和结构的年龄变化　　　　　　　　副高：掌握　正高：掌握

喉的位置在新生儿时较高，上缘相当于第2颈椎体，下缘位于第3、4颈椎水平。出生后喉的变化显著，尤以出生后第一年明显，12~14岁时发育较缓，此后可见有较大变化。喉结构的性别差异在2岁前不明显，2岁后逐渐出现，10~15岁时女性喉明显落后于男性喉的发育。声韧带在新生儿时较短且平，故声门裂也短而窄，易出现窒息及呼吸困难。一般在20~30岁时喉停止发育。喉黏膜在新生儿和乳幼期较薄，但富于血管，50~55岁后黏膜下血管逐渐减少，老人的喉黏膜则显著萎缩，弹力组织在新生儿时发育较差。

知识点6：气管的位置和性状的年龄变化　　　　　　　副高：掌握　正高：掌握

气管的位置在新生儿时较高，其长度由新生儿至成人期间增长可达2~3倍，小儿气管内径横切面一般较扁，成人则较圆，但气管的宽度至成人时，其增长可达3倍左右，气管之矢状径，3岁时可达新生儿的2倍，25岁时可为新生儿的3倍。新生儿的右主支气管较左侧粗而短，此外气管、支气管的黏膜在新生儿时较薄，黏膜下结缔组织亦较薄，但黏膜下小血管较多，出生后6个月黏膜腺体开始增多，弹力组织也显著增加，尤其在12岁时更为明显。60岁之后黏膜小血管开始退化，喉软骨变硬。

知识点7：肺的发生分期　　　　　　　　　　　　　　副高：掌握　正高：掌握

肺的发生可分为四期：假腺期（24天至16周）、小管期（17周至26周）、终末囊泡期（26周至出生）和肺泡期（胎儿期的后期至8周岁）。前三期在胚胎中完成，最后期在出生后完成。

人胚24天时，从内胚层消化管的腹侧发出肺芽，此肺芽与食管分开，分出左、右肺囊。此后右侧分成上、中、下叶，左侧分为上、下叶，并在此基础上逐渐分成10个肺段的芽泡。

在此期间肺的发生类似于腺体的发生，肺芽的上皮为立方上皮，结构类似于腺细胞含有糖原，故称为假腺期，此后进入小管期，糖原开始消失。上皮细胞中含有少许与合成肺泡表面活性物质有关的嗜高渗包涵体，形成了肺泡Ⅰ型和Ⅱ型细胞的前驱细胞，此后呼吸性细支气管末端开始形成薄壁的终末囊泡。进入终末囊泡期，其终末囊泡大量增多，此时的囊泡壁较成熟肺泡的壁厚，囊泡周围间质内毛细血管网迅速增生，为胎儿提供了充分的气体交换面。进入肺泡期，终末囊泡内表面的上皮变的极薄，形成肺泡Ⅰ型细胞，成熟肺泡主要由这种单层扁平上皮构成，以致上皮下的毛细血管可凸入泡腔，使肺泡与毛细血管形成的呼吸膜足以进行气体交换。在发生过程中，终末囊泡发生分支，使其边缘呈锯齿状，此后有些锯齿缘加深和延长，原来的终末囊泡形成肺泡管，肺泡管继续生长，再生出许多的肺泡囊，因此肺才不断增长。在人胚10周时肺长约1cm，至胎儿出生时肺已长约8cm，但成熟的肺泡是出生后才生成的。出生时，近肺门处的未成熟肺泡先行充气，并逐渐深入肺中央，进行呼吸数小时后空气才到达远端肺泡。出生后未成熟的肺泡仍能继续增生。

知识点8：肺泡间隔的发生过程及肺泡与毛细血管网的关系

副高：掌握　正高：掌握

出生时囊泡间的组织很厚，实质性组织约占83%，称为原始肺泡间隔，内有很多细胞成分，细胞很大，有两套毛细血管网，分别包绕相邻的囊泡，故毛细血管只有一小部分面积参加气血交换，间质中有很多胶原纤维，弹性纤维很少，弹性纤维的发生可能与肺泡的形成是同步的。出生后3周，毛细血管参加气血交换的面积大大增加。

知识点9：肺泡Ⅰ型细胞的发生

副高：掌握　正高：掌握

肺泡Ⅰ型细胞在胎儿出生前的未成熟肺泡中可找到。Ⅰ型细胞形似荷包蛋，中间隆起的蛋黄即细胞核，细胞质向四周扩张形成极薄的膜，各种细胞器主要围绕在核附近，细胞质最薄处只有0.1μm厚，细胞的直径约50μm。Ⅰ型细胞的连接处极紧密，气血交换主要在最薄处进行，该处即为血气屏障处，主要由Ⅰ型细胞和内皮细胞及两者的基膜结合而成。据测算，每一个肺泡含有113个Ⅰ型细胞和170个Ⅱ型细胞，而占面积95%的为Ⅰ型细胞。

知识点10：肺泡Ⅱ型细胞的发生

副高：掌握　正高：掌握

胚胎第26～28周时肺泡Ⅱ型细胞已开始出现。细胞近似立方形，其面向泡腔的游离缘有类似微绒毛的胞质突起，细胞内的细胞器较多，起源于高尔基体的嗜高渗包涵体增多，这些包涵体最后将合成典型的肺泡Ⅱ型细胞的板层体，内含有构成肺泡表面活性物质的磷脂和蛋白质。如果缺少成熟的表面活性物质，将导致肺功能不全伴血氧饱和度过低、肺水肿和肺泡透明膜形成，这些因素构成了新生儿肺透明膜病。

知识点11：肺位置的年龄变化　　　　　　　　　　　　　副高：掌握　正高：掌握

出生后3个月，肺的发育尤为旺盛，此时肺的结缔组织增加，弹力纤维和肺泡增多、肺容量增大，此后发育渐缓，直至13～14岁进入性成熟期时肺的发育又重新增快。

未经呼吸的新生儿肺前缘起自胸锁关节水平，但远离胸膜前界，经呼吸的新生儿肺的上部在矢状位上有明显的增长，其肺前界则与胸膜前缘平行且与其密切接近。未经呼吸的新生儿的肺后下界位于第9肋水平，而经呼吸者平齐第10或11肋。未经呼吸肺之侧界于乳线上平齐第6肋，而经呼吸者可平齐第7肋。未经呼吸的新生儿肺尖可高于第1肋，而经呼吸的其肺尖平齐第1肋且被其掩盖。

知识点12：肺界限的年龄变化　　　　　　　　　　　　　副高：掌握　正高：掌握

随着年龄的增长，肺的界限有很大改变。由于肋骨随年龄增长而下降，肺尖和胸膜顶逐渐升高，20岁以后可达锁骨上约2.5cm。由于膈肌出生后逐渐下降，尤其在老年时膈肌肌部萎缩而下降明显，因此肺下界不断下降。成人肺下界在锁骨中线、腋中线、肩胛线上分别位于第6、8、10肋上，60岁以后通常低1～2cm。

知识点13：胸膜及反折线的年龄变化　　　　　　　　　　副高：掌握　正高：掌握

新生儿、儿童的胸膜及反折线与成人相比，其胸膜前间隙一般较成人为宽，胸膜下反折线所占位置较成人为高，但其起始段所占位置反而较低，且常有跨过剑肋角者，右侧尤甚。

知识点14：肺叶的年龄变化　　　　　　　　　　　　　　副高：掌握　正高：掌握

出生后3个月前，上叶比其他叶发育差。新生儿右肺下叶大于上叶与中叶，2岁时右肺各叶大小关系与成人一致。肺的重量成人约为新生儿的20倍，肺的颜色在新生儿多为白而红，成人则带有灰色，老年时略呈黑色。

第二章　呼吸系统生理学

第一节　肺的结构与功能

知识点1：血气屏障的概念及特点　　　　　副高：掌握　正高：掌握

血气屏障是进行气体交换的部位，血气屏障的一侧是肺泡气，另一侧是毛细血管血，O_2 和 CO_2 通过弥散进行气体交换，从分压高的一侧弥散到分压低的一侧，犹如水从高处流往低处一侧。

根据Fick弥散定律，气体弥散量与弥散膜的面积成正比，与弥散膜的厚度成反比。肺组织的血气屏障非常适合气体交换，它的厚度只有 $0.3\mu m$，大约是红细胞直径的1/3，面积 $50\sim100m^2$，足有一个网球场的大小。由此可见，血气屏障结构上的优势为有效进行气体交换提供了理想的场所。

知识点2：气体分压的计算方法　　　　　副高：掌握　正高：掌握

气体的分压可以根据其在混合气体中的分浓度计算。例如，干燥空气中，氧气的分浓度为20.93%，海平面大气压为760mmHg，氧分压 $=20.93\%\times760=159mmHg$。空气被吸入气道内，氧分压有所降低，干燥的空气被吸入后，经过上气道的加温和湿化作用，水蒸气压为47mmHg，干燥气体压为760−47＝713mmHg，那么，吸入气的氧分压 $=20.93\%\times713=149mmHg$。吸入气进入肺泡后，与肺泡气混合，肺泡气的 CO_2 分压为40mmHg，肺泡气的氧分压大约是100mmHg。

知识点3：气道　　　　　副高：掌握　正高：掌握

气道从气管逐渐分支变细直到肺泡囊，经历了23级分级。气管分支形成左、右主支气管，后者再分支形成叶支气管、段支气管等，一直到终末细支气管，终末细支气管是没有肺泡的最小气道。从气管到终末细支气管的16级气道构成了传导气道，传导气道运送气体不参与气体交换。终末细支气管进一步分支，形成呼吸性细支气管。与终末细支气管不同，在呼吸性细支气管有了肺泡的出现，呼吸性细支气管进一步分支，其末端是肺泡管和肺泡囊，完全由肺泡组成。从呼吸性细支气管到肺泡囊都有肺泡，均参与气体交换，构成了肺的呼吸区。每个呼吸性细支气管及其远端的解剖结构又被称为腺泡或小叶。从呼吸性细支气管到远端肺泡虽然包括了7级气道，但距离不过几毫米。呼吸区构成了肺的绝大部分，容量达到

2500～3000ml。

知识点4：气流　　　　　　　　　　　　　　　　　副高：掌握　正高：掌握

吸气时膈肌收缩下移，肋间肌收缩，增大了胸廓的横截面积，胸腔容积增加，在胸腔负压的作用下，形成吸入气流。传导气道内的气流是层流，其形成的原因是通过终末细支气管后，气道横截面积迅速增加，气流速度突然减慢。弥散是呼吸区通气的主要机制。由于呼吸性细支气管到远端肺泡的距离只有几毫米，气体分子的弥散速度又很快，所以在腺泡或小叶内没有明显的气体浓度差。由于气流速度在终末细支气管突然减慢，吸入的尘埃微粒常常沉降在这个部位。吸气末肺弹性回缩，又恢复到吸气前的功能残气位。

知识点5：血管和血流　　　　　　　　　　　　　　副高：掌握　正高：掌握

肺循环由肺动脉、肺毛细血管和肺静脉组成。肺动脉接收6L/min的右心排出量。肺毛细血管的直径为10μm，刚能通过一个红细胞，肺毛细血管在肺泡壁上形成一层致密的毛细血管床，使肺泡气能够充分与血液接触而进行气体交换。每个红细胞通过肺毛细血管约需0.75秒，经过2～3个肺泡就完成了气体交换。肺有双重循环系统，除肺循环外还同时接受支气管循环的血液供应，支气管循环供应传导气道回到肺静脉。

第二节　通　气

知识点1：静态肺容量的概念　　　　　　　　　　　副高：掌握　正高：掌握

静态肺容量是指肺部能容纳的呼吸气量，在不同的呼吸时相位肺容量可有相应的改变，如残气位、功能残气位、肺总量位等的肺容量。肺容量是临床肺功能评估的基础。

知识点2：氦气稀释法测定功能残气量的原理　　　　副高：掌握　正高：掌握

肺量计内含有已知容积和浓度的氦气，平静呼气末，受试者对着密闭的肺量计呼吸，一定时间后肺内和肺量计内的氦气浓度达到平衡。平衡前的氦气量$C_1 \times V_1$等于平衡后的氦气量$C_2 \times (V_1 + V_2)$，由此可得出功能残气量$V_2 = V_1 \times (C_1 - C_2) / C_2$。在实际测定过程中，还要加用吸附剂吸收受试者呼出的CO_2，补充受试者消耗的O_2。

知识点3：体描箱法测定功能残气量的原理　　　　　副高：掌握　正高：掌握

受试者坐在密闭的体描箱里，含口器平静呼吸，平静呼气末遮断器关闭口器，受试者对着关闭的口器做吸气和呼气动作，吸气时箱压增大。根据Boyle定律，恒温状态下，压力×容积＝常数，那么$P_1 V_1 = P_2 (V_1 - \Delta V)$，$P_1$和$P_2$分别是吸气动作前后体描箱的箱压，$V_1$是吸气前体描箱的容积，$\Delta V$是体描箱内被压缩的气体容积。$\Delta V$不能直接测定，但可从箱压的变化计算得出。同样，Boyle定律也适用于肺，$P_3V_2 = P_4 (V_2 + \Delta V)$，$P_3$和$P_4$分别是吸气动作前后的肺泡压（测定口腔压代替），$\Delta V$是肺内膨胀的气体容积，实际上等于体描箱内被压缩的气体容积，可以得出功能残气量（V_2）。

知识点4：氦气稀释法与体描箱法测定功能残气量的区别　　　副高：掌握　正高：掌握

虽然氦气稀释法或体描箱法都能测定功能残气量，但两者有微小差别。氦气稀释法测定的是与传导气道相通、参与通气的那部分肺容量；体描箱法测定的肺容量又叫胸廓气量，是参与通气的肺容量和不参与通气肺容量的总和。在年轻的正常人，两种方法测出的结果几乎是相同的，但在阻塞性肺部疾病患者，稀释法测出的功能残气量明显小于胸廓气量。

知识点5：肺通气量的测定　　　副高：掌握　正高：掌握

如果一个正常人的潮气量是500ml，呼吸频率15次/分，其中约150ml留在解剖无效腔，只有大约350ml进入肺泡腔参加气体交换。因此，每分钟吸入肺泡的新鲜空气量即肺泡通气量 =（500−150）×15 = 5250ml/min。

用一个呼气阀将受试者吸入气与呼出气分开，把1分钟内所有呼出的气体收集到一个袋子里就得到了每分通气量。肺泡通气量很难测定，一种间接的方法是计算出无效腔通气量，从每分通气量中减去无效腔通气量得出肺泡通气量。

知识点6：肺通气功能的概念　　　副高：掌握　正高：掌握

肺通气功能是指单位时间随呼吸运动进出肺的气体容积，即呼吸气体的流动能力，是临床评估肺功能最常用和最广泛使用的检查方法。

知识点7：肺通气的产生机制和过程　　　副高：掌握　正高：掌握

吸气肌肉的收缩增加了胸廓的长径、前后径以及左右径，使胸肺容积增大，这导致胸腔及肺泡内负压增大低于开口压（大气压），两者的差异为经胸压。气体压力的差异产生气流，驱动气体从体外进入，经鼻、咽、喉、气管、支气管等大小气道最终进入肺泡，当肺泡压与口腔压相等时吸气气流停止，而增大的胸廓和肺容积亦导致胸肺弹性回缩力增加；当吸气肌肉停止收缩后，胸廓和肺由于弹性回缩力的作用而使胸腔容积和肺容积趋于缩小，肺泡内压高于口腔压，形成自然呼气。通常吸气是主动的，呼气为被动的，呼气时只有肋间内肌与腹壁肌肉收缩参与才构成主动呼气。由于吸气肌、呼气肌的轮流收缩、松弛以及胸廓、肺的弹性力量产生胸部风箱式的呼吸动作和呼吸气流进出肺泡，因此形成通气。

知识点8：气体在肺内分布不均的原因　　　　　　　　副高：掌握　正高：掌握

气体进入肺内后将广泛分布于各肺泡中，但即使在正常人也存在气体分布不均的现象。肺上、下部单位肺容积的通气量不等，不同呼吸时相气体在肺内的分布也有差异，其最主要原因在于经肺压的重力依赖性。另外，胸廓结构的影响和肺门组织的牵拉也导致通气分布不均。

知识点9：解剖无效腔的概念及影响因素　　　　　　　　副高：掌握　正高：掌握

留在传导气道内、不参加气体交换的这部分呼吸道容积称为解剖无效腔，其正常值约150ml，影响解剖无效腔大小的因素有身高、体位和呼吸周期，吸气时由于肺组织对支气管树的牵拉解剖无效腔增大。

知识点10：测定解剖无效腔的方法——Fowler法　　　　副高：掌握　正高：掌握

解剖无效腔可以用Fowler的方法测定，受试者呼气到残气位，缓慢吸入100%的氧到肺总量位，再缓慢而均匀呼出，连续记录呼出气的容积和呼出气的氮浓度。此种方法中首先呼出的是解剖无效腔气体，随着肺泡气的出现，氮浓度快速上升，最后完全由肺泡气形成所谓的"肺泡平台"。实际上这种方法测定的是传导气道的容积。

知识点11：测定生理无效腔的方法——Bohr法　　　　　副高：掌握　正高：掌握

Bohr法也是测定无效腔气量的方法。由于呼出气的CO_2均来自肺泡气，因此，F_E代表呼出气CO_2分浓度，F_A代表肺泡气CO_2分浓度。潮气量（V_T）是解剖无效腔气量（V_D）和肺泡气量（V_A）之和，则：

$$V_T \cdot F_E = V_A \cdot F_A$$

由于　　　　　　　　　　　$V_A = V_T - V_D$

公式可以改为　　　　　　$V_T \cdot F_E = (V_T - V_D) \cdot F_A$

重新整理后　　　　　　　$V_D/V_T = (F_A - F_E)/F_A$

由于气体分压与它的分浓度成正比，Bohr公式为：

$$V_D/V_T = (P_ACO_2 - P_ECO_2)/P_ACO_2$$

正常情况下，肺泡气CO_2分压与动脉血CO_2分压相等，公式可以改为：

$$V_{AD}/V_T = (P_aCO_2 - P_ECO_2)/P_aCO_2$$

平静呼吸时，V_D/V_T的正常范围为0.2～0.35。

知识点12：Fowler法和Bohr法测定无效腔气量在含义上的区别

副高：掌握　正高：掌握

Fowler法和Bohr法测定的无效腔气量有不同的含义。Fowler法测定的是传导气道的容积，受肺的形态结构影响，因此称为解剖无效腔。Bohr法测定的是不能排出的CO_2的容积，包括了解剖无效腔和肺泡无效腔，肺泡无效腔是指不能进行气体交换的肺泡容积。Bohr法测定的是功能性无效腔气量，又称生理无效腔。正常情况下，解剖无效腔气量和生理无效腔气量非常接近，但在疾病状态下，由于通气/血流比例失调，生理无效腔气量可明显大于解剖无效腔气量。

知识点13：通气的区域性分布

副高：掌握　正高：掌握

与血流分布相似，肺的通气不是均匀一致的。站立位时，肺底单位容积的肺通气量最大，越靠近肺尖越小；平卧位时，背侧通气量大于腹侧；侧卧位时，下坠部位的通气量大。

第三节 气体交换

知识点1：弥散定律

副高：掌握　正高：掌握

根据Fick弥散定律，气体在通过薄层组织时，单位时间内气体弥散的容积与组织两侧的气体分压差成正比，与其面积成正比，与其厚度成反比，与该气体的弥散系数成正比。气体的弥散系数取决于组织和气体分子的特性，与气体在组织中的溶解度成正比，与气体分子量的平方根成反比。CO_2分子量与O_2差别不大，CO_2弥散速率是O_2的20倍。

知识点2：导致肺的弥散能力下降的因素

副高：掌握　正高：掌握

任何损害肺血流或肺泡膜结构的因素均可影响肺通气与血流灌注比例（V/Q），导致弥散功能下降。临床上，影响肺泡膜两侧氧分压差的主要原因是环境低氧（如高原）；影响气体通过肺泡膜的主要原因是气体交换面积减少（如毁损肺、肺气肿等）或弥散距离增加（如肺纤维化、肺水肿等）；V/Q异常常见于肺气肿、肺动静脉分流、大面积的肺栓塞等；血红蛋白含量减少（如失血、贫血）或特异性改变（如血红蛋白异常、中毒等）也会导致肺的弥散能力下降。

知识点3：影响肺内气体弥散的决定因素

副高：掌握　正高：掌握

（1）呼吸膜两侧的气体分压差：气体交换的动力取决于该气体的肺泡压与毛细血管压之间的差值。依气体的压力梯度（或浓度梯度）从高压区移向低压区，分压差越大，则进行交换的气体越多。

（2）气体的溶解度：气体在肺泡内弥散至液体的相对速率与气体的密度及气体在液体中的溶解度有关，后者是影响气体在液体中弥散的重要因素。

（3）弥散距离：气体在肺内的弥散路径包括表面活性物质层、呼吸膜、毛细血管中血浆层、细胞膜及红细胞内血红蛋白，其中呼吸膜的厚度对弥散功能有重要影响，呼吸膜任何部分的病变（如增厚、渗透等）均可使弥散距离增加从而影响肺的弥散。

知识点4：临床用作弥散功能检测的气体	副高：掌握 正高：掌握

一氧化碳（CO）是临床测定气体弥散功能的理想气体，因其透过肺泡毛细血管膜以及与红细胞血红蛋白反应的速率与O_2相似；除大量吸烟者外，正常人血浆内CO含量几乎是零，因而便于计算检查CO的摄取量；CO与血红蛋白的结合力比O_2大210倍，因此生理范围内的氧分压不是一个主要干扰因素；另外，CO在转运过程中几乎不溶解在血浆中。因此，临床多利用CO做弥散功能检测。

知识点5：CO弥散量（DLco）的测定	副高：掌握 正高：掌握

根据Fick弥散定律，单位时间内气体弥散的容积（$\dot{V}_{气体}$）与组织两侧的气体分压差（P_1-P_2）成正比，与其面积（A）成正比，与气体的弥散系数（D）成正比，与其厚度（T）成反比，则公式为：

$$\dot{V}_{气体}=\frac{A}{T} \cdot D \cdot (P_1-P_2)$$

对血气屏障这个复杂的结构来说，活体无法直接测定其面积和厚度，公式可以改为：

$$\dot{V}_{气体}= D_L \cdot (P_1-P_2)$$

式中　D_L——弥散量，包含了弥散面积、厚度和弥散系数。
CO弥散量（DLco）的公式为：$DLco = \dot{V}_{CO}/(P_1-P_2)$
式中　P_1、P_2——分别是肺泡气和肺毛细血管的CO分压。
肺毛细血管的CO分压非常低，可以忽略不计，公式可以改为：

$$DLco = \dot{V}_{CO}/P_{ACO}$$

知识点6：测定DLco的一口气法	副高：掌握 正高：掌握

临床上应用最多的测定DLco的方法是一口气法。受试者呼气到残气位，吸入含有CO和氦气的混合气体，屏气10秒钟后呼气，通过测定吸入和呼出气中的CO，计算出DLco。一口气法可以同时测定出氦气稀释法的肺容量。

　　CO的弥散过程由两部分组成：①膜弥散过程（D_M）：是指CO从肺泡通过血气屏障进入红细胞内部的过程。D_M反映肺弥散的物理特性；②CO与血红蛋白结合过程：此过程反映肺弥散的化学特性，用θV_C表示，V_C代表肺毛细血管血容积，θ代表CO与血红蛋白的结合率。

　　弥散阻力是弥散量的倒数，弥散阻力越大，弥散量越小。根据物理学原理，两个阻力串联时，其总阻力应为各阻力之和，即：

$$\frac{1}{D_L}=\frac{1}{D_M}+\frac{1}{\theta \cdot V_C}$$

　　在实验室里，通过吸入21%和100%两种不同浓度的氧，改变CO与血红蛋白的结合率θ，测定出不同的CO弥散量，可以得出D_M和V_C。过去生理学家曾经认为，D_M的弥散阻力与θV_C的弥散阻力大致相同。近年来研究发现，运动、体位变化、某些疾病状态下出现的DL_{CO}变化很可能与毛细血管血容量的多少和分布有关，而不一定都有血气屏障的结构改变。因此，DL_{CO}不仅与血气屏障的面积和厚度有关，还受肺毛细血管血容积的影响。所以，欧洲学者提出用"转移因子"替代CO弥散量一词，以强调该测定结果不单纯反映肺弥散的物理特性。

第四节　气体在血液中的运输

　　根据Henry定律，气体在溶液中溶解的量与其分压成正比。1mmHg的O_2分压，在每100ml血液中的溶解O_2为0.003ml（0.003ml/100ml）。正常动脉血O_2分压为100mmHg，溶解O_2为0.3ml。只靠溶解形式来运送O_2，显然不能适应机体代谢的需要。当剧烈运动时，如果心排出量是30L/min，每1000ml血液中的溶解O_2为3ml，那么每分钟运送到组织的O_2总量是$30×3=90$ml，与组织3000ml/min的需氧量相差甚远，还需要其他的运输形式。

　　血液中的O_2主要以氧合血红蛋白（HbO_2）形式运输。O_2与血红蛋白（Hb）很容易结合，这种结合是可逆的：$O_2+Hb\longleftrightarrow HbO_2$，受$PO_2$的影响，当血液流经$PO_2$高的肺部时，$O_2$与Hb结合形成$HbO_2$；当血液流经$PO_2$低的组织时，$HbO_2$迅速解离，释放$O_2$，成为去氧Hb。1g纯Hb可以结合1.39ml的$O_2$，正常血液含有Hb 15g/100ml，100ml血液中Hb所能结合的最大O_2量（即Hb的氧容量）为20.8ml。Hb实际结合的O_2量称为Hb的氧含量，Hb氧饱和度为：

$$Hb氧饱和度 = \frac{Hb的氧含量}{Hb的氧容量} \times 100\%$$

知识点3：氧解离曲线形态的生理意义　　　　　　副高：掌握　正高：掌握

氧解离曲线的形态也有重要的生理意义。在相当于PO_2 60～100mmHg的这段曲线较平坦，Hb与O_2结合的部分，PO_2的变化对Hb的氧饱和度影响不大。在疾病状态下，肺泡气PO_2下降，但是只要不低于60mmHg Hb氧饱和度仍能保持在90%以上，血液仍可携带足够量的O_2，不至于发生明显的低氧血症。氧解离曲线的起始段曲线较陡，可看作是HbO_2解离释放O_2的部分，PO_2稍有降低，HbO_2就可大大下降，以利组织的O_2摄取。

HbO_2是鲜红色，去氧Hb呈紫蓝色，Hb的氧饱和度降低可以引起皮肤发绀，但不是绝对的。影响发绀的因素很多，除了光线、皮肤色素外，去氧Hb的含量很重要。患有红细胞增多症的患者发绀会很明显，而贫血患者就很少出现发绀。

知识点4：影响氧解离曲线的因素　　　　　　　　副高：掌握　正高：掌握

Hb与O_2的结合和解离受H^+浓度、PCO_2、体温、红细胞内2,3-二磷酸甘油酸（2,3-DPG）的影响，H^+浓度增高、PCO_2升高、体温升高、红细胞内2,3-DPG的增加，氧解离曲线右移，反之氧解离曲线左移。氧解离曲线右移有利于组织中毛细血管的血液释放O_2。简单的记忆方法是肌肉运动时局部温度升高，CO_2和酸性代谢产物增加有利于HbO_2的解离，使运动的肌肉获得更多的O_2以适应其代谢的需要。

红细胞的内环境也影响Hb与O_2的结合和解离。2,3-DPG是红细胞的代谢终产物，在慢性缺氧的情况下（如高原缺氧、慢性肺病）2,3-DPG增加，有利于HbO_2的解离。相反，如血库中库存的血2,3-DPG缺乏，不利于HbO_2的解离。通常用P_{50}来表示氧解离曲线的位置，P_{50}是使Hb氧饱和度达到50%时的PO_2，正常情况下为27mmHg，P_{50}增大，曲线右移；P_{50}降低，曲线左移。

CO与Hb结合形成碳氧血红蛋白（COHb），占据了O_2的结合位点，可以严重干扰O_2的运输。CO与Hb的亲和力是O_2的250倍，CO解离曲线的形态又与氧解离曲线非常相似，这意味着结合同样Hb所需要的PCO低于PO_2的250倍。例如，0.16mmHg的PCO就可以使75%的血红蛋白与CO结合形成COHb。

知识点5：CO_2在血液中存在的形式　　　　　　副高：掌握　正高：掌握

CO_2以物理溶解、碳酸氢盐和氨基甲酸血红蛋白三种形式存在于血液中。溶解的CO_2也遵循Henry定律，溶解的量与其分压成正比，溶解的CO_2比溶解的O_2多，溶解的CO_2和氨基甲酸血红蛋白只占CO_2总运输量的一小部分，碳酸氢盐是CO_2的主要运输形式。

知识点6：CO_2在血液中的运输 副高：掌握 正高：掌握

从组织扩散入血的CO_2与H_2O结合形成H_2CO_3，H_2CO_3又解离成HCO_3^-和H^+：

$$CO_2 + H_2O \longleftrightarrow H_2CO_3 \longleftrightarrow H^+ + HCO_3^-$$

第一步反应在血浆中很慢，但在红细胞内极为迅速，因为红细胞内有碳酸酐酶，在其催化下上述反应加快。第二步反应H_2CO_3的解离很迅速，不需要酶的催化。随着红细胞内离子浓度的升高，HCO_3^-可以顺浓度梯度通过红细胞膜扩散进入血浆。由于红细胞膜不允许正离子自由通过，H^+不能外出，于是Cl^-便由血浆扩散进入红细胞以维持电平衡，这一现象称为Cl^-转移。部分解离的H^+与Hb结合：

$$H^+ + HbO_2 \longleftrightarrow H^+ \cdot Hb + O_2$$

调节这一反应的主要因素是氧合作用，去氧Hb酸性较HbO_2弱，容易与H^+结合。在外周组织，由于HbO_2释放出O_2而成为去氧Hb，血液中去氧Hb的增多促进血液携带CO_2。在肺毛细血管则相反，O_2与Hb的结合促使了CO_2的释放，这一现象称为何尔登效应。

一部分CO_2与Hb的氨基结合形成氨基甲酸血红蛋白，这一反应无须酶的催化，而且迅速、可逆。调节这一反应的主要因素也是氧合作用，去氧Hb比HbO_2更容易与CO_2结合形成氨基甲酸血红蛋白。在外周组织，氨基甲酸血红蛋白的形成促进血液携带CO_2，在肺则促使CO_2的释放。可见，O_2和CO_2的运输不是孤立进行的，而是互相影响的，CO_2通过何尔登效应影响O_2的结合和释放，O_2又通过何尔登效应影响CO_2的结合和释放。

第五节 呼吸的调节

知识点1：呼吸动力 副高：掌握 正高：掌握

人体在呼吸过程中，胸廓和肺会出现相应的活动，吸气时胀大，呼气时缩小。胸肺活动的发生动力主要来源于呼吸肌的收缩和舒张活动以及胸肺的弹性回缩。神经中枢与体液化学因素的调节，使呼吸肌肉有节律地收缩。正常的呼吸中枢驱动、神经传导、呼吸肌肉功能及完整的胸廓是呼吸动力正常的主要影响因素。

知识点2：吸气动力 副高：掌握 正高：掌握

吸气时，呼吸中枢产生的吸气信号通过神经传导引起吸气肌肉兴奋收缩，膈肌中心部分下移增加了胸廓的长径，肋间外肌的收缩使胸骨及肋骨上抬、胸廓前后径及左右径均增宽，使胸腔容积增大。吸气肌中最主要的吸气肌肉如膈肌、肋间肌、胸锁乳突肌等也参与用力吸气活动。

知识点 3：呼气动力 　　　　　　　　　　　　　　副高：掌握　正高：掌握

平静状态下呼气动力主要来源于扩张的胸廓和肺部产生的弹性回缩力。呼气肌肉只在用力呼气时参与呼气活动，肋间内肌收缩使肋骨下移，胸廓前后径变小，腹壁肌肉的收缩使腹腔容积变小，膈肌上抬，胸肺容积变小。

知识点 4：呼吸阻力的分类 　　　　　　　　　　　　副高：掌握　正高：掌握

呼吸系统的阻力按解剖位置分类，可分为鼻腔阻力、口腔阻力、咽喉部阻力、气管阻力、支气管阻力、肺泡与肺组织阻力以及胸廓阻力等。按物理特性分类，可分为黏性阻力、弹性阻力和惯性阻力。

如消耗于三种阻力的压力恒定，则黏性阻力的大小取决于呼吸流量，弹性阻力取决于胸肺容积，而惯性阻力则取决于呼吸气流的加速度。呼吸系统的黏性阻力、弹性阻力和惯性阻力之总和统称为呼吸总阻力或呼吸总阻抗。

知识点 5：黏性阻力的概念 　　　　　　　　　　　　副高：掌握　正高：掌握

黏性阻力是指气体流动通过气道时因摩擦消耗所产生的阻力，其分布在大、小气道和肺组织，但绝大部分来自气道。阻力的大小与气体的性质（密度）、气道的长度和管径以及引起气流的压力差等因素有关，其中以气道的管径影响最大，因而气道狭窄（如哮喘）会导致气道阻力的迅速增加。

知识点 6：弹性阻力的概念 　　　　　　　　　　　　副高：掌握　正高：掌握

弹性阻力是指胸廓和肺组织扩张膨胀所消耗的阻力，其主要分布在胸廓、肺组织、肺泡和可扩展的细小支气管。弹性阻力的倒数即为顺应性，是指单位压力下的容量变化，按部位可分为胸廓顺应性和肺顺应性。

知识点 7：惯性阻力的概念 　　　　　　　　　　　　副高：掌握　正高：掌握

惯性阻力是指在气体流动和胸廓扩张运动过程中产生的阻力，主要存在于大气道和胸廓。

知识点 8：呼吸功能完整性的实现过程 　　　　　　　副高：掌握　正高：掌握

呼吸功能的完整性反映在无论内外环境如何变化，机体都能够适应其变化，维持动脉血气在一狭窄而稳定的生理范围内。这一目标的实现是通过以下几个过程进行的：肺泡内气体的节律性更新，通过血气屏障与血液的气体交换，气体在血液中的运输，与组织的气体交换和完善的呼吸调节机制；呼吸受控于中枢的调节，包括代谢的负反馈调节和高级中枢神经系统对呼吸的调节。

知识点9：代谢的负反馈调节　　　　　　　　　　副高：掌握　正高：掌握

代谢的负反馈调节并非是唯一的调节机制。①健康人在觉醒状态下，动脉血气（$PaCO_2$、PaO_2和pH）维持在一狭窄而稳定的生理范围内，但是与其相对应的通气则显示出很大的变异，因此，通气改变之前没有$PaCO_2$的异常；②先天性中枢性低通气综合征（CCHS）是传统的代谢性负反馈调节无法解释的典型病例；③运动时的呼吸变化不能完全用代谢调节解释，至少在运动之初通气量的骤升不可能完全由代谢性因素引起。

知识点10：高级中枢神经系统的前反馈调节　　　副高：掌握　正高：掌握

高级中枢神经系统对呼吸的调节简称为皮质调节，是指伴随行为所发生的通气变化。近年来研究发现呼吸形式随着警觉、情绪和认知活动而变化。与代谢的负反馈调节不同，皮质调节是前反馈调节，即在血气出现异常而引起负反馈调节之前，对将要发生的异常进行纠正，具有预见性，预先改变通气而代谢的变化随后发生。前反馈调节可以避免负反馈调节的波动和滞后两项缺点。在结构上，下丘脑、大脑边缘系统和大脑皮质参与了调节作用。从个体发生的过程来看，参与代谢调节的神经结构先发育，而下丘脑、大脑边缘系统和大脑皮质则发育较晚。

知识点11：呼吸中枢的适应能力　　　　　　　　副高：掌握　正高：掌握

前反馈调节的形成赋予呼吸调节系统良好的适应能力，面对瞬息万变的内外环境和复杂的行为活动，呼吸调节系统自如地改变呼吸以适应需要。这一点可以从变化多端的呼吸形式（呼吸形式的变异性）和恒定的动脉血气中看出。因此，呼吸形式的变异性正是呼吸中枢适应能力的表现，但是，呼吸形式的变异性随着年龄的增长和人体老化而下降。疾病状态下，例如高通气综合征患者，当呼吸受到刺激时（如过度通气激发试验）出现一过性通气过度。很显然，高通气综合征患者的呼吸中枢丧失了正常的稳定性和适应性。

知识点12：巴甫洛夫学说与前反馈调节的形成　　副高：掌握　正高：掌握

皮质的前反馈调节是在非条件反射（代谢调节）的基础上后天形成的。根据巴甫洛夫理论，条件刺激与非条件刺激在时间上的结合经过反复重复就可以形成条件反射，条件反射是在后天生活经历中获得的，可改变呼吸形式。人类除嗅觉、声音这些感觉刺激外，表象（被感知的东西离开感官后留在脑内的形象）也可以作为条件刺激改变呼吸形式。被感知的东西离开感官后，它的形象可以留在脑内，这种留在脑内的形象称为表象。我们认为表象在前反馈调节的形成中尤其重要。多数情况下，行为反应之前都先有相应的想象过程。

传统的呼吸调节观点即代谢的负反馈调节受到冲击，越来越多的实验证据表明，代谢的负反馈调节主要是在非快眼动睡眠（NREM）和麻醉状态下发挥优势调节作用。在醒觉状态下和快眼动睡眠（REM）期，高级中枢神经系统发挥优势调节作用。在结构上，下丘脑、大脑边缘系统和大脑皮质参与了调节作用。前反馈调节可能是皮质调节的主要方式，条件反射在皮质调节的形成过程中起了重要作用。

第三章　呼吸系统免疫学

第一节　呼吸道黏膜免疫系统

知识点1：完整的黏膜免疫系统的组成　　　　副高：掌握　正高：掌握

黏膜覆盖在胃肠道、呼吸道、泌尿生殖道的内表面及一些外分泌腺，面积超过400m²，是病原体进入人体的主要门户。人体黏膜免疫细胞占所有免疫细胞的80%，因此黏膜免疫在机体免疫中占有非常重要的地位。

完整的黏膜免疫系统包括组织、淋巴系统、黏液膜相关的细胞和固有效应分子如黏液素、防御素以及获得性的效应分子如抗体等。这些抗体分子（主要是IgA）通过与各种细胞因子、化学趋化因子以及它们的受体共同作用，并与固有免疫系统协同，从而在黏膜免疫系统中发挥关键作用。

知识点2：黏膜免疫系统根据功能与分布的分类　　　　副高：掌握　正高：掌握

根据功能与分布，黏膜免疫系统可分成黏膜免疫诱导部位和黏膜免疫效应部位两部分。在免疫诱导部位可发生抗原的摄取、处理及提呈，并诱导免疫应答，此部位包括肠道的Peyer淋巴结群（PPs）。黏膜固有层的弥散淋巴组织及上皮内淋巴细胞（IEL）构成黏膜免疫的效应部位。在这里，抗原经提呈后与各种分化的免疫细胞相互作用，分泌抗体、产生细胞因子，并产生细胞毒性T细胞（CTL）的杀伤效应。黏膜诱导部位持续地产生抗原特异性的记忆性B细胞和T细胞，并扩散到黏膜的效应部位，这种淋巴细胞的迁移是整个黏膜免疫系统的基础。

知识点3：鼻咽相关淋巴组织（NALT）的结构　　　　副高：掌握　正高：掌握

NALT指的是由鼻腔至咽部黏膜的淋巴样组织，包括鼻咽扁桃体、双侧咽淋巴环、双侧咽鼓管、腭扁桃体和双侧舌扁桃体。其表面由特定的囊泡相关的上皮细胞（FAE）所覆盖，其中10%~20%是膜性细胞（M细胞），也称微褶细胞。这些膜性细胞形成口袋状，其内含有大量的淋巴细胞，如B细胞和T细胞、树突状细胞（DC）和巨噬细胞。

知识点4：膜性细胞（M细胞）的特征及功能　　　　副高：掌握　正高：掌握

膜性细胞（M细胞）为特化的扁平上皮细胞，具有特殊的细胞形态，形状无规则，纤毛短且稀疏，其胞内含丰富的囊泡小体和线粒体，但溶酶体较少，主要摄取和运转各种颗粒性抗原，包括可溶性的蛋白和小微粒抗原性物质如病毒、细菌、小寄生虫和微球体等。通常情况下M细胞不表达主要组织相容性复合体（MHC）Ⅱ类分子，因而认为该型细胞不具有抗原提呈能力。但最近的研究观察到某些内吞物可活化M细胞并促进其表达MHCⅡ类分子，而且已证明M细胞的胞质中有酸性的内体，溶酶体结构，表明在一定的条件下M细胞可能具有加工和提呈抗原的功能。

知识点5：黏膜上皮细胞　　　　　　　　　　　　副高：掌握　正高：掌握

上皮细胞不仅起黏液–纤毛系统的物理屏障作用，而且能对吸入的各种刺激因子产生相应的代谢反应。由于这些细胞处于呼吸系统与外界接触的第一道防线，其结构和功能异常在气道炎症形成中起重要作用。作为气道机械屏障的重要组成部分，上皮细胞首先受到吸入性异物的直接侵害，加上后期炎症细胞释放出的炎症介质刺激，上皮细胞会表现出损伤和脱落的病理改变。同时，上皮细胞也可作为效应细胞起作用。受刺激的上皮细胞能通过吞噬异物刺激分子、分泌黏液和杀菌物质等方式提高局部的防御能力，并选择性表达黏附分子、白介素、集落刺激因子和细胞趋化因子等激活机体免疫系统，最终导致异常的气道炎症反应。上皮细胞在修复中还能释放表皮生长因子（EGF）、转化生长因子（TGF-β）和纤维连接蛋白等细胞外基质，这些因子和基质在促进上皮细胞修复的同时，也促进成纤维细胞和平滑肌细胞的增生并释放胶原分子，从而导致气道重塑。气道上皮细胞通常不表达MHC-Ⅱ类分子，但当其内吞外来性抗原后，气道上皮细胞在处理抗原时，也会出现MHC-Ⅱ类分子的表达，因而它也具备诱导抗原特异性CD4$^+$T细胞活化的能力。

知识点6：上皮内T淋巴细胞（IEL）的类别　　　　副高：掌握　正高：掌握

上皮内T淋巴细胞（IEL）是NALT的免疫细胞，其位于黏膜上皮细胞的基底侧，超过80%的IEL为CD3$^+$、CD103$^+$T细胞及自然杀伤NK细胞，只有6%为CD20$^+$B细胞。至于T细胞表型，63%～80%为CD8$^+$T细胞，少数为CD4$^+$T细胞。TCR（T细胞受体）主要是γδ型，少部分为αβ型。

知识点7：IEL的功能　　　　　　　　　　　　　副高：掌握　正高：掌握

IEL的主要功能是细胞杀伤作用，也可分泌淋巴细胞因子如TNF-α、IFN-γ、IL-2，从而在防御肠道病原体入侵方面发挥重要作用。另外，IEL还可以抑制黏膜部位的超敏反应。研究表明，食物经消化后成为可溶性抗原，这些抗原主要通过肠上皮吸收，而肠吸收性上皮细胞具有抗原提呈功能，可优先将抗原提呈给CD8$^+$抑制性T细胞，从而使其选择性激活，最终产生对食物抗原的特异性耐受。

| 知识点8：IEL的生物活性 | 副高：掌握　正高：掌握 |

IEL生物活性是多样化的，包括：①在细菌、病毒通过黏膜侵入体内而引起全身感染时起防御作用，这种防御作用是$CD8^+$T细胞与$CD4^+$T细胞通过产生CTL活性和TNF-α来实现；②辅助体液免疫，无论单阳性T细胞或双阳性T细胞都可以通过分泌Tha细胞因子而辅助B细胞产生特异性IgG、IgM抗体；③TCRγδ T细胞通过Th2因子依赖的抗原特异性IgA反应，从而介导全身免疫应答；④通过产生胶原细胞生长因子从而促进上皮细胞的生长和更新，维持上皮细胞的生长功能。上皮细胞与TCRγδ T细胞的生长调节是相互的。上皮细胞分泌IL-7和干细胞生长因子（SCF），而TCRγδ T细胞则表达其受体即IL-7受体和C-Kit。这两种细胞因子及其受体的相互作用对TCRγδ T细胞的发育和功能发挥都是必不可少的。

| 知识点9：上皮内专职抗原提呈细胞（APC） | 副高：掌握　正高：掌握 |

在黏膜的复层上皮及一些单层上皮中，由于大分子抗原不能自由扩散，故黏膜免疫系统必须通过其专职APC主动摄取抗原。DC与巨噬细胞是两种专职APC，它们与上皮细胞紧密相连。DC在呼吸道和口腔上皮特别丰富，可形成类似皮肤的黏膜DC网络，可表达MHC Ⅱ类分子，是主要的APC。上皮中的DC可迁移至黏膜表面，并直接与外界接触，在摄取抗原后回到黏膜淋巴组织并诱导免疫应答。呼吸道黏膜DC网络还发挥免疫监视作用，可监测吸入的抗原。在急性炎症期间，DC前体可归回并停滞在呼吸道黏膜中，并进一步分化成熟为定居性DC。巨噬细胞在肺部及泌尿道大量存在，下呼吸道的定居性肺泡巨噬细胞是弱抗原提呈细胞。在DC、肺泡巨噬细胞及T细胞之间存在复杂的相互调节作用，肺泡巨噬细胞通过产生信使分子一氧化氮（NO）可负向调节DC的功能，并抑制呼吸道黏膜中T细胞的增殖。肺泡上皮细胞虽然表达MHC Ⅰ类和Ⅱ类分子，不能直接激活肺部特异性$CD4^+$T细胞，但可诱导抗原特异性T细胞无反应，从而下调肺部的免疫应答。

| 知识点10：固有层淋巴细胞的构成 | 副高：掌握　正高：掌握 |

固有层淋巴细胞（LPL）是NALT的免疫细胞，位于黏膜固有层，具有丰富的T细胞和B细胞。固有层缺乏RAG1和RAG2的表达，因而不能产生T细胞。LPL主要由$CD4^+$T细胞组成，$CD8^+$T细胞的含量较少，且超过30%的$CD8^+$T细胞是CD8αα。γδ型T细胞明显比上皮内少，仅占2%。$CD4^+$、$CD8^+$T细胞明显比上皮多，占14%。B细胞以IgA分泌细胞为主，IgG、IgM分泌细胞则较少。除此之外，固有层也含有丰富的肥大细胞、粒细胞和巨噬细胞。

第二节　参与呼吸系统疾病的主要免疫细胞及分子

| 知识点1：参与呼吸系统疾病的主要免疫细胞及分子概述 | 副高：掌握　正高：掌握 |

呼吸道黏膜免疫系统中存在多种免疫细胞，包括T淋巴细胞、B淋巴细胞、上皮内淋巴

细胞、固有层淋巴细胞、巨噬细胞、有黏膜特殊功能的上皮细胞和M细胞等，它们对于维持呼吸系统免疫结构和免疫生理功能的稳定是必要的。另外，许多呼吸系统疾病的产生也与免疫系统效应细胞和免疫分子的参与相关。肥大细胞、嗜碱性粒细胞、嗜酸性粒细胞和IgE是超敏性炎症中的主要效应细胞和免疫分子，在超敏性疾病、固有免疫和获得性免疫中均扮演关键角色。需要指出的是，这3种免疫效应细胞也是保护性的抗寄生虫效应细胞。

知识点2：肥大细胞的功能　　　　　　　　　副高：掌握　正高：掌握

肥大细胞（MC）通过即刻和延迟释放炎症介质而在固有免疫和获得性免疫中发挥重要作用。MC不仅在速发型变态反应、晚发型炎症反应（IPR）及肥大细胞增生症中具有核心作用，而且还参与病原体感染、自身免疫性疾病、纤维化等过程中的宿主免疫反应。

知识点3：肥大细胞的形态和表型　　　　　　副高：掌握　正高：掌握

肥大细胞的外观为卵圆形或不规则狭长形，直径约$20\mu m$，有卵圆形核，富含异染性的胞质颗粒。肥大细胞分为两个亚型：①MC_T细胞：主要位于呼吸道和胃肠道黏膜，黏膜炎症时其数量会显著增加；②MC_{TC}细胞：主要位于结缔组织如真皮层、胃肠道的黏膜下层。胰蛋白酶染色是鉴定组织肥大细胞的主要方法。

知识点4：肥大细胞的起源、分化及发育　　　副高：掌握　正高：掌握

肥大细胞起源于$CD34^+$的多潜能造血干细胞，除少数长期存在于骨髓中，通常其分化成熟的场所是外周组织。外周血液循环中仅有少量的肥大细胞前体，其迁移到组织后发育为成熟的肥大细胞。当发生IgE相关的免疫应答或慢性炎症刺激时，肥大细胞在局部大量增殖，这表明成熟的肥大细胞也具有分裂能力。

成熟的肥大细胞及其前体均表达酪氨酸激酶C-kit，其配体为干细胞因子（SCF），后者是肥大细胞的发育成熟和生存所必需的。很多细胞包括成纤维细胞、血管内皮细胞和骨髓基质细胞等细胞表面都表达SCF。目前尚不清楚肥大细胞迁移到特定组织的具体机制。许多细胞因子如IL-4、IL-5及IFN-γ均可诱导肥大细胞的表型及生物学行为的改变：IL-4可上调肥大细胞$Fc\varepsilon R\ I$的表达；IL-5在SCF存在下促进其增殖；IFN-γ可使肥大细胞的数量减少。

知识点5：肥大细胞的活化　　　　　　　　　副高：掌握　正高：掌握

抗原通过抗原提呈细胞激活T细胞，而活化的辅助性T细胞（主要是Th2细胞）可产生IL-4、IL-5、IL-13等细胞因子进一步激活B细胞，后者合成特异性IgE并与肥大细胞表面的IgE受体结合。若变应原再次进入体内，可与肥大细胞表面的IgE发生交联，从而使其活化并释放多种炎症介质。增加游离IgE水平会上调肥大细胞表面$Fc\varepsilon R\ I$的表达，且在IL-4的作用下可显著增强肥大细胞的活化。此外，补体C3a、C5a和Toll样受体的配体均可作用于相

关受体从而诱导肥大细胞的活化。局部微环境的一些细胞因子能够调节肥大细胞活化。

知识点6：肥大细胞的分布　　　　　　　　　　　　　　副高：掌握　　正高：掌握

肥大细胞广泛分布于全身结缔组织，常见于与外界环境接触的呼吸道、消化道的黏膜上皮或小血管、淋巴管周围，正常情况下亦少量分布于骨髓和淋巴组织。

知识点7：肥大细胞的不均一性　　　　　　　　　　　　副高：掌握　　正高：掌握

肥大细胞的不均一性是指其在形态、理化特征、介质含量以及对药物和刺激物反应的可变性和多样性。人和多种实验动物来源的肥大细胞均呈现此种特点，表现为在不同肥大细胞亚群的胞质颗粒中，胰酶样蛋白酶的类型和含量差别很大，$Fc\varepsilon R I$活化后所释放的脂质介质以及细胞因子分泌谱亦不尽相同。

知识点8：肥大细胞产生的效应介质及其病理意义　　　　副高：掌握　　正高：掌握

肥大细胞合成的效应介质包括组胺、丝氨酸蛋白酶类（类胰蛋白酶和糜蛋白酶）、羧肽酶A以及蛋白聚糖（肝素和硫酸软骨素）。一旦肥大细胞活化，胞质颗粒与胞膜融合并在数分钟内将颗粒内容物释放到细胞外环境中。组胺对平滑肌、内皮细胞、神经末梢和黏液分泌均有作用。组胺的半衰期约1分钟，由组胺N端甲基转移酶降解。血中组胺浓度不能测定，但其代谢物能在尿中检测到。肥大细胞胞质颗粒的蛋白主要由中性蛋白酶构成，包括胰蛋白酶、糜蛋白酶、组织蛋白酶G、羧肽酶A以及蛋白聚糖。人肺组织胰蛋白酶浓度为11pg/肥大细胞。胰蛋白酶包括α、β两种亚型，α亚型持续以非活化的形式分泌，代表总体肥大细胞的负荷；活化的β亚型被包装在分泌颗粒内并在超敏性反应时明显升高。糜蛋白酶在哮喘和其他疾病中的作用还不甚清楚，可能在气道重构中具有重要作用。人肺组织蛋白酶G的浓度100~700ng/细胞。

知识点9：肥大细胞产生的脂质介质及其病理意义　　　　副高：掌握　　正高：掌握

肥大细胞释放的脂质介质花生四烯酸代谢产物在哮喘发作的早期阶段有重要作用。肥大细胞合成的环加氧酶代谢产物（大量的前列腺素D_2及少量的血栓素A_2）是主要的支气管收缩剂。此外，释放的前列腺素D_2可募集嗜酸性粒细胞、嗜碱性粒细胞及Th2细胞，增加毛细血管的渗透性和促进血管的舒张。

知识点10：肥大细胞产生的细胞因子及其病理意义　　　　副高：掌握　　正高：掌握

肺组织肥大细胞（HLMC）合成及释放细胞Th2细胞因子IL-5和IL-13，它们在晚发型变态反应中起核心作用。TNF-α是肥大细胞储存及释放的主要细胞因子，可上调上皮细胞及内皮细胞黏附分子的表达，增加支气管的反应性和抗肿瘤作用。研究显示HLMC TNF-α的表达上调与哮喘气道炎症及哮喘严重程度相关。

| 知识点11：肥大细胞在肺部疾病中的作用 | 副高：掌握　正高：掌握 |

肥大细胞参与多种肺部疾病的发病，其作用取决于肥大细胞在疾病所累及组织中的数量及其释放介质的浓度。通过FcεR Ⅰ介导的肥大细胞活化是超敏性疾病如超敏性鼻炎、超敏性哮喘发病机制的关键。活化的肥大细胞可启动速发型变态反应及迟发型炎症反应。肥大细胞快速合成并释放的效应性介质、脂质介质可诱发速发型变态反应，从而导致上呼吸道的喷嚏及卡他症状，产生下呼吸道的咳嗽、支气管痉挛、水肿及黏液分泌的症状。肥大细胞来源的细胞因子及趋化因子诱导延迟型炎症反应，出现在速发型变态反应发生后的6~24小时，表现为水肿及白细胞的浸润，介导慢性持续性哮喘的发生。哮喘患者气道黏膜存在肥大细胞脱颗粒，支气管肺泡灌洗液（BALF）中的组胺、胰蛋白酶及前列腺素 D_2 含量均明显升高。弥漫性纤维化病变的显著特点是肥大细胞构成其主要的细胞成分。肥大细胞可合成、释放 TCF-β 和 hFGF 等致纤维化的细胞因子，在哮喘气道上皮下纤维化过程中起重要作用。

| 知识点12：肥大细胞及嗜碱性粒细胞的主要特征 | 副高：掌握　正高：掌握 |

嗜碱性粒细胞与肥大细胞有许多共同点，也有多个独立的特征（下表），其中，最显著的是嗜碱性粒细胞可快速有效地合成IL-4及IL-13。

肥大细胞及嗜碱性粒细胞的主要特征

	肥大细胞	嗜碱性粒细胞
起源	造血干细胞	造血干细胞
成熟部位	外周结缔组织	骨髓
寿命	数月	数天
主要聚集部位	组织	血液循环
大小	6~12μm	5~7μm
细胞核	卵圆或圆形	节段形
颗粒	外形小、数量多	外形大、数量少
纤溶酶含量	高	低
脂质介质	PGD_2，LTB_4，LTC_4，LTD_4，LTE_4，PAF	LTC_4，LTD_4，LTE_4

注：PGD_2 为前列腺素 D_2；LTB_4 为白三烯 B_4；LTC_4 为白三烯 C_4；LTD_4 为白三烯 D_4；LTE_4 为白三烯 E_4；PAF 为血小板活化因子

| 知识点13：嗜碱性粒细胞的形态、表型和活化 | 副高：掌握　正高：掌握 |

嗜碱性粒细胞直径5~8μm，具有分段浓缩的细胞核，并特异性的被碱性染料着色。嗜

碱性粒细胞表达多种细胞因子的受体（如IL-3R、IL-5R），趋化因子受体（CCR2及CCR3），免疫球蛋白Fc受体（FcεR Ⅰ及FcγR Ⅱ b）。IL-13是最主要的促嗜碱性粒细胞分化的细胞因子。抗原特异性IgE与嗜碱性粒细胞表面的FcεR Ⅰ结合，之后遭受同类抗原攻击时会导致嗜碱性粒细胞脱颗粒，释放炎症介质。补体C3a及C5a亦可直接活化嗜碱性粒细胞。IL-3、IL-5、GM-CSF及多种趋化因子均可与FcεR Ⅰ协同促进嗜碱性粒细胞脱颗粒IL-4、IL-13的分泌，但不能单独直接活化嗜碱性粒细胞。

知识点14：嗜碱性粒细胞合成的细胞介质　　　　　副高：掌握　正高：掌握

同肥大细胞一样，嗜碱性粒细胞亦合成效应介质、新合成脂质介质以及细胞因子和趋化因子。效应介质主要是组胺、脂质介质为LTC_4及其裂解肽LTD_4和LTE_4，这3种白三烯均为强有力的支气管收缩剂，可增加血管的通透性。嗜碱性粒细胞合成的细胞因子包括IL-4、IL-13及GM-CSF（粒细胞-巨噬细胞集落刺激因子），它们在Th2细胞的分化及IgE合成的扩增中具有重要作用。

知识点15：嗜碱性粒细胞在肺部疾病中的作用　　　　副高：掌握　正高：掌握

嗜碱性粒细胞可在肺部迟发型超敏反应中聚集，死亡的哮喘患者肺部嗜碱性粒细胞数量明显增加。最近来自小鼠模型的数据显示，嗜碱性粒细胞通过MHC Ⅱ类分子表达及IL-4合成在抗原提呈和Th2细胞反应的诱导中发挥直接作用。

知识点16：嗜酸性粒细胞的分布　　　　　　　　　副高：掌握　正高：掌握

嗜酸性粒细胞是一种多功能的白细胞，它参与多种炎症反应的启动及发展过程，并参与调节固有免疫和获得性免疫。其主要分布于机体组织，数量在组织与外周血的比例为100∶1或更高。正常情况下，嗜酸性粒细胞主要聚集于胃肠道的黏膜固有层，而肺部仅有极少量的嗜酸性粒细胞。但在超敏性疾病、寄生虫感染或其他病理状态下，大量的嗜酸性粒细胞迁移到肺部及其他组织，释放多种炎症介质及细胞因子，导致组织损伤及其功能异常。

知识点17：嗜酸性粒细胞的发育、分化及迁移　　　　副高：掌握　正高：掌握

嗜酸性粒细胞起源于骨髓$CD34^+$造血祖细胞，后者定向分化成嗜酸性粒细胞需依赖其表面受体CD34、IL-5R、CCR3及转录因子CATA-1、PU.1、C/EBP的表达，转录因子中GATA-1的表达对嗜酸性粒细胞的分化成熟起核心作用。IL-5、IL-13和GM-CSF可刺激嗜酸性粒细胞的发育，但IL-5可特异性地促进骨髓嗜酸性粒细胞的发育、分化和成熟及向外周血的释放。变应原的攻击或者嗜酸性粒细胞活化趋化因子Eotaxin-1的刺激亦可促进骨髓嗜酸性粒细胞的成熟及其前体的释放。Eotaxin-1（CCL11）及Eotaxin-2（CCL26）在嗜酸性粒细胞由外周血向炎症组织的迁移中扮演最关键的角色，但IL-5在该过程中不起主要作用。此

外，PAF、LTD_2、C5a及CCL5也是有效的嗜酸性粒细胞趋化因子。

知识点18：嗜酸性粒细胞的形态　　　副高：掌握　正高：掌握

成熟嗜酸性粒细胞的直径12～17μm，比中性粒细胞略大，有高度浓缩染色质的二叶细胞核以及特征性胞质颗粒（伊红染色后着黄–淡红色，电镜下能够清楚鉴定）。胞质颗粒包括初级颗粒及次级颗粒。初级颗粒形成于嗜酸性粒细胞成熟的早期，是一种无结晶状的核心颗粒，富含CLC蛋白；次级颗粒具有特征性的超微结构，含有电子致密核及阳离子蛋白，从而赋予嗜酸性粒细胞特殊的染色特征。次级颗粒包含的阳离子蛋白包括主碱蛋白（MBP）、嗜酸性粒细胞过氧化物酶（EPO）、嗜酸性粒细胞阳离子蛋白（ECP）和嗜酸性粒细胞来源的神经毒素（EDN）。

知识点19：嗜酸性粒细胞的表型及活化　　　副高：掌握　正高：掌握

嗜酸性粒细胞表达多种细胞表面受体，包括免疫球蛋白IgG受体FcγRⅡ/CD32及IgA受体FcαRⅠ/CD89、补体受体（CR1/CD35、CR3、CD88）、细胞因子受体（IL-3R、IL-5R及GM-CSF、IL-1a、IL-2、IL-4、IFN-α、TNF-α的受体）、趋化因子受体（CCR1及CCR3）、白三烯受体（白三烯LT1R、白三烯CysLT2R）、前列腺素受体、PAF受体及Toll样受体（尤其是TLR7/8）。这些受体与配体结合后介导嗜酸性粒细胞的活化，表现为嗜酸性粒细胞脱颗粒，合成释放脂质介质及活性氧产物。CD69的表达是嗜酸性粒细胞活化的特异性标志（哮喘模型外周血为$CD69^-$的嗜酸性粒细胞，但BALF中为$CD69^+$的嗜酸性粒细胞），但表达CD69并非代表嗜酸性粒细胞脱颗粒。嗜酸性粒细胞仅表达少量的FcεRⅠ，且在嗜酸性粒细胞活化中无显著作用。

嗜酸性粒细胞活化的主要分子机制目前尚不甚清楚，IL-3、IL-5、GM-CSF、CC趋化因子及PAF均可活化嗜酸性粒细胞，不同的活化嗜酸性粒细胞因子可导致嗜酸性粒细胞不同的脱颗粒方式及介质释放。

知识点20：嗜酸性粒细胞的细胞产物　　　副高：掌握　正高：掌握

（1）颗粒介质：主碱蛋白（MBP）占嗜酸性粒细胞阳离子颗粒蛋白的大半，对曼森血吸虫及旋毛线虫的幼虫具有直接毒性效应。嗜酸性粒细胞阳离子蛋白（ECP）和嗜酸性粒细胞来源的神经毒素（EDN）在体外对寄生虫及RNA肺炎病毒包括呼吸道合胞病毒均有毒性效应。嗜酸性粒细胞过氧化物酶（EPO）占嗜酸性粒细胞阳离子颗粒蛋白的25%，可催化卤族化合物及NO氧化产物，对微生物及宿主细胞产生毒性效应。

（2）脂质介质：嗜酸性粒细胞合成释放多种脂质介质包括LTC4、PGE_2、血栓素及PAF。LTC_4在胞外转化为LTD_4及LTE_4，这些白三烯物质刺激支气管收缩，促进黏液分泌、Th2细胞因子合成和气道重构。

（3）细胞因子及趋化因子：嗜酸性粒细胞至少合成并释放35种细胞因子及趋化因子，其中主要包括TGF-β、IL-3、IL-4、IL-5、IL-8、IL-10、IL-12、IL-13、IL-16、IL-18、TNF-α、CCL5及CCL11。这些细胞因子可诱导哮喘、鼻炎及其他炎症性疾病的免疫反应。通常嗜酸性粒细胞合成的大部分细胞因子数量较少，以自分泌、旁分泌或邻分泌的方式调节微环境。然而，在特定情况下，嗜酸性粒细胞还是某些细胞因子如TGF-β的主要细胞来源，并在哮喘的气道重构中发挥关键作用。与T细胞（合成细胞因子的数量更大）不同的是，嗜酸性粒细胞合成的细胞因子贮存在胞质颗粒内，并在脱颗粒时迅速释放，从而发挥效应介质的作用。

知识点21：嗜酸性粒细胞、肥大细胞、嗜碱性粒细胞的细胞产物

副高：掌握　正高：掌握

嗜酸性粒细胞、肥大细胞、嗜碱性粒细胞合成并释放的炎症产物见下表。

嗜酸性粒细胞、肥大细胞、嗜碱性粒细胞的细胞产物

	嗜酸性粒细胞	肥大细胞	嗜碱性粒细胞
颗粒释放的效应介质	主要碱性蛋白、嗜酸性粒细胞阳离子蛋白、嗜酸性粒细胞衍生神经毒素、嗜酸性粒细胞过氧化酶	组胺、肝素、硫酸软骨素、TNF-α	组胺、硫酸软骨素、主要碱性蛋白
酶类	胶原酶、基质金属蛋白酶-9、吲哚胺	类胰蛋白酶、糜蛋白酶、组织蛋白酶G、弹性蛋白酶、羧基肽酶A	缓激肽产生活性的中性蛋白酶、脂酶、溶解性磷酸酶
脂质介质	白三烯、脂氧化素、PAF	PGD_2、LTB_4、LTC_4、LTD_4、LTE_4、PAF	LTC_4、LTD_4、LTE_4
细胞因子	IL-1α、IL-2、IL-3、IL-4、IL-5、IL-6、IL-8、IL-9、IL-10、IL-11、IL-12、IL-13、IL-16、IL-17、SCF、GM-CSF、TNF-α、TGF-α、VEGF、NGF、PDGF、TGF-β	IL-4、IL-5、IL-6、IL-8、IL-13、TNF-α、TNF-β、MIP-1α、bFGF	IL-4、IL-13

知识点22：嗜酸性粒细胞在肺部疾病中的作用

副高：掌握　正高：掌握

外周血嗜酸性粒细胞血症及嗜酸性粒细胞性肺部炎症涉及多种肺部疾病，包括哮喘、超敏性支气管肺曲菌病（ABPA）、变应性肉芽肿性血管炎、单纯性肺嗜酸性粒细胞血症、急性嗜酸性粒细胞性肺炎及慢性嗜酸性粒细胞性肺炎。最常见的和研究最多的嗜酸性粒细胞肺部疾病是哮喘。既往研究证实嗜酸性粒细胞与哮喘发病之间存在直接因果关系。更重要的是，还揭示了嗜酸性粒细胞在哮喘发病中不仅仅是终末效应细胞，更重要的在于其免疫调节作用，即Th2免疫效应细胞向肺部炎症局部的募集依赖于嗜酸性粒细胞。抗IL-5治疗哮喘的临床研究显示虽然治疗后外周血嗜酸性粒细胞下降90%，但肺组织嗜酸性粒细胞仅下降50%，因此对哮喘病情的改善有限。然而，最近针对激素抵抗型的嗜酸性粒细胞哮喘的抗IL-5治疗研究显示，外周血及痰液中的嗜酸性粒细胞明显减少，且哮喘得到显著控制。

除了常见的嗜酸性粒细胞肺部疾病之外，人呼吸道合胞病毒（HRSV）感染亦会促使嗜

酸性粒细胞在肺组织的募集和脱颗粒，体外研究及多种动物模型的研究显示嗜酸性粒细胞在促进HRSV清除中发挥重要作用。特发性肺纤维化（IPF）BALF中嗜酸性粒细胞数目的升高与其不良预后相关，这与体外实验和动物研究所显示出的嗜酸性粒细胞致纤维化作用的结果是一致的。

知识点23：Th2淋巴细胞产生的细胞因子　　　　副高：掌握　正高：掌握

由Th2细胞产生的重要细胞因子包括IL-2、IL-4、IL-5、IL-6、IL-9、IL-10、IL-13、IL-16和GM-CSF。IL-5促进嗜酸性粒细胞的分化、活化并延长其存活时间。IL-4和IL-13促进B细胞产生IgE并促使嗜酸性粒细胞向内皮细胞滚动和黏附。IL-5和嗜酸性粒细胞趋化因子吸引嗜酸性粒细胞到靶器官。IL-3、IL-4、IL-9和IL-10等细胞因子是肥大细胞和嗜碱性粒细胞生成和成熟的关键因素。

某些细胞因子在哮喘患者气道重塑的发生中起着重要作用。IL-4、IL-9和IL-13刺激黏液细胞化生和黏液腺体的高分泌。IL-4和IL-13刺激成纤维细胞生长和细胞外基质蛋白（ECM）的合成；IL-5、IL-6和IL-9通过与转移生长因子β（TGF-β）的联合作用引起哮喘患者气道上皮下纤维化和气道重塑。

知识点24：新型T淋巴细胞　　　　副高：掌握　正高：掌握

（1）调节性T细胞：是最近得到广泛研究的新型T淋巴细胞。由转录因子Foxp3调节的天然$CD4^+CD25^+$的Treg占所有$CD4^+T$细胞的5%~10%，这些Treg在建立和维持机体自我免疫耐受、调节自身免疫性疾病以及控制哮喘等慢性炎症性疾病中起到重要作用。Treg主要起免疫抑制作用。

（2）Th17：是最近发现的一类新型的效应$CD4^+T$细胞亚群，可分泌IL-17细胞因子，其生长发育依赖于TGF-β，在宿主防御中起重要作用。Th17细胞主要分泌IL-17A、IL-17F和IL-22，这些因子在呼吸道病原体感染如肺炎克雷伯菌、肺炎支原体、结核分枝杆菌、铜绿假单胞菌、耶氏肺孢子菌等感染的宿主防御中具有重要调节作用。同时，Th17在接触性迟发型变态反应和气道变态反应中也起明显的调控作用。除此之外，IL-17还可促进黏液的分泌，从而参与慢性呼吸系统疾病如哮喘和慢性阻塞性肺疾病（COPD）的发展过程。

第三节　免疫应答与呼吸系统疾病

知识点1：肺的免疫应答机制　　　　副高：掌握　正高：掌握

肺是呼吸器官，但也具有重要的免疫功能。肺的免疫应答包括两种机制：①固有免疫机制：也称非特异性免疫，是机体在种系发育和进化过程中形成的天然免疫防御功能，即出生后就已具备的非特异性防御功能；②适应性免疫机制：指出生后通过与抗原物质接触所产生的一系列防御功能。这两种免疫机制在肺内常是协同作用，通过模式识别受体（PRR），肺内免疫系统可以判断哪种抗原分子危害更大。

通常情况下，大多数感染因子或外来抗原物质的信号并不传导到宿主细胞从而启动特异性反应，而是直接由固有免疫反应清除。只有当侵入的感染因子或外来抗原物负荷过重时，才会启动肺内免疫活性细胞释放细胞因子等，募集炎性细胞、促发肺内抗原特异性免疫反应（即适应性免疫）。

知识点2：固有免疫应答和适应性免疫应答的区别	副高：掌握　正高：掌握

固有免疫应答和适应性免疫应答的区别

固有免疫应答	适应性免疫应答
不依赖抗原活化的应答	依赖抗原活化的应答
立刻产生应答反应	在接触病原和产生应答之间有一个延长期（抗原处理提呈、T和B细胞增生和分化）
无抗原特异性	具有抗原特异性
无明显免疫记忆	获得免疫记忆

知识点3：肺的固有免疫生物学的功能	副高：掌握　正高：掌握

肺的固有免疫生物学的功能为：①对侵入机体的病原体迅速产生应答，发挥非特异性抗感染作用；②参与清除体内损伤、衰老或畸变的细胞的过程；③通过抗原提呈的方式激活适应性免疫。

知识点4：肺内执行固有免疫的主要细胞	副高：掌握　正高：掌握

肺内执行固有免疫的主要细胞包括巨噬细胞、中性粒细胞、自然杀伤细胞（NK细胞）、$\gamma\delta$T细胞、树突状细胞（DC）、肥大细胞等。这些细胞表面或胞内的受体识别多种"非己"异物共同表达的模式分子，经特殊的信号转导途径、表达效应分子产生的免疫效应。这种存在于固有免疫细胞的具有某些共有特定分子结构的受体称为PRR，主要包括Toll样受体（TLR）、甘露糖受体和清道夫受体。TLR通过识别外源性微生物启动固有免疫反应，清除侵入的病原微生物。同时，活化的TLR也能激活T细胞，启动适应性免疫反应。固有免疫系统可提供最初的迅速反应，但是缺乏特异性，没有免疫记忆。

知识点5：肺T细胞介导的适应性细胞免疫	副高：掌握　正高：掌握

T细胞表面表达可特异性识别抗原肽-MHC分子复合物的受体（TCR）。TCR为异源二聚体，其两条肽链的组成分别为$\alpha\beta$或$\gamma\delta$。据此可将T细胞分为$\alpha\beta$T细胞和$\gamma\delta$T细胞两类。末梢血中95%为$\alpha\beta$T细胞，是免疫应答的主要参与者，而根据表型不同其又可分为CD4$^+$T细胞

和CD8+T细胞两个亚类。

知识点6：T细胞应答的识别和激活　　　　副高：掌握　正高：掌握

呼吸道中的抗原提呈细胞（APC）主要包括巨噬细胞和DC，巨噬细胞在清除病原方面有重要作用，但不能直接激活初始T细胞，DC可直接活化初始T细胞，促进免疫应答向Th1方向发展。其中气道和靠近肺泡间质的DC是肺中最重要的抗原提呈细胞，存在于气道上皮基膜、肺泡间隙和肺血管周围结缔组织中，形成一个捕获抗原的巨大网络。

APC通过MHC Ⅱ类分子途径（外源性抗原的提呈）和MHC Ⅰ类分子途径（内源性抗原的提呈）在其表面形成抗原肽-MHC分子复合物，分别供CD4+和CD8+T细胞识别。而T细胞的完全活化有赖于双信号和细胞因子的作用。T细胞TCR与抗原肽-MHC分子复合物特异性结合，产生抗原识别信号，即第一信号。APC与T细胞表面协同刺激分子CD28和B7相互作用，产生第二信号，此乃T细胞活化的必要条件。除上述双信号外，T细胞的充分活化还有赖于许多细胞因子参与。

知识点7：CD4+Th1介导的迟发型超敏反应（DTH）　　副高：掌握　正高：掌握

初始CD4+T淋巴细胞活化后，在不同的条件下可分化成不同亚型的T淋巴细胞，包括Th1型、Th2型、Th17型效应细胞，甚至分化为调节性T细胞（Treg），执行不同的生物学功能。CD4+T细胞在DC分泌的IL-12、IL-18等细胞因子共同作用调节下，分化为Th1类细胞，而这些细胞因子部分是由TLR激活诱导产生的。活化的Th1细胞分泌IFN-γ，与巨噬细胞表面IFN-γ受体结合、激活巨噬细胞，介导以单核–吞噬细胞浸润为特征的局部炎症。而Th1细胞通过活化巨噬细胞又可使固有免疫得到正反馈增强，清除细胞内病原体，在宿主抗细胞内病原体感染中发挥重要作用。

知识点8：Th1、Th2淋巴细胞反应比较　　　　　副高：掌握　正高：掌握

Th1、Th2淋巴细胞反应比较

	Th1	Th2
优势因子	IL-2、IFN-γ、TNF-β	IL-4、IL-5、IL-6、IL-10、IL-13、TGF-β
促进因子	IL-2、IFN-γ、IL-12、IL-18	IL-4、IL-10、IL-13、IL-1
抑制因子	IL-4/IL-10	IFN-γ
机制	促进巨噬细胞吞噬和微生物清除；强烈的DTH作用；促进细胞毒作用。与炎症和组织损伤有关，偏向细胞免疫，参与部分体液免疫	促进嗜酸细胞、肥大细胞分化，IgE生成；促进细胞分化和抗体形成；抑制免疫炎症，减少过度损伤，致疾病慢性化。与过敏和炎症抑制有关，偏向体液免疫
临床	宿主防御（胞内寄生菌、原虫、病毒），急性同种移植排斥反应、器官特异性自身免疫性疾病和慢性炎症性疾病	特应性疾病（过敏性哮喘等）、胞外寄生菌感染（如肠道线虫）、同种移植耐受、部分系统性自身免疫病及慢性炎症疾病

知识点9：CD8$^+$CTL介导的特异性细胞毒作用 副高：掌握 正高：掌握

已发现肺病毒感染1周内肺实质出现大量CD8$^+$CTL。CTL可高效、特异性杀伤寄生细胞内病原体（病毒、某些细胞内寄生菌等）的宿主细胞和肿瘤细胞等，而不损伤正常组织。CD8$^+$CTL一般识别MHCⅠ类分子所提呈的抗原，某些CD4$^+$T细胞中也有CTL，可识别MHCⅡ类分子所提呈的抗原。

知识点10：T细胞效应的生物学意义 副高：掌握 正高：掌握

T细胞效应的生物学意义：①CD4$^+$Th1通过活化巨噬细胞而诱发炎症性迟发型超敏反应，在宿主抗细胞内病原感染中起重要作用；②CD8$^+$CTL细胞通过分泌细胞毒素或诱导细胞凋亡，杀死表达特异性抗原的靶细胞。特异性细胞免疫应答在清除细胞内病原体感染、抗肿瘤中发挥重要作用。同时，细胞免疫效应也是导致器官移植排斥反应和某些自身免疫性组织损伤的主要机制。

知识点11：B细胞对抗原的识别与活化 副高：掌握 正高：掌握

B细胞表达B细胞受体（BCR）复合物，可直接识别完整、天然的蛋白质抗原（TD抗原）。抗原降解产生抗原肽并与MHCⅡ类分子结合，继而提呈给CD4$^+$T细胞TCR识别。另外T细胞还能识别荚膜多糖、脂多糖和小分子化合物等胸腺非依赖性抗原（TI-Ag），可无须Th细胞的辅助作用而直接启动B细胞应答。

知识点12：B细胞应答的效应 副高：掌握 正高：掌握

B细胞所产生的抗体能与抗原特异性结合，介导B细胞增殖分化、克隆扩增，产生高亲和性特异性免疫球蛋白，介导体液免疫应答，在过敏性哮喘和感染性疾病，拮抗胞外病原体（如细菌、寄生虫）等方面具有重要作用。

知识点13：肺的免疫调节功能 副高：掌握 正高：掌握

肺组织中T细胞、B细胞、巨噬细胞等都有重要的免疫调节作用。CD4$^+$T细胞的两个新亚型Th17和CD4$^+$CD25$^+$调节性T细胞（Treg）是近年来的研究热点。Th17细胞的标志性细胞因子IL-17，一直被认为是促炎因子，在各种自身免疫病、哮喘等患者的血清及组织中检测到了IL-17的高表达。Treg细胞是一类具有免疫抑制作用的T细胞亚群，可负调节CD4$^+$T和CD8$^+$T细胞活化与增殖，控制免疫应答的强度，减轻对机体组织损伤。Th17和Treg细胞起着促进或抑制炎症反应的作用，促炎性Th17细胞与抑制性Treg细胞之间平衡状态的打破是很多炎症及自身免疫性疾病发病的一个关键因素。

知识点14：T淋巴细胞在哮喘发病机制中的作用　　　副高：掌握　正高：掌握

哮喘是以嗜酸性粒细胞、淋巴细胞和肥大细胞等浸润为主的气道慢性变态反应性炎症，其中T淋巴细胞在哮喘的发病机制中起着尤为重要的作用。研究证明，过敏性哮喘的发病及演变主要受控于 $CD4^+$ Th2型细胞分泌的细胞因子。例如，IL-5和IL-13在特异性抗原诱导的气道炎症反应中，对于嗜酸性粒细胞的聚集和气道的高反应性（AHR）至关重要，而Th2细胞产生的IL-4刺激B细胞产生IgE，IL-4是B细胞激活IgE的唯一必需介导因子，在IgE的产生中起关键作用。Th17作为一种 $CD4^+$ T细胞的新亚型，与中性粒细胞在气道内的募集密切相关，被认为其在哮喘的发病中起着重要的作用。

知识点15：Treg细胞在支气管哮喘和过敏性疾病中的作用　　　副高：掌握　正高：掌握

Treg细胞可以抑制Th2对变应原的应答，在支气管哮喘和过敏性疾病的发病中发挥调节作用。研究认为Treg细胞可能只是抑制Th2细胞对环境抗原的不适当应答，故认为过敏性疾病的病因之一可能是在抗原刺激下，Treg细胞与活化的效应Th2细胞间出现不平衡，增强Treg细胞的应答或减弱Th2细胞的活化均有可能抑制过敏性疾病的发展，这为过敏性疾病防治的研究提供了新的思路。

知识点16：慢性阻塞性肺疾病的病理特征　　　副高：掌握　正高：掌握

慢性阻塞性肺疾病（COPD）的病理特征是累及气道、肺实质以及肺血管的慢性炎症与组织结构重塑。

知识点17：慢性阻塞性肺疾病中固有免疫特征　　　副高：掌握　正高：掌握

所有的吸烟者都存在固有免疫应答，香烟产生的有毒气体和颗粒可以引起上皮细胞损伤及结缔组织分解，由此产生的某些物质与固有免疫细胞表面的TLR结合，激活NF-κB，使上皮细胞释放炎症因子，激活巨噬细胞、中性粒细胞等，释放大量蛋白酶等进一步破坏肺组织。

感染或环境的刺激、组织损伤、氧化应激或细胞死亡以及细胞凋亡都可以使细胞释放游离的自身抗原。而适应性免疫系统能把这些物质作为外来抗原来识别，并促发免疫反应。在吸烟者中，上述此类抗原可以从凋亡的上皮细胞和内皮细胞以及细胞外基质损伤中释放出来，而TLR则可把固有免疫和适应性免疫连接起来，从而增加这类抗原的致病力。炎症性肺损伤可使细胞外基质裂解，释放出透明质酸和蛋白多糖等，而这些物质能与TLR结合，使DC和巨噬细胞活化、产生激活适应性免疫所必需的细胞因子和趋化因子。而人们推测如果把初始炎症反应最小化，则不会产生T细胞活化及适应性免疫反应，则COPD的疾病过程有可能不会加重。因此可认为吸烟而肺功能正常者或慢性阻塞性肺疾病全球倡议（GOLD）

1级的患者很有可能其炎症反应即为仅停留在固有免疫反应这一阶段。

知识点18：COPD相关的T细胞激活与增殖　　　　副高：掌握　正高：掌握

COPD和肺气肿浸润的T细胞存在Th1/Th2失衡，以Th1为主，可以得出结论：COPD的发展及严重程度与DC激活T淋巴细胞的能力相关。成熟DC可以分泌IL-6，限制Treg细胞的免疫抑制作用，从而抑制免疫耐受。免疫调节或免疫耐受决定了效应T淋巴细胞的增殖、归巢，并进而影响疾病的严重度。

在T淋巴细胞活化后，肺内产生相应的适应性免疫应答，包括$CD4^+$ Th1淋巴细胞、细胞毒$CD8^+$T淋巴细胞和产IgG的B淋巴细胞。Th1细胞诱导的免疫炎症与活化的固有免疫细胞产生氧化应激和蛋白酶与细胞毒$CD8^+$T淋巴细胞和产IgG的B淋巴细胞协同作用，导致细胞坏死和凋亡、免疫和补体沉积、组织损伤、气道重塑和肺气肿以及释放出其他一些抗原性物质而使炎症过程得以长期存在。Treg细胞和$\gamma\delta$T细胞可以调节适应性免疫反应的程度。

知识点19：参与宿主抗结核分枝杆菌免疫的细胞　　　　副高：掌握　正高：掌握

参与宿主抗结核分枝杆菌免疫的细胞主要为单核-吞噬细胞和T淋巴细胞。$CD4^+$T和$CD8^+$T细胞在抗结核分枝杆菌感染中均发挥重要作用，而与结核保护性密切相关的主要为Th1类细胞因子。但近年研究表明，B细胞可能通过产生抗体直接作用于病原体、作为抗原提呈细胞、产生细胞因子以及影响白细胞内的杀伤机制等多方面作用来调控抗结核免疫反应。

知识点20：肺结核常规T细胞免疫反应　　　　副高：掌握　正高：掌握

APC主要包括巨噬细胞和DC。巨噬细胞是结核分枝杆菌的栖居场所，也是抗菌效应细胞通过自身的MHC Ⅱ类因子将抗原提呈给$CD4^+$T细胞的抗原识别受体，使之致敏、增殖。当抗原再次进入时，致敏的结核特异性$CD4^+$T细胞活化，产生各种细胞因子如IL-8、IFN-γ等，从而导致单核-吞噬细胞向患处趋化、聚集，发挥其抗微生物活性。$CD4^+$Th1细胞产生的IFN-γ是激活巨噬细胞抗结核活性的中心活性因子，因此对抗结核保护免疫是至关重要的。

$CD8^+$T细胞主要通过毒性分子发挥细胞毒效应，$CD8^+$T细胞可释放Th1类细胞因子，如IFN-γ，与巨噬细胞协同杀菌。受染巨噬细胞的直接MHC Ⅰ类抗原加工在急性感染期是主要方面，能促使$CD8^+$T细胞集中攻击受染靶细胞。

知识点21：非常规T细胞免疫反应　　　　副高：掌握　正高：掌握

除了经典的TCR抗原MHC Ⅰ提呈途径，$CD8^+$T细胞还存在CD1分子提呈抗原的新途径。与MHC Ⅰ不同，CD1只表达在专职APC表面，它是一种与β_2微球蛋白相连的、非多态性穿膜糖蛋白，该类分子可将脂抗原提呈给T细胞，由CD1分子提呈的针对结核糖脂抗原的T细胞反应在人类结核免疫中具有独特作用。CD1分子提呈的糖脂质在结核胞壁中大量存在，如甘露糖苷、LAM、分枝菌酸、磷脂酰肌醇等。CD1分子在树突状细胞上表达丰富，而在巨噬细胞中缺乏，因此来自受染巨噬细胞的结核糖脂转移到旁侧DC构成了促进CD1提呈的抗原提呈重要途径。

在活动性肺结核（TB）血液和胸腔积液中，Th17细胞数明显少于健康受试者或TB潜伏感染者。通过相关分析发现，Th17反应的减低与$CD4^+$T细胞上表达的IL-6R的减少相关，与TGF-β和IL-6无关，而且在体外试验中也观察到TB菌产物可抑制IL-6R表达。因此认为通过下调IL-6R的表达而抑制Th17细胞反应是活动性TB发生发展的一种重要机制。

知识点22：支气管肺癌的免疫应答　　　　　　　副高：掌握　正高：掌握

人体免疫系统对于起源于宿主自身的肿瘤细胞只能表达轻微的反应，相反因其能将病毒蛋白识别为外来抗原而对致癌病毒导致的肿瘤则会产生强烈的免疫反应。在一部分个体，癌基因突变如Ras可激活T细胞反应，从而限制肿瘤增殖，而另一部分个体则不表达这种反应从而生长癌肿。在病毒感染宿主细胞后，肿瘤抗原就能表达在受染细胞表面，在缺乏适当的T细胞反应时，癌肿就生长起来。

癌肿内除了肿瘤细胞外，还有很多类的细胞如NK细胞、T细胞和巨噬细胞等。肿瘤中的淋巴细胞浸润是宿主对肿瘤的特异性免疫反应，肿瘤组织中淋巴细胞浸润的数量与肿瘤生物学行为有明显的关系，肿瘤免疫的关键性因素是细胞毒$CD8^+$T细胞。肿瘤内T细胞的浸润可在很大程度上改善卵巢癌、食管癌和小细胞肺癌（SCLC）的预后，可以说明适应性免疫在限制肿瘤生长中起了很重要的作用。在肺癌模型和肺癌患者的研究中发现，Th1向Th2的异常漂移与抗肿瘤作用的减低有密切关系。所以，Th2型细胞因子优势状态将导致机体抗肿瘤免疫功能的减弱，将保护肿瘤逃避免疫监视和免疫攻击，被认为可能是肺癌发生、发展的免疫机制之一。

知识点23：肿瘤的逃逸机制　　　　　　　　　　副高：掌握　正高：掌握

肿瘤可以通过肿瘤逃逸的过程来逃避免疫反应对其的杀灭作用，这种情况可能有以下几种机制：肿瘤诱导的抗原提呈减弱、免疫抑制因子的上调、肿瘤细胞释放某种物质如TGF-β而抑制抗肿瘤反应、增加或补充调节细胞的数量和负向共刺激信号的激活等。

第四节　变态反应（超敏反应）与肺部疾病

知识点1：超敏反应发生的决定因素　　　　　　　副高：掌握　正高：掌握

超敏反应发生的决定因素包括初次接触的变应原（致敏）、特定的主要组织相容性复合体（MHC）的等位基因和个体的遗传倾向。

知识点2：免疫球蛋白E（IgE）的合成 　　　　　副高：掌握　正高：掌握

通过细胞因子刺激和与CD4⁺T淋巴细胞表面辅助分子相互作用，B淋巴细胞转换抗体的表型并产生IgE抗体。IL-4或IL-13促使B淋巴细胞进行重链ε转录过程。在IL-4或IL-13的刺激下，抗原与B淋巴细胞表面受体结合后便产生IgE抗体进入组织，再进入气道与肥大细胞和嗜碱性粒细胞结合。CD154即T细胞表面的CD40配体（CD40L），是针对B细胞CD40的T细胞表面配体，通过NF-κB的作用促进IgE的转录，促进IgE合成的完成。T细胞受体被抗原-MHC复合物刺激，诱导CD40L暂时在T细胞膜上表达。CD40L与经IL-4预处理后的B细胞表面的CD40受体相互作用，再通过细胞质内的肿瘤坏死因子受体——相关因子（TRAFS）激活下游的信号传导通路，最终完成向IgE同型转换。IgE合成中不仅需要IL-4受体的α链，还需要核因子NF-κB等的参与。

知识点3：IgE的结构和受体 　　　　　　　　　副高：掌握　正高：掌握

IgE是一种糖蛋白，分子量为190kD，沉降系数为8S，IgE由四条链组成，包括两条轻链和两条重链。重链有一个可变区和四个恒定区构成，其中具有独特性、抗原特异性的部分，称为ε决定簇，这些独特的抗原结构也就决定了这种蛋白的特殊类别。经木瓜蛋白酶水解后，IgE会产生两个Fab片段和一个含有ε决定簇的Fc片段，其中Fab片段包含抗原结合位点，而Fc片段的三级结构对于这种蛋白与肥大细胞和嗜碱性粒细胞表面的IgE受体（FcεR I）的结合力具有重要的意义。FcεR I是存在于肥大细胞、嗜碱性粒细胞、嗜酸性粒细胞和人类皮肤朗格汉斯细胞表面的能和IgE结合的高亲和力受体。近年来的研究显示，循环中IgE分子在决定肥大细胞和嗜碱性粒细胞表面FcεR I的数量以及这些细胞随后的介质释放过程中均起着十分重要的作用。变态反应疾病的基础是 I 型超敏反应，是变应原和肥大细胞及嗜碱性粒细胞表面相邻的Fab片段相结合，引起IgE之间的桥联，FcεR I 受体并置，最后导致这些细胞中炎症介质的释放，从而引起变态反应的相应症状。

知识点4：IgE的主要生物学功能 　　　　　　　　副高：掌握　正高：掌握

IgE具有与同种细胞的高度亲和力，通过其Fc段（CH3和CH4）与靶细胞的IgE受体（FcεR I）结合。IgE的二硫键中含有较多的半胱氨酸和甲硫氨酸，易与皮肤组织、肥大细胞、血液中的嗜酸性粒细胞和血管内皮细胞结合。与细胞结合后可黏附数月或数年之久，然后逐渐消失。IgE的亲细胞性具有明显的种族特异性，只能在同种或亲缘关系很近的异种间转移。当二价以上抗原与细胞上IgE结合时，可使IgE分子桥联，在Ca^{2+}存在下触发细胞内生物活性物质释放。

IgE的FcεR I 除表达于上述细胞表面外，还可以表达于B细胞和一部分T细胞、巨噬细胞表面，这在调节IgE抗体产生和防御感染上可能有重要作用。IgE的Fc段不耐热，56℃、加热30～60分钟，其生物性能就被破坏，即失去致敏能力。IgE不能通过经典途径激活补体，但在很大量或聚合的情况下，能通过旁路途径激活补体。IgE不能通过胎盘，故脐血及新生儿血清中IgE浓度极低，婴儿期缓慢上升，学龄期迅速升高，10岁左右可达成人水平。IgE可被动致敏皮肤，致敏状态维持24小时以上。IgE的Fab段是与变应原结合的部位，具有抗寄生虫作用。

知识点5：参与超敏反应的介质——组胺的作用　　　　副高：掌握　正高：掌握

组胺是人类肥大细胞内唯一胺类介质，其分子量低，为111kD。组胺生物活性比白三烯、血小板活化因子弱，是变态反应中的最重要的炎性介质。组胺作为一种血管和气道平滑肌活性物质和细胞趋化活性物质参与超敏性炎症的调节。组胺除具有血管平滑肌、气管平滑肌活性和趋化活性外，还有扩张皮肤、支气管黏膜、消化道黏膜等处的毛细血管，增强其血管通透性，促进支气管平滑肌的痉挛以及趋化嗜酸性粒细胞向炎症部位浸润等作用。另外，组胺还有刺激T淋巴细胞、嗜酸性粒细胞和中性粒细胞释放细胞因子或介质的作用。

知识点6：组胺的分布和排泄　　　　副高：掌握　正高：掌握

组胺在人体内的分布，除小部分呈游离状态外，大部分以结合形式分布于除骨髓之外的全身组织中，其中以气道黏膜、消化道黏膜皮肤分布较多。人体中的组胺主要储存在肥大细胞内和嗜碱性粒细胞的蛋白聚糖和胞质颗粒中（含量分别为$5mg/10^6$细胞和$1mg/10^6$细胞），其次为嗜酸性粒细胞，含量约$1\mu g/10^6$细胞。组胺的循环浓度约为300pg/ml，在清晨的最初几个小时达到最高峰。组胺的排泄率超过10mg/24h，一小部分以原形排泄，其余的以醋酸咪唑或甲基组胺的形式排泄。组胺可作用于特异性的H_1、H_2和H_3受体。H_1受体主要存在于皮肤和平滑肌；H_2受体主要存在于皮肤、肺、胃和多种白细胞中；H_3受体主要存在于大脑中。

知识点7：参与超敏反应的介质——前列腺素　　　　副高：掌握　正高：掌握

前列腺素（PG）在变态性反应中具有重要作用，环氧化酶（COX）参与前列腺素合成的初始阶段。迄今为止，已知的环氧化酶有两种形式：一种为原形（COX-1），另一种为诱导形（COX-2）。IgE受体活化及通过钙离子载体改变钙通量能激活人类肺部肥大细胞并产生前列腺素D_2（PGD_2），同时产生少量血栓素A_2（TXA_2）。PGD_2和TXA_2都有广泛的致炎作用，包括使平滑肌收缩、血小板聚集和细胞脱颗粒，增加血管通透性，产生瘙痒和疼痛。COX-2似乎参与了减轻炎症的过程，如TGF-β_1对气道平滑肌的影响似乎是在COX-2及其后续产生并具有"抗炎"作用的前列腺素PGE_2的诱导下出现的。

知识点8：参与超敏反应的介质——白细胞三烯类　　　　副高：掌握　正高：掌握

白细胞三烯（LT）简称白三烯，是花生四烯酸的5-脂氧化产物，进一步代谢可形成具有组织和细胞活性的白三烯 LTB 或半胱氨酸白三烯 LTC_4 及其代谢物 LTD_4 和 LTE_4，这些产物被称为组织炎症的慢反应物质。总的来说，半胱氨酸白三烯主要由肥大细胞、嗜碱性粒细胞和巨噬细胞/单核细胞产生；而 LTB_4 则主要由中性粒细胞和肺泡巨噬细胞产生。半胱氨酸白三烯是已知的致平滑肌痉挛物质中最强的一种，它还有其他重要的生物活性，包括能刺激黏液分泌、增加血管通透性、募集体内的炎症细胞聚集到炎症部位等，半胱氨酸白三烯在哮喘气道炎症过程中扮演重要的角色。人类 LTD_4 的活性最强，LTC_4 只是中间代谢产物，LTE_4 的活性最弱。LTE_4 曾被用于诱发非特异性气道高反应性。

知识点9：参与超敏反应的介质——血小板活化因子   副高：掌握   正高：掌握

血小板活化因子（PAF）是一种脂质介质，其结构为1-烷基-2-乙酰基-sn-丙三基-3-磷酸胆碱，肥大细胞、嗜酸性粒细胞及单核细胞能合成该介质。PAF通过乙酰水解酶将乙酰基从sn-2位置降解。PAF能够引起人类血小板聚集、风团、潮红、血管通透性增加、趋化嗜酸性粒细胞。PAF亦能引起肺及肠道平滑肌收缩并收缩血管，是一种强效加压剂。PAF还可以引起肺动脉高压、肺水肿及肺总阻力增加，使肺顺应性降低。此外，在体内PAF能够引起非特异性气道反应性增高并延长反应性增高的持续时间。

知识点10：超敏性炎症中的黏附分子   副高：掌握   正高：掌握

（1）整合蛋白：是带有非共价α和β亚基的跨膜糖蛋白异二聚体，有一个胞外配体结合点，并与胞内骨架相连。白细胞的表面整合蛋白（如具有渗透作用的嗜酸性粒细胞VLA-4）是细胞膜与细胞基质相互作用的介质，对内皮迁移功能有重要作用。

（2）免疫球蛋白大家族：该家族受体由具有同源性的胞外域的单链分子组成，它们在细胞与细胞间黏附时非常重要，包括细胞间黏附分子-1（ICAM-1）、ICAM-2和血管细胞黏附分子-1（VCAM-1）。ICAM-1在内皮细胞、上皮细胞和白细胞上表达；IL-1和TNF-α可以上调ICAM-1在内皮细胞上的表达。经炎症细胞因子和IL-4诱导，VCAM-1由内皮细胞产生，VCAM可以通过它的配体VLA-4来募集嗜酸性粒细胞、嗜碱性粒细胞、单核细胞和淋巴细胞。中性粒细胞不表达VLA-4，并且VCAM对它们之间的游走没有影响。

（3）选择蛋白：是一个带有氨基（NH_2）末端的血凝素区域以及表皮生长因子（EGF）区域的单链糖蛋白。选择蛋白是根据细胞的以下特点来命名的：E-选择蛋白位于内皮细胞，P-选择蛋白位于血小板，L-选择蛋白位于淋巴细胞。E-选择蛋白在接触内毒素、IL-1或TNF-α后在内皮细胞上表达，并且促进白细胞与内皮细胞结合。P-选择蛋白储存在血小板和内皮细胞的α颗粒中。某些介质如凝血酶、H_2O_2 以及组胺促使选择蛋白移动到细胞表面。选择蛋白在内皮细胞上的表达时间很短暂，且只能与白细胞结合。L-选择蛋白决定炎症细胞沿着内皮的滚动和活动范围。

| 知识点11：炎症细胞的募集及黏附分子的作用 | 副高：掌握　正高：掌握 |

嗜酸性粒细胞的募集是变态反应性炎症级联所必需的一个过程。单核细胞、淋巴细胞、中性粒细胞和嗜酸性粒细胞原发性表达L-选择蛋白，而L-选择蛋白介导炎症细胞向内皮细胞流动和黏附。P-选择蛋白和E-选择蛋白由内毒素或细胞因子激发内皮细胞表达，促使中性粒细胞和嗜酸性粒细胞的附着。E-选择蛋白在毛细血管后小静脉上表达，可能在炎症过程的血管渗漏和白细胞外渗上起作用。E-选择蛋白的表达也与皮肤超敏性炎症相关。在超敏性炎症嗜酸性粒细胞募集过程中VCAM-1起着很大的作用。嗜酸性粒细胞聚集到气道并被激活，加速了过氧化物的生成、CD-11b/CD-18和HLA-DR受体的表达，降低L-选择蛋白的表达，促进各种炎症底物的黏附，并且延长了外周血的嗜酸性粒细胞存活时间。

| 知识点12：气道超敏性炎症的病理学特征 | 副高：掌握　正高：掌握 |

支气管哮喘的主要病理学特征是气道超敏性炎症。当给超敏性哮喘患者吸入相应的变应原后可以诱发气道的超敏性炎症，其病理学特点除包括炎性细胞浸润、毛细血管充血扩张和通透性增高外，还具有气道黏膜的分泌增多、气道纤毛上皮细胞破坏和脱落性损伤，导致黏液纤毛清除能力的减弱或丧失，甚至造成黏液栓形成。气道超敏性炎症时炎性细胞浸润以嗜酸性粒细胞为主，故许多病理学家称支气管哮喘为慢性嗜酸性粒细胞增多性支气管炎。气道的超敏性炎症还可以引起气道的平滑肌呈过度敏感状态，从而导致气道高反应性，后者已被认为是判断气道超敏性炎症的一种临床指标。

第四章 肺损伤与修复

第一节 趋化因子在肺炎性损伤中的作用

| 知识点1：细胞因子的作用及分类 | 副高：掌握 正高：掌握 |

细胞因子是由各种细胞分泌的一类小分子蛋白的总称，它们调节机体的免疫功能，但在某些情况下可以引起炎性损伤，导致组织病变。根据细胞因子的主要功能将其分为6大家族，分别是白介素家族、干扰素家族、集落刺激因子家族、肿瘤坏死因子家族、生长因子家族以及趋化因子家族。趋化因子是细胞因子中分子量较小的一族蛋白，分子量为8~10kD，是一类结构相似、能使细胞发生趋化运动的细胞因子。

| 知识点2：趋化因子的结构 | 副高：掌握 正高：掌握 |

绝大多数趋化因子的蛋白序列中都含有4个保守的半胱氨酸（Cys），并形成两个内部二硫键。

| 知识点3：趋化因子的分类 | 副高：掌握 正高：掌握 |

根据N末端两个Cys所处位置不同，趋化因子分为4个亚家族：①CC趋化因子：结构特点是N末端的两个半胱氨酸紧密相连，排列方式为Cys-Cys（CC）。这一家族成员有28个，如Eotaxin、MCP1等。我国发现的趋化因子CKLF1是这一家族的新成员；②CXC趋化因子：结构特点是N末端两个Cys间插入了一个任意的氨基酸，排列方式为Cys-X-Cys（CXC）。这一家族有16个成员，如IL-8等；③C趋化因子：只含有相当于CC、CXC趋化因子中第一个和第4个半胱氨酸。目前只发现Lymphotactin和SCM-1β两个成员；④CX3C趋化因子：结构特点是N末端两个Cys插入了3个任意的氨基酸，排列方式为Cys-X-X-X-Cys（CX3C），如Fractalkine，它是目前发现的唯一膜结合型趋化因子。

| 知识点4：趋化因子的编号系统命名法 | 副高：掌握 正高：掌握 |

1999年，国际趋化因子命名委员会对趋化因子的分类进行了修改，即在CC、CXC、C、CX3C后冠以L及阿拉伯数字，L代表Ligand，意即配体，数字则表示排列顺序。如血小板因子4（PF4）改为CXCL4，表示为CXC家族的第4号趋化因子，原来的IL-8则改为

CXCL8。新的编号系统命名法大大简化了趋化因子的称谓，也明确了趋化因子的家族所属。

知识点5：典型趋化因子受体　　　　　　　　　副高：掌握　正高：掌握

趋化因子必须通过与细胞表面的特异性受体相结合方能发挥生物学效应，而细胞表面所具有的特异性受体就是趋化因子受体。趋化因子受体主要依据与配体结合的特征来命名，是在相应的趋化因子后冠以R，R代表Receptor，意即受体。因此，趋化因子受体也可分为CCR、CXCR、CR及CX3CR 4个亚家族。趋化因子受体的数目远远少于趋化因子，因此只有少量受体是与单一的趋化因子特异性地结合，这部分受体被称为特异性趋化因子受体。除了特异性趋化因子受体，大部分受体为共用性受体，即一种受体可与多个趋化因子结合，此外，一种趋化因子也可与多个受体结合，但一个受体不会既与CXCL结合又与CCL结合。此外还有少量尚未发现其明确配体的孤儿受体。

知识点6：非典型趋化因子受体　　　　　　　　副高：掌握　正高：掌握

近年来新发现了3个非典型趋化因子受体，即DARC（Duffy抗原趋化因子受体）、CCX-CKR趋化因子受体和D6，它们与典型的趋化因子受体结构相似，功能却不同。非典型趋化因子受体的作用只是清除或静止趋化因子的功能，这种在整体上调节趋化因子生物学效应的机制和意义还有待深入的研究。

知识点7：趋化因子受体结构的显著特征　　　　副高：掌握　正高：掌握

趋化因子受体结构的显著特征是都含有一个7次跨膜结构的蛋白，属于G蛋白偶联受体超家族成员。趋化因子与其受体结合后，其刺激信号通过与G蛋白偶联进行细胞内传导，进而引发细胞的生物学效应，如细胞的趋向运动、黏附、游走、释放蛋白水解酶及各种炎性因子等。

知识点8：趋化因子的染色体定位　　　　　　　副高：掌握　正高：掌握

许多趋化因子以成簇性方式定位于某特定的染色体区域，例如主要作用于单核细胞的CC趋化因子多定位在17q11.2，共有CCL2/MCP、CCL4/MIP、CCL5/RANTES、CCL/Eotaxin等14个基因。主要趋化中性粒细胞的人CXC趋化因子多定位在4q12-4q13，如CXCLA/PF4、CXCL5/ENA78、CXCL8/IL-8等8个基因。然而，较晚发现的主要作用于淋巴细胞的CXC及CC趋化因子则远离成簇排列的趋化因子，它们的功能有其特异性，如CXCL9/MIG、CXCL10/IP10就位于4q21.21。趋化因子在染色体区域的定位方式，很可能反映了具有不同趋化特点的基因在进化中出现的时相，那些较特异地作用于某种细胞，很少与其他趋化因子共用受体的趋化因子，在进化中可能出现得更早、更保守，因而保留了功能的高度特异性。相反，编码于4q12.13或17q11.2的簇性趋化因子可能进化较晚，它们也许来自一个共同的祖先，因而基因复制迅速，成簇排列，这也反映了它们功能上的关联性。在细胞组织炎症反应这样一个需要大量中性粒细胞、单核细胞及淋巴细胞参与的极其复杂的微环境中，正是这些簇性表达的趋化因子发挥了其网络作用。

知识点9：趋化因子的来源　　　　　　　　　　　　　　　　副高：掌握　正高：掌握

目前认为，所有的有核细胞以及血小板甚至红细胞都可以产生或结合趋化因子。根据细胞产生趋化因子的模式不同，趋化因子又可分为组成性表达趋化因子和诱导性表达趋化因子，它们参与胚胎的发育，对T细胞、B细胞和树突状细胞的分化、发育、增殖和定位起着重要的调控作用。胸腺、脾脏、淋巴结和其他淋巴组织器官都可高水平地表达这类趋化因子，因而也称为淋巴组织趋化因子。

知识点10：趋化因子的功能　　　　　　　　　　　　　　　副高：掌握　正高：掌握

绝大多数趋化因子为诱导性表达，亦被称为炎性表达趋化因子。炎性表达趋化因子具有重要的防御功能，但当炎症反应过度时则会对机体产生病理损害。一般说来不同的亚家族趋化因子有不同的趋化效应，CC趋化因子如CCL2/MCP1等主要趋化单核细胞、淋巴细胞，有些则特异性趋化嗜酸性粒细胞如CCL/Eotaxin，CXC趋化因子是中性粒细胞的强力趋化素，如CXCL8/IL-8，其对淋巴细胞亦有趋化效应。除趋化作用外，趋化因子广泛参与机体的多种生理和病理过程，它可促进树突状细胞、淋巴细胞及胸腺的发育成熟，具有启动免疫应答反应及调整Th1和Th2细胞的功能和平衡的作用，还能够调控血细胞及血管的生成和抑制，影响肿瘤的发生、发展与转移。

知识点11：CCL11/Eotaxin在支气管哮喘中的作用　　　　　副高：掌握　正高：掌握

支气管哮喘是一种慢性气道炎症疾病，嗜酸性粒细胞是超敏性哮喘急性发作时的主要炎症细胞，而趋化因子CCL11/Eotaxin是诱发嗜酸性粒细胞炎症最重要的趋化因子。CCL11/Eotaxin与位于白细胞表面的CCR3结合，促使嗜酸性粒细胞从血管到达肺组织产生病理效应。在CCL11/Eotaxin等细胞因子的作用下，嗜酸性粒细胞活化、脱颗粒，释放多种储存于颗粒中的生物活性物质，包括嗜酸性粒细胞过氧化物酶、嗜酸性颗粒碱性蛋白、阳离子蛋白及嗜酸性粒细胞衍生神经毒素等，同时也引起组胺、白三烯等炎性介质的释放，导致气道黏膜水肿、分泌物增加、气道平滑肌痉挛等炎性反应的发生。

知识点12：CCL2/MCP1在支气管哮喘中的作用　　　　　　副高：掌握　正高：掌握

CC趋化因子之一的CCL2/MCP1在组织重建（如气道重塑及肺间质纤维化）中发挥着重要的作用。在体外培养的大鼠成纤维细胞中，CCL2/MCP1可上调Ⅰ型胶原蛋白的表达，用CCL2/MCP1刺激培养的成纤维细胞6小时后开始表达基质金属蛋白酶-1（MMP1）至

24小时达高峰，48小时后则组织金属蛋白酶抑制剂（TIMP）表达出现高峰。可以证实，早期MMP1的增加促进了基膜、细胞外基质的溶解破坏，而晚期TIMP的增高则抑制了MMP1对细胞外基质的溶解，促进细胞外基质沉积，引起气道重构及肺纤维化的形成。

知识点13：CKLF1在支气管哮喘中的作用　　　　　副高：掌握　　正高：掌握

新趋化因子CKLF1可导致小鼠支气管肺组织相继出现炎性浸润、损伤、增殖及纤维化等病变，这些病变类似于哮喘气道重塑、急性呼吸窘迫综合征（ARDS）及严重急性呼吸综合征（SARS）等急性肺损伤及重塑病变，因此推测CKLF1可能是参与哮喘气道炎症及重构的重要因素。

知识点14：趋化因子受体与哮喘发生的关系　　　　副高：掌握　　正高：掌握

趋化因子受体与哮喘的发生亦密切相关。CXCR3和CCR5在Th1细胞选择性表达增强，而CCR4、CCR8及部分CCR3则对Th2细胞选择性表达增强，表明细胞免疫或体液免疫的发生与趋化因子受体的表达调控有着密切的关系。CCR3是近年在研究趋化因子与超敏性疾病中备受瞩目的受体，与超敏性炎症有关的几个CC趋化因子CCL11/Eotaxin、CCL24/Eotaxin-2、CCL5/RANTES、CCL7/MCP-3、CCL13/MCP-4都是通过与CCR3结合而激活对嗜酸性粒细胞的趋化活性。

知识点15：慢性阻塞性肺疾病的病理特点　　　　　副高：掌握　　正高：掌握

慢性阻塞性肺疾病（COPD）累及气道、肺实质以及肺血管，是伴有组织损伤与修复的慢性炎症性病变。中央气道的支气管黏膜活检及支气管肺泡灌洗分别显示：在COPD患者中央气道的气道壁表层上皮，有明显的炎症细胞浸润，主要为巨噬细胞、淋巴细胞和少量中性粒细胞，而急性加重期则中性粒细胞显著增加并脱落于气道腔，嗜酸性粒细胞亦明显增加；COPD患者的外周气道则主要为单核细胞和巨噬细胞浸润。由于气道慢性炎症持续存在，导致气道壁的损伤和修复过程反复发生，而不全修复又导致气道壁结构重构，使胶原蛋白含量增加以及纤维组织形成，引起管腔狭窄和气道阻塞。所以，COPD是由慢性炎性损伤导致的进行性气道阻塞及肺实质损害的病变。

知识点16：CXCL8在慢性阻塞性肺疾病中的作用　　　副高：掌握　　正高：掌握

CXCL8旧称IL-8，是CXC趋化因子亚家族的成员，对中性粒细胞和T淋巴细胞的聚集有很强的趋化作用，并具有激活中性粒细胞、淋巴细胞、单核细胞和其他免疫细胞的作用。CXCL8又被称为中性粒细胞趋化因子，可上调CD11b/CD18和CD11c/CD18两种整合素的表达，活化中性粒细胞，促进肺血管内中性粒细胞的黏附效应。CXCL8与中性粒细胞表面特异性受体结合后可诱导中性粒细胞瞬时性变形，使细胞内游离Ca^{2+}浓度升高，导致呼吸暴发反应，促使细胞器内储存的超氧化物和多种蛋白酶如溶酶体酶、弹性蛋白酶等的释放。弹性蛋白酶既能破坏肺组织细胞、促进肺大疱和肺气肿的发生，又可诱导气道上皮细胞表达CXCL8基因。由于CXCL8的生物效应在炎症循环中不断放大，进一步加重了气道炎症反应，最终导致COPD的发生与发展。CXCL8还能活化5-脂氧化酶，进而生成生物活性脂质如白三烯B_4（LTB_4），所以，CXCL8可在多个环节引发COPD气道的炎症反应。

知识点17：SARS、人禽流感、HIN1新型流感引发的病理特征
副高：掌握   正高：掌握

SARS、人禽流感、HIN1新型流感引发的病理特征为肺泡毛细血管内皮弥漫性损伤、出血、肺组织炎性细胞浸润、纤维化形成以及肺水肿和肺不张等急性而广泛的肺损伤。

知识点18：IP-10在急性感染性肺损伤中的作用
副高：掌握   正高：掌握

CXCL10/IP-10属于CXC趋化因子家族，是较晚发现的一种重要的趋化因子，它的最初发现是因IFN-γ刺激单核细胞产生，因而被称为IFN-γ诱导蛋白。但后来的研究发现其产生也可不依赖于IFN-γ的诱导。IP-10来源于单核细胞、淋巴细胞和内皮细胞等多种细胞，具有吸引中性粒细胞、促进细胞释放炎症因子的诸多生物学功用。呼吸疾病国家重点实验室发现SARS-CoV感染所致的CXCL10/IP-10升高并不依赖于γ干扰素的存在，并首次提出以IP-10为代表，由SARS-CoV感染诱导的细胞因子/趋化因子的释放是免疫介导的急性肺损伤与淋巴细胞死亡发生的一个重要事件。其机制可能是SARS-CoV通过早期诱导肺细胞表达IP-10，进而吸引并激活细胞毒性T淋巴细胞和自然杀伤细胞到达病毒感染部位，从而启动了SARS严重的免疫病理过程。

第二节   急性肺损伤时白细胞的募集

知识点1：白细胞的免疫应答及炎性反应
副高：掌握   正高：掌握

中性粒细胞（PMN）等白细胞的募集和浸润是炎性反应的早发事件。募集于炎症部位的白细胞防止感染原、变应原等有害成分从原发部位向机体内扩散。同时，活化的白细胞释放大量的炎症介质，有利于清除对机体有害的外源性或内源性有害物质。当炎症应答异常时，异常活化的白细胞可触发或者放大炎症级联反应，致使炎症效应失控，从而直接或间接地引起肺组织损伤。

知识点2：肺损伤中白细胞的募集过程
副高：掌握   正高：掌握

在肺损伤等炎性病变过程中白细胞的募集是一系列复杂的多步骤过程。此过程由一系列细胞黏附分子（CAM）、趋化因子等炎性介质以及活化的血管内皮细胞、活化的血小板及

PMN细胞本身参与介导。

知识点3：细胞黏附分子的概念及作用　　　　副高：掌握　正高：掌握

细胞黏附分子（CAM）是指由细胞产生并介导细胞与细胞之间或细胞与细胞外基质之间相互接触和结合的分子，大多为糖蛋白，分布于细胞表面，并以配体–受体相结合的形式发挥作用。细胞与细胞间、细胞与基质间或细胞–基质–细胞之间的黏附、细胞的信号转导与活化、细胞的伸展和移动、细胞的生长及分化都与细胞黏附分子有关。黏附分子通过细胞黏附完成细胞间的信息交流，在炎症、血栓形成、肿瘤转移、创伤愈合等病理过程中发挥重要作用。

知识点4：细胞黏附分子的分类　　　　　　　副高：掌握　正高：掌握

细胞黏附分子（CAM）通过识别与其黏附的特异性受体而发生相互间的黏附，按结构特点大致可分为选择素、整合素和钙黏素三类。整合素配体包括细胞间黏附分子（ICAM-1～5）、血管内皮细胞黏附分子（VCAM）、细胞间紧密连接黏附分子（JAM）、血小板–内皮细胞黏附分子（PECAM-1）及内皮细胞黏附分子（ESAM）等免疫球蛋白超家族成员。

知识点5：白细胞在血管中的流行行为　　　　副高：掌握　正高：掌握

未活化的白细胞呈球形，细胞表面有许多皱褶，可提供更多的接触面并表达多种黏附分子以利于抗原识别及受体/配体结合。白细胞直径超过许多脏器毛细血管的直径，因此必须变形后才能通过。与血管中的红细胞相比，白细胞通过毛细血管需要更长的时间并且往往在毛细血管血管内皮细胞（VEC）核突处形成短暂堵塞。同时，当血流流经管径较大的毛细血管后静脉时，流速快的红细胞将流速慢的白细胞从轴心部位推向血管内壁，从而为白细胞的黏附提供条件。毛细血管两端的压力梯度是驱动白细胞在血管内流动的动力。白细胞与毛细血管后静脉、细静脉VEC相互作用取决于血流剪切力及细胞间的黏附力。生理状态下，VEC表面CAM低水平表达，细胞间黏附力低因而白细胞易被血流冲走，从而能避免肺组织中白细胞的异常集聚。

知识点6：急性肺损伤的分子机制　　　　　　副高：掌握　正高：掌握

各种外源性或内源性有害因素，最常见如细菌、病毒感染、创伤、休克、理化或生物因素中毒（如毒蛇咬伤）甚至大量输血等以及这些过程所产生释放的内毒素、细胞因子（肿瘤坏死因子、IL-1）、体液因子（组胺、凝血酶等）等可激活血管内皮细胞（VEC），导致VEC表面选择素等CAM表达上调，刺激VEC合成、分泌。在IL-8、CXCR2等炎性因子的调节下，PMN在肺细静脉、肺毛细血管大量募集，通过滚动、稳固黏附及跨膜迁移三个过程由血管移行到肺泡腔，释放大量蛋白溶酶、超氧阴离子等大量炎性介质，产生级联炎性损害，导致或加剧肺损伤，最终导致低氧血症、呼吸衰竭甚至机体因严重缺氧而死亡。

知识点7：急性肺损伤时的白细胞集聚　　　　　副高：掌握　正高：掌握

早在19世纪，德国的Cohnheim等描述了白细胞进入炎症部位的特征性步骤，白细胞和血管内皮细胞之间的最初分子作用是短暂的、可逆的黏附引起的滚动。20世纪末，Arfors等通过活体显微镜观察，发现不同的黏附分子介导了白细胞的滚动和稳固的黏附。其中，选择素启动了白细胞与内皮细胞的接触，致使白细胞在血管壁上与快速流动的血液一起滚动，滚动的白细胞启动白细胞的信息系统，使其更加牢固地黏附在血管内皮细胞表面上。从白细胞滚动过渡到稳固的黏附需要通过游离的或者连接在白细胞表面的介质活化细胞，也必须有β_2整合素的参与。多数黏附受体、与黏附相关的细胞因子、游离性活化剂及受体等一般都只是在特定类型的白细胞表达，而在VEC或其他类型的细胞中表达受限。所以，特定的炎性细胞只有在炎症发生时才能向特定的组织募集。

知识点8：白细胞募集的过程　　　　　副高：掌握　正高：掌握

在肺损伤中，白细胞的募集也是按照经典炎症反应中的白细胞着边、捕获、活化、稳固黏附、移行和最后发挥作用的过程进行。白细胞募集一般发生在毛细血管后静脉，与其他器官不同，白细胞在肺组织的募集过程发生在毛细血管。

（1）着边：在毛细血管后小静脉内血流中的白细胞在比较接近血管内皮表面的部位运动而不是在血流的中央-轴流部位，这一现象被称为"着边"。该现象是由被动流变学现象引起的，依赖于小静脉内不同的红-白细胞间的相互作用。

（2）捕获及（快速）滚动：是将PMN从流动的血液中捕获、黏附到血管壁，随后发生快速的、与火车车轮滚动相似的运动过程。它完全不同于其他的细胞黏附现象，因为必须克服相当大的血流剪切力。

（3）活化和稳固黏附：在PMN被活化的VEC捕获并沿肺毛细血管内壁快速滚动的过程中，PMN与内皮细胞有较长时间的有效接触。活化的VEC所分泌、释放的IL-8、CXCR2、CINC等趋化因子通过与PMN表面的受体结合，激活PMN内部的β_1整合素、β_2整合素（CD11a/CD18）以及Mac-1（CD11b/CD18）信号传导通路，从而启动PMN的激活通路。激活的PMN通过β_2整合素以及Mac-1与VEC表面的配体ICAM-1/ICAM-2特异性结合等途径实现稳固黏附，稳固黏附的PMN可以沿血管壁缓慢滚动以实现跨膜移行。

（4）血管外移行：PMN以经血管内皮细胞间隙或跨细胞方式自肺毛细血管内壁移行到毛细血管内皮-肺泡上皮间隙直至肺泡腔，以前一种方式为主。通常在肺毛细血管紧密连接处，稳固黏附的PMN可通过信号传导通路，诱导与之结合的VEC细胞骨架，主要包括血管内皮细胞黏附分子、细胞间紧密连接黏附分子以及内皮细胞钙黏素发生构象重构，在血管内皮炎性损伤毛细血管通透性增高的基础上，进一步增加仅有单层结构的肺毛细血管的通透性，从而有利于PMN迅速向血管外移行。

知识点9：白细胞募集过程中选择素的种类　　　　副高：掌握　正高：掌握

白细胞募集过程中选择素的种类有：①E-选择素：表达于VEC细胞膜表面；②P-选择素：表达于活化的VEC细胞膜表面及血小板；③L-选择素：表达于白细胞细胞膜表面；④P-选择素糖蛋白配体（PSGL1）：表达于PMN及VEC细胞膜表面，启动并调节PMN与激活的VEC之间的识别、黏附及滚动过程。

知识点10：白细胞募集的效应　　　　　　　　　副高：掌握　正高：掌握

PMN等白细胞在肺损伤中的募集对肺部组织起到了一定的防护作用，同时也有显著的损伤效应。急性肺损伤过程中在趋化因子及多种黏附分子的调节下，PMN经过滚动、激活、稳固黏附、血管外移行至肺泡腔，激活的PMN通过释放促炎因子（IL-1、IL-37）、弹性蛋白酶、基质金属蛋白酶、氧自由基等炎性介质，加剧肺泡-毛细血管内膜损伤，导致非心源性肺水肿、难以纠正的低氧血症直至急性呼吸窘迫综合征甚至死亡。

第三节　氧化应激与肺损伤

知识点1：氧化应激的概念　　　　　　　　　　　副高：掌握　正高：掌握

氧化应激是指机体活性氧（ROS）的生成过多和/或抗氧化能力降低，氧化和抗氧化系统平衡紊乱，从而导致潜在性损伤的病理过程。

知识点2：ROS的概念及作用　　　　　　　　　　副高：掌握　正高：掌握

ROS是一类由氧形成、并在分子组成上含有氧且化学性质比氧自身活泼的物质总称。ROS在正常机体内不断产生，发挥着一定的生理作用，如清除衰老死亡细胞和肿瘤细胞以及调节炎症反应等。如果ROS产生过多，超过抗氧化系统的防御能力，就会造成组织细胞的损害，而肺脏则是最易受损的靶器官之一。

知识点3：ROS的种类　　　　　　　　　　　　　副高：掌握　正高：掌握

ROS包括氧自由基，如超氧阴离子（O_2^-）、羟自由基（·OH）和非自由基含氧物，如过氧化氢（H_2O_2）、单线态氧（$^1O_2$）、次氯酸（HOCl）、臭氧（O_3）等。自由基是指最外层轨道含有一个或多个不配对电子并能独立存在的分子、离子、原子和原子团。氧自由基（OFR）是分子氧经单电子途径（呼吸链旁路）还原为H_2O的过程中所产生的中间产物。其反应式为：

$$O_2 \rightarrow + HO_2 (O_2^-) \rightarrow H_2O_2 \rightarrow ·OH \rightarrow H_2O$$

正常情况下，绝大部分氧通过线粒体细胞色素氧化酶的作用而被还原成水，并产生 ATP（三磷酸腺苷），但仍有约2%的氧经呼吸链旁路反应生成 OFR 氧自由基。OFR 本身极不稳定，平均寿命仅 10^{-3} 秒，化学活性高，具有较强的氧化能力。但在正常情况下，机体 OFR 的产生与抗氧化系统的保护作用处于平衡状态，一旦超出机体的调控、保护能力，将造成组织和各种生物大分子的损伤。

知识点4：超氧阴离子（O_2^-） 副高：掌握 正高：掌握

超氧阴离子（O_2^-）是分子氧还原为水的过程中最早产生的一种OFR，它既是氧化剂——获得一个电子形成 H_2O_2，又是还原剂——失去一个电子自身被氧化成 O_2。当两个 O_2^- 相互作用时，一个被还原，而另一个被氧化，形成 H_2O_2 和 O_2，这一过程被称为歧化反应。

知识点5：过氧化氢（H_2O_2） 副高：掌握 正高：掌握

过氧化氢（H_2O_2）由分子氧得到两个电子或由 O_2^- 在歧化反应中生成。H_2O_2 虽不是OFR，却也是一种毒性氧，因此一般被当作OFR看待。

知识点6：羟自由基（·OH） 副高：掌握 正高：掌握

羟自由基（·OH）在体内无相应的清除酶或特异性抗氧化剂，是生物体内活性最强的ROS，能非特异性地与细胞内许多有机分子发生反应，因此，·OH一旦形成对组织的危害很大。

知识点7：单线态氧（$^1O_2$） 副高：掌握 正高：掌握

单线态氧（$^1O_2$）并不是自由基，是一种毒性氧。吞噬细胞在吞噬过程中产生的 $^1O_2$ 能借其发光效应，杀死或杀伤被吞噬的微生物。

知识点8：臭氧（O_3） 副高：掌握 正高：掌握

臭氧（O_3）是一种毒性氧，可氧化蛋白质、DNA和脂质，对肺有很大的损害作用。

知识点9：一氧化氮（NO）和二氧化氮（NO_2） 副高：掌握 正高：掌握

NO和 NO_2 均是自由基。NO_2 是一种很强的氧化剂，NO则是一种弱还原剂，是一种内皮源性舒张因子（EDRF），对机体有保护作用。但NO可与 O_2^- 反应形成中间产物过氧化氮（$ONOO^-$），后者是一种强氧化剂，可分解并释放·OH。

知识点10：ROS的来源——中性粒细胞和吞噬细胞　　　副高：掌握　正高：掌握

急性肺损伤（ALI）时ROS的主要来源是中性粒细胞（PMN）和吞噬细胞。ALI/ARDS的各种病因（如创伤、休克等）可通过活化补体、花生四烯酸（AA）代谢和肺泡巨噬细胞等产生趋化因子C5a、LTB4或细胞因子TNFα、IL-1等，这些因子均可激活PMN并使其在肺内聚集。PMN被激活后，氧的摄取速率大大提高，同时细胞膜上还原型辅酶Ⅱ（NADPH）氧化酶活性增强，由NADPH作为电子供体，分子氧经单电子还原形成O_2^-，整个过程被称为呼吸暴发。2×10^6PMN经10^{-8} mol/L趋化因子fMLP刺激后1分钟内可产生局部浓度达$5 \sim 10$mmol/L的O_2^-。呼吸暴发时PMN摄取的氧几乎全部被还原为O_2^-，而80%的O_2^-被歧化为H_2O_2，O_2^-和H_2O_2通过Haber-Weiss反应形成·OH。此外，PMN脱颗粒释放的髓过氧化物酶（MPO）催化H_2O_2与卤族化合物（在PMN内为Cl^-）结合成次氯酸（HOCl）。在铁离子存在时，H_2O_2和O_2^-经Fenton反应产生·OH。·OH反应性极强，与其遇到的任何靶分子都能起作用。

肺巨噬细胞广泛存在于气道、肺泡、肺间质、肺血管床和胸膜腔内，对下呼吸道微粒、有害物质和病原微生物具有吞噬作用，吞噬时伴有化学发光现象，表明发生呼吸暴发也是ROS的重要来源。此外，ROS尤其是O_2^-与血浆中刺激物反应可形成趋化因子，更进一步激活PMN，形成恶性循环加重肺损伤。

知识点11：ROS的来源——高氧肺损伤　　　　　　　副高：掌握　正高：掌握

吸入高浓度氧时产生O_2^-增多，有一定比例的O_2^-和H_2O_2可逃脱细胞内的清除。高氧肺损伤以过度炎症反应及血管内皮细胞、肺泡上皮细胞死亡为特征。高氧可诱发细胞死亡，肺内细胞死亡是高氧引发肺内炎症反应的主要表现之一，死亡细胞数量与肺损伤的严重程度成正比。高氧不仅可引起细胞死亡，还可以引起细胞胀亡，造成肺损伤。持续高氧可提高肺实质细胞对ROS损害作用的敏感性。

知识点12：ROS的来源——吸烟导致氧化应激　　　　副高：掌握　正高：掌握

香烟含有上千种化学成分，仅烟雾就含有10^{15}种氧化物质，特别是高浓度的NO。其中的焦油含有的活性氧及氮类很丰富，包括酚类和醌类，烟雾中氧自由基和其他氧化剂的浓度较高，其主要来源是还原型辅酶Ⅱ（NADPH）的活化。每根香烟的气相和焦油中氧自由基约有10^{17}个；焦油中的半醌基可与氧反应形成·OH、H_2O_2、O_2^-等。吸烟导致NO的产生增多，引起血浆中蛋白的硝化作用及氧化作用增强。在吸烟者血中被硝化的蛋白水平（血浆纤维蛋白原、转铁蛋白、血纤溶酶原、血浆铜蓝蛋白）比不吸烟者高。吸烟者的支气管肺泡灌洗液中巨噬细胞的活性强于不吸烟者，吸烟者气道内铁离子的增加与上皮内ROS的产生增加呈正相关。

知识点13：吸烟导致氧化应激产生ROS的作用　　　副高：掌握　正高：掌握

吸烟导致氧化应激产生的ROS具有以下作用：①直接灭活内皮源NO；②与NO结合形成具有强烈细胞毒性的过氧化氮；③引起脂蛋白氧化，特别是形成氧化低密度脂蛋白等；④增加血管紧张素转换酶的活性，导致血管紧张素Ⅱ水平升高，从而进一步增加炎症细胞因子的表达、黏附和活化，对血管内皮造成损害。

知识点14：低氧与ROS的关系　　　副高：掌握　正高：掌握

低氧是一个重要的病理过程，可使肺组织细胞线粒体呼吸链功能障碍，引起细胞损伤、组织炎细胞浸润，并能促使上皮细胞向间质细胞转化、细胞外基质沉积，上调转化生长因子β_1、血小板衍生生长因子、低氧诱导因子、结缔组织生长因子等多种致纤维化因子；低氧可引起活性氧簇产生增多。低氧可通过活化氮氧化合物（NOX）使ROS含量升高，而且低氧还可以使NOX表达量增加，进而使ROS生成增多。而NOX产生的ROS可以作为第二信使介导胞内多种信号通路，参与调节细胞的增殖、分化、死亡等过程。

知识点15：ROS的来源——其他　　　副高：掌握　正高：掌握

ROS及其他炎症介质有聚集血小板的作用，在此过程中血小板可释放ROS。嗜酸性粒细胞在肺内被滞留和激活时，可经呼吸暴发释放ROS。体内存在黄嘌呤脱氢酶（D型酶）和黄嘌呤氧化酶（O型酶），都可催化次黄嘌呤转变为黄嘌呤，但只有O型酶催化的反应才形成O_2^-。肺外组织的严重创伤、休克、局部缺血-再灌注损伤及ARDS本身可使循环中O型酶增加。外源性黄嘌呤氧化酶系造成的肺损伤，在大鼠及离体兔肺等实验中得到证实。内皮细胞含较丰富的黄嘌呤氧化酶，被激活后可释放大量ROS。因此，内皮细胞不仅是ROS攻击的主要靶细胞，也是ROS的重要来源。上皮细胞、成纤维细胞和平滑肌细胞等非专职吞噬细胞也能表达氧化酶产生ROS。

知识点16：ROS引起肺损伤的机制——攻击脂质结构　　　副高：掌握　正高：掌握

ROS对机体最大的危害就是引发脂质过氧化，形成新的、更多的自由基，这种新生自由基造成的组织损伤占自由基损伤作用的90%。因此，脂质过氧化作用既造成了组织的损伤又扩散自由基反应，后者是致伤的主要环节。脂质过氧化是由引发剂·OH和O_2^-引发的，·OH和O_2^-先与PUFA反应形成自由基中间产物脂烷基（L·），后者与O_2反应形成脂过氧化基（LOO·），LOO·再从其他磷脂多不饱和脂肪酸（PUFA）分子抽提一个氢形成脂氢过氧化物（LOOH），同时生成新的L·。PUFA之所以最易受ROS攻击，是因PUFA含有的双键削弱了毗邻的碳氢键，这种含弱键的碳称为"α-亚甲基碳"，与其相连的氢称为"丙烯基氢"，就是自由基从α-亚甲基碳上抽取丙烯氢形成L·引发的。脂质过氧化过程中还生成大量高细胞毒性的丙二醛（MDA）。生物膜和亚细胞器磷脂中的PUFA含量很高，是过氧化损伤的主要部位,如线粒体膜受损将导致细胞能量代谢障碍,溶酶体膜受损将引起溶酶体酶外溢、细胞自溶。

知识点17:ROS引起肺损伤的机制——破坏蛋白质和酶　　副高:掌握　正高:掌握

蛋白质和酶是ROS的重要靶分子。ROS可与蛋白质中的色氨酸、酪氨酸、苯丙氨酸、组氨酸、甲硫氨酸和半胱氨酸等残基起反应,破坏蛋白质的一级结构和功能,使含有这些氨基酸的蛋白质、酶和受体等的功能受到影响。如α_1-AT中甲硫氨酸残基被氧化后,其抑制中性粒细胞弹性蛋白酶的作用减弱,从而增加PE的活性。

知识点18:ROS引起肺损伤的机制——损伤核酸　　副高:掌握　正高:掌握

直接损伤或破坏DNA链。·OH作用于去氧核糖核酸可产生诱导有机体突变的物质;·OH作用于嘌呤和嘧啶碱基可产生新的自由基。一些自由基与氧反应形成新的自由基,可致DNA严重损伤,使DNA链发生难以修复的断裂,最终可导致细胞死亡。ROS反应能增强细胞磷脂酶A_2(PLA$_2$)的活性,催化AA的合成和释放。

知识点19:ROS引起肺损伤的机制——刺激转录因子活化　　副高:掌握　正高:掌握

ROS可以活化转录因子,尤其是核转录因子(NF-κB),NF-κB能被H_2O_2诱导活化参与调节许多前炎症基因。NF-κB通常是一种异二聚体,在胞质中与κB抑制蛋白(IκBs)家族抑制剂结合而处于休眠状态,在氧化应激情况下IκBs被磷酸化而与NF-κB分离,随后NF-κB易位到细胞核与特殊基因的启动区结合诱导转录而产生大量的细胞因子、炎症介质等参与肺损伤。

由此可见,ROS对细胞多类分子均有损伤作用,导致细胞结构受损和功能障碍。ROS对透明质酸、胶原的氧化,可改变间质的稳定性和流动性。而且,间质中α_1-抗胰蛋白酶灭活后,导致PE/抗PE系统平衡破坏,同时提高组织内蛋白质对PE分解的敏感性,加重肺损伤。HOCl对间质的改变起重要作用。Ⅱ型肺泡上皮细胞受损导致PE合成减少,参与肺水肿的发生。

此外,在ROS介导的组织损伤中,钴、铜、锰、铝、铁等经单价氧化还原反应的金属离子对脂质过氧化有促发作用,其中铁因含量最高,其作用最强。铁离子通过参与ROS代谢和催化脂氢过氧化物裂解,引发链式反应及支链反应,在ROS介导组织损伤中起重要的促发作用。

知识点20:抗氧化剂的概念及种类　　副高:掌握　正高:掌握

氧化/抗氧化系统能干扰自由基连锁反应的引发及扩散过程并抑制自由基反应过程的物质,称为抗氧化剂或自由基清除剂。抗氧化剂包括内源性和外源性两种。抗氧化酶是机体抗氧化系统的重要组成部分，如超氧化物歧化酶（SOD）、过氧化氢酶（CAT）、谷胱甘肽过氧化物酶（GSH-Px）γ-谷氨酰半胱氨酸合成酶（γ-GCS）、血红素加氧酶-1（HO-1）等属于内源性抗氧化剂；维生素、微量元素等是外源性抗氧化剂。不同的抗氧化剂清除自由基的方式不同。

知识点21：理想的抗氧化剂应该满足的条件　　　　副高：掌握　正高：掌握

理想的抗氧化剂应满足如下条件：以合适的浓度及时到达病变部位，能与自由基迅速反应，且生成的新自由基毒性低于原自由基，进一步反应又可恢复原抗氧化剂的形式和作用。

知识点22：线粒体细胞色素氧化酶系统在肺损伤中的作用　　　副高：掌握　正高：掌握

线粒体细胞色素氧化酶系统是生物在长期进化自然选择过程中获得的高效而安全的抗氧化机制，能通过电子传递使分子氧还原成水，阻止ROS的产生。

知识点23：超氧化物歧化酶在肺损伤中的作用　　　　副高：掌握　正高：掌握

超氧化物歧化酶（SOD）以含金属蛋白的形式普遍存在于各种需氧生物细胞内，依其活性中心的金属辅基的不同，可将该酶分为三大类：①铜、锌-SOD：主要存在于真核细胞质内；②锰-SOD：存在于原核细胞和真核细胞的线粒体内；③铁-SOD：仅见于原核细胞内。SOD是以氧自由基连锁反应前体物O_2^-为唯一底物的清除剂，加入SOD后消耗O_2^-，可降低DNA或脱氧核糖的损伤程度。SOD歧化O_2时产生H_2O_2，而清除H_2O_2需要过氧化氢酶，因此SOD抗氧化治疗需同时合用过氧化氢酶。

知识点24：过氧化氢酶在肺损伤中的作用　　　　副高：掌握　正高：掌握

过氧化氢酶（CAT）为含血红蛋白的抗氧化物酶，对H_2O_2和其他氢过氧化物有催化分解作用。某些细胞器如线粒体产生的H_2O_2可透过细胞器膜进入胞质再到达过氧化体而被过氧化氢酶清除。

知识点25：谷胱甘肽在肺损伤中的作用　　　　副高：掌握　正高：掌握

谷胱甘肽（GSH）作为一种重要的细胞内抗氧化剂，在几乎所有细胞中都存在，其在保持气道上皮细胞完整性，抵御肺部损伤与炎症等方面起重要作用。GSH的保护作用涉及酶动力及非酶动力过程，酶动力通过酶催化反应来结合亲电子反应物，非酶动力系直接结合亲电子反应物。研究表明，肺组织中GSH的含量较高（6.1～17.5nmol/mg）时，细胞外上皮内衬液（ELF）中丰富的GSH能够有效抵御氧化剂、自由基、组织多聚芳香碳氢化合物、亲电子物质对肺的损害。

知识点26：谷胱甘肽过氧化物酶在肺损伤中的作用　　副高：掌握　正高：掌握

谷胱甘肽过氧化物酶（GSH-Px）利用GSH催化H_2O_2生成水，或使有机氢过氧化物（ROOH）还原为ROH。GSSG为氧化型谷胱甘肽，可在谷胱甘肽还原酶的作用下还原为GSH继续参与清除自由基的反应。

知识点27：N-乙酰半胱氨酸在肺损伤中的作用　　副高：掌握　正高：掌握

N-乙酰半胱氨酸（NAC）是左旋半胱氨酸的天然衍生物，分子内含有活跃巯基（-SH），能使痰液中黏蛋白的二硫键（S-S）断裂，使黏蛋白分解降低痰的黏滞性。NAC能刺激呼吸道纤毛运动，刺激胃–肺迷走神经反射，促进黏液的清除。

知识点28：N-乙酰半胱氨酸的细胞保护机制　　副高：掌握　正高：掌握

NAC的细胞保护机制可能为：①以GSH依赖性方式稳定细胞免于被ROS损伤；②阻断各种刺激因子对NF-κB的激活，从而减少炎症介质的表达；③对ROS的清除作用和直接抗氧化作用，NAC分子中的巯基有直接抗氧化作用；④抑制PMN在肺脏的浸润；⑤保护抗蛋白酶免于被氧化失活，减轻氧化物对肺造成的损伤。

知识点29：肌肽在肺损伤中的作用　　副高：掌握　正高：掌握

肌肽存在于骨骼肌中，能抑制由金属离子、血红蛋白、脂酶和活性氧催化的脂质氧化，可抑制淋巴细胞损伤。肌肽的咪唑环有共轭大π键，使羧基端向咪唑环移动，从而更易解离氢质子，结合羟自由基而清除之。另外，肌肽含有羧基和氨基，易与金属离子形成类氨基酸螯合物，故对DNA和脱氧核糖的损伤起到竞争性抑制作用。

知识点30：天然抗氧化系统的其他物质　　副高：掌握　正高：掌握

肺上皮覆盖液中的抗氧化物质还有乳铁蛋白、表面活性物质以及血清蛋白中的清蛋白、铜蓝蛋白、转铁蛋白和牛磺酸。乳铁蛋白、转铁蛋白、铜蓝蛋白和清蛋白均可结合过渡金属离子如Fe^{3+}，从而减少或阻止·OH的产生有关。牛磺酸与次氯酸（HOCl）反应生成牛磺氯胺，从而起到抗氧化作用。

知识点31：维生素E在肺损伤中的作用　　副高：掌握　正高：掌握

维生素E为一种重要的脂溶性抗氧化剂，分布于线粒体膜、内质网膜和浆膜，正常血清浓度为8~12μg/ml。维生素E既是自由基清除剂又是脂质过氧化阻滞剂，能抑制生物膜脂质的过氧化作用保护组织细胞。维生素E抗氧化的机制为向自由基提供氢原子，与PUFA（多不饱和脂肪酸）竞争性结合脂过氧化基（LOO·）形成稳定的衍生物，终止链式反应，维生素E变成生育醌或生育酚自由基，后者不易引起自由基链式反应。

知识点32：维生素C在肺损伤中的作用　　　　副高：掌握　正高：掌握

维生素C为水溶性抗氧化剂，广泛存在于细胞内外，是血浆中最有效的抗氧化剂，正常血清浓度约为50μmol/L。维生素C通过还原作用消除有害氧自由基的毒性，还能清除单线态氧、还原硫自由基。肺泡Ⅱ型上皮细胞和肺泡巨噬细胞通过特殊的抗坏血酸转运系统摄取高浓度的维生素C，这可能有助于它们抗氧化损伤。

知识点33：β-胡萝卜素在肺损伤中的作用　　　　副高：掌握　正高：掌握

β-胡萝卜素为维生素A的代谢性前体，存在于细胞膜上，是另一主要脂溶性抗氧化剂，可直接淬灭O_2^-，提高GSH-Px的活性，保护细胞内DNA和蛋白质免受自由基损伤。

知识点34：微量元素在肺损伤中的作用　　　　副高：掌握　正高：掌握

（1）硒：硒是人体必需的微量元素，具有直接清除自由基的作用，也是GSH-Px的重要组成成分。GSH-Px能催化脂质过氧化物转化为细胞毒性较小的醇类。

（2）锗：低浓度锗能提高肝细胞内还原型谷胱甘肽水平，后者具有抑制脂质过氧化物形成、清除体内自由基的作用。

（3）锌：锌参与超氧化物歧化酶和过氧化氢酶的合成，后两者分别是O_2^-和H_2O_2的清除剂。

知识点35：卡罗维林在肺损伤中的作用　　　　副高：掌握　正高：掌握

卡罗维林是合成抗氧化剂，其能够抑制磷脂膜脂质过氧化而发挥强烈的抗氧化作用，这种作用是通过清除羟自由基实现的，它对羟自由基具有高度选择性，并能部分地阻止羟自由基形成。

知识点36：辛伐他汀在肺损伤中的作用　　　　副高：掌握　正高：掌握

辛伐他汀是合成抗氧化剂，其对糖尿病诱导的肺损伤具有维持抗氧化状态和肺组织结构的功效。辛伐他汀能显著降低循环中共轭二烯水平，并增加谷胱甘肽过氧化物酶的活性，提示辛伐他汀对急性肺损伤可能具有抗氧化保护作用。

知识点37：依达拉奉在肺损伤中的作用　　　　　　副高：掌握　正高：掌握

依达拉奉是一种自由基清除剂，其不仅能逆转因缺血-再灌注（IR）损伤所致大鼠毛细血管通透性和炎症细胞渗出增加、肺湿/干比值和支气管肺泡灌洗液蛋白水平升高、血氧分压和髓过氧化物酶活性降低，还能减轻肺水肿，减少中性粒细胞渗出。同时，它可抑制白三烯B_4和血小板活化因子受体的表达，逆转IR所致的脂质过氧化反应。

第四节　气道上皮、肺泡、肺血管内皮损伤与异常修复

知识点1：气道上皮的正常结构　　　　　　　　　副高：掌握　正高：掌握

成人的气道表面由连续的上皮层所覆盖。气道上皮在大气道为假复层，在小气道为柱状和立方状，在细小支气管变为连续的上皮细胞床。上皮细胞层和间质之间通过基膜分隔开。气道上皮的主要细胞类型包括纤毛细胞、杯状细胞、基底细胞、分泌细胞和Clara细胞，另外还有少量肺神经内分泌细胞（PNEC）和免疫细胞。

知识点2：气道上皮的功能　　　　　　　　　　　副高：掌握　正高：掌握

气道上皮的主要细胞中，纤毛细胞、基底细胞和Clara细胞具有祖/干细胞的功能，在上皮损伤后修复重建中发挥关键作用。正常情况下，气道上皮细胞群体的比例随着气道分支和功能水平的变化而改变。大气道中纤毛细胞比例占60%，杯状细胞占20%，随着气道分级的增加，两种细胞的逐渐减少或消失，代之以分泌细胞和Clara细胞。在没有外界损伤时气道上皮的正常更新速度是30～50天。气道上皮也通过产生和分泌大量活性介质（如细胞因子、炎症趋化因子、生长因子、一氧化氮、氧自由基等）发挥重要的气道防御和气流调节功能。

知识点3：气道上皮的损伤机制　　　　　　　　　副高：掌握　正高：掌握

细菌或病毒感染、暴露于外源性化学物质（如吸烟）或粉尘颗粒、物理创伤（如机械通气）、炎症、变态反应（哮喘）、氧化应激、癌症或不明原因的病理改变（如特发性肺纤维化）等因素均可引起气道上皮的损伤，遗传因素可能影响损伤的强度和持续。

知识点4：气道上皮的修复机制　　　　　　　　　副高：掌握　正高：掌握

健康状态下，气道上皮在发生损伤时获得很强的损伤后修复能力，以维持上皮结构和功能的稳态平衡。损伤反应诱导邻近缺损部位的上皮细胞（主要是纤毛细胞）迁移并迅速覆盖损伤部位，继而发生去分化、增殖和再分化，修复伤口。正常气道上皮的损伤后修复涉及急性炎症反应、免疫细胞募集、因子释放、胞外基质反应、早期免疫反应、巨噬细胞反

应、临时胞外基质形成、伤口收缩、上皮再生、祖细胞分化、完全修复等过程。损伤引起促进修复作用的因子的释放，包括如表皮生长因子和成纤维细胞生长因子家族成员（TGF-β、KGF、HGF）、趋化因子（MCP-1）、白介素（IL-1、IL-2、IL-4、IL-13）和前列腺素（PGE2）。这些因子协调包括整合素、基质（纤维结合蛋白、胶原、层粘连蛋白）、基质金属蛋白酶（MMP-1、MMP-7、MMP-9）、局部黏附、细胞骨架结构等来一起促进细胞扩展和迁移。在调节修复过程中，Shh蛋白、Rho GTPases、MAP激酶、STAT-3和Wnt等信号通路发挥重要作用。

知识点5：气道疾病状态下的异常修复	副高：掌握　正高：掌握

在慢性阻塞性肺疾病（COPD）、哮喘、肺纤维化等疾病状态下，持续损伤使得损伤和修复反复交替进行，修复过程不能有效关闭损伤过程造成气道上皮的异常修复，导致气道上皮结构和功能的异常以及基因表达发生显著变化。在COPD起病过程中，反复暴露于感染因素和香烟烟雾可能通过诱导上皮细胞老化，破坏上皮细胞间的紧密连接使得气道上皮细胞的完整性受到破坏。香烟烟雾还促使COPD患者气道上皮内死亡细胞增多，肺内清除死亡细胞的功能下降，死亡细胞进而促进炎症发生影响正常修复。COPD患者气道上皮在大气道呈现杯状细胞增生、黏膜下腺肥厚、纤毛细胞的数目减少和功能丧失；外周细支气管上皮呈片状剥落、炎性细胞浸润和管壁增厚。正常情况下无杯状细胞分布的细支气管上皮杯状细胞数目增多、黏液分泌增加，同时由于缺乏纤毛细胞不能清除所分泌的黏液，因而大量黏液滞留在小气道，电镜下可见小气道被连续的黏液层覆盖，而健康人黏液层呈断续的片状分布。在香烟诱导的气道病理改变中，小气道的改变最为显著，COPD患者气道阻力的增加主要是小气道阻力显著增加而造成的。在哮喘患者，气道上皮对损伤刺激的敏感性增强，呈现屏障功能受损、黏液细胞增生和化生、过度表达促炎转录因子如NF-κB、AP-1、STAT-1和STAT-6等。上皮细胞分化不良，受损伤刺激后增殖时间延长，引起修复不良。

有人认为基质金属蛋白酶（MMP）/金属蛋白酶抑制剂（TIMP）-1失衡与哮喘等疾病气道黏膜慢性损伤、结构异常有关。在慢性炎症刺激下，气道上皮和基膜完整性受损、巨噬细胞释放TGF-β$_1$增加、促进上皮细胞基质转化、活化上皮下成纤维细胞等被认为是造成胞外基质沉积过多引起肺纤维化的重要机制。

知识点6：肺泡上皮的正常结构和功能	副高：掌握　正高：掌握

正常肺泡上皮由两种超微结构不同的细胞型组成，肺泡上皮1型（AT1）细胞和肺泡上皮2型（AT2）细胞。AT1细胞是一种大而薄的细胞，覆盖肺泡表面积的98%，在气体交换、肺泡液体调节以及诱导调节表面活性物质的分泌方面起重要作用。立方形的AT2细胞体积小，位于AT1细胞之间，在它们的胞质和顶端微绒毛含有特征性的板层状分泌小体，内含表面活性物质。AT2细胞有合成和分泌表面活性物质、液体运输及宿主防御反应。目前普遍认为，AT2细胞是兼性祖细胞，在肺损伤之后有增殖、分化为AT1细胞的潜能。

知识点7：肺泡上皮的损伤和修复机制　　　　　　副高：掌握　正高：掌握

肺泡上皮的损伤常见于各种急慢性肺损伤性疾病，如细菌毒素、病毒和机械通气引起的急性肺损伤、COPD、肺气肿等，其致损伤因素和机制与气道上皮相似。肺泡上皮的损伤后修复是在AT2细胞的增殖、分化和多种生长因子的参与下完成的。正常情况下，AT2细胞的周转率在成人肺是相当低的，在急性肺损伤后增加，肺损伤后，AT1细胞脱离留下裸露的基膜，AT2细胞有丝分裂活性增加，从子细胞分化为新的AT1细胞，裸露的表面重新被覆盖。TGF-β是参与肺泡上皮修复的另一个细胞因子，能够有效促进肺泡上皮细胞增殖，调节基质蛋白成分及整合素分子的表达。干扰素（IFN）-γ可通过上调IL-2受体表达促进IL-2诱导的肺泡上皮细胞生长。

知识点8：肺泡上皮的异常修复及机制　　　　　　副高：掌握　正高：掌握

在急、慢性肺疾病状态下，肺泡-毛细血管膜损伤过程常引起基膜完整性丢失，肺泡上皮细胞黏附、伸展和迁移失败甚至死亡脱落，成纤维细胞/肌成纤维细胞活化，导致纤维化。上皮细胞脱落过程与死亡相关，因为上皮细胞和它们基质环境之间接触的丧失能够诱导细胞死亡。死亡促进因子p53、WAF-1（野生型p53活化片段）和Bax在急性弥漫性肺泡损伤的肺泡上皮细胞中呈上调状态。Fas-Fas配体相互作用引起广泛的肺泡上皮细胞死亡及随后的肺纤维化。

知识点9：肺血管内皮的结构和功能　　　　　　副高：掌握　正高：掌握

肺血管内皮是一个半透性屏障，分布于血管内表面，将循环血液和外围组织分隔，具有通过限制大分子物质流动而动态调节体液平衡、调节免疫细胞局部分布、调节血管张力的重要作用。肺血管内皮在肺动脉主要分支、肺泡内皮、肺静脉等不同区域的功能具有异质性。与大分支肺血管相比，肺微血管内皮在基础和炎性刺激条件下均表达更高水平的趋化因子（CX3C、IL-8、MCP-2等）。经研究发现，血管内皮是一个极为活跃的具有多种代谢功能的组织，是维持血管稳态和对疾病的反应不可缺少的部分。这种单层内皮细胞充当血小板和白细胞不粘连的表面，通过产生多种重要的调节因子，如前列腺素和NO等，调节血管的张力。

知识点10：肺血管内皮的损伤机制　　　　　　副高：掌握　正高：掌握

一些常见肺疾病如急性肺损伤（ALI）、肺动脉高压、哮喘、COPD等都存在血管内皮的损伤或异常。在ALI和ARDS，因肺血管内皮损伤和通透性增加而导致肺水肿。肺血管内皮损伤和通透性增加的分子基础与血管内皮生长因子（VEGF）等生长因子表达上调和内皮细胞间的粘连素连接（AJ）异常有关。在ALI的炎症状态下，肺内皮细胞进一步释放CXCL8、血小板活化因子（PAF）、补体成分等促炎介质，同时炎症还通过上调内皮细胞表面黏附分子的表达而促进白细胞的趋化和黏附，进而加重肺内炎症。

知识点11：肺血管内皮修复机制　　　　　　　　　　　　副高：掌握　正高：掌握

血管内皮的修复是指内皮细胞屏障功能和内皮完整性的恢复。实验证据表明，血管内皮的修复对于逆转急慢性肺损伤的组织学和功能异常具有明确的作用。在健康状态下，内皮细胞周转的基础水平低下，循环中仅有极少量血管壁来源的内皮细胞（1~3个/ml），在应激性急性肺损伤时，外周血液中的内皮细胞数量迅速增加，损伤内皮可能通过对内皮细胞的趋化募集和邻近内皮细胞的局部增殖而再生和复原。在炎性损伤时，对内皮细胞的趋化作用来自于单核-巨噬细胞或间质细胞产生的生长因子和血管再生因子，损伤的内皮细胞本身也可产生一些生长因子对损伤内皮进行修复。内皮细胞还可能合成和释放纤维粘连蛋白、血小板反应素、弹性蛋白原、硫酸肝素、硫酸皮肤素、硫酸软骨素等胞外基质成分，并释放胶原酶与抑制胶原酶的蛋白，从而对基膜进行降解与改进。内皮损伤修复的关键是血管内皮细胞的增殖，然而成熟的内皮细胞增殖能力低下，其修复损伤内皮的能力有限，内皮细胞的修复可能需要具有祖/干细胞功能的其他类型细胞的支持，如血管壁内皮细胞祖细胞、外周血内皮细胞祖细胞（EPC）、骨髓基质细胞和胚胎干细胞。

在肺气肿动物模型中，应用HGF或FGF-2可通过诱导血管新生而改善肺血流和肺功能；应用VEGF抑制内皮细胞死亡对于野百合碱诱导的肺动脉高压的发病可起到预防作用。与此相反，抑制VEGFR-2却增加肺动脉高压诱导的敏感性。

免疫系统可能通过促进内皮细胞的跨分化、旁分泌效应和炎症效应而参与血管内皮再生的调节。动物实验发现，在肺组织，单核-巨噬细胞和中性粒细胞系统呈现促进血管新生的作用，而淋巴细胞起抑制作用。中性粒细胞可能通过产生MMP-9而促进血管新生，在有VEGF或FGF-2存在时，$CD14^+$单核细胞可以分化成有功能的内皮细胞，单核-巨噬细胞缺失的转基因小鼠呈现内皮损伤再生障碍。

知识点12：肺血管内皮的异常修复　　　　　　　　　　　副高：掌握　正高：掌握

在肺高压时，肺血管内皮细胞异常增殖、迁移并产生和释放异常数量的血管活性介质，如一氧化氮、前列环素、内皮素-1、5-羟色胺等。哮喘时的气道存在以血管新生、扩张和微血管渗漏为特征的血管重构，血管新生主要影响小血管（直径<25μm）。VEGF等促血管新生因子在哮喘肺内的表达异常升高，VEGF过表达转基因小鼠的气道出现炎症、血管新生和哮喘样症状。在COPD时，肺血管内皮存在形态和功能的双重异常，最终常导致肺动脉高压；肺血管内皮呈现广泛的剥落和死亡，导致eNOS和内皮素-1等血管活性介质失衡；肺内eNOS蛋白的表达水平与COPD的严重程度存在负相关，前列环素合成酶在严重肺气肿患者的肺动脉中表达降低，而内皮素-1在COPD继发肺动脉高压患者的肺动脉中的表达异常增高，这些因素共同导致血管张力失控。

第二篇

呼吸系统疾病
症状及诊断技术

第一章　呼吸系统的症状学

第一节　咳　嗽

| 知识点1：咳嗽的概念 | 副高：熟练掌握　正高：熟练掌握 |

咳嗽是为清除气道内物质（如痰液等异物）的一种突然暴发性呼气动作。呼吸道黏膜上分布着机械感受器、化学感受器和肺牵张感受器，因而黏液、灰尘或异物机械刺激、毒气等化学刺激，以及支气管痉挛引起肌张力增加，都可引起咳嗽。咳嗽的动作短促深吸气，声门紧闭，呼吸肌、肋间肌和膈肌快速猛烈收缩，使肺内高压的气体喷射而出，将呼吸道黏膜上黏附的物质喷出而形成咳嗽。

| 知识点2：咳嗽反射的反射弧构成 | 副高：掌握　正高：掌握 |

咳嗽反射的反射弧构成包括以下环节：①神经末梢感受器：引发咳嗽的感觉神经末梢多分布于咽部和第2级支气管之间的气管和支气管黏膜。其他部位如咽部、喉部、肺组织、胸膜甚至外耳道都有咳嗽感受器的分布。分布于上呼吸道的神经末梢对异物敏感，属于机械感受器，而分布在较小气道内的神经末梢对化学物质，尤其是对有毒的化学物质敏感，属于化学感受器。分布在气管支气管树中的神经上皮可以延伸到细支气管和肺泡，但是一般认为肺泡中分布的神经感受器不会引起咳嗽。当肺泡中产生的分泌物到达较小的支气管时才会引起咳嗽；②传入神经：引起咳嗽的刺激通过迷走神经、舌咽神经、三叉神经和膈神经等传入，其中迷走神经传导的刺激来源于咽、气管、支气管和胸膜。舌咽神经传导来自喉部的刺激。

三叉神经则主要是鼻和鼻窦。膈神经传导来自心包和膈的刺激；③咳嗽中枢：位于延脑；④传出神经：舌下神经、膈神经和脊神经；⑤效应器：膈肌和其他呼吸肌。咳嗽的具体过程依次为吸气、声门紧闭、呼气肌快速收缩在肺内产生高压，然后声门突然开放、气体快速从气道中暴发性的呼出，通过这种方式带出气道中的物质。

知识点3：引起咳嗽的常见刺激　　　　副高：熟练掌握　正高：熟练掌握

引起咳嗽的三种常见刺激类型有：①物理性刺激：包括吸入烟雾、颗粒、气道内新生物或气管支气管外压迫、肺纤维化和肺不张所致的气道扭曲等；②炎症性刺激：包括气道炎症、气道和肺实质渗出物等；③心因性刺激：由中枢神经系统直接兴奋咳嗽中枢后发放冲动形成，无外周感受器传入。

知识点4：咳嗽有效性的取决因素　　　　副高：熟练掌握　正高：熟练掌握

咳嗽是否有效取决于咳嗽反射通路中各个部分的功能是否正常，以及发生咳嗽时的肺内气体量。镇静药或麻醉剂可削弱咳嗽感受器的敏感性，神经肌肉病变可损害咳嗽反射的通路以致患者不能有效地咳嗽，气管插管或切开时也会影响咳嗽的效果。另外，通气功能损害（COPD、胸廓畸形等）、黏膜纤毛运动障碍以及痰液黏稠等都会使患者的气道廓清能力减弱。

知识点5：咳嗽的常见病因　　　　副高：熟练掌握　正高：熟练掌握

咳嗽最常见的病因是心、肺疾病，包括：①呼吸系统感染：各种病原微生物或寄生虫等引起的呼吸系统感染均可引起咳嗽。如急慢性上呼吸道感染、急性气管支气管炎、肺炎、COPD急性加重、支气管扩张、肺脓肿、胸膜炎、肺结核、肺部真菌感染、寄生虫病等；②非感染性呼吸系统疾病：哮喘、慢性支气管炎、气道异物、嗜酸性粒细胞性支气管炎（EB）、超敏性鼻炎、支气管肺癌、间质性肺病、肺血管疾病（如肺栓塞）等；③其他：肺水肿（心力衰竭、肾衰竭）、结缔组织病、胃食管反流、心因性咳嗽（焦虑症等）。

知识点6：咳嗽的病程　　　　副高：熟练掌握　正高：熟练掌握

根据咳嗽发生的时间可将咳嗽分为：①急性咳嗽：咳嗽时间<3周；②亚急性咳嗽：咳嗽时间3~8周；③慢性咳嗽：咳嗽时间≥8周。咳嗽的病程不同，引起咳嗽的常见疾病构成也各不相同。急性起病的咳嗽往往提示急性呼吸道感染；持续存在的咳嗽则提示患者有慢性疾病；反复发生的、冬春季加重的咳嗽是慢性支气管炎诊断的重要线索。

知识点7：X线胸片正常咳嗽的常见病因　　　　副高：熟练掌握　正高：熟练掌握

（1）急性咳嗽：普通感冒是急性咳嗽最常见的病因，其他病因包括流行性感冒、急性气管支气管炎、急性鼻窦炎、过敏性鼻炎、慢性支气管炎急性发作等。

（2）亚急性咳嗽：最常见原因是感染后咳嗽、上气道咳嗽综合征（UACS，又称鼻后滴流综合征）及咳嗽变异性哮喘（CVA）等。

（3）慢性咳嗽：常见病因包括：CVA、UACS、嗜酸粒细胞性支气管炎（EB）和胃食管反流性咳嗽（GERC），这些原因占70%～95%。其他病因还有慢性支气管炎、支气管扩张、变应性咳嗽（AC）、支气管内膜结核、支气管肺癌等。

知识点8：咳嗽的诱因	副高：掌握　正高：掌握

接触冷空气、异味或运动时出现咳嗽常见于哮喘、AC（变应性咳嗽）。

知识点9：咳嗽本身的特点	副高：熟练掌握　正高：熟练掌握

发生于上呼吸道和大气道疾病的咳嗽，往往是一种短促的刺激性咳嗽；鼻后滴流引起的咳嗽，常常被描述为清喉的动作，是一种短促而频繁的干咳，或告之有来自后鼻腔的分泌物；发生于较小气道和肺部病变的咳嗽则往往是深在的、非刺激性咳嗽。

知识点10：引起持续性干咳的原因	副高：熟练掌握　正高：熟练掌握

临床上持续性干咳的常见原因有感染后咳嗽、CVA、UACS、EB、GERC、服用血管紧张素转换酶抑制剂（ACEI）类药物、支气管内肿物或肺淤血等疾病。少见的原因包括气管或支气管外的压迫，特别是纵隔肿物或主动脉瘤；慢性肺间质病变，尤其是各种原因所致的肺间质纤维化也常常表现为持续性干咳；胸膜病变是干咳的原因之一；吸入刺激性烟雾或异物也可以引起持续性干咳。

知识点11：干咳的性质	副高：熟练掌握　正高：熟练掌握

咳嗽无痰或仅咳少量白色黏液痰，多见于非感染性疾病或感染性疾病初期，如嗜酸粒细胞性支气管炎、咳嗽变异性哮喘、AC、胃食管反流性咳嗽、急性咽喉炎、慢性咽喉炎、急性气管－支气管炎初期、喉及肺结核、喉癌、二尖瓣狭窄、原发性肺动脉高压、气管或支气管分叉部受压迫刺激（如淋巴结结核、肿瘤或主动脉瘤）、气管或支气管肿瘤、气管或支气管异物、胸膜炎、气胸等，亦可见于肺炎早期、轻度肺水肿、间质性肺炎、外耳道受刺激及心源性咳嗽等。

知识点12：湿咳的性质	副高：熟练掌握　正高：熟练掌握

湿咳即有痰的咳嗽，多见于感染性疾病，如支气管扩张、肺脓肿、空洞型肺结核、急性肺水肿、急性支气管炎、慢性支气管炎、脓胸伴支气管胸膜瘘、弥漫性泛细支气管炎、肺寄

生虫病等。

知识点13：咳嗽的时相　　　　　　　　　副高：熟练掌握　　正高：熟练掌握

（1）晨间咳嗽：见于慢性支气管炎、支气管扩张、肺脓肿。

（2）日间咳嗽：胃食管反流性咳嗽、后鼻滴涕综合征主要表现为白天咳嗽。

（3）夜间咳嗽：见于咳嗽变异性哮喘、肺结核、支气管淋巴结结核、心力衰竭。

（4）运动后咳嗽：提示运动性哮喘。

（5）进食相关性咳嗽：指患者进食期间及进食2小时内诱发咳嗽或咳嗽加重，多在进食酸性、油炸、高脂肪食物时出现，见于胃食管反流性咳嗽、慢性咽炎、食管–气管瘘。

知识点14：咳嗽与体位的关系　　　　　　　副高：熟练掌握　　正高：熟练掌握

夜间变动体位时咳嗽或咳嗽加剧见于慢性支气管炎、支气管扩张、肺脓肿。站立位较卧位咳嗽减轻见于胃食管反流性咳嗽。

知识点15：咳嗽的声音诊断　　　　　　　　副高：熟练掌握　　正高：熟练掌握

（1）嘶哑性咳嗽：见于声带炎症、喉炎、喉结核、喉癌、纵隔肿瘤或纵隔淋巴结肿大（转移性肿瘤）侵犯喉返神经。

（2）犬吠样咳嗽（阵发性连续剧咳伴有高调吸气回声）：见于百日咳、气管异物、主动脉瘤或纵隔淋巴结肿大或肿瘤压迫气管，亦可见于喉水肿及会厌声带肿胀、心源性咳嗽等。

（3）高音调金属音咳嗽：见于支气管结核、纵隔肿瘤、主动脉瘤或支气管癌、淋巴瘤、结节病压迫气管等。

（4）咳嗽声音低微：见于极度衰弱或声带麻痹者。

知识点16：咳嗽伴随症状的诊断　　　　　　副高：熟练掌握　　正高：熟练掌握

（1）发热：多见于呼吸系统感染、胸膜炎、肺结核等，高热者应考虑肺炎、肺脓肿、脓胸等。

（2）胸痛：见于肺血栓栓塞症、胸膜疾病、自发性气胸和肺炎、肺癌累及胸膜。

（3）咯血：见于肺结核、支气管扩张症、肺脓肿、肺癌、二尖瓣狭窄、肺含铁血黄素沉着症等，伴大量咯血首先考虑支气管扩张及空洞型肺结核。

（4）呼吸困难：见于咽喉部病变（喉水肿、喉肿瘤）、支气管哮喘、慢性阻塞性肺疾病、重症肺炎、肺结核、大量胸腔积液、气胸及肺淤血、肺水肿、支气管异物等。

（5）喘鸣音：见于支气管哮喘、左心衰竭（肺水肿）、气管与支气管结核、异物、不全性阻塞等。

（6）声嘶：见于声带炎症、喉炎、喉结核、喉癌或纵隔肿块压迫、侵犯喉返神经。

（7）杵状指：常见于支气管扩张症、肺脓肿、支气管肺癌、脓胸等。

（8）呕吐：小儿百日咳、气管内异物等。

（9）反流相关症状：包括胸骨后烧灼感、反酸、嗳气等，提示胃食管反流性咳嗽的可能。若存在进食相关性咳嗽则可能性更大。

（10）鼻炎相关症状：如喷嚏、鼻痒、鼻塞、流涕、清喉、后鼻滴涕感，提示后鼻滴涕综合征。

（11）鼻窦炎相关症状：鼻塞、流脓涕、头痛或头昏、嗅觉异常，见于鼻窦炎。

知识点17：体格检查	副高：掌握　正高：掌握

（1）气管的位置：应特别注意气管的位置。肺纤维化、肺不张时气管移向患侧；气胸、大量胸腔积液时气管移向健侧。

（2）啰音：双侧肺底或弥漫性湿性啰音，提示慢性支气管炎、淤血性支气管炎；肺尖部局限性细湿啰音，提示浸润性肺结核；局限性下肺野湿啰音，常提示支气管扩张；局限性上肺野粗中湿啰音，常提示空洞型肺结核。干啰音或哮鸣音，支气管哮喘的喘鸣音常较广泛对称，以呼气期为主，而支气管结核、异物则为吸气期闻及，较为局限。

（3）其他：上腔静脉阻塞综合征提示纵隔肿块、中央型肺癌；颈部及锁骨上淋巴结肿大者应考虑肺癌、肺结核。慢性咳嗽伴杵状指须注意支气管扩张、慢性肺脓肿、支气管肺癌。同时也要注意心界是否扩大、瓣膜区有无器质性杂音等心脏体征。

知识点18：伴随症状的问诊	副高：掌握　正高：掌握

咳嗽伴发热多见于急性气管支气管炎、肺部感染、胸膜炎等感染性疾病；部分患者可自觉有哮鸣音，常见于哮喘、气道狭窄（如气道内肿物）。

知识点19：既往病史的询问	副高：掌握　正高：掌握

有无慢性肺部疾病（包括肺结核）、鼻炎和鼻窦炎、心脏病、高血压、糖尿病、结缔组织病、过敏史；有无呼吸道传染病接触史等。

知识点20：个人史的询问	副高：掌握　正高：掌握

对咳嗽患者吸烟史的详细询问具有重要意义，长期吸烟史不但有助于慢性支气管炎的诊断，而且对于肺癌的诊断有提示意义。需要特别注意的是，慢性咳嗽患者如果咳嗽的性质发生了改变，要注意肺癌发生的可能，尤其是长期吸烟者。职业病史（刺激性气体、毒物或粉尘接触史）。环境中是否存在变应原或刺激性物质（宠物、花草、家居装修情况）等。

知识点21：诊疗情况的询问　　　　　　　　　　　　副高：掌握　正高：掌握

是否进行血常规、胸片、CT等胸部影像学检查、肺功能（舒张试验或激发试验）、支气管镜、皮肤变应原试验；心电图（ECG）、超声心动图（UCG）等检查。有无使用抗生素和镇咳药物、平喘药、吸入激素、抗过敏药等，疗效如何。有无使用ACEI类药物、β受体阻滞药等。

知识点22：血常规检查　　　　　　　　　　　　　副高：掌握　正高：掌握

白细胞计数增加和/或中性粒细胞比例增高，提示细菌感染性疾病；嗜酸性粒细胞增多，提示寄生虫或超敏性疾病；淋巴细胞增多，见于百日咳杆菌、结核分枝杆菌感染。

知识点23：血清学检查　　　　　　　　　　　　　副高：掌握　正高：掌握

血清总IgE或特异性IgE增高可协助超敏性疾病如AC、咳嗽变异性哮喘、支气管哮喘的诊断。血清结核抗体、支原体抗体检测、耶氏肺孢子菌肺炎血清特异性免疫学检查对肺结核、支原体肺炎及耶氏肺孢子菌肺炎的诊断有重要辅助诊断价值。怀疑急性风湿热、风湿性肺炎应作抗链球菌溶血素"O"测定。

知识点24：痰液的直接涂片检测　　　　　　　　　副高：掌握　正高：掌握

直接涂片检测可见：①白细胞：正常痰内可见少量白细胞，中性粒细胞（或脓细胞）增多，见于呼吸道化脓性炎症或有混合感染；嗜酸性粒细胞增多，见于支气管哮喘、嗜酸细胞性支气管炎、嗜酸细胞性肺炎等；淋巴细胞增多见于肺结核、病毒性感染、间质性肺炎等；②红细胞：脓性痰中可见少量红细胞，支气管扩张患者的血性痰或脓血痰中可见多量红细胞；③上皮细胞：正常情况下痰中可有少量来自口腔的鳞状上皮细胞或来自呼吸道的柱状上皮细胞。在炎症或患其他呼吸系统疾病时大量增加；④肺泡巨噬细胞：吞噬炭粒者称为炭末细胞，见于炭末沉着症；吞噬含铁血黄素的含铁血黄素细胞，又称心力衰竭细胞，见于心力衰竭引起的肺淤血、肺血栓栓塞症及肺出血患者；⑤硫黄颗粒：肉眼可见的黄色小颗粒，将该颗粒放在载玻片上压平，镜下检查中心部位可见菌丝放射状排列，呈菊花形，称放线菌，见于放线菌病；⑥寄生虫及虫卵：找到肺吸虫卵可诊断为肺吸虫病，找到溶组织内阿米巴滋养体，可诊断为阿米巴肺脓肿或阿米巴肝脓肿穿破入肺。偶可见钩虫蚴、蛔虫蚴及肺包囊虫病的棘球蚴等；⑦革兰染色可用来检测细菌；抗酸染色用于检测结核杆菌（非结核分枝杆菌）感染；荧光染色：用于检测真菌和支原体等。

知识点25：细菌培养　　　　　　　　　　　　　　副高：掌握　正高：掌握

根据所患疾病有目的地进行细菌、真菌和支原体的培养。结核分枝杆菌培养为结核病诊断的金标准。

知识点26：聚合酶链反应（PCR）检查　　　　　副高：掌握　正高：掌握

临床上用结核和非结核分枝杆菌的分子诊断，敏感性高于痰涂片找抗酸杆菌。

知识点27：诱导痰细胞学检查　　　　　　　　副高：掌握　正高：掌握

对不能自然咳痰的患者进行高渗盐水雾化获得痰液，最早用于肺结核和支气管肺癌脱落细胞学的诊断。诱导痰检查现成为慢性咳嗽病因诊断的主要方法，同时用于研究哮喘、COPD患者的气道炎症状况。诱导痰检测作为一种无创、安全和可靠的气道炎症评价方法正日益受到重视，在慢性咳嗽的病因诊断中发挥了重要作用，细胞学检查嗜酸细胞增高是诊断嗜酸粒细胞性支气管炎的主要指标。正常人痰液的细胞学检查以巨噬细胞为主，占60%~90%，中性粒细胞<30%，嗜酸细胞比例正常值<3%，国内嗜酸细胞比例正常值<2.5%。

知识点28：影像学检查　　　　　　　　　　　副高：掌握　正高：掌握

X线胸片是最常采用的检查手段，对于明确肺实质、间质病变、胸膜病变等的诊断具有重要的参考价值和除外诊断的意义。对于病因不明的咳嗽，时间超过3周者应考虑X线胸片的检查。胸部CT有助于发现X线胸片不能很好显示的隐蔽部位的肺部病变、纵隔病变，高分辨CT（HRCT）对于支气管扩张和间质性肺病具有重要的诊断价值。鼻窦CT对鼻窦炎的诊断非常重要。

知识点29：食管24小时pH监测　　　　　　　副高：掌握　正高：掌握

食管24小时pH监测是目前诊断和鉴别胃食管反流性咳嗽最为敏感和特异的方法。正常情况下，食管腔内pH≥4。当发生胃酸反流时，食管腔内pH<4。通过动态监测食管pH的变化，获得食管pH<4占总检测时间的百分比，立位、卧位时食管pH<4的时间百分比，24小时食管pH<4的次数，最长反流时间，反流时间>5分钟的次数等6项参数，最后以Demeester积分表示反流程度。检查时实时记录反流相关症状，可以获得反流与咳嗽症状的相关概率（SAP），明确反流时相与咳嗽的关系。国外健康人正常Demeester积分<14.72，国内参考值<12.70，SAP<75%。

知识点30：肺功能检查　　　　　　　　　　　副高：掌握　正高：掌握

常规通气功能检查和舒张试验对支气管哮喘和COPD的诊断具有重要的价值，同时有助于较早发现上气道病变。支气管激发试验阳性对咳嗽变异性哮喘（CVA）具有重要的诊断价值。

知识点31：纤维支气管镜与鼻咽镜检查　　　　副高：掌握　正高：掌握

纤维支气管镜检查可有效诊断气管腔内的病变，如支气管肺癌、异物、内膜结核等。鼻咽镜检查如见鹅卵石样征和咽部黏液附着征，可协助诊断鼻后滴流综合征。

知识点32：咳嗽敏感性检查　　　　副高：掌握　正高：掌握

咳嗽敏感性检查是通过雾化方式使受试者吸入一定量的刺激物气雾溶胶颗粒，刺激相应的咳嗽感受器而诱发咳嗽，并以咳嗽次数作为咳嗽敏感性的指标。常使用辣椒素吸入进行咳嗽激发试验。咳嗽敏感性增高常见于AC、EB、GERC。

知识点33：通气功能＋气道反应性　　　　副高：掌握　正高：掌握

有助于诊断和鉴别气道阻塞性疾病，如哮喘、慢性支气管炎和大气道肿瘤等。如果肺通气功能正常、支气管激发试验阴性，诱导痰检查嗜酸性粒细胞增高，可初步诊断为嗜酸粒细胞性支气管炎。常规肺功能正常，支气管激发试验阳性，可初步诊断为咳嗽变异型哮喘。

知识点34：咳嗽的治疗原则　　　　副高：熟练掌握　正高：熟练掌握

咳嗽的治疗原则：①一般轻度咳嗽不需要进行镇咳治疗，单纯抑制无痰咳嗽，可选用右美沙芬、可待因等，更有效的麻醉性镇咳药应留待于需要镇痛和镇静作用时应用；②为了增加支气管分泌物和液化黏稠的支气管液体，充分水化（饮水和蒸汽吸入）有效，如单纯水化无效，可试用口服复方甘草合剂等；③为了缓解源于喉部的咳嗽，可用润剂糖浆或含片，必要时联合右美沙芬有效；④对于合并明显鼻部症状的咳嗽，并用氯苯那敏类药物会更有效；⑤对支气管收缩合并咳嗽，推荐使用支气管扩张剂，可能还需联合应用祛痰药。对于CVA患者，吸入糖皮质激素更有效。

知识点35：引起急性咳嗽的常见疾病　　　　副高：熟练掌握　正高：熟练掌握

普通感冒即急性鼻炎，是引起急性咳嗽的常见病因。临床表现为鼻塞、流涕、打喷嚏和鼻后滴流等鼻部炎症症状，常常有咽喉部刺激感或不适，可有或无发热。常见病因为病毒感染。

治疗普通感冒无须使用抗生素，以对症治疗为主。常用治疗药物为含有退热药物、减充血剂、第1代抗组胺药物（H_1受体阻滞药）和镇咳药物等不同成分组成的OTC感冒药物。但对于卡他和打喷嚏等症状，各种类型的抗组胺药物在疗效之间并无显著性差异，而且第1

代抗组胺药有镇静的副作用。

知识点36：引起亚急性咳嗽的常见疾病　　　副高：熟练掌握　正高：熟练掌握

感染后咳嗽是引起亚急性咳嗽的常见病因。患者在发生急性上呼吸道感染后，持续咳嗽超过3周时应考虑感染后咳嗽。感染后咳嗽常呈自限性，持续时间一般不超过8周，多属于亚急性咳嗽。咳嗽持续8周以上者需要除外UACS、CVA和GERC等的可能。

患者常常对抗菌治疗无反应，可短期应用H_1受体阻滞药及中枢性镇咳药。吸入异丙托溴铵有可能减轻咳嗽症状。少数顽固性咳嗽患者在上述治疗无效时可试用吸入或者口服糖皮质激素（10～20mg/d）治疗，疗程为3～7天。

知识点37：咳嗽变异性哮喘（CVA）的概念　　　副高：熟练掌握　正高：熟练掌握

CVA是指以慢性咳嗽为主要或唯一临床表现，没有明显喘息、气促等症状，但有气道高反应性的一种特殊类型哮喘。

知识点38：CVA的病因和发病机制　　　副高：熟练掌握　正高：熟练掌握

目前认为CVA的病因与典型哮喘类似，同时受遗传因素和环境因素的双重影响。其发病机制与气道高反应性、神经机制、多种细胞参与的气道慢性炎症和IgE介导的变态反应有关，但程度可能相对较轻。之所以CVA仅出现咳嗽而无明显喘息，目前认为主要的原因有：①CVA咳嗽敏感性相对较高；②CVA气道反应性较哮喘低；③CVA喘鸣域值较典型哮喘高，其需更大程度的刺激才能产生气道痉挛和喘鸣。目前认为咳嗽反射敏感性与气道反应性是两种独立存在而又相互关联的反射类型。咳嗽受体主要分布在大气道，炎症介质的化学刺激和支气管收缩致气道机械性变形的物理刺激，均可作用于大气道的咳嗽受体，患者表现以咳嗽为主。在相对缺乏咳嗽受体的小气道产生病变，主要症状为喘息。

知识点39：CVA的临床表现　　　副高：熟练掌握　正高：熟练掌握

CVA主要表现为刺激性干咳，通常咳嗽比较剧烈，夜间咳嗽为其重要特征。感冒、冷空气、灰尘、油烟等容易诱发或加重咳嗽。患者通常有反复发作的咳嗽史，多于天气转变（尤其是春秋季）时发病，夜间或清晨出现咳嗽或加重。多为比较剧烈的刺激性的咳嗽，干咳或咳少量白色黏液痰。较严重的病例，在剧烈咳嗽时可伴有呼吸不畅、胸闷、呼吸困难或不典型的喘息。

知识点40：CVA的诊断标准　　　副高：掌握　正高：掌握

CVA诊断标准需要满足下列4个条件：①慢性咳嗽，常为明显的夜间或清晨刺激性咳嗽；②支气管激发试验阳性，或支气管舒张剂试验阳性或最高呼气流量（PEF）日内变异率>20%；③支气管扩张剂、糖皮质激素治疗有效；④排除其他原因导致的慢性咳嗽。

知识点41：CVA的鉴别诊断　　　　　　　　　　副高：掌握　正高：掌握

（1）慢性支气管炎：慢性支气管炎患者多为中老年，病史较长，常有明显的咳痰症状，支气管激发试验和诱导痰细胞学检查可资鉴别。

（2）嗜酸性粒细胞性支气管炎：临床表现类似，诱导痰检查嗜酸性粒细胞比例亦同样增高，但气道高反应性测定阴性，PEF日间变异率正常，对支气管扩张剂治疗无效。

（3）支气管结核：少数患者以咳嗽为唯一症状，X线检查未见明显异常，有时可闻及喘鸣音。但与哮喘不同的是，喘鸣音较局限，以吸气期为主。支气管扩张剂无效。纤维支气管镜检查和刷检涂片可确诊。

知识点42：CVA的治疗　　　　　　　　　　副高：熟练掌握　正高：熟练掌握

CVA的治疗原则与哮喘治疗相同，大多数患者吸入小剂量糖皮质激素加β受体激动剂即可，很少需要口服糖皮质激素治疗。治疗时间不少于8周。多数患者对治疗有非常好的反应，病情缓解后可数年不复发。但部分患者停药后复发，需要长期使用预防治疗。对于采用吸入性糖皮质激素（ICS）和支气管舒张剂治疗无效的难治性CVA咳嗽，排除依从性差和其他病因后，可加用白三烯受体拮抗剂或中药治疗。白三烯受体拮抗剂孟鲁斯特联合β_2受体激动剂克伦特罗可显著抑制CVA所致干咳，并可增加早晚PEF值。

知识点43：上气道咳嗽综合征的病因　　　　　　副高：熟练掌握　正高：熟练掌握

上气道咳嗽综合征（UACS）又称为后鼻滴涕综合征、鼻后滴流综合征（PND），在欧美国家是引起慢性咳嗽的首位病因。UACS引起咳嗽的主要机制为分布在上气道内的咳嗽反射传入神经受到了机械刺激。病因包括一系列上呼吸道炎症：①各种原因所致的鼻炎：感染性鼻炎（如普通感冒、细菌性鼻炎）、过敏性鼻炎（常年性过敏性鼻炎和季节性过敏性鼻炎）、血管运动性鼻炎（药物、理化因素、情绪等所致）、药物性鼻炎（主要包括阿司匹林等NSAID）等；②鼻–鼻窦炎：病因包括感染和过敏（主要针对真菌或NSAID）。

知识点44：UACS的发病机制　　　　　　　　　副高：熟练掌握　正高：熟练掌握

UACS引起咳嗽的机制是通过兴奋上气道咳嗽反射的传入神经起作用。其中一种可能的机制是鼻腔或鼻窦的分泌物流入下咽部或喉部，并兴奋分布在这些区域的咳嗽感受器。同时，在UACS诱发的咳嗽患者中，上气道的咳嗽反射比普通人更加敏感。另外可能的机制是咳嗽反射的传入神经被周围的各种物理或化学刺激物直接兴奋，从而导致部分咳嗽中枢反应的增强。此外，UACS引起的咳嗽还可以由吸入鼻腔分泌物通过刺激下气道咳嗽感受器来诱发，但目前还缺乏大量的数据来支持这种机制。

知识点45：UACS的临床表现　　　　副高：熟练掌握　正高：熟练掌握

UACS的咳嗽以白天为主，常常在清晨或体位改变时出现，睡后较少咳嗽。除咳嗽外，患者常常有鼻塞、流涕、咽干、异物感、反复清咽喉、咽后壁黏液附着感或滴流感等症状。这些症状虽不具备特异性，但对诊断具有一定的提示作用。查体可见口咽部黏膜呈鹅卵石样改变，或发现咽部有黏液附着。

知识点46：中国《咳嗽的诊断与治疗指南（草案）》提出的PND（UACS）标准
　　　　　　　　　　　　　　　　　　　　　　　　副高：掌握　正高：掌握

中国《咳嗽的诊断与治疗指南（草案）》提出的PND（UACS）标准如下：①发作性或持续性咳嗽，以白天咳嗽为主，入睡后较少咳嗽；②鼻后滴流和/或咽后壁黏液附着感；③有鼻炎、鼻窦炎、鼻息肉或慢性咽喉炎等病史；④检查发现咽后壁有黏液附着、鹅卵石样观；⑤经针对性治疗后咳嗽缓解。

知识点47：过敏性鼻炎的治疗　　　　副高：熟练掌握　正高：熟练掌握

对于过敏性鼻炎，通过改善环境、避免接触变应原是最有效的治疗方法，但是往往难以完全实现。鼻吸入皮质激素类药物、抗组胺类药物是治疗过敏性鼻炎的一线药物，并能有效治疗过敏性鼻炎引起的咳嗽。无镇静作用的第二代抗组胺类药物优于第一代抗组胺药物。抗组胺药/减充血剂联合用药（A/D）是治疗过敏性鼻炎的有效方法，可以通过抗组胺作用减少肥大细胞的脱颗粒、通过血管收缩作用减少血浆渗出和黏膜水肿，阻止炎性细胞进入抗原沉积区域。

如有明确的变应原且药物治疗效果不佳，可考虑特异性变应原免疫治疗，但需时较长。如果通过改善环境和鼻内药物治疗，过敏性鼻炎的咳嗽和其他症状得以控制，则未必一定要进行变应原免疫治疗。

知识点48：血管运动性鼻炎的治疗　　　　副高：熟练掌握　正高：熟练掌握

第一代A/D制剂治疗对血管运动性鼻炎通常有效，异丙托溴铵鼻腔喷雾也有一定效果。如果第一代A/D制剂治疗无效或者有禁忌证如青光眼、良性前列腺肥大等，可先选用异丙托溴铵治疗。鼻用皮质类固醇对血管运动性鼻炎的疗效尚不确定。

知识点49：细菌性鼻窦炎的治疗　　　　副高：熟练掌握　正高：熟练掌握

急性细菌性鼻窦炎的治疗包括抗生素、鼻内皮质激素以及减充血药。不管急性还是慢性鼻窦炎，鼻内皮质激素治疗均有帮助。慢性鼻窦炎诊断明确后，应首选内科药物治疗。应用抗生素治疗宜先进行细菌培养与药物敏感试验，经验治疗可选择广谱耐β-内酰胺酶类抗生素，如头孢噻肟、阿莫西林-克拉维酸等。通常抗流感嗜血杆菌、口腔厌氧菌、肺炎链球菌治疗至少3周。单纯抗生素治疗效果并不明显，特别是合并过敏因素者，需联合使用抗组胺药、减充血剂、鼻用激素及促纤毛运动药。口服第一代A/D制剂至少3周，使用鼻黏膜减充血剂一天两次，用药5天。使用上述方法治疗咳嗽消失后，鼻内激素治疗还应持续3个月。慢性鼻窦感染对药物治疗不敏感且存在解剖异常导致鼻腔阻塞的患者，应考虑鼻内镜手术治疗。

知识点50：变应性真菌性鼻窦炎的治疗　　副高：熟练掌握　正高：熟练掌握

变应性真菌性鼻窦炎的治疗，主要是手术清除过敏真菌黏液。功能性鼻内镜手术是首选有效的治疗方式，术中可以彻底清除鼻窦内的病变黏膜、变应性黏蛋白及真菌成分，减少机体对真菌的免疫反应，对所累及的鼻窦进行通气引流治疗。

知识点51：嗜酸性粒细胞性支气管炎的临床表现　　副高：熟练掌握　正高：熟练掌握

嗜酸性粒细胞性支气管炎（EB）是以气道嗜酸性粒细胞浸润为特征的支气管炎，是慢性咳嗽的重要原因。本病可发生于任何年龄，但多见于青壮年，男性多于女性。主要症状为慢性刺激性咳嗽，一般为干咳，偶尔咳少许黏痰，可在白天或夜间咳嗽，部分患者对油烟、灰尘、异味或冷空气比较敏感，常为咳嗽的诱发因素。患者病程可长达数年以上。部分患者伴有过敏性鼻炎症状。体格检查无异常发现。肺通气功能及呼气峰流速变异率（PEFR）正常。支气管激发试验阴性。

知识点52：EB的辅助检查　　副高：熟练掌握　正高：熟练掌握

外周血象正常，少数患者EOS（嗜酸性粒细胞）比例及绝对计数轻度增高。诱导痰细胞学检查EOS > 2.5%，多数在10%～20%，个别患者可高达60%以上。肺通气功能正常，支气管扩张试验，组胺或醋甲胆碱激发试验气道高反应阴性，气道峰流速变异率正常。X线胸片或CT检查无异常表现，偶见肺纹理增粗。呼出气一氧化氮水平显著增高，有可能用于EB患者的辅助诊断。辣椒素咳嗽敏感性增高。部分患者皮肤变应原点刺试验可呈阳性反应。

知识点53：EB的临床诊断　　副高：掌握　正高：掌握

EB的临床表现缺乏特异性，诊断主要依靠诱导痰的细胞学检查。诱导痰细胞学检查示嗜酸性粒细胞占白细胞比例≥3%，结合上述临床症状和肺功能检查，在除外其他嗜酸性粒细胞增多性疾病后，可诊断为EB。

知识点54：EB的治疗　　　　　　　　　　　　　　　　副高：熟练掌握　正高：熟练掌握

EB对糖皮质激素治疗反应良好，治疗后咳嗽常常明显减轻或消失。常用丙酸倍氯米松，每次250~500μg，每天2次，或等效剂量的其他吸入糖皮质激素。连续使用4周以上。初始治疗时可联合应用泼尼松口服，每天10~20mg，使用3~7天。支气管舒张药治疗无效。

知识点55：加重或诱发胃食管反流性疾病的因素　　　　副高：熟练掌握　正高：熟练掌握

（1）药物：①阿仑唑奈：治疗绝经后骨质疏松；②口服激素；③支气管扩张药物：$β_2$肾上腺素能受体激动剂，氨茶碱；④前列腺素类；⑤钙离子通道阻滞剂；⑥抗胆碱能药物；⑦吗啡、哌替啶。

（2）肥胖。

（3）吸烟、酒精、咖啡因、高脂肪食物/巧克力、刺激性食物、柑橘类酸性饮料等。

（4）剧烈运动。

（5）长期胃肠插管、肺移植、肺切除术、腹膜透析。

（6）支气管哮喘、阻塞性睡眠呼吸障碍等。

（7）致使腹压增加的一些职业，如管弦乐器家、长笛及双簧乐器家等。

知识点56：胃食管反流性咳嗽（GERC）的发病机制

副高：熟练掌握　正高：熟练掌握

GERC的发病机制涉及食管-支气管反射、微量误吸、食管运动功能失调、自主神经功能失调与气道炎症等，传统观点认为微量误吸起着主要作用，但食管pH监测发现GERC多数情况下只存在远端反流，现在认为食管-气道之间的神经反射引起的神经源性炎症及相关神经肽可能起着更为重要的作用。

知识点57：GERC的临床表现　　　　　　　　　　　　　副高：熟练掌握　正高：熟练掌握

胃食管反流病（GERD）是引起慢性咳嗽的重要原因之一。患者多表现为白天、直立位时出现的咳嗽，少部分患者可以有夜间咳嗽。少数患者有GERD的典型表现，如胸骨后烧灼感、反酸、嗳气、胸闷等。部分患者可因为存在微量误吸，出现咽喉部症状。大部分患者咳嗽症状为唯一表现。

知识点58：食管pH监测存在的问题　　　　　　　　　　副高：掌握　正高：掌握

食管pH监测虽是目前GERD最好的检测方法，但仍存在如下问题：①若反流间歇发生，可能导致假阴性结果；②非酸反流如胆汁反流，酸性反流合并碱性反流时其pH可能正常，所以结果阴性者也不能完全排除GERC诊断。最终确诊GERC，需要根据抗反流治疗的效果来判断。

知识点59：GERC的腔内阻抗监测　　　　　　　　　副高：掌握　正高：掌握

腔内阻抗监测可动态测定气、液体在食管腔内的运动情况，根据特定的阻抗变化图形，可以识别95%的食管反流。若同时进行24小时食管pH监测可以精确观察酸和非酸反流事件。对于临床上经充分抗酸治疗后仍有症状的患者，可评价其是否仍有持续存在的反流和非酸反流，从而为进一步确诊或调整治疗方案提供依据。

知识点60：GERC的诊断标准　　　　　　　　　　　副高：掌握　正高：掌握

GERC的诊断应结合病史、检查结果（尤其是食管pH监测）及治疗反应综合考虑。根据中国《咳嗽的诊断与治疗指南（2009年版）》，GERC的诊断标准如下：①慢性咳嗽，以白天咳嗽为主；②24小时食管pH监测Demeester积分≥12.70，和/或SAP≥75%；③排除CVA、EB、PND等疾病；④抗反流治疗后咳嗽明显减轻或消失。

抗反流治疗有效是诊断GERC最重要的标准，但抗反流治疗无效并不能完全排除GERC的存在，因为可能抗反流治疗力度不够，或内科药物治疗无效，或为非酸性反流等。

知识点61：GERC的治疗措施　　　　　　　　　　　副高：熟练掌握　正高：熟练掌握

对于诊断明确的GERC患者，首先应规范地治疗GERC，措施包括：①调整生活方式：减重、少食多餐、避免过饱和睡前进食，避免加重反流的食物、饮料和行为，如酸性食物、油腻食物、咖啡、吸烟等，夜间休息时应采取高枕卧位；②制酸药：首选质子泵抑制药，或选用H_2受体阻滞药；③促胃动力药：如多潘立酮；④治疗胃十二指肠的基础疾病，如慢性胃炎、消化性溃疡等。

内科治疗2~4周后才能出现明显的疗效，总疗程常常需要3个月以上。少数内科治疗失败的严重反流患者，可考虑抗反流手术治疗。

知识点62：GERC的制酸治疗　　　　　　　　　　　副高：熟练掌握　正高：熟练掌握

根据制酸药的作用机制，目前制酸药分为两种类型：①H_2受体阻滞药：通过阻断壁细胞上H_2受体，抑制基础胃酸和夜间胃酸的分泌，对促胃液素及M受体激动剂引起的胃酸分泌也有抑制作用。常用的H_2受体阻滞药有西咪替丁（甲氰咪胍）、雷尼替丁、法莫替丁等；②质子泵抑制剂：通过抑制胃H^+-K^+-ATP酶，发挥强力抑酸作用，作用持久，可使胃内pH升高至7.0，一次用药大部分胃酸分泌被抑制24小时以上。其对幽门螺杆菌也有一定的抑制作用。奥美拉唑为第一代质子泵抑制剂，新一代质子泵抑制剂如泮托拉唑和雷贝拉唑抑制胃酸作用更强。

知识点63：变应性咳嗽（AC）的病理和病理生理

副高：熟练掌握　正高：熟练掌握

80%以上变应性咳嗽（AC）患者诱导痰中的EOS比例升高，气管或支气管黏膜下层组织内存在明显的EOS浸润，但程度轻于哮喘或咳嗽变异性哮喘患者。支气管肺泡灌洗液中EOS不增多可能是与非哮喘性EB的最大区别，提示AC的嗜酸性粒细胞气道炎症仅累及支气管树的中央部位，而不涉及外周小气道。

AC的病理生理特征包括肺通气功能正常，无气道可逆性和高反应性，但咳嗽敏感性明显增高。经治疗咳嗽缓解或消失后，咳嗽敏感性可以恢复正常。

知识点64：AC的症状

副高：熟练掌握　正高：熟练掌握

咳嗽是AC唯一或最主要的临床症状，常为干咳，多为阵发性，夜间睡眠或清晨起床后咳嗽较剧烈。吸入油烟、灰尘、冷热空气、刺激性气体、汽车尾气、讲话、运动和大笑等可诱发或加重咳嗽，可伴有咽喉痒或痰液黏附在咽喉的感觉。女性患者可因咳嗽出现压力性尿失禁。

知识点65：AC的辅助检查

副高：掌握　正高：掌握

（1）血液检查：可有外周血EOS比例或绝对数升高，或血清总IgE增高，血清变应原特异性IgE抗体阳性。

（2）诱导痰细胞学检查：80%～90%的患者诱导痰EOS比例增高（>2.5%）。但国内定义的AC诱导痰EOS比例正常。

（3）咳嗽敏感性检查：常明显增高。

（4）变应原皮试检查：变应原皮肤针刺试验可阳性。

（5）肺功能检查：肺通气功能正常。支气管舒张试验和激发试验阴性，峰流速变异率正常。

（6）影像学检查：X线胸片或胸部CT检查无异常发现或仅见肺纹理增多。

（7）纤维支气管镜检查：没必要常规进行，除支气管黏膜充血外，一般无其他异常发现，支气管黏膜活检病理检查可见黏膜下层较多EOS浸润，支气管肺泡灌洗液中EOS无明显增多。

（8）咽拭子真菌培养：部分患者可检出白色念珠菌等。

知识点66：日本呼吸病学会制定的临床研究条件下的AC诊断标准

副高：掌握　正高：掌握

（1）干咳8周或以上，无喘息和呼吸困难。

（2）诱导痰中嗜酸性粒细胞增多，或有下列1个及1个以上特应性体质表现：①目前或既往不包括哮喘在内的超敏性疾病史；②外周血EOS增多；③血清总IgE升高；④变应原特异性IgE抗体阳性；⑤变应原皮肤针刺试验阳性。

（3）无气道可逆性：即支气管舒张试验阴性，表现为应用足够剂量的支气管扩张剂后FEV_1增加<10%。

（4）支气管激发试验阴性。

（5）咳嗽敏感性增高。

（6）口服或吸入支气管扩张剂1周或1周以上治疗无效。

（7）X线胸片正常。

（8）肺通气功能正常：$FEV_1 > 80\%$预计值，$FVC > 80\%$预计值，$FEV_1/FVC > 70\%$。

符合上述所有条件，可诊断为AC。如再加上下列条件，对确诊有帮助：①气管或支气管活检标本黏膜下层有EOS浸润；②支气管肺泡灌洗液中缺乏EOS；③抗组胺药物和/或糖皮质激素治疗能控制咳嗽。

知识点67：日本呼吸病学会为一般临床应用制定的简化AC诊断标准

副高：掌握　正高：掌握

（1）干咳3周以上，无喘息和呼吸困难。

（2）支气管扩张剂治疗无效。

（3）诱导痰中嗜酸性粒细胞增多，或有下列1个及1个以上特应性体质表现：①目前或既往不包括哮喘在内的过敏性疾病史；②外周血EOS增多；③血清总IgE升高；④变应原特异性IgE抗体阳性；⑤变应原皮肤针刺试验阳性。

（4）抗组胺药物和/或糖皮质激素治疗能控制咳嗽。

符合上述所有四项条件，可以做出AC的临床诊断。从日本的诊断标准可以看出，日本定义的AC事实上包括了EB的诊断。

知识点68：中华医学会呼吸病学分会提出的AC诊断标准　**副高：掌握　正高：掌握**

（1）慢性咳嗽。

（2）肺通气功能正常，气道高反应性检测阴性。

（3）具有下列指征之一：①过敏物质接触史；②变应原皮肤针刺试验阳性；③血清总IgE或特异性IgE增高；④咳嗽敏感性增高。

（4）排除咳嗽变异性哮喘、非哮喘性EB、鼻后滴流综合征等其他原因引起的慢性咳嗽。

（5）抗组胺药物和/或糖皮质激素治疗有效。

知识点69：AC与非哮喘性EB的鉴别诊断　**副高：掌握　正高：掌握**

AC需要与非哮喘性EB进行鉴别。后者在临床上表现为慢性咳嗽，X线胸片和肺通气功能正常，气道反应性检查阴性，支气管扩张剂治疗无效以及糖皮质激素能控制咳嗽等与AC

非常相似，两者具有较多的共同点而不易鉴别。日本较少使用非哮喘性EB的病名，AC的定义中事实上包括非哮喘性EB。我国定义的AC没有诱导痰中EOS增高的诊断条件，与非哮喘性EB鉴别并不困难。

知识点70：AC与咳嗽变异性哮喘的鉴别诊断 副高：掌握 正高：掌握

AC需要与非咳嗽变异性哮喘进行鉴别。慢性咳嗽的主要病因，大部分患者诱导痰中EOS可增高，气道高反应性阳性，支气管扩张剂治疗有效等可鉴别。需要注意的是极个别咳嗽变异性哮喘患者气道高反应性检查可呈假阴性，此时可给予1周或1周以上的支气管扩张剂进行诊断性治疗，如咳嗽不缓解基本可以排除咳嗽变异性哮喘的诊断。

知识点71：AC与鼻后滴流综合征的鉴别诊断 副高：掌握 正高：掌握

AC需要与鼻后滴流综合征进行鉴别。后者也有慢性咳嗽的症状，抗组胺药物治疗有效，变应性鼻炎引起者可有特应性体质表现，甚至合并无症状的EB，应注意与AC相鉴别。典型鼻后滴流综合征有慢性鼻炎病史，伴有鼻后滴流感或咽喉清洁感，少部分患者有鼻塞和流涕症状，鼻黏膜充血或咽后壁淋巴细胞增生呈卵石样外观可资鉴别。

知识点72：AC的治疗 副高：熟练掌握 正高：熟练掌握

（1）抗组胺药物：抗组胺药物治疗对60%左右的AC有效。可供选择的抗组胺药物有氯雷他定、西替利嗪、依匹斯汀和非索非那定等。

（2）糖皮质激素：要完全消除咳嗽常需除抗组胺药物外加用糖皮质激素治疗，吸入糖皮质激素是最合适的方法。对咳嗽剧烈或不适合吸入糖皮质激素的患者，短期（1~2周）每天口服泼尼松20~30mg有助于快速控制症状。

（3）Th2细胞因子抑制剂：如甲磺司特，是一种新颖抗变态反应药，有研究显示甲磺司特300mg/d治疗4周能提高AC患者的咳嗽阈值，并可降低外周血中嗜酸性粒细胞水平和血清IgE水平。

（4）其他治疗：针对病因治疗，避免接触变应原。有日本学者证实气道孢子菌感染引起的AC，用低剂量抗真菌药伊曲康唑（50~100mg/d）治疗2周后缓解，并认为低剂量抗真菌药可能是治疗真菌在气道定值引起AC的治疗策略。

知识点73：血管紧张素转换酶抑制剂诱发的咳嗽 副高：熟练掌握 正高：熟练掌握

咳嗽是血管紧张素转换酶抑制剂（ACEI）的常见不良反应，发生率为10%~30%。主要症状为刺激性干咳，多有咽干、咽痒、胸闷等表现，症状以夜间为重，平卧后可加重。其主要机制为ACEI类药物抑制缓激肽及其他肽类物质的分解，这些炎症介质可刺激肺内受体，引起干咳。同时，ACEI可引起气道反应性增高。停用ACEI后咳嗽症状缓解可确诊。通常在停药1~4周后咳嗽明显减轻或消失。可使用血管紧张素Ⅱ受体阻滞药（ARB）替代ACEI。

知识点74：心因性咳嗽   副高：熟练掌握   正高：熟练掌握

心因性咳嗽又称习惯性咳嗽，常常与焦虑、抑郁等有关，儿童更为多见，典型表现为日间咳嗽，可表现为高调咳嗽，当注意力转移时咳嗽症状可消失，夜间休息时无咳嗽。心因性咳嗽的诊断需要排除其他器质性疾病所致的咳嗽。成年患者在治疗时以心理咨询或精神干预为主，可适当辅助性应用抗焦虑药物。

知识点75：支气管扩张症引起的咳嗽   副高：熟练掌握   正高：熟练掌握

支气管扩张症是慢性炎症引起气道壁破坏，导致非可逆性支气管扩张和管腔变形，主要病变部位为亚段支气管。临床表现为咳嗽、咳脓痰甚至咯血。典型病史者诊断并不困难，无典型病史的轻度支气管扩张症则容易误诊。X线胸片改变（如卷发样）对诊断有提示作用，怀疑支气管扩张症时，最佳诊断方法为胸部高分辨率CT。

知识点76：慢性咳嗽的诊断程序   副高：掌握   正高：掌握

（1）病史和查体：通过病史询问缩小诊断范围，有时病史可直接提示相应病因，如吸烟史、暴露于环境刺激因素或正服用ACEI类药物。详细了解咳嗽性质、节律和咳嗽时间，以及其发作性特征及诱发因素，了解咳痰液的数量、颜色、气味及性状对诊断咳嗽具有重要的诊断价值。痰量较多、咳脓性痰者应首先考虑呼吸道感染性疾病，刺激性干咳者多为非感染性疾病，如咳嗽变异型哮喘、嗜酸粒细胞性支气管炎、变应性咳嗽等。除了呼吸系统症状，还应仔细询问肺外伴随症状，如咽痒、鼻塞、流涕、嗅觉，有无腹胀、胃灼热、反酸、反食。伴随鼻部（咽部）症状者要考虑上气道咳嗽综合征或后鼻滴涕综合征，如有反流相关症状者，特别是进食相关性咳嗽时，应注意胃食管反流性咳嗽的可能。

所谓进食相关性咳嗽是患者进食期间及进食2小时内诱发咳嗽或咳嗽加重，多在进食酸性、油炸、高脂肪食物时出现。咳嗽伴有食欲不振、盗汗、低热或痰中带血时需考虑支气管结核的可能。长期吸烟的中年患者出现刺激性咳嗽、原有咳嗽加重或出现痰中带血时，需高度怀疑支气管肺癌。查体闻及呼气期哮鸣音时，提示支气管哮喘的诊断，如闻及吸气性哮鸣音，要警惕中心性肺癌或支气管结核。

（2）X线胸片检查：X线胸片是慢性咳嗽患者的常规检查。胸片有明显病变者，可根据病变的形态、性质选择进一步检查。胸片无明显病变者，如有吸烟、环境刺激物或服用血管紧张素转换酶抑制剂，则戒烟、脱离刺激物的接触或停药观察4周。若咳嗽仍未缓解或无上述诱发因素，则进入下一步诊断程序。

（3）检测肺通气功能+支气管激发试验或舒张试验，以诊断和鉴别哮喘。如果肺通气功能正常、激发试验阴性，诱导痰检查嗜酸性粒细胞增高，可初步诊断为嗜酸粒细胞性支气管炎，因为咳嗽变异性哮喘和嗜酸粒细胞性支气管炎均是慢性咳嗽最常见的病因，有些报道为首位原因。通气功能和支气管激发试验是诊断咳嗽变异性哮喘的关键方法，诱导痰细胞分类是诊断嗜酸粒细胞性支气管炎的关键方法，因此在诊断程序中将肺通气功能+支气管激发试验、诱导痰检查均列为一线检查。

（4）病史存在后鼻滴涕或频繁清喉时，可先按后鼻滴涕综合征治疗，联合使用第1代H_1受体阻滞剂和鼻减充血剂。对变应性鼻炎可加用鼻腔吸入糖皮质激素。治疗1~2周症状无改善者，可行鼻窦CT或鼻咽镜检查。如有慢性鼻窦炎，加用抗生素治疗，必要时应进行鼻窦引流和冲洗。

（5）如上述检查无异常，或患者伴有反流相关症状，可考虑进行24小时食管pH监测。无条件进行pH监测，高度怀疑者可进行经验性治疗。

（6）如诱导痰检查和支气管激发试验阴性，怀疑变应性咳嗽者，可行变应原皮试、血清IgE和咳嗽敏感性检测，或经验性使用抗组胺药和糖皮质激素治疗。

（7）通过上述检查仍不能确诊，或试验治疗仍继续咳嗽者，应考虑做高分辨率CT、纤支镜和心血管系统检查，以除外支气管扩张、支气管结核及充血性心功能不全等疾病。

（8）经相应治疗后咳嗽缓解，病因诊断方能确立，另外部分患者可同时存在多种病因。如果患者治疗后，咳嗽症状部分缓解，应考虑是否合并其他病因。

知识点77：治疗咳嗽药物的种类　　副高：熟练掌握　正高：熟练掌握

（1）中枢性镇咳药：该类药物对延髓咳嗽中枢具有抑制作用，根据其是否具有成瘾性和麻醉作用又可分为依赖性和非依赖性镇咳药。前者包括吗啡类生物碱及其衍生物，镇咳作用明显，但也具有成瘾性，仅在其他治疗无效时短期使用。非依赖性镇咳药临床应用广泛，如喷托维林、右美沙芬等，无镇痛作用和成瘾性。

（2）外周性镇咳药：该类药物抑制咳嗽反射的感受器、传入神经、传出神经甚至效应器而发挥作用。这类药物包括局部麻醉药和黏膜防护剂。对于小儿、孕妇、老年人等不适用于中枢性止咳药物的人群，外周性镇咳药物可选择性应用。

知识点78：中枢性镇咳药——可待因　　副高：熟练掌握　正高：熟练掌握

可待因属于依赖性镇咳药，直接抑制延髓中枢，作用于中枢μ阿片肽受体，镇咳作用强而迅速，亦有镇痛和镇静作用，但有成瘾性和抑制呼吸中枢作用。可用于各种原因所致剧烈干咳和刺激性咳嗽，尤其是伴有胸痛的干咳。口服或皮下注射，每次15~30mg，每天量可为30~90mg。

知识点79：中枢性镇咳药——福米诺苯　　副高：熟练掌握　正高：熟练掌握

福米诺苯为新型的中枢镇咳药，镇咳作用与可待因相当，但可兴奋呼吸中枢，还可降低痰液的黏滞性，利于咳痰。口服每次80~160mg。每天3~4次。静注：40mg加入25%葡萄糖注射液40ml中，每天1次。

知识点80：中枢性镇咳药——右美沙芬　　副高：熟练掌握　正高：熟练掌握

右美沙芬属于非依赖性镇咳药，作用于中枢和外周的sigma受体，是目前临床上应用最广的镇咳药，用于多种OTC镇咳药物。其作用与可待因相似，但无镇痛和催眠作用，偶可引起轻度嗜睡。治疗剂量对呼吸中枢无抑制作用，亦无成瘾性。多种非处方性复方镇咳药物均含有本品。口服每次15～30mg，每天3～4次。

知识点81：中枢性镇咳药——喷托维林　　副高：熟练掌握　正高：熟练掌握

喷托维林是属于非依赖性镇咳药，国内使用较久的镇咳药，作用强度为可待因的1/3，同时具有抗惊厥和解痉作用。青光眼及心功能不全者应慎用。口服每次25mg，每天3次。

知识点82：中枢性镇咳药——氯哌斯汀　　副高：熟练掌握　正高：熟练掌握

氯哌斯汀是苯海拉明衍生物，除具有中枢镇咳作用外，还可抑制H_1受体，能轻度缓解支气管平滑肌痉挛及支气管黏膜充血、水肿，间接缓解咳嗽。成人每次10mg（儿童每次每千克体重0.5～1mg），每天3次。服药后20～30分钟生效，作用可维持3～4小时。

知识点83：外周性镇咳药——苯丙哌林　　副高：熟练掌握　正高：熟练掌握

苯丙哌林是非麻醉性镇咳药，亦可抑制咳嗽中枢，作用为可待因的2～4倍。抑制咳嗽冲动的传入，同时对咳嗽中枢也有抑制作用，不抑制呼吸。口服每次20～40mg，每天3次。

知识点84：外周性镇咳药——莫吉司坦　　副高：熟练掌握　正高：熟练掌握

莫吉司坦是非麻醉性镇咳药，是一种乙酰胆碱拮抗药，作用较强。口服每次100mg，每天3次。

知识点85：外周性镇咳药——那可丁　　副高：熟练掌握　正高：熟练掌握

那可丁为阿片所含的异喹啉类生物碱，作用与可待因相当，有一定呼吸兴奋作用。口服每次15～30mg，每天3～4次。

知识点86：外周性镇咳药——利多卡因　　副高：熟练掌握　正高：熟练掌握

利多卡因为局麻药，可麻醉呼吸道黏膜上的牵张感受器而发挥镇咳作用，尚有解除支气管痉挛作用。对顽固性咳嗽有良好的止咳效果。常用浓度1%～2%，雾化吸入或气道分次滴入。

知识点87：复方镇咳药　　　　　　　副高：熟练掌握　　正高：熟练掌握

（1）复方甲氧那明：每粒胶囊含甲氧那明12.5mg、那可丁7mg、氨茶碱25mg、氯苯那敏（扑尔敏）2mg。复方甲氧那明具有解除支气管痉挛、外周性止咳，改善支气管黏膜肿胀，有利于排痰等作用，每次1～2粒，每天3次。

（2）美敏伪麻溶液：每10ml美敏伪麻溶液含右美沙芬20mg，氯苯那敏4mg，伪麻黄碱60mg。美敏伪麻溶液用于缓解感冒及过敏引起的咳嗽、鼻塞、流鼻涕及喷嚏等症状，成人每次10ml，每天3次。

知识点88：含中药的咳嗽药　　　　　副高：熟练掌握　　正高：熟练掌握

许多镇咳药物都含有中药成分，如川贝、桔梗、甘草、鲜竹沥等，这类药物对慢性、轻微的咳嗽有一定效果，对急性和严重的咳嗽效果不明显，代表药有蜜炼川贝枇杷膏、复方鲜竹沥液、复方甘草合剂等。

第二节　咳　　痰

知识点1：咳痰的概念　　　　　　　　副高：熟练掌握　　正高：熟练掌握

痰是气管、支气管的分泌物或肺泡内的渗出液。在呼吸道的反复感染、异物、过热过冷的空气、刺激性气体、过敏因素等的刺激下，气管、支气管或肺泡分泌大量痰液，通过咳嗽的动作排出即为咳痰。

知识点2：咳痰的产生机制　　　　　　副高：熟练掌握　　正高：熟练掌握

正常呼吸道黏膜的腺体和杯状细胞经常分泌少量黏液，形成一层薄的黏液层，保持呼吸道的湿润，并能吸附吸入的尘埃、细菌等微生物，借助于柱状上皮纤毛的摆动，将其排向喉头，随咳嗽咳出，或被咽下，所以一般不感觉有痰。黏液腺的分泌受迷走神经支配，在物理的或化学的局部刺激下，杯状细胞和黏液腺细胞增生，同时黏液分泌量增多；当气管、支气管或肺泡发生炎症时，黏膜充血水肿，黏液分泌增多，毛细血管通透性增高，浆液渗出，渗出物与黏液、浸入的尘埃混合而形成痰。

知识点3：痰的组成部分　　　　　　　副高：熟练掌握　　正高：熟练掌握

痰的组成因不同病理而异，可包含黏液、浆液、红细胞、白细胞（或脓细胞）、巨噬细胞、免疫球蛋白、补体、溶菌酶、纤维蛋白等成分的渗出物，与不同种类的细菌、病毒、真菌、寄生虫卵以及坏死组织、尘粒、异物等混合而成不同性状的痰。

知识点4：痰的性状诊断　　　　　　　副高：熟练掌握　正高：熟练掌握

（1）黏液性痰：痰质黏稠，无色透明或稍白，多见于支气管炎、支气管哮喘、肺炎链球菌肺炎的初期。

（2）脓性痰：痰呈脓性，为黄色或绿色，质黏稠，有的带有臭味，常见于化脓性支气管炎，支气管扩张，肺脓肿，脓胸或肝、脊椎、纵隔脓肿溃穿肺部造成的支气管瘘等。

（3）黏液脓性痰：痰液性状介于黏液性痰和脓性痰之间，痰内除黏液外有一部分脓，带黄白色，富黏性，常见于支气管炎、肺结核、肺内炎症等。

（4）浆液性痰和泡沫状痰：痰液稀薄而多泡沫，常见于肺水肿，细支气管肺泡癌等。

（5）血性痰：痰内带有血液，血液多少不一，少者为血丝状痰，多者可为全血痰。常见于肺癌、肺结核、肺梗死、支气管扩张等。

（6）清水样痰：伴有"粉皮"样囊壁，是肺包囊虫病临床诊断的重要依据。

知识点5：痰量诊断　　　　　　　　　副高：熟练掌握　正高：熟练掌握

痰量多的疾病有肺水肿、肺脓肿、支气管扩张、肺泡细胞癌、脓胸或肝脓肿形成支气管瘘等。检查痰量一般以24小时为准，痰量增多反映支气管和肺的炎症进展；痰如果不能顺利排出，临床上虽表现为痰量减少，实际上病情仍在发展，中毒症状也会加重。

知识点6：痰的气味诊断　　　　　　　副高：熟练掌握　正高：熟练掌握

一般的痰无臭味，放置时间长时由于痰内细菌的分解作用产生臭味。厌氧菌感染时，痰有恶臭，见于肺脓肿、支气管扩张、支气管肺癌的晚期等。

知识点7：痰的颜色诊断　　　　　　　副高：熟练掌握　正高：熟练掌握

主要种类如下。①无色透明或灰白色黏液痰：见于正常人、支气管黏膜轻度炎症；②黄色或绿色黏痰：提示呼吸道存在化脓性感染，绿色痰常见于黄疸、吸收缓慢的肺炎链球菌肺炎、肺部铜绿假单胞菌感染等；③血性痰：见于肺癌、肺结核、支气管扩张等；④铁锈色痰：见于肺炎链球菌肺炎；⑤粉红色或血性泡沫痰：见于急性肺水肿；⑥红褐色或巧克力色痰：见于阿米巴肝脓肿溃穿入肺内引起的肺阿米巴病；⑦果酱样痰：见于肺吸虫病；⑧灰色或黑色痰：见于各种肺尘埃沉着病如煤肺尘埃沉着病等；⑨棕色痰：见于肺梗死、肺含铁血黄色沉着症。

知识点8：咳痰伴随症状的诊断　　　　副高：熟练掌握　正高：熟练掌握

咳痰伴高热者应考虑肺炎、肺脓肿；伴胸痛者应注意肺部病变波及胸膜者如肺炎、肺癌、肺梗死等；长期接触有害粉尘史时应考虑相应的肺尘埃沉着病；咳粉红色泡沫痰伴呼吸困难者应注意急性肺水肿；40岁以上男性且有长期吸烟史者，咳血性痰应警惕肺癌的可能。

知识点9：咳痰患者的体格检查　　　　　副高：熟练掌握　正高：熟练掌握

咳痰患者肺不张时气管可移向患侧，锁骨上淋巴结肿大考虑肺癌的可能。肺尖部叩诊浊音要注意肺结核，下胸部叩诊浊音多考虑肺部炎症或胸腔积液。肺部任何部位的局限性啰音提示肺部炎症或空洞，局限性肺上部细湿啰音提示肺结核，局限性下野持续存在的中等湿啰音考虑支气管扩张。双侧散在哮鸣音提示支气管哮喘，单侧散在干湿啰音提示慢性支气管炎等。

知识点10：咳痰的实验室检查　　　　　副高：熟练掌握　正高：熟练掌握

（1）显微镜检查：可进行白细胞、嗜酸性粒细胞、色素细胞、细菌、寄生虫、真菌、癌细胞等检查。如发现支气管管型、肺石、硫黄颗粒等分别对肺炎球菌肺炎、肺结核和肺放线菌病有帮助，夏兰晶体对支气管哮喘症患者有帮助。

（2）微生物培养：可进行细菌包括抗酸杆菌、真菌等培养，鉴别病原菌，同时做药敏试验，以指导临床对抗生素的合理选择。

知识点11：咳痰的器械检查　　　　　　　副高：掌握　正高：掌握

（1）胸部X线或CT检查：是心肺疾病的重要诊断手段，能诊断大部分肺部疾病，必要时经CT引导下进行经皮肺活检进一步诊断。

（2）纤维支气管镜检查：对怀疑肺癌者应做该项检查。有时需要在纤维支气管镜下用双套管吸取或刷取肺深部细支气管的分泌物，做病原菌培养，必要时可行支气管肺泡灌洗。

（3）超声检查：可行心脏、胸腔、腹部超声检查帮助诊断。

知识点12：咳痰的必要性　　　　　　　　副高：熟练掌握　正高：熟练掌握

痰潴留对人体是有害的，它不仅促进呼吸道的微生物繁殖，使本身存在的炎症扩散，还可引起继发感染；黏稠度高的痰阻塞支气管尤其是较大支气管时，则通气和换气功能发生障碍，可出现缺氧和呼吸困难，使病情加重。因此咳痰是机体的一种重要保护生理功能。

知识点13：咳痰的处理方法　　　　　　　副高：熟练掌握　正高：熟练掌握

咳痰要有正确方式，先用鼻深吸气，然后放松用嘴呼气，重复1~2次，再深吸气，在吸气末收缩腹部用力咳嗽。同时为使咳嗽更加有效，可以喝一杯热饮，湿化痰液，因为充足的水分可以使痰液变稀，从而更易咳出。

多痰或者痰液黏稠的情况应选择祛痰药，祛痰药可以使痰液黏稠度降低，易于咳出，或加速呼吸道黏膜纤毛运动，使痰液的转运功能改善，间接镇咳平喘，有利于防止继发感染。药物的选择要根据痰液的性状选用。

痰液为灰白色黏痰时，除治疗原发病外，可选用复方棕色合剂、蜜炼川贝枇杷膏等。痰液稠厚难以咳出时，可选用乙酰半胱氨酸、胰蛋白酶、氨溴索、标准桃金娘油肠溶胶囊等，使痰中黏蛋白分解，痰液变得稀薄，易于咳出，后两种药物还能促进纤毛运动及保护支气管黏膜。必要时可用雾化吸入的方法，如用生理盐水或1%～3%碳酸氢钠液氧气或超声雾化，或用氨溴索或乙酰半胱氨酸等氧气或超声雾化。痰液为黄色或绿色脓液时，说明伴有感染，故除选用镇咳化痰药外，尚需添加抗生素，同时应加强体位引流，如拍背等。

第三节　咯　血

知识点1：咯血的概念　　　　　　　　　副高：熟练掌握　正高：熟练掌握

咯血是呼吸内科临床常见的临床症状，占呼吸内科门诊量的7%～15%，也是呼吸内科经常遇到的急症之一。咯血是指喉部以下的呼吸器官出血经咳嗽动作从口腔排出。

知识点2：咯血的来源　　　　　　　　　副高：熟练掌握　正高：熟练掌握

咯血的来源可能为肺循环，也可能为支气管循环，或含有这两种循环的血管成分的肉芽组织。约95%的肺血液循环由肺动脉及其分支供应，为低压系统。支气管循环源于主动脉，一般向肺脏提供约5%的血液，为高压系统。出血常发生于支气管循环，除非外伤或肉芽肿侵袭，或钙化淋巴结或肿瘤已经损害大的肺血管。带气囊肺动脉导管所致的肺动脉破裂可引起严重甚至致命的肺出血。肺静脉出血一般量小，其发生主要与肺静脉高压有关，尤其与左心衰竭有关。

知识点3：导致咯血的原因　　　　　　　副高：熟练掌握　正高：熟练掌握

超过100种以上的疾病可引起咯血，包括很多系统疾病。呼吸系统疾病中引起咯血的常见病有支气管炎、支气管扩张、肺结核、肺炎、肺癌、肺脓肿、硅沉着病等。较少见的疾病有肺吸虫病、肺棘球蚴病、肺阿米巴病等；心血管疾病中引起咯血的常见病有风湿性心脏病、高血压心脏病、动静脉畸形、肺动脉高压、主动脉瘤等；血液系统疾病中引起咯血的常见病有血小板减少、白血病、再生障碍性贫血等；某些药物可引起咯血，例如阿司匹林、青霉胺、华法林、肝素、溶栓药物等；其他少见原因有氧中毒、胸部外伤以及妇女替代性月经等。

感染为咯血的最常见原因，占全部咯血原因的60%～70%。其机制是感染引起炎症反应，导致黏膜充血水肿、血管扩张，继而破裂造成出血。根据美国统计资料，感染性支气管炎占咯血原因的26%，肺炎占10%，结核占8%。而在发展中国家则以结核为咯血的最常见原因，侵袭性感染为导致咯血最常见的感染因素，除结核外，主要为细菌，例如金黄色葡萄球菌、肺炎克雷伯杆菌等细菌的感染，侵袭性真菌感染也比较常见。与其他感染相比，肺鼠疫更容易出现咯血。病毒感染，例如流感病毒、SARS、高致病性禽流感也可出现咯血。HIV感染者出现咯血的最常见原因也是肺炎，但部分可因Kaposi肉瘤等并发症而出现咯血。

原发肺部肿瘤可占到咯血患者的23%，其中支气管源性肿瘤占50%。良性或恶性肿瘤的出血可继发于浅表黏膜的受累、糜烂或血管过于丰富造成血管破裂。转移瘤很易引起咯血。肿瘤可引起继发感染，也可导致咯血。

| 知识点4：咯血的病理生理 | 副高：掌握　正高：掌握 |

气管支气管树黏膜的急慢性炎症反应可导致血管扩张、黏膜剥脱、萎缩及糜烂甚至溃疡，常可导致局部出血。由于气管、支气管血管丰富而且脆弱，轻微的创伤即可引起出血，例如支气管检查中进行的负压吸引。

肺组织的坏死也是引发咯血的常见机制。肺栓塞、各种病原体引起的肺炎、肺血管炎均可导致肺组织缺血坏死。

肺静脉回流受阻可以导致肺静脉及肺泡毛细血管压力升高，严重时可以导致毛细血管通透性增加甚至破裂，从而导致咯血。这种机制主要见于左心功能不全及二尖瓣狭窄所致的咯血。

肺结核是引起咯血的常见原因。活动期结核出血主要由于局部组织坏死。严重者可以形成空洞，而空洞壁的动脉血管扩张可以形成梨形的Rasmussen动脉瘤，可引起致死性咯血。尸体解剖表明，这种动脉瘤的发生在肺结核咯血死亡的病例中不到10%。更为常见的是支气管循环血管的增生、扩张及扭曲，也可见到支气管动脉与肺动脉的短路。这些异常在支气管扩张、囊性纤维化和肺脓肿也是非常多见的。然而更多的咯血发生在结核痊愈后数年，主要由于局部形成支气管结石、继发于瘢痕组织的肿瘤以及结核继发的支气管扩张。

支气管肺癌血供丰富，但选择性支气管动脉造影显示仅约不到4%存在血管异常，因此很少会出现大血管破裂。此类患者主要由于肿瘤浸润黏膜或肿瘤组织坏死所致，因而多数为少量出血，罕有大咯血发生。

| 知识点5：咯血与呕血的鉴别诊断 | 副高：熟练掌握　正高：熟练掌握 |

咯血与呕血的鉴别诊断

咯血特点	呕血特点
咯出	呕出
常混有痰	常有食物及胃液混杂
泡沫状，色鲜红	无泡沫，呈暗红色或棕色
呈碱性反应	呈酸性反应
有肺或心脏疾病史	有胃病或肝硬化病史
咯血前喉部瘙痒，有"忽忽"声	呕血前常上腹不适及恶心，并有眩晕感
除非经常咽下，否则粪便无改变	粪便带黑色或呈柏油状
咯血后继有少量血痰数天	无血痰

知识点6：咯血量的确定诊断 副高：熟练掌握 正高：熟练掌握

（1）小量咯血：24小时咯血<100ml，多见于肺结核、肺炎、肺癌、肺栓塞、肺脓肿及肺血管炎等。

（2）中量咯血：24小时咯血100～500ml，多见于肺结核、支气管扩张、二尖瓣狭窄等。

（3）大量咯血：24小时咯血>500ml（也有人认为一次咯血>100ml即为大咯血），可见于空洞型肺结核、支气管扩张和二尖瓣狭窄或动脉瘤破裂等。

临床所见咯血量有多有少，极小量咯血时可以仅见痰中夹杂血丝，小量咯血时可见少许暗红色或红色血液咳出，较大量咯血时可咳整口鲜血，咯血量特别大时可见大量鲜血从口中甚至从鼻孔中涌出。

知识点7：咯血患者病史 副高：掌握 正高：掌握

详细地询问病史可以为判断出血的部位和原因提供重要线索，因此一定要认真询问患者的现病史、既往史、个人史、年龄、营养状态、合并存在的疾病或某些特异性表现，以助于诊断和鉴别诊断。出现咯血时的年龄对判断原因有一定帮助。一般支气管扩张和二尖瓣狭窄咯血首次发生的年龄多在40岁以前，而支气管肺癌发生咯血的年龄多在40岁以后。咯血与其他呼吸道症状的关系有一定诊断价值。单纯咯血很少是支气管肺癌的首发症状，支气管肺癌通常多有咳嗽性质改变、疲劳等症状。如果肿瘤发生于大的支气管，则可能较早出现咯血，而外周性肿瘤咯血则出现较晚。

如果咯血与月经周期相关，则可能为子宫内膜异位症。存在劳力性呼吸困难、端坐呼吸或夜间阵发性呼吸困难则提示充血性心力衰竭或二尖瓣狭窄。存在发热、咳痰，则可能为上呼吸道感染、急性鼻窦炎、急性支气管炎、肺炎、肺脓肿或支气管扩张继发感染。HIV感染或存在免疫抑制的状态，则肿瘤、结核或Kaposi肉瘤可能性大。存在胸膜性胸痛、小腿压痛，则应注意肺栓塞的可能。长期吸烟，则慢性支气管炎、肺癌、肺炎的可能性增加。某些疾病疫区的生活或旅行史则对肺吸虫病、血吸虫病、阿米巴病、鼠疫等疾病的诊断具有一定价值。详细的流行病学史则可能对鼠疫、SARS、流感病毒性肺炎、高致病性禽流感病毒性肺炎等呼吸道传染病具有强烈的提示。伴有显著体重减轻的患者应注意肺癌、肺结核、支气管扩张、肺脓肿及HIV感染。

应注意其他系统受累的表现。如果存在血尿的病史，则应注意可能存在系统性血管炎。存在多部位出血的表现则可能为凝血功能障碍引起的咯血。痰的性状对诊断也具有一定价值。如果为粉红色泡沫痰，则说明存在肺水肿。铁锈色或脓性痰常提示存在下呼吸道感染或有支气管扩张症的基础。

知识点8：咯血患者体格检查 副高：掌握 正高：掌握

在全身系统体格检查的基础上，应重点注意以下临床体征：口唇黏膜毛细血管扩张见于

Rendu-Osler-Weber病。杵状指与支气管扩张、肺脓肿、肺癌及其他疾病相关。舒张期雷鸣样杂音及开瓣音提示存在二尖瓣狭窄。颈部、锁骨上淋巴结肿大提示支气管肺癌可能。鼻中隔或中线结构的溃疡可见于韦格纳肉芽肿病。局部出现湿性啰音、哮鸣音及鼾声可能提示为血块吸入导致，而并不一定是活动出血的部位。呼吸频率、口唇发绀对于客观判断气道或肺内积存血液的情况，判断患者病情具有重要意义。

___

知识点9：实验室检查　　　　　　　　　　　副高：掌握　正高：掌握

（1）三大常规：血红蛋白、红细胞计数、血细胞比容及其动态变化，血小板计数，尿检中有无红白细胞，粪便潜血等。应第一时间检查血型，必要时备血。

（2）凝血功能：出血时间、凝血时间、凝血酶原时间、纤维蛋白原、D-二聚体等。

（3）痰检查：痰找抗酸杆菌、瘤细胞、肺吸虫卵、真菌等，痰培养。

___

知识点10：胸部影像学检查　　　　　　　　副高：掌握　正高：掌握

X线胸片为咯血患者的常规检查，通常胸片可提示咯血原因，例如发现左房增大、Kerley B线提示二尖瓣狭窄。空洞中出现可移动的团块，或更典型的表现新月征，则提示曲菌球的可能。中央团块而远端肺组织含气量减少，甚至肺不张，则常常提示支气管肺癌可能。有一点必须强调的是，胸片上出现异常的部位有时并非是出血部位。如果X线胸片未见明显异常，则应常规进行胸部CT检查，CT为咯血诊断的非常有用的工具，胸部高分辨CT有助于支气管扩张、弥漫性肺病的诊断。

对于疑因肺栓塞致肺梗死而咯血者，应行增强CT肺动脉造影，可以清晰地显示肺栓塞病变，现多认为应将该项检查列为临床怀疑肺栓塞时首选的确诊性检查手段。

___

知识点11：支气管镜检查　　　　　　　　　副高：掌握　正高：掌握

支气管镜常常是确定咯血原因必不可少的检查，除此之外还能够帮助定位。轻、中度咯血患者，可行支气管镜检查。如果原因明确，则支气管检查并非必需。大咯血患者应进行支气管镜检查以确定出血部位，确定病因则并不是主要的。如需要急诊手术，则此检查更为必要。在活动出血时进行支气管镜检查是安全的，并且诊断价值很高。对于非大咯血的患者，应使用可弯曲支气管镜检查，它可以观察到段乃至亚段水平的病变，显著提高诊断阳性率。而对于大咯血者，则主张使用硬质支气管镜。可及时吸除血块，一方面，可保持气道通畅，保证患者安全；另一方面，可使视野更清楚，以利于诊断。必要时，还可进行机械通气或进行局部止血治疗，可将硬质气管镜与可弯曲镜结合使用。

___

知识点12：需要进行可弯曲支气管镜检查的情况　　副高：掌握　正高：掌握

一般下列情况需要进行可弯曲支气管镜检查：①怀疑有局部病变者；②对于X线胸片

正常或非局限性异常为除外支气管内病变者，应尽可能早做以提高诊断阳性率；③有肺癌可能或高危险因素者，例如男性、年龄超过40岁、有吸烟史；④咯血超过1周或每次咯血超过30ml者，应尽快明确诊断；⑤大咯血准备进行气道内介入治疗或外科手术治疗者，需要准备好抢救措施，在严密监护下进行可弯曲支气管镜检查，以明确出血部位或病因指导下一步手术方案的制订。

知识点13：支气管肺血管造影　　　　　副高：掌握　正高：掌握

大咯血经初步保守治疗咯血无好转者，或出血危及生命的大咯血应行血管造影。由于大咯血多由支气管动脉引起，因此首选支气管动脉造影。对于肺循环异常，例如肺动静脉瘘、医源性肺动脉破裂或肺动脉栓塞引起的咯血则应进行肺动脉造影。

知识点14：其他诊断技术　　　　　　　副高：掌握　正高：掌握

（1）各种活检技术：如纤支镜镜下活检、经纤支镜肺活检（TBLB）、经胸壁肺活检等，有时可帮助明确咯血的病因诊断。

（2）心脏彩超：对于风心病二尖瓣狭窄等心脏疾患所致咯血者，心脏彩超检查可为明确诊断提供重要依据。

（3）各种实验室诊断技术：众多的实验室诊断技术可为咯血的病因诊断提供有益信息，如痰涂片找抗酸杆菌阳性或痰结核杆菌培养阳性对肺结核病具有确诊意义；痰细胞学检查发现癌细胞对明确肺癌诊断帮助甚大；对于肺部阴影并咯血者，若外周血嗜酸性粒细胞增多，且血清学检查肺吸虫抗体阳性，则临床可以很有把握地诊断肺吸虫感染；骨髓细胞学检查对血液系统疾病所致咯血的病因诊断具有关键意义。

知识点15：初步确定出血部位　　　　　副高：熟练掌握　正高：熟练掌握

可根据病史、体检、胸部X线检查结果初步判断咯血来源部位。当胸部X线检查尚未能进行时，为尽早明确出血部位，如咯血开始时，一侧肺部呼吸音减弱和/或出现啰音，对侧肺野呼吸音良好，常提示出血即在该侧；二尖瓣舒张期杂音有利于风湿性心脏病的诊断；出现局限性哮鸣音，常提示支气管腔内病变，如肺癌或异物；肺野内血管性杂音支持动静脉畸形；杵状指多见于肺癌、支气管扩张症及肺脓肿；锁骨上及前斜角肌淋巴结肿大多提示转移癌等。

知识点16：进一步做出病因诊断　　　　副高：熟练掌握　正高：熟练掌握

可综合病史、体检、实验室检查和特殊检查结果，明确咯血的病因诊断。

（1）咯血的颜色对临床疾病诊断有辅助意义：①支气管扩张咯血为鲜红色；②典型大叶性肺炎咯血为铁锈色；③肺栓塞时咳黏稠的暗红色血痰；④二尖瓣狭窄合并肺淤血时咯血一

般为暗红色。

（2）咯血的伴随症状有助于鉴别原发病：①伴发热：可见于肺结核、肺炎、肺脓肿、肺出血型钩端螺旋体病、流行性出血热、支气管癌等；②伴胸痛：可见于大叶性肺炎、肺梗死、肺结核、支气管癌等；③伴呛咳：可见于支气管癌、支原体肺炎等；④伴皮肤黏膜出血：可见于钩端螺旋体病、流行性出血热、血液病、结缔组织病等；⑤伴黄疸：可见于钩端螺旋体病、大叶性肺炎、肺梗死等。

知识点17：咯血的治疗原则　　　　　　　　　　副高：掌握　　正高：掌握

对小量咯血患者应积极进行相关检查，争取尽早明确诊断，以便采取针对性的措施治疗导致咯血的原发疾病。

对中量和大量咯血患者首先应采取综合性措施控制咯血，患者应卧床休息，可选用各种止血药物，必要时使用镇静剂；对于考虑可能为肺部感染性疾病（如支气管扩张症、肺脓肿等）所致咯血者，可经验性使用抗生素。同时，应在保证综合性止血措施落实、保证患者安全的前提下，积极开展各项检查，以期尽早明确诊断。对于大咯血经药物治疗等综合性止血措施积极处理而仍不能止血者，尚可考虑行支气管动脉造影检查及栓塞止血，对部分患者能帮助明确出血部位，并发挥止血效果。

手术治疗适用于肺癌等病因诊断明确且有手术适应证的患者。对于反复大量咯血者，如果对于肺部疾病的定位诊断明确，有时尽管病因诊断尚不够清楚，也可考虑手术切除出血的肺组织以挽救生命。

对于大量咯血阻塞呼吸道导致窒息的患者应分秒必争地进行急救。

知识点18：咯血急诊治疗的目的　　　　　　　副高：熟练掌握　　正高：熟练掌握

咯血急诊治疗的目的是：①迅速止血；②预防窒息；③维持患者生命体征；④找出病因，明确出血部位；⑤治疗原发病。

知识点19：咯血止血的病因治疗　　　　　　　副高：熟练掌握　　正高：熟练掌握

如血液检查发现任何凝血异常，应立即停用影响凝血的药物如阿司匹林，不使用麻醉药。如凝血异常引起出血，有指征者输全血、特殊的缺乏因子、新鲜冷冻血浆或血小板。适当的抗菌药物治疗感染和体位引流是基本的治疗方法。继发于心力衰竭或二尖瓣狭窄的出血，通常纠正心力衰竭治疗有效。

知识点20：咯血的一般治疗　　　　　　　　　副高：熟练掌握　　正高：熟练掌握

咯血患者应卧床休息，保持安静，避免过度紧张，必要时适当镇静。咳嗽对止血有影响，应适当镇咳治疗。如能确定出血的一侧，则应向患侧卧位。对病因明确的咯血，则应针对病因进行治疗。

知识点21：大咯血的紧急处理　　　　　副高：熟练掌握　正高：熟练掌握

如出血非常严重，出现明显的呼吸衰竭，应紧急进行气管插管，吸出积血以挽救患者生命。建立人工气道后便于进行可弯曲气管镜检查。如判断出血的部位，则可视情况插入双腔气管插管，将出血侧和健侧主支气管隔离，至少保证一侧肺功能。清理呼吸道后如患者呼吸衰竭仍不缓解，则应及时进行机械通气治疗。

知识点22：垂体后叶素的应用　　　　　　副高：熟练掌握　正高：熟练掌握

垂体后叶素是下丘脑的视上核和室旁核合成，由神经垂体（旧称垂体后叶）贮存和分泌的激素，包括抗利尿激素和缩宫素，抗利尿激素有强烈的血管收缩作用，可使肺小动脉收缩，使血管破裂处血栓形成而止血。在突然大量咯血时可取本药5～10U，用5%～25%葡萄糖液20～40ml稀释后缓慢静脉推注（15～20分钟），然后可将该药加入5%葡萄糖液按0.1U/（kg·h）速度静脉滴注。用药后可有血压升高、心悸、胸闷及胃肠不适等不良反应。原则上禁用于高血压、冠心病、肺源性心脏病、心力衰竭和孕妇，如非用不可，应权衡利弊，从小剂量开始并应在密切观察下治疗。

知识点23：蛇毒血凝酶的应用　　　　　　副高：熟练掌握　正高：熟练掌握

蛇毒血凝酶（立止血）可促进出血部位的血小板黏附、聚集和释放，加速血小板血栓的形成；有类凝血酶的作用和类凝血激酶样作用，间接地促进出血部位凝血酶原激活物及凝血酶的形成。成人每次1～2kU，加入生理盐水10ml静脉注射，1次/12小时。也可每次1～2kU，皮下注射或肌内注射。疗程一般为1～2天，大多数病例不超过3天。弥散性血管内凝血（DIC）导致的出血、有血栓或栓塞史的患者禁用本品。除非紧急情况，孕妇不宜用本药。

知识点24：氨甲苯酸（PAMBA）的应用　　副高：熟练掌握　正高：熟练掌握

PAMBA又名止血芳酸，通过抑制纤溶系统而起作用。每次0.1～0.3g，用5%葡萄糖液20～40ml稀释后缓慢静脉推注；或每次0.1～0.3g溶于5%葡萄糖或生理盐水内缓慢静脉滴注，每日最大用量0.6g。用量过大可促进血栓形成，对有血栓形成倾向或有血栓栓塞病史者禁用或慎用，肾功能不全者慎用。

知识点25：酚磺乙胺的应用　　　　　　　副高：熟练掌握　正高：熟练掌握

酚磺乙胺又名止血敏，通过增加血液中血小板的聚集性和黏附性，促进凝血物质的释放，以加速凝血。静脉注射或肌内注射一次0.25～0.5g，2～3次/天。静脉滴注：一次

0.25～0.75g，用5%葡萄糖液或生理盐水稀释后缓慢静脉滴注，2～3次/天。

知识点26：卡巴克洛的应用　　　　副高：熟练掌握　　正高：熟练掌握

卡巴克洛又名安络血，能降低毛细血管渗透性，缩短出血时间。肌内注射每次10mg，每日2次，也可静脉注射，口服每次2.5～5mg，每日3次。癫痫及精神病患者忌用。

知识点27：卡络磺钠的应用　　　　副高：熟练掌握　　正高：熟练掌握

卡络磺钠又名新安络血，通过增加毛细血管弹性，降低通透性，增加其收缩力及促进凝血酶的活性和纤维蛋白原的溶解，进而使出血部位形成血栓而达到止血作用。静脉注射一次25～50mg，每日1次，或加入生理盐水中静脉滴注，每次60～80mg。

知识点28：酚妥拉明的应用　　　　副高：熟练掌握　　正高：熟练掌握

酚妥拉明为α肾上腺素能受体阻滞剂，有直接扩张血管平滑肌作用，使肺血管阻力降低，肺动静脉压降低，肺淤血减轻而使咯血停止。10～20mg加入5%葡萄糖250～500ml中缓慢静脉滴注，注意该药可使血压下降。它是一种血管扩张药，对存在高血压、冠心病患者更适用。其他扩张血管药物例如压宁定、硝酸酯类也可能具有一定效果。

知识点29：普鲁卡因的应用　　　　副高：熟练掌握　　正高：熟练掌握

普鲁卡因通过扩张肺部的毛细血管，降低肺循环阻力而达到止血目的。其用于大量咯血不能使用垂体后叶素者。0.5%普鲁卡因10ml（50mg），用25%葡萄糖液40ml稀释后缓慢静脉注射，1～2次/天；或150～300mg溶于5%葡萄糖液500ml，缓慢静脉滴注。用药需注意：①用药前必须先做皮试；②用药量不能过高，注入速度不宜过快，否则可引起颜面潮红、谵妄、兴奋、惊厥，对出现惊厥者可用异戊巴比妥或苯巴比妥钠解救；③对该药过敏史者禁用。

知识点30：肾上腺糖皮质激素治疗大咯血　　副高：熟练掌握　　正高：熟练掌握

肾上腺糖皮质激素仅限用于结核性咯血、过敏性肺炎合并咯血的患者。在上述止血药物无效时可考虑谨慎使用。泼尼松30mg/d，1～2周。激素必须与抗结核药物和抗感染药物同时使用。

知识点31：选择性支气管动脉栓塞术治疗大咯血
　　　　　　　　　　　　　　　　　副高：熟练掌握　　正高：熟练掌握

选择性支气管动脉栓塞术主要用于支气管扩张、肺癌或肺结核合并急性大咯血，情况严重危及生命且暂时无外科手术条件者。可在选择性支气管动脉造影后进行动脉栓塞止血。选择动脉造影一般包括胸廓内动脉、支气管动脉、膈下动脉或肋间动脉，以明确病变血管的形态及走行后进行栓塞。栓塞材料多为明胶海绵颗粒、聚乙烯醇（PVA）颗粒和微型钢丝圈。对于小动脉的出血，多选择明胶海绵与PVA栓塞，而对于病灶血管异常粗大，甚至形成动脉瘤的患者，则加用微型钢丝圈做永久性栓塞。栓塞治疗全程应注意严格监测患者生命体征。

知识点32：支气管镜局部治疗大咯血　　　　副高：掌握　正高：掌握

止血药物疗效欠佳的顽固性咯血者可考虑支气管镜局部止血治疗。使用肾上腺素（1：1000）1~2ml，或凝血酶溶液（1000U/ml）5~10ml，滴注到出血部位。但此项治疗有一定风险，需要家属同意并签字。

在支气管镜下还可通过电烧蚀、冷冻、激光等技术，对出血的病变进行直接的处理，达到止血的目的。对于出血部位位于支气管远端，支气管镜不能看到出血确切部位者，不宜使用电烧蚀或激光治疗，这可能会造成支气管的穿孔。这种情况下可使用镜体或球囊直接阻塞出血的支气管，达到止血目的。

知识点33：外科手术治疗　　　　副高：掌握　正高：掌握

对于局部病变引起的出血可考虑外科手术治疗。报道的手术死亡率为1%~50%。对于呼吸功能储备不足或无法切除的肺癌，则不适合于外科手术治疗。一般仅在支气管动脉栓塞治疗不能进行或可能无效时才考虑外科手术切除，但主动脉瘤破裂、动静脉畸形、棘球蚴病、医源性肺动脉破裂、胸部外伤、支气管肺腺癌、其他治疗无效的足分枝菌病引起的危及生命的大咯血仍然以手术治疗为主。

知识点34：其他治疗手段　　　　副高：掌握　正高：掌握

经各种治疗咯血仍不能控制者，外科手术禁忌或无法进行，可考虑进行肺萎陷疗法。若出血部位明确，可采用人工气胸法，若出血部位未明或出血来自下肺者，可用人工气腹疗法。膈肌及胸膜粘连、严重心肺功能不全则不宜采用萎陷疗法。

第四节 发 热

知识点1：发热的概念　　　　副高：熟练掌握　正高：熟练掌握

致热源或各种原因引起体温调节中枢功能障碍，体温升高超出正常范围，称为发热。每个人的正常体温略有不同，受许多因素，如时间、季节、环境、月经等的影响。高于下列温度之一可认为是发热：腋下温度≥37.3℃；口腔内温度≥37.5℃；肛门内温度≥38℃。

| 知识点2：发热类型 | 副高：熟练掌握　正高：熟练掌握 |

（1）按温度高低（腋窝温度）分：①低热型（≤38℃）；②中度热型（38.1～39℃）；③高热型（39.1～41℃）；④超高热型（>41℃）。

（2）按体温曲线形态分：如稽留热、弛张热、间歇热、波状热、回归热、不规则热等热型。

（3）按发热时间分：①急性发热：热程<2周；②长期发热：热程>2周且多次体温在38℃以上；③反复发热：周期热。

| 知识点3：发热的形成机制 | 副高：熟练掌握　正高：熟练掌握 |

发热的形成机制尚未完全阐明，当机体各种原因导致产热增加或散热减少，则出现。

| 知识点4：发热的病因 | 副高：熟练掌握　正高：熟练掌握 |

一般认为发热病因中感染占首位，其次为肿瘤、血管炎-结缔组织病。这三类病因所占比例高达90%，不明原因发热约占10%。

| 知识点5：不明原因发热的诊断标准 | 副高：掌握　正高：掌握 |

不明原因发热的诊断需符合以下3点：①发热时间持续3周或3周以上；②体温多次>38.3℃；③经过1周或1周以上完整的病史询问、体格检查和常规实验室检查后仍不能确诊。

| 知识点6：感染性发热的病因和临床表现 | 副高：熟练掌握　正高：熟练掌握 |

感染性发热可表现为急性、亚急性或慢性发热。病原体可以是病毒、细菌、支原体、立克次体、螺旋体、真菌、寄生虫等。患者除发热外，还有全身毒血症状。

| 知识点7：非感染性发热的病因和临床表现 | 副高：熟练掌握　正高：熟练掌握 |

非感染性发热的主要原因有：无菌性坏死物质的吸收；抗原-抗体反应；内分泌代谢障碍；皮肤散热减少，体温调节中枢功能失常，高热无汗是其特点，包括物理性（如中暑）、化学性（如重度安眠药中毒、药物热等）、机械性（如脑出血、脑震荡、颅骨骨折等）；功能性发热，包括原发性低热、感染后低热、夏季热、生理性低热等。

| 知识点8：非感染性发热特点 | 副高：掌握　正高：掌握 |

非感染性发热具有下列特点：热程长，多超过2个月，热程越长，可能性越大；长期发热一般情况好，无明显中毒症状；无贫血、无痛性多部位淋巴结肿大、肝脾肿大等。

知识点9：发热的起病方式与常见疾病的关系　　副高：熟练掌握　正高：熟练掌握

（1）急性发热：常见于大叶性肺炎、沙门菌感染、败血症、细菌性肝脓肿、急性胆囊炎、急性肾盂肾炎、产后毒血症、流感，疟疾等、感染性心内膜炎、骨髓炎、中暑。

（2）缓慢发热：常见于结核、伤寒、副伤寒、癌肿、结缔组织病。

知识点10：发热的热型与常见疾病的关系　　副高：熟练掌握　正高：熟练掌握

（1）稽留热：常见于大叶性肺炎、伤寒、斑疹伤寒及粟粒型肺结核。

（2）弛张热：常见于败血症、风湿热、重症肺结核、化脓性感染等。

（3）间歇热：常见于疟疾、急性肾盂肾炎等。

（4）回归热：常见于回归热、霍奇金淋巴瘤、周期热等。

（5）波状热：常见于布鲁菌病。

（6）不规则热：常见于结核病、风湿热、支气管肺炎、感染性心内膜炎。

知识点11：发热部分体征与疾病的关系　　副高：熟练掌握　正高：熟练掌握

发热部分体征和疾病的关系

淋巴结肿大	全身性	压痛	传染性单核细胞增多症
		无压痛	急性淋巴细胞白血病、淋巴瘤
	局部性	压痛	局部感染
		无压痛、质硬	肿瘤转移
皮肤、黏膜	紫癜		流脑、血液病、败血症、流行性出血热、伤寒、副伤寒
	皮疹		变态反应性疾病、结缔组织病
	黄疸		肝、胆系统感染、败血症、钩端螺旋体病
头部	外耳道流脓		局部感染
	扁桃体肿大		扁桃体炎
颈部强直	中枢神经系统感染、细菌性脑膜炎		
心脏杂音	感染性心内膜炎		
肺部湿啰音	肺部感染		
胸腔积液征	结核性胸膜炎、癌性胸膜炎		
腹部	压痛+反跳痛		腹腔脏器炎症、腹膜炎
	肝脏肿大		急性血吸虫病、肝脓肿、肝癌、恶性组织细胞增多症
	脾肿大		疟疾、白血病、伤寒
四肢关节红肿压痛	急性风湿、类风湿、化脓性关节炎等		

知识点12：发热的实验室检查和辅助检查　　　副高：熟练掌握　正高：熟练掌握

发热需要根据具体情况并结合临床表现分析判断。如血常规、尿常规、病原体检查（直接涂片、培养、特异性抗原抗体检测、分子生物学检测等）、X线、B超、CT、MRI、ECT检查，组织活检（淋巴结、肝、皮肤黏膜）、骨髓穿刺等。

知识点13：不严重的暂时发热不需要治疗的原因　　副高：熟练掌握　正高：熟练掌握

不严重的暂时发热一般不需要治疗，原因如下：①发热在一定范围内可有力增强免疫系统功能，可缩短疾病时间、增强抗生素的效果、使感染较不具有传染性；②观察发热的变化可帮助医师和患者监测病情变化，根据热型协助诊断和指导治疗方案的调整；③治疗发热虽然能减少患者的不适，但一般不会加速痊愈过程。

知识点14：发热的处理　　　　　　　　　　　副高：熟练掌握　正高：熟练掌握

发热本身不是疾病，而是一种症状。不严重的暂时发热不一定需要治疗。对于心脏病患者和年老体弱的患者，因发热会增加心率和新陈代谢，应考虑及时解除发热症状。高热原则上应先物理降温，常用方法包括酒精擦浴、冰袋敷头和颈部或者腹股沟大动脉处等。物理降温不理想的发热可考虑使用药物辅助。发热时体液丢失增多，应及时补充，包括多饮水，或者输液。常用的口服解热药物包括阿司匹林、对乙酰氨基酚、布洛芬等；中成药有紫雪散、感冒退热冲剂。

第五节　胸　痛

知识点1：胸痛的概念　　　　　　　　　　　副高：熟练掌握　正高：熟练掌握

胸痛指颈与胸廓下缘之间的疼痛，是临床上常见症状。它不仅见于呼吸系统疾病，也可见于消化系统、心血管系统、神经系统以及胸壁组织的病变。不同部位、器官以及不同疾病引起的胸痛的性质及伴随症状和发生的时间不尽相同。胸痛的表现复杂多变，致死性胸痛（主要包括急性心肌梗死、主动脉夹层、肺栓塞、张力性气胸）如不能快速识别和处理会严重危及病人的生命，给胸痛的诊断增添了困难和挑战。

知识点2：胸部感觉纤维的分布　　　　　　　　　副高：掌握　正高：掌握

胸部的感觉纤维分布大致有：
（1）支配胸壁各层结构、肋胸膜、膈肌周边部分的肋间神经感觉纤维。
（2）支配心脏及大血管的交感神经纤维。

（3）支配气管、支气管及食管的迷走神经。

（4）支配膈肌中央部分、心包膈面的膈神经。

知识点3：胸痛的发病原因　　　　　副高：熟练掌握　　正高：熟练掌握

（1）炎症：皮炎、非化脓性肋软骨炎、带状疱疹、肌炎、流行性肌痛、胸膜炎、心包炎、纵隔炎、食管炎等。

（2）内脏缺血：心绞痛、急性心肌梗死、心肌病、肺梗死等。

（3）肿瘤：胸膜间皮瘤、原发性肺癌、纵隔肿瘤、骨髓瘤、白血病等的压迫或浸润。

（4）其他原因：自发性气胸、胸主动脉瘤、夹层动脉瘤、过度换气综合征、外伤、胸椎间盘突出等。

（5）心脏神经症。

知识点4：胸痛的发生机制　　　　　副高：熟练掌握　　正高：熟练掌握

各种物理、化学因素及炎症因子刺激胸部的感觉神经纤维产生痛觉冲动，传至大脑皮质的痛觉中枢产生胸痛。由于体表传入纤维与内脏传入纤维在脊髓后角发生突触联系，内脏的痛觉传入可放射至相应的体表区域。

知识点5：引起胸痛的胸壁疾病　　　　副高：熟练掌握　　正高：熟练掌握

引起胸痛的胸壁疾病如皮下蜂窝织炎、带状疱疹、肋间神经炎、非化脓性肋软骨炎（Tietze病，第1和第2肋软骨疼痛肿胀）、流行性胸痛、肌炎和皮肌炎、肋骨骨折、强直性脊柱炎、颈椎病、急性白血病、多发性骨髓瘤等。这些疾病累及或刺激了肋间神经和脊髓后根传入神经引起疼痛。

知识点6：引起胸痛的胸腔内脏器疾病　　副高：熟练掌握　　正高：熟练掌握

胸腔内脏器疾病主要通过刺激支配心脏和大血管的感觉神经、支配气管、支气管和食管迷走神经感觉纤维引起胸痛，累及胸膜的病变则主要通过壁层胸膜的痛觉神经（来自肋间神经和膈神经）。

（1）心血管疾病：如心绞痛、急性心肌梗死、心肌炎、急性心包炎、肥厚型心肌病、主动脉瘤、夹层动脉瘤、肺栓塞、肺梗死、心脏神经症等。

（2）呼吸系统疾病：如胸膜炎、胸膜肿瘤、气胸、血胸、血气胸、肺炎、肺癌等。

（3）纵隔疾病：如纵隔炎、纵隔气肿、纵隔肿瘤、反流性食管炎、食管裂孔疝、食管癌等。

知识点7：引起胸痛的其他相邻部位疾病　　　副高：熟练掌握　　正高：熟练掌握

其他相邻部位疾病有如肝脓肿、膈下脓肿、肝癌、脾梗死等。膈肌中央部位的感觉神经由膈神经支配，而外周部位由肋间神经支配，其感觉中枢分别位于第3、4颈椎和第7～12胸椎，腹腔脏器的病变刺激或影响膈肌可以引起疼痛，同时疼痛还可放射至肩部或下胸部等部位。

知识点8：呼吸系统疾病所致胸痛的共同特点　　　副高：熟练掌握　　正高：熟练掌握

呼吸系统疾病所致胸痛的共同特点是：①常伴有呼吸系统的常见症状：咳嗽、咳痰；②胸痛常因咳嗽或深呼吸而加剧；③胸壁局部没有压痛；④伴有原发病的症状、体征；⑤胸部体格检查与X线检查常可发现相应病变。

知识点9：胸膜炎引起胸痛的特点　　　副高：熟练掌握　　正高：熟练掌握

由于各种病因所致的胸膜炎的胸痛，在呼吸时加剧，尤其是深呼吸时更明显，呈刺痛或撕裂痛，多位于胸廓下部腋前线与腋中线附近，膈胸膜炎可引起下胸部疼痛，可伴有腹壁紧张及压痛而误诊为腹部疾病。渗出性胸膜炎早期为干性胸膜炎，有深吸气时胸痛，可触及胸膜摩擦感，闻及胸膜摩擦音。随渗出液的增加，胸痛逐渐消失，出现胸腔积液体征。

知识点10：胸膜肿瘤引起胸痛的特点　　　副高：熟练掌握　　正高：熟练掌握

胸膜的原发性或继发性肿瘤均可引起胸痛，尤其是胸膜间皮细胞瘤，其早期为钝痛、刺痛，晚期侵犯肋间神经时出现难以忍受的剧烈疼痛。

知识点11：自发性气胸、血气胸引起胸痛的特点　　　副高：熟练掌握　　正高：熟练掌握

自发性气胸、血气胸常在突然用力后出现一侧剧烈胸痛，伴有呼吸困难，表现为气胸或胸腔积液的体征。胸部X线检查有助于本病的诊断。

知识点12：支气管炎引起的胸痛特点　　　副高：掌握　　正高：掌握

支气管炎急性支气管炎时因剧烈咳嗽，常引起胸骨后隐痛或紧迫感。慢性支气管炎引起胸痛者少见。

知识点13：原发性支气管肺癌引起胸痛的特点　　　副高：熟练掌握　　正高：熟练掌握

原发性支气管肺癌早期患者仅有胸闷不适感，随着病情的发展，支气管肺癌侵犯胸膜、

肋骨，压迫脊神经后根时可出现胸痛，多为持续性钝痛，夜间为重。凡中年以上吸烟患者，出现不明原因的胸痛，伴有刺激性干咳或血痰，应考虑本病的可能，X线胸片、胸部CT扫描、痰及胸腔积液检查癌细胞、纤维支气管镜检查等可进一步确诊。

| 知识点14：肺部感染性疾病 | 副高：掌握　正高：掌握 |

肺部感染性疾病累及胸膜及胸壁时均可引起胸痛。如各种原因引起的肺炎、肺结核等，表现为胸膜炎样胸痛。

| 知识点15：肺栓塞引起胸痛的特点 | 副高：熟练掌握　正高：熟练掌握 |

肺栓塞常发生于下肢深静脉血栓形成、心脏病、外科手术后、骨折、恶性肿瘤、肿瘤静脉化疗、长期卧床、老年肥胖等患者。典型的肺栓塞可突然发病，表现为心绞痛样胸痛或胸膜炎性胸痛，出现呼吸困难、晕厥、发绀、咯血、休克、右心衰等。典型的心电图改变有肺型P波，电轴右偏，右束支传导阻滞、$S_1Q_{III}T_{III}$征，$V_1 \sim V_4$导联的T波及ST段改变等，但发生率较低。X线胸片可显示肺动脉阻塞征、肺动脉高压及右心扩大征，典型征象为梗死部位呈楔状致密阴影，底部近胸膜，尖端向肺门，可有肺组织不规则阴影、胸腔积液、同侧膈肌上升等。螺旋CT、放射性核素肺灌注和通气扫描、磁共振成像、肺动脉造影有助于明确诊断。本病早期引起疼痛、呼吸困难和心电图改变，应注意与心肌梗死鉴别。

| 知识点16：心脏及主动脉疾病所致胸痛的共同特点 |
| 副高：熟练掌握　正高：熟练掌握 |

心脏及主动脉疾病所致胸痛的共同特点为：①疼痛部位多位于胸骨后或心前区，呈绞痛、压榨样痛；②疼痛的发作多与活动有关，休息后可缓解或停止。

| 知识点17：心绞痛引起胸痛的特点 | 副高：熟练掌握　正高：熟练掌握 |

典型的心绞痛有明确诱因，如活动、情绪激动、饱餐、受凉等，常表现为胸部压迫或紧缩感。疼痛位于胸骨后中上段或心前区，可放射至左肩、左臂内侧达无名指和小指或颈、咽、下颌部，持续3～5分钟，休息或舌下含服硝酸甘油后可缓解。绝大多数患者胸痛发作时心电图出现特征性的缺血性改变，平静时若心电图正常可做运动负荷试验。

| 知识点18：急性心肌梗死引起胸痛的特点 | 副高：熟练掌握　正高：熟练掌握 |

急性心肌梗死患者有冠状动脉粥样硬化的危险因素，其疼痛通常在胸骨后或心前区，可向左上臂、背部或肩部放射，有时疼痛部位不典型，可在上腹部、颈部、下颌等部位，疼

痛持续在20分钟以上，通常是剧烈的压榨样疼痛或紧缩，烧灼感、常伴有呼吸困难、出汗、恶心、呕吐或眩晕等。特征性的心电图改变和心肌坏死标志物的检出是确诊的重要依据，冠状动脉造影及CT是诊断的金标准。

知识点19：急性心包炎引起胸痛的特点	副高：熟练掌握　正高：熟练掌握

急性心包炎引发的胸痛常为突然发作的胸骨后中下段或心前区疼痛，可放射至左肩、左颈及左上肢，呈锐痛或压迫感，随吞咽、咳嗽、呼吸、心跳而加重，前倾坐位可减轻胸痛，听诊可闻及心包摩擦音，若有心包积液，则出现心脏压塞症状及心包积液的相应体征，X线胸片、心电图、心脏超声有助于诊断。

知识点20：主动脉夹层动脉瘤引起胸痛的特点	副高：熟练掌握　正高：熟练掌握

主动脉夹层动脉瘤患者往往有高血压病史。该病发病急骤，其特征为运动后突然出现心前区或胸骨后撕裂痛或剧烈的烧灼痛，放射至头、颈、上肢、背、腰、中下腹部甚至下肢，常伴有呼吸困难等其他症状。主动脉夹层动脉瘤比急性心肌梗死的胸痛放射范围更为广泛，且在剧烈疼痛时仍能维持较高的血压。如夹层动脉瘤引起无名动脉或左锁骨下动脉阻塞，可致该侧上肢血压较低，脉搏较弱。主动脉CT及MRI检查对主动脉夹层有很高的检出率。

知识点21：胸壁疾病所致胸痛的共同特征	副高：熟练掌握　正高：熟练掌握

胸壁疾病所致胸痛的共同特征是：①疼痛固定于病变部位；②局部常有压痛；③深呼吸、咳嗽、举臂或转动躯干等动作使胸部活动时可诱发或加重胸痛。通过细致的体格检查不难做出诊断。

知识点22：食管疾病所致胸痛的共同特征	副高：熟练掌握　正高：熟练掌握

食管疾病所致胸痛的共同特征是：①疼痛多位于胸骨后；②呈持续性隐痛或钻痛；③吞咽常使疼痛加剧；④常伴有吞咽困难，CT、MRI有助于原发病的诊断及与其他疾病的鉴别，食管24小时pH监测有助于胃食管反流的诊断。

知识点23：腹腔脏器病变所致胸痛的特征	副高：熟练掌握　正高：熟练掌握

腹腔脏器病变所致胸痛的特征是：①常表现为下胸部疼痛或胸腹痛，罕见情况下只表现为胸痛；②病变累及膈肌中央部位时可放射至颈、肩部；③伴有原发病的症状、体征。上消化道内镜检查有助于消化性溃疡的诊断，腹部B超、CT检查可显示病变的脏器。

知识点24: 胸痛的部位	副高: 熟练掌握 正高: 熟练掌握

胸壁皮肤炎症在罹患处皮肤出现红、肿、热、痛等改变。带状疱疹呈多数小水疱群,沿神经分布,不越过中线,有明显的痛感。流行性肌痛时可出现胸、腹部肌肉剧烈疼痛,可向肩部、颈部放射。非化脓性肋软骨炎多侵犯第1、第2肋软骨,患部隆起、疼痛剧烈,但皮肤多无红肿。心绞痛与急性心肌梗死的疼痛常位于胸骨后或心前区。食管疾患、膈疝、纵隔肿瘤的疼痛也位于胸骨后。自发性气胸、急性胸膜炎、肺梗死等常呈患侧的剧烈胸痛。

知识点25: 胸痛与体位的关系	副高: 熟练掌握 正高: 熟练掌握

食管炎引起烧灼痛,饱餐后和仰卧位时加重,服用抗酸药和胃肠动力药后可缓解。心包炎引起的疼痛,于卧位时加重,坐起或身体前倾时减轻。

知识点26: 胸痛的特征	副高: 熟练掌握 正高: 熟练掌握

心绞痛为闷痛伴有窒息感,休息或含硝酸甘油可缓解,而心肌梗死的疼痛则更为剧烈,伴有恐惧和濒死感,同时有大汗、血压下降和休克体征;肋间神经痛为阵发性灼痛和刺痛;肌痛则常呈酸痛;骨痛呈酸痛或锥痛;食管炎、膈疝常呈灼痛或灼热感;胸膜疼痛常在深呼吸和咳嗽时加重;主动脉瘤侵袭胸壁时呈锥痛;原发性肺癌、纵隔肿瘤可有胸部闷痛。

知识点27: 影响胸痛的因素	副高: 熟练掌握 正高: 熟练掌握

心绞痛常于用力或精神紧张时诱发,呈阵发性,含服硝酸甘油片迅速缓解;心肌梗死常呈持续性剧痛,虽含服硝酸甘油片仍不缓解;心脏神经症所致胸痛则常因运动反而好转;胸膜炎、自发性气胸、心包炎的胸痛常因咳嗽或深呼吸而加剧;过度换气综合征则用纸袋回吸呼气后胸痛可缓解。

知识点28: 胸痛伴随症状的诊断	副高: 熟练掌握 正高: 熟练掌握

严重肺炎、肺栓塞、气胸引起的疼痛可伴有呼吸困难。夹层动脉瘤破裂和大块肺栓塞时可出现血压下降或休克。心包炎、胸膜炎、肺脓肿和肺炎常伴有发热。食管疾病所致胸痛可伴有吞咽困难。肺梗死和肺癌的胸痛可有咯血或痰中带血。带状疱疹发生时,在胸壁出现沿肋间神经分布的成簇水疱,疱疹不越过体表中线。肺上沟癌出现胸肩部疼痛,可伴有霍纳综合征。结核性胸膜炎引起的胸痛可伴有结核中毒症状。

知识点29: 胸痛的诊断	副高: 熟练掌握 正高: 熟练掌握

应首先区别胸痛起源于胸壁还是胸内脏器病变,如已肯定病变来自胸腔内脏器官,应进

一步作为病变的定位（哪一个脏器）、定性与病因的诊断。

采集病史时重点询问发病年龄、起病缓急，胸痛部位、范围及有无放射痛，胸痛性状、轻重及持续时间，发生疼痛的诱因、加重与缓解的方式及伴随症状。

体格检查必须详细，胸壁疾患一般通过视诊和触诊即可诊断。叩诊浊音或实音应考虑到肺炎、肺梗死、肺癌、胸膜间皮瘤等；叩诊鼓音则考虑气胸。心绞痛及心肌梗死者心界正常或增大，心率增快听诊有异常发现等。腹部脏器疾患则有相应腹部体征。

例行检查血常规，白细胞计数增高对于感染性疾病引起的胸痛有帮助，心肌酶谱的检查对于鉴别心梗有重大意义。胸部X线、CT、心电图、超声心动图、纤维支气管镜、胸腔镜等检查都是必要的检查手段。

血常规检查可协助判断是否存在感染，心电图、心肌坏死标志物是确诊心肌梗死的重要手段，D-二体对急性肺栓塞的诊断有较好的支持价值，动脉血气分析和胸部X线检查有助于判断有无气胸、肺栓塞，腹部B超可以帮助判断腹腔脏器病变，心脏超声、主动脉螺旋CT对主动脉夹层有很高的检出率，冠状动脉造影是诊断冠心病的金标准，肺通气灌注成像有助于诊断肺栓塞。

| 知识点30：胸痛的处理 | 副高：熟练掌握　正高：熟练掌握 |

胸痛依病因不同，处理原则及具体手段均不同，胸痛的剧烈程度不一定与病情轻重相平行。镇痛只是初步手段，关键是针对原发病的治疗。可应用的手段包括卧床休息、物理治疗、镇痛药物及抗焦虑药物等。

第六节　呼　吸　困　难

| 知识点1：呼吸困难的概念 | 副高：熟练掌握　正高：熟练掌握 |

呼吸困难是一种觉得空气不足、呼吸费力和胸部窒息的主观感觉，或者患者主观感觉需要增加呼吸活动即为呼吸困难。在出现呼吸急促、端坐呼吸、鼻翼扇动、辅助呼吸肌参与、发绀或间歇性呼吸等体征前，检查者不一定能发现，有可能需要通过一些检查进行鉴别和证实。

| 知识点2：呼吸困难的发病机制 | 副高：熟练掌握　正高：熟练掌握 |

呼吸困难产生的机制复杂，尚未明确。呼吸系统的机械负荷增加、神经肌肉功能下降、呼吸驱动异常增加、反射反应增加或异常以及上述因素综合导致呼吸困难。呼吸困难产生于与呼吸有关的感觉系统被激活，一种或多种感受器可以单独或集中将传入冲动上传至中枢神经系统，经神经系统连续的处理，传出信号直接驱动通气。可以将呼吸困难理解为呼吸信号驱动的传入和传出不匹配以及驱动和机械反应的分离。

知识点3：呼吸困难程度的Hugh-Jones分类　　　　副高：熟练掌握　　正高：熟练掌握

呼吸困难程度的Hugh-Jones分类

Ⅰ度	与同龄组健康人一样工作、行走、爬坡及上下楼
Ⅱ度	平地行走与同龄组健康人一样工作，但爬坡、上下楼不如健康人
Ⅲ度	即使在平地上也不能像健康人一样，按自己的速度，可步行1000米以上
Ⅳ度	行走50米以上必须休息一会，否则不能继续行走
Ⅴ度	说话、穿衣也感到呼吸急促，不能外出活动

知识点4：肺外因素引起的呼吸困难　　　　副高：熟练掌握　　正高：熟练掌握

肺外因素引起的呼吸困难包括缺氧、机体氧耗量增加、贫血、中毒、药物作用、神经精神性因素等，较为常见的有：①氧耗量增加：机体氧耗量增加，如较强的体力活动、发热、甲亢等；②急性和慢性贫血：贫血和大量失血、休克可引起红细胞携氧减少，导致血氧含量下降，组织供氧不足，刺激呼吸中枢引起呼吸困难；③中毒性呼吸困难：包括各种原因引起的酸中毒和药物及化学物质中毒；④神经精神性呼吸困难：包括颅脑器质性疾病和精神或心理疾病引起的呼吸困难；⑤其他肺外疾病引起的呼吸困难：如空气氧含量下降、睡眠呼吸暂停综合征。

知识点5：中毒性呼吸困难的病因和机制　　　　副高：熟练掌握　　正高：熟练掌握

中毒性呼吸困难包括各种原因引起的酸中毒和药物及化学物质中毒。酸中毒主要是通过刺激颈动脉窦和主动脉体化学感受器作用或直接作用于呼吸中枢，引起深大呼吸，增加肺泡通气，比如糖尿病酮症酸中毒时的Kussmaul呼吸。一些化学毒物可以作用于血红蛋白，使其失去携带氧的能力，造成组织缺氧，引起呼吸困难，比如一氧化碳中毒时形成的碳氧血红蛋白，亚硝酸盐和苯胺中毒时形成的高铁血红蛋白等。氰化物中毒时，氰离子可以与细胞色素氧化酶中的三价铁结合，抑制细胞呼吸功能，导致组织缺氧引起呼吸困难。吗啡类药物、巴比妥类等镇静安眠药物中毒时，可以直接抑制呼吸中枢，使呼吸浅而慢，肺泡通气量减少，造成缺O_2和CO_2潴留。

知识点6：神经精神性呼吸困难的病因和机制　　　　副高：熟练掌握　　正高：熟练掌握

神经精神性呼吸困难包括颅脑器质性疾病和精神或心理疾病引起的呼吸困难。各种颅脑疾病，如脑血管病、颅脑外伤、脑炎、脑膜炎、脑脓肿和脑肿瘤等，可因颅内压升高影响呼吸中枢，使呼吸中枢兴奋性减低，引起呼吸困难，并常出现呼吸节律异常。心身性疾病包括癔症和神经症，这类患者常可感觉胸闷、气短，高通气综合征是由于通气过度超过生理代谢所需而引起的一组症状，表现为呼吸困难、气短、憋气等，不伴有相应的器质性原因，症状的发生与呼吸控制系统异常、自主呼吸调节丧失稳定性有关。

知识点7：其他肺外疾病引起呼吸困难的病因及机制　　　副高：掌握　正高：掌握

（1）空气氧含量下降：在海拔3000m以上，即使在静息状态下也会出现低氧血症，在海拔3500～5500m时，在静息时也可出现中重度低氧血症，在这种情况下代偿性过度通气也不能满足机体需要，从而出现呼吸困难。

（2）睡眠呼吸暂停综合征：是睡眠中反复出现的呼吸停止，既可因上气道部分阻塞引起，也可因中枢调节异常造成，常伴有打鼾和白日嗜睡，需进行血氧检测和多导睡眠仪诊断。

知识点8：呼吸系统疾病引起的呼吸困难　　　副高：熟练掌握　正高：熟练掌握

呼吸系统疾病引起的呼吸困难。①上气道疾病：如急性喉炎、喉头水肿、白喉、喉癌等，有时甲状腺肿大也会压迫气管；②气管疾病：如异物和肿瘤阻塞气道，急慢性支气管炎、支气管哮喘、慢性阻塞性肺疾病（COPD）、重症支气管扩张、弥漫性泛细支气管炎、支气管肺癌、纵隔肿瘤压迫气管等；③肺实质疾病：如肺炎、重症肺结核、肺脓肿、肺气肿、肺不张、肺尘埃沉着病、弥漫性肺间质疾病、肺囊性纤维化、ARDS等；④胸廓和胸膜疾病：如气胸、大量胸腔积液、广泛胸膜肥厚、间皮细胞瘤、胸廓外伤和严重畸形等；⑤神经肌肉疾病累及呼吸肌或药物引起呼吸肌麻痹：如运动神经元病、吉兰-巴雷综合征（急性炎症性脱髓鞘性多发性神经炎）、重症肌无力、肌松药引起呼吸肌无力等；⑥膈肌运动障碍：如横膈麻痹、大量腹水、腹腔巨大肿瘤、胃扩张、妊娠晚期等。双侧膈肌麻痹可导致吸气时上腹运动和膈肌运动相反，引起呼吸困难，甚至严重的通气障碍。创伤（$C_{3\sim5}$横切伤）和感染（脊髓灰质炎）也可引起吸气时膈肌反向上移；⑦肺血管疾病：如肺动脉高压、肺栓塞、原发性肺动脉闭塞等。

知识点9：肺血管疾病呼吸困难的病因和机制　　　副高：熟练掌握　正高：熟练掌握

肺血管疾病如肺动脉高压、肺栓塞、原发性肺动脉闭塞等。较大的肺栓塞可引起反射性支气管痉挛，血栓本身释放5-羟色胺、缓激肽和组胺等也促使气道收缩，栓塞后肺泡表面活性物质减少，肺顺应性下降，均使肺通气量减少；栓塞部分可形成无效腔样通气，未栓塞部分的肺血流相对增加，导致通气血流比例失调，可引起呼吸困难和低氧血症。原发性肺动脉高压时，心排血量下降，肺通气血流比例失调和每分通气量下降等因素可引起劳力性呼吸困难。

知识点10：心血管系统疾病引起的呼吸困难　　　副高：熟练掌握　正高：熟练掌握

各种原因引起的心力衰竭、心包积液或心包缩窄等，以及输液过多和过快，均可引起心源性呼吸困难。由于左心排出量减少，引起肺淤血，导致肺间质水肿，弥散功能下降；急性肺水肿伴肺泡渗出增多，可引起肺顺应性下降，同时呼吸道阻力也会增加；输液过多和过快可以引起肺血管静水压增高。以上情况发生时，也会引起呼吸困难。

知识点11：呼吸困难根据临床表现的分类　　　副高：熟练掌握　　正高：熟练掌握

根据临床表现，可将呼吸困难分为肺源性呼吸困难、心源性呼吸困难、中毒性呼吸困难、中枢性呼吸困难和癔症患者呼吸困难5种类型。

知识点12：肺源性呼吸困难的类型及临床表现　　　副高：熟练掌握　　正高：熟练掌握

（1）吸气性呼吸困难：吸气困难，伴有干咳，重者可出现吸气时胸骨上窝、锁骨上窝和肋间隙明显凹陷，即"三凹征"，可有高调吸气性喉鸣，提示喉、气管和大气道阻塞和狭窄，如突然出现，要考虑各种原因引起的喉头水肿和喉痉挛，伴有发热且出现较快，可能为急性喉炎或白喉，逐渐出现要考虑喉部肿瘤。

（2）呼气性呼吸困难：呼气困难，呼气时间延长，常伴有干啰音或哮鸣音。主要见于下呼吸道阻塞的疾病，由于小支气管痉挛和狭窄、肺组织弹性减弱引起呼吸困难，如急性细支气管炎、支气管哮喘、COPD、变应性支气管肺曲菌病（ABPA）等。

（3）混合性呼吸困难：吸气、呼气都有困难。可见于广泛的肺间质和肺实质疾病、胸廓和胸膜疾病、神经肌肉疾病等。呼吸频率可以变浅快，并可听到病理性呼吸音。

知识点13：心源性呼吸困难的临床表现　　　副高：熟练掌握　　正高：熟练掌握

左心功能不全引起呼吸困难的特点为活动和仰卧位明显，休息和坐位时减轻，严重者可咳出粉红色泡沫痰，伴有大汗，双肺底部可闻及吸气末细湿啰音，有时可出现哮鸣音等。因为坐位可以使回心血量减少，减轻肺淤血，同时还可以使膈肌降低，增加10%～30%的肺活量，所以在病情较重者，常被迫采用端坐呼吸。有的患者可出现夜间阵发性呼吸困难，在睡眠中被迫坐起，惊恐不安，伴有咳嗽，轻者数分钟或数十分钟可以缓解，重者则可出现上述严重症状。

知识点14：中毒性呼吸困难的临床表现　　　副高：熟练掌握　　正高：熟练掌握

因酸中毒所致者多为深大呼吸，根据病因不同呼出气可有尿（氨）味（尿毒症）或烂苹果味（糖尿病酮症酸中毒）。镇静药或安眠药中毒抑制了呼吸中枢，则呼吸困难表现为呼吸浅表、缓慢，可有节律异常。

知识点 15：中枢性呼吸困难的临床表现　　　　副高：熟练掌握　正高：熟练掌握

中枢性呼吸困难由颅内压升高或呼吸中枢抑制引起，表现为呼吸浅慢或呼吸过快和过慢交替、呼吸暂停，比如潮式呼吸、间停呼吸等。

知识点 16：癔症患者呼吸困难的临床表现　　　　副高：熟练掌握　正高：熟练掌握

癔症患者呼吸困难常表现为呼吸浅表、频数，常因过度通气出现呼吸性碱中毒表现，如口周和肢体麻木、手足搐搦等，神经症患者有时可出现叹息样呼气，长出气后自觉好转。高通气综合征患者的临床症状可涉及多个系统，包括胸闷、气短和呼吸困难，同时可有头晕、心悸、焦虑等，常为深快呼吸，可由过度通气激发试验诱发。

知识点 17：急性呼吸困难常见病因及特点　　　　副高：掌握　正高：掌握

疾病	病史	体格检查	X线胸片	实验室及可能的辅助检查
心脏：心衰，急性冠脉综合征，心律失常，心包炎	胸痛，端坐呼吸，夜间阵发性呼吸困难，水肿，心悸	发绀，湿啰音，水肿，颈静脉充盈，杂音（S_3 或 S_4），肝颈静脉回流征	心脏扩大，胸腔积液，间质水肿	ECG，BNP，心肌酶，肌钙蛋白，UCG，Holter，CT 或冠脉造影，放射性核素，右心导管
COPD 急性加重	气促加重，痰量变多	缩唇呼吸，哮鸣，桶状胸，呼吸音减低，呼气延长	肺过度充气，肺大疱	血气分析，肺通气功能+弥散功能，薄层 CT
哮喘急性加重	哮喘病史，过敏史，对 β 受体支气管扩张剂敏感，胸紧	哮喘，咳嗽，心动过速，呼气延长	肺过度充气	血气分析，肺通气功能+舒张试验，PEFR，变应原，IgE
肺炎	发热，咳嗽，脓痰，胸痛	发热，湿啰音，呼吸音减弱，震颤增加	肺实质浸润	WBC，CRP，PCT，细菌学检查，CT
肺栓塞	胸膜性胸痛，下肢肿胀/疼痛，危险因素	哮鸣，摩擦音，下肢肿胀，心动过速，气促，低热	正常，肺不张，胸腔积液，楔形阴影	D-二聚体，ECG，动脉-肺泡氧分压差，肺动脉造影，螺旋 CT，下肢静脉多普勒，通气/灌注显像，UCG，磁共振静脉造影
气胸	胸膜性胸痛	单侧鼓音，呼吸音消失，气管移位	胸膜腔积气，肺压缩，纵隔移位	CT，超声，胸腔压力测定
上气道阻塞：喉痉挛，异物吸入	窒息史，气过水音呼吸，持续肺炎	喉鸣，哮鸣	可见异物，气体陷闭，过度充气	喉 X 线片，CT，喉镜，气管镜，流速/容量环和肺通气功能
心因性	情绪不稳定，临近末日感，神经质	叹气	正常	排除器质性，焦虑，抑郁评分

知识点18：慢性呼吸困难常见病因及特点　　　　　　　副高：掌握　　正高：掌握

疾病	病史	体格检查	X线胸片	实验室及辅助检查
右心或左心衰竭（CHF）	胸痛，端坐呼吸，夜间阵发性呼吸困难，水肿	发绀，湿啰音，水肿，颈静脉充盈（S_3或S_4），肝颈静脉回流征	心脏扩大，胸腔积液，间质水肿	ECG，BNP，UCG，心肌酶，肌钙蛋白，冠脉造影，放射性核素，右心导管，心肺运动试验
COPD	吸烟史，慢性咳嗽	缩唇呼吸，喘息，桶状胸，呼吸音减低	肺过度充气，肺大疱	血气分析，肺通气功能+弥散功能，薄层CT
哮喘	儿童病史，过敏史，职业，运动诱发	哮鸣，咳嗽	肺过度充气	肺通气功能+舒张试验，PEFR，支气管激发试验，变应原，IgE，嗜酸性粒细胞
间质性肺疾病	渐进性气促，职业或环境暴露	吸气相细湿啰音	肺容积减小，间质病变，纤维化	薄层CT，支气管肺泡灌洗，肺活检，肺容积+弥散功能，肺顺应性，胶原结缔组织，血管炎等指标
肺恶性肿瘤	咳嗽，咯血，气促，疲乏，发热，盗汗，消瘦	呼吸音减弱，杵状指，肺门淋巴结肿大，局部肺不张	肺部肿块	螺旋CT，放射性核素，PET-CT，气管镜，CEA等肿瘤指标，胸腔镜，气道超声，肺活检
心理性：高通气，焦虑，惊恐发作	情绪不稳定，临近末日感，神经质	叹气	正常	排除器质性，焦虑，抑郁评分
贫血	疲乏，活动后气促	心动过速，结膜苍白	正常	

知识点19：根据发生时间的长短进行鉴别　　　副高：熟练掌握　　正高：熟练掌握

（1）急性发生的呼吸困难：可见于气管异物、喉头水肿、支气管哮喘、肺栓塞、气胸、急性呼吸窘迫综合征、急性左心功能不全、高通气综合征等。

（2）慢性发生（逐渐发生）的呼吸困难：可见于支气管炎、肺炎、COPD、胸腔积液、肺不张、肺癌、弥漫性肺间质疾病、结节病、肺血管炎、弥漫性泛细支气管炎、肺尘埃沉着病、肺动脉高压、神经肌肉疾病等。

知识点20：根据肺功能检查结果进行鉴别　　　副高：熟练掌握　　正高：熟练掌握

（1）限制性通气功能障碍：肺的通气和换气均受到影响，肺活量和肺总量下降，可由肺外或肺本身因素引起，一般在活动时无明显不适，但在活动后出现明显的呼吸困难，包括各种原因引起的呼吸受限、胸腔积液、广泛胸膜增厚、肺间质纤维化等。

（2）阻塞性通气功能障碍：气道阻力增加引起呼吸困难，呼气流速减慢，第1秒用力肺活量占肺总量比值下降，可见于支气管哮喘、COPD、弥漫性泛细支气管炎等。

知识点21：根据伴发症状进行鉴别　　　　　副高：熟练掌握　正高：熟练掌握

（1）伴胸痛：见于肺炎、肺栓塞、胸膜炎、气胸、急性心肌梗死、肺癌等。

（2）伴咳嗽、咳痰：见于慢性支气管炎、COPD、肺脓肿等。

（3）伴发热：见于肺炎、胸膜炎、肺脓肿等。

（4）伴意识障碍：可见于脑血管意外、急性中毒、肺性脑病等。

（5）伴咯血：可见于肺结核、肺癌、支气管扩张等。

知识点22：病史、体格检查　　　　　　　　副高：掌握　正高：掌握

病史、体格检查对急、慢性呼吸困难的诊断十分重要。详细病史是缩小鉴别诊断范围的关键，尤其需注意：①持续时间：慢性或进行性主要是原发心肺疾病；急性发作可能是哮喘发作、感染、肺栓塞、间歇性心功能不全、心源性或吸入刺激物、变应原、异物；②发病情况：突然发病可能是肺栓塞或自发性气胸；间歇性发作多见于可逆性疾病，如支气管痉挛、胸腔积液、CHF、慢性反复血栓栓塞；进行性加重见于COPD、神经肌肉疾病、肺间质性疾病；③体位改变：端坐呼吸可出现于左心衰、COPD、神经肌肉病变，夜间阵发性呼吸困难多见于左室衰竭，也见于COPD；④外伤：需排除血（气）胸、肺泡出血、心包积液及心脏压塞；⑤伴随症状：咳嗽提示哮喘或肺炎，咳嗽、咳痰性状改变可能是COPD急性加重。咳嗽、咳痰和发热更倾向于感染性。发热、咽喉痛、急性呼吸困难考虑会厌炎。呼吸困难伴胸痛可见于冠心病或胸膜疾病；胸膜性胸痛多见于气胸、肺栓塞、肺炎和胸膜炎。消化不良提示胃食管反流、误吸；⑥流行病史：严重的急性呼吸困难需警惕人感染高致病性禽流感、严重急性呼吸综合征（SARS）；哮喘样发作需排除地方性血吸虫病。

体格检查应集中在颈、胸、肺、心、下肢、神经系统。颈部异常体征有气管偏移、甲状腺肿、颈静脉充盈、淋巴结肿大；喘鸣音提示心衰、过敏和支气管痉挛。S_3奔马律、心尖搏动点移位、颈静脉扩张同时存在考虑心衰；深大和快速的库氏呼吸见于糖尿病酮症酸中毒、肾衰竭引起的代谢性酸中毒。

知识点23：呼吸困难的实验室检查　　　　　副高：熟练掌握　正高：熟练掌握

血常规检查在感染时有白细胞计数增高、中性粒细胞增多，过敏性疾患时嗜酸性粒细胞计数增高。血沉、CRP、肝肾功能等检查，相关药物浓度监测，变应原检测，必要时骨髓检查都会对诊断有一定帮助。

支气管-肺疾病应注意痰量、性质、气味，并做细菌培养、真菌培养，痰中找结核菌等都有一定诊断价值。

知识点24：呼吸困难的辅助检查　　　　　　副高：掌握　正高：掌握

对怀疑因心肺疾患引起的呼吸困难均需做胸部X线或CT检查、心电图、超声心动图等

检查。对慢性肺疾病需做肺功能测定，诊断肺功能损害的性质和程度。胸片检查常可发现气胸、胸腔积液、骨折、肺癌、膈肌异常；过度充气和肺大疱提示COPD；肺血管充血、心脏增大、间质纹理增粗和胸腔积液提示左心衰竭；间质纹理粗乱提示炎症或纤维化。

纤维支气管镜检查用于支气管肿瘤、狭窄、异物的诊断和治疗，肺穿刺活检对肺纤维化、肿瘤等意义重大。

| 知识点25：呼吸困难的处理 | 副高：熟练掌握　正高：熟练掌握 |

（1）对于可逆性的致病原因，例如严重的贫血、支气管痉挛、肺炎等，给予适当的病因处理措施，可以在短时间内获得缓解，当然在等待治疗效果出现前，缓解患者的呼吸困难必须同时考量及进行。

（2）若属无法去除的原因，如恶性肿瘤，则可使用药物控制，或非侵入性的氧气给予，以减少患者的不适感。较常使用的药物包括类固醇、吗啡、镇静剂及抗焦虑剂。

（3）非药物性的介入，也可以使患者感到舒适而减缓呼吸困难症状，例如，家属的卫生知识宣传教育及支持、处理焦虑、限制病房内人数、降低室温（不让患者感到寒冷）、打开窗户维持良好的视线、祛除病房内变应原（烟、宠物、花粉）、增加病房湿度、调整姿势提高颈部位置、物理治疗如放松、分散注意、按摩或催眠等。

第七节　发　绀

| 知识点1：发绀的概念 | 副高：熟练掌握　正高：熟练掌握 |

发绀旧称紫绀，是指血液中还原血红蛋白增多，致皮肤和黏膜出现弥漫性青紫。发绀在皮肤较薄、色素较少和毛细血管丰富的部位，如口唇、鼻尖、颊部与甲床等处较为明显，易于观察。

| 知识点2：发绀的发生机制 | 副高：熟练掌握　正高：熟练掌握 |

当毛细血管血液的还原血红蛋白量超过50g/L（5g/dl）时或当动脉血氧饱和度（SaO_2）＜85%时可出现发绀，发绀在贫血时不易发现而在红细胞增多时容易发现。临床所见发绀，有相当一部分不能确切反映动脉血氧下降情况。广义的发绀还包括少数因异常血红蛋白所致青紫，如血中高铁血红蛋白含量达30g/L，硫化血红蛋白含量达5g/L，也可出现发绀。

| 知识点3：血液中还原血红蛋白增多引起的发绀 | 副高：熟练掌握　正高：熟练掌握 |

（1）中心性发绀：特点表现为全身性、除四肢及颜面外，也累及躯干和黏膜的皮肤，但受累部位的皮肤是温暖的。一般可分为肺性发绀和心性混合性发绀两种，常见于弥漫性肺间质纤维化、急性呼吸窘迫综合征、原发性肺动脉高压、发绀型先天性心脏病等。

（2）周围性发绀：是由于周围循环血流障碍所引起的。其特点是常出现于肢体的末端部位与下垂部分，如肢端、耳垂与口唇处明显，这些部位的皮肤发凉，如使之温暖，发绀即消退。它包括淤血性周围性发绀，如右心功能不全、慢性缩窄性心包炎；缺血性周围性发绀，如严重休克、肢体动脉闭塞等。

（3）混合性发绀：与中心性发绀同时存在，可见于心力衰竭等。

知识点4：药物或化学物质中毒所致的高铁血红蛋白血症

副高：熟练掌握　正高：熟练掌握

药物或化学物质中毒所致的高铁血红蛋白血症通常由伯氨喹啉、亚硝酸盐、氯酸钾、次硝酸铋、磺胺类、苯丙砜、硝基苯、苯胺等中毒引起。特点是急骤出现，暂时性，病情严重，经过氧疗青紫不减，抽出的静脉血呈深棕色，暴露于空气中也不能转变成鲜红色，若静脉注射亚甲蓝溶液、硫代硫酸钠或大剂量维生素C，均可使青紫消退。由于大量进食含有亚硝酸盐的变质蔬菜而引起的中毒性高铁血红蛋白血症，也可出现发绀，称"肠源性青紫症"。

知识点5：先天性高铁血红蛋白血症　　副高：熟练掌握　正高：熟练掌握

先天性高铁血红蛋白血症的患者自幼即有发绀，有家族史，而无心肺疾病及引起异常血红蛋白的其他原因，身体一般健康状况较好。特发性阵发性高铁血红蛋白血症，见于女性，发绀与月经周期有关，机制未明。

知识点6：硫化血红蛋白血症　　　　副高：熟练掌握　正高：熟练掌握

凡能引起高铁血红蛋白血症的药物或化学物质均能引起硫化血红蛋白血症。便秘患者服用硫化物（主要为含硫的氨基酸），在肠内形成大量硫化氢而生成硫化血红蛋白。硫化血红蛋白血症患者发绀的特点是持续时间长，可达几个月或更长时间，患者的血液呈蓝褐色，分光镜检查可确定硫化血红蛋白的存在。

知识点7：发绀的病史询问要点　　　副高：熟练掌握　正高：熟练掌握

（1）发绀出现的时间：自幼即发现的发绀绝大多数见于发绀型先天性心脏病，偶见于先天性肺部动静脉瘘或先天性变性血红蛋白症，中年以后出现者多见于肺性发绀，急性发绀常见于休克、药物或化学性急性中毒、肠源性发绀及急性心功能不全。

（2）发绀分布与范围：若为中心性发绀，则当询问有无心悸、气促、胸痛、咳嗽、晕厥、尿少等心、肺疾病症状；若为外周性发绀则当注意上半身或某个肢体或肢端有无局部肿胀、疼痛、肢凉、受寒等情况变化。

（3）有无摄取相关药物、化学物品、变质蔬菜和持久便秘情况下过多食蛋类与硫化物病史，特别是对无心、肺症状起病较急的患者。

（4）若为育龄女性，尚需了解发绀与月经的关系。

知识点8：发绀的体格检查要点　　　　　副高：熟练掌握　正高：熟练掌握

（1）有无发绀：发绀在皮肤较薄、色素较少和毛细血管丰富的部位最明显，如口唇、结膜、口腔黏膜、鼻尖、面颊、耳垂、指甲床。

（2）有无杵状指（趾）：显著杵状指（趾）主要见于发绀型先心病、肺动静脉瘘及肺动脉硬化。轻度杵状指（趾）常见于慢性肺部疾病者，无杵状指（趾）者见于后天性心脏病、变性血红蛋白或硫化血红蛋白血症及原发性红细胞增多症。

（3）有无急慢性肺部疾病表现：如喉梗阻、支气管哮喘、肺炎、肺梗死、肺气肿、肺动静脉瘘。

（4）有无先天性及获得性心脏病表现：如法洛四联症、艾森曼格综合征、风湿性心脏病、慢性缩窄性心包炎等。有无周围循环衰竭表现，如休克等。

（5）有无四肢末端循环障碍表现：应除外血栓闭塞性脉管炎、雷诺病、循环衰竭。

（6）有无变性血红蛋白血症、硫化血红蛋白血症、原发性红细胞增多症等表现。

知识点9：发绀的实验室及辅助检查　　　　副高：熟练掌握　正高：熟练掌握

（1）必须要做的检查：血常规、心电图、胸部X线片及血气分析。

（2）应选择做的检查：超声心动图、心导管术及心血管造影、异常血红蛋白测定等。

知识点10：发绀的处理　　　　　　　　　副高：熟练掌握　正高：熟练掌握

（1）针对引起发绀的原因给予处理，如病因可纠正的先天性心脏病，宜择期手术治疗。

（2）重度发绀伴呼吸困难者，需立即吸氧；合并呼吸道感染者需用抗菌药物控制感染，合并心衰者，需纠正心力衰竭。

（3）变性血红蛋白血症者（如肠源性发绀），应给予静脉注射亚甲蓝溶液或大量维生素C。

第二章　呼吸系统疾病微生物学

第一节　常见病原微生物种类与特性

知识点1：细菌的分类　　　　　　　　　副高：掌握　正高：掌握

细菌最早的分类法是根据生物学特性来确定，如按细菌形状可分为球菌或杆菌等；按革兰染色特性分革兰阳性菌或革兰阴性菌；按生长时对氧气的需求分需氧菌、厌氧菌和兼性厌氧菌。完整的分类需根据DNA相似性分析进行归类。临床细菌检验常根据形态和染色等生物学特性作大致归类如革兰阳性球菌、革兰阴性杆菌，然后根据进一步生化试验等特性确定细菌的科、属、种。

知识点2：革兰阳性球菌的种类　　　　　　副高：掌握　正高：掌握

与人类感染有关的需氧或兼性厌氧的革兰阳性球菌有触酶阳性的微球菌科和触酶阴性的链球菌科两种。前者包括葡萄球菌属、微球菌属以及少见的口腔球菌属、动性球菌属，后者则包括链球菌属、肠球菌属以及少见的乳球菌属、气球菌属、无色藻菌属、平面球菌属和孪生球菌属。

知识点3：葡萄球菌的特性及常见种类　　　副高：掌握　正高：掌握

葡萄球菌系革兰阳性球菌，成单、成双或葡萄状排列，营养要求低，绝大多数为兼性厌氧菌，触酶阳性，可利用多种碳水化合物产酸，无鞭毛，无芽胞，一般不形成荚膜。最适宜生长温度和pH分别为30~37℃和7.4~7.5，但在6.5~40℃和pH 4.2~9.3均可生长。耐盐性较强，在含10%~15%氯化钠培养基仍能生长。葡萄球菌属至少分35个种、17个亚种。呼吸道标本中常见的有金黄色葡萄球菌（简称金葡菌）、表皮葡萄球菌、溶血葡萄球菌、人型葡萄球菌、腐生葡萄球菌等。金黄色葡萄球菌是最重要的致病葡萄球菌。

知识点4：葡萄球菌的分类　　　　　　　　副高：掌握　正高：掌握

葡萄球菌按细菌是否产血浆凝固酶可以分为凝固酶阳性葡萄球菌和凝固酶阴性葡萄球菌（CoNS）。前者不论是否产溶血素或金黄色素，如为人类标本分离株可确定是金葡菌。CoNS则通常指除金葡菌外的所有葡萄球菌，以表皮葡萄球菌最常见，其他尚包括腐生葡萄球菌、人型葡萄球菌、溶血葡萄球菌等。鉴于一般临床细菌室条件所限和临床实际应用价值，对凝固酶阴性葡萄球菌多不做进一步鉴定，而简单报告为CoNS。对血液或通常为无菌部位分离出的细菌，或医院感染标本需要追踪传染源，应进一步做有关生化试验将CoNS鉴定至菌种水平。

知识点5：葡萄球菌的致病力　　　　副高：掌握　正高：掌握

葡萄球菌的致病力取决于其产生毒素和酶的能力，以金葡菌致病性最强，致病株能产生溶血素（α、β、γ、δ 4种）、杀白细胞素、肠毒素、血浆凝固酶、DNA酶、溶纤维蛋白酶、透明质酸酶等多种。CoNS系条件致病或非致病菌，大多数菌种如表皮葡萄球菌和腐生葡萄球菌，基本不产生对人体具有毒性的毒素和酶。

知识点6：葡萄球菌的致病作用　　　　副高：掌握　正高：掌握

葡萄球菌是最常见的化脓性球菌，可引起皮肤、血液、呼吸道、泌尿道、消化道等很多部位的感染。在手术部位感染、导管相关血流感染、皮肤烧伤感染和ICU、青壮年、昏迷或严重创伤人群的医院内肺炎中相当常见，分别占20%～60%。在社区感染如皮肤软组织感染中金葡菌是常见病原体。据报道静脉吸毒人群中金葡菌引起的感染性心内膜炎相当常见。在社区获得性肺炎金葡菌也占一定比例，多数继发于病毒性肺部感染（麻疹、流感）后或系由皮肤感染经血道至肺部，后者在农村地区较为多见。

知识点7：甲氧西林耐药葡萄球菌的主要耐药机制　　　　副高：掌握　正高：掌握

甲氧西林耐药葡萄球菌（MRS）的主要耐药机制是细菌获得称为葡萄球菌盒式染色体（SCCmec），并由mecA基因编码产生一种与β内酰胺类抗生素亲和力低的青霉素结合蛋白（PBP-2a）。由于MRS除对甲氧西林耐药外，对所有的青霉素、大多数头孢菌素和其他β-内酰胺类抗生素耐药，同时对某些氨基糖苷类抗生素、红霉素、氯霉素、四环素和林可霉素也耐药，所以感染的病死率高。有些MRS菌株，体外药敏试验显示其对头孢菌素敏感，但临床治疗常常失败，故临床微生物实验室和临床医师对MRS不论药敏试验结果如何，均应认为其对头孢菌素耐药。MRS对利福平、某些氨基糖苷类抗生素（如庆大霉素、奈替米星）、褐霉素敏感，有些菌株对氟喹诺酮类和复方磺胺甲噁唑具有一定敏感性，但耐药菌株多。MRS对万古霉素、替考拉宁、利奈唑胺极少耐药，对严重MRS感染者，这些药物应列为首选药物。

知识点8：链球菌的特性　　　　副高：掌握　正高：掌握

链球菌系革兰阳性球菌，直径为0.5～1μm，较葡萄球菌小。常成双或短链状排列，在液体培养基上可呈长链。营养要求较高，但菌种间差别较大。菌落小、较坚硬。多数为兼性厌氧菌，触酶阴性，无鞭毛和芽胞。链球菌在幼龄培养中常可见到透明质酸酶形成的荚膜，持续培养后消失。最适宜生长温度和pH分别为37℃和7.4~7.5。对热及化学消毒剂很敏感，易被杀灭。

| 知识点9：链球菌按溶血情况分类 | 副高：掌握　正高：掌握 |

链球菌按溶血情况分类方法简便、易行，但由于不少链球菌溶血反应易变，而且培养环境改变也影响溶血类型，故此分类方法尚显粗糙。链球菌根据链球菌在血平板上的溶血情况即部分溶血、完全溶血和不溶血，可分为：①甲型（α）溶血性链球菌，又称草绿色链球菌。肺炎链球菌也呈甲型溶血；②乙型（β）溶血性链球菌，简称溶血性链球菌；③丙型（γ）溶血性链球菌，又称非溶血性链球菌。

| 知识点10：链球菌按抗原分类 | 副高：掌握　正高：掌握 |

根据链球菌细胞壁上多糖类C抗原的不同，Lancefield用血清沉淀法将链球菌分离出A~H和K~V血清群。又根据细胞壁上表面抗原蛋白成分不同，每群又分为若干不同的血清型。引起人类感染的常见链球菌主要为A、B、C、D、F和G群。

| 知识点11：链球菌的综合分类 | 副高：掌握　正高：掌握 |

参照链球菌的溶血性、抗原性、生长特点和生化反应等进行分类，以期将链球菌分类至种的水平。目前对乙型溶血性链球菌已要求鉴定至种的水平，如化脓性链球菌即A群链球菌、无乳链球菌即B群链球菌，而尽量不用乙型溶血性链球菌之名。对非溶血性链球菌也有类似要求，如牛链球菌和马链球菌等。草绿色链球菌群包括近20个菌种，由于生化鉴定繁复等原因，除肺炎链球菌外，目前临床上多数仅能鉴定到群，即血链球菌群、唾液链球菌群、缓症链球菌群、变异链球菌群、咽峡炎链球菌群等。对正常菌群污染标本如痰或咽拭子培养，不要求分群而简单地报告为草绿色链球菌即可。

| 知识点12：链球菌常见定植部位和频度 | 副高：掌握　正高：掌握 |

链球菌属中许多菌种是人类正常菌群的组成成分，但是不同菌种常见定植部位和频度差异较大。草绿色链球菌在唾液中浓度约为$10^{7~8}$cfu/ml，占人类口腔细菌的30%~60%，绝大多数咽拭子或痰标本可分离到草绿色链球菌中常见的几个亚群，即血链球菌、唾液链球菌、缓症链球菌、变异链球菌和咽峡炎链球菌。本群也定植于皮肤、肠道和阴道等处，但浓度较低。致病性链球菌在正常人群中检出也非少见。在学龄儿童中，无症状的A群链球菌带菌者可高达15%~20%，主要定植于口腔、鼻咽和皮肤，成人较少。B群链球菌定植部位主要是女性阴道、肠道和尿道。30%正常人直肠和2%~29%孕妇阴道可检出B群链球菌。肺炎链球菌存在于许多动物的上呼吸道，也是上呼吸道的正常菌群成员，约5%成人和15%儿童可

检出此菌，但一般环境中不能检出。

知识点13：A群链球菌的特性和致病作用　　　　副高：掌握　正高：掌握

A群链球菌是人类重要致病菌，可产生多种酶如透明质酸酶（又称扩散因子）、链激酶（溶纤维蛋白酶）、链道酶（脱氧核糖核酸酶）和外毒素如溶血素O、S和红疹毒素等。其引起的常见感染有急性咽炎和急性扁桃体炎、猩红热、丹毒、脓皮病、伤口感染、坏死性筋膜炎和链球菌中毒性休克综合征（STSS）等，下呼吸道感染则较少见。链球菌感染诱发机体变态反应所致的疾病即风湿热和肾小球肾炎，主要也是A群链球菌所致。A群链球菌对许多抗菌药物多较敏感，青霉素仍是治疗该菌所致感染的首选药物。青霉素过敏者可选用红霉素。20世纪80年代，A群链球菌对红霉素耐药率低于5%，而近年来耐药率在部分地区高达20%～44%。

知识点14：B群链球菌的特性　　　　副高：掌握　正高：掌握

B群链球菌的致病力主要与其特异型荚膜多糖抗原、S抗原、脂磷壁酸、神经氨酸酶毒力因子有关。本菌是产后感染（常见有子宫内膜炎和切口感染）和新生儿感染（主要为败血症、肺炎和脑膜炎）的常见病原体。B群链球菌感染较少见，但是其耐药率明显高于A群链球菌。国内已发现耐多种抗生素的B群链球菌菌株，有报道对青霉素、氨苄西林、红霉素、头孢曲松和复方磺胺甲噁唑的耐药率超过50%。

知识点15：肺炎链球菌对青霉素的耐药性　　　　副高：掌握　正高：掌握

肺炎链球菌对青霉素的耐药主要是通过改变青霉素结合蛋白（PBP），降低PBP和青霉素的结合力达到的，最主要的PBP改变发生在PBP1a、PBP2b和PBP2x，尤其是PBP2x和PBP2b，而与质粒介导的β内酰胺酶无关，因此加用酶抑制剂的办法不能改善对肺炎链球菌的敏感性。

知识点16：肠球菌的特性　　　　副高：掌握　正高：掌握

肠球菌系革兰阳性球菌，卵圆形，单个或成双排列，有时呈短链状。兼性厌氧，触酶阴性，无芽胞。通常不溶血，也可有β溶血，极少数出现α溶血。最适宜生长温度为35℃。含40%胆汁的培养基中可水解七叶苷。

知识点17：肠球菌属的分类　　　　副高：掌握　正高：掌握

根据目前分类方法，肠球菌属有12个菌种：粪肠球菌、屎肠球菌、坚韧肠球菌、鸟肠球菌等。按菌种划分，引起感染的肠球菌大部分是粪肠球菌，占80%，但流行病学调查显示，近年来耐药率更高的屎肠球菌，临床分离率呈上升态势。

| 知识点18：肠球菌的耐药性 | 副高：掌握　正高：掌握 |

肠球菌作为当今医院感染病原体的特点是其显著的耐药性。本菌对许多抗菌药有天然或固有的耐药性，如对β内酰胺类、克林霉素、低水平氨基糖苷类、复方磺胺甲噁唑等的耐药。获得性耐药表现为对高水平的氨基糖苷类、高水平的青霉素、红霉素、万古霉素等的耐药。由于肠球菌含有低分子青霉素结合蛋白（PBP）与多种抗生素的亲和力较低，故其天然耐药率高。约10%可通过获得β内酰胺酶基因产生β内酰胺酶使青霉素和氨苄西林抗生素失活。

| 知识点19：微球菌属的种类和特性 | 副高：掌握　正高：掌握 |

微球菌属包括藤黄微球菌、玫瑰色微球菌、里拉微球菌、西宫微球菌、活泼微球菌、变异微球菌、克氏微球菌、栖息微球菌和喜盐微球菌9个菌种。许多生物学特性与葡萄球菌属相似，但本菌不能在无氧环境下分解葡萄糖产酸、改良氧化酶试验阳性、对杆菌肽敏感和呋喃唑酮耐药，以此可与葡萄球菌属相鉴别。微球菌极少引起临床感染，故多数情况下临床微生物实验室可直接报告微球菌属而不必鉴定至种。

| 知识点20：奈瑟菌的特性 | 副高：掌握　正高：掌握 |

奈瑟菌为需氧革兰阴性球菌，可呈圆形和肾形，成双或短链状排列，氧化酶和触酶阳性，无鞭毛，无芽胞，最适宜生长温度35～37℃。本属共分10个种，脑膜炎奈瑟菌、淋病奈瑟菌是主要致病菌，营养要求较高，只有在5%～10% CO_2环境和营养丰富的培养基制成的血液琼脂或巧克力琼脂平板，并保持一定湿度下才能生长。对干燥、冷、热和常用消毒剂均非常敏感，所以对疑似脑膜炎奈瑟菌感染的送检标本一定要注意保暖。本菌产自溶酶，培养基内细菌如不及时移种，数日内即死亡。

| 知识点21：莫拉菌的特性 | 副高：掌握　正高：掌握 |

莫拉菌为需氧革兰阴性球菌，成单或双排列，氧化酶和触酶阳性，无鞭毛，无芽胞，DNA酶阳性是其重要的鉴定特征之一。生长不需要特殊营养条件。最适宜生长温度35～37℃。在5%～10% CO_2环境过夜培养，可形成1～3mm直径的无色菌落，有些菌株在初分离时菌落可微凹陷在琼脂中。

| 知识点22：莫拉菌属的分类 | 副高：掌握　正高：掌握 |

莫拉菌属按球菌和球杆菌可分两个亚属，布兰汉菌为球菌，命名为莫拉菌布兰汉亚属，

亚属有4个菌种：卡他莫拉菌、猪莫拉菌、羊莫拉菌和兔莫拉菌。与人类有关的是卡他莫拉菌，原称卡他奈瑟菌或卡他布兰汉菌。

知识点23：莫拉菌的致病性　　　　　　　　副高：掌握　正高：掌握

莫拉菌是一种致病菌，其不仅是社区肺炎的病原菌，还可引起儿童和成人的中耳炎、鼻窦炎、尿道炎、结膜炎，在免疫功能抑制宿主，还可致肺炎、心内膜炎、败血症和脑膜炎。

知识点24：棒状杆菌的特性和种类　　　　　　副高：掌握　正高：掌握

棒状杆菌是一群革兰阳性、菌体一端或两端膨大呈棒形、直的或微弯曲的杆菌，细菌常簇状聚集，呈V、L、Y形或栅状排列，着色不均，有异染颗粒。需氧或兼性厌氧，无鞭毛，无芽胞，不形成荚膜，触酶和氧化酶阳性，棒状杆菌属有59个种，其中36个种与人类疾病有关。代表菌种白喉棒状杆菌，是绝对致病菌。在一般培养基上生长不良，需添加一种或多种维生素、氨基酸、嘌呤和嘧啶。

知识点25：白喉杆菌的临床常见类型及诊断　　副高：掌握　正高：掌握

白喉杆菌主要通过分泌外毒素致病。外毒素在局部引起组织坏死和急性假膜性炎症，临床常见类型有咽白喉、喉及支气管白喉，鼻白喉和皮肤或伤口白喉少见；外毒素进入血液可引起心肌炎、周围神经麻痹和中毒性肾病等。白喉杆菌一般停留于局部病灶，不进入血液。假膜涂片发现类似白喉杆菌者可初步拟诊，如培养阳性则基本可确诊。在白喉流行期间，如咽拭子培养阳性而无相应的白喉临床表现，要考虑健康带菌可能。培养阴性不能完全除外白喉。有关白喉杆菌耐药性报告甚少，临床上青霉素和红霉素仍是治疗白喉的首选药物，其他可选阿莫西林和利福平等。

知识点26：类白喉杆菌的类型　　　　　　　　副高：掌握　正高：掌握

白喉杆菌以外的棒状杆菌也称类白喉杆菌，系条件致病菌或非致病菌，包括溃疡棒状杆菌、假结核棒状杆菌、杰克棒状杆菌、化脓性棒状杆菌、溶血棒状杆菌、干燥棒状杆菌、假白喉棒状杆菌等，在普通血琼脂上生长良好，多数为口腔或皮肤正常菌群。

知识点27：李斯特菌的特性　　　　　　　　　副高：掌握　正高：掌握

李斯特菌系革兰阳性、无芽胞的短小杆菌或球杆菌，产单核细胞李斯特菌48小时培养物染色可呈革兰阴性。周鞭毛，有动力。需氧或微需氧菌。营养要求不高，血平板上长成细小、圆形、光滑、有狭窄的β溶血的菌落。最适生长温度为$30 \sim 37℃$。触酶和cAMP试验阳性。李斯特菌是胞内寄生菌，变态反应和细菌的本身毒力是引起疾病的主要机制。大多呈短暂带菌状态，显性感染，临床表现各异。婴幼儿和5岁以下儿童以脑膜炎和败血症多见，成人则可表现为原发性败血症、肝脓肿、化脓性腹膜炎、心内膜炎和局部感染等，主要见于老年和免疫功能受损宿主，引起肺炎者较少见。对许多抗菌药物均有较好的敏感性，利福平、红霉素、青霉素、氨苄西林、庆大霉素、复方磺胺甲噁唑和氟喹诺酮类药物对该菌有较强抗菌活性。

知识点28：芽胞杆菌属的特性　　　　　　　　　　副高：掌握　　正高：掌握

芽胞杆菌系革兰阳性、粗大杆菌，需氧，产芽胞。营养要求不高，普通营养琼脂平板上长成较大菌落，最适生长温度为35℃。本属细菌耐热和干燥，对化学消毒剂抵抗力不一。菌落颜色、光泽、边缘、溶血性、细菌形态和芽胞形成部位是菌种鉴定的重要特征因素。

知识点29：芽胞杆菌属的种类　　　　　　　　　　副高：掌握　　正高：掌握

芽胞杆菌属有10余个种，除毒性强烈的炭疽芽胞杆菌外，还有很多通常不致病的类炭疽芽胞杆菌或假炭疽芽胞杆菌，包括蜡样芽胞杆菌、枯草芽胞杆菌、嗜热脂肪芽胞杆菌等。

知识点30：炭疽芽胞杆菌的发病机制及诊断　　　　副高：掌握　　正高：掌握

炭疽芽胞杆菌是炭疽的病原体，绝对致病菌，正常人不带有此菌。此菌主要经损伤的皮肤、胃肠道黏膜或呼吸道进入人体。大量产生的炭疽毒素是其主要致病因子。常见感染类型为皮肤炭疽、肺炭疽、肠炭疽以及脑膜型和败血型炭疽。进入体内的炭疽杆菌如量少或毒力低，则可不发病或出现隐性感染。炭疽的诊断主要依靠各种分泌物、排泄物、血和脑脊液等标本的涂片和培养找到病原菌。涂片检查甚为简单，对疑似病例如找到典型而具有荚膜的大杆菌，则诊断可基本成立。

知识点31：蜡样芽胞杆菌的作用机制　　　　　　　副高：掌握　　正高：掌握

蜡样芽胞杆菌可产呕吐毒素和腹泻毒素两种肠毒素，是夏秋季节发生食物中毒的常见病原菌，偶可引起眼部感染、肺炎、菌血症、心内膜炎、骨骼肌肉感染。对氯霉素、红霉素、庆大霉素、万古霉素、头孢菌素等敏感，耐青霉素、磺胺类和呋喃类。

知识点32：肠杆菌科细菌的特性　　　　　　　　　副高：掌握　　正高：掌握

肠杆菌科细菌系革兰阴性杆菌，无芽胞，兼性厌氧。以发酵葡萄糖、氧化酶阴性和还原硝酸盐等特点，可与非发酵菌群和弧菌科相鉴别。营养要求不高，在普通培养基上生长良好。生化反应活泼，且不同菌属间生化反应不一致，临床实验室常以此作为细菌种属鉴别的重要依据。肠杆菌科细菌种类繁多，现包括30多个属和150多个种，与医学有关的有14个属30多个种，可根据基本生化反应进行初步鉴定。

知识点33：肠杆菌科细菌的致病菌　　　　　　　　　　　副高：掌握　　正高：掌握

肠杆菌科细菌传统上的致病菌主要是指志贺菌、沙门菌和耶尔森菌。以后发现大肠杆菌的某些菌株，也可对肠黏膜有侵袭力或产生肠毒素如肠出血性大肠杆菌（EHEC），包括大肠杆菌O157：H7，以及2011年引起欧洲感染暴发甚至致人死亡的肠出血性大肠杆菌O104：H4血清型。致病性肠杆菌科细菌的致病力主要与内毒素和细菌的侵袭力有关，少数菌株可产生外毒素。耶尔森菌病属于自然疫源性疾病，主要感染啮齿动物、猪和鸟，人类偶尔也能感染。鼠疫耶尔森菌引起鼠疫，属烈性传染病，临床上最常见的为腺鼠疫，其他包括肺鼠疫、败血型鼠疫和脑膜炎型鼠疫。鼠疫在我国除自然疫源地零星分布外，其他地区已基本绝迹。

知识点34：肠杆菌科细菌的条件致病菌　　　　　　　　副高：掌握　　正高：掌握

肠杆菌科细菌的条件致病菌是指致病菌以外的大多数细菌，如普通大肠杆菌、肺炎克雷伯杆菌、变形杆菌等。肠杆菌科中许多条件致病菌在人体肠道内定植，与人体"和平共处"。当机体局部或全身抵抗力下降、接受侵袭性诊疗操作或手术、使用抗菌药物等，细菌可易位定植于呼吸道、泌尿道引起感染，甚至侵入肠道黏膜的深层组织或进入血液引起菌血症、败血症。

知识点35：肠杆菌科各菌种之间的耐药性　　　　　　　副高：掌握　　正高：掌握

肠杆菌科各菌种之间的耐药性差异很大，在不同地区分离的同种细菌对同种抗菌药物的耐药性也可有较大差别。带有多重耐药基因的质粒在细菌种、属间的传递，更使肠杆菌科细菌的耐药特性变得复杂而难以预测。抗菌药物，特别是广谱和超广谱抗菌药物，应用频繁地区的菌株，以及大型综合性医院内尤其是ICU内分离的医院感染菌株，细菌耐药率较高。许多条件致病菌如克雷伯菌、肠杆菌属细菌、沙雷菌和枸橼酸菌等的耐药率超过传统意义上的致病菌即志贺菌、沙门菌和耶尔森菌。

知识点36：非发酵菌群的特性　　　　　　　　　　　　副高：掌握　　正高：掌握

非发酵菌的全称是葡萄糖非发酵性革兰阴性杆菌，是一大群属于不同科、属，不能以发酵形式分解碳水化合物作为能源的革兰阴性杆菌。其生物学特性各异。菌落生长形态如菌落大小、产生的色素、氧化酶试验、双糖或三糖琼脂斜面产酸情况等，对提示细菌是否为非发酵菌具有意义。鉴定特性包括菌落形态、营养要求、生长速度与温度、动力、鞭毛及其他生化特性，有时需要多达40个以上的生物学特征才能将细菌正确鉴定。细菌生化反应板条和电脑数值编码鉴定系统使能检出的菌种数得到了扩大，但由于许多非发酵菌生化反应不够活泼，加上菌种分类仍在不断完善之中，临床实验室非发酵菌鉴定的正确性逊于肠杆菌科细菌。

知识点37：非发酵菌的耐药性　　　副高：掌握　正高：掌握

非发酵菌是医院感染和免疫抑制患者感染的常见病原体。总体而言，非发酵菌的致病力要弱于肠杆菌科细菌，但耐药性要超过肠杆菌科细菌。由于经济和医疗发展水平不平衡，在不同地区之间细菌的耐药性存在较大差异。

知识点38：铜绿假单胞菌的特性　　　副高：掌握　正高：掌握

铜绿假单胞菌俗称绿脓杆菌，是最常见、最重要的非发酵菌，其引起的感染约占全部非发酵菌感染的50%，近年来随着其他非发酵菌检出的增加，此比例有下降趋势。铜绿假单胞菌是地道的致病菌，其不但对机体组织有较强的黏附性，内毒素可引起发热、休克和ARDS，而且可产生蛋白酶、磷脂酶和外毒素A，造成组织变性、坏死。铜绿假单胞菌感染涉及人体各个部位，常见的有败血症、心内膜炎、支气管炎和肺炎、颅脑感染、泌尿道感染、消化道感染、眼炎、耳和鼻窦感染、烧伤创面、手术切开及其他软组织感染。

知识点39：铜绿假单胞菌的抗药性药物　　　副高：掌握　正高：掌握

铜绿假单胞菌对许多药物具有天然抗药性，敏感药物主要有哌拉西林、替卡西林、头孢哌酮、头孢他啶、上述制剂与β-内酰胺酶的抑制剂的复合制剂、亚胺培南、美罗培南、氨基糖苷类、氟喹诺酮类、多黏菌素B等。

知识点40：不动杆菌的特性　　　副高：掌握　正高：掌握

不动杆菌是条件致病菌，临床上是仅次于铜绿假单胞菌的第二位常见非发酵菌，也是医院感染的常见病原菌，可引起呼吸道、泌尿道、伤口和血液感染等，在ICU内可出现小范围感染暴发流行。临床分离的菌株，尤其是呼吸道标本中的分离株，大多数情况下是定植菌。

知识点41：对不动杆菌具有良好抗菌活性的药物　　　副高：掌握　正高：掌握

对不动杆菌具有良好抗菌活性的药物包括亚胺培南、美罗培南等碳青霉烯类和头孢哌酮–舒巴坦、氨苄西林–舒巴坦，其他可选用的敏感药物有第3或4代头孢菌素、广谱青霉素酶抑制剂、氟喹诺酮类或氨基糖苷类等，但存在明显的地区差异。

知识点42：嗜血杆菌属常见菌种及其临床意义　　　　副高：掌握　　正高：掌握

嗜血杆菌属常见菌种及其临床意义

细菌名称	临床意义
流感嗜血杆菌	上呼吸道正常菌群。中耳炎、鼻窦炎、咽喉炎、支气管炎和肺炎的常见病原菌。婴幼儿感染如化脓性脑膜炎、败血症的重要病原菌
副流感嗜血杆菌	常定植于上呼吸道，可致呼吸道感染，偶尔可引起心内膜炎、脑脓肿和眼结膜炎
溶血嗜血杆菌	存在于正常人的鼻咽部，很少致病，可能与儿童上呼吸道感染有关
副溶血嗜血杆菌	常定植于人类口腔及咽部，可引起急性咽喉炎、化脓性口腔炎，偶尔致心内膜炎
嗜沫嗜血杆菌	口腔、齿龈间和上呼吸道的正常菌群，偶致感染但常很严重，包括心内膜炎、败血症和脑脓肿
副嗜沫嗜血杆菌	人类口腔和咽部的正常菌群，口腔溃疡、喉、痰及成年妇女的阴道曾分离到此菌，可致心内膜炎和肺脓肿
杜克雷嗜血杆菌	又名软性下疳杆菌，是软性下疳的病原菌

知识点43：嗜血杆菌属的特性　　　　副高：掌握　　正高：掌握

嗜血杆菌属系微小的球形、卵圆形或杆形细菌，通常不超过1μm，有时呈细丝状或多形态的革兰阴性杆菌，无动力，无芽胞。兼性厌氧，某些菌种如流感和副流感嗜血杆菌，在5%～10%的CO_2环境下生长更好。人工培养时必须供给新鲜血液才能生长，其含有X和V因子两种，本菌的生长就需要两者或其中之一，此特性以及菌落溶血与否、培养生长是否需要CO_2，是进行细菌属、种鉴别的重要依据，如流感嗜血杆菌同时需要X和V因子，而副流感嗜血杆菌只需要V因子。本属细菌主要定植于人和动物的咽喉及口腔黏膜，少数见于生殖道。

知识点44：流感嗜血杆菌的致病性　　　　副高：掌握　　正高：掌握

流感嗜血杆菌是嗜血杆菌属最常见而重要的细菌，人类是其唯一的宿主。在不同时期、不同地区，人类带菌率可有很大差异，但儿童带菌率往往高于成人。鼻咽部带菌率相当高，可达30%左右，其中毒力较强的b型荚膜菌带菌率为2%～4%。流感嗜血杆菌的主要致病因子为内毒素，b型菌株则与荚膜多糖有关。本菌也是婴幼儿感染的重要病原菌，在侵袭性感染中，脑膜炎最为常见而严重，占50%以上；其次为肺炎，其他包括单纯性菌血症、会厌炎、蜂窝织炎，少见的有骨髓炎、化脓性关节炎、心包炎。在成人社区获得性下呼吸道感染包括急性支气管炎和肺炎中，流感嗜血杆菌所占全部细菌的比例可达20%~30%，尤其在慢性支气管炎和吸烟人群中。

知识点45：军团菌属的特性	副高：掌握　正高：掌握

军团菌属共有39个种3个亚种，迄今分离自人类的约有20个种。临床分离株大多数为嗜肺军团菌，其次是米克戴德军团菌，其他均少见。军团菌系革兰阴性杆菌，但着色较浅，无芽胞、无荚膜，有端鞭毛或侧鞭毛。有些菌株可出现丝状体。严格需氧菌，厌氧或O_2减少时不生长或生长缓慢。在2.5% CO_2环境下生长良好。初代分离培养时营养要求特殊，需L-半胱氨酸和铁离子。最适生长温度为35℃，pH 6.9~7.0。本属细菌分离较困难，采用含抗生素和半胱氨酸、铁的选择性特殊培养基如活性炭酵母琼脂培养基（CYE）、BCYE-α或FeeleyGorman培养基等，以及调节准确的培养基pH和一定浓度的CO_2环境（2.5%~5%）与培养时间（至少5天）是保证细菌培养、分离能否成功的关键。培养法仍是目前诊断军团菌感染的金标准。

知识点46：军团菌的定植	副高：掌握　正高：掌握

军团菌天然栖息于各种水体，包括湖泊、溪流和水塘等。天然水体中存在少量军团菌，一旦进入人工水管系统如城市自来水网，能引起定植，并加速生长和增殖。已知能促进定植和增殖的因素包括合适的温度（25~42℃）、水流淤滞、水垢、生物膜以及能与之共生的微生物。社区获得性军团菌病与住宅、宾馆和工业供水系统定植相关，人和动物不是其储存宿主，冷却塔和蒸发冷凝仪器可能为军团菌的主要来源。

知识点47：弧菌属致病菌引起人类感染的形式	副高：掌握　正高：掌握

弧菌属中与人类感染相关的有12个种，包括霍乱弧菌、副溶血弧菌等。致病菌引起人类感染有两种形式：一种为肠道感染，引起胃肠炎或腹泻，如霍乱弧菌、拟态弧菌、副溶血弧菌、河弧菌、弗尼斯弧菌、霍利斯弧菌等。另一种为非肠道感染，如败血症、中耳炎、伤口感染，病原菌主要为创伤弧菌和溶藻弧菌等。有些细菌则可引起上述两种类型的感染，如霍乱弧菌和副溶血性弧菌。本属细菌对大多数抗菌药物仍比较敏感，如多西环素、复方磺胺甲噁唑、氟喹诺酮药物和氨苄西林。

知识点48：弯曲菌属的特性	副高：掌握　正高：掌握

弯曲菌属包括空肠弯曲菌、胎儿弯曲菌、黏液弯曲菌等14个种，呈弧形、S形、螺旋形，在固体或液体培养基上可呈球形或长丝状。一端或两端有鞭毛，运动活泼，微需氧，在含5% O_2、85% N_2和10% CO_2的环境中方能生长，有些菌株需在厌氧条件下生长。本菌在普通培养基上不易生长，需要用营养丰富的布氏肉汤作基础的培养基，并加血或血清。在大多

数野生和家养的牛、羊、猪、狗、猫、啮齿动物及各种家禽的肠道内均能发现。动物是弯曲菌感染的重要传染源。人类对弯曲菌普遍易感。

知识点49：螺杆菌属的特性　　　　　　　　　　副高：掌握　　正高：掌握

螺杆菌属有两个种，即幽门螺杆菌和雪貂螺杆菌，微弯曲，偶呈螺形。尿素酶强阳性，有别于弯曲菌，也是本菌的重要鉴定特性。培养环境需要高湿度和特殊的气体环境：5%～7% CO_2、10% H_2、80% N_2 和 5% O_2。培养 3～4 天后菌落直径 1～2mm，透明，不溶血。大气环境下，新鲜组织标本中的细菌存活不超过 45 分钟，多次传代后耐受空气能力加强。

知识点50：幽门螺杆菌的治疗药物　　　　　　　副高：掌握　　正高：掌握

幽门螺杆菌定植于人类胃腔，估计约半数人口有本菌定植。一旦感染此菌，可终身携带。不同地区、种族、人群间，该菌携带率可有较大差别。人类是该菌感染的主要传染源。幽门螺杆菌急性感染表现为胃炎。慢性感染则与多种胃和十二指肠疾病密切相关。本菌是慢性胃炎的病因，为胃、十二指肠溃疡发病的重要原因。体外药敏试验显示幽门螺杆菌对青霉素、氨苄西林、阿莫西林、头孢菌素、红霉素、四环素、氨基糖苷类、氟喹诺酮类及利福平、甲硝唑和铋剂等均敏感，但临床治疗大多无效。因为胃腔内的酸性环境等因素会使抗菌药物的活性大受影响，而且单一用药效果不佳，常需用 3 种药物联合应用，如胶体次枸橼酸、枸橼酸铋钾或次枸橼酸铋加甲硝唑、四环素或阿莫西林。

知识点51：厌氧菌的概念和分类　　　　　　　　副高：掌握　　正高：掌握

厌氧菌是指一类只能在低氧分压的条件下生长而不能在 18% O_2 和/或 10% CO_2 浓度下的固体培养基表面生长的细菌。按其对氧的耐受程度不同，可分为专性厌氧菌、微需氧菌和兼性厌氧菌。一般将前两者列为厌氧菌，而兼性厌氧菌习惯上被称为需氧菌。

按细菌形态、革兰染色特性和产芽胞与否，将厌氧菌分为革兰阳性球菌、革兰阴性球菌、革兰阳性产芽胞杆菌和革兰阳性非产芽胞杆菌、革兰阴性杆菌等。目前已知的厌氧菌以革兰阴性无芽胞杆菌为主。弯曲菌和螺杆菌系微需氧菌，故也有人将它们列为厌氧菌。

知识点52：条件致病性革兰阳性球菌和革兰阴性球菌的特性及临床意义
　　　　　　　　　　　　　　　　　　　　　　　副高：掌握　　正高：掌握

临床标本中检出的革兰阳性球菌主要是消化球菌和消化链球菌常见，多与其他细菌混合感染，常见的感染有腹腔感染、肝脓肿、外阴、阴道与盆腔感染、肺和胸膜感染、口腔感染、颅内感染以及皮肤、软组织感染和败血症。革兰阳性球菌的最适生长温度为 35～37℃，其生长比较缓慢，常需要48小时培养后才能形成肉眼可见的菌落。消化球菌的模式菌种为黑色消化球菌，在血平板上可呈现黑色菌落。

革兰阴性球菌中主要是韦荣球菌。菌体较小，呈双、聚集或短链状。对氧耐受较低。最适生长温度为30～37℃，需CO_2才生长。革兰阴性球菌的致病力不强，可引起软组织及血液感染。当前韦荣球菌的分类是根据DNA/DNA分子杂交试验的结果，对所属菌种还没有较好的表型鉴定方法，在常规工作中分离出的韦荣球菌只要求报告属名。

知识点53：条件致病性革兰阳性杆菌的特性	副高：掌握　正高：掌握

革兰阳性杆菌中主要包括丙酸杆菌、放线菌、优杆菌、乳杆菌、双歧杆菌、蛛网菌等。菌体似棒状杆菌，两端可粗大，排列不规则，多形态性。除乳杆菌属、蛛网菌属、放线菌属某些菌种在微氧或普通环境生长外，其余为严格厌氧菌。最适pH为6.5～7.8，但乳杆菌为pH 5.5左右，甚至pH 3也能生长。

知识点54：条件致病性革兰阴性杆菌的特性和临床意义	副高：掌握　正高：掌握

革兰阴性杆菌的生长必须在无氧状态中，尤其在初次分离时更需要较低的氧化还原电势。梭杆菌对氧更敏感，在分离、移种过程中，如在空气中暴露时间稍长也会使细菌死亡。革兰阴性杆菌主要为类杆菌和梭杆菌。①类杆菌属为短小不规则的杆菌，与人类有关的类杆菌属有24个种，是临床上最主要的厌氧菌，是人类肠道、口腔、上呼吸道及泌尿生殖道的正常菌群。临床标本中以脆弱类杆菌最常见，其次为产黑色素类杆菌，其他少见。可引起多种内源性感染，常见为女性生殖道和口腔感染，其他有肺炎、脓胸、败血症和颅脑感染。②梭杆菌属是口腔、上呼吸道、肠道和泌尿生殖道正常菌群，呈细长形，可引起鼻窦或口腔感染、肺脓肿和脓胸、肝脓肿、肠道和泌尿道感染、术后感染。

知识点55：结核分枝杆菌的特性	副高：掌握　正高：掌握

结核分枝杆菌简称结核杆菌，在分类学上属于放线菌目、分枝杆菌科、分枝杆菌属，包括人型、牛型、非洲型和鼠型4类。对人类致病的主要为人型结核杆菌，牛型结核杆菌很少。结核杆菌细长而稍弯，约$0.4\mu m \times 4.0\mu m$，两端微钝，不能运动，无荚膜及芽胞。生长时严格需氧。不易染色，但经品红加热染色后不能被酸性酒精脱色，故称为抗酸杆菌。结核杆菌生长缓慢，繁殖一代约需18小时，在含鸡蛋、天冬氨酸、甘油及微量铁、镁等营养成分的罗氏固体培养基上需要2～6周才可见到菌落。典型的菌落呈"荷包蛋"样，不透明、乳白或米黄色，有毒人型结核菌菌落呈粗糙型，光滑型菌落大多表示毒力较低。近年来专用液体培养和自动化鉴定系统，结核杆菌的检出时间可缩短至2周。

知识点56：1982年Wayne提出的非结核分枝杆菌5大类复合群的简化分类法
　　　　　　　　　　　　　　　　　　　　　　　　　　副高：掌握　正高：掌握

　　1982年Wayne提出的非结核分枝杆菌（NTM）5大类复合群的简化分类法更精确、更简化。NTM具体可分为以下几种。

　　（1）鸟–胞内分枝杆菌群：包括鸟分枝杆菌、胞内分枝杆菌、瘰疬分枝杆菌和副结核分枝杆菌等，对几乎所有的抗结核药均具有很高的耐药率。

　　（2）戈登分枝杆菌复合群：包括戈登分枝杆菌、亚洲分枝杆菌、苏尔加分枝杆菌。对乙硫异烟胺敏感，对异烟肼、利福平、链霉素、乙胺丁醇轻度耐药。

　　（3）堪萨斯分枝杆菌复合群：包括堪萨斯分枝杆菌、胃分枝杆菌。为光产色性，长时间曝光，菌落呈橙黄色。目前尚不明了它的自然贮存处，部分地区的水中能分离出该菌，但在土壤与灰尘中未发现。绝大多数菌株对利福平敏感，对异烟肼、乙胺丁醇、链霉素轻度耐药。

　　（4）地分枝杆菌复合群：包括蟾分枝杆菌、地分枝杆菌、不产色分枝杆菌、次要分枝杆菌等。该复合群细菌多数对链霉素、乙胺丁醇敏感，对利福平、异烟肼中度敏感或轻度耐药。

　　（5）偶发分枝杆菌复合群：本组细菌具有在普通培养基中快速生长的特点。适宜生长温度为25~40℃，少数菌株可在42℃生长。菌落一般不产色，可呈光滑或粗糙或呈混合型。对常用抗结核药如利福平、异烟肼、链霉素等高度耐药。

知识点57：放线菌属的特性　　　　　　　　　　　副高：掌握　正高：掌握

　　放线菌属是一群兼性厌氧菌或微需氧菌，多数菌种在厌氧环境中生长更好。属原核微生物。革兰染色阳性，抗酸染色阴性。革兰阳性细长杆菌，具有分枝的丝状体为本属细菌的特征。菌丝缠绕成团成为"硫黄颗粒"。本属包括伊氏放线菌、牛放线菌、奈氏放线菌、黏放线菌、丙酸放线菌和埃氏放线菌等10个种，其中以伊氏放线菌较为常见。

　　伊氏放线菌在厌氧或微需氧环境中生长良好。在厌氧血琼脂平板上形成中等大小（0.5~3.5mm）粗糙或光滑两种菌落。前者菌落如脑回状、臼齿形，坚硬，不易挑起；后者为白色，圆形，不透明，有光泽。生化反应可协助本属内菌种的鉴别。伊氏放线菌主要寄生在人类口腔，可经破损处入侵引起慢性化脓性肉芽肿性疾病即放线菌病，常累及面颈部、胸部和腹部。胸部放线菌病可为原发或继发，病变常见于肺门区或肺下叶，开始为非特异性炎症，以后形成脓肿，咳出带有颗粒和血丝的脓痰，伴发热、胸痛、胸闷和咳嗽。向胸膜和胸壁蔓延，引起脓胸和瘘管，排出大量带硫黄颗粒的脓痰。

知识点58：奴卡菌属的特性　　　　　　　　　　　副高：掌握　正高：掌握

　　奴卡菌属是一群需氧、能形成气中菌丝、有孢子的革兰阳性杆菌，共有9个种，包括星形奴卡菌、巴西奴卡菌和豚鼠奴卡菌等，其中以星形奴卡菌最为多见。菌丝呈纤细分枝、部分抗酸染色阳性，10~30μm长，0.5~1μm宽，分枝近直角。有的菌丝断裂成球状或杆状。在沙氏培养基或营养琼脂培养基上22℃或35℃均可缓慢生长，需5~7天可见菌落。在血琼脂平板上呈现白色、凸起的小菌落。奴卡菌所致的感染多为外源性感染，通常由外伤部位进入体内，可呈局限性或播散性、亚急性或慢性化脓性病变。

| 知识点59：奴卡菌属的临床类型 | 副高：掌握　正高：掌握 |

（1）皮肤奴卡菌病：好发于手足、小腿或其他部位。颗粒小，黄白色，可有菌鞘。很少侵犯骨骼系统，类似于真菌性足菌肿。

（2）肺奴卡菌病：多数原发于肺部，症状类似于大叶性肺炎、肺脓肿或肺结核。少数病变累及胸膜、穿过胸壁形成瘘管，类似胸放线菌病。

（3）播散性奴卡菌病：肺部奴卡菌感染通常不引起播散，但当机体免疫功能抑制或下降时则可引起血源性播散。脑、肾是播散最易受累的脏器。

| 知识点60：真菌的分类方法 | 副高：掌握　正高：掌握 |

真菌属真核微生物，传统分类方法主要依据于真菌的形态、细胞生理、生化，尤其是有性生殖阶段的形态特征。该类方法分类中与医学有关的真菌有4个亚门：接合菌亚门、子囊菌亚门、担子菌亚门和半知菌亚门。真菌按其侵犯人体组织和器官的不同，临床上可分为浅部真菌和深部真菌。

| 知识点61：浅部真菌的概念和种类 | 副高：掌握　正高：掌握 |

浅部真菌是指主要侵犯机体皮肤、毛发和指（趾）甲，引起浅部真菌病的真菌。临床上最常见的浅部真菌为皮肤癣菌，所引起的疾病称为癣。目前已报告的皮肤癣菌有45种，比较公认对人类疾病有致病作用的约有20余种，分属毛癣菌属、小孢子菌属、表皮癣菌属和角层癣菌。

| 知识点62：深部真菌的概念和种类 | 副高：掌握　正高：掌握 |

深部真菌是指侵犯表皮以外组织器官即皮肤深层和内脏如肺、脑、消化道等的病原真菌和条件致病真菌，包括念珠菌、隐球菌、曲菌、孢子丝菌、暗色真菌、毛霉菌、蛙粪霉菌、青霉菌、地霉菌、组织胞浆菌、球孢子菌、副球孢子菌、皮炎芽生菌和鼻孢子菌。真菌一般不产生外毒素，其致病作用可能与真菌在体内繁殖引起的机械性损伤以及所产生的酶类、酸性代谢产物有关。菌体及其代谢产物具有弱抗原性，在人体内可引起变态反应导致组织损伤。多数深部真菌的致病力较弱，只有当机体抵抗力降低时才能侵入组织，大量繁殖引起疾病。引起肺部感染的属深部真菌，可分为酵母菌或类酵母菌、丝状菌型以及双相型，其中以念珠菌、隐球菌、曲菌和毛霉菌较为常见。

知识点63：常见微生物标本分离真菌的临床意义 　　　　副高：掌握　　正高：掌握

常见微生物标本分离真菌的临床意义

菌种名称	临床意义（标本类型：污染、定植、非致病或致病）
曲菌	脑脊液：致病（仅见于有播散性感染者）
	血：污染、致病（原发性或来自肺）
	痰：定植、致病
	尿：非致病
	粪：非致病
	伤口：非致病、致病（罕见于大面积创伤者）
白色念珠菌	脑脊液：致病（仅见于有播散性感染者）
	血：污染、致病（原发性或来自输液管道）
	痰：定植（绝大多数）、致病（仅见于有播散性感染者）
	尿：定植、致病
	粪：定植（是尿中念珠菌的来源）
	伤口：非致病
非白念珠菌	脑脊液：致病（仅见于有播散性感染者）
	血：污染、致病（原发性或来自输液管道）
	痰：非致病
	尿：定植（安置尿管）、致病
	粪：定植（是尿中念珠菌的来源）
	伤口：非致病
新型隐球菌	脑脊液：致病（脑膜炎、脑脓肿）
	血：致病（源自肺部）
	痰：致病
	尿：非致病
	粪：非致病
	伤口：非致病（但提示有播散性隐球菌感染）
马尼菲青霉菌	脑脊液：非致病
	血：致病（源自肺部）
	痰：致病
	尿：非致病
	粪：非致病
	伤口：非致病（但提示有播散性青霉感染）

知识点64：念珠菌属的类别　　　　　　　　　　　　　副高：掌握　正高：掌握

念珠菌属系类酵母菌，是最常见和重要的深部真菌。分类学上属芽胞菌纲、隐球酵母目、隐球酵母科。念珠菌属到目前共有270余种。其中白色念珠菌、光滑念珠菌、平滑念珠菌、热带念珠菌、克柔念珠菌、星形念珠菌、季也蒙念珠菌等是对人或动物有致病性的主要菌种。白色念珠菌最常见，临床标本中占50%～80%。近年来耐氟康唑的非白念珠菌如光滑念珠菌、克柔念珠菌、热带念珠菌有明显增加趋势。

知识点65：念珠菌细胞的特性　　　　　　　　　　　　副高：掌握　正高：掌握

念珠菌细胞呈卵圆形，是类酵母菌，比葡萄球菌大5～6倍，革兰染色阳性，但着色不均匀。在感染组织中常见真菌细胞出芽生成假菌丝，假菌丝长短不一，并不分支，假菌丝收缩断裂又成为芽生的菌细胞。在血琼脂或沙氏琼脂上，37℃或室温孵育1～3日后，生成灰白乳酪样菌落。涂片镜检，可看到表层为卵圆形芽生细胞，底层有较多假菌丝。根据接种在米粉培养基上是否产生厚壁孢子或在血清中37℃培养数小时是否形成芽管，可鉴别白色念珠菌与其他念珠菌。

知识点66：念珠菌病的发生部位　　　　　　　　　　　副高：掌握　正高：掌握

念珠菌病可发生在身体各个部位。皮肤念珠菌病多发生在腋窝、腹股沟和指（趾）间、肛门周围等处，有时并可侵犯指甲引起甲床炎和甲沟炎。糖尿病患者和孕妇发生念珠菌性外阴、阴道炎者较多，可能与糖尿病患者血糖和尿糖增高，以及孕妇阴道上皮细胞内糖原增多有关。深部念珠菌病常继发于慢性消耗性疾病、严重的营养不良、免疫功能抑制宿主或较长时间使用广谱抗生素者等，可发生于消化道、呼吸道、心、肾、脑、肝等处。近年来发现菌血症中念珠菌比例明显增加。口腔黏膜的念珠菌病称为鹅口疮，黏膜表面形成不规则的白色片状假膜状物。支气管和肺念珠菌病常继发于肺部其他疾病如肺结核病和支气管扩张症等。

知识点67：隐球菌属的特性　　　　　　　　　　　　　副高：掌握　正高：掌握

隐球菌属在真菌分类学上归入半知菌亚门、芽胞菌纲、隐球酵母目、隐球酵母科，共有17个种和8个变种，引起人类感染的隐球菌主要是新型隐球菌和格特隐球菌。两种隐球菌的无性繁殖体均为无菌丝的单芽孢酵母样菌，在体外为无荚膜或仅有小荚膜，进入人体内后很快形成厚荚膜，有荚膜的隐球菌菌体直径明显增加，致病力明显增强。

知识点68：隐球菌的特性　　　　　　　　　副高：掌握　正高：掌握

新型隐球菌在组织液或培养物中呈较大球形，直径可达5～20μm，菌体周围有3～5μm宽厚的荚膜，折光性强，一般染料不易着色难以发现。用墨汁阴性显影法镜检，可见到透明荚膜包裹着菌细胞。菌细胞常有出芽，但不生成假菌丝。在室温或37℃时，均可在沙氏琼脂或血琼脂等多种培养基上生长，约3天可长出乳白色菌落，1周后转淡黄或棕黄色，菌落湿润黏稠，状似胶汁。非病原性隐球菌在37℃不能繁殖。本菌能分解尿素，以此与其他酵母菌和念珠菌鉴别。肺部感染时，痰培养阳性率较低，仅为20%左右，而脑膜炎患者脑脊液培养阳性率则较高。

隐球菌是土壤、鸽类、牛乳、水果等的腐生菌，侵犯人和动物。隐球菌是条件致病菌，大多由呼吸道进入，在肺部引起轻度炎症或隐性感染；亦可由破损皮肤及肠道传入。当机体免疫功能下降时可向全身播散。隐球菌病虽为全身性感染，但以中枢神经系统感染、肺部感染最为多见，皮肤、骨骼或其他内脏的损害则较少见。

知识点69：曲菌属的主要病菌　　　　　　　　副高：掌握　正高：掌握

曲菌属分为18个群132个菌种和18个变种，其中主要病菌有10种，包括烟曲菌、黑曲菌、黄曲菌、土曲菌、米曲菌、棒曲菌、杂色曲菌、构巢曲菌、萨氏曲菌、灰绿曲菌等，而以烟曲菌最多见。曲菌中某些种可产生子囊孢子，具有性阶段，分类属于子囊菌亚门、不整子囊菌纲、散囊菌目、散囊菌科；大多数则不产生子囊孢子，属无性生殖，属于半知菌亚门、丝孢纲、丝孢目、丛梗孢科、曲菌属。

知识点70：曲菌的特性　　　　　　　　　　　副高：掌握　正高：掌握

曲菌初代培养用沙氏琼脂培养基，在室温至45℃都能很快生长。形成丝状菌落，开始为白色，随孢子的产生呈绿色或暗红色，镜检见分生孢子头，它由顶囊、瓶梗、梗基和分生孢子链组成，为曲菌的特征性结构。曲菌生长迅速，在潮湿霉烂的谷物、稻草或腐烂的枯树叶中繁殖很快。外界环境中的曲菌孢子主要通过呼吸道进入人体。吸入的曲菌孢子不一定在人体内繁殖引起疾病，只在机体抵抗力降低的基础上致病。

知识点71：曲菌菌种间的鉴别　　　　　　　　副高：掌握　正高：掌握

曲菌菌种间的鉴别主要依据以下几个方面：①菌落的生长速度，表面质地、颜色、形态和气味等，其中菌落的颜色较为稳定，作为曲菌分类的主要依据；②分生孢子头的形状、颜色和大小；③分生孢子梗或分生孢子柄，包括其长短、颜色、表面光滑或粗糙、有隔或无隔；④顶囊或泡囊的大小、形状、颜色、小梗占据顶囊表面的大小；⑤小梗包括瓶梗和梗基的层数、分生孢子的形状、大小与颜色以及足细胞等。

知识点72：曲菌引起病变的部位　　　　　　　　副高：掌握　正高：掌握

曲菌可在身体许多部位引起病变，如皮肤、耳、鼻腔、眼眶、心、脑、肾、呼吸道、消化道等，而以肺部病变为最常见，主要包括超敏性肺曲菌病、侵袭性肺曲菌病、曲菌球等。免疫功能受损宿主特别是器官移植、粒细胞缺乏患者发生系统性曲菌感染的机会明显增加。近年来，随着对深部真菌感染认识和诊断水平的提高，在慢性肺部疾病包括支气管扩张和COPD中，甚至免疫功能正常人群中发现不少肺曲菌感染。

知识点73：毛霉菌的特性　　　　　　　　　　　副高：掌握　正高：掌握

毛霉菌丝粗大，大多数直径在10~15μm，不分隔，分枝较少而不规则，常呈钝角或直角分枝，菌丝在HE染色切片中容易被苏木精着色，明显可见。PAS染色效果不佳。在组织内一般无孢子。沙氏培养基上菌落生长快，菌落开始为白色，稀疏棉花样或羊毛状，后呈暗色、棕色或灰黑色。菌丝体可长出孢子柄，末端生有孢子囊孢子，偶可见到接合孢子。顶端有黑色小点为孢子囊。培养基中可加抗生素，但不能加放线菌酮，因它对毛霉菌有抑制生长作用。毛霉菌为条件致病菌，在霉烂的水果、蔬菜、干草、肥料内大量繁殖，土壤、空气内常有大量毛霉菌。毛霉菌孢子在空气中飞扬可通过呼吸进入鼻窦和肺，有时随食物进入消化道，但极少在健康人中引起疾病，主要见于肿瘤化疗、放疗、器官移植、糖尿病等免疫抑制患者，常表现为急性炎症，发展很快，引起广泛播散，侵袭血管引起血栓形成和梗死。

知识点74：毛霉菌的临床类型　　　　　　　　　副高：掌握　正高：掌握

毛霉菌的临床常见类型有以下4种：①心肺型。病原菌通过呼吸道直接侵入气管、支气管和肺，引起支气管炎和肺炎症状，也可致肺血管栓塞并发的肺梗死，病原菌多为毛霉菌属；②胃肠型。常有腹痛、腹泻、呕吐咖啡色物或黑粪等，病原菌多属根霉属；③皮肤型。原发感染主要见于大面积烧伤患者；继发感染多见，表现为有中央坏死溃破的斑块，外围有红色环，病原菌多为根霉属；④鼻脑型。经皮肤黏膜进入鼻腔或从眼结膜侵入，经眼眶、鼻窦或上腭到达大脑，形成鼻脑综合征，病原菌主要为根霉属。

知识点75：肺孢子菌肺炎的常见人群　　　　　　副高：掌握　正高：掌握

肺孢子菌，原称肺孢子虫或肺囊虫，是早年对其属性不明确时对该病原体的称谓。20世纪80年代，用rRNA序列分析法，证实它与真菌同源，不属于寄生虫，故改称孢子菌。肺孢子菌肺炎（PCP）是免疫抑制患者肺部感染和导致死亡的重要原因。常见于5类人群：①早产婴儿和新生儿；②血液系统恶性肿瘤如白血病、淋巴瘤；③器官移植使用免疫抑制剂；④艾滋病患者；⑤其他原因引起的免疫功能极度低下者。

知识点76：PCP的诊断方法   副高：掌握   正高：掌握

PCP确诊依赖于病原学诊断，其中涂片染色是最基础而重要的方法之一，呼吸道分泌物或肺活检组织切片染色见肺泡内泡沫状嗜酸物质中富含本病原体。染色及观察方法很多，但现在推荐使用的为5分钟银染、六亚甲基四胺银（CMS）以及瑞-吉染色。提倡应同时进行几种染色方法，以互相印证，以提高诊断可靠性。利用银染色，可查见直径6~8μm的黑褐色圆形或椭圆形的囊体，位于细胞外。也可以应用PCR（聚合酶链反应）检测。PCR不仅可以用来诊断肺孢子菌病，而且可以检出亚临床型感染和播散性的肺外感染。其中套式PCR方法的检出率和特异性更高，敏感性可达100%，特异性为93%。可检出导痰中极少量的病原体，减少创伤性方法如肺活检取材的机会。

知识点77：与人类感染有关的常见呼吸道病毒   副高：掌握   正高：掌握

与人类感染有关的常见呼吸道病毒

DNA病毒		RNA病毒	
科	成员	科	成员
腺病毒科	人类腺病毒	正黏病毒科	甲、乙、丙型流感病毒
疱疹病毒科	单纯疱疹病毒1和2型，巨细胞病毒（CMV），水痘-带状疱疹病毒（VZV），EB病毒（EBV），疱疹病毒6、7和8型	副黏病毒科	副流感病毒、腮腺炎病毒、麻疹病毒，呼吸道合胞病毒，偏肺病毒，尼帕病毒
细小病毒科	细小病毒B19型	小RNA病毒科	柯萨奇A型与B型，埃可病毒，肠道病毒68~71型，鼻病毒
		冠状病毒科	普通冠状病毒，SARS冠状病毒

知识点78：流感病毒抗原变异的种类   副高：掌握   正高：掌握

流感病毒的一个重要特点是容易发生抗原结构变异，从而造成流感病毒多样性，进而引起周期性的流行。抗原变异分为两种，一种是抗原"漂移"，即在基因组复制过程中发生突变而引起，造成抗原结构比较小的改变。这种亚型内部经常发生的抗原变异常导致每1~3年发生中等强度的流感暴发。另一种是称为抗原"转变"，由人类流感病毒与动物流感病毒在一个宿主混合感染时，形成重组病毒造成的抗原变化，这种变异往往会造成周期性世界大流行。

知识点79：呼吸道病毒感染的临床表现及常见病原　　副高：掌握　正高：掌握

呼吸道病毒感染的临床表现及常见病原

人群	临床表现	病　　毒
婴儿与儿童	上呼吸道感染	鼻病毒，冠状病毒，副流感病毒，腺病毒，呼吸道合胞病毒，流感病毒
	咽炎	腺病毒，柯萨奇病毒，单纯疱疹病毒，EB病毒，鼻病毒，副流感病毒，流感病毒
	哮喘	副流感病毒，呼吸道合胞病毒
	气管炎	副流感病毒，呼吸道合胞病毒
	支气管炎	呼吸道合胞病毒，副流感病毒
	肺炎	呼吸道合胞病毒，腺病毒，流感病毒，副流感病毒
成人	上呼吸道感染	鼻病毒，冠状病毒，腺病毒，副流感病毒，流感病毒
	肺炎	腺病毒，流感病毒，未名病毒（属于汉坦病毒属）
	胸膜痛、胸肌痛	柯萨奇B组病毒

知识点80：副黏病毒　　副高：掌握　正高：掌握

人副黏病毒包括麻疹病毒、腮腺炎病毒、呼吸道合胞病毒、副流感病毒、人偏肺病毒等。该组病毒除了麻疹病毒外，都是婴儿和儿童下呼吸道疾病最重要的病原。副黏病毒的基因组由于和流感病毒不同，不分节段，因此不易发生抗原变异。呼吸道合胞病毒表面具有融合抗原（F），该抗原与受染宿主细胞融合成多核巨细胞，但不具有血凝素和神经氨酸酶活性。其他的副黏病毒均可吸附豚鼠红细胞。实验诊断一般可采用细胞培养，结合血吸附试验作初步判断，进一步可用免疫荧光染色和酶免疫方法确定诊断，也可以利用核酸扩增方法直接检测呼吸道标本中的病毒基因。

知识点81：副流感病毒的结构与特性　　副高：掌握　正高：掌握

副流感病毒（PIV）属于副黏病毒科中的副黏病毒属。基因组为单负链RNA，长约15kb，编码6个主要结构蛋白和1种非结构蛋白。副流感病毒可以有多种不同的形态，包括有球状和丝状。核衣壳直径为18nm左右，由核蛋白结合的RNA、聚成团的P蛋白和L蛋白组成。其中L蛋白具有RNA依赖的RNA聚合酶活性。包膜直径120～300nm，膜上镶嵌着一些不同的刺突糖蛋白，这些表面蛋白具有血凝素、神经氨酸酶和细胞融合活性。人副流感病毒已知有5型（1、2、3、4A和4B）。人副流感病毒与腮腺炎病毒以及新城鸡瘟病毒之间有交叉抗原。副流感病毒对外界因素敏感，低pH、热、去污剂、甲醛、乙醇及其他有机溶剂可使其很快灭活。

知识点 82：副流感病毒的实验室检查方法　　　　副高：掌握　正高：掌握

　　副流感病毒的实验室检查方法有直接免疫荧光染色、分离培养病毒和血清学试验。原代猴肾和 LLC-MK2 细胞对副流感病毒较为敏感，常用豚鼠血细胞作血吸附试验初步诊断。1~3 型副流感病毒比较容易分离，4 型则较难在细胞培养。血清学诊断一般需要急性期和恢复期双份血清，如果检出高效价的特异性 IgM，或者急性期与恢复期相比，血中抗体效价增高 4 倍以上时，可以确诊。由于抗体可以不是特异的，可能会与其他型的副流感病毒或腮腺炎病毒发生反应，尤其是重复感染时。因此不能用血清学试验来确定所染病毒的型别。一般血清学试验对流行病学研究和回顾性诊断是有用的，对那些释放病毒时间很短的成人患者也有参考价值。补体结合试验的测定是特异性的，但缺乏敏感性。

知识点 83：呼吸道合胞病毒的结构与特性　　　　副高：掌握　正高：掌握

　　呼吸道合胞病毒（RSV）属于副黏病毒科肺炎病毒属。电镜下可呈纤毛状或近似球状，纤毛状的直径为 80~500nm，长度可达 2500nm。大的病毒颗粒常因缺乏核衣壳而不具有感染性。球状者具有一个 13.5nm 的螺旋状核衣壳，一个直径为 150~300nm 的包膜，以及 12~15nm 长的糖蛋白刺突。和其他副黏病毒不同，RSV 不具有血凝素和神经氨酸酶活性。基因组为单负链 RNA，长 15.2kb，编码 9 个结构蛋白和 2 个非结构蛋白。根据 RSV 抗原性的不同，RSV 分为 A 和 B 两个抗原型别，两者的主要区别在于病毒表面糖蛋白 G 抗原特性的不同，但是表面融合糖蛋白 F 是相同的。RSV 对环境中各种因素的耐受力很差，较高的温度、低 pH、有机溶剂、去污剂等都能使它很快灭活。RSV 仅感染人类和少数灵长类动物。

知识点 84：人偏肺病毒的结构与特性　　　　副高：掌握　正高：掌握

　　人偏肺病毒（hMPV）属于副黏病毒科的偏肺病毒属成员，遗传上与禽肺炎病毒相似。与 hMPV 最为接近的人类病毒是属于肺炎病毒科的呼吸道合胞病毒。hMPV 在电镜下可呈现多态性，有球状、纤维状、杆状等。球形颗粒的大小不一，平均直径为 209nm。核衣壳的长度可以从 200~1000nm，直径为 17nm。基因组是单负链 RNA，长约 13kb。hMPV 在常用的细胞系中不易生长。只有少数几种细胞可以支持 hMPV 的复制，但一般病毒生长缓慢，可长达 10~20 天，培养基中需加入胰酶以促进其增殖。由于 hMPV 培养困难，因此临床检测依赖于 RT-PCR（反转录聚合酶链反应）。血清学试验可通过利用 hMPV 重组蛋白建立的 ELISA（酶联免疫吸附试验）方法来进行。

知识点85：腺病毒的结构与特性　　　　　副高：掌握　正高：掌握

人类腺病毒属于腺病毒科，无包膜，直径65～80nm。病毒颗粒由一个蛋白质衣壳和核蛋白核心组成。衣壳由252个主要衣壳体组成，其中的240个六邻体形成二十面体的切面，12个五邻体位于病毒粒子的顶角。每一个顶角都有一个向外出的纤毛状结构。纤毛的长度依不同血清型别而异，纤毛的顶端含有与病毒受体结合的决定基团。病毒基因组为35.9kb的线状双链DNA，编码11～15个多肽，其中11个多肽最后进入病毒颗粒。病毒基因的转录、复制以及病毒颗粒的装配与成熟均在宿主细胞核内完成。腺病毒比较稳定，对离子去污剂、有机溶剂、低pH以及多种蛋白酶有抵抗力。

知识点86：腺病毒的病原学检查　　　　　副高：掌握　正高：掌握

腺病毒的病原学检查包括电镜观察病毒颗粒、培养分离病毒、免疫荧光技术检测病毒抗原、检测病毒核酸，或者血清学试验。腺病毒可以从粪便、呼吸道分泌物、结膜拭子、尿液、脑脊液、血液及各种活检标本中分离出来。一般腺病毒可以在原代人胚肾细胞和一些传代细胞系（如HEp-2、HeLa、A549等细胞）中分离。腺病毒40型和41型非常娇弱，在一般实验室中难以分离培养。针对特异性的六邻体抗原的多克隆或单克隆抗体可用于腺病毒抗原的直接检测。由于腺病毒的形态特征，电子显微镜可以直接检测粪便中的病毒。核酸检测比传统分离培养和病毒抗原检测更为敏感，定量检测也有助于临床管理。患者在感染过程中血清IgG抗体升高4倍以上可以确诊，但不适合日常诊断。血清学试验中ELISA操作简便，已取代补体结合试验。对于病毒种的鉴定，可采用酶免疫法或补体结合试验。对于血清型的鉴别，需要利用血清型特异性抗体进行中和试验。

知识点87：冠状病毒的性状　　　　　　副高：掌握　正高：掌握

冠状病毒是正链RNA病毒，归类为套式病毒目，属于冠状病毒科中的冠状病毒属。冠状病毒在电镜下可见其球形表面形态特殊，具有一些较大而规则的突起，形似日冕状或皇冠。有包膜，直径为100～150nm，包膜覆盖有间距较宽的棒状突起构成的边缘。突起长约20nm，代表刺突（S）蛋白，以三聚体聚集形成病毒特征性的包膜刺突。冠状病毒基因组为单正链RNA，27～32kb，是已知最大的RNA病毒基因组。

知识点88：鼻病毒的实验诊断　　　　　　副高：掌握　正高：掌握

鼻病毒的实验诊断主要依靠病毒分离培养和RT-PCR为手段的分子检测。鼻病毒培养大部分使用人胚肺细胞，33～34℃转鼓培养生长最好。RT-PCR已成为临床检测最为便利的诊断方法。

第二节 下呼吸道微生物标本的采集方法与病原学诊断

| 知识点1：人体口腔及咽部正常菌群分布 | 副高：掌握 正高：掌握 |

人体口腔及咽部正常菌群分布

部位	细菌属性	细菌名称	分离频度[a]	致病力[b]
口腔与口咽	革兰阳性球菌	草绿色链球菌	3+	L
		肺炎链球菌	2+	M
		化脓链球菌	2+	H
		非A群链球菌	3+	L
		肠球菌	2+	L
		金黄色葡萄球菌	2+	M
		表皮葡萄球菌	3+	L
	革兰阴性球菌	奈瑟菌	3+	L
		卡他莫拉菌	2+	M
	革兰阳性杆菌	棒状杆菌	2+	L
		放线菌	2+	M
	革兰阴性杆菌	流感嗜血杆菌	1+	M
		其他嗜血杆菌	3+	L
		肠杆菌科细菌	1+	L
		金氏菌	1+	M
	厌氧菌	消化链球菌	3+	L
		消化球菌	3+	L
		类杆菌	2+	L
		梭杆菌	3+	M
		乳酸杆菌	1+	L
	真菌	念珠菌	2+	L
	其他	支原体	1+	L
		侵袭艾肯菌	1+	L
		螺旋体	2+	L
鼻咽	革兰阳性球菌	草绿色链球菌	2+	L
		肺炎链球菌	1+	M
		金黄色葡萄球菌	1+	M
		表皮葡萄球菌	3+	L
	革兰阴性球菌	奈瑟菌	1+	L
	革兰阴性杆菌	嗜血杆菌	1+	L

注：a：健康人群中发现的频率：1+，少见；2+，较常见；3+，经常出现。b：引起疾病机会：H，多见；M，一般；L，少见。标为"3+和L"的微生物，可视作常见的上呼吸道非致病性正常菌群

知识点2：咳痰标本的指征　　　　　　　　　副高：掌握　正高：掌握

凡有痰液的下呼吸道感染患者均可采集咳痰标本进行涂片（革兰染色等）和培养检查。可用于普通细菌、分枝杆菌、真菌和军团菌的检测，但不适于检测厌氧菌。

知识点3：咳痰标本的采集方法　　　　　　　副高：掌握　正高：掌握

为提高实验室诊断的准确性，建议在抗菌药应用前采集痰标本，并且在采集标本的过程中要有专业的医务人员指导。在获取标本前，应该摘去义齿，清洁口腔如刷牙和漱口。无痰或痰量极少者可用3%～5%氯化钠溶液5ml雾化吸入约5分钟进行导痰。氯化钠浓度过高，患者常常不能耐受。气道高反应如哮喘患者则不宜采用此法。也可采用物理疗法、体位引流、鼻导管抽吸等方法获取痰液。除部分呼吸道病毒和新生儿沙眼衣原体外，从咽后壁或鼻咽部采集的痰液进行病原学检测常无意义。标本采集后1～2小时内必须立即进行实验室处理，室温下延搁2小时会降低肺炎链球菌、流感嗜血杆菌等苛养菌的分离率，而定植于上呼吸道的非致病菌以及许多条件致病菌如铜绿假单胞菌等革兰阴性杆菌则过度生长。

知识点4：咳痰标本的评价　　　　　　　　　副高：掌握　正高：掌握

痰标本采集方便、易行，对病原学诊断具有重要价值，但由于咳痰受到口咽部定植菌污染，分离到的细菌往往不能真正代表下呼吸道感染的病原菌。痰培养结果的解释应结合临床表现、痰液直接镜检、细胞学筛选、定量或半定量培养以及所发现的微生物的致病力等，综合考虑。雾化吸入引导的痰液标本，简称导痰，实验室处理和临床意义评价同咳痰。

知识点5：开展经气管穿刺吸引技术应具备的条件　副高：掌握　正高：掌握

经气管穿刺吸引（TTA）技术适用于下呼吸道普通细菌、厌氧菌感染的诊断与鉴别诊断。开展该技术应具备：①有专业操作人员；②细菌病原体可疑或待排除；③患者病情严重，做此检查利大于弊；④无禁忌证；⑤侵入性更小的检查没有结论或不能采用；⑥实验室的操作规范，可快速处理送检标本；⑦尚未用过抗生素，以避免结果假阴性。

知识点6：开展TTA技术的禁忌证　　　　　　副高：掌握　正高：掌握

严重咯血、出血素质、患者不能配合、严重的低氧血症和近期使用过抗生素。以上所列都是相对禁忌证，但作为常规指南，要求患者血小板计数不少于100×10^9/L，凝血酶原时间不少于对照组的60%，其他出血参数无严重障碍，$PaO_2>60mmHg$。儿童气道直径小，而且不合作，也列为禁忌。

知识点7：经气管穿刺吸引术的方法　　　　　副高：掌握　正高：掌握

患者仰卧位，颈部后伸。呼吸困难和低氧患者应给予鼻导管吸氧。将甲状软骨下缘和环状软骨可触摸到的切迹处皮肤消毒后，用含有肾上腺素的2%利多卡因局部浸润麻醉，以助于止血。用带有20~30cm长度的聚乙烯管和14号钢针的静脉内插管装置穿透环甲膜（为顺利进行，可先在局部皮肤切一小口），并使针孔斜面向上。保持钢针一定倾斜度，使导管从尾部插入气管中。将导管尽量往前送入气管，下插至隆突水平，退出钢针。用20~30ml注射器连接导管抽吸下呼吸道分泌物。

知识点8：TTA技术的并发症　　　　　　　　副高：掌握　正高：掌握

对患者来说，TTA检查令人不适，主要原因是异物在下呼吸道中产生不愉快的感觉。并发症可分为以下3类：①穿刺部位的不良反应。如局部出血、气管后壁刺伤、皮肤或气管旁脓肿、可延至面部或纵隔的皮下气肿甚或导致气胸；②低氧血症或由于下呼吸道中导管引发阵发性咳嗽而导致的严重咯血。肺部有出血灶的患者较为常见；③血管-迷走反射。当并发低氧血症，可导致心律失常、低血压和心肌缺血。术后监护提示心脏并发症时，可使用阿托品。

知识点9：经胸壁针刺吸引技术的检测范围及指征　　副高：掌握　正高：掌握

经胸壁针刺吸引（TNA）标本可用于检测由需氧或厌氧细菌、分枝杆菌、病毒、真菌、军团菌和寄生虫等引起的感染。其特点在于获得的标本还可用于细胞病理学或组织学检查，有助于非感染性疾病的诊断。TNA的主要指征：①进行性恶化的不明原因肺部感染或疗效不佳的肺部感染，而且仅靠非侵入性检查不能明确诊断者；②非感染性疾病（如肿瘤等）可疑患者，同时又不能排除感染性疾病者。

知识点10：TNA技术的禁忌证　　　　　　　　副高：掌握　正高：掌握

TNA技术的禁忌证包括不可逆出血素质、肺大疱、呼衰患者接受机械通气、可疑血管损害、疑似棘球蚴病、对侧肺切除者。相对禁忌证包括患者不能配合、顽固性咳嗽、肺功能储备有限、肺动脉高压和大血管周围病变等。

知识点11：TNA技术的方法　　　　　　　　　副高：掌握　正高：掌握

根据胸部X线检查对小结节病灶或靠近心脏、大血管的浸润灶定位，将细针刺入受累区域。对弥漫性肺病患者，腋中线是通常选用的穿刺部位。操作最好在电视透视定位下进行，对于过小的病灶也有采用CT导引方法。可选用的多种针头如23号或25号的薄壁细针头，16~22号的腰穿针头或大孔的Turner-Wescott针头。薄壁细针头很少引起并发症；而Turner-Wescott针头取到的标本很大，可做组织学检查。在穿刺过程中应嘱患者屏住呼吸，在选用薄壁细针头时则可不必屏气。因为得到的标本通常都很少，标本应仔细分送进行恰当的微生物染色检查和培养，以及细胞病理学或组织学检查。建议吸引标本床旁接种。

知识点12：TNA技术的针吸方法	副高：掌握　正高：掌握

针吸方法包括：①在穿刺和退针时连续抽吸；②只在退针时抽吸；③在"来回"运动中，施加负压；④注入液体，如不加防腐剂的盐溶液；⑤将吸引物注入肉汤培养基。

知识点13：TNA技术的并发症	副高：掌握　正高：掌握

TNA技术并发症的发生率取决于操作人员、患者的相关情况和使用的针头尺寸。近年倡导细针穿刺后并发症减少。气胸是最常见的并发症，有15%~30%的患者发生，6%~20%的气胸患者需要胸腔插管。咯血发生率可达10%，多为自限性。空气栓塞罕见，肿瘤或感染的局部扩散或播散也罕见。

知识点14：TNA技术的评价	副高：掌握　正高：掌握

与其他侵入性检查相比，TNA特异性较高而敏感性相对较差。假阳性率为2%~20%，通常被皮肤的菌群所污染，容易鉴别，因为这些菌生长浓度低或只在肉汤中生长而分离平板不生长。

知识点15：支气管镜检查技术的缺点	副高：掌握　正高：掌握

支气管镜检查技术需要专业人员操作，费用昂贵，采集到的标本常被上呼吸道菌落污染，又偶伴有并发症，因此，对绝大多数下呼吸道感染患者采用该技术并不可取。

知识点16：经支气管镜采样的指征	副高：掌握　正高：掌握

经支气管镜采样技术对非寻常感染如慢性、难治性感染，或免疫抑制患者感染且不能用咳痰、导痰等标本检测出病原体时，可选择应用。临床上，只有当感染被作为需要鉴别的疾病，获取的标本才送检微生物学实验室。许多专家建议，对于不能咳出或诱导出足够的痰液患者，支气管镜检查可作为获取标本进行分枝杆菌培养的一种方法。目前，支气管镜检查在检测肺孢子菌、某些机会性致病真菌（不包括念珠菌）、巨细胞病毒、单纯疱疹病毒、军团菌和分枝杆菌等感染时有显著的优点；获得的外周肺组织病灶标本也可用于组

织学检查。

知识点17：经支气管镜采样的方法 　　　　　　　副高：掌握　正高：掌握

经支气管镜采样术前应做肺功能和凝血功能检查。术中患者应保持固定体位，可经鼻或口腔插入支气管镜。选用利多卡因采用喷雾或局部浸润进行局部麻醉。局麻药具有抗菌和抗分枝杆菌的特性。常用方法有经支气管镜吸引、支气管肺泡灌洗、防污染毛刷采样和防污染支气管肺泡灌洗等。

知识点18：经支气管镜采样的并发症 　　　　　　　副高：掌握　正高：掌握

支气管镜检查的并发症包括：①血管–迷走神经反射，术前使用阿托品可预防；②由硫酸吗啡和其他麻醉前用药引起的呼吸抑制；③PaO_2降低，一般下降 $10 \sim 20mmHg$；④心脏和中枢神经系统并发症；⑤出血过多；⑥术后发热和肺部感染；⑦菌血症（极少发生）和气胸的发生。报道的病死率为0.015%。

知识点19：支气管肺泡灌洗（BAL）离心沉淀物细胞学检查推荐方法 　　　正高：熟悉

BAL离心沉淀物细胞学检查推荐方法

微生物	涂片数量	染色方法
细菌	1	革兰染色
军团菌	5	荧光抗体染色
真菌	2	Gomori乌洛托品银染色，湿片检查
分枝杆菌	3	抗酸染色
病毒		含单克隆抗体染色测CMV、HSV等
肺孢子菌	3	Gomori乌洛托品银染色

知识点20：防污染样本毛刷的取样方法 　　　　　　副高：掌握　正高：掌握

防污染样本毛刷（PSB）可避免上呼吸道菌群污染。PSB构造为尼龙刷外套双层塑料管，外套管远端用聚乙二醇作塞封口。支气管镜在直视下抵达脓性分泌物区域或X线异常叶段的支气管口。插入过程尽量不做吸引或向腔内注射黏膜麻醉药。PSB经支气管镜插入并超越先端 $1 \sim 2cm$，用内套管顶去聚乙二醇塞、越过外套管约2cm，随后将毛刷伸出内套管 $2 \sim 3cm$ 刷取分泌物。依毛刷、内套管顺次退回外套管内，然后拔去整个PSB。采样后的PSB用酒精消毒外套管，以无菌剪刀剪去内、外套管顶端部分，然后前伸毛刷并将其剪下至装有无菌林格乳酸盐溶液（不含防腐剂）带螺旋帽的玻璃瓶中，再用力晃匀玻璃瓶，从中取0.1ml或0.01ml液体接种到常规培养基上，进行需氧和厌氧菌培养。

知识点21：PSB技术的重要操作步骤　　　　　　　　副高：掌握　正高：掌握

PSB技术对细菌性肺炎病原学诊断具有较高的敏感性和特异性。在操作中，重要的步骤包括：局麻时应采用利多卡因喷雾法而不是腔内注射，标本收集之前要避免吸引，患者保持头低位，定量培养则是此技术的关键。支气管镜检查操作医师必须严格遵守操作规程。同时，还应设置质量控制的内部标准。

知识点22：开胸肺活检技术的特点　　　　　　　　　副高：掌握　正高：掌握

开胸肺活检（OLB）技术是快速诊断肺部感染最有效的方法之一。其主要特点有：①组织既可送检病理检查，还可做微生物学检验；②直视下在病灶组织处取样；③标本体积可相对较大，允许做多种检查；④可保证对大多数患者快速做出诊断，避免了其他检查引起的诊断延误或不能诊断。

知识点23：开胸肺活检技术的指征　　　　　　　　　副高：掌握　正高：掌握

对肺部感染患者而言，实施开胸肺活检（OLB）技术的最主要适应证是肺部感染极其严重，并危及生命，而其他的检查手段仍不能确诊病原体。OLB主要用于免疫缺陷患者，但对确诊免疫功能健全患者的肺部病变也有帮助，尤其是那些慢性疾病或抗生素治疗无反应者。

知识点24：开胸肺活检技术的方法　　　　　　　　　副高：掌握　正高：掌握

患者在全麻下接受局部胸廓切开术。术中可从受累肺组织切取3～4cm的标本。手术持续约30分钟，术后还应在胸膜腔留置引流管，24小时后拔除。

知识点25：开胸肺活检技术的并发症　　　　　　　　副高：掌握　正高：掌握

开胸肺活检技术的并发症发生率约13%。严重低氧血症或肺部病灶广泛者出现并发症的危险性更大。最常见的并发症按递减顺序排列，依次为气胸、胸腔积液或脓胸、液气胸、血胸、皮下气肿和创伤性血肿。并发症的死亡率＜1%。

知识点26：开胸肺活检技术的评价　　　　　　　　　副高：掌握　正高：掌握

开胸肺活检技术的最大缺陷就是需要进行全身麻醉及实施胸廓切开术。接受OLB患者的病情通常为危及生命的肺部疾病，所以其禁忌证是相对的。认为病情太重不能耐受OLB的想法并不妥当，因为对这些重症患者而言，接受OLB后，通过明确诊断和随之的针对性治疗获益巨大。尤其是通过本项检查，最终能确定肺部病变是肺特殊感染还是非感染性疾病。出血倾向者术后有出血危险，但由于OLB术中可以采取直接措施止血，所以和其他侵入性检查手段相比，这并不成问题。

| 知识点27：胸腔穿刺术采集标本的指征 | 副高：掌握　正高：掌握 |

对大多数伴有胸腔积液的肺炎，无论确诊与否，应该行胸腔穿刺术采集标本。如胸腔积液量大，胸穿又同时是一种治疗手段。对有出血倾向或凝血异常者禁忌此项操作。对肺功能储备差且不能耐受气胸的患者，除非准备全套支持设备并且基础疾病稳定，否则也不宜进行此检查。

| 知识点28：胸腔穿刺术采集标本的方法 | 副高：掌握　正高：掌握 |

患者通常取坐位，上身挺直，用肘靠在一支撑物上，身体稍前倾。对穿刺处皮肤消毒并行局部麻醉后，取一连接50ml无菌注射器的14号标准钢针在存在积液区域的腋后线最低位肋骨的上缘刺入。抽取的液体量不定，一般送检的胸腔积液为10～40ml，而治疗性穿刺则尽可能抽完胸腔积液，但是为了防止出现肺水肿，单次抽液不宜超过1000ml。可余留部分胸腔积液以便日后的胸膜活检。对少量或局限性胸腔积液，或量大但用常规方法也很难抽出的胸腔积液，可在超声引导下行穿刺。胸腔积液可封闭在注射器中或注入一厌氧容器并迅速送到微生物实验室检验，同时还应提供相关信息，如操作的日期和时间、需要进行的染色和培养类型。胸腔积液或脓胸均应做厌氧培养。此外，还应做其他检查，包括分类细胞计数和pH测定，腺苷脱氨酶（ADA）测定对鉴别结核胸膜炎具有较好价值。

| 知识点29：胸腔穿刺术采集标本的并发症 | 副高：掌握　正高：掌握 |

胸腔穿刺术最常见的并发症是气胸，发生率可达5%。故需要在胸腔穿刺术后进行常规X线检查。罕见的并发症有严重出血、支气管胸膜瘘或误刺入邻近器官。

| 知识点30：胸腔穿刺术采集标本的评价 | 副高：掌握　正高：掌握 |

胸腔积液是无污染标本，不论被检测出的微生物数量多少，都被认为是病原体。近年来不少作者建议同时将5～10ml的胸腔积液直接注入血培养瓶内送检，可提高细菌检出率。有时一些来自皮肤的非致病菌，如表皮葡萄球菌、类白喉杆菌、痤疮丙酸杆菌可污染胸腔积液标本，但分离出的量很少。经胸腔留置导管采集的胸腔积液标本，细菌培养也可分离出某些微生物，它们可能只是定植于胸腔引流管，并不引起疾病，应注意鉴别。

知识点31：血培养　　　　　　　　　　　　　　副高：掌握　正高：掌握

血培养是一种简单易行的肺部感染病原学诊断方法。血标本采集方便、安全，且污染机会少、特异性高，它们在病原学诊断上具有特殊意义。肺炎患者血培养和痰培养分离到相同细菌，该菌可确定为肺部感染的病原菌。如仅血培养阳性，但不能用其他原因如腹腔感染、静脉导管解释菌血症的成因，血液中所分离的细菌亦可认为是肺部感染的病原菌。因此，对重症特别是免疫抑制宿主肺炎，应尽早、多次采血做细菌和真菌培养。

第三节　实验室检测技术与病原学诊断

知识点1：革兰染色油镜检查　　　　　　　　　　副高：掌握　正高：掌握

革兰染色是最常见的一种细菌染色法。油镜检查可较清楚观察细菌的形态，以便大致判断细菌种属。每油镜视野找到≥10个革兰阳性镰刀状的双球菌，预示痰培养可分离出肺炎链球菌，正确率高达90%。流感嗜血杆菌为短小革兰阴性杆菌，感染菌多有荚膜。在观察视野及周围不存在鳞状上皮细胞但见到一些炎性细胞或柱状上皮细胞的视野内，如发现较多形态单一的革兰阴性杆菌，对肺部感染病原体的诊断也有一定参考价值。革兰染色镜检结果必须要立即向临床报告，尤其是ICU患者的经人工气道的吸引（ETA）标本，否则就失去其重要性。

知识点2：湿片检查　　　　　　　　　　　　　　副高：掌握　正高：掌握

痰或下呼吸道标本的湿片检查可快速提供重要的信息。真菌标本的检查方法是将其与含有10%甘油的10% KOH混合于载玻片上，并盖上盖玻片，湿盒中放置15～30分钟。当标本中含有大量细胞碎片时，载玻片在火焰上过一下，轻轻按压盖玻片使标本分散。然后把标本放在暗视野显微镜，或放大40倍的相差显微镜下观察。有动力的病原体，如一种引起二重感染的粪小杆线虫，可以在湿片中发现。钙荧光染色剂以0.05%浓度与10% KOH混合，可提高临床标本中真菌的检出。使用钙荧光染色剂与单纯的KOH湿片相比，可使真菌检出更快速，形态更清晰，但此法需要荧光显微镜。

知识点3：分枝杆菌检查中抗酸染色涂片的注意事项　副高：掌握　正高：掌握

抗酸染色涂片时应注意：涂片要比革兰染色厚，并要有一定面积。每一玻片只能涂一份标本，禁止将两份或两份以上的标本涂在同一张载玻片上，以免染色过程中因冲洗使菌体脱落，造成阴、阳性结果混淆。

知识点4：金胺-罗丹明法与石炭酸复红法的比较　　　　副高：掌握　正高：掌握

　　金胺-罗丹明法的步骤与石炭酸复红法相似。检测比普通油镜更快，因为微生物明亮的橙黄色荧光在黑色背景下对比很强。一张金胺-罗丹明染色涂片的筛查仅用1~3分钟，然而石炭酸复红涂片所需时间要长很多。

知识点5：美国胸科协会推荐抗酸染色半定量结果报告方式

　　　　　　　　　　　　　　　　　　　　　　　　　　副高：掌握　正高：掌握

　　（1）阴性（-）：300个视野未见抗酸杆菌。
　　（2）阳性（+）：100个视野查见1~10个。
　　（3）阳性（++）：10个视野查见1~10个。
　　（4）阳性（+++）：每个视野查见1~10个。
　　（5）阳性（++++）：每个视野查见10~100个。

知识点6：我国报告涂片结果的标准　　　　　　　副高：掌握　正高：掌握

　　（1）抗酸杆菌阴性：连续观察300个不同视野，未发现抗酸杆菌。
　　（2）抗酸杆菌可疑（±）：1~2条抗酸杆菌/300个视野。
　　（3）抗酸杆菌阳性（+）：3~9条抗酸杆菌/100个视野。
　　（4）抗酸杆菌阳性（++）：1~9条抗酸杆菌/10个视野。
　　（5）抗酸杆菌阳性（+++）：1~9条抗酸杆菌/每个视野。
　　（6）抗酸杆菌阳性（++++）：≥10条抗酸杆菌/每个视野。

知识点7：气管吸引物和支气管冲洗物标本的处理措施　　副高：掌握　正高：掌握

　　处理气管吸引物和支气管冲洗物标本时应加入相等量的二硫苏糖醇溶液，混合物在室温放置15分钟，然后2000r/min（700g）离心15分钟，弃去上清液，沉淀物用无菌接种环涂在两张玻片上。在空气中干燥后，如果用六胺银（GMS）染色，玻片用10%甲醛或100%甲醇固定；如果用甲苯胺蓝O或吉姆萨染色，只需将玻片在空气中放置干燥30分钟后便可染色。

知识点8：肺活检　　　　　　　　　　　　　　　副高：掌握　正高：掌握

　　实验室诊断肺孢子菌和机会性真菌肺炎的传统侵入性方法，是经支气管活检、经皮肺活检或开胸肺活检的组织病理学检查。活检组织的印片和磨碎涂片，省略了费时的组织固定、石蜡包埋和切片的步骤。一些染色方法包括GMS、吉姆萨、甲苯胺蓝O、革兰、石炭酸复红或金胺-罗丹明染色，结合相差显微镜的标本直接观察，可用于诊断绝大多数病原体。印片可用GMS、吉姆萨或甲苯胺蓝O染色，而磨碎组织可用革兰染色和石炭酸复红或金胺-罗丹明染色，KOH（合用或不合用钙荧光染色剂）湿片可用相差显微镜检测。

知识点9：肺活检中印片的处理　　　　　副高：掌握　正高：掌握

当将钳状骨针穿刺的肺活检标本印在无菌的载玻片时，应特别小心以防将标本弄断，尤其是只有一个很小的标本时，因该标本还可用于组织学检查。印片通常情况下应做两张或三张（每个玻片可印多次），并放空气中晾干。若印片采用GMS染色，应在10%甲醛或100%甲醇中固定；若用吉姆萨或甲苯胺蓝O染色，玻片只需置空气中30分钟晾干，然后应迅速染色。印片比固定后的组织切片更适宜于形态学观察，因为包埋后的组织在切片时，耶氏肺孢子菌包囊会被切成若干个平面，因此染色后微生物的结构特征通常有所改变，有时仅从形态上很难辨认。相反地，在印片中耶氏肺孢子菌的结构特征比组织切片中的更一致，因为病原体通常是完整的。GMS染色是检测耶氏肺孢子菌包囊或真菌的可靠染色方法。耶氏肺孢子菌的包囊在GMS染色中很易被发现和鉴定，因为灰色的包囊在粉色细胞和残余物的背景下对比很强。尤其是在仅有少量病原体时，这是一个很重要的染色特征。

知识点10：肺活检的匀浆浓缩涂片方法　　　副高：掌握　正高：掌握

Ghomson等人应用耶氏肺孢子菌肺炎的大鼠模型，进行肺组织印片和匀浆浓缩涂片中包囊数目的对比。肺组织浓缩物涂片的制备方法：将肺组织置于营养肉汤中，用Stomacher匀浆，低速离心（×800g），取0.05ml浓缩物涂片，直径约1.5cm。结果表明，染色后的匀浆浓缩涂片比印片中的包囊多。在23个同样处理的患者标本中，也发现匀浆浓缩涂片的包囊数目比印片要多很多。在这个研究中，所有的浓缩涂片均为阳性，而23个组织病理切片中有11个是阴性。因此，匀浆浓缩涂片方法大大提高了肺组织中耶氏肺孢子菌包囊的检测能力。

知识点11：肺活检的组织病理　　　　　　副高：掌握　正高：掌握

冷冻切片的制作应用活检的肺组织，其基本组织病变如坏死、肉芽肿等可提供病因的线索，但在严重中性粒细胞减少症或显著的免疫抑制患者中可无典型的组织病理学特征。对这些患者，通常须做一系列的染色和培养。固定后的组织应用苏木精和伊红、革兰、GMS和抗酸染色法或金胺-罗丹明进行染色。苏木精和伊红染色可显示病理进程中的基本病理组织类型和单纯疱疹病毒（HSV）或巨细胞病毒（CMV）的核内容物。GMS染色可用于检测肺孢子菌包囊和大多数真菌。某些真菌，如接合菌属，用苏木精、伊红染色的效果更好。革兰染色用于检测普通细菌和星形奴卡菌，抗酸染色有助于分枝杆菌感染的诊断。

知识点12：染色方法　　　　　　　　　　副高：掌握　正高：掌握

Dieterle镀银染色法是用于检测军团菌的方法，是另一种用于评价免疫抑制患者的重要染色方法。石蜡包埋切片中的病原体可被Dieterle镀银染色染成暗棕或黑色，却不能被革兰或多数其他组织染色剂着色，病原体通常是在富含纤维和白细胞残片的肺泡区域被发现。直接免疫荧光染色是检测军团菌属较特异的方法，在分析免疫荧光结果时，要同时考虑临床、流行病学和血清学资料。

知识点13：肺肉芽肿病变的检查　　　　　　　　　副高：掌握　正高：掌握

X线下如硬币大小的肺结节病灶，冷冻切片经常显示为肉芽肿组织。将一部分组织进行真菌和分枝杆菌培养，同时对病灶切片进行特殊染色，对于建立微生物诊断是必不可少的。约半数肉芽肿病灶切片GMS染色发现有真菌，但多数情况下病变组织的培养为阴性。在美国CMS染色中最常见到的真菌是荚膜组织胞浆菌和粗球孢子菌；40%～50%的组织切片或匀浆组织结核培养可发现抗酸杆菌。我国研究较少，有限的资料显示结核分枝杆菌较常见，而荚膜组织胞浆菌和粗球孢子菌罕见。

知识点14：痰标本进行细胞学筛选的必要性　　　　　副高：掌握　正高：掌握

对大多数细菌性肺炎的痰标本应做痰细胞学镜检确定其受上呼吸道菌群污染的严重程度，根据镜检结果决定是否继续进行标本培养。由于咳痰极易受到口咽部定植菌污染，分离到的细菌往往不能真正代表下呼吸道感染的病原菌。为减少污染，痰培养前需做标本质量评估，即细胞学筛选。痰涂片细胞学检查判断标本受污染程度则是一种较为可靠的方法。对于要求细菌培养的痰标本都要常规涂片革兰染色，明确唾液对标本的污染程度和有无必要做细菌培养。

知识点15：中华医学会呼吸病学分会制定的痰培养标本细胞学筛选标准
　　　　　　　　　　　　　　　　　　　　　　　　副高：掌握　正高：掌握

我国较广泛应用的是中华医学会呼吸病学分会制定的标准：痰直接涂片光镜检查每低倍视野鳞状上皮细胞<10个、白细胞>25个，或鳞状上皮细胞与白细胞之比<1∶2.5，可做污染相对较少的"合格"标本接种培养。否则，便是不合格的唾液或唾液严重污染的标本，应弃去并重新留痰送检。

知识点16：痰标本接种前的预处理　　　　　　　　　副高：掌握　正高：掌握

痰标本接种前的预处理十分重要，基本要求应该对痰标本预先用乙酰半胱氨酸等消化液进行痰液液化。液化剂以蛋白水解酶和黏液溶解剂应用最多。研究表明痰液消化过程有助于痰核内部细菌的暴露，提高痰标本培养的阳性检出率。有条件的单位，痰液在液化前进行洗涤，则效果更佳。

知识点17：咳痰标本的洗涤　　　　　　　　　　副高：掌握　正高：掌握

　　将挑取的痰液在含灭菌等渗（0.85%）氯化钠液的系列平皿内顺次漂洗后接种于培养皿内。Bartlett则推荐冲洗法，置标本于孔径1mm的滤器上，按标本黏稠程度采用不同液量和流速的等渗氯化钠液冲洗。洗涤可除去痰液外层水样唾液，保留来自下呼吸道的黏稠或脓性成分。

知识点18：痰标本培养基的选择　　　　　　　　副高：掌握　正高：掌握

　　痰标本所用的培养基包括分离和鉴别革兰阳性菌的血平板、鉴别革兰阴性菌的麦康凯平板。当涂片革兰染色显示嗜血杆菌样或奈瑟菌样的优势菌（每油镜视野≥10个细菌）时，应增加接种富含营养的巧克力平板以分离流感嗜血杆菌和脑膜炎奈瑟菌。当涂片革兰染色见大量奈瑟菌样细菌，卡他莫拉菌也应怀疑，应仔细检查血平板和巧克力平板，确定是否有此菌存在。如果没有上述发现，可不用接种巧克力平板。但近年来多建议所有呼吸道标本均接种于血平板和巧克力平板。如果痰涂片发现较多的革兰阴性杆菌或系医院内肺炎的痰标本，应加麦康凯平板。原则上应尽量减少使用培养平板进行细菌分离，要非常熟悉细菌在这些培养基上的生长模式，而不是依靠大量的选择性培养基。

知识点19：痰标本定量培养　　　　　　　　　　副高：掌握　正高：掌握

　　定量培养区别致病菌与污染菌的理论依据是在感染性体液或渗出液中，前者浓度高于后者。定量培养已广泛用于泌尿道感染的病原学诊断，然而痰液不同于尿液，非均质性，定量取样困难，加之细菌分布不均，局部取材难以代表全貌。故痰定量培养前需先将标本液化和匀化。方法是在一定量痰液中加入液化剂，使之均质化，再进行系列稀释，分别接种于培养皿。根据菌落计数和痰标本稀释倍数，计算出每毫升痰中各种细菌的含菌量。液化前预先作痰液洗涤则可进一步减少污染菌的浓度。只作定性鉴定的普通痰培养方法操作简单，但感染菌或污染菌不易区分。标准定量培养方法操作烦琐，临床实验室推广困难。

知识点20：划线接种平板半定量判断标准　　　　副高：掌握　正高：掌握

划线接种平板半定量判断标准

分级	划线区域菌落数		
	原始区	第二区	第三区
1+	<10		
2+	>10	<5	
3+	>10	>5	<5
4+	>10	>5	>5

知识点21：咳痰标本半定量与定量培养结果的临床意义　　　副高：掌握　正高：掌握

咳痰标本半定量与定量培养结果的临床意义

半定量*	大致菌量cfu/ml	临床意义
1+	$\leqslant 10^4 \pm$	多为污染菌
2+	$10^5 \pm$	污染菌可能大，重复培养（1+：污染菌；2+：难定；3+：感染菌）
3+	$10^6 \pm$	感染菌可能大，重复培养（2+或3+：感染菌）
4+	$\geqslant 10^7 \pm$	多为感染菌

*：指致病菌或条件致病菌

知识点22：血清学检查的检测范围及常用方法　　　副高：掌握　正高：掌握

血清学检查通常用于检测非典型病原体如肺炎支原体、肺炎衣原体、军团菌，以及巨细胞病毒、分枝杆菌，对普通细菌价值不大，对肺部感染的流行病学调查则意义较大。常用方法有间接免疫荧光试验（IFA）、酶联免疫吸附试验（ELISA）、放射免疫法（RIA）、免疫电泳、凝集试验等。

知识点23：直接免疫荧光抗体试验　　　副高：掌握　正高：掌握

直接免疫荧光抗体试验（DFA），从呼吸道标本中能直接检测军团菌抗原，数小时即可作出诊断，虽然敏感性仅为25%～70%，但特异性高达90%以上。近年来发展用单克隆抗体作DFA则特异性更高。在呼吸道合胞病毒和流感病毒等病毒的感染中，抗原检测占重要地位。

知识点24：酶联免疫吸附试验（ELISA）　　　副高：掌握　正高：掌握

ELISA除检测呼吸道分泌物标本外，还可检测胸腔积液、血、尿、肺组织等标本的抗原。测定尿可溶性抗原用于早期、快速军团菌感染诊断，应用甚广，敏感性可达70%～90%，特异性高达99%以上，缺陷是仅对嗜肺军团菌Ⅰ型有效。

知识点25：下呼吸道感染病原体的组织病理学检查　　　副高：掌握　正高：掌握

肺部普通细菌性感染在组织病理学检查所显示的炎性病变大多不具特异性，对无形态特征的普通细菌，仅能提供细菌的大致类别如革兰阳性球菌、革兰阴性杆菌，不能确立细菌种类，但若见到假单胞菌血管炎则有病原学诊断意义。对结核及其他分枝杆菌、肺孢子菌及其他真菌、巨细胞病毒等特殊病原体具有确诊价值。若显示典型结核结节或干酪样坏死，则诊断为结核；仅见类上皮细胞、肉芽肿性坏死，若抗酸染色阳性，也能诊断结核。若见肺组织内见菌丝和孢子等真菌结构，结合特殊染色，可确诊真菌感染。肺孢子菌肺炎在HE染色组织切片上显示为肺泡腔内充满无结构泡沫状嗜酸物质，借助哥氏银染色和吉姆萨染色可以确诊，银染质控非常重要，常用念珠菌。

知识点26：检测下呼吸道感染病原体的分子生物学技术	副高：掌握　正高：掌握

分子生物学技术包括细菌质粒或染色体DNA分析、脉冲场凝胶电泳（PFGE）、DNA探针、核酸扩增技术或称聚合酶联反应（PCR）等方法。前两者主要用于分子流行病学调查。而用于病原学检测的技术，主要为DNA探针和PCR技术，可快速准确地检测出难以培养的病原体，如结核杆菌、军团菌、肺炎支原体、肺炎衣原体、巨细胞病毒等。用PCR技术检测百日咳杆菌和副百日咳杆菌可比培养更快速地得到结果。呼吸道病毒的多重PCR检测技术敏感性和特异性都非常好，但费时昂贵，只用于科研。目前分子生物学技术因稳定性不佳、特异性不够理想，或试剂、仪器成本昂贵等原因，临床实验室推广应用尚需进一步努力。

知识点27：结核杆菌传统的培养方法	副高：掌握　正高：掌握

分离培养是结核菌检测的金标准，结核杆菌传统的培养方法包括：①以鸡蛋为基础的培养基。常用的是罗氏培养基。在37℃环境下进行培养，阳性率达36.5%～47.8%，但对分离其他的分枝杆菌不十分可靠；②以琼脂为基础的培养基。主要是米氏7H系列琼脂培养基，可用于药敏测试，但保存时间较短；③选择性培养基。不能单独使用，应与非选择性联合应用；④液体培养基。米氏7H9和吐温-清蛋白-肉汤培养基常用于保存菌种、药敏试验以及其他体外试验。

知识点28：结核杆菌的PCR检测技术	副高：掌握　正高：掌握

PCR技术可用于结核病早期或少量结核杆菌感染的检测以及对结核病暴发的检测。对于暴露于耐多药（MDR）结核病的人群，应采用PCR技术筛选而不是等待结核菌素的转阳结果，因为痰的PCR检测结果阳性为感染提供了强有力的证据（设立合适的阴性对照），阳性率一般在80%以上。PCR检测技术的主要问题是存在假阳性和假阴性现象。而且阳性标本尚不能鉴别是死菌还是活菌，对治愈患者难以评价其临床意义。对同一患者连续测定3次以上的痰标本，可大大减少假阴性机会。目前PCR技术还处于不断完善阶段，还不能取代痰液涂片抗酸染色镜检和培养技术。

知识点29：奴卡菌的检测	副高：掌握　正高：掌握

奴卡菌的检测方法主要是涂片和培养。涂片革兰染色为阳性，抗酸染色为弱阳性，在盐酸酒精中较短时间便能完全脱色，可凭借这一点与结核及其他分枝杆菌鉴别。若培养早期菌体裂解成较多的球菌或杆菌状，晚期菌丝易断裂，可见丰富菌丝体。普通培养基或沙氏培养基于室温或35℃均能生长，常需培养2～4天。用真菌培养基和结核分枝杆菌培养基（不含抗菌药物的培养基）或用痰培养常规使用的血平板延长孵育时间，也可分离到奴卡菌。临床检出率低主要是由于对涂片的观察不仔细或者培养时间不够长而导致大量的漏诊漏检。此

外，痰标本中大量口腔寄居菌也常使奴卡菌生长受到抑制。

知识点30：百日咳鲍特菌的常用实验室检测方法　　　副高：掌握　　正高：掌握

百日咳鲍特菌是绝对需氧革兰阴性杆菌，普通培养基上不能生长。其常用的实验室检测方法有：①咳碟法。用B-G培养基平碟，置患者口部前5～10cm，连咳数声后进行孵育，一般需3～4日，如果患者第1周进行检测，可以有较高的阳性率；②拭子培养法。用鼻咽拭子采样，接种于特殊培养基如Bordet-Cengou培养基（含去纤维马血及氯唑西林）或Regan-Lowe培养基（含Charcoal agar、去纤维马血及头孢氨苄）；③血清抗体检测。目前主要是以ELISA方法检测百日咳菌的IgG以及IgA抗体，以确定是否感染过百日咳菌。但该试验存在很多假阳性以及假阴性；④PCR技术。此方法是快速、敏感和特异的诊断百日咳的方法，尤其在发病的头几个星期内。阳性率高于培养法，但存在标本污染而导致假阳性的缺陷。

知识点31：军团菌的细菌分离培养　　　　　　　　　副高：掌握　　正高：掌握

细菌分离培养是诊断军团菌病的金标准，特异性100%，但敏感性不高。军团菌培养所需要的培养基为BCYE培养基，该培养基中，除含有军团菌生长所必需的L-半胱氨酸和可溶性焦磷酸铁外，加入缓冲剂ACES酵母浸出液（含有嘌呤和嘧啶的衍生物，对军团菌生长有利）、活性炭（能清除酵母浸出液暴露在光线下所产生的有毒的含氧基团）、α-酮戊二酸（刺激军团菌产生出能降解含氧基团的酶），对军团菌生长十分有利。BCYE培养基中另外还需要添加相应抗生素来抑制其他杂菌生长，例如添加多黏菌素抑制其他革兰阴性菌的生长，茴香霉素抑制真菌，万古霉素抑制革兰阳性菌。培养需要在2.5%～5% CO_2环境中35℃下培养约需1周时间。培养后应用含抗军团菌抗体的琼脂培养基结合免疫放射自显影及克隆杂交技术可更好地检测和计数军团菌菌落。细菌培养法的缺陷在于结果受标本采集质量、操作技术影响较大，检测阳性率偏低；培养时间较长，最少要7天。另外，军团菌培养基价格较贵。

知识点32：检测军团菌细菌及其抗原成分的方法　　　副高：掌握　　正高：掌握

（1）直接免疫荧光抗体法（DFA）：直接检测痰、BALF、肺活检以及胸腔积液等标本的军团菌抗原。目前只能检测军团菌Ⅰ型，而对其他型不敏感，具体方法是用荧光素标记的抗军团菌的抗体直接与标本作用后，观察其中的军团菌形态，操作简单，耗时短，仅需2小时。本法特异性几乎达100%，而敏感性仅有33%～68%，但也有报告可能与其他革兰阴性杆菌有交叉反应。

（2）核酸探针技术：原位杂交技术可利用特异性核酸作为探针对组织细胞进行杂交，以确定有无军团菌感染，对组织细胞中含量较低的军团菌靶序列有较高的敏感性。

（3）尿抗原检测：大多数军团病患者的尿液可排出一种具有热稳定性及抗胰蛋白酶活性的抗原。酶免疫（EIA）检测尿军团菌抗原，敏感性约77%，特异性高达100%，且快速方便，发病3天后就能在尿液中检测到，可用于疾病的早期诊断，而且除嗜肺军团菌Ⅰ型外，新近研究的试剂盒对其他型别如Ⅵ型也有诊断价值。

知识点33：军团菌血清特异抗体的检测方法　　　副高：掌握　正高：掌握

（1）间接免疫荧光法：美国CDC对间接免疫荧光法（IFA）作血清抗体检测结果做了如下解释：双份血清检测时恢复期血清效价比急性期升高4倍以上，并且效价≥128时，可确诊；单份血清测定时效价≥256，提示可能有过军团菌感染，但需结合临床。IgM抗体的升高常提示新近感染。但此方法存在无法区别新近感染还是既往感染、与革兰阴性杆菌存在交叉反应以及需在病程4～6周才能达到诊断所需标准不能提供早期诊断等缺点。

（2）微量凝集试验（MAA）：该方法以整个细菌为抗原，检测血清中的凝集抗体。细菌抗原用嗜肺军团菌Lp1～Lp8 72小时的培养物，加温杀菌。检测血清以PBS做双倍连续稀释，置湿盒室温过夜后判定结果，以50%（2+）凝集为终点。由于铜绿假单胞菌与军团菌有共同抗原，MAA阳性需除外铜绿假单胞菌感染的可能。

知识点34：用于检测军团菌DNA的引物　　　副高：掌握　正高：掌握

用于检测军团菌DNA的引物主要有：①军团菌属特异性引物，包括针对5S rRNA和16S rRNA基因的引物；②嗜肺军团菌（Lp）种特异性引物，包括针对mip基因和染色体DNA的引物。

知识点35：厌氧菌的检测与鉴定方法——涂片镜检　　　副高：掌握　正高：掌握

下呼吸道标本可行涂片染色镜检，细菌形态特征、染色性、菌数多少等对判断是否为厌氧菌有一定价值，与普通培养结合考虑更有价值。在没有用过抗菌药物的患者，如涂片细菌阳性而普通培养阴性，应考虑厌氧菌感染可能。

知识点36：常用的厌氧培养方法　　　副高：掌握　正高：掌握

常用的厌氧培养方法有：①厌氧缸法。将接种标本的平板或液体培养基试管放入厌氧缸内培养。厌氧缸是普通的干燥缸，用物理化学的方法使缸内造成厌氧环境。每次可以放置十多份标本；②厌氧袋法。在塑料袋内形成厌氧环境的方法。塑料袋透明而不透气，内装气体发生管（有硼氢化钠的碳酸氢钠固体以及5%柠檬酸安瓿）、亚甲蓝指示剂管、钯催化剂管、干燥剂。放入已接种的平板后，尽量挤出袋内空气，然后密封袋口。先折断气体发生管，后折断亚甲蓝指示剂管，命名袋内在半小时内造成无气环境。每次放1份标本，省料方便；③厌氧手套箱法。此方法是厌氧培养的理想方法，但设备投资、日常维护费用昂贵，所以对普通临床实验室尤其是标本量较少的单位不太合适。

知识点37：厌氧菌的检测方法——厌氧培养　　　副高：掌握　正高：掌握

细菌培养时必须创建一个无氧的环境。通常在培养基中加入还原剂，或用物理、化学方法去除环境中的游离氧，以降低氧化还原电势，如疱肉培养基、巯基乙酸钠培养基，牛心脑浸液培养基等。经过2~3天的培养后，如有厌氧培养显示有细菌生长而同时接种的需要培养无菌生长，结合菌落涂片检查，可考虑厌氧菌。

知识点38：厌氧菌的鉴定　　　　　　　　　　　副高：掌握　正高：掌握

对于厌氧菌的鉴定，有建议应根据实验室的条件区别处理。实验室条件较差者可行一级鉴定，而有条件者则进行二级甚至三级鉴定。一级鉴定是可根据耐氧试验结果、革兰染色反应、菌落特点，提供厌氧菌初步推断报告。二级鉴定根据革兰染色、镜下形态、菌落特点及传统生化反应初步鉴定到种。三级鉴定则应采用国际公认的标准化鉴定系统，如API 20 A、MICRO-OID、VITEK-ANI、气液色谱仪等设备鉴定。

知识点39：肺炎支原体的体外培养程序　　　　　副高：掌握　正高：掌握

肺炎支原体的体外培养程序见下图。

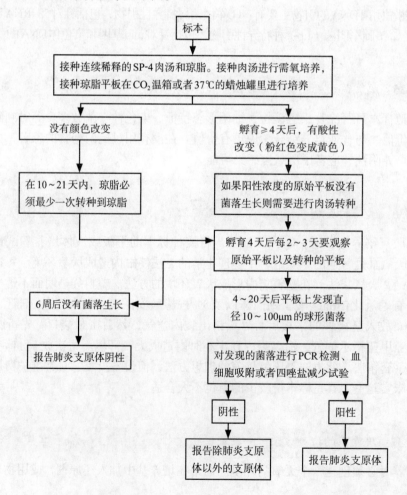

知识点40：肺炎支原体特异性血清学检测方法　　　　副高：掌握　正高：掌握

肺炎支原体特异性血清学检测方法中，最常用的是补体结合试验、酶联免疫吸附试验（ELISA）等。肺炎支原体感染的潜伏期为2～3周，当患者出现症状而就诊时，IgM抗体已达到相当高的水平，因此IgM抗体阳性可作为急性期感染的诊断指标。如IgM抗体阴性，则不能否定肺炎支原体感染，需检测IgG抗体。IgG较IgM出现晚，需动态观察，如显著升高提示近期感染，显著降低说明处于感染后期。如果IgG抗体在发病恢复期比急性期升高4倍以上，可诊断为肺炎支原体感染。由此提示IgG与IgM同时测定可提高诊断率，达到指导用药、提高疗效的目的。

知识点41：肺炎支原体的非特异血清学方法　　　　副高：掌握　正高：掌握

肺炎支原体的非特异血清学方法包括肺炎支原体冷凝集试验与MG链球菌凝集试验，对支原体肺炎能起辅助诊断的作用。

知识点42：直接检测分泌物和体液中肺炎支原体抗原的方法
　　　　　　　　　　　　　　　　　　　　　　　副高：掌握　正高：掌握

直接检测分泌物和体液中肺炎支原体抗原的方法为酶联免疫吸附试验、荧光标记抗体、肺炎支原体膜蛋白单克隆抗体和反向间接血凝法，具有很高的特异度和灵敏度。

知识点43：检测肺炎支原体的分子生物学技术　　　　副高：掌握　正高：掌握

检测肺炎支原体的分子生物学技术包括基因探针和聚合酶链反应（PCR）等方法。基因探针的核酸杂交法，虽然敏感性和特异性都很高，但基因探针常用放射性核素标记，放射性危害大，设备要求高且烦琐难以推广，近年来发展的PCR技术，使支原体检测变得简便、快速、敏感、特异，为支原体的检测和实验研究开辟了一个广阔的前景。但PCR目前没有统一标准，且较易污染而造成假阳性结果。

知识点44：衣原体的种类　　　　　　　　　　　副高：掌握　正高：掌握

衣原体为专性细胞内寄生的原核微生物，已发现的衣原体有4种：沙眼衣原体、鹦鹉热衣原体、肺炎衣原体以及牲畜衣原体。其中，肺炎衣原体是引起社区肺炎的重要病原体，而且肺炎衣原体是目前公认为最难培养的衣原体。

知识点45：肺炎衣原体的实验室检测方法　　　　副高：掌握　正高：掌握

肺炎衣原体的实验室检测方法有分离培养、血清学技术以及PCR方法，临床实验室主要采用血清学方法。

知识点46：肺炎衣原体的分离培养　　　　　　　副高：掌握　正高：掌握

采集到肺炎衣原体的临床标本后，应立即置入放有3ml转运保存液（SPG或者2SP）的运送管内，在4℃下送至实验室；如24小时不能分离，应置−80～−70℃冷冻保存。采集的标本最好用膜式滤过器除去杂菌而不加抗生素。分离衣原体的方法，有鸡胚卵黄囊接种和细胞培养。细胞培养的培养基通常用含有10%胎牛血清的Eagle MEM培养基。培养方法是将传代细胞悬液接种在培养瓶内，待细胞长成单层后，用DEAE-Dext-ran（30μg/ml）处理细胞（用HEP-2和HL细胞不需处理），然后将标本接种在培养基中，离心（室温−37℃、1000～3000g）1小时，然后置换有利于肺炎衣原体生长繁殖的液体，如含放线菌酮等的物质，同时加入适当抗生素抑制杂菌生长。把接种好的标本放入37℃，5% CO_2 环境培养3～4天，用丙酮或甲醛固定，异硫氰酸荧光素（FITC）标记的肺炎衣原体的单克隆抗体进行鉴定。电镜下可以观察到衣原体形态。肺炎衣原体只能在活细胞内生长繁殖，分离培养方法复杂，所需时间长，因此临床实验室无法常规开展。

知识点47：肺炎衣原体感染的诊断标准　　　　　　副高：掌握　正高：掌握

肺炎衣原体感染的诊断标准是：急性期IgM抗体≥1：16，或IgG≥1：512；双份血清检查，恢复期（与急性期相隔4～6周）血清效价比急性期升高4倍以上；如果IgG在1：16～1：512也被认为既往有感染。

知识点48：肺炎衣原体的血清学检测　　　　　　　副高：掌握　正高：掌握

抗体检测主要为微量免疫荧光试验（MIF），是国际上认可的检测肺炎衣原体的金标准。以肺炎衣原体EB作为抗原的间接荧光法，可检测肺炎衣原体的IgG及IgM。抗原与血清中的特异性的抗体结合，后经荧光染色为胞质内呈现亮绿色的包涵体，易辨认。初次感染肺炎衣原体时IgM于发病后3周出现，IgG于6～8周出现。

知识点49：肺炎衣原体的PCR检测技术　　　　　　副高：掌握　正高：掌握

PCR技术的敏感性与特异性均超过细胞分离培养。目前常用16S rRNA-OMP1基因或某一特异性肺炎衣原体的DNA片段为引物检测肺炎衣原体DNA。在检测过程中PCR应注意排除假阳性（污染的DNA）和假阴性（标本中存在抑制物）。如果采用肺炎衣原体属特异性引物和种特异性引物两次扩增的巢式PCR及设计与靶DNA序列相同的一对引物作为内部质控，可提高PCR的敏感性，且能防止临床标本出现PCR假阴性。目前主要应用于临床标本的急性感染诊断及特殊人群如哮喘患者的流行病学调查。PCR实际操作时，应做好质量控制，否则会出现较多假阳性结果。

知识点50：真菌的显微镜检查 副高：掌握 正高：掌握

真菌的显微镜检查方法主要有革兰染色、氢氧化钾染色、印度墨汁染色以及其他的一些例如PAS、GMS以及HE染色。其中革兰染色是在检验微生物中最常用的。念珠菌属的镜下表现为革兰阳性，大量假菌丝及芽生细胞，形成很特异的念珠菌形态。曲菌镜下可见分生孢子头短柱形，菌丝远端可见膨大的曲菌球，曲菌球上布满分生孢子。部分真菌需要特殊染色才能发现，例如新型隐球菌就需要印度墨汁染色。念珠菌感染出现假菌丝，提示体内真菌繁殖较快，但临床诊断对此项仅作参考。

知识点51：酵母菌的鉴定方法 副高：掌握 正高：掌握

酵母菌的鉴定方法包括形态学鉴定（主要是玉米吐温诱导下特征菌丝及特征孢子的检验、血清芽管形成），并结合生化试验包括标准鉴定（糖同化试验、糖发酵试验、CAFC酚氧化酶试验、尿酶试验、KNO_3同化试验、脂肪酸需求试验）、自动仪器鉴定如API20C、ID32C和显色鉴定等。标准鉴定是按传统双歧表流程鉴定，是真菌鉴定的金标准，系统准确，缺点是程序烦琐、耗时长，难以适应临床诊疗。

知识点52：科玛嘉念珠菌显色培养基 副高：掌握 正高：掌握

科玛嘉念珠菌显色培养基是一种集分离培养和鉴定于一体的培养基，对白念珠菌、热带念珠菌、光滑念珠菌、克柔念珠菌的鉴定符合率平均在95%左右，同时其分离率与传统沙堡罗琼脂相同，对于混合感染一目了然，并且不影响丝状真菌的生长，能解决绝大多数真菌的分离鉴定，是一种优质的首代分离培养基，可作为酵母菌类真菌的首选。

知识点53：真菌的血清学检测 副高：掌握 正高：掌握

科菌的细胞壁由葡聚糖和甘露聚糖组成，因此测定血液、支气管肺泡灌洗液中的葡聚糖可作为诊断真菌感染的一种方法。在曲菌感染的早期，用ELISA方法测定血液标本中的半乳甘露聚糖，敏感性是67%~100%，特异性达81%~98%。同时监测半乳甘露聚糖可对治疗效果进行评价，经过有效治疗后，半乳甘露聚糖在血液中的浓度明显下降。在支气管肺泡灌洗中亦可检测到半乳甘露聚糖，而且出现的比血液中早。用免疫学检测抗原的方法结合放射学检查，可以替代真菌培养法对曲菌病的早期诊断。对新型隐球菌荚膜多糖抗原的免疫学检测，不仅可以辅助诊断隐球菌病，同时对判断药物疗效、监测病情转归和预后有提示作用。

知识点54：真菌的分子生物学技术检测 副高：掌握 正高：掌握

真菌的分子生物学技术主要包括：①核酸探针：通过DNA-DNA杂交，可探查受检标本中有无某种真菌所特有的DNA片段，以获得病原学诊断。②PCR：采用PCR检测真菌DNA片段的技术得到了迅猛的发展。用PCR扩增真菌的特异性rDNA片段，特异性100%，敏感性亦高（标本中含15个真菌即可检出），不易与其他真核细胞交叉扩增。若从正常的无菌部位如胸腔积液中扩增出该序列，说明此处有真菌感染，显然普通咳痰标本是不合适。

| 知识点55：临床病毒感染的实验诊断 | 副高：掌握　正高：掌握 |

临床病毒感染的实验诊断主要包括病毒分离与培养、组织病理、病毒抗原和核酸检测以及血清学实验等。各种方法适用于不同的病毒感染或一种病毒感染的不同阶段，其结果相互补充。

| 知识点56：常见呼吸道病毒的标本类型及其最佳采样时间 | 副高：掌握　正高：掌握 |

常见呼吸道病毒的标本类型及其最佳采样时间

病　毒	适合的标本	采样时间
腺病毒	喉拭或喉洗液，直肠拭子或粪便，尿液	发病期间
巨细胞病毒	尿液、喉拭或喉洗液，外周血的白细胞部分	发病期间
肠道病毒	喉拭、脑脊液，粪便或直肠拭子	出现症状后的第1周
单纯疱疹病毒	水疱液体或拭子，喉或口腔拭子	出现病损后的前3天
流感病毒	喉、鼻咽洗流液或拭子	症状出现后前3天
副流感病毒	喉、鼻咽洗流液或拭子	症状出现后前3天
呼吸道合胞病毒	鼻咽拭子、吸出液或拭子，喉拭子	症状出现后前3天
鼻病毒	鼻咽洗液或拭子	症状出现后前2天

| 知识点57：病毒采集需要使用专业拭子 | 副高：掌握　正高：掌握 |

病毒采集需要用专业拭子，应该以棉花或达克龙为材料，而不能用藻朊酸钙制备的，因为藻朊酸钙对大多数有膜病毒有毒性。达克龙是聚酯纤维的商品名，由乙二醇和对苯二酸聚合而成。此外，拭子杆应采用无毒性的塑料杆，不宜用木质制品，目前国内已有相应的商品。由于木质棉拭可能含有对病毒和衣原体或者细胞有毒的物质，例如甲醛，不利于病毒的分离；还可能吸收较多的运送培养基，从而减少可接种到细胞进行培养的体积。

| 知识点58：病毒的保存及处理 | 副高：掌握　正高：掌握 |

无细菌污染的液体标本如水疱液、脑脊液等，可放入无菌容器中立即送往实验室。血清学试验都采用血清作标本。一般取血4~7ml，收集到不含抗凝剂的管中，血液凝固后及时

分离血清，放2～8℃保存。黄疸性血清、高脂质血清以及热灭活血清都有可能导致错误的实验结果，应尽量避免。由于病毒的抵抗力较低，特别是离开宿主活细胞之后，在室温下会很快失活，因此必须注意低温保存。对于含液体较少的标本如鼻咽分泌物、鼻咽拭子等，则应放入病毒运送培养基中，尽快地在冷藏条件下送实验室检查，以提高病毒分离率。由于病毒感染力在-20℃比在4℃保存损失更大，因此应予避免。血清在分离后和在运输途中应放在4℃或冰上。如果收集了急性期血清，要等恢复期血清一起检测，而不能很快检测，应该将血清保存在-20℃以下，长期保存需要放-70℃以下。

知识点59：病毒送检中的注意事项　　　　副高：掌握　正高：掌握

在送检中，需要严防标本中的病毒播散标本外面要有足够的吸收性材料包裹，要防止破碎。一旦运输过程中标本容器破裂或泄漏，所有的内容物可以被全部吸收。对于供病毒分离的标本，还应包以隔热层以保证低温保存。标本必须专人专车运送，以确保相关生物安全要求。

知识点60：病毒的电镜检查　　　　副高：掌握　正高：掌握

用电镜来确认临床标本中的病毒是重要的检查方法之一，但由于比较繁杂，不适于常规检验工作，在大多数临床实验室都已被其他方法取代。电镜检查的主要优势就是对病毒快速筛选和发现未知病毒的能力。电镜检查的主要缺点包括仪器昂贵、需要专门的技术人员判读结果以及敏感性和特异性不高，因此仅少数参考实验室可使用。通常标本中病毒含量要高达$10^5 \sim 10^6$颗粒/ml，才会被电镜有效地检出，敏感性远远低于其他技术。而且有些病毒（如冠状病毒）只能在新鲜标本中找到，一旦冻融有时就很难在电镜下找到。电镜是依靠病毒的形态来进行诊断，一般可确定到科。科以下的属、型则需要辅之以免疫学方法（免疫电镜）或分子生物学方法（杂交探针法）才能实现。

知识点61：病毒的组织病理学　　　　副高：掌握　正高：掌握

临床标本经染色可用常规光学显微镜直接观察到病毒感染引起的细胞变化。有些病毒可表现特有的细胞学变化特征。例如，腺病毒可在核内出现多个嗜酸性小包涵体或者核内单个嗜碱性大包涵体。呼吸道合胞病毒可形成巨大多核细胞，胞质嗜碱性包涵体，周围有晕圈。巨细胞病毒也可引起单个两染性核内大包涵体或嗜碱性胞质小包涵体。有时候细胞学检查可有助于鉴别病毒活动性感染，例如支气管肺泡灌洗液标本中出现巨细胞包涵体等细胞学变化，可提示活动性巨细胞病毒感染。

知识点62：病毒的免疫荧光技术检测　　　　副高：掌握　正高：掌握

免疫荧光技术应用最广泛，操作简便快速。在直接免疫荧光法中，病毒抗体用荧光素标记，抗原抗体复合物可通过特定波长荧光显微镜下观察。间接免疫荧光法中，一抗（如鼠抗）为病毒特异性，不标记荧光。一抗与病毒结合后，标记二抗对一抗具有特异性，二抗与一抗形成抗原抗体复合物。间接法的优点是可放大信号。这两种方法操作简便、快速，不要求含活的病毒，也不需要冷藏的标本运送方法，因而有很高的临床应用价值。特别是它能在1～2小时发出检验报告，对提高临床诊治水平和治愈率以及减少住院时间及医疗开支，都有积极意义。

| 知识点63：病毒免疫荧光技术的局限性 | 副高：掌握 正高：掌握 |

免疫荧光检查快速也有一些局限。包括：①要求具备价格较为昂贵的荧光显微镜和专业技术人员；②由于荧光抗体是针对某一种已知病毒抗原，当标本含有两种或两种以上的病毒时，则可能漏检。

| 知识点64：病毒的固相免疫检测 | 副高：掌握 正高：掌握 |

固相免疫方法可以用于检测标本中的抗原或抗体。最多见的方式是固相膜酶免疫测定法，其他还有乳胶凝集试验，微量板ELISA，放射免疫测定（RIA）以及侧流免疫层析法等。酶免疫测定法特异性高，比较快速（15分钟到5个小时），但敏感性一般比病毒培养法低。

| 知识点65：病毒培养的优势 | 副高：掌握 正高：掌握 |

病毒培养的优势包括：①病毒可在易感细胞复制，特异性好；②利用不同的细胞组合，有可能从一份标本中分离到几种不同的病毒；③通过培养分离获得的病毒还可用于进一步鉴定（如血清型鉴定、基因分型、药敏试验）。

| 知识点66：常规用于培养病毒的细胞 | 副高：掌握 正高：掌握 |

常规用于培养病毒的细胞有以下3类：①原代细胞。是指来源于组织并首次体外培养的细胞；②二倍体细胞。由原代细胞传代发展而来。传代细胞以种群形式存在，最主要的特征就是使细胞永生化并有无限传代能力；③异倍体细胞。

| 知识点67：病毒性细胞病变的表现 | 副高：掌握 正高：掌握 |

在普通显微镜下观察到的病毒复制引起的细胞形态学变化，称为细胞病变（CPE）。CPE可表现为：细胞变圆，折光性提高，细胞成团，细胞内出现空泡或形成颗粒，形成巨细胞或融合细胞，细胞破碎，液泡化等。不同的病毒在不同的细胞上可能表现出不同的CPE，但同一种病毒在同一种细胞上形成的CPE通常具有固定的特征，因此常用作为初步判断的依据，但最终必须经过其他方法确定。

知识点68：对分离的病毒做进一步鉴定的方法　　　副高：掌握　正高：掌握

对于分离的病毒做进一步鉴定，通常是利用更为可靠的特异性抗体或单克隆抗体来进行。通常用荧光素标记的病毒特异性抗体，对感染的细胞进行免疫荧光染色鉴定。免疫荧光法可分为直接法和间接法。另一种鉴定病毒的方法是中和试验。这是用已知病毒特异性抗体（单抗或抗血清）去阻止相应的病毒感染细胞，但在一般临床实验室较为少用，多在参考实验室使用。

知识点69：病毒的离心小瓶培养法　　　副高：掌握　正高：掌握

离心小瓶培养法是指将单层细胞在接种病毒之后低速离心，可以增强病毒的感染性。Gleaves等人最早尝试先用低速离心以增加CMV对人胚成纤维细胞MRC-5的感染性再继续培养，此时CMV的某些特异性蛋白会较大量地表达在细胞核内，再以免疫荧光法鉴定。这一方法做到了在CPE出现前检出病毒感染，特异性高，又能比常规培养法提早数天至数周报告结果。因此离心小瓶法目前在国外临床实验室已广泛应用于其他病毒如流感、呼吸道合胞病毒、副流感病毒、腺病毒等检测。

知识点70：病毒的基因工程细胞株技术　　　副高：掌握　正高：掌握

基因工程改造的细胞株用于病毒检测始见于单纯疱疹病毒（HSV）检测。将能被HSV诱导的启动子连接到大肠杆菌β-半乳糖苷酶的基因上，作为一个人工的报告基因。将此基因转染到幼仓鼠肾细胞（BHK-21），并筛选到携带此基因的稳定细胞株。HSV-1或HSV-2感染时能诱导启动子表达β-半乳糖苷酶，后者能使底物5-溴-4-氯-3-吲哚-β-D-半乳糖吡喃苷（X-Gal）出现有色反应产物。该系统在国外已有商品化产品，主要优点是快速，一般标本接种过夜培养后加入底物即可报告结果。由于被感染的细胞管呈现蓝色，有利于观察，也便于自动化操作。

知识点71：病毒的动物和鸡胚接种方法　　　副高：掌握　正高：掌握

使用动物接种和鸡胚接种来分离病毒是传统的培养方法，已经完全被细胞培养法取代。但在一些病毒，如柯萨奇A型病毒或一些嗜神经病毒的培养，通过接种乳鼠，观察它们的病理表现，仍不失为一种好的培养方法。对于有血凝特性的呼吸道病毒，如流感、副流感或腮腺炎病毒，也可用此法分离培养，不同的病毒要求不同胚龄的鸡胚和接种不同的胚腔，包括羊膜腔、尿囊腔或绒毛膜等。

知识点72：病毒的核酸检测方法　　　副高：掌握　正高：掌握

核酸检测方法在临床病毒实验室诊断中的应用已扩展到了所有已知病毒。已经有很多方法可以检测病毒核酸，如竞争性PCR、RT-PCR、核酸序列扩增（NASBA）、转录合并扩增、分支DNA扩增（bDNA）等。它们可以检测急（慢）性感染的患者标本中的病毒，并作基因分型，测定体液中病毒载量以了解感染程度，对抗病毒治疗的应答，以及耐药株的监测等。因此病毒核酸检测现在已成为临床病毒检测中的一个重要组成部分。核酸检测方法特别适用于一些不能在细胞培养的病毒。例如，一些细小DNA病毒和柯萨奇A组病毒现在可以用核酸检测方法予以确认。

知识点73：病毒感染过程中的体液免疫　　　　副高：掌握　正高：掌握

机体在受到病毒感染以后，会对该病毒产生特异性体液与细胞免疫反应。对于诊断为目的的检测来说，体液免疫主要表现为病毒特异性抗体的形成，因此比细胞免疫更有价值。机体对病毒入侵作出应答或免疫反应的过程中可检测到抗体。当原发感染时，机体产生的抗体主要是IgG、IgM、IgA，有时还有IgD和IgE。通常IgM有瞬时短暂出现的特点，一般在症状出现后几天便可检出，第7～10天达到高峰，1～2个月后便下降到检测敏感性以下。IgM的检出常常提示当前或新近感染。如果在疾病过程中，IgG抗体在一段时间内明显升高，可作为当前或新近感染的依据。

知识点74：病毒血清学试验的检测方法　　　　副高：掌握　正高：掌握

免疫学技术中检测抗体的方法都能用于病毒的血清学试验。比较传统的方法有补体结合试验、血凝抑制试验、中和试验、免疫黏附血凝、间接免疫荧光或抗补体免疫荧光等。除了免疫荧光和血凝抑制以外，其他方法主要用于研究实验室或参考实验室。在临床实验室中应用较多的是一些比较简便的酶免疫检测、被动乳胶凝集、被动血凝和Western印迹试验。

知识点75：原发性病毒感染的依据　　　　副高：掌握　正高：掌握

原发性病毒感染的依据：①双份血清的比较，特异性IgG抗体由阴性转变为阳性；②病毒特异性IgM抗体的出现。

知识点76：血清学试验的结果解释　　　　副高：掌握　正高：掌握

急性期与恢复期双份血清中特异性IgG抗体呈4倍以上增加，则表明重复感染，或原有潜伏感染或非活动性感染变为再激活或活动性感染。如果单份血清发现某种病毒抗体呈阳性，或急性期与恢复期双份血清中抗体在效价上没有变化，提示对该病毒有既往感染。阴性的血清学试验表明未受到感染。如果脑脊液中检测到病毒抗体可提示中枢神经系统病毒性感染。

第四节　抗菌药物敏感性试验

知识点1：评定药敏结果的方法　　　　　　副高：掌握　正高：掌握

测定抗菌药物在体外对病原菌有无抑制作用的方法，称为抗菌药物敏感试验，简称药敏试验。评定药敏结果的方法有两种，以抑制细菌生长为标准，常用最低抑菌浓度（MIC）表示；以杀灭细菌为标准（活菌减少99.9%以上），则用最低杀菌浓度（MBC）表示。

知识点2：常用的药敏试验方法　　　　　　副高：掌握　正高：掌握

常用的药敏试验方法有以下几种：①稀释法。最大优点是其能直接测定MIC，对指导临床精确选择抗生素种类和设计最佳给药方案具有重要价值。包括试管稀释法、琼脂稀释法和微量稀释法；②琼脂扩散法（纸片法）。本法操作简单，材料消耗少，是临床细菌室常用的药敏测试方法。③Etest法。本法能测MIC，结果直观、准确，且操作简单，无须特殊仪器设备。

知识点3：药敏试验方法——试管稀释法　　副高：掌握　正高：掌握

在含有培养基和经不同倍数（通常为双倍）稀释的一排试管内，分别加入等量的细菌，置35℃培养后观察细菌生长情况如培养液混浊，无细菌生长的含抗菌药物试管中所对应的最低药物浓度管为该抗菌药物对受试细菌的MIC。将肉眼观察无菌生长的各试管培养液分别移种至不含抗菌药物的培养皿，过夜培养后菌落数不超过5个所对应的最低药物浓度管为该抗菌药物对受试细菌的MBC。实验时培养基的载体为试管，故此法称为"试管稀释法"。试管稀释法是经典的药敏试验方法，但材料消耗大、操作烦琐，且结果重复性差，临床实验室已不将其列入常规药敏试验方法。

知识点4：药敏试验方法——琼脂稀释法　　副高：掌握　正高：掌握

试管稀释试验中，如采用琼脂平皿代替试管作为载体，以无菌落生长的平皿中所对应含抗菌药物最低药物浓度判为MIC的方法，称为琼脂稀释法。本法比试管稀释法重复性好，如配合多点接种器，可同时进行大量的菌株检测，此外还可发现被污染的菌落。但是琼脂稀释法不能测定MBC，实验操作烦琐，少量菌株测定时材料浪费大，故此法在临床实验室也难以常规应用。

知识点5：药敏试验方法——微量稀释法　　副高：掌握　正高：掌握

用预先配制好培养基和按一定倍数稀释抗菌药物的微量孔板（药敏板或药敏卡）做药敏

试验，称为微量稀释法。药敏板试剂经低温真空干燥，运输、储存十分方便，使用时只要将稀释菌液直接加入含干燥培养基和不同浓度种类抗菌药物的药敏板内即可。培养后观察各孔浊度变化便可确定十余种甚至更多的抗菌药物对细菌的MIC。微量稀释法药敏试验材料消耗甚少，结果快速、准确、直观，能测MIC，且操作简单，易于标准化和自动化，是药敏试验发展的一大趋势。微量稀释法不能区分接种液中的污染菌，接种过程须严格遵循无菌操作，受试菌应为纯化分离菌株，否则可影响MIC结果。

知识点6：药敏试验方法——琼脂扩散法（纸片法）　　　副高：掌握　正高：掌握

将浸有抗菌药物的纸片贴在涂有细菌的琼脂平板上，抗菌药物在琼脂内向四周扩散，其浓度呈梯度递减，在纸片周围一定距离内的细菌生长受到抑制，过夜培养后形成一个抑菌圈，其直径大小与药物浓度的对数呈线性关系，与MIC的对数则呈反比例关系。用稀释法和扩散法同时测试一定数量的菌株，可得到代表这种关系的回归线。任一用扩散法测试的菌株，根据这一回归线即可由抑菌圈直径大致推测抗菌药物对该菌的MIC，并由此推断出细菌对抗菌药物的敏感程度即敏感、中敏和耐药。

知识点7：药敏试验方法——Etest法　　　副高：掌握　正高：掌握

在5mm×50mm纸片条上含一种连续不间断浓度梯度的抗菌药物。操作方法类似于纸片扩散法，即挑受试菌落一个至数毫升蒸馏水中，根据硫酸钡比浊法调细菌浓度约1.5×10^8cfu/ml，然后用无菌棉签将菌液涂布于MH琼脂平皿内。以镊子将Etest纸片条置于上述培养皿。35℃培养18～20小时后观察结果。平皿上细菌在围绕高浓度端的纸片条形成泪滴状抑菌圈。抑菌圈与纸片条交叉处所对应的数值，即为该种抗菌药物对受试细菌的MIC。

知识点8：进行药敏试验的目的　　　副高：掌握　正高：掌握

进行药敏试验主要有两个目的：①了解病原菌耐药谱，对抗菌药物的临床使用效果进行预测，便于临床医生选择个体化的治疗方案即选择最合适的抗菌药物，提高细菌性感染的治愈率；②进行细菌耐药性监测和流行病学调查，了解本医院、本地区或更大范围内细菌耐药性变迁，以便采取措施，防止或减缓耐药性的发展。

知识点9：药敏结果判定标准　　　副高：掌握　正高：掌握

药敏结果判定采用三级划分制：①敏感（S）：表示当对感染部位使用推荐剂量时，该菌株通常被抗菌药物浓度可达到的水平所抑制；②中介（I）：表示抗菌药物对该菌MIC接近于血液和组织中通常可达到的水平，而抗菌药治疗的反应率可能低于敏感株。"中介"分类意味着药物在生理浓集部位具有临床效力（如尿液中的喹诺酮类和β-内酰胺类）或者可用高于正常剂量的药物进行治疗（如β-内酰胺类），此分类还包括一个缓冲区，它可以避免微小的、未能控制的技术因素造成重大的结果解释错误，特别是对那些药物毒性范围窄的药物；③耐药（R）：指按常规剂量表，在抗菌药物通常可达到的浓度时，菌株不能被抑制，和/或表明抑菌圈直径缩小到菌株可能产生了特殊的微生物耐药机制（如β-内酰胺酶）的范围内，致使临床使用该药物时疗效不可靠。

知识点10：抗菌药物的分组　　　　　　　　　　　副高：掌握　　正高：掌握

为了抗菌药物应用管理和遏制细菌耐药的需要，临床实验室标准化协会（CLSI）建议所做药敏结果，并非都要报告给临床医师。通常分为4组：①A组：首选试验且需要常规报告的药物组合，以及一些对特定菌群的常规试验报告；②B组：首选试验的药物，但只选择性地报告，例如当细菌对A组同类药物耐药时，可以选用；③C组：包括替代性或补充性抗菌药物，可在以下情况进行试验：a.某些单位机构内存在有对一种或数种基本药物（特别是对同类的，如β-内酰胺类）耐药，局部流行或广泛流行的菌株。b.治疗对首选药物过敏的患者。c.治疗少见菌感染如氯霉素对肠道外感染沙门菌属分离株或某些对万古霉素耐药的肠球菌。d.有助于感染预防和控制的报告；④U组：某些仅用于治疗泌尿道感染的抗菌药物，如呋喃妥因和某些喹诺酮类药物。除泌尿道外，其他感染部位分离的病原菌不用此组药物进行试验。

知识点11：纸片扩散法的影响因素　　　　　　　　副高：掌握　　正高：掌握

纸片扩散法药敏试验的影响因素有培养基种类、pH和琼脂厚度、接种细菌浓度、结果观察时间等，如没有严格按照CLSI所规定的纸片扩散法的操作步骤和方法，药敏结果可有较大差异。为使药敏试验的结果准确可靠、重复性好，与其他医院、地区或国家的试验结果有可比性，并能迅速反映出细菌耐药特性的变迁，应采用标准化的药敏试验方法，尽量消除一切可能影响药敏结果判读的因素。

知识点12：药敏试验的质量控制　　　　　　　　　副高：掌握　　正高：掌握

为保证药敏试验结果的准确性，临床细菌室应每周用标准敏感菌株对实验室进行质量控制，CLSI推荐的菌株为金黄色葡萄球菌ATCC25923（稀释法为ATCC29213）、大肠埃希菌ATCC25922（β-内酰胺类抗生素和酶抑制剂的混合药物的质控用ATCC35218，本菌株系产β-内酰胺酶菌株）、铜绿假单胞菌ATCC27853、粪肠球菌ATCC29212和流感嗜血杆菌ATCC49247（部分抗菌药物采用ATCC49766）、肺炎链球菌ATCC49619。一般实验室用前三株，金黄色葡萄球菌、大肠埃希菌和铜绿假单胞菌分别代表革兰阳性球菌、肠杆菌科和非发酵菌的药敏质量控制，对呼吸道苛养菌的药敏则需要加做嗜血杆菌和肺炎链球菌的药敏。

第三章 呼吸系统疾病临床生化学检查

第一节 急性时相反应蛋白及相关检查

急性时相反应蛋白（APP）指的是在感染、炎症、组织损伤等应激过程中，血浆浓度在短期内升高或降低25%以上的蛋白。如C反应蛋白（CRP）、α_1-抗胰蛋白酶、α_1-酸性糖蛋白、触珠蛋白、铜蓝蛋白、纤维蛋白原、前清蛋白、清蛋白和转铁蛋白等。APP由肝脏产生，感染、外伤、手术、烧伤、各种免疫介导的炎症状态和进展期肿瘤等均可引起其血浆浓度的变化。因此，APP可作为临床辅助诊断或判断疗效的一个指标。

重要的急性时相反应蛋白

名　称	符号	分子量（kD）	血清正常参考值（mg/L）	急性炎症时增加倍数
C反应蛋白	CRP	115～144	＜5	＞1000
血清淀粉样蛋白A	SAA	12	＜10	＞1000
α_1-抗胰蛋白酶	α_1-AT	54	2230～3400	2～3
α_1-抗糜蛋白酶	α_1-CT	68	300～600	2～3
α_1-酸性糖蛋白	α_1-AG	41	550～1400	2～3
触珠蛋白	HP	86	58～2000	2～3
铜蓝蛋白	CER	132	150～600	0.5
纤维蛋白原	FIB	340	2000～4000	2～3
补体C3	C3	180	550～1200	0.5
补体C4	C4	206	200～500	0.5

根据APP合成的诱导因子可将APP分为两类：①Ⅰ型APP：如血清淀粉样蛋白A

（SAA）、CRP、补体C3、α_1-酸性糖蛋白、触珠蛋白等。这些蛋白的合成主要是由IL-1、TNF-α、TNF-β等IL-1样细胞因子诱导合成；②Ⅱ型APP：如纤维蛋白原、α_2-巨球蛋白、α_1-抗胰蛋白酶（α_1-AT）、α_1-抗糜蛋白酶（α_1-CT）、血红素结合蛋白、血浆铜蓝蛋白（CER）等。这些蛋白的合成主要由IL-6、白血病抑制因子（LIF）、IL-11、抑瘤素M（OSM）、睫状神经营养因子（CNTF）、心脏营养素-1（CT-1）等IL-6样细胞因子诱导合成。

知识点4：APP根据其在急性时相反应时浓度的升高或降低的分类
副高：掌握　正高：掌握

根据APP在急性时相反应时含量的变化可将APP分为正急性时相反应蛋白和负急性时相反应蛋白。正常机体的血浆中APP含量很少，大多数APP在急性时相反应时明显增加，有些增加达1000倍以上，如CRP、SAA等，这类在急性时相反应时含量增加的APP称为正APP。少数血浆蛋白在急性时相反应时减少，称为负APP。如清蛋白（ALB）、前清蛋白（P-ALB）、细胞色素P450、转铁蛋白（TRF）等。

知识点5：APP在机体中的生物学功能
副高：掌握　正高：掌握

APP在机体中具有多种多样的生物学功能，具体包括：①抑制蛋白酶的作用：创伤、感染等引起应激时，体内蛋白水解酶增多，过多的蛋白水解酶可造成组织损伤。有些APP是蛋白酶抑制物，如α_2-巨球蛋白、α_1-抗糜蛋白酶等APP合成增加，抑制蛋白水解酶的作用，从而减轻组织损伤；②促进清除异物及坏死组织：一些APP能直接结合于细菌表面，起非特异调理素的作用，以CRP的作用最明显。它可调理细菌、寄生虫、异物颗粒和免疫复合物，便于免疫系统对这些异物的清除；③凝血和抗凝血及纤溶作用：APP中的纤维蛋白原在凝血酶作用下形成的纤维蛋白在炎症区组织间隙构成网状物或凝块，有利于阻止病原体及其毒性产物的扩散；④结合和运输功能：有的APP是血浆中的载体蛋白，在生物体内起运输作用，如清蛋白可与脂肪酸、胆红素、甲状腺素、肾上腺素及药物等结合起运输作用。⑤清除氧自由基的作用：如血浆铜蓝蛋白能活化超氧化物歧化酶，清除超氧阴离子。

知识点6：C反应蛋白的结构及合成部位
副高：掌握　正高：掌握

C反应蛋白（CRP）由肝细胞合成，分子量为100~144kD，分子结构是由5个完全相同的球形单体相互以非共价键形式构成的平面对称五边形的环状五聚体，这种结构特征在人体蛋白质中比较少见。在组织损伤时，在细胞因子IL-6等的诱导下，CRP可以在肝脏中迅速合成。在急性时相反应高峰时期肝脏合成蛋白质能力的20%可以直接转向CRP的合成。CRP在血清、脑脊液、关节滑膜液、羊水、胸腹腔积液及水疱液中都可检测到。正常人血清或体液中的CRP含量极微，随着年龄增长而增加。在疾病发作后几小时，CRP即有成倍增长。CRP比其他急性期蛋白增长快并且显著，且与疾病的严重程度呈正相关。

知识点7: CRP在细菌感染早期诊断中的应用 副高: 掌握 正高: 掌握

细菌的内毒素是急性时相反应最有效的刺激。最高水平的CRP值常发生在革兰阴性菌感染时, 有时可高达500mg/L; 革兰阳性菌感染和寄生虫感染通常引起中等程度的CRP浓度升高, 典型的是在100mg/L左右; 病毒感染引起的反应最轻, 通常不超过50mg/L, 极少超过100mg/L。CRP作为一种正急性时相反应蛋白, 在感染早期含量就会明显增高, 因此, 在临床上CRP可作为细菌感染的早期诊断指标。在许多情况下, CRP > 100mg/L强烈提示细菌感染 (如化脓性支气管炎或肺炎)。

知识点8: CRP在指导临床治疗和判断疗效的应用 副高: 掌握 正高: 掌握

CRP的浓度在有效抗感染治疗和感染控制后迅速下降。血浆CRP水平的变化虽然滞后于炎症性活动变化12～24小时, 但临床症状的变化往往比CRP变化更加滞后。所以, CRP检测可以作为临床上迅速作出治疗决定的依据, 尤其是高危患者在缺少微生物学诊断报告时, 可通过监测CRP确立抗生素治疗方案; 对于感染性疾病, 当CRP下降至正常时可以终止抗生素治疗。在抗生素治疗过程中, CRP的持续升高一般提示治疗无效。所以, 动态观察CRP的变化, 可作为临床上一个指导治疗和判断疗效的指标。

知识点9: SAA参与的病理过程及临床应用 副高: 掌握 正高: 掌握

血清淀粉样蛋白A (SAA) 可作为感染的早期诊断指标, 其参与了几种慢性炎性疾病的病理过程, 包括淀粉样变性、动脉硬化、类风湿关节炎、血栓形成及肿瘤形成等。在临床中应用于冠状动脉粥样硬化性心脏病、糖尿病、强直性脊柱炎、类风湿关节炎、阻塞性睡眠呼吸暂停综合征、慢性阻塞性肺疾病和淀粉样变性等疾病。

知识点10: 前清蛋白的应用 副高: 掌握 正高: 掌握

前清蛋白 (P-ALB) 是负急性时相反应蛋白, 半衰期为119天, 是一种非特异的宿主防御物质, 可以清除感染过程中释放于循环中的有毒代谢物, 并被逐渐消耗。所以在急性时相反应中P-ALB迅速降低。细菌感染性疾病尤为明显, 在病毒感染时P-ALB降低不明显。经合理、有效的抗感染治疗后病情缓解, P-ALB含量也逐渐恢复到正常。因此, P-ALB作为一种负急性时相反应蛋白, 在鉴别细菌或病毒感染时有重要意义。动态监测P-ALB的含量变化, 还可以了解病情的变化。

第二节 肿瘤标志物

知识点1: 肿瘤标志物的概念 副高: 掌握 正高: 掌握

肿瘤标志物 (TM) 是指在恶性肿瘤发生和增殖过程中, 由肿瘤细胞的基因表达而合成、分泌的，或因机体对肿瘤反应而异常产生和/或升高的、反映肿瘤存在和生长的一类物质。

| 知识点2：肿瘤标志物的分类 | 副高：掌握　正高：掌握 |

根据肿瘤标志物的来源以及它的特性，可分为胚胎性抗原、肿瘤相关糖蛋白抗原、蛋白质抗原、酶类、激素类、受体类、代谢产物、组织抗原、白细胞分化抗原及癌基因和抑癌基因蛋白产物。从实验室检测的角度，可将肿瘤标志物分为血清（血浆）肿瘤标志物和组织细胞肿瘤标志物。

| 知识点3：血清（血浆）肿瘤标志物 | 副高：掌握　正高：掌握 |

肺癌血清标志物是指存在于肺癌患者的血清、尿、胸腔积液等体液中的蛋白质、多肽等肿瘤相关抗原。

（1）癌胚抗原（CEA）：CEA被认为是一般性肿瘤标志物而不是肺癌特异的肿瘤标志物。CEA目前被普遍用于肺癌的早期判断、疗效监测和预后评估，但其敏感性和特异性均不高，诊断肺癌的阳性率在40%～51%。肺癌患者血清CEA水平明显高于正常对照组和良性肺病组患者。

（2）糖链抗原125（CA125）：大量资料表明，血清中CA125的水平与肺受浸润程度、肺癌分期等有关，并对肺癌的辅助诊断、筛查、疗效观察及预后判断具有一定价值，而且CA125浓度水平越高，恶性程度就越高，浸润越严重。

（3）细胞角蛋白19（CYFRA21-1）：该抗原是从肺癌患者血清中提取的水溶性角蛋白19片段。CYFRA21-1在各种细胞类型的肺癌中均有表达，但不同类型的癌细胞其表达强度不同，鳞癌的敏感性（76.5%）显著高于腺癌（47.89%）和小细胞肺癌（SCLC）（42.1%）。CYFRA21-1的血清水平与非小细胞肺癌（NSCLC）病程进展相关。随临床分期增加，CYFRA21-1水平也增加。

（4）神经元特异性烯醇化酶（NSE）：NSE是评价小细胞肺癌临床疗效、预测预后有用的肺癌标志物。NSE不仅在SCLC中明显升高，在一些NSCLC中也有明显升高，这可能与部分NSCLC亦伴有神经内分泌分化，具有类似SCLC的生物学特性，对化疗比较敏感，具有更强的肿瘤侵袭特性有关，NSE水平与肿块大小呈正相关，化疗后下降，进展和复发时上升。

（5）促胃液素释放肽前体（ProCRP）：胃泌素释放肽（GRP）是由27个氨基酸组成的肠脑肽，来源于胃肠道及呼吸道的神经内分泌组织，由于小细胞肺癌具有神经内分泌功能，故其在SCLC患者血清中表达水平较高。ProGRP比神经元特异烯醇化酶更适宜于小细胞肺癌的早期诊断，而且有助于判断治疗效果及早期发现肿瘤复发。

| 知识点4：肺癌细胞分子标志物 | 副高：掌握　正高：掌握 |

（1）核苷酸还原酶亚单位M1（RRM1）：是核糖核酸还原酶组成成分之一，其功能为决定核苷酸还原酶底物的特异性以及调节核苷酸还原酶的活性，催化核糖核酸形成脱氧核糖

核苷酸，另外RRM1还可以激发G_2监测点功能，增加DNA损伤后的修复和凋亡，并可以抑制肿瘤细胞迁移和侵袭。RRM1的表达与肿瘤化疗药物——吉西他滨的疗效有关，其高表达的细胞对吉西他滨耐药，所以RRM1的表达水平是预测吉西他滨治疗的NSCLC患者预后的关键标志物，可用于指导个体化治疗。

（2）乳腺癌易感基因1（BRCA1）：具有重要的生物学功能，包括细胞周期调控、DNA损伤修复、基因的转录调节、细胞凋亡和泛素化等。BRCA1基因参与有丝分裂的过程，在DNA的损伤修复中同样起着关键的作用。

（3）错配切除修复蛋白1（ERCC1）：核苷酸切除修复（NER）是DNA修复的一个重要途径，它在DNA大块损伤的修复中发挥着重要作用，在NER中，DNA损伤的识别（切除）为限速步骤。错配切除修复蛋白1（ERCC1）则是NER通路中的限速蛋白。ERCC1的表达与肿瘤化疗药物顺铂的耐药有关。顺铂是较广谱的抗肿瘤药物之一，铂类抗癌作用的主要靶点为DNA，铂类药物可阻止DNA复制及转录，加速细胞凋亡。ERCC1过表达则可使停滞在G_2（M）期的损伤DNA迅速修复，尤其是ERCC1能使顺铂诱导的DNA络合物的清除增加，修复DNA链间交链、参与DNA再合成过程从而导致细胞对顺铂耐药。

（4）表皮生长因子受体（EGFR）：是肺癌细胞分子标志物之一，其广泛参与细胞增殖、血管发生、细胞凋亡、肿瘤转移等生物过程。EGFR的异常活化可通过多种机制发生，包括受体本身的扩增、受体配体的过表达、活化突变以及负性调节途径的缺乏，其中ECFR的突变活化是导致肿瘤细胞异常生物学行为的最主要因素。

（5）K-ras基因：ras基因家族是由H-ras、N-ras和K-ras 3种基因组成，K-ras基因突变是ras家族中最常见的基因突变，其中85%的K-ras基因突变累及第12、13位密码子。

知识点5：小细胞肺癌常用的免疫组化标志物　　　　副高：掌握　　正高：掌握

小细胞肺癌常用的免疫组化标志物为：细胞角蛋白单克隆抗体（AE1/AE3）、肺来源细胞角蛋白（CK7）、胃肠道来源细胞角蛋白（CK20）、神经内分泌起源的标志物（嗜铬粒蛋白、突触囊泡蛋白、CD56）、TTF-1、P53、淋巴起源的标志物（LCA）、间质起源的标志物（SMA）等。

知识点6：非小细胞肺癌使用的免疫组化标志物　　　　副高：掌握　　正高：掌握

病理诊断为非小细胞肺癌，则可能用到如下免疫组化标志物：判断原发肺癌（TTF-1[+]和CK7[+]）、原发胃肠道肿瘤（CK20[+]）、原发甲状腺肿瘤、原发前列腺肿瘤（PSA[+]）、原发卵巢肿瘤（CA125[+]）等。细支气管肺泡癌沿支气管壁生长，其免疫组化特征为TTF-1[+]和SP-A[+]。

知识点7：p53基因　　　　　　　　　　　副高：掌握　正高：掌握

p53基因是一种抑癌基因，在细胞内起整合的作用，正常情况下，p53基因"监视"着细胞、细胞DNA的健康状况，当监测到损伤时，P53蛋白的功能就是帮助决定是修复损伤细胞，还是诱导损伤细胞死亡。p53基因突变后，丧失了启动细胞凋亡的能力，结果使肿瘤细胞数目增加，细胞呈现出无休止生长。p53基因的突变或缺失是目前发现的各种类型肺癌中最常见的抑癌基因改变，p53基因突变可能与吸烟等环境因素暴露有关，p53突变可在支气管上皮的癌前病变中检出，可作为肺癌早期诊断的标志，并随着肿瘤的发展，p53的阳性率也不断提高，而且p53基因表达可以作为辅助化疗疗效评价的指标。

知识点8：C-erbB-1基因　　　　　　　　　副高：掌握　正高：掌握

原癌基因C-erbB-1的表达产物是表皮生长因子受体（EGFR），其可刺激上皮细胞增殖，免疫组化研究结果表明NSCLC患者中C-erbB-1过表达，特别是在鳞癌组织中，但其临床预后价值目前仍存在争议。

知识点9：C-erbB-2基因　　　　　　　　　副高：掌握　正高：掌握

C-erbB-2基因产物为$p185^{neu}$与EGFR同源，具有酪氨酸激酶活性，在细胞的信号传递中起重要作用。C-erbB-2基因过表达与NSCLC特别是肺腺癌患者预后密切相关，伴有C-erbB-2过度表达的肺癌，患者存活期短，并易发生浸润和产生耐药性。

知识点10：血管内皮生长因子（VEGF）基因　　副高：掌握　正高：掌握

血管生成在肿瘤生长、浸润、转移过程中发挥重要作用，VEGF促进血管生成及新生血管生长，同时血管生成是肿瘤发生过程中不可缺少的一环。目前已有一些研究提示VEGF水平增高与NSCLC患者特别是腺癌患者预后差有关。

知识点11：基质金属蛋白酶-9基因　　　　　副高：掌握　正高：掌握

恶性肿瘤的侵袭和转移涉及肿瘤细胞与宿主细胞之间错综复杂的关系。细胞外基质（ECM）和基膜是肿瘤生长和扩散的基础屏障，肿瘤细胞在穿越组织自然屏障向身体远隔部位转移的过程中需要产生或诱导产生蛋白酶类以降解ECM。目前已证实基质金属蛋白酶-9（MMP-9）基因可以降解ECM中的成分，在肿瘤侵袭和转移中起极为重要的作用。研究表明，MMP-9在多种肿瘤组织中有不同程度的阳性表达，而且MMP-9在肿瘤组织中的表达和活性明显高于周围正常组织或良性病变，其表达与NSCLC患者的年龄、性别、组织类型无关，阳性率随着组织分化等级、临床分期升高而升高。有淋巴结转移的肿瘤组织中MMP-9阳性率明显高于无淋巴结转移者。

第三节　一氧化氮检查

知识点1：NO的生物合成　　　　　　　　　　副高：掌握　正高：掌握

NO是一种由内皮细胞、上皮细胞及炎症细胞等生成的一种小分子物质，参与体内多种生理以及病理作用。NO是一氧化氮合成酶（NOS）以L-精氨酸为底物经裂碎反应而生成，N来自精氨酸的胍基，氧来自分子氧。

知识点2：NOS的类型及理化特性　　　　　　　副高：掌握　正高：掌握

目前已经检测到的NOS有两种类型，分别为：①结构型NOS（cNOS）：此种类型存在于胞质中，还原型辅酶Ⅱ（NAD-PH）作为辅助因子，依赖于钙离子或钙调蛋白，其作用呈一过性，且不受糖皮质激素的影响，该型主要分布于血管内皮细胞、神经细胞、血小板和平滑肌细胞中，神经元型NOS（eNOS）、内皮型NOS（nNOS）同属于此种；②诱导型NOS（iNOS）：此种类型不依赖钙离子或钙调蛋白，可被L-精氨酸类似物抑制，能较长时间释放NO，其诱导过程可受糖皮质激素影响，主要存在于巨噬细胞、中性粒细胞、成纤维细胞及气管和支气管上皮细胞中。iNOS在生理状态下很少表达，但在炎症、创伤等情况下表达增强，并使NO的分泌增加。

知识点3：NO在肺内的生物学作用　　　　　　　副高：掌握　正高：掌握

NO介导多种生物学作用，其在肺部的生物学作用主要有以下几个方面：①作为体内重要的舒血管物质，能催化cGMP生成，使血管平滑肌舒张，乙酰胆碱、缓激肽等强舒血管物质均是通过NO介导扩张血管，对维持肺血管舒张具有重要作用；②作为呼吸系统唯一非胆碱能非肾上腺素能神经递质，舒张气道平滑肌，扩张气道；③在宿主防御中起重要作用，当巨噬细胞被内毒素或T细胞激活，产生大量NO及其他炎症介质，杀伤细菌及肿瘤细胞；④可促纤维蛋白溶解，抑制血小板聚集，产生抗凝作用；⑤抑制中性粒细胞的聚集，减少黏附分子的表达，发挥其抗炎作用；⑥介导炎症细胞凋亡及促炎细胞因子的产生，调节炎症反应的方向。适量的NO对机体具有保护作用，但过量的NO具有细胞毒性作用，可损伤肺泡上皮细胞表面磷脂及蛋白，抑制肺泡表面活性物质的生成，促进肺组织的炎性渗出及肺泡的损伤。

知识点4：NO与气道炎症的关系　　　　　　　　副高：掌握　正高：掌握

生理情况下，NO抑制中性粒细胞聚集，防止血细胞与内皮粘连，导致中性粒细胞产生超氧阴离子和淋巴细胞增生等，从而发挥其抗炎作用，而病理情况下，iNOS被持续激活，局部NO大量生成。①NO作为免疫效应分子发挥作用，即杀死肿瘤细胞，终止病毒复制及清除各种病原微生物；②产生前炎性作用，即引起气道充血和增加毛细血管通透性，使血浆渗漏，加重气道的渗出和水肿，导致嗜酸性细胞聚集以及通过诱导辅助性T细胞的活力，引起气道中过度的IgE介导的反应；③与线粒体呼吸链或DNA结合酶的含铁部分结合，产生细胞毒作用，特别是导致上皮细胞损害；④与被激活的炎症细胞产生的超氧阴离子反应，生成过氧亚硝酸盐，导致气道炎症和气道上皮损伤。

知识点 5：NO与肺间质纤维化的关系　　　　副高：掌握　正高：掌握

肺纤维化是由肺间质成分（主要是胶原纤维）失控性积聚而致的一种结构重塑。已知肺巨噬细胞和成纤维细胞是肺纤维化形成的关键细胞。肺成纤维细胞是合成和分泌胶原的主要细胞；肺巨噬细胞异常释放的因子具有促肺成纤维细胞增殖和分泌胶原的作用，NO是其中重要的释放因子。在肺纤维化形成过程中，肺内NO异常增多，且有促肺纤维化作用。

知识点 6：NO与肺癌的关系　　　　副高：掌握　正高：掌握

肿瘤中产生的NO具有双重性，高浓度具有抑瘤作用，低浓度具有促瘤作用。研究结果显示NO、NOS浓度随着肺癌患者病情进展而明显下降，说明NO、NOS与肺癌具有密切的关系，提示NO在恶性肿瘤发生、发展过程中可能起重要作用。

知识点 7：NO与急性肺损伤的关系　　　　副高：掌握　正高：掌握

NO是某些急性肺损伤的损伤因子，NO与超氧阴离子结合是发挥其毒性作用的一个重要途径。

知识点 8：NO检测方法——电化学法　　　　副高：掌握　正高：掌握

电化学法测定NO的主要方法有氧化法、还原法及催化氧化（还原）法。其原理是利用O_2容易得到电子而被还原，NO则极易放出电子而被氧化，从而在正电极端发生如下电化学反应：$NO + 2H_2O \rightarrow NO_3^- + 4H^+ + 3e$，通过对这一反应发生的电流进行测定，即可测得NO的浓度。

知识点 9：NO检测方法——化学发光法　　　　副高：掌握　正高：掌握

化学发光法又分为臭氧法和鲁米诺法。具体为：生物样本中加入酸使其酸化和/或加入还原剂可使其中的亚硝酸盐、硝基或亚硝基类物质还原释放NO，NO与臭氧反应生成NO_2的同时，释放光子（$NO + O_3 \rightarrow NO_2 + O_2 + hv$），测定光子的生成量，代表组织细胞NO的含量。也可根据NO能够与HO反应形成过氧亚硝酸盐，后者作为强氧化剂能够氧化鲁米诺，产生化学发光的原理，建立一种新型化学发光测定NO体系，可用于全血标本NO定量。

知识点 10：NO检测方法——分光光度法　　　　　　副高：掌握　正高：掌握

分光光度法主要有Griess法。该法根据NO在体内或水溶液中极易氧化生成NO_2^-，在酸性条件下NO_2^-可与Griess试剂反应，生成在$520 \sim 560nm$波长处有最大吸收的有色重氮化合物，采用分光光度计测定含量。

知识点 11：FeNO标准化测量方法　　　　　　　　　副高：掌握　正高：掌握

2003年，美国食品药品管理局（FDA）批准了NO测定仪用于临床，2005年美国胸科协会（ATS）制订了FeNO应用指南，使FeNO测定技术应用于临床成为现实。美国胸科协会推荐采用标准化的测量仪器，测试对象吸入无NO的气体达肺总量，然后呼出肺内气体（呼气需充分，<12岁的儿童至少需呼气4秒，>12岁的儿童和成人至少需呼气6秒），呼气时维持呼气流速在50ml/s（之所以设定固定的流速，是由于FeNO有流速依赖性），使呼出气到达一个稳定的平台期，得到测量结果。需要重复测量3次，3次的测量结果要达到基本一致。目前此方法已被全球哮喘防治创议（GINA）采纳，作为哮喘气道炎症的检测方法之一。

知识点 12：FeNO的影响因素　　　　　　　　　　　副高：掌握　正高：掌握

可引起FeNO增加的常见因素有年龄（FeNO随年龄增长而增加）、食物中的亚硝酸盐；可引起FeNO下降的常见因素有气道阻塞、酒精、主动吸烟；可引起FeNO短暂性降低的因素有肺功能测定、运动、支气管激发试验、痰诱导。在检测过程中，呼出气的流速也对其有影响，在高流速的情况下其值下降。同时环境中的NO也可使其值升高，特别是在交通高峰期，通气不良的空间和周围的空气被污染时。

知识点 13：FeNO检测在哮喘临床中的意义　　　　　副高：掌握　正高：掌握

（1）哮喘的诊断和鉴别诊断：咳嗽变异性哮喘是哮喘病的一种，患者的FeNO也会升高；慢性咳嗽的患者如果其FeNO水平较高，确诊为哮喘或咳嗽变异性哮喘的可能性就比较大，而胃食管反流等疾病FeNO值就不会很高，应用FeNO进行鉴别诊断既特异又敏感。如果能在测量FeNO的同时测量气道高反应，在诊断哮喘中更有意义。

（2）可作为哮喘抗炎治疗反应的指标：哮喘在应用抗炎治疗后FeNO水平下降，但使用支气管扩张剂后FeNO水平不下降，FeNO是激素抗炎治疗反应最快的指标之一。吸入激素、口服激素及口服白三烯受体拮抗剂均能导致FeNO水平下降。持续应用丙酸倍氯米松500μg/d的剂量就会使FeNO下降，断续应用激素上述情况会重复出现。此种特点可以用来监测对所给予的治疗的临床反应。

（3）FeNO更客观地反映气道的炎症：无临床症状及肺功能结果正常可能并不是该患者各方面完全正常的表现，经过FeNO的检测可以发现气道炎症仍持续存在。还有仍存在气道炎症的隐匿性患者，这些患者尽管缺乏临床症状，肺功能也正常，但气道重塑仍可能正在发生。应用FeNO的检测作为依据，可以确定和治疗这类隐匿性患者。

（4）预测病情变化：哮喘患者峰流速下降而FeNO水平上升，可用来预测喘息发作。

（5）观察患者对治疗依从性：由于FeNO水平在激素减量后会迅速上升，利用这种特性，可发现那些对药物依从性不好的患者。

第四节 呼出气冷凝液检测及临床意义

| 知识点1：呼出气冷凝液的成分 | 副高：掌握　正高：掌握 |

呼出气冷凝液（EBC）包括水蒸气、可挥发物及随气道内衬液冷凝的物质，超过99%的成分为水。

| 知识点2：EBC的检测物质 | 副高：掌握　正高：掌握 |

目前EBC检测物质主要有以下3种：①正常体温时即可挥发的物质，如H_2O_2以及各种挥发性有机物等；②难以挥发但可溶解于水的物质，如蛋白（包括白介素及干扰素），目前认为分子量<65kD的蛋白可以进入EBC；③难以挥发且不溶解于水的物质，此类物质在水相及肺泡内层面构成一双相的界面，也可随水分的蒸发而进入EBC，这些物质包括白三烯和前列腺素等。

| 知识点3：EBC中的生化分子及生物标志物来源 | 副高：掌握　正高：掌握 |

EBC中的生化分子及生物标志物来源于口腔、咽喉、气管、支气管以及肺泡整个气道，但主要反映下呼吸道的病理生理改变。

| 知识点4：EBC的采集原理 | 副高：掌握　正高：掌握 |

收集EBC的方法很多，但采集原理基本一致，目前已有成熟的商业设备。受试者只需要平静呼吸（潮式呼吸），呼出气遇低温环境即可凝结形成EBC。平静呼吸时，气道内气溶胶颗粒平均密度0.1～4粒子/cm^3，平均直径小于0.3μm。当分钟通气量增加时，呼出气中颗粒密度及体积增高，可导致EBC产生增加。另外，气流震荡、气道局部循环、冷凝管材料也对EBC采集有影响。共识中推荐：一般而言，平静呼吸10分钟，采集到1～2ml的EBC即可结束试验，绝大多数受试者均可良好耐受。

| 知识点5：EBC的常用检测指标 | 副高：掌握　正高：掌握 |

目前在EBC中已经发现数千种物质，但其含量很低，通常需要借助色谱法、荧光法、酶联免疫法、高效液相等实验方法检测。应用最成熟的指标包括以下几类：①炎症相关因子，如白三烯类（LTB_4、LTC_4、LTD_4、LTE_4）、前列腺素类（PGE_2、$PGF_{2\alpha}$）、细胞因子

（IL-1β、IL-4、IL-6、IL-8、TNFα、IFN）、氢离子（pH）、嗜酸粒细胞阳离子蛋白（ECP）；②氧化应激，如过氧化氢（H_2O_2）、8-异丙肾上腺素、丙二醛；③亚硝基应激，如亚硝酸盐、硝酸盐、硝基酪氨酸、亚硝基硫醇。

知识点6：EBC的检测指标——pH　　　　　　副高：掌握　　正高：掌握

此项指标在EBC检测当中较为简便、可靠。传统方法直接通过pH电极或试纸完成，但稳定性欠佳，故目前推荐必须经不含CO_2的气体（如氩气等）预饱和后，再予以检测。正常人的pH平均值为7.7，该指标重复性好，其日内及周内变异系数为3.5%和4.5%。目前发现，在支气管哮喘、囊性纤维化、慢性阻塞性肺疾病、支气管扩张症及急性肺损伤患者EBC的pH存在不同程度的下降。对于哮喘患者而言，激素成功治疗后，EBC的pH可回升至正常，并与气道的嗜酸细胞炎症相关。

知识点7：EBC的检测指标——H_2O_2　　　　　副高：掌握　　正高：掌握

H_2O_2是呼出气中的可挥发成分，呼吸系统中的炎症细胞及结构细胞（中性粒细胞、嗜酸性粒细胞、巨噬细胞和上皮细胞等）均可释放。当氧化应激时，过氧化氢酶的清除能力无法应付增加的H_2O_2生成，故可在EBC中检测到其水平增高。由于EBC中的H_2O_2并不稳定，所以采集后需立刻冻存于–70℃低温并尽快检测。H_2O_2与年龄呈正相关，吸烟（包括曾吸烟者）会使该值增高。H_2O_2的分泌存在生物节律性，在午间及凌晨可达最高峰，但具体机制未明。支气管哮喘、慢性阻塞性肺疾病、囊性纤维化、支气管扩张症、急性肺损伤患者及ARDS、超敏性鼻炎患者EBC的H_2O_2增高。哮喘患者EBC中的H_2O_2水平与诱导痰嗜酸性粒细胞、气道反应性及病情相关。经过乙酰半胱氨酸治疗，COPD患者的EBC中的H_2O_2水平随之降低。

知识点8：EBC的检测指标——8-异前列烷　　　　副高：掌握　　正高：掌握

花生四烯酸的代谢产物是EBC中非挥发物质的重要成分，目前研究较多的是8-异前列烷及白三烯（LT）。8-异前列烷是花生四烯酸非酶氧化反应（不依赖于环氧化酶作用）产生的前列腺素样代谢产物，在体外的化学性质稳定，是一种特异的脂质过氧化物，能反映氧化应激损伤及氧化活性。正常人在臭氧暴露后，其水平可显著增高。哮喘、COPD、间质性肺疾病、囊性纤维化、ARDS等患者EBC中8-异前列烷显著增高。对于哮喘及COPD患者而言，急性期的8-异前列烷较稳定期增高，可以作为反映病情的指标之一。

知识点9：EBC的检测指标——白三烯　　　　　副高：掌握　　正高：掌握

白三烯（LT）是花生四烯酸经5-脂氧酶代谢途径形成的代谢产物，包括二羟酸白三烯（LTB_4）及半胱氨酰白三烯（Cys-LT，包括LTC_4、LTD_4、LTE_4）。LTB_4是一种潜在的中性粒细胞活化因子和前炎性介质，能促进中性粒细胞在气道的聚集，监测LTB_4水平可反映哮喘气道中性粒细胞浸润的严重程度及进行疗效评价。Cys-LT主要由气道炎性细胞尤其是肥大细胞和嗜酸性粒细胞释放，可导致气管平滑肌收缩、血管通透性增加、黏液过度分泌，因此LT在气道炎症中起重要作用。在正常人EBC中Cys-LT含量为0~25pg/ml，在哮喘患者EBC中LTB$_4$及Cys-LT增高，并随病情控制变化。另在COPD、CF的患者中也有类似改变。

知识点10：EBC的检测指标——腺苷　　　　　　副高：掌握　正高：掌握

腺苷为三磷酸（ATP）代谢产物，与气道特异性腺苷受体结合，可使支气管平滑肌收缩，还可调节淋巴细胞、中性粒细胞、嗜酸性粒细胞、巨噬细胞功能，参与气道炎症过程。通常使用高效液相色谱法检测EBC的腺苷含量。正常人的腺苷水平为0~20nmol/L，与健康人相比，变应性鼻炎及哮喘患者EBC腺苷水平升高。当哮喘症状加重时腺苷水平进一步升高，激素治疗后腺苷水平可以下降，并与呼出气NO具有良好的相关性。腺苷可作为评价哮喘气道炎症及疗效评价的无创性检测指标之一。

第五节　胸腔积液检查

知识点1：腺苷脱氨酶的活性测定　　　　　　　副高：掌握　正高：掌握

在红细胞和T细胞中腺苷脱氨酶（ADA）含量最丰富，结核性胸膜炎（TPE）时，T细胞活性增强，故胸腔积液ADA多>45U/L，有助于区别结核性或癌性胸腔积液。采用随机效应模型汇总各研究中ADA诊断TPE的灵敏度、特异度以及其他指标，绘制汇总受试者工作特征曲线并探讨其诊断特性。由此可得出结论，ADA诊断TPE的灵敏度、特异度均较高，测量胸腔积液中的ADA有助于诊断TPE。

知识点2：乳酸脱氢酶及其同工酶的活性测定　　　副高：掌握　正高：掌握

测定胸腔积液乳酸脱氢酶（LDH）含量有助于漏出液与渗出液的鉴别诊断。漏出液<200U/L时，胸腔积液与血清含量之比<0.6；渗出液常>200U/L，胸腔积液与血清含量之比>0.6，见于肺梗死、淋巴瘤和某些肿瘤转移所致的胸腔积液。LDH是反映胸膜炎症程度的指标，其值越高，提示炎症越明显，脓胸时LDH水平显著升高，可达正常血清的30倍。恶性胸腔积液LDH及其同工酶LDH2升高，而良性积液则以LDH4和LDH5升高为主。

知识点3：淀粉酶的活性测定　　　　　　　　　副高：掌握　正高：掌握

一般认为胸腔积液的淀粉酶（AMS）水平可参考血清值，血清正常值为80~180U/L。胰腺疾病所致的胸腔积液淀粉酶活性常增高，与胰酶沿淋巴管运输有关。食管破裂时唾液经破裂孔进入胸腔，此时胸腔积液淀粉酶活性升高。恶性胸腔积液（MPE）的淀粉酶同工酶活性明显增高，可能与肿瘤细胞直接合成淀粉酶同工酶有关，如胸腔积液中唾液型淀粉酶增高而非食管破裂，应注意恶性肿瘤的可能性大。

知识点4：生化标志物——肺表面活性蛋白A　　　　　副高：掌握　正高：掌握

肺表面活性蛋白A（SP-A）是肺内表面活性剂中一种主要的磷脂相关糖蛋白。约70%的恶性胸腔积液（尤其肺腺癌）中SP-A水平明显增高（界定值500mg/L），而其他各类胸腔积液中仅有3.7%增高。因此，胸腔积液中SP-A可作为肺腺癌的特殊性标志物。

知识点5：生化标志物——铁蛋白　　　　　　　　　副高：掌握　正高：掌握

铁蛋白（Ft）是体内贮存铁的标志，一些恶性肿瘤细胞Ft合成增加，故临床上Ft除了用于诊断贫血外，还可作为恶性肿瘤的标志物之一。近年来的一些研究发现，若以胸腔积液中Ft含量＞500μg/L为界，Ft诊断恶性胸腔积液敏感性为80%，特异性为91%；若以胸腔积液中Ft含量＞1000μg/L为界，则敏感性为76%，特异性为94%。以上数据均提示Ft含量增高也可作为胸腔积液鉴别诊断时的参考。

知识点6：生化标志物——唾液酸及脂结合唾液酸　　副高：掌握　正高：掌握

唾液酸（SA）为细胞表面糖链末端氨基酸残基，参与细胞多种生理功能。细胞癌变时，细胞表面发生一系列变化，导致血清SA升高，如病变引起胸腹腔积液，则积液中SA也升高。各种癌症均可引起SA升高，但其中以肺癌及卵巢癌最明显。另外，SA中有一部分与脂类结合者称脂结合唾液酸（LSA），在恶性胸腔积液中LSA明显高于结核性胸腔积液。

知识点7：生化标志物——脂类测定　　　　　　　　副高：掌握　正高：掌握

胸导管破裂产生的乳糜胸含中性脂肪（即三酰甘油）较多，＞4.5mmol/L，呈混浊乳状，但胆固醇含量不增高。恶性胸腔积液中胆固醇水平与结核性及其他感染性胸腔积液比较明显增高，可能是胸膜上皮细胞变性，局部组织代谢障碍及恶性病变反应过程中组织崩解后释放所致。若以2.86mmol/L为界，恶性胸腔积液诊断敏感性为85.2%，特异性为96.8%。

知识点8：生化标志物——C反应蛋白　　　　　　　副高：掌握　正高：掌握

C反应蛋白（CRP）为急性炎症反应蛋白，急性炎症时其检出率为100%。研究显示，渗出性积液组CRP水平（35.15±4.19mg/L）明显高于漏出性积液组（14.19±4.19mg/L）。当使用30mg/L作为分界值时，具有很高的敏感性和特异性，阳性预测值为98.14%。两组间胸腔积液/血浆CRP之比值也有显著差异。

知识点9：细胞因子——干扰素的检测　　　　　　　副高：掌握　正高：掌握

干扰素（IFN）是由干扰素诱生剂诱导有关生物细胞所产生的一类高活性、多功能的调节蛋白，根据其抗原性和产生细胞的不同分为α干扰素（IFN-α）、β干扰素（IFN-β）和γ干扰素（IFN-γ）。由于结核性胸腔积液中IFN-γ浓度均>2U/ml，而其他类型胸腔积液均低于此值，故认为胸腔积液中IFN水平测定对于诊断结核性胸膜炎具有的重要的参考价值。

| 知识点10：细胞因子——白介素-2的检测 | 副高：掌握　正高：掌握 |

白介素-2（IL-2）在介导免疫反应中起重要作用，还可诱导已激活效应细胞上IL-2受体（IL-2R）的表达。结核性胸腔积液和恶性胸腔积液中IL-2水平均高于外周血。胸腔积液中可溶性IL-2受体（sIL-2R）水平的渗出液高于漏出液，结核性显著高于非结核性，且结核性胸腔积液sIL-2R/血清sIL-2R的比值显著高于其他患者，故认为胸腔积液sIL-2R及其与血清水平的比值有助于结核性与非结核性胸腔积液的鉴别诊断。

| 知识点11：细胞因子——肿瘤坏死因子的检测 | 副高：掌握　正高：掌握 |

肿瘤坏死因子（TNF）是具有广泛生物学功能并与多种疾病的发生、发展有密切联系的多肽生长因子。结核性胸腔积液中TNF水平为其血清水平的5倍，而非结核胸腔积液中TNF水平则显著降低。

| 知识点12：细胞因子——血管内皮生长因子的检测 | 副高：掌握　正高：掌握 |

胸腔积液中血管内皮生长因子（VEGF）具有生物学活性，能刺激肿瘤生长和趋化。VEGF存在于各种胸腔积液中，渗出液中VEGF高于漏出液，恶性胸腔积液中VEGF水平高于良性胸腔积液。

| 知识点13：肿瘤标志物——癌胚抗原的检测 | 副高：掌握　正高：掌握 |

癌胚抗原（CEA）为一分子量较大的糖蛋白，最初是从人结肠癌提取物中发现的抗原，可存在于胎儿和成人结肠黏膜、肺及乳腺中。其正常值在5~15μg/L，恶性胸腔积液中CEA水平较血清升高更为明显，可用于区别良性与恶性胸腔积液。

| 知识点14：细胞因子——表皮生长因子的检测 | 副高：掌握　正高：掌握 |

表皮生长因子（EGF）对表皮生长具有刺激作用，对多种组织来源的上皮细胞都有很强的促分裂作用，可能为一种创伤愈合因子。在结核性胸膜炎患者体内存在大量EGF，对其炎症的愈合转归均起着积极的保护作用。结核性胸腔积液ECF含量明显高于恶性胸腔积液。

第四章　细胞学检查

第一节　肺细胞的采集技术

知识点1：自然咳痰法的方法　　　　　　　　　　　副高：掌握　正高：掌握

患者咳痰前需用温开水漱口，将口腔内唾液及咽部分泌物咳出，然后主动用力深咳，将气道深部的痰液咳出。对于无痰或痰量少的患者可采用叩背、刺激咳嗽等方法增加痰液咳出量。

知识点2：诱导留痰法的方法　　　　　　　　　　　副高：掌握　正高：掌握

无痰或少痰受检者以高渗盐水等诱导物雾化吸入，诱导产生足量痰液，以便对气道分泌物的细胞及其他液相成分进行分析研究。

知识点3：诱导留痰法的诱导物　　　　　　　　　　副高：掌握　正高：掌握

高渗盐水是诱导留痰法中最常用的诱导物，对于中、重度哮喘和慢性阻塞性肺疾病等肺通气功能情况较差的患者和年龄较小的儿童可采用生理盐水。

知识点4：诱导留痰法的雾化源　　　　　　　　　　副高：掌握　正高：掌握

作为雾化源，研究显示超声波雾化仪的诱导成功率较压缩空气雾化仪高，估计与仪器产生的雾化颗粒直径差异有关。雾化流速控制在1ml/min可获得较高的诱导成功率。

知识点5：诱导留痰法的雾化时间　　　　　　　　　副高：掌握　正高：掌握

诱导留痰法的雾化时间应控制在20分钟左右，肺通气功能情况较差的患者可缩减为5~10分钟，如患者无法成功留取痰液，可以根据患者的症状及肺通气情况，适当延长雾化时间，但总的雾化时间应控制在30分钟以内，以减少不良反应的发生率。

知识点6：诱导留痰法的雾化方法　　　　　　　　　副高：掌握　正高：掌握

目前，诱导留痰法常用的雾化方法有两种：①单一浓度法：将高渗盐水的浓度固定，逐渐延长雾化时间，盐水浓度常采用3%或4.5%；②梯度浓度法：在固定的时间内吸入浓度渐增的高渗盐水，常采用3%、4%、5%作为递增浓度。研究显示两种方法在诱导成功率及痰的质量方面基本相似，单一浓度法的安全性更优秀。

知识点7：诱导留痰法的诱导程序　　　　　　　　　　　　副高：掌握　正高：掌握

诱导留痰法的诱导程序为：①患者在雾化前10分钟用定量气雾剂（MDI）吸入沙丁胺醇400μg；②采用单一浓度法或梯度浓度法进行高渗盐水超声雾化；③每隔10分钟，患者清水漱口、擤鼻，然后用力咳痰至培养皿；④如患者无法咳痰或咳出的痰量不足则继续进行诱导；⑤患者咳出合格痰液或总的雾化时间达到30分钟均终止诱导。

知识点8：诱导留痰法的注意事项　　　　　　　　　　　　副高：掌握　正高：掌握

诱导留痰法的注意事项包括：①重症哮喘患者不宜进行高渗盐水痰诱导，$FEV_1 < 70\%$时，对患者进行自然咳痰或等渗盐水诱导处理；②诱导前必须准备好相关的抢救设备和药物，诱导过程中密切观察患者表现，以防气道收缩导致呼吸困难；③采用各种方法，尽量减少唾液对痰的污染；④相对独立及安静的雾化诱导空间、经验丰富的技术人员和患者的依从性均是诱导成功与否的重要因素。

知识点9：痰的炎症细胞分类　　　　　　　　　　　　　　副高：掌握　正高：掌握

选取痰液时，需选取新鲜的白色胶冻样或黏液痰以及透明黏液等，陈旧性或脓痰不适合该检测。选取标本时应尽量排除唾液以减少口腔鳞状上皮细胞的污染，有助于维持细胞的活力和提高阅片准确度，有需要时可在倒置显微镜下进行取材。由于痰液中不同类型的炎症细胞在痰液中具有同种细胞聚集成团，不均匀且聚集成团的混合在黏液中，未经处理则无法准确地对细胞进行分类计数，因此须利用裂解剂将痰的黏液裂解，使细胞均匀分布，降低分类误差。二硫苏糖醇（DTT）是最常用的裂解剂，0.1%的DTT能破坏痰黏液中的糖蛋白二硫键，使痰液均质化，让细胞游离出来，基本不影响标本中的细胞形态和微生物群，能够显著提高细胞总数和细胞涂片的质量。37℃水浴及适当的振荡可以加速痰液裂解，痰液均质化后需以300目的滤布过滤以去除不溶性的杂质，滤液离心去除上清后，细胞沉淀一般涂片2张，风干后用95%酒精或乙醚酒精等量混合液固定10分钟。可采用苏木精–伊红（HE）染色或瑞氏–吉姆萨混合染色。光镜下分类400个非上皮细胞。

知识点10：肺细胞痰液采集的注意事项　　　　　　　　　副高：掌握　正高：掌握

（1）痰液质量必须合格，不合格的标本需要重新留取。

（2）痰检次数与检出率呈正相关，阴性标本需重复留取标本。

（3）痰量应根据不同检查目的，一般痰量1～3ml即可，痰液中尽量不要混入唾液，唾液酶可造成细胞自溶。

（4）标本要新鲜，咳出的痰液应马上送检，不能立即送检的标本应置于4℃中保存，以减缓痰细胞自溶的速度，但时间不能超过3小时。

知识点11：支气管液的细胞采集——支气管吸液和支气管洗液

副高：掌握　正高：掌握

经纤维支气管镜吸引孔可直接吸取支气管分泌物进行涂片检查，亦可吸取不同部位的大支气管的分泌物分别制片以判断肿瘤部位。但在纤维支气管镜达不到的小支气管，可在X线引导下用生理盐水对病变部位的支气管进行冲洗后立即吸出，离心取沉渣涂片进行检查。

知识点12：支气管液的细胞采集——支气管刷检

副高：掌握　正高：掌握

在X线的指引下，使用纤维支气管镜的尼龙刷，对镜下可见的病变部位或可疑部位直接刷取上皮组织及分泌物后立即涂片3或4张，可进行细胞学及细菌学检查，但制片时需快速固定，否则会使涂片干燥，影响细胞观察。由于刷检接触面积大且较活检取样出血概率低，与其他方法相比，具有阳性率高、创伤小、并发症少和操作简便等优点。

知识点13：支气管液的细胞采集——支气管肺泡灌洗术

正高：熟悉

支气管肺泡灌洗术（BAL）是利用纤维支气管镜向支气管肺泡注入生理盐水并随即负压抽吸，收集吸出的液体，检查其细胞成分和可溶性物质的一种方法。BAL常选择右中叶或左舌叶，或选择病变所在叶段进行。每次灌注37℃灭菌生理盐水25～50ml，灌洗总量100～250ml，一般不超过300ml，儿童灌洗量为3ml/kg。随后立即用50～100mmHg负压吸引回收灌洗液，回收率通常为40%～60%。收集到的灌洗液应置于内壁涂硅的容器并放在冰水中，立即送实验室检查。支气管肺泡灌洗液可行细胞成分及可溶性成分的测定，细胞成分的测定可参照支气管肺泡灌洗液细胞学检测技术规范。但可溶性成分由于检查方法、灌洗液量及回收率的不同导致稀释程度不同，目前尚无理想的标准方法。

知识点14：超声内镜引导下的经支气管针吸活检

副高：掌握　正高：掌握

超声内镜引导下的经支气管针吸活检（EBUS-TBNA）是近年开发的新技术，其利用安装了超声探头的支气管镜，结合专用的吸引活检针，可在实时超声引导下行经支气管针吸活检、搭载的电子凸阵扫描的彩色能量多普勒可协助确认血管位置。由于具有实时超声图像显示的功能，使得穿刺的定位更加准确，大大提高了穿刺的准确率及安全性。其主要适应证为肺癌患者淋巴结分期、肺内肿瘤及结节病的诊断、诊断不明原因的肺门和/或纵隔淋巴结肿大以及纵隔肿瘤的诊断。

知识点15：支气管及肺的经皮细针抽吸活检　　　副高：掌握　正高：掌握

经皮细针抽吸（FNA）活检是用2%的利多卡因或2%普鲁卡因将穿刺处皮肤至胸膜局部浸润麻醉后，用细针，带针芯在X线或CT指引下穿刺病变部位，证实针已进入病灶后，抽出针芯，接注射器，用力吸引；拔针时边退边吸引，防止静脉内气栓。

知识点16：支气管及肺的标本处理　　　副高：掌握　正高：掌握

先将少量活检抽吸物滴在玻片上，涂片后行Diff-Quick染色，如取材现场有病理诊断医生，则可立即进行镜检分析，判断标本合格与否。标本不合格或不能诊断者，即刻再次进行活检，直到标本满意为止。剩余的活检标本可置于小滤纸上进行甲醛溶液固定或者直接将抽吸物排入盛放生理盐水的离心管中等待下一步处理。在制作细胞涂片时，除了可采用传统的离心涂片方法外，还可采用目前较先进的液基薄层细胞学技术（TCT）进行制片。TCT具有固定标本速度快、细胞不易变形、分布均匀和背景清晰等优点，可明显改善制片质量，提高确诊率。

第二节　痰的细胞学检查

知识点1：呼吸道的上皮分布　　　副高：掌握　正高：掌握

呼吸道被覆的上皮包括复层扁平（鳞状）上皮、假复层纤毛柱状上皮和单层扁平上皮3种。复层扁平鳞状上皮主要分布在口腔、咽部、呼吸道的鼻前庭、会厌和声带的游离缘；假复层纤毛柱状上皮主要被覆呼吸道的鼻腔、鼻窦、喉、气管、支气管和细支气管等部位；肺泡上皮为单层扁平上皮。

知识点2：复层扁平（鳞状）上皮的细胞组成　　　副高：掌握　正高：掌握

复层扁平（鳞状）上皮由多层细胞组成，通常分为基底层、中层和表层3层。从垂直切面看，最深层的细胞附于基膜上，紧靠基膜的一层基底细胞呈立方形或矮柱状，具有较强的分裂增殖能力，新生的细胞不断向浅层移动，补充表层衰老脱落的细胞；表面的数层细胞为扁平状，最表层的扁平细胞逐渐衰老脱落；中间数层细胞为多边形；从上皮的基底层至表层，细胞体积由小到大，细胞核逐渐变小至消失，反映鳞状上皮细胞发育至成熟的过程。痰液经口腔咳出时或多或少混杂有唾液，因此痰细胞涂片中可见口腔及咽部脱落的鳞状上皮细胞。这些细胞以表层及中层鳞状细胞为主，基底层细胞极少见。当口腔和咽部发炎或溃疡时，可有少量散在或小堆的外基底层细胞脱落，偶尔可有良性角化珠和小梭形鳞状细胞。痰细胞分类检测也将鳞状上皮细胞的比例<5%作为痰标本是否主要来自下呼吸道的标准之一。

知识点3：假复层纤毛柱状上皮的细胞组成　　　　　　副高：掌握　　正高：掌握

假复层纤毛柱状上皮由高矮不等的柱状细胞、梭形细胞、锥体细胞和杯状细胞组成，其中柱状细胞最多，表面有大量纤毛。各种细胞的形态及高矮不一，但所有细胞的基底部均附着于基膜上。此种上皮主要分布在呼吸道的内表面，有重要的保护功能。

知识点4：纤毛柱状细胞的结构与性质　　　　　　　　副高：掌握　　正高：掌握

假复层纤毛柱状上皮中纤毛柱状细胞数量最多，呈细长锥形，细胞的游离缘宽而平，称终板，终板表面有密集而细的纤毛。细胞越近底端越细，胞质淡红色，核圆形或卵圆形，位于细胞中下部，直径8～12μm，核染色质细颗粒状，分布均匀，或有1～2个小核仁。纤毛柱状细胞的长短和粗细可有明显的差异，核的大小可以相差0.5～1倍，在育龄妇女月经周期中，核的位置可有轻微的变化。气道炎症时，可见纤毛柱状上皮细胞出现纤毛倒伏、脱落等情况。

知识点5：纤毛柱状细胞的形态　　　　　　　　　　　副高：掌握　　正高：掌握

根据细胞来源的部位不同，纤毛柱状细胞表现为细胞形态的不同。来自较大支气管的纤毛柱状细胞呈长圆锥形，游离缘宽而平，表面有纤毛，但纤毛易脱落，只残留终板。细胞基底部呈细长针尖形，胞质为均质红色或呈细颗粒状。核圆形或卵圆形，核所在部位细胞向外膨胀。来自较小支气管的纤毛柱状上皮细胞为圆锥形，细胞较扁，核平面处不向外膨胀。纤毛柱状细胞成片脱落时，细胞互相挤压呈多边形，核位于细胞的中央，排列似蜂窝状，在细胞团的边缘有柱状细胞。

知识点6：杯状细胞的结构与形态　　　　　　　　　　副高：掌握　　正高：掌握

假复层纤毛柱状上皮中，杯状细胞的数量较多，散在于纤毛细胞之间，细胞呈高柱状，上宽下窄，胞质丰富，含有大量的黏液，染成淡蓝色或透明状，有时黏液呈大空泡状或泡沫状，细胞核卵圆形，位于底部。当细胞内黏液较多时，核被压成半月形或不规则形。有时细胞的底部可见细长的锥尖。杯状细胞分泌的黏蛋白与气管腺的分泌物覆盖在黏膜上皮表面共同构成黏液性屏障。

知识点7：基细胞的结构与形态　　　　　　　　　　　副高：掌握　　正高：掌握

基细胞位于柱状上皮的深部，细胞矮小、呈圆形或立方形，胞质少，嗜碱性，核圆形或卵圆形。正常情况下很少脱落，仅见于支气管黏膜炎症或高度增生的病变中。

知识点8：刷细胞的结构与形态　　　　　　　　　副高：掌握　正高：掌握

刷细胞无纤毛的柱状细胞，游离面有许多排列整齐、长而直的微绒毛，形如刷状。

知识点9：小颗粒细胞的结构与形态　　　　　　　副高：掌握　正高：掌握

小颗粒细胞呈锥体形，散在于上皮深部，HE染色下容易与基细胞相混淆。数量少，主要分布在叶支气管至细支气管的上皮内，特别是小支气管分支处呈群状分布，与神经纤维构成神经上皮小体。

知识点10：肺泡巨噬细胞的性质　　　　　　　　　副高：掌握　正高：掌握

肺泡巨噬细胞（组织细胞）主要来源于血中的单核细胞，部分来自脱落的Ⅱ型肺泡上皮或肺泡间隔的细胞，通常为圆形、卵圆形或肾形，大小不一，直径为 $10\sim35\mu m$，胞质嗜酸性、嗜碱或双嗜性。具有极强的吞噬能力，如吞噬空气中的灰尘微粒，在胞质内出现棕色或黑色的尘埃颗粒，称为尘细胞。吞噬红细胞在胞质内形成含铁血黄素颗粒，称为"心衰细胞"。吞噬脂质后称为泡沫细胞。巨噬细胞的核卵圆形或肾形，直径 $4\sim5\mu m$，常偏位。多核巨细胞的核可达数十个，不规则堆叠在胞质内或呈环状排列，每个核大小形态与上述吞噬细胞核相同。多核巨细胞常见于肺慢性炎症、病毒性肺炎或肺间质病变。

知识点11：粒细胞的常见疾病　　　　　　　　　　副高：掌握　正高：掌握

（1）中性粒细胞：常见于支气管炎、支气管扩张和肺炎。肺癌时由于癌表面坏死、溃疡，也可见到较多的中性粒细胞。中性粒细胞容易退变，细胞肿胀、变形，出现细长核、裸核，核显著肿胀相互重叠等现象。

（2）嗜酸性粒细胞：嗜酸性粒细胞和Charcot-Leyden结晶（一种长形的嗜酸性结晶），见于支气管哮喘、嗜酸粒细胞性支气管炎、变应性肺部疾病、肺吸虫病等。

（3）嗜碱性粒细胞：较少见于痰涂片中，变应性肺疾病可增高。

知识点12：淋巴细胞的常见疾病　　　　　　　　　副高：掌握　正高：掌握

淋巴细胞常见于慢性支气管炎、肺结核、肺不张或免疫疾病。如淋巴细胞成群出现，则常提示患者可能为滤泡性支气管炎、肺肿瘤、淋巴瘤或白血病。

知识点13：黏液及其他非上皮细胞成分　　　　　　副高：掌握　正高：掌握

（1）柯斯曼螺旋：是一种浓缩的黏液管型。在细支气管内形成，形态为螺旋状，中轴着色很深呈深紫色，边缘为稀薄的黏液包绕呈浅紫色，过碘酸-希夫（PAS）染色阳性，螺旋体周围常见多量的肺泡吞噬细胞。一般见于慢性阻塞性肺疾病、哮喘患者和长期吸烟者。

（2）黏液：为大小不等的团块，形状不规则，中央呈深紫蓝色，周围淡蓝色。小的黏液块或可与裸核的癌细胞类似，但无核结构。

（3）淀粉小体：为圆形透明小体，是蛋白的浓缩物，曾患有肺水肿的患者痰液中可偶见。

知识点14：痰内的异物	副高：掌握　正高：掌握

（1）含铁小体：棒形的均质串珠小体，两端球形膨大，长5～200μm，多数为杆状，亦可弯曲或分支。核心部透明，周边有棕色或金黄色的壳。从事石棉生产或接触石棉煤渣的工作人员以及硅沉着病患者的痰中可见。

（2）钙化小体：慢性钙化性结核病患者的痰中可偶见同心圆排列的深蓝色钙化小体或钙化颗粒。

（3）花粉颗粒：呈球形结构，大小和染色特性因花粉种类不同而各异，可呈棕色和黄色，苏木精染色后为紫色，外层可见壁厚、折光、不染色的细胞壁。

（4）食物残渣：食物残渣包括动物的横纹肌纤维、软骨以及植物细胞。植物细胞类似于不典型的鳞状细胞，核大，为正常细胞的2～3倍，核染色深，胞质暗红色，有厚而折光的细胞壁。

（5）微生物及寄生虫：正常人口腔内存在多种正常菌群，因此痰涂片中可见链球菌、奈瑟菌、杆菌及放线菌和念珠菌等微生物。不注重口腔卫生或有牙龈炎、牙周炎等口腔疾病的人群痰液中可见口腔毛滴虫。肺吸虫病患者痰液中可见肺吸虫虫卵。

第三节　肺良性病变的细胞学检查

知识点1：肺良性病变常见的细胞成分	副高：掌握　正高：掌握

（1）纤毛柱状上皮细胞：是最常见的良性细胞，多见于支气管刷检、支气管灌洗及气管镜取样后的痰样本，普通痰样本少见。纤毛的存在是良性细胞的标志。

（2）杯状细胞：是高分泌型细胞，特点为胞质内含大量的黏液性分泌泡，胞核可被分泌泡推向细胞的一侧。在慢性肺疾病，如哮喘、慢性支气管炎或支气管扩张症的样本中可出现大量的杯状细胞。

（3）储备细胞：正常情况下见不到储备细胞，只有当储备细胞增生时才能在支气管刷检或支气管灌洗液中见到这种细胞。其特点是胞质较少，核深染，细胞呈片状或数个成群分布。

（4）鳞状上皮细胞：通常见于痰样本，多是源于口腔的污染，也可在支气管冲洗液中见到，而在支气管肺泡灌洗液合格样本中不应见到。

（5）巨噬细胞：具有吞噬作用，根据参加的反应和吞噬物不同，具有不同的形态特点。

（6）白细胞：正常支气管肺泡灌洗液内中性粒细胞约占2%。如大量存在则提示急性炎症或坏死反应。慢性炎症或吸烟者的样本中均可见淋巴细胞增加，呼吸道炎症患者的支气管肺泡灌洗液中，其淋巴细胞占 70%~80%。嗜酸性粒细胞增多常见于变态反应、嗜酸性粒细胞增多症患者的样本，如抗原反应、哮喘或寄生虫感染。

知识点 2：巨噬细胞的形态特点　　　　　　　　　副高：掌握　　正高：掌握

巨噬细胞具有吞噬作用，根据参加的反应和吞噬物不同具有不同的形态特点。①尘细胞：最常见于吸烟者的样本中，特点是巨噬细胞内可见黑色的炭沉积颗粒，可与肺泡细胞相鉴别；②噬脂细胞：在一些炎性反应或肺炎时可见到，其特点是巨噬细胞的胞质中含有大量的脂性空泡，有时不易与腺癌细胞区别。噬脂细胞的核一般不具有异型性，染色质纤细而疏松；油红 O 和苏丹黑 B 染色有助于确定脂质；③含铁血黄素巨噬细胞：特点是巨噬细胞吞噬红细胞后在胞质内形成含铁血黄素沉着，因最初见于左心衰（肺淤血）患者痰中，称为心衰细胞，是肺出血的指征，可以见于所有慢性肺出血的病灶中；④多核巨噬细胞：常见于肉芽性炎症，巨噬细胞核的数目可达 2~6 个或更多。

知识点 3：肺良性病变可见的非细胞成分和异物　　副高：掌握　　正高：掌握

（1）螺旋管型：是一种在小支气管内形成的浓缩的黏液管型，为实心的螺旋状，中轴部着色很深呈紫蓝色，外面包裹着稀薄的黏液。一般见于慢性阻塞性肺疾病，如长期吸烟者、慢性支气管炎和哮喘等。

（2）含铁小体：为细长均质串珠小体，两端球形膨大，一般长 2~300μm，苏木精-伊红（HE）染色呈棕黄色或黄褐色，为棒状或球状，以前称石棉小体，目前认为吸入各种不同的矿物质纤维都会表现这样的结构，普鲁士蓝铁反应阳性（蓝色）。查见石棉小体说明曾有石棉接触，不一定就是石棉沉着病，此外石棉小体与间皮瘤及支气管源性肿瘤有一定相关性。

（3）污染物：痰样本中易混有来自口腔的食物残渣：蔬菜细胞常呈片状、方形，光镜下有较厚实的细胞壁，看不清细胞核，需与恶性肿瘤细胞或巨细胞病毒感染的细胞相区别；肉类纤维具典型的条纹状结构。此外，痰内常可见到细菌、真菌和寄生虫，正常人口腔内有多种非致病菌，甚至真菌，如链格孢属真菌，为处理样本的过程中发生的污染。

知识点 4：肺细胞学检查可见的良性病变　　　　　副高：掌握　　正高：掌握

肺细胞学检查所发现的良性病变主要包括刺激性改变、增生及化生改变、炎症反应、生物感染因子引起的细胞形态改变、弥漫性肺疾病以及某些良性肿瘤等。

知识点 5：刺激性改变的细胞学特点　　　　　　　副高：掌握　　正高：掌握

刺激性改变常见的刺激原因包括吸烟、感染、放疗以及支气管镜检查等。若刺激的原因持续存在，最终可导致细胞的增生、修复。形态特点表现为上皮细胞核肥大、核浆比增加、染色质增粗、核仁明显增加，有时酷似恶性，但细胞间连接方式以及上皮细胞的纤毛可提示良性。

知识点6：乳头状增生的细胞学特点 　　副高：掌握　正高：掌握

乳头状增生是支气管上皮细胞对慢性刺激的反应性改变。主要见于哮喘、支气管扩张症、慢性支气管炎等。细胞形态特点表现为增生的上皮细胞形成紧密的乳头状排列，可见核增大和明显的核仁，其表现酷似腺癌细胞。但外周常可见到有纤毛的柱状上皮以及细胞核，并无明显的异型性，有别于恶性细胞。

知识点7：储备细胞增生的细胞学特点 　　副高：掌握　正高：掌握

储备细胞的增生是一种对急、慢性刺激的反应。常见于支气管刷检及支气管灌洗的样本中。细胞形态特点表现为上皮细胞紧密相拥呈片状排列，细胞大小一致，核圆形，但染色质增粗，胞质较少，有时易与小细胞未分化癌或类癌等相混淆，细胞边缘的纤毛是鉴别良恶性的关键。

知识点8：鳞状上皮细胞化生的细胞学特点 　　副高：掌握　正高：掌握

鳞状上皮细胞化生是上皮细胞对长期慢性刺激的一种防御性反应，部分与肺的鳞状细胞癌发生有关。细胞形态特点表现为成熟或未成熟的鳞状上皮细胞，核增大，染色加深，核浆比增高。与恶性细胞的区别是鳞状细胞较小，呈较规则的片状排列，染色质细颗粒状，分布均匀。

知识点9：炎症反应的细胞学特点 　　副高：掌握　正高：掌握

炎症反应可引起上皮细胞发生一些形态改变，包括核固缩、核分裂及胞质角化程度增加等。

（1）急性炎性：包括肺炎、肺脓肿、支气管炎等，可以由细菌、病毒、真菌、寄生虫或化学性致病因子等引起。肉眼观样本常呈黄绿色。在镜下则有大量的中性粒细胞，伴有部分变性坏死组织，呼吸道上皮及巨噬细胞较少。

（2）慢性炎性：可见淋巴细胞、单核细胞及浆细胞浸润。肉芽肿性炎症属慢性炎症的一种，主要由多核巨细胞、类上皮细胞和多少不等的淋巴细胞组成。如果有坏死的背景，往往提示为结核性肉芽肿，如果分枝杆菌抗酸染色阳性有助于诊断。

知识点10：真菌感染引起的细胞形态改变 　　副高：掌握　正高：掌握

（1）白色念珠菌：是上呼吸道的正常菌群，在有免疫缺陷或免疫抑制的患者可发生念珠菌病，肺支气管的细针穿刺、支气管刷检、支气管肺泡灌洗等在病灶部位直接取样时，若发现念珠菌则有临床意义。其形态特点是由圆形或椭圆形芽生孢子及细长而直的假菌丝组成，HE染色呈蓝紫色，过碘酸-希夫（PAS）染色呈红色。

（2）曲菌：此类真菌引起的感染称为曲菌病，PAS和六胺银（GMS）染色可以很好地显示曲菌的圆形孢子及菌丝，菌丝有分节，分支呈45°的锐角，与毛霉菌丝无分节，分支呈直角不同。

（3）新型隐球菌：引起的隐球菌病是一种亚急性或慢性真菌病，多见于免疫抑制的患者，早期病变呈胶冻样，晚期病变为肉芽肿性。细胞学形态特点：为圆形或卵圆形的类酵母菌，直径$4\sim7\mu m$，单芽，厚壁，有"泪滴"样形状，具折光性的荚膜，荚膜厚$3\sim5\mu m$。HE染色呈淡红色，PAS染色、黏液卡红及奥辛蓝染色可进一步确诊。

（4）肺孢子菌：常见于免疫抑制的患者，形态特点是在HE染色中呈无定形的红染泡沫样物，GMS染色有助于确诊。

知识点11：病毒感染引起的细胞形态改变　　　　　副高：掌握　正高：掌握

单纯疱疹病毒感染可见特征性的多核细胞，核磨玻璃样、多个聚积、镶嵌排列，染色质边聚致核膜增厚，尚可见核内包涵体。巨细胞病毒感染的细胞胞体增大，胞质内或核内可见嗜碱性（偶尔也可为嗜酸性）包涵体伴周围空晕，偶尔多核，但核排列不拥挤。后者常可伴随耶氏肺孢子菌感染。

知识点12：弥漫性肺疾病的细胞学特点　　　　　副高：掌握　正高：掌握

（1）肺泡蛋白沉积（PAP）：PAP时肺细胞学检查，可见散在的巨噬细胞和肺泡上皮细胞，大片状嗜酸细颗粒状蛋白性物质及针状裂隙，PAS阳性染色具有辅助诊断价值。

（2）嗜酸性粒细胞肺炎：支气管刷检可见较多的嗜酸性粒细胞时有助于诊断嗜酸性粒细胞肺炎。

（3）肺含铁血黄素沉着症：肺细胞学检查主要查见大量的含铁血黄素巨噬细胞，具有重要的辅助诊断价值。光镜下该细胞内充满棕黄色至黄绿色颗粒，具有折光性，其化学本质为铁蛋白微粒，普鲁士蓝铁染色阳性，有助于含铁血黄素的鉴定。

知识点13：错构瘤的细胞学特点　　　　　副高：掌握　正高：掌握

错构瘤是少见的肺良性肿瘤，影像学上显示圆形或分叶状、边界清楚的病灶。肿瘤由增生的软骨和间质构成，表面被覆呼吸上皮。针吸样本光镜下可见成熟的软骨碎片，纤维黏液样基质和呼吸上皮具有诊断意义。

知识点14：硬化性血管瘤的细胞学特点　　　　　副高：掌握　正高：掌握

硬化性血管瘤是一种少见的肺良性肿瘤。肿瘤主要有两种细胞构成，类似肺泡上皮的立方细胞和多角形的间质细胞，立方细胞有嗜酸性胞质，有小而一致的核，细胞聚集成团，或在小血管或条索状胶原周围、乳头表面。上述两种细胞甲状腺转录因子-1免疫组化均阳性表达，此外可见含铁血黄素巨噬细胞和泡沫细胞等。有时与类癌和高分化腺癌不易区分。

知识点15：支气管肺淀粉样变的细胞学特点	副高：掌握　正高：掌握

支气管肺淀粉样变可以是孤立性淀粉样瘤，也可以是系统性淀粉样变的一部分，其淀粉样物主要来源于免疫球蛋白。细胞形态学特点显示淀粉样变为非细胞性红染的颗粒状物，刚果红染色阳性，在偏光镜下为双折光的细丝可以确诊。

第四节　肺癌的细胞学检查

知识点1：肺癌的分类	副高：掌握　正高：掌握

肺癌组织细胞学表现复杂多样，分类方法长期以来未能取得一致，目前较为完善的是1999年由世界卫生组织（WHO）提出的肺癌分类。该分类方法将肺癌分为鳞状细胞癌、腺癌、腺鳞癌、小细胞癌、大细胞癌和肉瘤样癌6个基本类型及其他少见几种类型，能较好地反映不同类型肺癌的特点及预后，并能指导治疗方法的选择，有较高的临床应用价值。

知识点2：鳞状细胞癌的细胞学表现	副高：掌握　正高：掌握

鳞状细胞癌的细胞学表现根据组织分化程度和标本类型而不同。可在坏死和细胞碎屑的背景中见到大的肿瘤细胞，伴有不规则的深染的核，位于中央，有一个或多个小核仁，胞质丰富。肿瘤细胞常单个散在分布，可呈奇特的形状如梭形和蝌蚪形，也可表现黏附性聚集，通常呈扁平片状伴有拉长的或梭形核。在分化良好的鳞状细胞癌中角化的胞质通过Romanowsky染色呈现刺槐毒素的淡蓝色，而通过Papanicolaou染色可呈橙黄色或黄色。在脱落细胞标本中以表层肿瘤细胞为主，表现为单个散在分布，具有明显角化的胞质和致密深染的核。相反，在刷取的标本中细胞多取自较深层组织，可见更多的细胞表现为黏附性聚集。

知识点3：小细胞癌的细胞学表现	副高：掌握　正高：掌握

组织结构上，小细胞癌可见到与其他神经内分泌肿瘤相同的结构模式，包括巢状、小梁状、周围栅栏状和玫瑰花结状生长，也常表现为层状生长而不伴有上述常见的形态模式。肿瘤细胞常为圆形、卵圆形或梭形核，胞质稀少，核染色质呈细颗粒状，核仁缺乏或不明显，细胞边界不清，核切迹常见，核分裂数高，有时可见散在分布的多形性肿瘤巨细胞，染色质疏松，核仁明显，坏死病变广泛，细胞死亡活跃，以及挤压假象伴血管周围碱性DNA壳形成。

细胞学标本表现为疏松的和不规则的或合胞体样的细胞簇，也可表现为单个肿瘤细胞呈线性排列。在黏附性细胞聚集物中可观察到明显的核切迹，核分裂象易见。每一个肿瘤细胞的核/质比较高，外形呈卵圆形至不规则形。固定良好的细胞特征是可见到细颗粒状均匀分布的染色质，呈典型的"椒盐状"外观，而固定不好的细胞可见染色质呈无结构状且深染，缺乏明显的核仁或极少见。由于恶性细胞核的脆性，在所有类型的切片上常可见到条纹状染色质，特别是在抽吸活检和刷取标本中。

| 知识点4：腺癌的组织学模式 | 副高：掌握　正高：掌握 |

组织结构上肺腺癌最常见的组织学模式是周围型肿瘤，灰白色，中央纤维化伴胸膜皱缩。位于皱缩胸膜下的中央区域常常是一碳样色素沉着的结缔组织增生性纤维化的V形区。组织学表现浸润，可存在于该纤维化区，并伴有坏死、空洞形成和出血。肿瘤边缘可呈分叶状或星状而边界不清。具有明显的非黏液性BAC模式小肿瘤的结节性实性成分边缘可存在一些肺泡结构，与这些病变在放射检查中所示的毛玻璃状阴影相对应。一些周围型腺癌由于黏液分泌丰富而呈胶质状。

腺癌的第2种组织学模式是中央型或支气管内肿瘤。肿瘤可呈斑块状或息肉样生长，表面仍覆盖一层黏膜组织。

腺癌的第3种模式表现为支气管肺泡细胞癌（BAC），弥漫性肺炎样生长，肺叶实变并保留原有的组织结构。典型的病变有黏液性BAC。

| 知识点5：腺癌的细胞学诊断依据 | 副高：掌握　正高：掌握 |

腺癌的细胞学诊断依据的是单个细胞形态和细胞簇结构特征相结合。腺癌细胞可表现为单个分布或呈三维的桑葚胚状、腺泡状、假乳头状及具有纤维血管核心和/或层状细胞的真乳头结构。细胞簇边界非常清楚，细胞胞质含量各不相同但通常较为丰富。与鳞状细胞癌相比，肿瘤细胞呈嗜碱性且半透明状。大多数细胞的胞质呈均一性或颗粒状，而其他细胞由于含有丰富的不清晰的小泡而呈泡沫状。在一些病例中可见到含有单个充满黏液的大空泡的细胞，膨胀的胞质将细胞核挤向一侧，形成所谓的印戒细胞。

| 知识点6：腺癌的细胞学表现 | 副高：掌握　正高：掌握 |

细胞学检查中可见腺癌细胞通常表现为单个核，位于细胞一侧，圆形至卵圆形，外形较光滑，轻度不规则，染色质呈细颗粒状。在分化较好的肿瘤中染色质呈均匀散在分布，而在分化差的肿瘤中呈粗糙状不规则分布或表现为深染。在大多数肿瘤中核仁表现明显，特征性呈单个巨大的核仁，外形从圆形光滑至不规则形。

| 知识点7：大细胞癌的细胞学表现 | 副高：掌握　正高：掌握 |

组织结构上大细胞癌组织呈实性团块、片状或弥漫分布。细胞学上癌细胞体积大，比常

见的癌细胞大2～3倍，胞质丰富，通常匀质淡染，也可呈颗粒状或胞质透明，核圆形、卵圆形或不规则形，染色深，异型明显，核分裂象多见。肺大细胞癌有两个亚型，一是巨细胞癌，二是透明细胞癌。其来源常为多种成分的混合癌，光镜下癌组织无任何腺癌或鳞癌分化的组织学形态特点，在电镜下肿瘤部分显示鳞状分化，部分显示腺癌分化，所以易误诊为低分化的鳞癌或腺癌。

第五章 动脉血气分析、酸碱平衡及电解质平衡

第一节 动脉血气分析

知识点1：动脉血气分析的临床意义   副高：掌握   正高：掌握

动脉血气分析是临床上测定动脉血中氧分压、二氧化碳分压、酸碱平衡及代谢状态的一种辅助检查，其临床意义主要包括：①判断机体的氧合状态，是否存在低氧血症及其程度，并结合氧疗效果初步分析低氧血症发生的病理生理机制；②判断酸碱失衡类型：动脉血气分析对疾病诊断的帮助和对治疗的指导都是通过上述作用实现的。

知识点2：呼吸衰竭根据动脉血气值的分类   副高：掌握   正高：掌握

动脉血气分析是判断呼吸衰竭最客观指标，根据动脉血气分析可以将呼吸衰竭分为以下两型。①Ⅰ型呼吸衰竭：标准为海平面平静呼吸空气的条件下$PaCO_2$正常或下降，$PaO_2 < 60mmHg$，吸氧条件下Ⅰ型呼吸衰竭的判断标准为$PaO_2/FiO_2 < 300mmHg$；②Ⅱ型呼吸衰竭：标准为海平面平静呼吸空气的条件下$PaCO_2 > 50mmHg$、$PaO_2 < 60mmHg$，吸氧条件下Ⅱ型呼吸衰竭的判断标准为$PaCO_2 > 50mmHg$、$PaO_2 > 60mmHg$。

知识点3：单纯性酸碱失衡的类型   副高：掌握   正高：掌握

单纯性酸碱失衡的类型有呼吸性酸中毒（呼酸）、呼吸性碱中毒（呼碱）、代谢性酸中毒（代酸）和代谢性碱中毒（代碱）。

知识点4：单纯性酸碱失衡时的血气变化   副高：掌握   正高：掌握

单纯性酸碱失衡时血气变化

酸碱失衡类型	pH	$PaCO_2$	HCO_3^-
呼吸性酸中毒	↓	↑	稍↑
代偿性呼吸性酸中毒	—	↑	↑
呼吸性碱中毒	↑	↓	稍↓

续 表

酸碱失衡类型	pH	PaCO₂	HCO₃⁻
代偿性呼吸性碱中毒	-	↓	↓
代谢性酸中毒	↓	-	↓
代偿性代谢性酸中毒	-	↓	↓
代谢性碱中毒	↑	-	↑
代偿性代谢性碱中毒	-	↑	↑

注：–表示正常；↑表示高于正常；↓表示低于正常

知识点5：混合型酸碱失衡的类型　　　　　副高：掌握　正高：掌握

（1）传统4种类型：呼酸并代酸、呼酸并代碱、呼碱并代酸和呼碱并代碱。

（2）新的酸碱失衡类型：混合性代酸（高 AG 代酸 + 高 Cl⁻ 性代酸），代碱并代酸包括代碱并高 AG 代酸和代碱并高 Cl⁻ 性代酸，三重酸碱失衡（TABD）包括呼酸型三重酸碱失衡（呼酸 + 代碱 + 高 AG 代酸）和呼碱型三重酸碱失衡（呼碱 + 代碱 + 高 AG 代酸）。

知识点6：潜在 HCO₃⁻ 的概念　　　　　副高：掌握　正高：掌握

潜在 HCO₃⁻ 是指排除并存高 AG 代酸对 HCO₃⁻ 掩盖作用之后的 HCO₃⁻，用公式表示为潜在HCO₃⁻ = 实测 HCO₃⁻ + Δ AG。其意义可揭示代碱 + 高 AG 代酸和三重酸碱失衡中的代碱存在。若忽视计算 AG、潜在 HCO₃⁻，常可延误混合型酸碱失衡中的代碱的判断。

知识点7：常用酸碱失衡预计代偿公式　　　　　副高：掌握　正高：掌握

常用酸碱失衡预计代偿公式

原发失衡	原发变化	代偿反应	预计代偿公式	代偿极限（mmHg）
代谢性酸中毒	HCO₃⁻ ↓	PaCO₂ ↓	$PaCO_2 = 1.5 \times HCO_3^- + 8 \pm 2$	10
代谢性碱中毒	HCO₃⁻ ↑	PaCO₂ ↑	$\Delta PaCO_2 = 0.9 \times \Delta HCO_3^- \pm 5$	55
呼吸性酸中毒	PaCO₂ ↑	HCO₃⁻ ↑	急性：$\Delta [HCO_3^-]$ 升高 3~4mmHg 慢性：$\Delta [HCO_3^-] = 0.35 \times \Delta PaCO_2 \pm 5.58$	30
呼吸性碱中毒	PaCO₂ ↓	HCO₃⁻ ↓	急性：$\Delta [HCO_3^-] = 0.2 \times \Delta PaCO_2$ 慢性：$\Delta [HCO_3^-] = 0.5 \times \Delta PaCO_2$	18

注："Δ" 表示变化值

知识点8：考核酸碱失衡的指标——pH　　　　　副高：掌握　正高：掌握

pH 是指体液内氢离子浓度的负对数，即 $pH = \lg \dfrac{1}{H^+}$，是反映体液总酸度的指标，受呼吸和代谢因素共同影响。正常值：动脉血pH为 $7.35 \sim 7.45$，平均值为7.40，静脉血pH比动脉血低 $0.03 \sim 0.05$。pH < 7.35 时为酸血症；pH > 7.45 时为碱血症。

| 知识点9：考核酸碱失衡的指标——$PaCO_2$ | 副高：掌握 正高：掌握 |

物理溶解的 CO_2 分子所产生的压力称为 $PaCO_2$。正常值：动脉血 $35 \sim 45mmHg$，平均值40mmHg，静脉血较动脉血高 $5 \sim 7mmHg$，它是酸碱平衡呼吸因素的唯一指标。当 $PaCO_2 > 45mmHg$ 时，应考虑为呼酸或代碱的呼吸代偿；当 $PaCO_2 < 35mmHg$ 时，应考虑为呼碱或代酸的呼吸代偿。

| 知识点10：考核酸碱失衡的指标——HCO_3^- | 副高：掌握 正高：掌握 |

HCO_3^- 即实际碳酸氢盐（AB），是指隔绝空气的血液标本在实验条件下所测的血浆 HCO_3^- 值。正常值 $22 \sim 27mmol/L$，平均值24mmol/L，动、静脉血 HCO_3^- 大致相等。它是反映酸碱平衡代谢因素的指标。$HCO_3^- < 22mmol/L$ 可见于代酸或呼碱代偿；$HCO_3^- > 27mmol/L$，可见于代碱或呼酸代偿。

| 知识点11：考核酸碱失衡的指标——标准碳酸氢盐 | 副高：掌握 正高：掌握 |

标准碳酸氢盐（SB）是指在标准条件下（$PaCO_2$ 40mmHg，Hb完全饱和，温度37℃）测得的 HCO_3^- 值，是反映酸碱平衡代谢因素的指标，正常值为 $22 \sim 27mmol/L$，平均值为24mmol/L。在正常情况下 AB = SB；AB ↑ > SB ↑ 见于代碱或呼酸代偿；AB ↓ < SB ↓ 见于代酸或呼碱代偿。

| 知识点12：考核酸碱失衡的指标——缓冲碱 | 副高：掌握 正高：掌握 |

缓冲碱（BB）是指体液中所有缓冲阴离子总和，包括 HCO_3^-、Pr^-、Hb^-。血浆缓冲碱（BBp）= $HCO_3^- + Pr^- = 24 + 17 = 41mmol/L$，全血缓冲碱（BBb）= $HCO_3^- + Pr^- + Hb^- = 24 + 17 + 0.42 \times 15 = 47.3mmol/L$。

| 知识点13：考核酸碱失衡的指标——碱剩余 | 副高：掌握 正高：掌握 |

碱剩余（BE）是表示血浆碱储量增加或减少的量。正常范围为 $\pm 3mmol/L$，平均为0。BE正值时表示缓冲碱增加，BE负值时表示缓冲碱减少或缺失（BD），它是反映酸碱失衡代谢性因素的指标。全血碱剩余 = $BE_b = BE_{15} = ABE$，细胞外液碱剩余 = $BE_b = BE_{ECF} = SBE$。

| 知识点14：考核酸碱失衡的指标——总 CO_2 量 | 副高：掌握 正高：掌握 |

总 CO_2 量（TCO_2）是反映化学结合 CO_2 量（24mmol/L）和物理溶解的 CO_2 量（0.03×40

= 1.2mmol/L）。正常值 = 24 + 1.2 = 25.2mmol/L，其意义同 HCO_3^-。

知识点15：判断低氧血症的参数——氧分压（PO_2） 副高：掌握 正高：掌握

氧分压（PO_2）是指血浆中物理溶解的氧分子所产生的压力。动脉血氧分压（PaO_2）正常值为 80～100mmHg，其正常值随着年龄增加而下降，预计 PaO_2 值（mmHg）= 100−0.33×年龄（岁）±5mmHg。静脉血氧分压（PvO_2）正常值为 40mmHg，静脉血氧分压不仅受呼吸功能影响而且可受循环功能影响。呼吸功能正常的患者，当休克微循环障碍时，由于血液在毛细血管停留时间延长、组织利用氧增加，可出现动脉血氧分压正常，而静脉血氧分压明显降低。因此在判断呼吸功能时，一定要用动脉血氧分压，决不能用静脉血氧分压替代。

知识点16：判断低氧血症的参数——血氧饱和度 副高：掌握 正高：掌握

血氧饱和度（SO_2）是指血红蛋白实际上所结合的氧含量被全部血红蛋白能够结合的氧除得的百分率。公式表示为：$SO_2 = \dfrac{氧合血红蛋白}{全部血红蛋白} \times 100\%$。

动脉血氧饱和度以 SaO_2 表示，正常范围为 95%～99%，动脉血氧饱和度与动脉血氧分压间的关系即为氧解离曲线。动脉血氧饱和度可直接测定所得，但目前血气分析仪上所提供的动脉血氧饱和度是依动脉血氧分压和 pH 推算所得，SaO_2 为 90% 时，PaO_2 约为 60mmHg。

知识点17：判断低氧血症的参数——氧合指数 副高：掌握 正高：掌握

氧合指数 = PaO_2/FiO_2，其正常值为 400～500mmHg。ARDS 时由于存在严重肺内分流，PaO_2 降低明显，提高吸氧浓度并不能提高 PaO_2 或提高 PaO_2 不明显，故氧合指数常可 < 300mmHg。

知识点18：判断低氧血症的参数——肺泡–动脉血氧分压差

副高：掌握 正高：掌握

在正常生理条件下，吸空气时肺泡–动脉血氧分压差［$P_{(A-a)}O_2$］为 10mmHg 左右；吸纯氧时 $P_{(A-a)}O_2$ 正常不应超过 60mmHg。ARDS 时 $P_{(A-a)}O_2$ 增大，吸空气时 $P_{(A-a)}O_2$ 常可增至 50mmHg；而吸纯氧时 $P_{(A-a)}O_2$ 常可超过 100mmHg。

$P_{(A-a)}O_2$ 的测定，由于肺泡气体较难直接采样测定，故临床上多采用下述公式计算所得：

$$P_{(A-a)}O_2 = PAO_2 - PaO_2$$

$$PAO_2 = PiO_2 - \frac{PACO_2}{R} = FiO_2 \times (PB - 47) - \frac{PaCO_2}{R}$$

式中，FiO_2 为吸入氧浓度；PB 为大气压；47 为呼吸道饱和水蒸气压（mmHg）；R 为呼吸商，通常为0.8。

正常人可存在小量解剖分流，一般不超过3%。ARDS时，由于V/Q严重降低，肺内分流量（QS/QT）可明显增加，达10%以上，严重者可高达20%~30%。

QS/QT计算公式如下：

$$QS/QT = \frac{P_{(A-a)}O_2 \times 0.0031}{P_{(A-a)}O_2 \times 0.0031 + (CaO_2 - CvO_2)}$$

式中 CaO_2：动脉血氧含量，$CaO_2 = Hb \times 1.34 \times SaO_2 + PaO_2 \times 0.0031$；

        CvO_2：混合静脉血氧含量，$CvO_2 = Hb \times 1.34 \times SvO_2 + PvO_2 \times 0.0031$。

临床上使用上述公式时，$CaO_2 - CvO_2$常可以用5代入，以此计算所得肺内分流量虽不如直接测定混合静脉血含量精确，但为临床诊治参考仍有一定价值，尤其动态监测此值变化，可以作为病情恶化或好转的一项指标。

包括：①肺泡通气量下降；②通气血流（V/Q）比例失衡；③弥散功能障碍；④动静脉样分流。第一种情况属于通气障碍，后三种情况属于换气障碍。其中①的特征是合并CO_2潴留，典型疾病为慢性阻塞性肺疾病合并Ⅱ型呼吸衰竭的情况。后三种情况$PaCO_2$正常或降低，通过吸氧能明显改善的情况为②或③，②的典型疾病为慢性阻塞性肺疾病，③的典型疾病为肺间质纤维化。经过高浓度吸氧亦不能改善的情况见于④，典型疾病为急性呼吸窘迫综合征，其临床特点为顽固性低氧血症。其他情况还见于重症心源性肺水肿、大面积阻塞性肺不张等情况，此时低氧血症的纠正主要依赖于病因治疗和机械通气。

疾病发生低氧血症的机制复杂，有时可以是某种发生机制为主，多种机制并存，如慢性阻塞性肺疾病以V/Q比例失衡为主，也可以因为严重肺气肿合并弥散功能障碍；有时随着病情的变化，发生机制可以发生变化，如慢阻肺急性加重合并Ⅱ型呼吸衰竭时，主要机制从V/Q比例失衡为主，到同时合并肺泡通气量降低。

静脉血气分析只能用于判断酸碱失衡，不能用于判断呼吸功能的理由为：①动静脉血

pH、$PaCO_2$、HCO_3^-有明显替代关系，即静脉血pH较动脉血pH低0.03～0.05，静脉血$PaCO_2$较动脉血PCO_2高5～7mmHg，动、静脉血HCO_3^-大致相等；②静脉血PO_2不仅受呼吸功能影响，而且受循环功能影响，当微循环障碍时，血液在毛细血管停留时间延长，组织利用氧增加，回到静脉血PO_2可明显下降，此时可表现为动脉血PO_2正常，而静脉血PO_2明显下降。

知识点23：酸碱失衡的判断方法　　　　　　　　副高：掌握　正高：掌握

酸碱失衡的判断方法有：①分清原发与继发（代偿）变化；②分析单纯性和混合性酸碱失衡。$PaCO_2$升高同时伴HCO_3^-下降，肯定为呼酸合并代酸；$PaCO_2$下降同时伴HCO_3^-升高，肯定为呼碱并代碱；$PaCO_2$和HCO_3^-明显异常同时伴pH正常，应考虑有混合性酸碱失衡的可能，进一步确诊可用单纯性酸碱失衡预计代偿公式；③用单纯性酸碱失衡预计代偿公式来判断；④结合临床表现、病史综合判断。

知识点24：判断酸碱失衡的步骤　　　　　　　　副高：掌握　正高：掌握

（1）首先观察HCO_3^-、$PaCO_2$的变化：两者反向变化，必有混合性酸碱失衡存在。$PaCO_2$升高同时伴HCO_3^-下降，肯定为呼吸性酸中毒合并代谢性酸中毒；$PaCO_2$下降同时伴HCO_3^-升高，肯定为呼吸性碱中毒合并代谢性碱中毒。

（2）根据pH判定原发失衡，pH＜7.40，提示原发失衡为酸中毒；pH＞7.40，提示原发失衡为碱中毒。

（3）根据单纯酸碱失衡预计代偿公式进一步明确是否存在混合性酸碱失衡。

（4）是否符合临床情况。

第二节　酸碱平衡

知识点1：酸碱平衡的相关概念　　　　　　　　副高：掌握　正高：掌握

酸碱失衡常常意味着危重症患者存在内环境紊乱。酸碱失衡包括4种基本类型，即代谢性酸中毒（代酸）、呼吸性酸中毒（呼酸）、代谢性碱中毒（代碱）、呼吸性碱中毒（呼碱）。上述酸碱失衡可以单独发生，而且除了呼酸和呼碱不能同时并存外，其他各种类型酸碱紊乱均可以合并存在。

判断酸碱失衡，除了需要血气分析中的pH、$PaCO_2$、HCO_3^-等数据外，阴离子间隙（AC）也是重要的判断依据。同时，因为肾脏代偿相对缓慢，需要一定时间，所以，判断呼吸性酸碱失衡还需要结合酸碱失衡发生的具体时间。

在正常生理状态下，血液的酸碱度，即pH经常维持在一个很狭小的范围内，即动脉血pH稳定在7.35～7.45（平均7.40），此种稳定称为酸碱平衡。如果体内酸与碱产生过多或不足，引起血液pH改变，此状态称为酸碱失衡。凡是由原发HCO_3^-下降或$PaCO_2$升高，引起血

液 H^+ 浓度（$[H^+]$）升高的病理生理过程称为酸中毒；凡是由原发 HCO_3^- 升高或 $PaCO_2$ 下降，引起 $[H^+]$ 下降的病理生理过程称为碱中毒。

知识点2：pH、$PaCO_2$ 和 HCO_3^- 之间的关系　　　　副高：掌握　正高：掌握

pH、$PaCO_2$ 和 HCO_3^- 之间的关系表现为以下几点：①pH是随 HCO_3^- 和 $PaCO_2$ 两个变量变化而变化的变量；②pH变化取决于 $HCO_3^-/PaCO_2$ 比值，并非单纯取决于 HCO_3^- 或 $PaCO_2$ 任何一个变量的绝对值。在人体内由于存在肺、肾、缓冲系统等多种防御机制，因此 HCO_3^- 或 $PaCO_2$ 任何一个变量的原发变化均可引起另一个变量的继发（代偿）变化，使 $HCO_3^-/PaCO_2$ 比值趋向正常，从而使pH亦趋向正常，但决不能使pH恢复到原有的正常水平。

知识点3：阴离子间隙　　　　　　　　　　　　　　　副高：掌握　正高：掌握

阴离子间隙（AG）是血浆中未测定阴离子（UA）与未测定阳离子（UC）的浓度差，但UA和UC测定困难，因其与已测定阳离子（Na^+）和已测定阴离子（Cl^- 和 HCO_3^-）之差相同，故用后者替代之，即 $AG=UA-UC=[Na^+]-([Cl^-]+[HCO_3^-])$。AG正常参考值为 $8\sim16mmol/L$。AG对于判断代酸具有重要意义。存在代酸时，若AG升高，提示患者体内存在酸的堆积，如酮体（糖尿病酮症酸中毒）、乳酸（乳酸酸中毒）、磷酸根和硫酸根（肾衰竭），为高AG代酸。若AG正常，则是由于丢失 HCO_3^- 增加或 Cl^- 增加所致，为正常AG代酸，因为同时存在高氯血症，又称高氯酸中毒。因为发生机制不同，这两种类型代酸可以合并存在。

知识点4：调节酸碱平衡的缓冲系统　　　　　　　　　副高：掌握　正高：掌握

缓冲系统是人体对酸碱失衡调节的第一道防线，它的作用能使强酸变成弱酸、强碱变成弱碱或者变成中性盐。人体缓冲系统主要有以下4对缓冲对组成，分别为：①碳酸-碳酸氢盐（H_2CO_3-HCO_3^-）系统。此系统是人体中缓冲容量最大的缓冲对，在细胞内外液中均起作用，占全血缓冲能力的53%，其中血浆占35%，红细胞内占18%。②磷酸二氢钠-磷酸氢二钠（NaH_2PO_4-Na_2HPO_4）系统。此系统在细胞外液中含量不多，缓冲作用小，只占全血缓冲能力的3%，主要在肾脏排 H^+ 过程中起较大作用。③血浆蛋白系统（HPr-Pr$^-$）。主要在血液中起缓冲作用，占全血缓冲能力的7%。血浆蛋白作为阴离子而存在，因此血浆蛋白可以释放或接受 H^+ 而起缓冲作用。对 H^+ 调节作用是通过 CO_2 运输来完成的，当代谢产生的 CO_2 进入血浆后，Pr$^-$ 可对 H_2CO_3 起缓冲作用，形成酸性更弱的蛋白酸（HPr）和 $NaHCO_3$。$NaHCO_3$ 又可成为 $NaHCO_3/H_2CO_3$ 缓冲对中的成分。④血红蛋白系统。可分为氧合血红蛋白缓冲对（$HHbO_2$-HbO_2^-）和还原血红蛋白缓冲对（HHb-Hb$^-$）两对，占全血缓冲能力的35%。

知识点5：血红蛋白缓冲对　　　　　　　　　　　副高：掌握　　正高：掌握

血红蛋白缓冲对可分为氧合血红蛋白缓冲对（$HHbO_2$-HbO_2^-）和还原血红蛋白缓冲对（HHb-Hb^-）两对。$HHbO_2$呈较弱酸性，可释放出较多的H^+，HHb呈弱碱性。机体代谢产生的CO_2，在血液中以物理溶解（$\alpha \cdot PCO_2$）、化学结合（碳酸氢盐）形式及与Hb结合的氨基甲酸化合物形式运输。$HHbO_2$具有弱酸性，在组织释放氧后成为弱碱性，有助于与CO_2反应过程中生成的H^+相结合。组织产生的CO_2经弥散入红细胞内，然后通过以下两种形式运输和缓冲。①水合作用：CO_2进入红细胞后，在碳酸酐酶（CA）作用下生成H_2CO_3，随即解离出HCO_3^-和H^+，经氯转移作用排出，H^+与Hb结合成HHb；②CO_2与Hb形成氨基甲酸化合物，此种反应不需要酶参与，且在生理pH范围内几乎完全电离，产生的H^+则由Hb缓冲系统缓冲。机体代谢产生的CO_2，其中92%是直接或间接由Hb所缓冲。

知识点6：肺的调节方式及特点　　　　　　　　　副高：掌握　　正高：掌握

肺在酸碱平衡调节中的作用是通过增加或减少肺泡通气量控制CO_2的排出量使血浆中HCO_3^-/H_2CO_3比值维持在20∶1水平。正常情况下，若体内酸产生增多，H^+升高，肺则代偿性过度通气，CO_2排出增多，致pH仍在正常范围；若体内碱过多，H^+降低，则呼吸浅慢，减少CO_2排出，维持pH在正常范围。肺泡通气量是受呼吸中枢控制的。延髓呼吸中枢接受来自中枢化学感受器和外周化学感受器的信息。中枢化学感受器位于延髓腹外侧浅表部位，接受脑脊液及脑间质液H^+的刺激而兴奋呼吸，使肺泡通气量增加。它对$PaCO_2$变动非常敏感，$PaCO_2$升高时，血浆CO_2弥散入脑脊液中，$CO_2 + H_2O \rightarrow H_2CO_3 \rightarrow H^+ + HCO_3^-$，升高$H^+$刺激中枢化学感受器，使呼吸中枢兴奋引起肺泡通气量增加。由此可见，它不是CO_2本身的直接作用。但当$PaCO_2$增高$> 80mmHg$时，呼吸中枢反而受到抑制。

肺脏调节作用发生快，但调节范围有限，当机体出现代谢性酸碱失衡时，肺在数分钟内即可代偿性增快或者减慢呼吸频率或幅度，以增加或减少CO_2排出。此种代偿可在数小时内达到高峰。但肺调节范围有限，其只能通过增加或减少CO_2排出来改变血浆中H_2CO_3。

知识点7：肾脏的调节方式　　　　　　　　　　　副高：掌握　　正高：掌握

肾脏在酸碱平衡调节中起着很重要的作用，它是通过改变排酸或保碱量来维持血浆HCO_3^-浓度在正常范围内，以维持血浆pH不变。肾脏调节酸碱失衡的主要方式是排出H^+和重吸收肾小球滤出液中的HCO_3^-。由于普通膳食条件下，正常人体内酸性物质的产生量远远超过碱性物质的产生量，因此肾主要是针对固定酸负荷的调节。具体通过HCO_3^-重吸收、尿液的酸化和远端肾小管泌氨与NH_4生成3种途径排H^+保HCO_3^-。

知识点8：HCO_3^-重吸收的影响因素　　　　　　副高：掌握　　正高：掌握

HCO_3^-重吸收受以下几种因素的影响：①碳酸酐酶活性。肾小管上皮细胞的碳酸酐酶对HCO_3^-的重吸收起着关键作用。动物给予碳酸酐酶抑制剂后，尿液中可滴定酸明显减少，且肾小球滤液中50%$NaHCO_3$不能被再吸收，而从尿液中排出。碳酸酐酶可以明显催化CO_2+H_2O→H_2CO_3→H^++HCO_3^-反应，肾小管上皮细胞，特别是近曲小管上皮细胞的刷状缘富含有碳酸酐酶，因此上述反应在此段明显加速。使用碳酸酐酶抑制剂后，上述反应被抑制，H_2CO_3生成受限，断绝H^+来源，H^+-Na^+交换无法进行，$NaHCO_3$再吸收减少；②$PaCP_2$。$PaCO_2$增高时，HCO_3^-重吸收增加，临床上常见呼吸性酸中毒时HCO_3^-代偿性升高，是由于HCO_3^-重吸收所致；③细胞外液容量减少。当细胞外液容量减少时，醛固酮分泌增加，尿钠排出减少，除水分随之排出减少外，HCO_3^-重吸收增加。

知识点9：尿液的酸化	副高：掌握 正高：掌握

尿液的酸化主要是通过肾小管细胞内H^+-Na^+交换机制，使肾小球滤液中Na_2HPO_4变成NaH_2PO_4的过程，该过程可使原尿的pH 7.4降为终尿pH 4.4～6，故称为尿液的酸化，当终尿pH 4.4时，所含H^+可能比血浆多1000倍。该过程是机体排泄可滴定酸的过程。近端肾单位的酸化作用是通过近曲小管上皮细胞管腔膜的Na^+-H^+交换完成的，Na^+-H^+交换所需的能量是由基侧膜Na^+-K^+-ATP酶泵间接提供的。远端肾单位的酸化作用是由皮质集合管和髓质集合管的润细胞承担。此细胞又称泌氢细胞，它并不能转运Na^+，是一种非Na^+依赖性酸碱调节，是借助于管腔膜H^+-ATP酶泵向管腔中泌H^+，同时重吸收等量HCO_3^-。HCO_3^-重吸收入血需与血Cl^-交换，是Cl^--HCO_3^-交换的结果。

知识点10：肾脏调节酸碱平衡的特点	副高：掌握 正高：掌握

与肺的调节方式相比，肾脏调节酸碱平衡的特点有：①慢而完善。肾脏调节酸碱平衡的功能完善，但作用缓慢，常需72小时才能逐步完善，因此临床上常以代偿时间3天作为分急慢性呼酸的依据；②调节酸的能力强。肾调节酸的能力大于调节碱的能力。尿中排出的酸量=滴定酸+NH_4-HCO_3^-；③远曲肾小管H^+-Na^+与K^+-Na^+交换机制；④碳酸酐酶作用。

知识点11：肾脏中碳酸酐酶的作用	副高：掌握 正高：掌握

碳酸酐酶活性降低时，肾小管分泌H^+过程减弱，H^+-Na^+交换减少，K^+-Na^+交换必增多，K^+-Na^+交换增多后K^+排出增多，血钾降低，会出现低钾酸中毒。同时低钾也会引起碱中毒。

知识点12：代酸的机体代偿作用	副高：掌握 正高：掌握

代酸时，H^+的上升可刺激中枢和外周化学感受器，引起代偿性通气增加，其结果$PaCO_2$下降，此种代偿完全需12～24小时，代酸预计代偿公式为$PaCO_2$=1.5×HCO_3^-+8±2，其代偿极限为$PaCO_2$ 10mmHg。

知识点 13：代酸的动脉血气和血电解质变化特点　　　副高：掌握　正高：掌握

代酸时，动脉血气和血电解质变化特点为：①HCO_3^-原发下降；②$PaCO_2$代偿性下降，且符合$PaCO_2 = 1.5 \times HCO_3^- + 8 \pm 2$；③pH下降；④血$K^+$升高或正常；⑤血$Cl^-$：高AG代酸时，血$Cl^-$正常，正常AG型（高氯性）代酸时，血$Cl^-$升高；⑥血$Na^+$下降或正常；⑦高氯性代酸时，AG正常，高AG代酸时AG升高；⑧PaO_2常正常。

知识点 14：代酸补碱性药物的原则　　　副高：掌握　正高：掌握

代酸时，应在积极治疗原发疾病的同时，注意维持pH相对正常范围，尽快解除酸血症对机体的危害。其补碱性药物的原则为：轻度代酸（pH＞7.20）可以不补碱性药物；当pH＜7.20时，一次补5% $NaHCO_3$量控制在250ml以内即可，以后再根据动脉血气分析结果酌情处理。严重酸血症时常伴有高钾血症，应注意预防和处理。

知识点 15：代碱的机体代偿作用　　　副高：掌握　正高：掌握

代碱时，由于pH升高，H^+下降，抑制了中枢和外周化学感受器，使通气减弱，$PaCO_2$升高，以往认为代碱的呼吸代偿无明显规律，特别是低钾性碱中毒常见不到呼吸代偿，其预计代偿公式为：$\Delta PaCO_2 = 0.9 \times \Delta HCO_3^- \pm 5$，其代偿完全时间为12～24小时，代偿极限为$PaCO_2$ 55mmHg。

知识点 16：代碱的动脉血气和血电解质变化特点　　　副高：掌握　正高：掌握

代碱时，动脉血气和血电解质变化特点为：①HCO_3^-原发升高；②PCO_2代偿性升高，且符合$PaCO_2 = $正常$PaCO_2$平均值$+ 0.9 \times \Delta HCO_3^- \pm 5$；③pH升高；④血$K^+$下降或正常；⑤血$Cl^-$下降；⑥血$Na^+$下降或正常；⑦AG正常或轻度升高；⑧$PaO_2$正常。

知识点 17：代碱的治疗原则　　　副高：掌握　正高：掌握

轻度碱中毒对于危重患者来说并无严重的不良后果，但是严重碱中毒，特别是伴有严重缺氧时可成为危重患者直接致死的原因。通常，其中代碱大部分是医源性引起的，临床上应注意预防。而对于呼碱不需要特殊处理，但应注意以下两点：①此型失衡常伴有缺氧，因此对此型失衡处理应是在治疗原发疾病同时，注意纠正缺氧即可；②此型失衡也可见于原有呼酸治疗后，特别是机械通气治疗时CO_2排出过快，即CO_2排出后碱中毒。因此在危重患者治疗中应注意不要CO_2排出过多。

对于混合性酸碱失衡所致的碱中毒，应按混合性酸碱失衡处理原则治疗。实际临床上需要用药物纠正的碱中毒，仅见于代碱或碱血症严重且伴有代碱的混合性酸碱失衡。

知识点18：代碱的治疗药物——氯化钾　　　副高：熟练掌握　正高：熟练掌握

氯化钾既是纠正代碱，又是预防代碱最常用、有效的措施，口服和静脉滴注均可。肺心患者只要尿量在500ml以上，常规补氯化钾3~4.5g/d，若发生低钾碱中毒，宜用静脉补氯化钾，500ml静脉补液中加10%氯化钾15ml。

知识点19：代碱的治疗药物——盐酸精氨酸　　　副高：熟练掌握　正高：熟练掌握

使用盐酸精氨酸纠正碱中毒的主要机制是其中的盐酸（HCl）发挥了作用。10g盐酸精氨酸含有48mmol H^+ 和 Cl^-。使用方法为：10~20g盐酸精氨酸加入5%或10%葡萄糖液500ml，静脉滴注。

知识点20：代碱的治疗药物——乙酰唑胺　　　副高：熟练掌握　正高：熟练掌握

乙酰唑胺是碳酸酐酶抑制剂，主要作用于远端肾小管，H^+ 的生成和分泌减少，导致 H^+-Na^+ 交换减少，从而使尿液中排出 Na^+ 和 HCO_3^- 增多，同时也可增加排 K^+ 量，加重低钾血症，所以在临床使用时注意补氯化钾。另外，也应注意到乙酰唑胺可以干扰红细胞内碳酸酐酶的活性，引起体内 CO_2 潴留加重，因此在通气功能严重障碍、CO_2 潴留明显的危重患者中，不宜使用乙酰唑胺。使用方法：乙酰唑胺每次0.25g，1~2次/日，连用2天即可。

知识点21：代碱的治疗药物——氯化铵　　　副高：熟练掌握　正高：熟练掌握

在临床上常将氯化铵作为祛痰药使用，使用氯化铵用于纠正碱中毒的机制是此药进入体内后可产生 H^+，产生的 H^+ 可起到酸化体液、纠正碱中毒的作用。但 NH_4^+ 仅在肝脏内可与 CO_2 相结合转化为尿素，尿素从尿中排出，所以，当肝脏功能不好时忌用 NH_4Cl，以免血 NH_3 积聚，引起肝性脑病。使用方法：NH_4Cl 口服每次0.6g，3次/日。

知识点22：呼酸的机体代偿作用　　　副高：掌握　正高：掌握

呼酸时，机体可通过缓冲对系统、细胞内外离子交换、肾代偿等机制，使 HCO_3^- 代偿性升高。即使机体发挥最大代偿能力，但 HCO_3^- 升高始终不能超过原发 PCO_2 的升高，即 HCO_3^-/PCO_2 比值下降（<0.6），pH<7.40。又由于呼酸代偿主要靠肾代偿，因肾代偿作用发挥完全较缓慢，因此临床上可按呼酸发生时间将其分为急性和慢性两种类型：呼酸3天以内者为急性呼酸，3天以上者为慢性呼酸。慢性呼酸公式为：$\Delta HCO_3^- = 0.35 \times \Delta PCO_2 \pm 5.58$，其代偿极限为 HCO_3^- < 42~45mmol/L。急性呼酸时最大代偿程度为 HCO_3^- 升高3~4mmol/L，即 HCO_3^- 代偿极限为30mmol/L。

知识点23：呼酸的动脉血气和血电解质变化特点　　　副高：掌握　正高：掌握

呼酸时，动脉血气和血电解质变化特点为：①$PaCO_2$原发性升高；②HCO_3^-代偿性升高，但慢性呼酸必须符合预计$HCO_3^- = 24 + 0.35 \times \Delta PaCO_2 \pm 5.58$范围内，急性呼酸$HCO_3^- < 30mmol/L$；③pH下降；④血$K^+$升高或正常；⑤血$Cl^-$下降；⑥血$Na^+$下降或正常；⑦AG正常；⑧$PaO_2$下降，低于60mmHg，严重时$PaO_2 < 40mmHg$。

知识点24：呼酸在临床中的注意事项　　　副高：掌握　正高：掌握

呼酸在临床上需要注意以下方面：①对呼酸处理原则是通畅气道，尽快解除CO_2潴留，随着PCO_2下降、pH随之趋于正常；②补碱性药物原则：原则上不需要补碱性药物，但pH < 7.20时，为了减轻酸血症对机体的损害，可以适当补5% $NaHCO_3$，一次量为40～60ml，以后再根据动脉血气分析结果酌情补充，只要将pH升至7.20以上即可；③纠正低氧血症：应尽快纠正低氧血症，最好将PaO_2升至60mmHg以上；④应注意区分急、慢性呼酸和慢性呼酸急性加剧；⑤应严防CO_2排出后碱中毒，特别是使用机械通气治疗时不宜通气量过大，CO_2排出过多；⑥注意高血钾对心脏的损害，严重酸中毒可因细胞内外离子交换，而出现细胞外液K^+骤升，即为酸中毒性高钾血症。

知识点25：pH < 7.20时，酸血症对机体的危害作用　　　副高：掌握　正高：掌握

pH < 7.20时，酸血症对机体有4大危害作用，包括：①心肌收缩力下降，使心力衰竭不易纠正；②心肌室颤阈下降，易引起心室纤颤，再加上酸血症伴高钾血症存在，更容易引起心室纤颤；③外周血管对心血管活性药物敏感性下降，一旦发生休克不易纠正；④支气管对其解痉药物的敏感性下降，气道痉挛不易解除，CO_2潴留得不到纠正。

知识点26：呼碱的机体代偿作用　　　副高：掌握　正高：掌握

一旦发生呼碱，机体通过缓冲对系统、细胞内外离子交换、肾代偿等机制使血HCO_3^-代偿性下降，其中肾减少对HCO_3^-的重吸收，增加尿液HCO_3^-的排出是主要的代偿机制。代偿完全约需3天，因此呼碱3天以内者为急性呼碱，3天以上者为慢性呼碱。慢性呼碱预计代偿公式为：$\Delta HCO_3^- = 0.5 \times \Delta PaCO_2 \pm 2.5$，其代偿极限为$HCO_3^-$ 12～15mmol/L。

知识点27：呼碱的动脉血气和血电解质变化特点　　　副高：掌握　正高：掌握

呼碱时，动脉血气和血电解质变化特点为：①$PaCO_2$原发性下降；②HCO_3^-代偿性下降，但必须符合HCO_3^-在$24 + 0.5 \times \Delta PaCO_2 \pm 2.5$范围内；③pH升高；④血$K^+$下降或正常；⑤血$Cl^-$升高；⑥血$Na^+$正常或下降；⑦AG正常或轻度升高；⑧$PaO_2$下降，常低于60mmHg。

知识点28：呼碱的临床注意点　　　　　　　　　副高：掌握　正高：掌握

对于呼吸性碱中毒的处理原则是治疗原发病，注意纠正缺氧，此型不需特殊处理。但需要注意的是：呼碱必伴有代偿性 HCO_3^- 下降，此时若将 HCO_3^- 代偿性下降误认为代酸，而不适当补碱性药物，势必造成在原有呼碱基础上再合并代碱。因此，呼吸衰竭患者在救治过程中，切忌单凭 HCO_3^- 或 CO_2 结合力下降作为补碱性药物的依据，特别是在基础医疗单位，无动脉血气分析检查，单凭血电解质来判断时，一定要结合临床综合分析血 K^+、Cl^-、Na^+ 和 HCO_3^- 的水平。若 HCO_3^- 下降同时伴有血 K^+ 下降，应想到呼碱的可能，不应再补碱性药物，应牢记"低钾碱中毒，碱中毒并低钾"这一规律。

知识点29：混合性代酸的动脉血气和血电解质变化特点　　副高：掌握　正高：掌握

混合性代酸是指高 AG 代酸合并高氯性代酸。其动脉血气特点为：pH 下降、HCO_3^- 原发性下降、PCO_2 代偿性下降，且符合 $PaCO_2 = 1.5 \times HCO_3^- + 8 \pm 2$。检测 AG 可提示此型酸碱失衡的存在。单纯性高氯性代酸符合 Cl^- 升高数（ΔCl^-）$= HCO_3^-$ 下降数（ΔHCO_3^-），若在此基础上再合并高 AG 代酸，HCO_3^- 继续下降数（ΔHCO_3^-）$=$ AG 升高数（ΔAG），其结果为 $\Delta HCO_3^- = \Delta Cl^- + \Delta AG$。因此，一旦出现 AG 升高时伴有 $\Delta HCO_3^- > \Delta Cl^-$ 或 $\Delta AG < \Delta HCO_3^-$，应想到混合性代酸存在的可能。

知识点30：代碱并代酸的类型　　　　　　　　　副高：掌握　正高：掌握

代碱并代酸按 AG 正常与否，可分为 AG 升高型及 AG 正常型两型。

（1）AG 升高型：此型失衡为代碱并高 AG 代酸，AG 及潜在 HCO_3^- 是提示此型失衡的重要指标。高 AG 代酸时，$\Delta AG \uparrow = \Delta HCO_3^- \downarrow$，$Cl^-$ 不变；而代碱时，$\Delta HCO_3^- \uparrow = \Delta Cl^- \downarrow$，AG 不变。当两者同时存在时，则 $\Delta HCO_3^- = \Delta AG + \Delta Cl^-$，而潜在 $HCO_3^- =$ 实测 $HCO_3^- + \Delta AG$ 必大于正常 HCO_3^-，$\Delta HCO_3^- < \Delta AG$。当代碱严重时，AG 升高但不伴有 HCO_3^- 下降，HCO_3^- 反而升高。相反当高 AG 代酸严重时，HCO_3^- 下降可与 Cl^- 下降同时存在。

（2）AG 正常型：此型失衡为代碱并高 Cl^- 代酸。在临床上较难识别，很大程度依赖详尽的病史。例如急性胃肠炎患者同时存在腹泻和呕吐，腹泻可引起高氯性代酸，呕吐可引起低钾低氯性代碱。详尽的病史及低钾血症的存在可以帮助医生做出较正确的判断。

知识点31：呼酸并代酸的动脉血气与血电解质变化特点　　副高：掌握　正高：掌握

呼酸并代酸时，动脉血气与血电解质变化特点为：①$PaCO_2$ 原发性升高；②HCO_3^- 可升高、下降或正常，以下降或正常多见，但必须符合实测 $HCO_3^- < 24 + 0.35 \times \Delta PaCO_2 - 5.58$；③pH 极度下降；④血 K^+ 升高；⑤血 Cl^- 下降、正常或升高均可，但以正常或升高多见；⑥血 Na^+ 正常或下降；⑦AG 升高；⑧PaO_2 下降，常低于 60mmHg。

知识点32：呼酸并代酸临床上常见的组合　　　副高：掌握　正高：掌握

呼酸并代酸在临床上常见以下3种组合：①$PaCO_2$升高（$>40mmHg$），HCO_3^-下降（$<24mmol/L$），即所谓$PaCO_2$升高同时伴HCO_3^-下降，此为呼酸并代酸；②$PaCO_2$升高伴HCO_3^-升高，但符合$HCO_3^-<$正常HCO_3^-（$24mmol/L$）$+0.35\times\Delta PCO_2-5.58$，此时需要结合临床综合判断，起病时间不足3天，应考虑为单纯呼酸；若起病时间超过3天，应考虑为呼酸并相对代酸；③HCO_3^-下降伴$PaCO_2$下降，但符合$PaCO_2>1.5\times HCO_3^-+8\pm2$，即所谓代酸并相对呼酸，上述代酸若为高AG代酸，那么AG升高常是提示并发代酸的重要指标。

知识点33：呼酸并代酸的临床注意点　　　副高：掌握　正高：掌握

对于呼酸并代酸应在积极治疗原发病，解除CO_2潴留和纠正缺氧的同时，适当加大碱性药物的补充。但必须要在$pH<7.2$时，一次补5% $NaHCO_3$ 80~100ml，以后再根据动脉血气的分析结果酌情处理。要尽快地消除严重酸血症对心脏、支气管、外周血管的损害作用。

知识点34：呼酸并代碱的动脉血气及血电解质变化特点　　　副高：掌握　正高：掌握

呼酸并代碱时，动脉血气及血电解质变化特点为：①$PaCO_2$原发升高；②HCO_3^-升高，且符合实测$HCO_3^->24+0.35\times\Delta PaCO_2+5.58$，慢性呼酸最大代偿能力是$HCO_3^-$ 42~45mmol/L，所以当$HCO_3^->45mmol/L$时不管pH正常与否，均可诊断为慢性呼酸并代碱；③pH升高、正常、下降均可，其pH正常与否只取决于两种酸碱失衡相对严重程度，但多见于下降或正常；④血K^+下降或正常；⑤血Cl^-严重下降；⑥血Na^+下降或正常；⑦AG正常或轻度升高；⑧PaO_2下降。

知识点35：呼酸并代碱临床上常见的情况　　　副高：掌握　正高：掌握

呼酸并代碱临床上常见于3种情况。①急性呼酸并代碱：急性呼酸时，只要$HCO_3^->30mmol/L$，即可得到诊断；②慢性呼酸并代碱：慢性呼酸为主时，PCO_2原发升高，HCO_3^-代偿升高，且符合$HCO_3^->$正常HCO_3^-（$24mmol/L$）$+0.35\times\Delta PCO_2+5.58$，或$HCO_3^->45mmol/L$，pH下降或正常；③代碱为主：此时，$HCO_3^-$原发升高，$PaCO_2$代偿升高，且符合$PaCO_2>$正常$PaCO_2$（$40mmHg$）$+0.9\times\Delta HCO_3^-+5$或$PaCO_2>55mmHg$，pH升高或正常。

知识点36：呼酸并代碱的临床注意点　　　副高：掌握　正高：掌握

呼酸并代碱的临床注意点为：①此型失衡中并发的代碱主要为医源性所致，因此在处理呼酸时注意CO_2排出不宜过快，补碱性药物不宜过多，合理使用肾上腺糖皮质激素以及排钾利尿药等；②对于呼酸患者注意常规补氯化钾，只要每日尿量在500ml以上，常规补氯化钾每日 3~4.5g，预防呼酸纠正过程中的代碱发生。

知识点 37：呼碱并代酸的动脉血气特点　　　　　　　　　副高：掌握　正高：掌握

呼碱并代酸是指呼碱伴有不适当下降的 HCO_3^- 或代酸伴有不适当下降的 $PaCO_2$。其动脉血气特点为：$PaCO_2$ 下降，HCO_3^- 下降，pH 下降、升高、正常均可。呼碱并代酸的 pH 主要取决于呼碱与代酸的相对严重程度。

知识点 38：呼碱并代酸的临床常见类型　　　　　　　　　副高：掌握　正高：掌握

呼碱并代酸临床上常见两种情况。①以呼碱为主的重度失衡：pH 升高，$PaCO_2$ 下降，HCO_3^- 下降且符合：急性为 $HCO_3^- >$ 正常 HCO_3^-（24mmol/L）$+ 0.2 \times \Delta PCO_2 - 2.5$；慢性为 $HCO_3^- >$ 正常 HCO_3^-（24mmol/L）$+ 0.5 \times \Delta PaCO_2 \pm 2.5$；②以呼碱为主的轻度失衡或代酸为主的失衡：pH 正常或下降，HCO_3^- 下降，$PaCO_2$ 下降且符合 $PaCO_2 < 1.5 \times HCO_3^- + 8 - 2$。此型失衡并发的代酸常为高 AG 代酸，因此 AG 升高是提示合并高 AG 代酸的重要指标。

知识点 39：呼碱并代碱的动脉血气和血电解质变化特点　　副高：掌握　正高：掌握

呼碱并代碱时，动脉血气和血电解质变化特点为：①$PaCO_2$ 下降、正常和升高均可，但多见于下降或正常；②HCO_3^- 升高、正常和下降均可，但多见于升高或正常；③pH 极度升高；④血 K^+ 下降；⑤血 Cl^- 下降或正常；⑥血 Na^+ 下降或正常；⑦AG 正常或轻度升高；⑧PaO_2 下降，常低于 60mmHg。

知识点 40：呼碱并代碱的临床常见类型　　　　　　　　　副高：掌握　正高：掌握

临床上常见于以下 3 种情况：①$PaCO_2$ 下降（<40mmHg），同时伴有 HCO_3^- 升高（>24mmol/L），为呼碱并代碱；②$PaCO_2$ 下降，HCO_3^- 轻度下降或正常，且符合急性：$HCO_3^- >$ 正常 HCO_3^-（24mmol/L）$+ 0.2 \times \Delta PaCO_2 + 2.5$，慢性：$HCO_3^- >$ 正常 HCO_3^-（24mmol/L）$+ 0.5 \times \Delta PaCO_2 + 2.5$，即所谓呼碱相对代碱；③$HCO_3^-$ 升高并 PCO_2 轻度升高或正常，且符合 $PaCO_2 <$ 正常 $PaCO_2$（40mmHg）$+ 0.9 \times \Delta HCO_3^- - 5$，即所谓代碱相对呼碱。

知识点 41：呼碱并代碱补酸性药物的原则　　　　　　　　副高：掌握　正高：掌握

一般情况下，混合性酸碱失衡不必补酸性药物，即使是 pH 升高较为明显的呼碱并代碱。但应注意以下 3 点：①对合并呼碱的混合性酸碱失衡中呼碱不需特殊处理，只要原发疾病纠正，呼碱自然好转；②对混合性酸碱失衡中代碱处理应以预防为主，因为代碱绝大部分是医源性所造成的，其中包括慎用碱性药物、排钾利尿药、肾上腺糖皮质激素，注意补钾；③对于严重碱血症的混合性酸碱失衡，常见于呼碱并代碱，应尽快将碱性 pH 降下来，可适当补盐酸精氨酸，一次给予 $10\sim20g$ 加入 $5\%\sim10\%$ 葡萄糖液中滴注和使用醋氮酰胺每次 $0.25g$，$1\sim2$ 次/天，连用2天即可。严重碱血症可引起患者直接致死。

知识点 42：呼酸型 TABD 的动脉血气和血电解质特点 副高：掌握 正高：掌握

呼酸型 TABD 是指呼酸＋代碱＋高 AG 代酸。其动脉血气和血电解质特点为：①pH 下降、正常均可，少见升高；②$PaCO_2$ 升高；③HCO_3^- 升高或正常；④AG 升高，$\Delta AG \neq \Delta HCO_3^-$；⑤潜在 $HCO_3^- =$ 实测 $HCO_3^- + \Delta AG >$ 正常 HCO_3^-（24mmol/L）$+ 0.35 \times \Delta PaCO_2 + 5.58$；⑥血 K^+ 正常或升高；⑦血 Na^+ 正常或下降，血 Cl^- 正常或下降；⑧PaO_2 下降，常低于 60mmHg。

知识点 43：呼碱型 TABD 的动脉血气和血电解质特点 副高：掌握 正高：掌握

呼碱型 TABD 是指呼碱＋代碱＋高 AG 代酸。其动脉血气和血电解质特点为：①pH 升高、正常，少见下降；②$PaCO_2$ 下降；③HCO_3^- 下降或正常；④AG 升高，$\Delta AG \neq \Delta HCO_3^-$；⑤潜在 $HCO_3^- =$ 实测 $HCO_3^- + \Delta AG >$ 正常 HCO_3^-（24mmHg）$+ 0.5 \times \Delta PaCO_2 + 2.5$；⑥血 K^+ 正常或下降；⑦血 Na^+ 正常或下降，血 Cl^- 升高、正常、下降均可；⑧PaO_2 下降，常低于 60mmHg。

知识点 44：TABD 的判断步骤 副高：掌握 正高：掌握

三重酸碱失衡（TABD）的判断步骤为：①首先要确定呼吸性酸碱失衡类型，$PaCO_2$ 增高可能为呼酸型、$PaCO_2$ 降低可能为呼碱型三重酸碱失衡，根据呼酸或呼碱选择预计代偿公式计算 HCO_3^- 代偿范围；②计算 AG，判断是否存在高 AG 代酸；③如存在高 AG 代酸，应排除高 AG 代酸对 HCO_3^- 的影响，需要进一步计算潜在 HCO_3^- 判断是否存在代碱。

知识点 45：酸碱失衡的防治原则 副高：掌握 正高：掌握

（1）积极治疗引起和加重酸碱失衡的原发疾病和诱发因素，例如糖尿病、休克、COPD、缺氧、呕吐、腹泻、感染等。

（2）针对不同酸碱失衡类型及 pH，确定补充碱性或酸性药物。

（3）由于酸碱失衡常与水、电解质紊乱同时存在，且相互影响。故在防治过程中应兼顾水、电解质紊乱的纠正。

（4）维护肺脏、肾脏等主要酸碱调节器官功能。

知识点 46：混合性酸碱失衡的处理 副高：掌握 正高：掌握

对于混合性酸碱失衡处理的原则：治疗原发疾病，纠正原发酸碱失衡，维持 pH 相对正常，不宜补过多的碱性或酸性药物。

第三节　电解质平衡

| 知识点1：机体电解质的主要功能 | 副高：掌握　正高：掌握 |

机体电解质的主要功能是：①维持体液的渗透压平衡和酸碱平衡；②维持神经、肌肉、心肌细胞的静息电位，并参与其动作电位的形成；③参与新陈代谢和生理功能活动。

| 知识点2：细胞内、外液的电解质分布 | 副高：掌握　正高：掌握 |

细胞内、外电解质分布差异是由于细胞代谢产生能量维持细胞膜"离子泵"作用的结果。其具体分布为：①细胞外液：主要阳离子是Na^+，约占体内总钠含量的90%；其余为少量K^+、Ca^{2+}、Mg^{2+}等；主要阴离子为Cl^-和HCO_3^-；②细胞内液：主要阳离子是K^+，浓度是$150 \sim 160mmol/L$，约占体内总钾含量的98%，是细胞外钾浓度的30余倍，其余为Na^+、Mg^{2+}；主要阴离子为磷酸盐（$H_2PO_4^-$），蛋白质占主要成分，少量硫酸盐（SO_4^{2-}）；Cl^-只在少数组织细胞内含微量，而大多数组织细胞内缺如，因为Cl^-不易渗入细胞内。

| 知识点3：组织间液的电解质分布 | 副高：掌握　正高：掌握 |

组织间液电解质含量与细胞外液或血浆酷似，唯一的重要区别是蛋白质的含量。正常血浆蛋白质含量是70g/L，而组织间液仅为0.05%～0.35%。原因是蛋白质不易透过毛细血管，其他电解质浓度稍有差异，即血浆内钠离子浓度稍高于组织间液，而血浆内氯离子浓度稍低于组织间液。

| 知识点4：胃肠分泌液的电解质分布 | 副高：掌握　正高：掌握 |

胃肠道各段分泌液所含电解质的浓度不同。胃液中，H^+为主要阳离子，Cl^-为主要阴离子；小肠液中，Na^+为主要阳离子，HCO_3^-为主要阴离子。胃肠道各段分泌液均含一定量的钾离子，一般估计胃液中钾的浓度比血清高2～5倍，小肠液电解质中钾的浓度则与血清大致相等。

由于胃肠道各段分泌液中电解质浓度很不一致，当大量丢失胃肠液后，依据所丢失胃肠道各段分泌液的不同，丢失电解质的类别也不同。如大量丢失胃液后，损失较多的是H^+与Cl^-，而丢失大量肠液后，损失较多的是HCO_3^-与Na^+；两者丢失均可造成不同程度的K^+丢失。

| 知识点5：钠的需要量与调节 | 副高：掌握　正高：掌握 |

钠离子为细胞外液中的重要阳离子，其对细胞外液渗透压、体液分布、阴阳离子平衡与

酸碱平衡方面，起着重要作用。正常血清中的Na^+为$134\sim145$mmol/L，平均142mmol/L。正常人每日钠的需要量约为6.0g，从普通饮食中获得的钠足以维持。Na^+主要由尿液中排出，少量由汗和粪便中排出。人体保留钠的能力较强，排钠的原则是少食少排，多食多排；禁食后，如完全停止钠的摄入，2天后钠的排出可减至最低限度。

知识点6：钾的需要量与调节　　　　　　　　副高：掌握　正高：掌握

正常血清中K^+为$3.5\sim5.5$mmol/L，一般为$4.0\sim4.5$mmol/L。正常人每日需要钾量为80mmol，相当于KCl 6g。动、植物食物和水中均含有足量的钾，一般不致缺乏。$85\%\sim90\%$的K^+由尿中排出，其余由粪便排出，仅微量由汗排出。人体保留钾的能力远不如保钠的能力强，K^+不断由尿中排出后，若K^+摄入不足，丢失仍继续进行，每日有$30\sim50$mmol的K^+由尿中排出，最终可导致低血钾。

知识点7：影响钙吸收的因素　　　　　　　　副高：掌握　正高：掌握

影响钙吸收的因素有：①食物中含钙量，即摄入多寡；②机体吸收、利用程度，也受多种因素影响，如足量维生素D，正常胃液酸度，促进可溶性钙盐吸收；正常的脂肪消化与吸收等；③食物中钙、磷比例，当脂肪消化、吸收不良时，钙与脂肪结合成不溶性皂，由粪便排出。正常情况下，约80%的钙呈不溶性盐类由粪便排出，20%由尿中排出。

知识点8：影响钙排泄的因素　　　　　　　　副高：掌握　正高：掌握

影响钙排泄的因素有：①钙的摄入量；②肾脏的酸碱调节机制；③骨骼大小；④内分泌因素，如甲状腺、甲状旁腺、性激素、脑垂体。此外，胃肠道分泌物内含大量钙盐，当发生胃肠道功能紊乱、肠瘘、肠梗阻、严重腹泻时，钙吸收减少，低钙血症产生。

知识点9：镁的需要量与调节　　　　　　　　副高：掌握　正高：掌握

正常血浆中的镁为$1.5\sim2.5$mmol/L或$1.6\sim2.1$mmol/L。每日需要$0.3\sim0.35$mmol，主要由小肠吸收。每日由饮食摄入镁$5\sim10$mmol/L，故一般不会发生镁缺乏症。人体中50%的镁沉积在骨骼中，50%存在于细胞内。血浆中镁65%为游离形式存在，35%与蛋白质相结合。

知识点10：氯的需要量与调节　　　　　　　　副高：掌握　正高：掌握

正常成年男性的总氯量约为33mmol/kg体重。人体内氯离子主要存在于细胞外液中，是细胞外液中主要阴离子，少部分可存在于红细胞、肾小管细胞、胃肠黏膜细胞、性腺、皮肤等细胞内液中。血清氯$98\sim108$mmol/L，平均103mmol/L。人体每日需氯量为$3.5\sim5.0$g，相当于0.9%生理盐水或5%葡萄糖盐水500ml。大量丧失胃液，如上消化道梗阻、胃肠减压、呕吐等，则大量Cl⁻丢失。Cl⁻与机体酸碱平衡有着密切的联系。

知识点11：肾上腺皮质激素的调节机制 副高：掌握 正高：掌握

（1）盐皮质激素：即醛固酮系统，主要通过对肾远曲小管和收集管对钠的重吸收增加和钾的分泌增加，促进钠的重吸收和钾的排出，起着保钠排钾的作用。这种作用并不局限于肾脏也在唾液、汗液及胃肠道液的分泌中起作用。

（2）糖皮质激素：也有类似于醛固酮的保钠排钾作用，只是作用较醛固酮弱得多。该激素分泌受脑垂体促肾上腺皮质激素（ACTH）和丘脑下部调节的控制和影响。

知识点12：甲状旁腺的调节机制 副高：掌握 正高：掌握

甲状旁腺能分泌降钙素，主要抑制肾小管和胃肠道对钙的重吸收，降低血钙。此外，在抑制肾小管对钙重吸收的同时，也可抑制肾小管对磷、钠、钾的重吸收，使这些离子从尿中排泄增多。因此，甲状旁腺能调节多种血电解质水平。

知识点13：钾的生理功能 副高：掌握 正高：掌握

（1）维持细胞的新陈代谢：细胞内许多酶的活动，需要一定浓度钾的存在，尤其是在糖代谢中钾的作用十分重要。糖原合成时，需要一定量的钾随之进入细胞内；血中糖及乳酸的消长与钾有平行趋势；蛋白质分解时，钾的排出增多；每克氮分解时，可释放出 $2.7 \sim 3mmol$ 钾；钾氮之比为 $(2.7 \sim 3):1$。

（2）保持神经、肌肉应激性（兴奋）功能：神经、肌肉系统正常的应激性能力需要钾离子。钾浓度过高时，神经、肌肉兴奋性增高；反之则下降。

（3）对心肌作用：钾对心肌细胞有明显的抑制作用，血钾浓度过高可使心肌停止在舒张状态；相反，血钾过低时可使心肌的兴奋性增加，心肌异位节律点兴奋性增加，能引起一系列不同类型的心律失常。

（4）维持酸碱平衡：钾在维持机体酸碱平衡状况中起着重要作用。血钾增高或降低能引起酸碱平衡失调，酸碱平衡失调也能引起血清钾的改变。

知识点14：钠的生理功能 副高：掌握 正高：掌握

（1）维持细胞外液容量和渗透压：钠是细胞外液中的主要阳离子，在维持细胞外液容量和渗透压方面起了重要作用。血钠增高，血浆容量可随之增加，血浆渗透压也随之升高；反之则相反。

（2）缓冲盐：在维持机体酸碱平衡中起主要作用的血浆缓冲系统，如碳酸氢根，常受钠离子增减的影响而消长，故钠离子总量对体液的酸碱平衡亦具有重要作用。

（3）神经、肌肉应激性：体液中各种离子保持一定的比例是维持神经、肌肉正常应激功能的必要保障，钠离子浓度正常是保证其功能的重要因素。此外，血钠减低时，患者可能出现倦怠、乏力、定向力减低等精神神经系统症状。

知识点15：镁的生理功能 　　　　　　　　　　　　　　副高：掌握　正高：掌握

（1）细胞活动与代谢：镁是重要的辅酶。在试管内，镁能激活许多重要的酶，如胆碱酯酶、胆碱乙酰化酶、磷酸酶、碱性磷酸酶、羧化酶、己糖激酶等。在细胞的代谢活动中，均需要镁的参与；许多酶的功能活动也需要镁的作用。

（2）镁对心血管抑制作用：与钾对心肌细胞的抑制作用类似，低镁时也可出现心动过速、心律失常等。此外，镁能通过激活与ATP代谢有关的酶，刺激心肌线粒体内氧化磷酸化的过程，并影响细胞膜的Na^+-K^+-ATP酶，而后激活心肌中的腺苷酸环化酶。镁还能通过参与肌原纤维对ATP的水解和肌凝蛋白的凝固以及肌浆网对钙离子的释放和结合，参与心肌的收缩过程。

（3）与钾代谢有关：临床上，低血钾常同时合并低血镁；有时低血镁得不到较好的纠正，低血钾也很难纠正。

（4）对血管和胃肠道平滑肌作用：镁能扩张血管使血压下降，镁也能解除胃肠道平滑肌痉挛，有较好的利胆和导泻作用。

（5）中枢神经系统作用：镁有抗惊厥和镇静作用。低血镁时，患者可出现激动、神经错乱及不安。

（6）抑制呼吸：镁过量或中毒能引起呼吸抑制，并造成呼吸衰竭。

知识点16：钙的生理功能 　　　　　　　　　　　　　　副高：掌握　正高：掌握

（1）对心肌作用：Ca^{2+}能增加心肌收缩力，提高心肌兴奋性，应用强心苷时禁用。

（2）神经、肌肉应激性：钙离子抑制骨骼肌的兴奋性。当血钙降低时，患者可出现手足搐搦、肌肉抖动或震颤等一系列神经、肌肉应激性增高的症状。

（3）参与磷的代谢：钙、磷代谢密切相关，共同参与骨骼的发育和生长。

知识点17：氯的生理功能 　　　　　　　　　　　　　　副高：掌握　正高：掌握

氯的生理功能主要体现在调节和维持酸碱失衡方面。如低氯性代碱和高氯性代酸，原因在于机体体液的电中和原理。即细胞外液的阴离子主要为Cl^-与HCO_3^-两者互为消长。当其中某一个离子减低时，必然引起另一个离子的增加。高氯时，HCO_3^-减少而引起代酸；低氯时，HCO_3^-增加而引起代碱。同样，代酸时，HCO_3^-减少而引起高氯；代碱时，HCO_3^-增加而引起低氯。血清Cl^-和HCO_3^-一样是维持机体酸碱平衡、水分交换和细胞内外渗透压的主要阴离子。但是，血Cl^-变化往往与血Na^+、HCO_3^-、K^+等其他主要细胞外液离子变化、酸碱平衡密切相关。

知识点18：血Cl^-变化与血Na^+、HCO_3^-、K^+等其他主要细胞外液离子变化、酸碱平衡密切相关的表现　　　　　　　　　　副高：掌握　正高：掌握

血Cl^-变化往往与血Na^+、HCO_3^-、K^+等其他主要细胞外液离子变化、酸碱平衡密切相关，其主要表现在：①血Cl^-水平往往是受血Na^+水平影响，根据电中和原理，正常情况下细胞外液中Na^+、HCO_3^-、Cl^-之间有一较恒定常数，即$Na^+ = HCO_3^- + Cl^- + AG$，AG为$8\sim16mmol/L$。当血$Na^+$下降时，血$Cl^-$或$HCO_3^-$相应减少或同时减少，以求阴、阳离子总和相等；②血$Cl^-$与$HCO_3^-$呈相反方向变化。同样，根据电中和原理，为了维持血液阴离子总数为一相对常数，当血HCO_3^-下降时，必有血Cl^-升高；反之，正好相反。即临床上常讲的：低氯性代谢性碱中毒，高氯性代谢性酸中毒；③血Cl^-变化与血K^+变化密切相关。即高氯性代酸时伴高K^+血症，低氯性代谢性碱中毒时伴低K^+血症。

知识点19：低氯血症的类别　　　　　　　　　　副高：掌握　正高：掌握

低氯血症有两大类：①代偿性（继发性）低氯血症，常为血CO_2潴留时机体代偿所致；②缺氯性（原发性）低氯血症。上述两种类型可以单独存在，但常同时存在。

知识点20：低氯血症的病因及发生机制　　　　　　　　　　副高：掌握　正高：掌握

（1）血CO_2潴留时的代偿作用：血CO_2潴留，机体可以通过血液缓冲系统、细胞内外离子交换与肾脏代偿作用，使HCO_3^-代偿性升高同时伴有血Cl^-降低。

（2）氯摄入减少：食欲不振和长期低钠饮食是引起氯摄入减少的主要原因。

（3）利尿剂的使用：排钾利尿剂同时排氯，例如氢氯噻嗪、呋塞米等可抑制肾小管对Na^+和Cl^-的回吸收，增加其在尿液中排出，而Cl^-的排出又较血Na^+为多。故可出现原发性低血氯。

（4）呕吐：频繁或剧烈的呕吐可大量丢失胃液，导致低氯血症。

（5）大量出汗：从汗液中丢失大量的Cl^-和Na^+，这也是引起低血氯的原因之一。

知识点21：低氯血症的治疗原则　　　　　　　　　　副高：掌握　正高：掌握

临床医师只要把握住以下两点，就可对两种低氯血症作出正确的判断：①单纯呼吸性酸中毒患者应是代偿性低血氯，不应补氯。但随着治疗好转，$PaCO_2$降低，应注意常规地补KCl，以防低氯、低钾碱中毒；②呼酸并代碱或CO_2排出后碱中毒患者，应考虑两种低血氯同时存在，而且是以原发性低血氯为主。此时必须补氯补钾，才能使血氯上升和代碱纠正。而对于轻度低氯血症一般从静脉滴注生理盐水即可。

知识点22：低钠血症的类型　　　　　副高：掌握　正高：掌握

临床上根据病因和临床表现不同，可将低钠血症分为缺钠性低钠血症、稀释性低钠血症、无症状性低钠血症（低渗性低血钠）和混合性低钠血症4个类型。

知识点23：缺钠性低钠血症的病因及发病机制　　　　　副高：掌握　正高：掌握

（1）长期使用或大量多次应用利尿剂，于短期内水肿迅速消除，钠排出增多。

（2）肺心患者长期低钠饮食和因食欲不振进食少。

（3）大量出汗伴有钠的丢失：大量出汗必使氯化钠大量丢失。汗液中含钠量45mmol/L。

（4）若伴有呕吐、腹泻，常因丢失大量消化液而引起低钠血症，胃液中含钠量为60mmol/L，回肠液含钠量为129mmol/L，结肠液含钠量为80mmol/L。

（5）肾上腺皮质功能减退，肾小管保钠排钾功能减退，而使尿钠排出增多。

（6）肾功能不全可使肾小管泌氢功能减退，不能与肾小管腔中钠进行交换，导致钠排出增多。

知识点24：心力衰竭引起稀释性低钠血症的原因　　　　　副高：掌握　正高：掌握

心力衰竭引起稀释性低钠血症的原因有：①心力衰竭时，心排血量减少。有效血容量降低，刺激了位于大的肺静脉、左心房、颈动脉窦及主动脉弓上的压力感受器，促使抗利尿激素（ADH）分泌增多，造成水潴留；②心力衰竭时，长期低盐饮食或限盐饮食而不限进水量，或静脉补液时只给葡萄糖而疏忽补盐水；③心力衰竭为一慢性消耗病，常有低钾血症，再加上呼吸性酸中毒存在，机体细胞外 $2Na^+$、$1H^+$ 和细胞内 $3K^+$ 交换，使细胞外液钠转移入细胞内，造成稀释性低钠血症；④心力衰竭患者若合并心源性肝硬化时，血浆渗透压降低，使水渗出到血管外，导致大量腹水、水肿和血容量降低，从而引起抗利尿激素分泌增加和稀释性低钠血症。另外，心源性肝硬化患者因营养不良细胞内呈低张状态，为了细胞内外平衡，水潴留超过钠，亦可引起稀释性低钠血症。

知识点25：ADH分泌异常综合征的诊断依据　　　　　副高：掌握　正高：掌握

ADH（抗利尿激素）分泌异常综合征的诊断依据有：①低钠血症、低血浆渗透压；②尿渗透压>血浆渗透压；③血钠虽低而尿钠持续排出；④肾功能正常；⑤肾上腺皮质、脑垂体及甲状腺功能正常。

知识点26：无症状性低钠血症的概念及形成机制　　　　　副高：掌握　正高：掌握

无症状性低钠血症主要是慢性营养不良和细胞分解代谢增加，蛋白质及钾离子释出细胞外而使细胞内蛋白质、磷脂含量及钾含量减少，导致细胞内渗透压降低，为了维持新的细胞内外渗透压平衡，细胞外渗透压亦必降低。引起细胞外液渗透压降低的机制尚不完全明确，可能为：①细胞内水分移至细胞外液，使细胞外液容量扩大，致血钠浓度降低；②细胞内水分外移后，细胞内容量缩减，引起口渴和ADH分泌增多，而导致水潴留，致稀释性低钠血症。无症状性低钠血症常无低钠血症症状，一般无须补钠治疗。

知识点27：低钠血症的临床表现　　　　　副高：掌握　　正高：掌握

（1）消化道症状：常有明显食欲不振、恶心、呕吐、腹胀及呃逆等。

（2）循环系统症状：表现为脉细而速，直立性低血压等循环衰竭症状。严重者出现体位性晕厥，在缺钠性低钠血症时较为常见。

（3）神经精神症状：一般有疲乏、表情淡漠无神、肌阵挛、肌肉痛性痉挛、腱反射减退或亢进等症状，严重者可有神志恍惚、嗜睡、谵语、幻觉，甚至半昏迷与昏迷症状。但临床上以神志恍惚、嗜睡最常见。

知识点28：低钠血症的诊断依据　　　　　副高：掌握　　正高：掌握

低钠血症的诊断依据有：①血清钠 < 130mmol/L，并按血清钠水平分为轻、中、重度低钠血症，轻度低钠血症血钠为 120 ~ 129mmol/L，中度低钠血症血钠为 110 ~ 119mmol/L，重度低钠血症血钠为 < 110mmol/L；②血清渗透压 < 280mmol/L；③具有低钠血症的病因及临床表现；④并能除外其他病因所引起神经精神症状。

知识点29：缺钠性低钠血症患者补钠的方法　　　　　副高：掌握　　正高：掌握

轻症缺钠性低钠血症患者可口服补充钠为主，如增加饮食中盐量或口服生理盐水，其他均尽量进行静脉补液，可用0.9% NaCl溶液静脉滴注补充，但一般常用3% NaCl溶液静脉滴注。

知识点30：缺钠性低钠血症患者补钠量的计算　　　　　副高：掌握　　正高：掌握

缺钠性低钠血症患者的补钠量大致可按下述公式计算：

所需补钠的量（mmol）=（正常血Na^+－实测血Na^+）×0.6×体重（kg）

计算所得mmol，根据17mmol Na^+ = 1g NaCl，换算成NaCl克数。

知识点31：缺钠性低钠血症患者的补钠原则　　　　　副高：掌握　　正高：掌握

缺钠性低钠血症患者的补钠原则为：①分次补充：不应一次补入大量NaCl。第一天补钠量应为计算量的1/3，然后再根据血Na^+复查值及病情变化而决定剩余量是否补充或多少；②补钠量宁可不足，切勿过量：严重低钠血症时不要短期内纠正血钠至正常，以免细胞内大量水分移至细胞外，引起心脏病患者心力衰竭的发生或加重；③补钠速度一般控制在每小时补3% NaCl 150ml以下，或用3% NaCl静脉滴注时控制每分钟滴速不超过25滴。以免血容量急剧增加，心脏负荷突然加大，加重心力衰竭和发生肺水肿。若心功能代偿良好，又为重度低钠血症伴低血压或休克者，则开始补钠速度可控制在每小时50~100mmol；④经补钠后血清钠水平有所回升，症状改善，则应及时改为口服。如血清钠量接近正常或出现口渴、水肿，则应立即停止补钠；⑤及时处理低钠血症的病因；⑥补钠同时注意补钾，因为大量补钠时，因Na^+-K^+交换加强，尿液中排K^+增多。特别是低钠血症伴低钾血症时，更应注意补K^+。若低钠与低氯、低钾同时存在，补钠同时给予氯化钾，一方面可以预防补钠后钾的丢失，另一方面又可纠正低氯血症。

知识点32：稀释性低钠血症的处理方法　　　　　副高：掌握　正高：掌握

稀释性低钠血症患者体内总钠量不降低。若无症状，一般不需要特殊处理，但对于血Na^+低于120mmol/L且有症状者，应及时处理。其具体处理方法包括：①严格限制水摄入量：通常每日可限制补液量500~700ml，同时限制补钠；②改善营养状况和心肺功能；③利尿是本类型低钠血症的主要治疗手段：利尿剂以氢氯噻嗪、呋塞米或甘露醇为主；④配合使用肾上腺糖皮质激素：肾上腺糖皮质激素有保钠排钾、对抗抗利尿激素（ADH）作用，并能直接减少远曲肾小管和集合管对水的通透性，从而促进水的排泄，有利于低钠血症的纠正；⑤对于稀释性低钠血症患者血Na^+纠正到120mmol/L，症状消失即可，不应强调补充至正常水平。

知识点33：远端肾小管分泌钾的主要部位　　　　　副高：掌握　正高：掌握

远端肾小管分泌钾的主要部位有：①远曲肾小管与集合管的连接段；②皮质集合管的主细胞；③乳头部和内髓集合管。

知识点34：低钾血症的病因及发病机制　　　　　副高：掌握　正高：掌握

临床上所见低钾血症的病因，归纳起来可分为3类，即：①钾的摄入量不足；②钾的排出量增多；③钾在体内分布异常。

知识点35：引起低钾血症钾排出量增多的常见病因　　　副高：掌握　正高：掌握

钾排出量增多的常见病因包括4种情况：①排钾利尿剂的使用；②肾上腺糖皮质激素的应用。肺心病急性发作患者常使用肾上腺糖皮质激素，可促使肾小管K^+-Na^+交换增加，故易出现低钾血症；③呕吐、腹泻时可导致大量钾丢失，而引起低钾血症；④大量出汗：因汗液中含钾量16~19mmol/L，大量出汗时可使大量钾丢失，个别严重出汗者可从汗液中丢失钾达150mmol以上。

知识点36：排钾利尿剂引起钾排出量增多的作用机制　　副高：掌握　正高：掌握

排钾利尿剂可引起钾排出量增多，其作用机制有：①此类利尿剂可使水、钠和氯的重吸收受到抑制，到达远端肾小管的流量增加，而Cl^-的排泄超过Na^+，多排出的Cl^-和H^+及NH_3形成NH_4Cl或Cl^-与K^+相结合由尿液中排出，促使钾的分泌增加；②此类利尿剂作用于亨利祥，可以抑制该段肾小管对钾的再吸收；③抑制亨利祥上升支及远端肾小管对钠、氯的重吸收，促进水和钠的大量丢失，导致继发性醛固酮分泌增多，促进远端肾小管分泌钾增多。

知识点37：碱中毒低钾的作用机制　　副高：掌握　正高：掌握

呼碱、呼碱并代碱或CO_2排出后碱中毒，可引起低钾血症，即为碱中毒低钾。其机制为：①碱中毒时细胞外液H^+浓度降低，H^+从细胞内外移，而K^+从细胞外移至细胞内，致血钾降低；②碱中毒时肾小管细胞分泌H^+减少，使远端肾小管H^+-Na^+交换减少，而K^+-Na^+交换增加，结果导致尿液中排钾增多。

知识点38：低钾血症的临床表现　　副高：掌握　正高：掌握

（1）神经肌肉系统的症状：此症状为低钾血症的突出表现，如肌肉软弱无力、腱反射减退或消失、软瘫、呼吸肌麻痹等，在肺心病低钾血症时此类症状虽然不明显，但对于肺心病呼吸衰竭患者，因低钾血症而加重呼吸泵衰竭因素也不容忽视。

（2）胃肠系统症状：常见有食欲不振、腹胀，严重者可有恶心、呕吐、肠麻痹等症状。

（3）循环系统症状：血钾降低可致心悸、心律失常，主要是房性及室性期前收缩。肺心病急性发作时常有严重低氧及CO_2潴留。若同时存在低钾血症，其心律失常较为严重。

（4）碱中毒："低钾碱中毒，碱中毒低钾"互为因果规律，在肺心患者更为明显，往往同时存在，特别是在治疗好转肺心患者中更易发生。有时常有因严重低钾碱中毒、严重碱血症而危及生命。此时患者出现神经精神症状多见为兴奋、烦躁，也可昏迷。应与肺性脑病加以鉴别。

知识点39：低钾血症的诊断　　副高：掌握　正高：掌握

血钾浓度<3.5mmol/L，即可诊断为低钾血症。临床医师需要结合病史、临床表现、体征、心电图等全面分析，做出全面、正确的诊断。

知识点40：低钾血症的补钾方法　　副高：掌握　正高：掌握

一般缺钾患者每日补KCl 3～6g，严重缺钾者每日补KCl 8～12g或以上。轻度缺钾且能耐受者可用口服补钾。对于有恶心呕吐、不能进食或严重缺钾者，宜用静脉补钾，每500ml

静脉滴注液中加 KCl 1.5g 为宜。

知识点41：高钾血症的病因及发病机制 　　　　　　副高：掌握　正高：掌握

引起高钾血症的原因有：①进钾过多，排钾过少。引起进钾过多，排钾过少的最主要原因是肾功能减退基础上不适当补钾；②酸中毒。呼酸可引起血钾浓度增高，特别是急剧发生的呼酸或呼酸并代酸可引起高钾血症；③缺氧。严重缺氧时，由于细胞膜"Na^+-K^+-ATP泵"作用失调，K^+从细胞内逸出而引起血钾升高；④可引起血钾升高的药物应用。

知识点42：高钾血症酸中毒的机制 　　　　　　副高：掌握　正高：掌握

呼酸可引起血钾浓度增高，特别是急剧发生的呼酸或呼酸并代酸可引起高钾血症。其机制为：①呼酸或呼酸并代酸时，pH下降，H^+浓度升高，$3K^+$从细胞内移至细胞外，同时$2Na^+$、$1H^+$从细胞外移至细胞内，致血钾升高；②酸中毒时，远端肾小管 H^+-Na^+ 交换增多，而 K^+-Na^+ 交换减少，致血钾升高，血钾浓度与pH呈负相关，pH每下降0.1，血钾浓度升高 $0.4 \sim 1.2mmol/L$。

知识点43：能引起血钾升高的药物 　　　　　　副高：掌握　正高：掌握

能引起血钾升高的药物有：①盐酸精氨酸。此药是纠正碱中毒的常用药物。一般情况下不会产生高钾血症，但肾功能减退患者，若大量使用盐酸精氨酸，应注意高钾血症的发生；②保钾利尿剂。常用的保钾利尿剂有螺内酯和氨苯蝶啶。长期应用保钾利尿剂，特别是伴有肾功能减退者也可以诱发高钾血症；③血管紧张素转换酶抑制剂。此药是临床常用血管扩张药，例如卡托普利等，当此药与保钾利尿剂同时使用时，应注意高钾血症的发生。

知识点44：高钾血症的临床表现 　　　　　　副高：掌握　正高：掌握

高钾血症的临床表现主要是由于钾离子对心肌和神经肌肉毒性作用造成的结果。主要表现在以下两个方面：①心血管系统症状：通常出现心动徐缓和心律失常。血钾升高速度与发生的心律失常种类往往有关，血钾快速增高时易产生室性心动过速、心室颤动，而血钾缓慢增高时易产生传导阻滞和心脏骤停。高钾血症对机体的主要危险就是心室纤维颤动和心脏停搏，这是高钾血症患者猝死的主要原因；②神经肌肉症状：早期常有肢体异常、麻木、乏力。严重者可出现吞咽、发音及呼吸困难，甚至出现上行性麻痹、松弛性四肢瘫痪。中枢神经系统可表现为烦躁不安、昏厥和神志不清。

知识点45：高钾血症的诊断 　　　　　　副高：掌握　正高：掌握

血钾浓度测定（血钾 > 5.5mmol/L）和心电图的改变（T波高耸基底变宽、P波消失、

QRS波群增宽）是诊断高钾血症的主要指标。但某些器质性心脏病及其他电解质紊乱如高血镁、高血钙等，亦可能产生某些相似的心电图变化。血钾浓度与心电图改变仅大致符合，而临床表现并无特异性。因此，对于高钾血症的诊断，必须结合病史、临床表现、血钾浓度和心电图改变综合分析，才能作出正确的结论。

知识点46：引起假性血钾升高的因素　　副高：掌握　正高：掌握

血钾测定中的假性血钾升高必须要排除。常见引起假性血钾升高的因素有：①抽血前前臂肌肉过度收缩或抽血时应用止血带使前臂组织淤血缺氧；②抽血操作不当致使红细胞破坏，细胞内钾移至血液中；③装血的试管不干燥，引起溶血。

知识点47：钙盐在治疗高钾血症中的应用　　副高：掌握　正高：掌握

钙盐具有兴奋和增强心肌收缩作用，直接拮抗高K^+对心肌的影响。常用10%葡萄糖酸钙20～30ml缓慢静脉推注，往往数分钟内见效，可维持30～60分钟，必要时1小时可重复静脉推注一次；或在首次静脉推注后，接着以10%葡萄糖酸盐20～40ml加入10%葡萄糖液250ml中作静脉滴注。如肺心患者并发低钙血症，疗效更好。钙剂只作为应急措施，不能作长期治疗用。如患者正在使用洋地黄类药物时，使用钙剂应十分小心。钙剂不能与碳酸氢钠同时应用，以免钙质沉淀。

知识点48：高渗碱性药物治疗高钾血症的机制　　副高：掌握　正高：掌握

高渗碱性药物治疗高钾血症的机制：①碱中毒作用：当静脉注入高渗碱性药物后，使细胞外液H^+浓度暂时降低，有利于细胞外液K^+进入细胞内，使血K^+浓度降低。在有酸中毒时，疗效更为显著；②高渗透压作用：$NaHCO_3$为高渗碱性溶液，注入后细胞外液容量迅速增加，从而使血钾浓度相对地下降；③钠离子拮抗作用：在房室传导阻滞时，乳酸钠使P-R间期缩短，心房及心室率加快，表明抗迷走神经作用存在。

知识点49：葡萄糖和胰岛素在治疗高钾血症中的应用　　副高：掌握　正高：掌握

因为钾的转移与葡萄糖正常代谢有密切关系，体内葡萄糖可促进细胞内糖原的生成，每生成1g糖原就需利用K^+ 0.36mmol，输入葡萄糖和胰岛素时，细胞内糖原生成，K^+同时进入细胞内。所以应用葡萄糖和胰岛素可作为降低血K^+的紧急措施之一。另外输入葡萄糖又可供应热量，减少体内蛋白质和脂肪分解，减少K^+的释放。具体用法是：25%葡萄糖液400ml加入胰岛素25U或10%葡萄糖液500ml加入胰岛素12U，静脉滴注。通常半小时即可见效，但也有12小时后见效的。

第六章　常用肺功能检查

第一节　肺容量检查

知识点1：肺容量的概念及常用指标　　　　　　副高：掌握　正高：掌握

肺容量反映外呼吸的空间，是呼吸道与肺泡的总容量，为具有静态解剖意义的指标，由以下几部分组成：①潮气量（V_T）：平静呼吸时每次吸入或呼出的气量，正常值约500ml；②补吸气量（IRV）：平静吸气后所能吸入的最大气量，正常值男性约2000ml，女性约1500ml；③补呼气量（ERV）：平静呼气后能继续呼出的最大气量，正常值男性约900ml，女性约560ml；④残气量（RV）：补呼气后肺内不能呼出的残气量，正常值男性约1500ml，女性约1000ml，其与肺总量的比值是判断肺内气体潴留的主要指标。以上4种称为基础容积，彼此互不重叠；⑤深吸气量（IC）：平静呼气后能吸入的最大气量，由V_T＋IRV组成，判断吸气代偿的能力，正常值男性2600ml，女性约1600ml；⑥肺活量（VC）：最大吸气后能呼出的最大气量，由IC＋ERV组成，判断肺扩张能力的主要指标，正常值男性约3500ml，女性约2500ml；⑦功能残气量（FRC）：平静呼气后肺内含有的气量，由ERV＋RV组成，是判断肺内气体潴留的主要指标，正常值男性约2300ml，女性约1500ml；⑧肺总量（TLC）：深吸气后肺内所含有的总气量，由VC＋RV组成，正常值男性约5000ml，女性约3500ml。

知识点2：肺容量的检测方法　　　　　　副高：掌握　正高：掌握

部分肺容量如潮气量、肺活量、深吸气量等可通过简单的肺量计直接测量，临床应用较为广泛，而另一部分肺容量如残气量、功能残气量、肺总量等用肺量计不能直接测量，需通过氦稀释法、氮冲洗法或体积描记法测定。

知识点3：慢肺活量检查方法　　　　　　副高：掌握　正高：掌握

受试者取坐位，口接咬口器，上鼻夹，保证口鼻不漏气。平静均匀呼吸，至少4个周期，待呼气末基线平稳后，可采取一次呼吸气或分次呼吸法以中等速度尽量吸气至完全（TLC位），然后呼气至完全（RV位）。重复上述步骤检查3次以上，取VC最大值。

知识点4：密闭式氦稀释法　　　　　　副高：掌握　正高：掌握

密闭式氦稀释法可采用重复呼吸法及一口气法，多用前者。先以空气冲洗肺量筒3次后，灌入氦与空气混合气，受试者取坐位，在功能残气位进行重复呼吸7～10分钟，使肺内与肺量计内气体充分混合，达到氦浓度平衡后再保持1分钟，于平静呼气末达到测定终点。休息20分钟后再重复测定一次，要求两次容积差＜5%，然后根据初始氦浓度、平衡后氦浓度和已知肺量计容积计算出FRC。

知识点5：氮稀释法　　　　　　　　　　　　　副高：掌握　　正高：掌握

氮稀释法有密闭式重复呼吸法、开放式重复呼吸法和开放式氮稀释法，多采用第一种。肺量计经空气充分冲洗后，充入纯氧5000ml，受试者重复呼吸7分钟，使肺量计内氧与肺内的氮气充分混合达到平衡后，取肺量计中的气样测定氮浓度，计算FRC。

知识点6：体积描记法的检查步骤　　　　　　　副高：掌握　　正高：掌握

体积描记法是依据Bohr定律，即密闭容器内压力与容积的乘积恒定，利用体积描记仪通过检测描记箱内压、经口压和经口呼吸流量计算所得。检查步骤为：①受试者进入体描箱，取坐位，上鼻夹，口含咬口器；②关闭体描箱门；③平静呼吸4个周期以上，以求得平静呼吸末的FRC位；④阻断呼吸阀，并同时令受试者作浅快呼吸（呼吸频率90～150次/分，潮气量约300ml）或慢浅快呼吸（呼吸频率为60次/分），记录口腔压－箱压关系曲线，求得FRC；⑤继续测定慢肺活量，依受试者情况测定深吸气量和深呼气量，可分次测定或一口气完成，也有体描仪首先测定慢肺活量，然后进行功能残气量检查，并计算各肺容量值，慢肺活量检查用于进一步计算肺总量（TLC）、残气量（RV）等指标；⑥重复检查，选取质控满意的3次结果的均值报告。

知识点7：慢肺活量检查适应证、禁忌证和注意事项　　副高：掌握　　正高：掌握

（1）适应证：慢肺活量检查几乎适用于任何呼吸系统疾病的检查，常用于基础肺功能检查如体检筛查、临床疑诊有限制性病变如肺纤维化、阻塞性病变如慢性阻塞性肺疾病等的检查。

（2）禁忌证：配合欠佳者（如神志不清、年幼、不能理解配合等）不适宜肺容量。体积描计法测定中需将受试者置于密闭体描箱内，精神抑郁较重者不适宜。

（3）注意事项：无论哪种方法，受试者基础肺容量测定均需在平静状态下测定，如测试平静呼吸状态下的基线不稳，会对各项肺功能指标造成较大的影响。

知识点8：肺容量的临床意义　　　　　　　　　副高：掌握　　正高：掌握

肺容量是反映呼吸功能的重要指标，气道的阻塞性病变、肺和胸廓的限制性病变等可导致肺容量的改变，如哮喘的急性发作期及慢性阻塞性肺疾病等气道病变可使肺活量减少、深吸气量减少；而残气量、肺总量以及残气量/肺总量比值等均增加。限制性病变如肺纤维化、

胸廓畸形等可致肺活量、残气量、肺总量等均减少。肺组织切除可直接损害肺容量，TLC、VC、RV、FRC等下降，其中以VC在临床上最常用，因其常与有功能的肺组织的切除量呈比例下降，且测定简便，其他引起肺实质损害的病变（如肺炎、肺部巨大占位性病变等）、支气管病变（单侧主支气管或叶、段支气管完全性阻塞）、胸腔病变（胸腔大量积液、胸膜广泛增厚硬化等），均可引起肺容量的减少，肺间质性病变（如肺间质纤维化、间质性肺炎等）使肺弹性回缩力增高亦可致TLC、VC、FRC、RV等减少；而肺气肿等使肺弹性回缩力下降的疾病则可使TLC、RV、FRC等增高。

第二节　肺通气功能检查

知识点1：肺通气功能检查的定义　　　　　　　　副高：掌握　正高：掌握

呼吸做功克服呼吸阻力产生呼吸动作，使气体通过气道进出肺部。肺通气功能检查是通过测定单位时间内随呼吸运动进出肺的气体容积变化，即呼吸气体流动能力的检查方法。

知识点2：肺通气功能的检查方法　　　　　　　　副高：掌握　正高：掌握

通气功能检查方法主要有静息通气量、肺泡通气量、最大分钟通气量、时间肺活量、简易呼气峰值流量等测定。静息通气量与最大通气量的测定主要用于判断通气代偿能力，肺泡通气量测定用于计算通气效能，上述检查主要通过肺量计进行；呼气峰值流量可通过简易呼气峰值流量计测定，便于家庭随访。目前临床使用最为广泛的是采用肺量计进行的时间肺活量检查。

知识点3：每分通气量的概念及参考值　　　　　　副高：掌握　正高：掌握

每分通气量（V_E）是指在静息状态下每分钟所呼出的气量，即维持基础代谢所需的气量，其正常值：男性约6700ml，女性约4200ml。

$$每分通气量（V_E）=潮气量（V_T）\times 呼吸频率（RR）$$

知识点4：肺泡通气量的概念　　　　　　　　　　副高：掌握　正高：掌握

肺泡通气量（V_A）是指在静息状态下每分钟吸入气能达到肺泡并进行气体交换的有效通气量，为潮气量（V_T）与生理无效腔量（V_D）之差，即 $V_A=（V_T-V_D）\times RR$，潮气量包括可在肺内进行气体交换的肺泡气量、不能在肺内进行气体交换的肺泡无效腔量及在气道内未能进行气体交换的解剖无效腔量。肺泡无效腔加上解剖无效腔合称生理无效腔量（V_D），肺泡通气正常情况下解剖无效腔量与生理无效腔量基本一致，生理无效腔量的增加可反映通气功能的异常。肺泡通气量能确切反映有效通气的增加或减少。

知识点5：最大自主通气量的概念及计算　　　　副高：掌握　正高：掌握

最大自主通气量（MVV）是指在单位时间内以尽快的速度和尽可能深的幅度重复最大自主努力呼吸所得的通气量，是一项简单而实用的负荷试验，用于了解肺组织的弹性、气道阻力、胸廓的弹性和呼吸肌的力量。若设定单位时间为1分钟，亦称为最大分钟通气量。

通气储量百分比（VR%）通过最大自主通气量与静息分钟通气量之间关系的计算，作为通气储备功能的指标，可反映通气功能的代偿能力，常用于胸腹部外科手术前的肺功能评价。

$$VR\% = \frac{MVV - VE}{MVV} \times 100\%$$

知识点6：最大自主通气量的测定方法　　　　副高：掌握　正高：掌握

受试者先平静呼吸数次，然后做最大力量和最快速度的呼吸，连续测定12秒或15秒。休息5~10分钟后再重复测定一次，以两次描图接近为满意。选择呼吸速度均匀、幅度一致达12秒或15秒的一段曲线，将其呼出或吸入的气量乘以5或4，即得出MVV。

知识点7：用力呼气量的常用指标　　　　副高：掌握　正高：掌握

用力呼气量（FEV）是指用力呼气时容量随时间变化的关系，常用指标有：①用力肺活量（FVC）：是指最大吸气至TLC位后以最大的努力、最快的速度呼气至RV位的呼出气量，正常情况下与肺活量一致；②第1秒用力呼气容积（FEV_1）：是指最大吸气至TLC位后1秒内的最快速呼气量，简称为1秒量，FEV_1既是容量测定，也是1秒之内的平均流量测定，是肺通气功能的最主要指标；③1秒率：是第1秒用力呼气容积与用力肺活量（FVC）或肺活量（VC）的比值（$FEV_1/FVC\%$或FEV_1/VC），是判断气流受限的常用指标；④最大呼气中期流量（MMEF）：又称用力呼气中期流量（$FEF_{25\%~75\%}$），是指用力呼气25%~75%肺活量时的平均流量，是判断气流受限（尤为小气道病变）的主要指标。

知识点8：最大呼气流量-容积曲线的概念　　　　副高：掌握　正高：掌握

最大呼气流量-容积曲线（MEFV，V-V曲线）简称流量-容积曲线，是指受试者在深吸气后做最大用力呼气过程中，根据其呼出的气体容积与相应的呼气流量所描记的曲线。

知识点9：流量-容积曲线的特点　　　　副高：掌握　正高：掌握

流量-容积曲线的特点是呼气相早期流量迅速增至最高值（最高呼气流量，PEF），峰值点约位于肺总量位至75%肺总量位之间，其值与受试者的努力程度有关（高肺容量呼气流量用力依赖性），在呼气相中后期，即低肺容量时呼气流量与用力无关（低肺容量呼气流量用力非依赖性），流量容量曲线随肺容积降低而缓慢下降，逐渐向下倾斜至残气位；吸气相流量图形呈半圆形，约在吸气中期达最高吸气流量。

知识点10：最大呼气流量–容积曲线上的常用指标	副高：掌握　正高：掌握

最大呼气流量–容积曲线上的常用指标有。①最高呼气流量（PEF）：是指用力呼气时的最高流量，是反映气道通畅性及呼吸肌肉力量的一个重要指标，与FEV_1呈高度直线相关；②用力呼气25%肺活量的瞬间流量（余75%肺活量）（$FEF_{25\%}$，V_{75}）：是反映呼气早期的流量指标，胸内型上气道阻塞时该指标下降；③用力呼气50%肺活量的瞬间流量（余50%肺活量）（$FEF_{50\%}$，V_{50}）：反映呼气中期的流量指标，在气流受限或小气道病变时下降；④用力呼气75%肺活量的瞬间流量（余25%肺活量）（$FEF_{75\%}$，V_{25}）：反映呼气末期的流量指标，意义与$FEF_{50\%}$相同。

知识点11：最大呼气流量–容积曲线的适应证	副高：掌握　正高：掌握

最大呼气流量–容积曲线的适应证：①怀疑有大气道或小气道功能异常者（如慢性支气管炎、肺气肿、肺心病、支气管哮喘等）；②怀疑有限制性肺疾病者；③怀疑有上气道阻塞者。

知识点12：最大呼气流量–容积曲线的禁忌证	副高：掌握　正高：掌握

最大呼气流量–容积曲线的禁忌证：①重度肺气肿、肺大疱、肺心病急性发作期、哮喘严重发作、各种急性呼吸道感染期为相对禁忌证；②支气管镜检查（特别是活检）后5天内为相对禁忌证；③支气管胸膜漏、气胸及气管切开未封闭者。

知识点13：最大呼气流量–容积曲线的测定方法	副高：掌握　正高：掌握

受试者夹鼻、安置口件后，先平静呼吸数次，深吸气到肺总量位，然后立即以最大的力气、最快的速度用力呼气直到残气位。X-Y记录仪自动描记并绘出MEFV曲线，X轴代表肺容积，Y轴代表最大呼气流量。间隔5~10分钟后重复1次，至少测3次，选用力肺活量最大、起始用力最大的曲线测算。

知识点14：最大呼气流量–容积曲线的临床应用	副高：掌握　正高：掌握

（1）小气道阻塞性病变：50%肺活量最大呼气流量（V_{50}）、25%肺活量最大呼气流量（V_{25}）降低。

（2）大气道阻塞性病变：75%肺活量最大呼气流量（V_{75}）、最大呼气流量（PEF）降低。

（3）限制性通气功能障碍：用力肺活量（FVC）降低。

（4）MEFV曲线形态特点有助于判断气道阻塞部位及程度。

（5）PEF监测有助于对支气管哮喘患者病情程度和疗效的判断。

知识点15：COPD患者MEFV曲线特点　　　　　　副高：掌握　正高：掌握

COPD患者MEFV的曲线特点为：①最大呼气流量及各阶段呼出气量均降低；②下降支突向容积轴，呈杓状；③严重时肺活量减少；④PEF提前出现。当发生肺气肿时，肺弹性回缩力减退，V_{75}、V_{50}、V_{25}明显降低。

知识点16：用力通气功能检查的检查方法　　　　副高：掌握　正高：掌握

（1）受试者取坐位，口接咬口器，上鼻夹，保证口鼻不漏气。

（2）令受试者平静呼吸后完全吸气，然后用力、快速、完全呼气，一气呵成。要求使用爆发力呼气，起始无犹豫，呼气中后期用力程度可略减，但在整个呼气过程中无中断，直至呼气完全，避免咳嗽或双吸气，呼气时间应按指导者的要求尽可能地延长，在时间容积曲线上显示出现呼气平台。

（3）在呼气完全后按指令立刻用力快速吸气至完全，检查结果可被接受。

（4）重复测定3～8次，FVC以及FEV_1取质控满意曲线的最大值，其余参数取质控满意且$FVC + FEV_1$最大值所在曲线上的数值。

知识点17：用力通气功能检查的适应证　　　　　副高：掌握　正高：掌握

用力通气功能检查的适应证有：未明原因呼吸困难、未明病因咳嗽、支气管哮喘、慢性阻塞性肺疾病、药物或其他治疗方法的效果评价、肺功能损害的性质和严重程度评价、胸腹部手术者及其他手术项目术前评估、鉴别气道阻塞的类型、职业性劳动力鉴定、体格检查等。

知识点18：用力通气功能检查的禁忌证　　　　　副高：掌握　正高：掌握

（1）绝对禁忌证：近3个月内患心肌梗死、休克者，近4周内严重心功能不稳定、心绞痛、大咯血或癫痫大发作者，未控制的高血压患者（收缩压＞200mmHg，舒张压＞100mmHg）、心率＞120次/分，主动脉瘤患者，严重甲状腺功能亢进者等。

（2）相对禁忌证：气胸、巨大肺大疱且不准备手术治疗者、心率＞120次/分、孕妇、鼓膜穿孔患者（需先堵塞患侧耳道后测定）、近期呼吸道感染（＜4周）等。

呼吸道传染性疾病，如结核病、流感、严重急性呼吸综合征（SARS）等，或感染性疾病（如各种肺炎）患者急性期不宜进行肺功能检查，免疫力低下者也不宜做肺功能检查。如确有必要，应严格做好疾病控制的防护。

知识点19：影响肺通气功能的因素　　　　　　　副高：掌握　正高：掌握

肺通气功能正常与否受到以下因素的影响，任何一方面功能的下降都可导致通气功能异常。包括：①呼吸中枢及其支配神经通路；②呼吸肌的功能（主要为膈肌）；③气道通畅性；④肺顺应性（肺泡可扩张及可回缩性）；⑤胸廓顺应性。

知识点20：阻塞性通气功能障碍 副高：掌握 正高：掌握

阻塞性通气功能障碍是指由于气流受限引起的通气障碍，主要表现为FEV_1及其与FVC的比值$FEV_1/FVC\%$的显著下降，MVV、MMEF、$FEF_{50\%}$等指标也有显著下降，但FVC可在正常范围或只轻度下降。RV、FRC、TLC和RV/TLC%可增高，气速指数<1，最大呼气流量-容积曲线的特征性改变为呼气相降支向容量轴的凹陷，凹陷越明显者气流受限越重。引起气流受限的常见病变有支气管哮喘发作期、慢性阻塞性肺疾病（COPD）、气管支气管疾患（如气管肿瘤、气管结核、气管淀粉样变、气管外伤狭窄等）、原因不明的如纤毛运动障碍等。

知识点21：小气道病变 副高：掌握 正高：掌握

小气道是指吸气末管径≤2mm的支气管。小气道病变是许多慢性疾病早期的病变部位，其数量多，总横截面积大，但对气流的阻力仅占总阻力的20%以下，因此，当它早期发生病变时，临床上可无症状和体征，通气功能改变也不显著，但呼气时间容量曲线的MMEF及最大呼气流量-容积曲线的V_{50}、V_{25}均可有显著下降。反映该病对通气功能的影响主要为呼气中后期的流量受限，呼气流量的改变是目前小气道功能检测中最常用而简便的方法。

知识点22：上气道阻塞 副高：掌握 正高：掌握

上气道阻塞是阻塞性通气障碍的一种特殊类型，是指气管隆突以上的气道阻塞。气管异物、肿瘤、肉芽肿、淀粉样变、气管内膜结核、喉头水肿、声门狭窄等均可发生大气道阻塞。根据位于胸廓入口以内或胸外的上气道阻塞部分可分为胸内型或胸外型，根据阻塞时受吸气或呼气流量的影响与否可分为固定型或可变型；①可变胸内型大气道阻塞。气道阻力增加使阻塞加重，表现为呼气流量受限，尤其呼气早中期，$FEF_{200\sim1200}$、$FEV_{0.5}$等反映呼气早中期的流量显著下降，最大呼气流量-容积曲线表现为呼气相平台样改变；②可变胸外型大气道阻塞。气流受限不明显，最大呼气流量-容积曲线上表现为吸气相平台样改变，FEV_{50}/FIF_{50}比值>1。胸外型大气道阻塞表现为吸气性呼吸困难，临床上出现三凹征，喉头部可闻及哮鸣音，临床上较易发现及处理；③固定型大气道阻塞。表现为吸、呼气流量均显著受限而呈平台样改变，FEF_{50}/FIF_{50}比值接近1。

知识点23：单侧（左或右）主支气管阻塞 副高：掌握 正高：掌握

（1）单侧主支气管完全阻塞：此时因只有健侧肺通气，而患侧肺无通气，形同虚设，故肺功能检查可表现如限制性通气障碍，肺容量指标VC（FVC）、TLC、RV等显著下降，应与引起限制性障碍的其他疾病鉴别。

（2）单侧主支气管不完全阻塞：典型者最大呼气流量-容积曲线表现为双蝶形改变，这是因为健侧气流不受限而患侧气流受限，因而吸/呼出相的早中期主要为健侧通气，患侧气则在后期缓慢吸/呼出。此类型病者的呼气相曲线易与一般的阻塞性通气障碍混淆，应结合吸气相的改变及临床资料分析。

知识点24：限制性通气障碍　　　　　　　　　　　　　副高：掌握　正高：掌握

限制性通气障碍是指肺容量减少，扩张受限引起的通气障碍，以TLC下降为主要指标，VC、RV减少，RV/TLC%可以正常、增加或减少，气速指数>1，最大呼气流量-容积曲线显示肺容量减少。限制性通气障碍常见于以下疾病：①肺病变，如肺手术切除后、肺间质纤维化、肺泡蛋白沉着症、肺巨大肿瘤、硅沉着病等；②胸廓活动受限，如胸膜腔积液、胸膜增厚粘连、胸廓畸形；③腹部受压致膈肌活动受限，如腹水、妊娠、肥胖等；④呼吸肌无力，如膈肌疲劳、肌无力、肌萎缩、营养不良等；⑤单侧主支气管完全性阻塞。

知识点25：混合性通气障碍　　　　　　　　　　　　　副高：掌握　正高：掌握

混合性通气障碍兼有阻塞性及限制性两种表现，主要表现为TLC、VC及FEV_1/FVC%的下降，而FEV_1降低更明显。最大呼气流量-容积曲线显示肺容量减少及呼气相降支向容量轴的凹陷，气速指数则可正常，大于或少于1。此时应与假性混合性通气功能障碍区别，后者的VC减少是由于肺内残气量增加所致，常见于慢性阻塞性肺疾病及哮喘病者，做肺残气量测定或支气管舒张试验可资鉴别。混合性通气障碍见于慢性肉芽肿疾患如结节病、肺结核、肺囊性纤维变和支气管扩张、硅沉着病、煤肺尘埃沉着病以及充血性心力衰竭等疾病。

知识点26：各类型通气功能障碍的判断及鉴别　　　　　副高：掌握　正高：掌握

各类型通气功能障碍的判断及鉴别

	阻塞性通气功能障碍	限制性通气功能障碍	混合性通气功能障碍
病因	呼吸道阻塞性疾病，（COPD，哮喘）	弥漫性肺间质纤维化、肺肉芽肿疾病、肺水肿；胸、腹腔、胸廓疾病	兼有阻塞、限制两种因素
通气功能特征	呼气流量降低	肺总量，肺活量降低，呼气流量正常	呼气流量降低，肺总量，肺活量降低
FVC，VC%预计值	正常或↓	↓~↓↓	↓~↓↓
MVV%预计值	↓~↓↓	正常或↓	↓~↓↓
FEV_1/FVC	↓~↓↓	正常或↑	↓~↓↓
MMEF%预计值	↓~↓↓	正常或↓	↓~↓↓
RV/TLC	↑↑	正常，↓或↑	↑~↑↑
TLC%预计值	正常或↑	↓~↓↓	↓~↓↓

注：↓轻度降低，↓↓明显降低；↑轻度升高，↑↑明显升高

知识点27：通气功能障碍的程度　　　　　　　　　副高：掌握　正高：掌握

美国胸科协会（ATS）和欧洲呼吸学会（ERS）在2005年的肺功能共同指南中，依 FEV_1 的损害程度将肺通气功能障碍分为轻度、中度、中重度、重度和极重度5级。①轻度：FEV_1 低于正常预计值的95%可信限，但 > 70%正常预计值；②中度：在正常预计值的 60%~69%区间；③中重度：在正常预计值的50%~59%区间；④重度：在正常预计值的 35%~49%区间；⑤极重度：低于正常预计值的35%。

慢性阻塞性肺疾病全球防治倡议（GOLD）将不完全可逆的气流受限定义为吸入支气管舒张药后 FEV_1/FVC 比值 < 0.7，在此基础上依 FEV_1 分为轻、中、重和极重度4级。轻度：FEV_1 > 80%正常预计值；中度：在正常预计值的50%~79%区间；重度：在正常预计值的 30%~49%区间；极重度：低于正常预计值的30%。

支气管哮喘全球防治指南（GINA）将 FEV_1 > 80%预计值归入间歇发作和轻度持续哮喘，而将 FEV_1 在60%~79%区间的正常预计值者归入中度哮喘、FEV_1 < 60%预计值者判断为重度哮喘。

第三节　肺弥散功能检查

知识点1：肺弥散功能的测定方法　　　　　　　　　副高：掌握　正高：掌握

目前临床上多应用CO进行弥散（DL）测定以替代 O_2。弥散功能的测定方法有一口气法、稳态法、重复呼吸法等，临床上大多采用一口气法。

知识点2：肺弥散功能的常用指标　　　　　　　　　副高：掌握　正高：掌握

（1）肺一氧化碳弥散量（DLco）：是指一氧化碳气体在单位时间（1分钟）及单位压力差（1mmHg = 0.133kPa）条件下所能转移的量（ml），是反映弥散功能的主要指标。弥散功能的改变主要表现为弥散量的减少，且均为病理性的改变。

（2）一氧化碳弥散量与肺泡通气量比值（DLco/VA）：由于弥散量受肺泡通气量影响，肺泡通气量减少可致DLco减少，故临床上常以DLco/VA比值做矫正，这有助于判断弥散景的减少是由于有效弥散面积减少或弥散距离增加所导致。

（3）一氧化碳弥散量与血红蛋白的比值（DLco/Hb）：弥散量亦受Hb影响。严重贫血时（Hb减少），CO从毛细血管壁到红细胞Hb间的弥散距离增加，Hb与CO的结合量减少，使CO反馈压产生而影响CO的继续弥散。因而亦常以DLco/Hb比值矫正，Hb每下降1g，肺弥散量约下降7%。

知识点3：DLco的适应证　　　　　　　　　　　　　副高：掌握　正高：掌握

DLco的适应证有：①原因不明低氧血症的诊断与鉴别诊断；②弥漫性间质性肺疾病的

诊断、鉴别诊断及病情评价；③结缔组织病肺病变的诊断及病情评价；④肺气肿的诊断及病情评价；⑤弥漫性肺血管病变。

知识点4：一口气法检查的结果判断　　　　　　副高：掌握　　正高：掌握

（1）正常：DL_{CO}、DL_{CO}/V_A＞正常预计值的95%可信限（或＞80%预计值）。

（2）异常：①轻度损害：在60%～79%预计值；②中度损害：在40%～59%预计值；③重度损害：＜40%预计值。

知识点5：肺弥散功能检查的适应证　　　　　　副高：掌握　　正高：掌握

引起弥散面积减少、弥散距离增加及通气-血流不均的疾病均可导致弥散能力下降。因而有上述病理生理指征的临床疾病均适宜做弥散功能测定。适应证包括：①肺间质性疾病，如特发性肺纤维化；②肺泡填塞性疾病，如肺泡蛋白沉着症；③肺泡损坏性疾病，慢性阻塞性肺疾病，肺气肿与支气管哮喘肺过度充气的鉴别；④其他低肺活量性疾病，需鉴别有无肺实质性病变。

知识点6：常见疾病的弥散功能改变　　　　　　副高：掌握　　正高：掌握

常见疾病的弥散功能改变

	DL_{CO}	DL_{CO}/V_A
慢性阻塞性肺疾病	↓	↓
支气管哮喘	→	→
气胸	↓	↑
胸腔积液	↓	↑
肺组织切除	↓	↑
肺间质性病变	↓	↓或→
肺栓塞	↓	→
左向右分流的肺血管病	↑↑	
红细胞增多症	↑	↑
贫血	↓	↓
胸廓畸形	→	↑
剧烈运动后	↑	→

第四节　支气管激发试验

知识点1：支气管激发试验的方法　　　　　　　　　　副高：掌握　　正高：掌握

常用的激发剂吸入方法有Chai测定法（间断吸入法）、Yan测定法（简易手捏式雾化吸入法）、Cockcroft测定法（潮气吸入法）及强迫振荡连续描记呼吸阻力法等。

知识点2：支气管激发试验的测定方法——潮气法　　副高：掌握　　正高：掌握

（1）药物准备：乙酰甲胆碱或组胺以生理盐水稀释，配置成4mg/ml和32mg/ml两种浓度，可放置在4℃内，存放3个月。使用前，配制成0.03mg/ml、0.06mg/ml、0.125mg/ml、0.25mg/ml、0.50mg/ml、1.00mg/ml、2.00mg/ml、4.00mg/ml、8.00mg/ml、16.00mg/ml及32.00mg/ml浓度。

（2）吸入规程：首先测定基础肺功能。然后从最低激发浓度（剂量）起，依次以双倍浓度（剂量）递增吸入刺激物，吸入后30～90秒，测定肺功能，相邻两个剂量开始吸入时间间隔为5分钟，直至肺功能指标达到阳性标准或出现明显不适及临床症状，或吸入最高浓度的激发剂仍呈阴性反应时，停止激发剂吸入。结束后应给予吸入支气管扩张剂，以缓解症状、恢复肺功能。

知识点3：支气管激发试验的测定方法——计量法　　副高：掌握　　正高：掌握

计量法中雾化器每喷排出量均为0.003ml，每次试验用5个雾化器，分别加入生理盐水和4级不同浓度（3.125mg/ml、6.25mg/ml、25.00mg/ml、50.00mg/ml）的激发药物。测定方法与潮气法类似。气道反应性指标以$PD_{20} FEV_1$表示，当FEV_1降低值达到基础值20%时，吸入药物的累计剂量称为$PD_{20} FEV_1$，当组胺$PD_{20} FEV_1 < 7.8\mu mol/L$或乙酰甲胆碱$PD_{20} FEV_1 < 12.8\mu mol/L$，判断为气道反应性增高。若$FEV_1$或PEF下降≥20%，或比气道传导率（sGAW）下降≥35%的最低累积剂量（PD_{20}）或最低累积浓度（PC_{20}），为激发试验阳性，即气道反应性增高。

知识点4：支气管激发试验的测定方法——阻力法　　副高：掌握　　正高：掌握

阻力法是指通过强制振动法测定呼吸系统阻力（Rrs），以其作为气道反应性指标的方法。也可以气道传导率（Grs）作为气道反应性指标。Grs = 1/Rrs。

知识点5：激发试验流程　　　　　　　　　　　　　　副高：掌握　　正高：掌握

激发前先作肺功能测定（基础值），然后吸入用作稀释激发剂的稀释液（常用生理盐水）。以做吸入方法的训练与适应，再测定肺功能（对照值）。观察稀释液是否对肺通气功能有所影响，若对照值与基础值变异<5%者，取其最大值为基础参考值；否则以对照值为参考值，先吸入起始浓度的激发剂（起始激发浓度常为醋甲胆碱0.075mg/ml，组胺0.03mg/ml，抗原1:100万），再测定肺功能，继续吸入下一浓度的激发剂和测定肺功能，直至肺功能指标达到阳性标准或出现明显的临床不适，或吸入最高浓度的激发剂仍呈阴性反应时，停止激发剂吸入，若激发试验阳性且伴明显气促、喘息，应予支气管扩张药吸入以缓解患者症状。

| 知识点6：支气管激发试验常用的肺功能评估指标 | 副高：掌握　正高：掌握 |

支气管激发试验常用的肺功能评估指标主要有FEV_1、比气道导气性（sGaw）及最高呼气流量（PEF）等。①FEV_1通过肺量计测定，重复性好；②sGaw通过体积描记仪测定，敏感性较高；③PEF常通过简易呼气峰流量仪测定，操作简便，尤其适用于流调现场调查和患者在家中自我监测随访。目前，在医院检查中以FEV_1最为常用。

| 知识点7：支气管激发试验的适应证 | 副高：掌握　正高：掌握 |

支气管激发试验的适应证有：①不能解释的咳嗽、呼吸困难、喘鸣、胸闷或不能耐受运动等，为排除或明确哮喘的可能性；②因临床征象不典型或不能取得预期疗效的未被确诊的哮喘患者；③对临床诊断哮喘患者提供客观依据及做随访疗效的评价；④其他疑有气道高反应性的各种疾病，并为科研提供数据。

| 知识点8：支气管激发试验的禁忌证 | 副高：掌握　正高：掌握 |

支气管激发试验的禁忌证有：①对诱发剂吸入明确超敏；②FEV_1<70%预计值；③近期心肌梗死或脑血管意外；④主动脉瘤；⑤2周内上呼吸道感染；⑥妊娠；⑦哮喘发作期；⑧不适宜测定用力肺活量者（如肺大疱、气胸等）；⑨正在使用胆碱酯酶抑制剂（治疗重症肌无力）者。

| 知识点9：支气管激发试验的结果评定 | 副高：掌握　正高：掌握 |

（1）定性判断：①阳性：吸入激发剂后FEV_1下降20%或以上；②阴性：达不到上述指标。当FEV_1下降15%~20%，无气促喘息发作，诊断为可疑阳性，应2~3周后复查，必要时2个月后复查；当FEV_1下降<15%判断为阴性，应排除影响气道反应性测定及评估的因素（如吸入方法、使用药物、变应原接触、呼吸道感染等）。

（2）定量判断：通过累积激发剂量（PD）或激发浓度（PC）可定量测定气道反应性。如PD20-FEV_1是使FEV_1下降20%时累积吸入刺激物的剂量。

知识点10：气道反应性增高根据 PD_{20}-FEV_1（组胺）的分级

副高：掌握　正高：掌握

气道反应性增高（BHR）依照 PD_{20}-FEV_1（组胺）可分为4级：① $<0.1\mu mol$（0.03mg）为重度BHR；② $0.1\sim0.8\mu mol$（$0.03\sim0.24mg$）为中度BHR；③ $0.9\sim3.2\mu mol$（$0.25\sim0.98mg$）为轻度BHR；④ $3.3\sim7.8\mu mol$（$0.99\sim2.20mg$）为极轻度BHR。

知识点11：支气管激发试验的临床意义　　　　副高：掌握　正高：掌握

（1）BHR是确诊支气管哮喘的重要指标之一，尤其对隐匿型哮喘病者的诊断，气道反应性测定是主要的诊断条件之一。

（2）BHR的严重程度与哮喘的严重程度呈正相关，重度BHR者通常其症状较明显，且极易发生严重的喘息发作；轻度BHR哮喘者病情较稳定；濒临死亡的患者有严重的气道反应性升高。

（3）评价疾病的治疗效果，治疗前后的比较可为治疗效果的评价提供准确的依据。

（4）研究哮喘的发病机制及流行病学。

知识点12：激发试验的注意事项　　　　　　　副高：掌握　正高：掌握

由于支气管激发试验可诱发气道痉挛，因此在进行本试验时应注意备有支气管扩张药（β受体激动药），最好备有雾化吸入装置；备有吸氧及其他复苏药和器械；试验中应有富有经验的医生在场，以利于必要时的复苏抢救。

第五节　支气管舒张试验

知识点1：常用的舒张支气管平滑肌的药物及给药方法　　副高：掌握　正高：掌握

舒张支气管平滑肌的常用药物有β₂肾上腺素能受体激动药、胆碱能（M）受体阻滞药、茶碱等；给药方式包括吸入性给药和非吸入性给药（如口服、静脉给药等），但以吸入性支气管舒张试验为常用，吸入方式有定量气雾剂（MDI）吸入、MDI+储雾罐吸入、干粉吸入、雾化吸入等方式。

常用吸入支气管舒张药物有：β₂激动剂如沙丁胺醇MDI 400μg吸入，沙丁胺醇溶液1000μg稀释后雾化吸入，特布他林MDI 500μg吸入，M受体阻滞药如异丙托溴铵80μg MDI吸入等。

知识点2：评价支气管扩张试验的常用肺功能指标　　副高：掌握　正高：掌握

评价支气管扩张试验的常用肺功能指标有 FEV_1、FVC、PEF、$FEF_{25\%\sim75\%}$、$FEF_{50\%}$、比

气道导气性（sGaw），气道阻力（Raw）、呼吸阻抗响应频率（Fres）等，其中以FEV_1最为常用。

| 知识点3：支气管舒张试验结果评定指标 | 副高：掌握　正高：掌握 |

（1）变化率：可用下式计算：

$$肺功能指标变化率（\%）=\frac{用药后肺功能值-用药前肺功能值}{用药前肺功能值}×100\%$$

（2）绝对值改变：绝对值改变=用药后肺功能值-用药前肺功能值。

| 知识点4：支气管舒张试验的适应证 | 副高：掌握　正高：掌握 |

支气管舒张试验的适应证包括：①有合并气道痉挛的疾病如支气管哮喘、慢性阻塞性肺疾病（COPD）、超敏性肺泡炎、泛细支气管炎等。常用于了解气道可逆性改变及对治疗药物的敏感性，如支气管哮喘或慢性阻塞性肺疾病的诊断，支气管舒张药物的选用等；②有气道阻塞征象，需排除不可逆性气道阻塞的疾病，如上气道阻塞。

| 知识点5：支气管舒张试验的禁忌证 | 副高：掌握　正高：掌握 |

支气管舒张试验的禁忌证包括：①对已知支气管舒张剂过敏者，禁用该舒张剂；②测定用力肺活量评价气道可逆性改变者，禁忌证同用力肺活量检查；③肺功能检查证实无气流受限者，无须做本项检查。

| 知识点6：支气管舒张试验的判断标准 | 副高：掌握　正高：掌握 |

（1）阳性：FEV_1增加率≥12%，绝对值增加≥0.2L。
（2）阴性：达不到上述（1）项标准。

| 知识点7：支气管舒张试验阳性的临床意义 | 副高：掌握　正高：掌握 |

支气管舒张试验阳性说明气流受限是因气道痉挛所致，经用舒张药物治疗可以缓解，且对所用药物敏感。这对临床诊治和正确选用支气管舒张药物具有十分重要的指导意义。

| 知识点8：支气管舒张试验阴性的原因 | 副高：掌握　正高：掌握 |

舒张试验阴性有以下可能原因：①轻度气道缩窄者，因其肺功能接近正常，用药后气

道舒张的程度较小；②狭窄的气道内有较多的分泌物堵塞气道，如重症哮喘患者支气管腔内常有大量黏液栓，影响吸入药物在气道的沉积和作用；③药物吸入方法不当，致使药物作用不佳，为保证药物的吸入，可采用雾化吸入方法；④使用药物剂量不足，故有时为明确了解支气管的可舒张性，常用较大剂量，如MDI或干粉吸入400μg沙丁胺醇；⑤缩窄的气道对该种支气管舒张药不敏感，但并不一定对所有的支气管舒张药都不敏感，此时应考虑改用别的支气管舒张药再作检查，如由沙丁胺醇转为异丙托品；⑥在做支气管舒张试验前数小时内已经使用了舒张药，气道反应已达到极限，故此时再应用舒张药效果不佳，但并不等于气道对该舒张药不起反应；⑦狭窄的气道无可舒张性，作此结论应排除上述6点因素。

| 知识点9：支气管舒张试验的临床应用 | 副高：掌握　正高：掌握 |

（1）诊断哮喘：支气管舒张试验阳性支持哮喘诊断；阴性结果不能否定哮喘诊断。

（2）指导用药：通过本试验可了解所采用的支气管舒张剂的疗效，指导治疗。

第六节　呼气峰流量及其变异率检查

| 知识点1：呼气峰流量及呼气峰流量变异率的概念 | 副高：掌握　正高：掌握 |

呼气峰流量（PEF）是指用力呼气时的最高流量，亦称最高呼气流速、最大呼气流量、最高呼气流量等。PEF能较好地反映气道的通畅性，是通气功能的常用检查之一。

呼气峰流量变异率（PEFR）是指一定时间（如24小时）内PEF在各时间点的变异程度。PEFR能较好地反映气道的舒缩功能，从而也作为气道可逆性检查或气道反应性检查在临床中广泛应用。

| 知识点2：PEF的检查方法 | 副高：掌握　正高：掌握 |

PEF的检查依赖于受试者的努力和正确的技能掌握，应按以下方法进行：①受试者采取站立位或坐位（推荐站立位），水平位手持峰流量仪；②深吸一口气，然后迅速口含峰流量仪咬口并立即用最大力气和最快速度将肺内气体呼出，注意口角尽可能不漏气；③读取峰流量仪游标箭头数值；④重复检查最少3次，取最高值。

| 知识点3：PEF检查的结果判断 | 副高：掌握　正高：掌握 |

PEF测定值高于预计值的80%，可判断为正常（可用绿灯或绿区表示）；如PEF测定值在正常预计值的50%～80%区间，提示轻度至中度的气道阻塞（可用黄灯或黄区表示）；如PEF测定值<50%预计值，提示气道阻塞程度较重（可用红灯或红区表示）。

知识点4：PEFR检查的计算方法　　　　　　　　副高：掌握　正高：掌握

PEFR检查的计算方法有以下两种：

$$PEFR = \frac{2 \times (PEF_{最高值} - PEF_{最低值})}{PEF_{最高值} + PEF_{最低值}} \times 100\%$$

或

$$PEFR = PEF_{最低值} / PEF_{个人最高值} \times 100\%$$

第一种目前应用较多，我国的支气管哮喘防治指南也推荐采用该法，但计算相对复杂，患者的自我监测计算不够方便。第二种方法只要患者在此前的PEF检查中能确定其个人最高值，则计算简单，易为患者使用，临床实用性更强。

知识点5：PEFR检查的结果判断　　　　　　　　副高：掌握　正高：掌握

（1）PEFR≥20%或60L/min，两者中取最高值。可判断为气道舒缩功能变异程度较高，亦即气道可逆性阳性，提示支气管哮喘。

（2）PEFR低于上述标准，为气道可逆性阴性。但受病者能否很好地掌握检查技术的因素影响。另外，如果气道阻塞并非主要由于气道平滑肌痉挛收缩所引起时，虽然PEF可能较低，但PEFR也不一定会明显变大。

第七节　肺功能检查临床应用

知识点1：肺量计检查的适应证　　　　　　　　副高：掌握　正高：掌握

（1）诊断：①鉴别呼吸困难的原因；②鉴别慢性咳嗽的原因；③用于支气管哮喘、慢性阻塞性肺疾病等疾病的诊断；④胸腹部及其他手术者的术前评估。

（2）监测：①监测药物及其他干预性治疗的反应；②评估胸部手术后肺功能的变化；③评估心肺疾病康复治疗的效果；④公共卫生流行病学调查；⑤运动、高原、航天及潜水等医学研究。

（3）损害/致残评价：①评价肺功能损害的性质和类型；②评价肺功能损害的严重程度，判断预后；③职业性肺疾病劳动力鉴定。

知识点2：肺量计检查的禁忌证　　　　　　　　副高：掌握　正高：掌握

（1）绝对禁忌证：①近3个月患心肌梗死、休克者；②近4周严重心功能不稳定、心绞痛者；③近4周大咯血者；④癫痫发作需要药物治疗者；⑤未控制的高血压病患者；⑥主动脉瘤患者；⑦严重甲状腺功能亢进者。

（2）相对禁忌证：①心率＞120次/分；②气胸、巨大肺大疱且不准备手术治疗者；③孕妇；④鼓膜穿孔患者（需先堵塞患者耳道后测定）；⑤近4周呼吸道感染；⑥免疫力低下；⑦其他：呼吸道传染性疾病（如结核病、流感等）。

知识点3：肺通气功能检查的优点 副高：掌握 正高：掌握

肺通气功能检查，又称肺量计检查，它既可反映肺容量的改变，也可反映气道通畅性以及气道反应性的改变，并且具有检测方法简单易行、重复性好、仪器便宜等众多优点，是目前在临床上最为广泛采用的检查。肺通气功能检查可占到所有肺功能检查的80%以上。一般而言，绝大多数其他方面的肺功能检查都是在完成肺量计检查后，依据检查的结果和疾病的特点再进一步地选择相应的肺功能检查。因此可以说，肺量计或肺通气功能检查是临床肺功能检查的基础，也是重要的检查方法。

知识点4：肺功能检查结果的解读 副高：掌握 正高：掌握

肺功能诊断应首先回顾及评价检验的质量，虽然不太理想的试验结果仍然包含了有用信息，但评价者应当识别这些问题并了解存在的潜在错误及其程度。只依靠计算机自动给出的评价虽然较为方便，但却容易忽略质量评估。单纯依靠数据结果做出临床决定是一个常见的错误。

确保试验质量后，下一步将进行一系列比较，如测量结果与iE常人参考值的比较，与已知疾病或异常生理状态（如阻塞性或限制性）的比较，自身比较以评价患者个体的变化等。肺功能报告的最后一步是回答做肺功能试验所要解决的临床问题。

肺功能结果是否正常，需与相同条件的正常人（如年龄、身高、体重、性别、种族、工作强度等相同）或所推导的正常预计（参考）值进行比较，超出95%正常值可信限范围的结果可考虑有异常因素的存在。如有可能，所有参数均应尽量来源于同一参考值。

肺功能检查的结果解读需将检查指标数值与相应的正常值进行比较，判断是否在正常范围。临床实践中，由于部分肺功能指标没有或不能提供95%可信限，此时可采用正常值±一定百分比（如常用$FEV_1 \pm 20\%$）来判断肺功能结果是否正常。

除将检测数值与正常值比较以外，相关指标的关系图（如F-V曲线、V-T曲线等）也是非常重要的检查结果，仅仅是指标数字的改变常常不够直观，一些重要的信息容易被忽视。

另外，需要切记的是不能脱离临床资料单独解释肺功能结果。完整临床资料的提供有助于准确地解读肺功能结果，并对临床提出恰当的指导性建议。

知识点5：进行肺通气功能检查的结果 副高：掌握 正高：掌握

进行肺通气功能检查，其检查结果可能有4种：①通气功能正常；②小气道病变；③阻塞性通气功能障碍；④限制性通气功能障碍。

知识点6：特殊人群通气功能检查正常后需要做的检查 副高：掌握 正高：掌握

如果通气功能检查正常，一般情况下该受试者的肺功能是良好的，可大致判断其肺功能正常，在除外以下的情况后无须进一步进行其他肺功能检查。

（1）准备做胸外科手术者：可考虑加做最大分钟通气量或运动心肺功能检查，因这两者可反映受试者的通气代偿能力，对判断手术耐受力和术后并发症的发生有帮助。

（2）受试者有反复咳嗽、胸闷、喘息发作的病史：这些受试者可能合并有哮喘（包括咳嗽变异型哮喘）。这些受试者往往在夜间受生物钟波动规律的影响而出现夜间发作和通气功能障碍，但在日间肺功能可表现正常。此外，这些受试者在受到外界因素的强烈刺激（如剧烈运动、吸入过敏源、吸入冷空气等）时可诱发其气道痉挛，但如没有暴露于这些刺激因素时也可表现正常。因此通气功能正常并不代表其肺功能没有问题。对这些患者，可考虑给予支气管激发试验。如激发试验阳性，提示气道反应性增高，结合其临床病史，可考虑支气管哮喘的诊断。

（3）受试者有呼吸困难，特别是运动后呼吸困难的病史：由于通气功能检查是反映静态的肺功能状态，即使其基础通气功能正常，也不能反映运动过程中的呼吸功能障碍，因此需要了解运动中的呼吸功能改变，特别是患者伴有冠心病、高血压、心律失常等病史，此时更需要对呼吸困难是由于呼吸系统疾病还是心血管系统疾病所导致的进行鉴别。运动心肺功能检查，通过运动–心–肺偶联，可以检测出运动中出现的呼吸困难是由于运动系统、呼吸系统或心血管系统的原因所导致。如检查结果发现呼吸反应异常，如呼吸储备下降、呼吸频率反应异常等，提示运动受限是由于呼吸系统疾病所致；如检查提示心血管系统反应异常，如氧脉（摄氧量/心率）增加、心律失常、无效腔通气增加等，提示运动受限是由于心血管系统疾病所致；如心、肺反应均在正常范围，则运动后呼吸困难的出现可能是心、肺外因素所引起，如异常的呼吸调节（高通气综合征）、贫血、血液系统疾病等，需进一步进行相应的检查。

知识点7：通气功能检查显示小气道病变需要做的检查　　　副高：掌握　正高：掌握

如通气功能检查显示小气道病变，提示气道功能可能发生了早期的损害，出现呼气流量下降。呼吸气流除受到气道管径的影响外，还受到呼吸压力的影响，故气道阻力测定，同步检测呼气气流及与之相应的呼吸驱动压，可更敏感地反映气道的功能状态。如气道阻力增加，证实了气道功能受损，可考虑予支气管舒张试验，进一步了解气道功能的可逆性和治疗的效果。

知识点8：通气功能显示阻塞性通气功能障碍需要做的检查　　　副高：掌握　正高：掌握

如通气功能显示阻塞性通气功能障碍，首先需判断是大气道阻塞还是中、小气道阻塞。流量–容积曲线的特征性图形对判断大气道（上气道）阻塞有非常重要的指导价值。如是呼气相流量受限呈平台样改变，提示胸内型上气道阻塞；如是吸气相流量受限呈平台样改变，提示胸外型上气道阻塞，如有呼、吸双相流量受限，提示固定型上气道阻塞。如流量–容积曲线显示流量受限在用力呼气中后期尤为明显，提示是中、小气道阻塞，此时如前述可再进一步检查做气道阻力测定。同时，为了了解其气道阻塞是否可以得到改善，即了解其气道可逆性改变的情况，可申请做支气管舒张试验。如舒张试验阳性，特别是通气功能恢复正常，可考虑受试者患有哮喘。慢性阻塞性肺疾病（COPD）也可有舒张试验阳性，但即使肺功能有所改善，仍不能恢复至正常，是COPD与哮喘的主要鉴别点之一。对于通气功能检查提示气道阻塞者，还可结合胸部X线检查，考虑进行肺容量检查，了解患者是否有肺过度充气。如肺容量检查显示残气量、功能残气量、肺总量增加、残总比增高，则提示有肺过度充气，此时需进行是否合并肺气肿的鉴别。弥散功能检查能了解肺泡气体的弥散能力，在肺泡结构受到破坏的肺气肿患者，其弥散功能降低，而仅有肺过度充气的患者弥散功能正常，可资鉴别。

知识点9：肺通气功能检查显示限制性通气功能障碍需要做的检查
副高：掌握　正高：掌握

如通气功能显示VC或FVC下降，提示限制性通气功能障碍，此时需进一步做肺总量、残气量等容量检查，以确认肺容量确实受限。肺总量的检查可排除假性限制性通气功能障碍。如确有肺过度充气的表现，可做支气管舒张试验，了解舒张药吸入后肺过度充气是否可以恢复，进而做出是否哮喘的诊断。如确认是肺总量减少、限制性病变，则需进行弥散功能检查，了解限制肺容量扩张的病变是由于肺内因素［如肺纤维化、肺泡填塞（如肺泡蛋白沉着症）、毁损肺等］，或是肺外因素（如胸廓畸形、胸膜增厚粘连等）所引起。如弥散功能是正常的，则可能是肺外因素，反之则可能是肺内因素。如有弥散功能下降，还需进一步考虑是由于弥散距离增加（如肺纤维化、肺水肿等致肺泡膜增厚、贫血等），还是由于弥散面积减少（如肺气肿）所导致。弥散量与肺泡通气量的比值改变对诊断有帮助。部分肺间质性病变的患者，其弥散功能的改变常较肺容量的变化更为敏感，甚至在肺容量尚在正常范围时即出现弥散功能的障碍，弥散功能下降的幅度也较容量地改变更大，对有效治疗的反应也更敏感。

知识点10：肺功能检查的临床意义
副高：掌握　正高：掌握

肺功能检查是临床上胸肺疾病及呼吸生理的重要检查内容，有助于临床早期检出肺、气道病变，评估疾病的病情严重程度及预后；评定药物或其他治疗方法的疗效；鉴别呼吸困难的原因诊断病变部位评估肺功能对手术的耐受力或劳动强度耐受力；以及对危重病人的监护等。

目前肺功能检查已在我国大中型医院普遍开展，随着我国社区医疗工作受到越来越多的重视，基层及社区医院的肺功能检查也必然开展得越来越广泛。近年中华医学会呼吸病学分会发布的"慢性阻塞性肺疾病（COPD）诊治指南""支气管哮喘防治指南""慢性咳嗽诊治规范"等疾病的诊治指南中，均将肺功能作为这些疾病的诊断和严重度分级的重要指标，甚至是金标准。

肺功能检查作为客观的检查指标，通过不同的检查方法，从不同的侧面全方位地分析相应的呼吸生理和病理改变，其在临床上的应用是多方面、多层次的。肺功能检查在呼吸系统疾病的诊断、分级和治疗及科学研究中具有十分重要的意义。

第七章 呼吸系统疾病影像学检查与诊断

第一节 胸部X线、CT检查

知识点1：胸部透视的优点和缺点   副高：掌握   正高：掌握

胸部透视具有方便、经济及能动态观察病变的优点，有助于观察肺门血管的搏动和膈肌的运动，鉴别少量胸腔积液和胸膜增厚。但是由于其分辨率较低，易遗漏较小的病灶，最主要的缺点是缺乏永久性图像记录，无法进行前后比较，以了解病变的转归。

知识点2：胸部X线摄影的优点   副高：掌握   正高：掌握

胸部X线摄影也即胸片，是胸部疾病首选的也是最常用的影像学检查方法，广泛运用于胸部疾病的诊断、疗效观察、随访检查过程中。近年来由下数字化X线摄影的广泛运用，提高胸部X线摄影的显示能力，同时有利于影像资料的存储传输及远程医疗服务的开展。

知识点3：胸部X线摄影的不足之处   副高：掌握   正高：掌握

胸部X线摄影存在的不足之处有：①密度分辨率低，故对纵隔及胸壁病变通常只有在其轮廓或形态有明显变化才能显示；②前后组织结构的互相重叠，使肺门区、纵隔旁、心后和近横膈区等部位的病变难于显示，有20%～25%的肺野被遮盖；③对弥漫性病变诊断的敏感性及准确性较低。

知识点4：床旁胸片的用处及缺点   副高：掌握   正高：掌握

床旁胸片是采用移动式X线机，对因病情不允许到放射科行胸部X线摄影的患者进行胸部X线检查。主要用于：①发现胸部新病变；②对原有病变进行复查以观察其变化；③对手术后或各种介入操作后检查，以观察各种导管或插管位置，是否有并发症。缺点：①X线机的容量较小，摄片效果较差；②X线球管与胶片的距离短，图像有一定的放大和模糊效应；③防护条件差。

知识点5：胸部CT的优点   副高：掌握   正高：掌握

常规CT具有极佳的密度分辨率和横断面图像而无影像重叠的优点。高分辨率CT（简称

HRCT）技术的应用，使CT能更清晰地显示肺组织结构的细节，已达到或接近大体解剖的分辨能力，从而大大提高对肺弥漫性病变诊断和鉴别诊断的价值。多层CT的运用有助于更好显示病变及组织结构的三维关系。

知识点6：胸部CT检查的适应证　　　　　副高：掌握　正高：掌握

胸部CT检查的适应证简单概括为：①常规X线片发现异常需进一步定性或定位诊断；②常规X线检查阴性而临床高度怀疑胸部病变；③导向经皮肺穿刺活检及某些介入治疗；④对肺癌的高危人群进行低剂量肺癌筛查。

知识点7：适用造影剂增强的情况　　　　　副高：掌握　正高：掌握

CT造影剂及增强扫描是胸部CT扫描中重要的组成部分，广泛运用于纵隔病变和肺局灶性病变，特别是可疑大血管病变的检查。随着多层CT的广泛运用，尤其是CTA（CT血管造影）技术的运用，胸部CT检查中造影剂的使用也明显增加，但是值得注意的是由于胸部解剖特点决定无论肺野及纵隔均有天然的对比，通常能较好显示病变并进行诊断，加上造影剂的注入存在一定的不良反应，因此，胸部CT检查建议慎用造影剂，但下列几种情况可选用造影剂增强：①可疑血管病变，包括肺栓塞、主动脉夹层和冠状动脉病变等；②纵隔肿块难以与大血管区分；③平扫不易诊断的孤立性肺结节或肿块；④肿块合并肺不张或阻塞性肺炎时为显示肿块的大小；⑤可疑胸腔积液中胸膜转移结节。

知识点8：肺增强CT（HRCT）的基本条件　　　　　副高：掌握　正高：掌握

肺HRCT的基本条件是：①现代工艺技术的CT扫描机，固有空间分辨率 < 0.5mm；②薄层扫描（0.5~1.5mm）；③图像重建使用高空间频率算法；④应用512×512矩阵。

知识点9：HRCT的适应证　　　　　副高：掌握　正高：掌握

HRCT主要适用于：①患者有明显呼吸道症状而X线胸片检查正常者；②弥漫性疾病的诊断和鉴别诊断，当出现典型HRCT表现，几乎可以代替进一步的病理学检查而做出明确诊断；③估计间质性疾病的活动性，有助于选择活检部位、治疗后疗效观察；④对肺内结节能更好地显示其形态学特征，有助于诊断和鉴别诊断；⑤可疑小气道疾病。

知识点10：正常X线胸片阅读（正、侧位）　　　　　副高：掌握　正高：掌握

检查X线正位胸片是诊断胸部疾病的基础，阅读X线胸片时首先判断胸片照射的技术质量是否恰当，包括曝光度、患者是否运动、体位是否有旋转。曝光过度，则图像太黑，细节很难观察；而曝光不足，则图像太白，引起阴影增多。评价方法为仔细观察心影后的脊柱及

肺血管，如果二者均显示，则曝光恰当；如果只有脊柱显示，而肺血管不显示，则曝光过度；如果脊柱不显示，则曝光不足。摄影时患者运动则产生模糊区，尤其是在少量的气胸时影响观察。判断患者体位是否摆正的方法为两侧锁骨头与棘突等距离。

阅读X线胸片时应综合观察，依次为胸部软组织影像、骨骼、纵隔、肺野、肺门、纹理与纵隔。

知识点11：X线摄影或胸部CT诊断步骤　　　副高：掌握　正高：掌握

X线摄影或胸部CT的诊断步骤：①发现异常征象；②分析各种异常征象并找出一个或一些有关键意义的影像表现；③提出若干可能的疾病并进行鉴别；④最后结合临床资料提出初步的X线或CT诊断。

知识点12：肺气肿的X线和CT征象　　　副高：掌握　正高：掌握

病理上肺气肿可分为小叶中心型、全小叶型、间隔旁型和瘢痕旁型。肺气肿的典型X线平片表现为：两肺透亮度增高，两肺纹理稀少，胸骨后间隙增大，肋间隙增宽，横膈低平，心影狭长，心尖离开膈肌。但是X线胸片对肺气肿诊断的敏感性较低，出现典型的肺气肿征象时通常提示为中到重度肺气肿。

CT尤其是HRCT是目前诊断肺气肿最敏感的无创性检查方法，而且能区分不同类型的肺气肿。小叶中心型肺气肿是最常见的肺气肿类型，CT表现的特点是在肺野内出现散在分布的小圆形、无壁的低密度区，直径为2～10mm，位于肺小叶中央，其小叶中心分布特点需HRCT扫描才能见到。病变多分布于肺上部，根据病变无壁特点与囊肿区别。当病变进展，病灶融合成较大范围的低密度区，易与全小叶型肺气肿相混淆，但根据病变分布特点及其他部位残留较多的小灶性无壁透亮灶有助于鉴别。全小叶型肺气肿是罕见的肺气肿类型，其CT特点是全小叶的破坏而形成的较大范围的低密度区，无明显的边界，病变区内血管纹理明显减少，形成弥漫性"简化"的肺结构。病变分布特点为两肺内弥漫分布但不均匀，以下叶及前部为重。间隔旁型肺气肿并不少见，在年轻患者常单独出现，且易出现自发性气胸。老年患者常与小叶中心型肺气肿同时存在，其CT特点为胸膜下小透亮灶，常可见壁但很薄，当透亮灶直径＞1cm时称为肺大疱，病变分布以两上肺尤其是肺尖部为主。瘢痕旁型肺气肿主要见于邻近局部肺内瘢痕处，如肺结核和局部纤维病灶尤其是尘肺大块纤维灶旁。当CT上可见的肺内纤维灶旁小灶性透亮灶时，容易做出该型肺气肿的诊断。

知识点13：肺不张的X线和CT征象　　　副高：掌握　正高：掌握

肺不张是指肺组织含气量过少或消失，导致肺泡不能完全张开甚至肺泡塌陷关闭的状态，肺体积缩小。如肺组织体积缩小程度较轻时又称为肺膨胀不全。肺不张可分为阻塞性肺不张、压缩性肺不张及回缩性肺不张。引起肺不张的常见原因为支气管的腔内阻塞或外压所致，包括肿瘤、结核、异物、大量气胸或胸腔积液等。

肺不张的X线征象主要为病变部位肺组织密度增高，体积缩小。其他间接征象包括：肺门移位，向病变肺叶靠拢，患侧膈肌抬高，纵隔向患侧移位，邻近肺叶代偿性过度充气，患侧肋间隙变窄等。

根据受累范围可分为：①一侧肺不张、肺叶肺不张、肺段肺不张和盘状肺不张。各肺叶不张的X线表现各不相同。②一侧肺不张：患侧肺野均匀致密变，纵隔及气管向患侧移位，肋间隙变窄，健侧呈代偿性过度通气。③右上叶肺不张：右上叶密度增高，体积缩小呈扇形，水平裂外侧上移，呈右上纵隔旁二角形致密影，肺门升高，气管右移。④右中叶不张：右下肺野心缘旁片状模糊影，右心缘模糊不清，侧位像表现为水平裂下移，可见自肺门向前下方的带状影或呈尖端指向肺门的三角形致密影。⑤左上叶肺不张：左侧上中肺野片状模糊影，密度较淡，气管左移，侧位上可见斜裂向前移位，斜裂上方密度增高。⑥下叶肺不张：肺下野内侧可见尖端向上，基底在下的三角形致密影，肺门下移或变小，左下叶肺不张时由于病变位于椎旁心脏后方，正位像容易漏诊，侧位像主要表现为斜裂向后下移位。

知识点14：肺实变影的X线和CT征象　　　　　副高：掌握　正高：掌握

肺实变影为肺泡内的气体被液体或其他组织细胞所替代。X线片和CT的表现为肺野内片状密度增高影，边缘模糊，但当实变影蔓延至叶间胸膜时可形成锐利边缘，受累肺叶体积正常或可有轻微改变，在CT平扫时病灶掩盖其中的肺血管，并常可见支气管充气征。增强CT扫描时病灶内血管影可见且分布正常。引起肺实变的疾病很多，包括肺内感染、肺水肿、肺出血、细支气管肺泡细胞癌、血管炎和活动期的间质性肺炎。

知识点15：磨玻璃影的X线和CT征象　　　　　副高：掌握　正高：掌握

磨玻璃影是一个非特异的术语，是指局部的肺密度的增高，但不伴掩盖相应区域内的血管影。如果血管影被掩盖，则应该称为肺实变影。严格地说，这一征象仅用于HRCT，因为X线胸片上或常规厚层CT扫描上，由于前后重叠或容积效应可使实变影或结节影表现为"磨玻璃影"。

引起磨玻璃影的原因包括肺泡间质或肺泡壁的增厚，肺泡内有少量液体或组织细胞的存在，也可能是毛细血管容积增加导致的肺密度的增高。磨玻璃影的检出具有重要的临床意义，它的存在通常说明该疾病是正在发展中的、活动的并且是可以治疗的。

对于磨玻璃影的鉴别诊断，患者症状是急性的、亚急性的还是慢性的是很重要的。表现为急性过程的包括肺水肿、肺出血、卡氏肺孢子菌肺炎、病毒性肺炎和ARDS等。亚急性或慢性疾病的磨玻璃影的常见的原因包括：间质性肺炎（可以是特发性的或伴有其他疾病的，如硬皮病或其他的胶原血管疾病）、超敏性肺炎、细支气管肺泡细胞癌、肺泡蛋白质沉积症等。

知识点16：HRCT间质性阴影的X线和CT征象　　　　副高：掌握　正高：掌握

常规CT所显示的间质性阴影为网状或结节网状阴影，偶也可见蜂窝样阴影。HRCT的间质性阴影包括：小叶间隔增厚、肺长线状影、胸膜下线、支气管血管间质增厚、蜂窝样阴影和界面征。

（1）小叶间隔增厚：在HRCT上表现为肺外围10～20mm长的线状影，延伸到胸膜面。在下肺野或肺尖，几条这样的短线可围成一多边形的小叶结构，中央可见呈点状的小叶中心动脉影。正常人肺内有时可见几条淡小叶间隔影，但在HRCT上可见大量的小叶间隔总是提示有间质性疾病。小叶间隔增厚可以表现为光滑的、串珠状的或粗细不均的线影。通常光滑的小叶间隔增厚提示间质水肿；串珠状小叶间隔增厚见于癌性淋巴管炎或结节病；而粗细不均的小叶间隔增厚提示间质纤维化。

（2）肺长线状影：2～5cm长的线状影，粗细较均匀，从肺野延伸到胸膜面，通常提示明显的间质纤维化，但应注意与粗瘢痕影或盘状肺不张鉴别。前者通常粗细不均，后者多表现在连续多个层面呈相似的表现或合并磨玻璃影。

（3）胸膜下线：平行于胸膜，距胸膜面不超过1cm的弧线形，最初被报道见于石棉肺病人，现认为这一征象无特异性，也可见于其他间质纤维化疾病。

（4）支气管血管周间质增厚：HRCT呈支气管壁增厚但管腔不扩张。通常见于癌性淋巴管炎、结节病或其他肺纤维化疾病，支气管炎也有支气管壁增厚表现。这一改变如果是轻度增厚而且分布广泛时则不易发现，如果呈灶性分布（癌性淋巴管炎常见）则通过与正常支气管壁比较容易发现。

（5）蜂窝状阴影：较小的囊状阴影，大多数直径几毫米至十毫米，少数可达几厘米，有厚的边缘清楚的纤维壁，多见于肺的外围和胸膜下，且呈多层排列。蜂窝状阴影明显的部位正常结构扭曲，小叶结构无法辨认，通常与蜂窝状阴影相连的胸膜轻度增厚。它是晚期间质纤维化的表现。

（6）界面征：是指含气肺实质与血管，支气管或脏层胸膜面之间呈不规则交界面。在HRCT上血管、支气管或脏层胸膜面边缘口可见不规则细线或类似毛刺状影。界面征是一个非特异性征象，提示为间质性纤维化病变，绝大多数特发性肺纤维化患者均可见界面征。

| 知识点17：钙化的X线和CT征象 | 副高：掌握　正高：掌握 |

钙化通常发生于退行性变或坏死组织内，钙化灶的发现是疾病诊断和鉴别诊断的重要依据。明显的钙化在平片上即可辨认，但细微的钙化常常遗漏。薄层CT扫描是检出钙化的最敏感的方法。CT不但能准确显示钙化，还可以显示钙化的形态、分布以及含量。结核的钙化灶多分布于两上叶的尖后段和下叶的背段，肺内病灶中的钙化形态对鉴别诊断有重要价值，结节中的钙化如呈靶心状、层状、爆米花样及散在的多为良性，如呈偏心性点状或不规则状小钙化应考虑有恶性的可能。

| 知识点18：肿块或结节的X线和CT征象 | 副高：掌握　正高：掌握 |

结节和肿块表现为肺内球形和类球形病变，以长径≥3cm为肿块，长径<3cm为结节。引起肺内结节或肿块的主要病变包括良、恶性肿瘤和肉芽肿。良恶性结节或肿块的鉴别主要

根据其大小、形态、边缘、其内的密度、与周围血管或胸膜的关系，增强扫描还可以通过结节或肿块的强化方式进行鉴别。

孤立性肺结节或肿块的良恶性鉴别需综合上述多种征象进行判断。肺内良性肿瘤的表现为边缘锐利光滑，生长缓慢，薄层CT扫描时结节或肿块内发现脂肪灶是错构瘤特征性的表现。恶性结节常表现为边缘不规则、呈分叶状或可见脐样切迹、可见短细毛刺、胸膜凹陷征。值得注意的是这些病变征象与病灶的大小有一定的关系，当恶性结节直径<1cm时，其表现可类似良性结节。两肺出现散在分布的多发结节或肿块影时首先考虑转移瘤的可能。

知识点19：空洞和空腔的X线和CT征象　　　　　副高：掌握　　正高：掌握

空洞是指肺内病变发生组织坏死液化，并经支气管引流排出而形成的，如结核灶发生干酪样坏死、肺脓肿或肺癌的液化坏死等。空腔性病变是指肺内原有含气间隙的异常扩大，如肺大疱、囊状支气管扩张等。

分析空洞病变主要观察其壁的厚薄、内壁光滑或不规则、有无壁结节、中央性或偏心性空洞等。如空洞病变与支气管相通时空洞内可出现气液平衡。肿瘤性空洞多为偏心性厚壁空洞，壁不规则，可有壁结节。壁厚度≤4mm倾向于良性，≥15mm倾向于恶性。

知识点20：胸腔积液和气胸的X线和CT征象　　　　副高：掌握　　正高：掌握

根据其形态学特点可分为游离性积液和包裹性积液。

（1）游离性积液：当游离积液超过200ml时，后前位胸部平片显示肋膈角变钝。由于后肋膈角位置低于侧肋膈角，因此侧位胸片可以比后前位胸片较早发现胸腔积液。采用侧卧水平投照的胸片是发现少量胸腔积液的方法，少至10ml积液即可发现。中等量积液呈外高内低的弧形阴影。大量积液时患侧密度均匀增高，纵隔向健侧移位，仅肺尖可见少量含气或完全一侧肺致密变。CT和超声对胸腔积液均有很高的敏感性和特异性。

（2）包裹性积液：可以发生于胸腔的任何部位，大小不等，呈光滑的、边缘清楚的均匀密度，向肺野凸出。部分包裹积液位于叶间裂，后前位胸片呈肺野内椭圆形肿块影，可误认为肺内肿块，结合侧位胸片容易鉴别，通常叶间积液呈梭形致密影，长轴与叶间裂平行。

（3）气胸：进入胸腔的气体自外围将肺组织向肺门方向压缩，肺边缘呈细线样影，胸廓与肺之间呈无肺纹理的透亮带。少量气胸在胸部后前位像仅位于肺尖边缘，容易漏诊，大量气胸可将肺完全压缩于肺门区，形成肺门区肿块影，外周无血管纹理影。

大多数胸腔积液患者采用X线胸部平片可以做出诊断，通常无须进一步CT检查。但是在一些情况下，CT检查能发挥相当重要的作用，包括准确估计包裹性胸腔积液的范围及位置；鉴别胸腔积液及肺内疾病，尤其是对无法站立摄影的患者；发现胸腔积液中的转移灶以及被胸腔积液掩盖的肺内病变。

CT上胸腔积液于胸膜腔的下垂位置形成新月形密度增高影，但少量胸腔积液通常位于后胸腔的中部。其密度呈均匀的水样密度，与软组织密度的胸膜增厚或肿块有明显的区别。测量胸腔积液的CT值对其性质的判断价值不高，CT无法鉴别渗出性、漏出性和乳糜性胸腔积液。只有当急性出血形成的血性胸腔积液时，其密度明显高于水的密度且不均匀，CT可以检出。

薄层扫描有助于明确叶间积液与叶间胸膜的关系。胸腔包裹积液的典型表现为表面光滑、呈凸面突向肺内的致密影，其长度常大于高度，由于内含液体的重量，使其最大的短径并不一定位于病变的中央，尤其是位于侧胸膜区的胸腔积液。包裹性积液和胸壁相交处呈钝角，局部胸膜抬高呈"胸膜尾"征。当有胸膜增厚时产生胸膜劈开征，增强扫描中表现更明显。包裹性积液常使邻近的肺产生压迫性肺膨胀不全或结构扭曲改变。

第二节　磁共振成像

知识点1：磁共振成像的概念　　　　　　　　　　　　　正高：熟悉

磁共振成像（MRI）是通过对静磁场中的人体施加某种特定频率的射频（RF）脉冲，使人体组织中的氢质子受到激励而发生磁共振现象，当终止RF脉冲后，质子在弛豫过程中感应出MR信号；经过对MR信号的接收、空间编码和图像重建等处理过程，即产生MR图像。

知识点2：MRI的优点　　　　　　　　　　　　副高：掌握　正高：掌握

MRI磁共振影像具有无创性、无放射损伤的特点，同时具有判断组织化学特性的潜力，能提供软组织及肺内含水的定量、血流的定量和定性等信息，直接多层面扫描方式等优点。但是由于受到一些技术因素的限制，在胸部疾病的影像检查中，其运用的广泛性及重要性现在仍远不及CT。不过，随着磁共振技术的发展，结合它本身应有的特性，目前磁共振成像在胸部影像检查中作为二线检查方法，补充解决一些CT难以诊断的问题，并起到相当的作用。

知识点3：磁共振技术的诊断价值　　　　　　　　副高：掌握　正高：掌握

磁共振技术在下列一些方面仍有较大的诊断价值：

（1）大血管病变：胸主动脉夹层、动脉瘤及术后复查；肺动脉栓塞。这部分与增强CT相似——主要用于碘过敏患者的检查。

（2）纵隔占位性病变：有一定的定性作用，特别是一些囊性病变，因出血或含脂类、蛋白等成分较高时CT可误认为实性占位，如支气管囊肿等；评价恶性肿瘤对纵隔结构的侵犯；淋巴瘤放疗后纤维化或复发的判断。

（3）胸膜及胸壁病变：对有广泛胸膜病变的患者，MRI比较容易区别胸腔积液还是肺内病变，胸壁或纵隔侵犯，还可在一定程度上鉴别胸腔积液的性质。

（4）肺内病变：有些病变可做出定性诊断如肺内血管瘤或动静脉畸形，尤其对不宜做CT增强扫描的患者；肺泡蛋白沉积症的诊断；有可能作为肺灌注及通气等功能性检查手段之一，估计肺功能性改变。

　　胸部MRI检查的禁忌证与其他部位检查一样。尤其是有心脏起搏器的患者是绝对禁忌证。另外，扫描时起搏器可能接收射频信息而导致出现很快的心率。

知识点4：胸部MR信号强度特征（正常）　　　　　　　　　　正高：熟悉

胸部MR信号强度特征（正常）

组织类别/技术参数	T1加权像	T2加权像	质子像
脂肪组织	白	灰白	灰白
肺、气道、流动的血液	黑	黑	黑
成人胸腺	白	灰白	灰白
纤维、肌肉	灰	灰黑	灰
骨骼、钙化	黑	黑	黑

知识点5：MRI在颈、胸、臂交界区病变的临床应用　　　　　　正高：熟悉

　　颈、胸、臂交界区为传统X线检查很受限制的部位。MRI则可从冠状、矢状和横断轴位三个方面进行观察，能清楚地显示该区域正常组织和病变特征，对以下疾病具有很好的诊断价值：①颈、胸内甲状腺肿大：MRI图像呈长T1（黑色）和较长T2（灰白色）的特征，肿块与气管的关系密切，可致气管受压移位和变形，如果肿块内有坏死、液化、钙化等，其信号强度不均匀；②锁骨上窝区：MRI检查可显示头臂静脉血栓形成、神经纤维瘤、脂肪瘤和淋巴结肿大等；③乳腺癌：MRI检查可发现锁骨上下及腋窝淋巴结转移；④气管肿瘤：MRI可显示肿瘤向气管管腔内外以及沿管壁生长的状态。

知识点6：CT、MR在胸部诊断价值的比较　　　　　　　　　　正高：熟悉

CT、MR在胸部诊断价值的比较

部位和组织器官	CT	MR
颈、胸、臂交界区	良好	优良
纵隔、肺门、胸壁	良好	优良
肺内孤立性病变	优良	一般
肺内弥漫性病变	优良	差
肺气肿	优良	差
心脏、大血管	优良	优良

第三节　介入放射学

知识点1：介入放射学的概念　　　　　　　副高：掌握　正高：掌握

介入放射学从其本义来说，是一门集诊断与治疗为共同目的的学科。随着介入放射学的发展，各项血管和非血管诊断与治疗技术分别被应用到全身不同的系统。因此，从广义来说，介入放射学是一门治疗学。介入放射学应用于呼吸系统则根据其介入路径和手段的不同，分为血管内介入放射学，如咯血的血管介入治疗、动静脉畸形的经血管介入治疗、肺动脉栓塞的经血管介入治疗，以及非血管介入放射学，如气管内支架治疗气道狭窄等。

知识点2：咯血经血管介入治疗的临床表现　　　副高：掌握　正高：掌握

（1）基础病变的临床表现和体征：咯血病例大都具有较明确的原发病病史，如结核、支气管扩张症、肺脓肿、肺肿瘤等。病史不明确的病例要注意血管畸形性病变。不同的原发病具有各自的症状和体征。

（2）咯血：多有不同程度的反复咯血，随着病变的进展，内科治疗越来越难控制出血，出血量增多，频度增加，严重者可出现出血性休克、窒息等。

知识点3：咯血经血管介入治疗的影像学表现　　　副高：掌握　正高：掌握

（1）胸部X线摄影：①原发病的X线表现；②肺泡内积血的表现，可表现为两肺（主要为T肺叶）或某肺叶肺段内高密度的斑片状阴影，要注意与肺部感染鉴别。当患者把肺内积血咳出后，短期内可见明显的变化。

（2）CT检查：①原发病的X线表现；②肺泡内积血的观察较普通胸部摄影更清楚和明确；③多层螺旋CT扫描可能重建出异常的支气管动脉或肺动脉分支，对判断出血的血管来源和介入治疗较有价值。

（3）纤维支气管镜检查：观察出血部位及出血病变原因，当患者出血经内科治疗受到初步控制时，可以争取进行该项检查，能为介入治疗提供较有价值的意见。但患者出血不易控制，大量血块填塞于气道时，纤维支气管镜检查不一定能判断出血来源于哪一侧肺叶。

知识点4：咯血经血管介入的适应证和禁忌证　　　副高：掌握　正高：掌握

（1）适应证：①急性大咯血，内科治疗无效；②反复咯血，外科手术治疗禁忌或患者拒绝接受外科治疗；③外科手术后复发性咯血；④咯血原因不明，或需排除血管畸形性出血，应行支气管动脉造影和/或肺动脉造影。

（2）禁忌证：①有严重出血、感染倾向；②对造影剂过敏；③严重心、肝、肾衰竭。

| 知识点5：咯血经血管介入的围介入手术处理 | 副高：掌握　正高：掌握 |

（1）保持呼吸道通畅在介入手术准备和手术中，保持呼吸道通畅对防止患者再次突发大咯血而致窒息非常重要。

（2）呼吸支持与镇静镇痛，对可自主呼吸的患者，脉搏氧饱和度能维持在95%以上者，可仅给予面罩呼吸，保障术中呼吸正常。对自主呼吸不能维持供氧的患者，必须进行辅助呼吸，使脉搏氧饱和度维持在95%以上。辅助呼吸根据患者术中是否有出血性反流导致窒息的危险选择不同的方式：反流危险小的可采用BiPAP呼吸机；反流危险大的应首选有创呼吸机辅助呼吸。术中采取有创辅助呼吸的患者必须进行镇静和镇痛支持。镇痛常规使用静脉给药途径，给予阿片类镇痛药，常用的药物有芬太尼、舒芬太尼、瑞芬太尼。同时静脉给予镇静药物，常用的药物为咪达唑仑、丙泊酚。上呼吸机进行辅助呼吸的患者必要时加用中短效的非去极化肌松药。

（3）迅速建立输液通道，补充血容量，纠正休克。

（4）应用止血药。

（5）输红细胞悬液。

（6）术中生命指征监测。

第四节　核医学检查

| 知识点1：放射性核素 | 副高：掌握　正高：掌握 |

自然界由元素构成。迄今为止，人类已经发现了107种元素，并且已经根据元素的化学规律绘制了元素周期表。每一种元素都有其在周期表上的原子序数（Z），原子序数代表了该种元素。元素的基本性质由原子核内的质子数量决定，故特定的元素又称为核素。同位素表示原子序数相同但原子质量（A）不同的元素。因为原子序数是相同的，所以同位素的原子核里有相同的质子数和不同的中子数。一种元素可以有一种或多种同位素。

由于同位素的原子序号相同，实际应用时常以化学符号加原子质量效的方式就足以清楚地表达一种核素。

很多元素的天然同位素和人工同位素是不稳定的，在释放出某种粒子和能量以后达到稳定状态。这个过程称为放射性衰变，这种同位素称为放射性核素。

| 知识点2：放射性示踪剂的概念和特点 | 副高：掌握　正高：掌握 |

通过化学方法，将放射性核素与生物学相关的特定分子连接即成为放射性药物，也称为放射性示踪剂或显像剂。放射性示踪剂的一个重要特点是化学极微量，因此不具备药理作用。另一特点是其在体生物活动（过程）的同时发出射线所具有的可视性。

知识点3：单光子类放射性核素　　　　　　　副高：掌握　正高：掌握

单光子发射体层扫描仪（SPECT）使用单光子发射类核素，即其衰变时仅释放光子（如γ射线），而不释放其他带电粒子。γ射线电离密度较低，在体内引起的电离辐射损伤小，但又具有较强的穿透力，容易在体表探测到。因此SPECT显像多利用能发射γ射线的放射性核素。

知识点4：正电子发射核素的特点　　　　　　副高：掌握　正高：掌握

正电子发射核素具有的特点：①正电子核素多为组成生命的最基本元素的放射性同位素，用这些核素标记的化合物，不改变标记底物的生物学性质，更有利于研究人体的生化、生理、病理状态；②核素所发射的正电子在发射后极短时间和距离内即与周围电子发生湮灭反应，产生两个方向相反、能量均为511keV的光子；③正电子核素的半衰期一般很短，因此可以在较短时间内重复给药，以研究不同生理、病理状态下示踪剂的分布；④由于半衰期短，除^{18}F标记药物为一剂多人次使用外，其余核素标记药物均为单剂单人次使用。药物的标记要求快速、自动化。

知识点5：单光子发射断层扫描仪显像设备　　副高：掌握　正高：掌握

单光子发射断层扫描仪（SPECT）实际上是一种安装于可旋转机架上的单或多探头γ照相机，围绕患者全方位采集数据，并经计算机处理，获得显像剂在体内的分布信息。γ照相机由准直器、NaI（T1）晶体、光导、光电倍增管矩阵、位置电路、能量电路、显示系统和成像装置等组成。

知识点6：正电子发射体层显像（PET及PET-CT）　副高：掌握　正高：掌握

PET与普通核医学一样，利用示踪原理显示活体生物活动。其设备结构、成像原理及所有显像剂均与SPECT有所不同，是目前医学影像技术中较先进的设备。

正电子是一种核粒子，因本质与电子相同，但电荷相反而得名。正电子发射核素多为原子序数小而原子核内质、中子比例失调的元素。正电子是一种反物质，在自然界中难以独立存在，因此在产生后$10^{-12\sim-11}$内，便与环境中的普通电子结合湮灭，转化为两个方向相反、能量各为511keV的γ光子。利用对向排列在发射体两边的闪烁探头，同时接收这一对光子，即可确定正电子湮灭（发射）的位置。连接这一对对向排列探头的连线被称为符合线，这种探测方式则称为符合探测。符合线自身携带空间位置信息。足够多的探头对产生的千万条符合线，通过计算机反投影或迭代方式重建发射体在空间中的分布，并以断层方式加以显示，就生成了PET图像。

将PET与CT共同组装在同一机架上，即为PET-CT，兼具CT的高清晰解剖结构显示和核医学功能、代谢、分子显像能力，目前成为核医学设备发展最快、临床意义最明显、提供信息最独特的技术之一。

知识点7: 核医学检查的必备条件 副高: 掌握 正高: 掌握

完成核医学检查的两个基本条件为: ①有核仪器, 能够接收和显示体内放射性的分布和强度; ②具备特定的放射性药物, 能够特异或有针对性地分布在特定的器官或组织。

知识点8: 核医学显像的类型 副高: 掌握 正高: 掌握

根据采集的具体方式, 核医学显像可以分为静态显像、动态显像、局部显像、全身显像、平面显像、断层显像六种类型。

知识点9: SPECT图像与分析 正高: 掌握

SPECT图像以放射性显像剂在体内的分布为判断的基本依据, 这种分布表现为不同部位的不同程度的浓聚。脏器和病变内放射性的浓聚程度与显像剂的聚集量有关, 取决于血流量、细胞功能、细胞数量、代谢率和排泄引流等因素, 在显示脏器和病变的位置、形态、大小的同时, 提供有关脏器和病变的血流、功能、代谢和受体等方面的信息。

知识点10: PET的图像与分析 正高: 熟悉

PET图像也是以放射性在体内不同部位的分布为判断的依据, 根据所用示踪剂的自身生物特点, 不同组织的放射性分布不一, 判断时必须根据所用示踪剂调整对结果的判断标准。另外, PET常规以冠状面、横断面和矢状断面同时显示的方式表达图像结果。断层显示可以去除同一方向组织间的重叠, 显示一定层面上放射性分布的情况, 有助于提高信号/噪声比值, 突出病变与周围组织的反差。缺点是减少了信息量, 图像本身不清楚; 且受所示层面部位、层厚的影响, 不易反映相邻解剖关系, 也可能漏掉小于层厚的病灶。

知识点11: 常用的定量和半定量指标的意义 副高: 掌握 正高: 掌握

常用的定量和半定量指标的意义包括:

(1) 病(瘤)灶/非病(瘤)灶比值(L/N或T/NT): 通过感兴趣区(ROI)技术计算PET显示的病(瘤)灶部位与非病(瘤)灶部位放射性计数的比值, 反映病变与正常组织对示踪剂摄取率的差别, 根据比值的大小, 提供病变性质、变化程度等信息。其优势是操作简单, 适用范围广; 缺点是结果粗糙, 受ROI选择、设定时的操作因素影响大, 准确性相对较低。

(2) 时间-放射性曲线(TAC): 动态采集图像利用计算机ROI技术可以提取每帧影像中同一个感兴趣区域内的放射性数据, 生成时间-放射性曲线, 进而计算出动态过程的各种定量参数。使脏器和病变的血流功能情况得以动态而定量的显示，给出多种功能参数，与静态显像相配合能提供疾病更为早期的表现。

（3）标准摄取值（SUV）：用于PET和PET-CT图像分析。通过公式根据受检者体重对注射的示踪剂量进行标准化，再求出不同组织的摄取分数。SUV值克服了不同检查时注射剂量差异、注射－显像时间间隔差异、不同患者体内放射性分布差异等因素，比L/N比值更准确、稳定，重复性和可比性好。

（4）不同时间点摄取差：通过注射示踪剂后不同时间点采集同组织部位示踪剂摄取率之间的差值或差值百分比，表达组织对示踪剂代谢的特点，协助对病灶性质的判定。

知识点12：定量分析指标	副高：掌握　正高：掌握

要求通过动态采集结果进行时间－放射性曲线分析和室模型，计算出示踪剂在体内特定组织内的代谢动力学参数，如局部氧摄取率、局部葡萄糖代谢率、受体结合或解离常数、室间物质转运参数等。定量分析给出了组织内示踪剂代谢和生物活动相关的各种绝对值，不受患者本身和检查操作等因素的影响，能最大限度地反映所用示踪剂代表的体内生理、生化或病理生理参数，准确性、可比性高。但定量分析技术条件要求高，操作和计算复杂，目前主要用于研究，临床常规使用并不普遍。

知识点13：SPECT诊断——肺灌注显像的原理	副高：掌握　正高：掌握

肺泡毛细血管的直径为$7 \sim 9\mu m$，静脉注入直径为$10 \sim 60\mu m$的放射性颗粒，这些颗粒随血流进入肺血管，均匀地栓塞于肺毛细血管床，局部栓塞的量与该处的灌注血流量成正比。

知识点14：SPECT诊断——肺灌注显像的显像剂与显像方法	
	副高：掌握　正高：掌握

常用显像剂为^{99m}Tc标记的人颗粒聚合人血清清蛋白（^{99m}Tc-MAA）。患者一般取坐位或仰卧位，缓慢静脉注入示踪剂，给药后即刻行前、后、左、右4个体位采集，必要时加作斜位。

知识点15：SPECT诊断——肺灌注显像所见	副高：掌握　正高：掌握

正常人各体位的双肺影像清晰，放射性分布基本均匀，因重力影响肺尖部血流量较低，放射性较少。

（1）前位：右肺面积稍大，左肺略小，肺外带边缘及肺尖部放射性分布稍稀疏。左肺上部与右侧对称，内下有心脏压迹，因受心脏搏动影响而使两肺内缘稍不规整。

（2）后位：左右两侧肺影大小接近，中间空白区为脊柱、纵隔及心影。

（3）侧位：右侧位肺影呈椭圆形。仰卧位注射，双肺后下部放射性较多，左叶内下缘在心脏部位放射性很低，侧位影像上的放射性20%～30%来源于对侧。

（4）斜位：前斜位显示肋膈角最清楚；左前斜位显示肺前侧缘有弧形减低区，为心脏所在处；后斜位显示下叶后基底段和外基底段最清楚。

正常老年人肺显像中常有肺内放射性分布稀疏，外带楔形或新月形缺损，这些老年人无气道阻塞性病史，在分析判断图像时应注意。

<table>
<tr><td>知识点16：SPECT诊断——肺通气显像的原理</td><td>副高：掌握　正高：掌握</td></tr>
</table>

肺通气显像是一种将放射性气体或类气体引入气道和肺泡内，随后让其呼出，在此过程中用放射性显像装置对体表各个部位的放射性进行探测，显示肺内放射性的分布和动态变化，并可计算出肺通气功能参数。

<table>
<tr><td>知识点17：SPECT诊断——肺通气显像的显像剂与显像方法
副高：掌握　正高：掌握</td></tr>
</table>

（1）放射性气体通气显像：反复吸入密闭系统中的 ^{133}Xe 或 ^{81m}Kr 等放射性气体，待其充盈气道和肺泡并达平衡后，γ照相机多体位采集，显示肺部放射性分布，为平衡影像。接着停止吸入，使放射性气体自然呼出，5s/帧，连续采集2分钟，可获得动态清除影像。5～10分钟再进行静态显像，显示滞留在肺内的放射性气体分布，为滞留影像。

（2）放射性气溶胶通气显像：使用 ^{99m}Tc 标记的气溶胶雾粒评价肺通气情况。由于雾粒在短期内不能从肺内排出，故这种方法是一种非典型的通气显像。受检者经雾化装置的口罩吸入 ^{99m}Tc-乙二撑三胺五乙酸（DT-PA）气溶胶雾粒，γ照相机采集，待肺内达到一定计数时停止吸入，吸入停止后呼出气体仍需继续收集处理，待检测呼气中无放射性后方可脱机自由呼吸，由于气溶胶较长时间沉积在肺内，故一次吸入后可进行多体位显像。

（3） ^{99m}Tc 气体显像：使用专门设备，通过高温方式将 ^{99m}Tc 溶液与微碳粒共同气化，其吸入肺内的特征介于放射性气体和气溶胶之间。目前开始逐渐在临床获得推广。其图像特点与判断要点与气溶胶相仿，但放射性分布更均匀、肺显示效果更好。

<table>
<tr><td>知识点18：SPECT诊断——肺通气显像的显像所见</td><td>副高：掌握　正高：掌握</td></tr>
</table>

正常肺通气显像的图像与灌注肺显像相似，动态清除影像特点是全肺各部位放射性一致性迅速下降，通常在90秒内清除完毕。

放射性气溶胶经过反复吸入而沉积于有通气功能的气道和肺泡内，清除很慢，故不能得到清除影像。正常肺影像内放射性基本均匀，周边略减低。根据气道和肺泡状况的不同，可有以下几种沉积方式。

（1）气道通畅、肺泡也正常时，示踪剂分布均匀。

（2）气道狭窄时，由于狭窄部位的两侧有涡流存在，使流经该处的部分雾粒沉积，呈现放射性"热点"。

（3）气道完全阻塞时，雾粒不能进入远端，呈放射性缺损区。

（4）气道和肺泡内有炎性物或液体充盈，或肺泡萎陷，放射性雾粒进入很少，出现放射性减低区。

有时需要同时了解肺通气和血流情况，可先后分别进行肺通气和肺灌注两种检查。

知识点19：SPECT诊断——肺栓塞的诊断　　　　　副高：掌握　　正高：掌握

有实验证实，在肺栓塞形成后，显微镜下的变化出现在栓塞发生1小时之后，大体解剖变化在4小时以上出现。肺灌注显像可立即呈阳性表现。

（1）灌注缺损：由于肺的动脉是按肺叶的节段分布的，因此一支动脉栓塞导致其供血的肺叶或节段灌注不良，肺灌注显像表现为节段性或多发性放射性缺损区。但此种表现也可见于肺部其他疾病，如肺炎、慢性阻塞性肺部疾病、肺结核、肺大疱等。因此，不能单纯依靠灌注显像对肺栓塞确定诊断，其总的灵敏度约75%，特异性仅60%左右。

（2）通气/灌注不匹配：肺栓塞后，在局部灌注不良的同时，局部肺泡的气道并无明显变化，仅2%~8%发生反射性局部细支气管痉挛，数小时后恢复正常，因此发病初期胸部X线检查和肺通气显像多为正常。早期显像表现为灌注显像呈现放射性缺损区，而相应部位的通气影像基本正常，二者结果不匹配，则肺栓塞的可能性很大。值得注意的是，此检查必须于发病早期进行。

此外，肺栓塞约有10%发展成为肺梗死，多次显像动态观察有助于掌握病情的变化，指导临床治疗。

知识点20：SPECT诊断——慢性阻塞性肺疾病与肺血管高压的诊断
　　　　　　　　　　　　　　　　　　　　　　　副高：掌握　　正高：掌握

慢性阻塞性肺疾病（COPD）是老年常见病，其发展结局是肺心病，严重者将危及生命。肺灌注和吸入显影能较客观地反映肺局部血流和通气状态，可用于本病的诊断、分期和疗效观察。

肺灌注显像的典型表现：与通气显像基本匹配，散发的放射性减低区或缺损区，与血流分布无确定关系。疾病早期，在放射性气体通气显像的吸入像和清除像下即出现异常，其中以清除像上出现散在放射性滞留最为明显。气溶胶显像对不同原因所致的气道不完全阻塞有较高的灵敏度和特异性，显像表现为阻塞局部"热点"，比放射性气体通气显像更敏感。较大支气管的病变或受压所致的不全阻塞，表现为近肺门的中心型放射性异常沉积。

COPD患者常伴肺血管高压的肺灌注影像表现，且左侧较右侧明显，可能由于左肺动脉与总动脉的走行较为一致，当两侧肺动脉压增高时，血流容易进入左肺动脉之故。经与超声心动图、心电向量图、X线胸片、心电图等比较，本法对肺血管高压的诊断最可靠，还可用于估计心肺功能、观察病情和评价有关先天性心脏病的手术效果等。

知识点21：核医学显像的优势及不足　　　　　　　　副高：掌握　正高：掌握

（1）核医学显像的优势：放射性核素显像可概括为一种有较高特异性的功能性显像和分子显像，除显示形态结构外，主要是提供有关脏器与病变的功能和分子水平的信息。与目前仍以显示形态结构为主的X线、CT、MRI和超声检查等相比，这一特点极为突出，也十分重要，是核医学显像的突出优点。

（2）核医学显像的不足：受引入放射性活度的限制，成像的信息量很不充分，也受制于核医学显像仪器较低的空间分辨率，影像的清晰度较差，影响对细微结构的显示和病变的定位精确性，这方面远不如X线、CT、MRI和超声检查。

第五节　胸部影像检查的合理应用

知识点1：基础性检查　　　　　　　　　　　　　　　副高：掌握　正高：掌握

胸部含气的肺具有良好的自然对比，传统X线检查（传统胸部平片、胸部DR或CR摄片等）可以发挥良好的诊断效果，能够发现比较明显的病变，应用历史悠久，各科医师具有一定的观察和分析胸部平片的经验，可以解决许多疾病的诊断问题。因此，它可以作为首选的检查技术，在此基础上再选择其他的影像检查方法。

知识点2：传统X线检查在发现、诊断肺内弥漫性间质病变上的局限性
　　　　　　　　　　　　　　　　　　　　　　　　　　副高：掌握　正高：掌握

传统X线检查在发现、诊断肺内弥漫性间质病变上有很大的局限性：①不能早期发现某些病变；②不能很好地鉴别间质性浸润和间质纤维化，经有效治疗后前者有吸收的可能，继而会影响到治疗方法的选择、疗效的评估以及预后的初步预见。

知识点3：胸部MRI检查的优势　　　　　　　　　　　副高：掌握　正高：掌握

胸部MRI检查在显示肺门、纵隔和心脏大血管方面具有一定优势。

（1）肺门血管异常增粗、肺门淋巴结肿大均可使肺门阴影增大，X线胸片与平扫CT检查很难鉴别两者，MRI检查可以起到鉴别诊断的作用，血管呈流空的无信号表现，而淋巴结肿大呈中等信号的软组织结节。

（2）MRI的多方位成像，非常有利于纵隔病变的定位诊断；MRI具有组织分辨率高，利于纵隔病变的定性诊断，特别是对纵隔脂肪瘤、气管支气管囊肿和畸胎瘤等具有比较强的诊断价值。

（3）在心脏、大血管疾病方面，MRI检查具有独特的诊断价值，它不使用对比剂即可显示动脉瘤、主动脉夹层、肺动脉血栓性疾病和各种器质性心脏病。

（4）颈、胸、臂交界区域是一个特殊部位，传统X线和常规CT检查都具有一定的困难和限度，MRI检查具有多方位成像的特点和组织分辨率高的优势，在此部位可发挥优良的诊断效果。

综上所述，MRI检查技术在胸部是一个非常重要的补充性和解决问题的检查技术。

第六节　肺部常见病变的影像分析

知识点1：肺实变的病理改变及表现　　　　　　　　　副高：掌握　正高：掌握

肺实变是指终末细支气管以远的含气腔隙内的空气被病理性液体、细胞或组织所取代。常见的病理改变为炎性渗出、水肿液、血液、肉芽组织或肿瘤组织。肺实变区域由于X线穿透减少，X线表现为密度增高阴影，即肺透亮度减低。根据病变累及的范围，表现为腺泡结节性、小叶性、肺段性或肺叶性实变影。病变可同时累及多个肺段或肺叶。如果病变区域出现肺容积的缩小，称为肺不张。

知识点2：肺实变的X线表现　　　　　　　　　　　副高：掌握　正高：掌握

（1）片状实变影：肺内片状密度增高影，阴影内基本上无肺纹理可见，密度可均匀或不均匀，边缘模糊，在叶间胸膜处则以胸膜为界的锐利边缘；在实变的密度增高影中有含气的支气管。CT增强图像上炎性病变均匀强化，有液化坏死者则不均匀强化，内见低密度坏死区。

（2）磨玻璃样阴影：为肺密度轻度增加的斑片状影，病变区内可见血管和支气管纹理。X线胸片不一定能显示磨玻璃样阴影，特别是范围不大的病变，而HRCT显示较清。

（3）腺泡结节影：为肺内直径几毫米到1cm大小的边缘模糊而密度较均匀的实变影。

（4）肺不张：肺不张为不同原因引起的肺泡内含气量减少或完全无气，导致肺体积缩小，常合并有肺实变。肺不张的X线表现为肺密度增加、肺纹理聚拢、叶间裂向病变区域移位、肋间隙缩小。

知识点3：肺气肿按病理解剖为基础的分型　　　　　副高：掌握　正高：掌握

肺气肿是指终末细支气管远端气腔的持续性异常增大，并伴有壁的破坏。X线表现为肺部透亮度增加。肺气肿以病理解剖为基础分为：①小叶中心型肺气肿：病变选择性累及小叶中心部分呼吸细支气管及其壁上的肺泡，而小叶周围的肺泡无扩张；②全小叶型肺气肿：病变累及整个肺小叶；③间隔旁型肺气肿：病变累及小叶的远侧部分；④瘢痕旁型肺气肿：病变发生在肺瘢痕区周围。各种类型肺气肿可相互共存。

知识点4：肺气肿的胸片表现　　　　　　　　　　　副高：掌握　正高：掌握

主要表现：①肺气肿的肺野透亮度增加，常伴有肺纹理变细、稀疏，如无肺纹理透亮区范围较大，有可见的壁，则诊断为肺大疱；②肺过度膨胀：胸廓呈桶状，表现力膈肌低位，右膈位于或低于第7前肋，膈肌变平或膈肌翻转；③肋骨走行变平，肋间隙增宽；④侧位片上显示心前间隙增宽，胸廓前后径增加。

知识点5：支气管哮喘的X线和CT表现	副高：掌握　正高：掌握

支气管哮喘胸部X线表现通常无特异性，而且在病变的缓解期可表现为正常。哮喘发作时的影像学表现主要是肺部过度充气，两肺透光度增加，肺纹理稀少，胸廓前后径增宽，肋间隙增宽，膈肌低平。与肺气肿相似。其主要鉴别点是肺纹理稀少但纹理分布均匀，未见扭曲征象，肺透光度增高为弥漫性分布，与大多数肺气肿以上肺分布为主不同。

知识点6：支气管扩张症的X线和CT表现	副高：掌握　正高：掌握

支气管扩张是局灶性支气管不可恢复性的扩张，常伴有支气管炎症。支气管扩张的X线表现不敏感，目前公认HRCT是诊断该病首选的无创性检查方法。根据扩张支气管的形态，HRCT表现可分为下列3种：

（1）柱状支气管扩张：为轻度支气管扩张，且外形规则。CT显示当扩张的支气管走行和CT扫描层面平行时表现可呈"轨道征"，即远端支气管管径与近端支气管管径相等。当扩张支气管走行和扫描平面垂直时则表现为"印戒征"，即扩张的支气管呈环状影，且其内径大于伴行的肺动脉直径，该征象具有特征性。正常时，肺动脉直径稍大于伴行的同级支气管直径，当这种大小关系发生倒转时，提示支气管扩张的存在。

（2）静脉曲张状支气管扩张：支气管扩张程度大于柱状支气管扩张，且外形不规则并伴局部收缩，CT表现与柱状支气管扩张相似，但管壁外形不规则，同时可见扩张及收缩部分，可呈念珠状改变。

（3）囊状支气管扩张：表现为一组或成簇的多发性含气的囊状影，若囊内充满液体呈一串葡萄状，囊内出现气液平面是其最具特异性的征象。

知识点7：肺炎球菌肺炎的X线和CT表现	副高：掌握　正高：掌握

肺炎球菌肺炎的典型X线表现为大叶性肺炎，呈一个肺叶的全部或大部分密度增高影，内见充气支气管征，受累肺叶体积不缩小，病变受叶间胸膜限制而边缘清楚。但目前临床上大多数患者就诊时呈类似小叶性肺炎的小斑片模糊影，偶可呈肺内球形阴影，边缘较模糊。

知识点8：葡萄球菌肺炎的X线和CT表现	副高：掌握　正高：掌握

葡萄球菌性肺炎是一种急性的化脓性肺部感染，其X线表现具有一定的特征性。病变进展较快，不同时期X线表现有明显区别。炎症早期呈支气管肺炎样改变，呈斑片状模糊影，可呈小斑片状到大片实变，段性分布，充气支气管征罕见。实变影可累及一叶或多叶，也可呈两侧性，下叶常见。少数病变可发展成为肺脓肿。单侧胸腔积液常见。

知识点9：克雷伯杆菌肺炎的X线和CT表现　　　　副高：掌握　正高：掌握

克雷伯杆菌肺炎的X线表现有一定的特征性，典型者呈大叶性肺炎改变，表现为均匀的肺叶实变，内含充气支气管征，与肺炎球菌肺炎相似，但是其病变肺叶的叶间胸膜具有向外膨隆的倾向性，当出现该表现时首先考虑克雷伯杆菌肺炎。病变中空洞形成常见，常呈病变内多发空洞，且具有出现早和发展迅速的特点，胸腔积液常见。

知识点10：肺炎支原体肺炎的X线和CT表现　　　　副高：掌握　正高：掌握

肺炎支原体肺炎的X线表现主要呈间质性肺炎和肺实变阴影，在肺炎的早期，多表现为肺内细网状阴影，随后病变部位出现斑片状实变影，病变呈单侧性及段性分布，累及一叶以上或两侧性少见，病变中空洞形成罕见。胸腔积液少见，且呈少量及单侧性。

知识点11：肺脓肿的X线和CT表现　　　　副高：掌握　正高：掌握

急性肺脓肿的X线表现：多呈单发，也可多发，多见于上叶后段或下叶背段。呈圆形软组织阴影，边缘模糊，出现空洞时内壁光滑，有时可见气液平面。CT显示病灶中央密度稍低，增强扫描时脓肿呈周边环状增强而中心坏死部分不强化。当脓肿直接与胸膜相连时，CT显示圆形影与胸壁交界呈锐角，经治疗后可完全吸收或仅见少许条索影。

知识点12：原发性肺结核的X线和CT表现　　　　副高：掌握　正高：掌握

原发病灶可以位于两肺的任何部位，但以两上叶的下部或下叶的上部靠近胸膜的肺野内常见。病灶一般都是单个，少数有两个或更多的病灶，表现为小斑状阴影，边缘模糊，呈1～2cm。病变发展可呈大片状密度增高阴影，边缘模糊。淋巴结炎是原发综合征的重要组成部分，肿大的淋巴结一般位于原发病灶的同侧肺门，有时可见一条或数条较模糊的索条状密度增高阴影，自原发病灶伸向肺门，形成典型的原发综合征。

知识点13：血行播散性肺结核的X线和CT表现　　　　副高：掌握　正高：掌握

既可见于原发性肺结核也可发生于继发性肺结核。急性血行播散型肺结核从血液播散到X线片能显示出来大约需6周的时间，表现为两肺弥漫的细小点状影，直径1～2mm，边缘清楚，其特点为均匀分布于各肺野，肺尖和肺底都不例外，病变分布与支气管走行无关，呈弥漫分布。CT的表现相似且可能比X线片更早发现肺内病灶。

亚急性血行播散性肺结核呈两肺多发结节影，病灶大小不一，上肺结节多于且大于下肺结节，部分可见钙化。慢性血行播散的病人的肺结节影多仅见于两上肺。

知识点14：继发性肺结核的X线和CT表现　　　　　　　　副高：掌握　　正高：掌握

X线表现复杂多变，其特点呈肺内多种影像征象同时存在，包括渗出性病灶、增殖性病变、结节、空洞、钙化和纤维化；另一个特点是病变以上叶的尖后段分布为主。常见3个类型：浸润性阴影、空洞和结核球。

（1）肺内浸润性阴影：这一种表现是继发性肺结核的最常见改变。肺腺泡结节影是浸润性病变中最常见的改变，X线及CT显示上肺多发小斑片状致密影，边缘模糊，部分较清楚，多呈散在的分布，但以两上叶分布为主。阴影内出现小空洞并不少见，周围或病灶内可见不规则钙化灶。少数病人病灶融合可呈肺段或肺叶阴影。

（2）结核空洞：以空洞为主要表现的浸润性肺结核，空洞多见于上肺，其周围或下叶可见支气管播散灶，有时可显示空洞与支气管间的通道。空洞壁的厚度和外缘清晰度取决于不同的病程。在活动早期，外缘通常不清晰，壁较厚，经有效的抗结核治疗后空洞壁逐渐变薄，外缘逐渐变清晰，气液平面少见。空洞病灶附近胸膜通常增厚。总之，空洞的存在往往提示结核有活动性。

（3）结核球：结核球是浸润性肺结核的一种特殊形式。呈孤立性圆形或椭圆形阴影，大多数位于上叶，大多数直径2～4cm，CT表现为圆形、类圆形阴影，边缘清楚，当病灶边缘模糊时提示有活动或溃破的可能，少数边缘可呈分叶状、毛刺征及胸膜凹陷征。大多数阴影密度不均并可见钙化，或呈中央较低密度。卫星灶较多见。如结节或肿块内有钙化且钙化呈靶心状，层状或钙化占横截面积的10%以上时有助于结核球的诊断。病灶无钙化时增强CT扫描显示结核球增强后中心不强化，典型呈边缘环状强化。

知识点15：肺癌的X线和CT表现　　　　　　　　副高：掌握　　正高：掌握

肺癌的X线及CT表现主要根据肺癌原发部位的差别产生两大类不同的表现。依据肺癌的原发部位可分发生在段或段支气管以上的为中心型肺癌；发生于段支气管以下为周围型肺癌。

中央型肺癌的表现包括直接征象和继发征象。直接征象包括支气管壁不规则增厚、支气管腔狭窄以及肺门肿块。继发征象主要包括由于支气管狭窄阻塞引起的阻塞性肺炎及肺不张。阻塞性肺炎为受累支气管远端肺实质内实变影；阻塞性肺不张即受累支气管相应的肺叶或肺段密度增高体积缩小，如位于右上叶时右肺门肿块及右上叶肺不张的外下缘连在一起形成反"S"征。部分患者支气管狭窄尚未完全阻塞时可引起相应肺叶或肺段过度充气，受累肺组织透亮度明显增高，即阻塞性肺气肿。

周围型肺癌的X线及CT表现为肺实质内孤证性结节或肿块。肺内孤立性肺结节或肿块既可以是恶性也可以是良性，因此其诊断及鉴别诊断的过程仍然是影像学诊断上具有挑战性的一个难题，虽然有一些征象对鉴别诊断有一定的提示作用，但是值得注意的是其中任何一种征象都不是特异的。这些征象包括分叶征、毛刺征、胸膜凹陷征、小泡征和支气管充气征。

CT增强扫描在肺孤立性结节和肿块中具有一定的价值：一般认为肺癌增强后CT值

高于良性结节但低于炎性病变。目前认为肺内孤立性结节增强后CT扫描显示比平扫增加20～60HU时，有助于肺癌诊断。在CT强化的形态上，肺癌表现为完全强化，在动态CT增强扫描检查中，肺癌的时间－密度曲线呈逐渐上升的形态，5分钟达到高峰。

细支气管肺泡细胞癌是一种特殊类型的肺癌，有3种基本的X线表现：孤立结节型、肺炎型及弥漫型。

知识点16：特发性间质性肺炎的X线和CT表现	副高：掌握　正高：掌握

特发性间质性肺炎是一组复杂的肺部疾病。最新统一的新分类法根据临床上相对的发病率的高低，排列如下：特发性肺纤维化（IPF）、非特异性间质性肺炎（NSIP）、隐匿型机化性肺炎（COP）、急性间质性肺炎（AIP）、呼吸性细支气管炎并间质性肺病（RB-ILD）、脱屑型间质性肺炎（DIP）和淋巴细胞型间质性肺炎（LIP）。

IPF是一种不明原因疾病，也是最常见的间质性肺部疾病。特发性肺纤维化的X线表现不敏感且缺乏特异性。CT表现在不同时期有明显不同。早期HRCT显示下肺胸膜下斑片状磨玻璃阴影，提示为活动性病变，是可逆性病变，这时的间质性改变不明显。进一步发展成纤维化，CT表现为网状阴影，HRCT显示小叶间隔不规则增厚，小叶内的细小血管和细支气管由于壁的增厚而变得明显。在晚期，HRCT呈广泛蜂窝状阴影，小叶结构变形，牵引性支气管扩张。广泛蜂窝状阴影以中下肺胸膜下最明显。特发性肺纤维化的HRCT主要表现为小叶内间质增厚，不规则界面征，蜂窝影，牵引性支扩，磨玻璃影，上述表现呈外周性分布，尤以下肺及后部为著。CT和HRCT对诊断本病有重要价值，更重要的是评估本病的活动性，指导治疗及疗效观察。

知识点17：肺泡蛋白沉积症的X线和CT表现	副高：掌握　正高：掌握

（1）胸片表现：呈双侧对称性斑片阴影，通常下肺更明显。许多病人呈蝴蝶状阴影，偶尔可见Kerley B线或网状影，与肺水肿改变相似，但由于不伴心影增大且无胸腔积液有助于鉴别。

（2）CT表现：呈多样性。主要表现为两肺磨玻璃影，小叶间隔增厚，肺实变阴影从模糊结节状阴影至大片肺实变影。病变可呈灶性分布，肺实变阴影或磨玻璃影与周围正常肺组织有明显分界，如地图状改变。典型呈地图状分布的磨玻璃影及光滑的小叶间隔增厚，也即"碎石路"征。"碎石路"征的出现强烈提示是肺泡蛋白沉积症，但需与引起此征的其他疾病相鉴别，如肺水肿、肺孢子菌肺炎、急性呼吸窘迫综合征等。

知识点18：肺水肿的X线和CT表现	副高：掌握　正高：掌握

胸片表现在不同时期有明显差异，最初表现为肺血管边缘模糊，上肺野血管的直径比下肺野者更粗或相仿，即血流的重新分布，为肺淤血期；随后出现Kerley A线和Kerley B线，提示为肺间质性肺水肿；进一步发展表现为两肺对称性的斑片状密度增高影，边缘模糊，以

肺门周围分布为主，提示为肺泡性肺水肿。如为心源性改变时，同时可见心影增大。

心源性肺水肿的CT和HRCT表现通常为小叶间隔增厚和磨玻璃影。不同病人可以是以小叶间隔增厚为主或以两肺磨玻璃影为主。少数病人可见斑片状实变。部分病人可见肺门周血管、支气管周间质模糊增厚及小叶中心小圆淡影。叶间胸膜增厚常见。

知识点19：肺朗格汉斯细胞组织细胞增多症的X线和CT表现

副高：掌握 正高：掌握

胸片特点是网状影、结节状影或网结节影、蜂窝肺等，呈两侧性分布，以中上肺为明显，肺门纵隔淋巴肿在成人罕见，而在儿童则较常见。典型的HRCT表现为两肺可见直径<10mm大小囊状影，多数呈薄壁，囊状影多呈圆形，也常见不规则形，如两叶状、分支状或其他奇怪形状。囊状影以中、上肺分布为主，大多数病人肋膈角区基本正常，少数可呈弥漫分布。大多数病例同时见多发小结节影，结节大小通常<5mm，偶尔可见>10mm的结节，结节影通常不规则，较大结节可出现小空洞。

知识点20：肺尘埃沉着病的X线和CT表现

副高：掌握 正高：掌握

长期过量吸入有害粉尘并在肺内积蓄，引起肺组织的反应所形成。最常见为硅沉着病。早期X线表现为肺纹理增粗显著，最主要的表现为圆形或不规则形小阴影，直径或宽度为1.5~10mm。大多数在两侧肺野中，下部内中带区域开始出现，呈密度较高、轮廓较清楚的针尖状或颗粒状阴影。当阴影的直径或宽度>10mm时称为大阴影，典型的大阴影呈密度均匀、边缘清楚、周围有肺气肿的致密阴影。晚期，小阴影互相融合形成团块，多见于两肺中上部，可呈对称性，表现为八字形或长条形阴影。

如为石棉相关疾病的X线表现主要为两侧胸膜斑及肺纤维化改变。

知识点21：超敏性肺炎的X线和CT表现

副高：掌握 正高：掌握

急性期的X线胸片可呈两肺斑片状实变影和小的模糊结节状阴影，通常为双侧性和对称性分布，亚急性期主要呈不规则小结节影，边缘较模糊；慢性期大多数病人呈两中下肺分布为主的纤维化改变。

亚急性期的CT表现有一定的特征性，见于首次吸入抗原的几周到几个月内。最常见的两种表现是两肺斑片状磨玻璃阴影和小叶中心结节影。两肺广泛模糊小结节影直径为1~4mm，边缘模糊，主要分布于中下肺野，且呈小叶中心分布。另外的常见表现是边缘清楚的低密度区或空气潴留，多呈散在小灶性，为单个小叶或相邻几个小叶大小。

慢性期虽仍可见磨玻璃样阴影和小结节影，但纤维化明显。可见不规则条状阴影伴肺结构扭曲，呈胸膜下分布或均匀分布。大多数病人中肺尖、肋膈角区和肺底相对正常。蜂窝样阴影不少见。由于慢性外源性过敏性肺泡炎可见纤维化改变及蜂窝影，也可呈下肺分布，故部分病人在影像上难以与特发性间质纤维化相鉴别，需依靠临床病史和实验室检查确诊。

知识点22：肺淋巴管平滑肌瘤病的X线和CT表现　　　　副高：掌握　正高：掌握

　　胸片可呈正常表现，其异常表现多呈非特异性，包括两肺广泛网状、网结节状或粟粒样阴影。后期呈蜂窝样改变，肺容量正常或稍增大。胸腔积液可单侧或双侧，胸腔积液检查全部是乳糜性。部分病人可见反复气胸。

　　常规CT显示两肺广泛小透亮区或囊状阴影，边缘大多不甚清楚。HRCT显示弥漫性分布的薄壁囊状透亮影，囊状影之间为相对正常的肺组织结构，囊状影直径为1～60mm，大多数囊状影<10mm。囊状影有随病变发展而增大的趋势。囊状影多呈圆形或卵圆形，少数呈多边形或不规则形。囊壁厚度大多数<1mm。本病的另一个特点是囊状影呈弥漫性分布，即使在早期病人也如此，肺底肋膈角区也不例外。当CT特别是HRCT显示典型的两肺广泛小囊状阴影，分布均匀遍及全肺，无明显的间质纤维化和结节影时，特别是生育期妇女且伴有乳糜胸腔积液时即可做出本病的诊断。

知识点23：结缔组织疾病肺损害的X线和CT表现　　　　副高：掌握　正高：掌握

　　结缔组织疾病是一种全身性疾病。常见的有类风湿关节炎、系统性红斑狼疮、进行性系统性硬化症、多发性肌炎和皮肌炎、混合性结缔组织病、干燥综合征等。所有的结缔组织疾病都可以侵犯呼吸系统，引起灶性或广泛病变。当它出现慢性间质性肺炎时，大多数病人的临床、X线、CT以及病理特征与特发性肺纤维化很难鉴别，其中以类风湿疾病和进行性多发性硬化最常合并肺间质性纤维化。但是，结缔组织疾病的肺改变与特发性间质性纤维的HRCT有所区别，前者更倾向于呈网状影而轻蜂窝影，磨玻璃影常见，可伴胸腔积液。

　　类风湿关节炎患者，胸片发现间质性改变者仅占10%。CT表现与特发性肺纤维性化相似，其他病变如支气管扩张、空气潴留、胸膜增厚等。少见的表现为肺内结节–阴影，直径约1cm或更大，通常多发但数量不多，以上、中肺外围分布为主，50%可出现空洞。这些结节在病理上与类风湿病皮下结节完全相同。当关节炎加重时肺内结节影增多、变实，而当关节炎改善时空洞壁可变薄甚至消失。

　　系统性红斑狼疮（SLE）的CT表现比较复杂。X线胸片表现为广泛间质性肺炎和纤维化较少见，胸腔积液是本病胸片上最常见表现，多呈双侧少量积液。HRCT上SLE病人的间质性改变并不少见，主要表现是小叶间隔增厚和小叶内间隔增厚，引起蜂窝影少见。磨玻璃影和小片状影少见。

　　进行性系统性硬化症无论是胸片还是CT、HRCT均与特发性肺纤维化的表现无法鉴别。但是无症状性食管扩张相当常见，达40%～80%，因此如肺内间质性纤维化改变同时有食管扩张时有助于该病的诊断。

知识点24：结节病的X线和CT表现　　　　副高：掌握　正高：掌握

　　根据X线表现，通常把胸部结节病分为3期：Ⅰ期为仅有纵隔、肺门淋巴结肿大；Ⅱ期为有淋巴结肿大及肺内改变；Ⅲ期为肺内病变但不伴有淋巴结肿大，CT的作用主要不在于显示比胸片更多的淋巴肿，而是更好显示肺内的病变，为临床治疗和随访疗效提供依据。结节病的CT表现包括两个方面：纵隔和肺门淋巴结增大；肺内病变。

纵隔和肺门淋巴结增大是结节病最常见的胸内表现。纵隔各区均可被累及，两侧对称的肺门淋巴结肿大伴有某些气管旁淋巴结肿大是结节病的典型表现。

肺内病变的CT表现为两肺广泛不规则小结节影，分布于两肺外围、胸膜下和肺门周的支气管血管束的两侧。其他表现包括斑状磨玻璃影、大块致密影。晚期纤维化病变表现为病变肺体积缩小，结构变形，分布于肺外围、胸膜下区，但主要在两中上肺，胸腔积液较少见。

知识点25：急性呼吸窘迫综合征的X线和CT表现 副高：掌握 正高：掌握

急性呼吸窘迫综合征最早的X线表现是两肺斑片状模糊影，呈弥漫性分布。随后斑片状模糊影迅速融合呈大片实变影，可见充气支气管征，病变累及全肺包括肺尖和肺底。这一期的X线表现常需要与心源性肺水肿相鉴别，主要鉴别点是心影不增大，无胸腔积液，肺内阴影呈弥漫性分布而非以肺门旁分布为主。

大约病变发作1周以后，两肺野弥漫或大部分呈均匀的密度增高阴影，但是更倾向于呈网状或泡状阴影，反映出间质和肺泡纤维化的开始。有时可出现气胸或纵隔气肿。

CT和HRCT上表现与非心源性肺水肿的表现相似，因为此时的肺内改变主要仍然是继发于ARDS的肺水肿，即呈两肺广泛磨玻璃影和肺实变影，且在重力部位更明显，但通常小叶间隔增厚不明显，另外病变变化较快。因此单纯CT或HRCT表现与其他非心源性肺水肿无法鉴别。慢性期呈网状阴影及磨玻璃影，其中网状影主要分布于两肺的前部。

知识点26：弥漫性泛细支气管炎的X线和CT表现 副高：掌握 正高：掌握

X线胸片主要表现为弥漫性分布于两肺内的直径约2mm的微结节，以下肺部较多，肺过度充气也较明显，重症者可见囊状阴影。

CT和HRCT主要表现为两肺小叶中心结节，小叶中心分支状阴影或树芽征，可累及两肺各叶，但以两下叶最常见，受累区域细支气管壁增厚或扩张，其他表现包括支气管扩张、肺容积增大及外围肺密度减低。

知识点27：肺韦格纳（Wegener）肉芽肿的X线和CT表现 副高：掌握 正高：掌握

肺韦格纳肉芽肿的X线胸片表现主要呈两肺多发结节影或肿块，空洞常见，偶见单发结节。有时可见片状或弥漫实变影，可能与出血有关。

CT典型表现呈两侧大小不等的多发结节，病灶边缘光滑或稍模糊，有1/3～1/2结节呈厚壁空洞，内壁粗糙不规则，经治疗后空洞壁可变薄甚至完全消失。结节影直径从几毫米到十厘米，但肺内结节影的数量通常并不多，呈散在分布，少数病例呈单发结节。片状实变影常见，但不同病人可呈小片状、大片状甚至弥漫片状或磨玻璃影，主要与合并出血有关。其他小典型改变包括巨大空洞病灶甚至达整叶，胸腔积液不少见，肺门及纵隔淋巴肿少见。

知识点28：肺栓塞的X线和CT表现　　　　　　　　　副高：掌握　正高：掌握

螺旋（CTA，CT血管造影）能直接在肺动脉内见到充盈缺损而诊断肺栓塞，正确性高。目前该技术已被认为是对可疑肺栓塞病人首选的影像学检查方法。CT的基本征象为造影剂充盈的肺动脉内的充盈缺损。当造影剂能从栓子周围通过时，在血管与扫描层面垂直时栓子在动脉腔内呈中心或偏心的充盈缺损；在血管与扫描层面平行时，则呈"轨道征"。当栓子完全阻塞了一根较小肺动脉时，则不能见到栓子周围的造影剂，而呈无造影剂充盈的血管影。被栓塞的血管远侧的肺实质内缺血，CT上表现为血管的数目减少和管径变细，肺实质CT值降低。其他表现包括少量胸腔积液。

约10%的肺栓塞发生肺梗死，表现为以胸膜为基底、尖指向肺门的锥状或三角形的均匀的磨玻璃影或气腔实变影，直径多为3～5cm，内部常有小透亮区，为残存充气的肺，无梗死的栓塞后出血常在1周内吸收，而肺梗死的愈合要3～5周。肺梗死病灶的吸收和肺炎不一样，表现为从病灶外围开始逐渐变小，但维持原来的形态，类似正在融化的冰块。梗死灶可完全吸收或遗留瘢痕。

知识点29：肺动脉高压及慢性肺源性心脏病的X线和CT表现
　　　　　　　　　　　　　　　　　　　　　　　　副高：掌握　正高：掌握

肺动脉高压的胸部X线片表现：肺动脉段不同程度突出，主动脉结正常，肺门影增大，右下肺动脉增宽（直径>15mm），肺外周动脉变细。慢性肺源性心脏病正位胸片不易显示右心室增大，右心室明显增大时显示心影向两侧增大，心尖上翘。CT可准确显示肺动脉主干及两侧肺动脉的直径增大，增强扫描可清晰显示右心室增大。胸部X线片和CT检查更重要的是显示可引起肺动脉高压的胸部病因，如肺气肿、支气管扩张、肺间质纤维化、肺结核和尘肺等肺原发病变，对脊柱和胸廓畸形的诊断更具价值。

知识点30：间皮瘤的X线和CT表现　　　　　　　　　副高：掌握　正高：掌握

恶性间皮瘤最常见的CT表现为不同范围、各种厚度的不规则的胸膜增厚，于下胸部多见，少数累及包括纵隔胸膜在内的整侧胸腔，肿块侵犯纵隔也不少见，甚至可通过后纵隔侵犯对侧胸腔，肿瘤也可沿着纵隔胸膜和叶间裂蔓延。少数可通过血液或淋巴转移到远处。另一个CT征象是叶间裂增厚和结节形成，特别在斜裂的下部。胸腔积液常见，但因胸腔积液密度低，通常不掩盖其内的肿瘤病变。增强扫描时肿瘤有增强，约半数以下的病例有纵隔淋巴结肿大。值得注意的是大多数的情况下，CT难以鉴别恶性间皮瘤和胸膜转移瘤。

良性间皮瘤也称胸膜纤维瘤，肿瘤常起始于脏层胸膜，因此可位于叶间裂内，但累及壁侧胸膜面者更多。CT表现为孤立的、边缘光滑锐利的以胸膜为基底的肿块，常较大。小病灶通常密度均匀，钙化罕见，大肿块常见病灶中央有坏死区，出现多发性囊状区。

第七节 肺门、纵隔肿块影像分析

知识点1：脉门影增大的原因　　　　　　　　副高：掌握　正高：掌握

（1）血管性肺门影增大：多为肺循环高压所致。常见于：①左到右分流先天性心脏病（动脉导管未闭、房室间隔缺损等）；②肺源性心脏病（慢性支气管炎、肺气肿、肺尘埃沉着病、肺梗死以及肺间质纤维变等）；③二尖瓣病变、左心房黏液瘤等所致的左心衰竭。

（2）肺门区实性肿块：是造成肺门影增大最常见的原因。常见于：①肿瘤：原发性支气管肺癌（如中心型肺癌、周围型肺癌伴肺门淋巴结转移）最常见，其次为恶性淋巴瘤、血液病、转移瘤、肺门大血管的血管瘤与恶性肿瘤等；②感染性淋巴结肿大：以淋巴结核最常见，真菌、病毒感染亦可；③结缔组织病：以结节病较常见，血管免疫母细胞淋巴结病较为少见；④其他：职业病（硅沉着病与肺尘埃沉着病等）。

知识点2：血管性肺门影增大的影像表现　　　　副高：掌握　正高：掌握

（1）左到右分流的先天性心脏病：①肺血增多表现为肺门动脉扩张、搏动增强（即肺门舞蹈征），肺动脉段突出，肺纹理增粗等；②肺动脉高压表现为中心肺动脉扩张，外周分支反而纤细（即肺门截断征），肺门舞蹈征，肺动脉段突出。

（2）肺泡性水肿：肺门旁的边缘模糊的斑片，常迅速融合呈大片，典型征象为以肺门为中心的蝶翼样阴影。

（3）肺源性心脏病：肺间质纤维病变或肺气肿，右心室增大。

知识点3：纵隔肿块的病因分类　　　　　　　　副高：掌握　正高：掌握

（1）前纵隔：胸内甲状腺肿与肿瘤、胸腺肿瘤与胸腺增生、畸胎瘤、心包囊肿，心包脂肪垫和脂肪瘤、转移瘤等。

（2）中纵隔：结核、结节病、转移瘤、淋巴来源的肿瘤（淋巴瘤等）、血液病、免疫病、气管肿瘤与囊肿、动脉瘤等。

（3）后纵隔：神经源性肿瘤、食管肿瘤、降主动脉瘤、脊柱结核寒性脓肿、膈疝等。

知识点4：纵隔肿块的影像学表现　　　　　　　副高：掌握　正高：掌握

（1）胸像：表现为单侧或双侧纵隔影增宽。肿块与肺分界光滑锐利为纵隔内肿块的重要指征。肿块与肺的夹角为钝角，内无支气管充气征。

（2）CT与MRI检查：纵隔内肿块可为实性、囊性、脂肪性和血管性，钙化、骨化或牙齿等也可出现。通过肿块边缘、肿块周围组织结构情况、是否有远处转移（骨破坏等）来判断肿块的良恶性。

知识点5：常见纵隔肿块的CT、MRI特点　　　　　副高：掌握　正高：掌握

常见纵隔肿块的CT、MRI特点

	常见疾病	CT表现	MRI表现
脂肪性	脂肪瘤、脂肪堆积等	脂肪密度，无增强化	T1WI呈高信号，T2WI呈略低高信号，脂肪抑制后呈低信号
囊性	支气管囊肿、食管囊肿、心包囊肿、皮样囊肿、胸腺囊肿等	水样密度，无增强化	T1WI呈均匀低信号（囊液内黏液或蛋白增加则信号升高），T2WI呈高信号
实性	胸腺瘤、淋巴瘤、神经源性肿瘤、畸胎瘤、胸骨后甲状腺肿等	软组织密度，增强后轻中度强化（胸骨后甲状腺肿明显强化）	T1WI呈中低信号，T2WI呈中高信号
血管性	胸主动脉瘤、夹层动脉瘤等	软组织密度，增强后呈血管性强化，可见低密度的附壁血栓或内膜片	主动脉增宽，附壁血栓及内膜片呈高信号，真腔呈流空信号，假腔呈较高信号

知识点6：良、恶性纵隔肿块的影像特点　　　　　副高：掌握　正高：掌握

良、恶性纵隔肿块的影像特点

	良性	恶性
肿块边缘	清晰光滑	模糊
周围脂肪间隙	存在	消失
邻近结构	受压移位	侵犯
胸腔、心包转移	少见	多见

知识点7：纵隔肿块的定位　　　　　副高：掌握　正高：掌握

纵隔肿块的准确定位对肿块的定性诊断具有重要意义。前纵隔心脏大血管交界处之前以胸腺瘤最常见，其次为畸胎瘤。中纵隔区以淋巴结肿大（淋巴瘤、结节病等）最常见。后纵隔区以神经源性肿瘤最常见。

知识点8：前纵隔肿块的影像诊断要点　　　　　副高：掌握　正高：掌握

（1）位于前纵隔内至胸腔入口区的肿块在成人强烈提示为甲状腺肿大或肿瘤，常伴有气

管受压变形和移位，在儿童应考虑淋巴管瘤之可能。

（2）胸腺的肿瘤和畸胎瘤均可发生在前纵隔中部，特别是心脏大血管交界区之前。胸腺瘤发生部位较畸胎瘤稍高，在侧位X线胸片上胸腺瘤的周界常常模糊不清，而畸胎瘤周界常较清楚，肿瘤内密度不均匀，有低密度的囊性变或更低密度的脂肪，高密度的骨化、钙化或牙齿为畸胎瘤表现。

（3）侵袭性胸腺瘤（局部恶性）的边界不清，侵犯附近的组织器官（血管、胸膜等），如合并非转移性的周身症状（库欣综合征等内分泌症状、血液系统的症状等），应考虑胸膜类癌之可能。少数恶性淋巴瘤也可发生在前上纵隔区。

（4）心包囊肿位于前纵隔角区，呈泪滴状，右侧多于左侧，心包脂肪垫或脂肪瘤也发生在这个区域，其密度较囊肿还低。MRI表现为白色高信号影像。

知识点9：中纵隔肿块的影像诊断要点　　　　　　副高：掌握　　正高：掌握

（1）肉芽肿性病变（结核、结节病）所致的淋巴结肿大是中纵隔最常见的原因。如果右上纵隔旁淋巴结肿大和合并肺内区域性结核病变，则纵隔结核可能性很大。结节病、淋巴瘤等造成淋巴结肿大多为双侧性，支气管肺癌（特别是小细胞肺癌）常常引起单侧转移性淋巴结肿大。腹部以及其他部位恶性肿瘤（精原细胞瘤等）也可出现纵隔淋巴结转移。

（2）气管、支气管囊肿和肿瘤也是中纵隔肿块的病因。囊肿表现为圆形、类圆形边界清楚锐利的低密度（水样密度）阴影。气管、支气管肿瘤形成肺门纵隔肿块，肿瘤经常向管腔内生长引致气管、支气管管腔的狭窄变形。

（3）主动脉瘤常位于中纵隔，增强螺旋CT扫描和MRI检查有助于鉴别诊断。

知识点10：后纵隔肿块的影像诊断要点　　　　　　副高：掌握　　正高：掌握

（1）神经源性肿瘤最常见，神经鞘瘤、神经纤维瘤为良性肿瘤，多见于成人。神经母细胞瘤、神经节母细胞瘤为恶性肿瘤，多见于儿童。具有椎管和肋骨的改变，如受压变形、移位或具有骨质硬化者为良性肿瘤表现；如呈侵袭性破坏者为恶性肿瘤表现。

（2）食管肿瘤也可表现为后纵隔肿块，如食管癌，多有吞咽困难症状，诊断不难；然而良性肿瘤（食管平滑肌瘤）症状不明显，如想到此肿瘤，行食管造影检查则诊断不难。

（3）非肿瘤性疾病，如椎旁脓肿（结核）、脊柱畸形等，应注意鉴别。

第八章　呼吸系统疾病超声诊断

第一节　经胸壁超声检查

知识点1：胸壁良性肿瘤的种类　　　　副高：掌握　正高：掌握

胸壁良性肿瘤可发生于胸壁的软组织或骨。常见的软组织肿瘤有脂肪瘤、纤维瘤、淋巴管瘤、血管瘤及神经鞘瘤等。常见的骨肿瘤有软骨瘤、巨细胞瘤等。

知识点2：胸壁良性肿瘤的超声表现　　　　副高：掌握　正高：掌握

胸壁良性肿瘤的超声表现有：①肿瘤位于胸壁的脂肪层或肌层内，超声可以明确提示肿瘤的部位，有助于鉴别诊断；②声像图表现差异较大，但肿瘤一般比较局限，可呈圆形、椭圆形或梭形，多数有比较明显的边界；③脂肪瘤一般位于脂肪层内，纤维瘤多位于脂肪层与肌层之间，两者在声像图上多表现为高回声，纤维瘤内常可见较细的条索状回声；④深部的胸壁肿瘤有时会突向胸膜腔，此时需要与胸膜肿瘤进行鉴别；⑤骨肿瘤多见于软骨、与软骨交界处、锁骨及肩胛骨等，呈结节状或分叶状，局部骨面有隆起，可有连续性中断；⑥鉴别诊断困难时可行超声引导下穿刺活检，明确组织病理学诊断。

知识点3：胸壁恶性肿瘤的分类　　　　副高：掌握　正高：掌握

胸壁恶性肿瘤分为原发性和转移性肿瘤两类，肿瘤常生长较快，可伴有局部疼痛。原发性肿瘤以各种类型的肉瘤较为常见；转移性肿瘤多来源于乳腺、肺、甲状腺等部位恶性肿瘤。

知识点4：胸壁恶性肿瘤的超声表现　　　　副高：掌握　正高：掌握

胸壁恶性肿瘤的超声表现：①肿瘤位于胸壁软组织或骨等部位，范围多比较广泛，向体表隆起，也可向胸膜腔生长；②肿瘤常呈低回声，由于生长较快，内部可伴有形态不规则的液性坏死区，透声较差；③肿瘤边界多不清楚，局部可见肌层、筋膜、骨等正常结构性回声连续性中断，彩色多普勒超声检查肿瘤内血流信号较丰富；④转移性肿瘤常有比较明确的病史。如原发肿瘤尚未明确，但高度怀疑恶性肿瘤者应尽早行超声引导下穿刺活检，明确组织病理学诊断。

知识点 5：胸膜良性病变的超声表现 　　　　　副高：掌握　正高：掌握

胸膜良性病变主要包括胸膜炎性增厚及原发性局限性间皮瘤等。超声表现：①胸膜炎性增厚表现为胸膜局限性或弥漫性增厚，程度不一，呈等回声或偏高回声，较均匀，表面较平整；②原发性局限性间皮瘤发生于脏层胸膜，常呈类圆形，边界清楚，有时可被肺组织包围，需要与外周型肺肿瘤进行鉴别，该肿瘤有时也可表现为弥漫型范围较广的胸膜增厚，表面常较平整；③定性诊断需行超声引导下穿刺活检，取局部增厚的胸膜组织进行组织病理学诊断。

知识点 6：胸膜恶性肿瘤的超声表现 　　　　　副高：掌握　正高：掌握

胸膜恶性肿瘤主要包括原发性恶性间皮瘤和转移性肿瘤等。恶性间皮瘤多数表现为弥漫型，局限型较少见。转移性肿瘤常来源于肺、乳腺、胃肠道及卵巢等部位恶性肿瘤。超声表现：①弥漫型恶性间皮瘤多呈广泛性胸膜增厚，表面不平，肿瘤突向胸腔，并可侵及胸壁的软组织及骨等结构。肿瘤常呈低回声，内回声不均匀，彩色多普勒超声可见肿瘤内血流信号常较丰富。常合并胸腔积液，液体位于肿瘤内侧与肺表面之间；②局限性恶性间皮瘤常来源于壁层胸膜、膈或纵隔等部位的胸膜，呈类圆形，基底较宽，一般表面不平，呈乳头状突向肺组织，需要与外周型肺肿瘤鉴别；③转移性肿瘤常有比较明确的病史。肿瘤范围可较恶性间皮瘤局限，可单发或多发，多数合并胸腔积液，在积液的衬托下，可见结节状或乳头状的病变自壁层胸膜等部位向胸膜腔内突起，表面多不平整。

知识点 7：游离胸腔积液的超声表现 　　　　　副高：掌握　正高：掌握

游离胸腔积液的超声表现：①在肺的强烈回声与膈肌及肝脏之间，呈现小片条形无回声区，其范围及形态可随呼吸运动而稍有改变；②若积液逐渐增多，无回声的范围随之扩大；③若积液较多，肺组织向肺门处退缩，积液上缘由内侧向外呈弧形连至腋部。在声像图上，纵切探测时，无回声区呈上窄下宽的三角形；④横向沿肋间探测时，呈片状无回声区，探头越向内下方倾斜或越向下移动，液体越多，无回声区的范围也越广，往往可弥漫平铺于整个膈面之上。大量胸腔积液时，整个胸腔均呈一大片无回声区，膈肌回声带向下移位，心脏回声向健侧移位。漏出液一般继发于全身性疾病，胸膜本身并没有病变，声像图表现为清亮的无回声区；⑤渗出液则多由胸膜本身的病变引起，声像图表现则较为复杂多样：无回声区内可见散在或弥漫性点状回声，或多数分隔，常伴胸膜增厚，恶性病变时还常伴胸膜结节。无回声内充满均匀密集光点，随体位变化出现分层变化时常提示为血胸或脓胸。

知识点 8：包裹性积液的超声表现 　　　　　副高：掌握　正高：掌握

包裹性积液可局限于胸壁、叶间、纵隔、肺底等处，多为大量胸腔积液局限化后形成。

①当包裹性积液局限于胸腔侧壁后壁时，在声像图上常在肺的强烈回声与胸壁间显示半圆形或扁平状无回声区，近胸壁处基底较宽，内侧壁较光滑整齐、清晰；②肺底积液从肋缘下探测时，可在膈肌上外方见到向外呈弧形突起之无回声区，上下缘之间的距离远较肋间探测时为宽，而两侧端处之上下距较中间部位为短，膈肌强回声与肝脏回声紧密相贴而不分离，可与膈下脓肿作出鉴别；③肺叶间积液如其外侧缘抵达胸壁可通过扇形探头于肋间斜切时显示外窄内宽的无回声区；④纵隔积液在纵隔区呈现无回声区，形态不规则，常无明显之边界及包膜回声，当其与大量胸腔积液和其他部位积液同时存在时，易诊断。

知识点9：肺部良性局限性病变的超声表现	副高：掌握 正高：掌握

肺部外周型良性局限性病变主要包括炎性病变及肺棘球蚴病等，其中炎性病变包括局灶性肺炎、炎性假瘤、结核瘤以及脓肿等。良性局限性病变的超声表现有：①局灶性肺炎病变呈楔形或与肺交界处呈直边形，呈等回声或低回声，回声不均匀，内可见支气管气相（小等号状或短线状强回声后伴彗星尾征）或支气管液相（等号样或短线状支气管腔内有液性无回声）；②炎性假瘤多为类圆形肿块，边界较规整，可呈分叶状，内部多为弱回声，有时可见支气管呈细线状或等号样强回声，部分病灶彩色多普勒可以见到丰富血流信号；③结核瘤表现为类圆形病变，边界较规整，内部多为低回声，中心可以有液化或坏死，亦可见斑状强回声后方伴声影；部分病灶彩色多普勒可见异常丰富的血流信号；④肺脓肿为形态不规则的低或无回声区，内回声不均匀，无回声区透声常较差；⑤肺棘球蚴病可表现为肺部的单房或多房囊肿，内为无回声或极低回声，囊内可有沉积物样回声或壁上可见斑状强回声，可以破入胸腔。

知识点10：肺部恶性病变的超声表现	副高：掌握 正高：掌握

（1）肺外周型恶性病变：主要包括原发性肺癌及转移癌等，其超声表现有：①通常表现为肺组织包围的低回声肿块，形态可较规则或不规则，肿瘤较大时，内部可伴有不规则液性回声区；②外周型肺癌多为形态不规则的实质性肿块，呈低回声或中等回声，内部回声不均匀；③转移癌常为类圆形低回声结节，边界清楚，内回声均匀。

（2）实变肺深部的中心型肺癌：呈不规则弱回声，常由周边的低回声晕而显示边界。其表面的实变肺内常见扩张的支气管液相或气相，压迫肺门时可见扩张、高速的动脉血流。

知识点11：纵隔病变的超声表现	副高：掌握 正高：掌握

纵隔病变主要包括胸腺瘤、淋巴瘤、畸胎瘤、生殖细胞瘤、胸内甲状腺肿、神经鞘瘤等，其超声表现有：①胸腺瘤位于前纵隔，多为低回声，内部回声均匀，边界常较清楚，可呈分叶状。如边界不清、内回声不均匀则不能排除恶性胸腺瘤；②畸胎瘤常见于前纵隔，也可位于中纵隔。肿块边界清楚，部分肿块表现为实性，呈不均匀低回声，内可见斑状或团状强回声后伴声影，有时可伴有不规则的囊性回声区。良性囊性畸胎瘤常表现为无回声肿块内

伴有强回声成分。当肿块较大、边界不清时，应考虑恶性畸胎瘤或生殖细胞瘤的可能；③早期淋巴瘤体积较小，超声不易发现。肿块增大时，可为单发或多发，圆形或椭圆形结节，或互相融合成分叶状不规则形的肿块。内部呈均匀低回声，无侧方声影；④胸内甲状腺肿通常为颈部甲状腺肿向下方和胸骨后方延续的部分，一般位于中上纵隔，边界清楚，内部回声通常不均匀，呈多结节状，可见较大的斑状强回声及不规则液性回声区；⑤转移性、增生性或结核性等肿大淋巴结，较表浅及较大者可以显示，多表现为弱回声或不均质回声，良性者形态规则边界清楚，恶性者常轮廓模糊形态不规则；⑥神经鞘瘤常为单侧类圆形欠均质弱至等回声结节，边界清晰，包膜完整；⑦纵隔囊肿包括胸腺囊肿、心包囊肿、支气管囊肿、囊性淋巴管瘤等，表现为规则的圆形或类圆形无回声，边界清晰，后方回声增强，多房者可呈分叶状。当观察到囊壁与心搏一致性扩张搏动时，应考虑到纵隔内动脉瘤。

第二节　经皮介入性超声检查

知识点1：超声引导下肺及纵隔肿块活检的适应证和禁忌证

副高：掌握　正高：掌握

（1）适应证：进行超声引导经皮胸膜穿刺的拟穿刺病灶必须未被肋骨或胸骨等完全遮挡。因此，凡需明确病理诊断以选择治疗而超声能够显示的胸膜病变均可进行超声引导下穿刺。

（2）禁忌证：声像图上病灶显示不清，高度怀疑病灶为血管性病变，患者有明显出血倾向，严重咯血、呼吸困难，心肺功能极差，剧咳或不能配合者等均为禁忌证。严重肺气肿患者应慎重。

知识点2：超声引导下肺及纵隔肿块活检的方法及步骤　　副高：掌握　正高：掌握

（1）穿刺前对照胸片、CT或MRI结果，在病灶区行经皮超声检查，清楚显示病变特点及毗邻结构，彩色多普勒超声观察病变内部及周边血流状况，选择能够避开血管及含气肺组织等进针入路。

（2）穿刺时患者体位应视病变部位而定，原则是使病变部位处于最高点，可取仰卧位、侧卧及俯卧位，也可使用坐位。

（3）操作方法：常规消毒铺巾，进针点处皮肤局麻，超声引导下迅速进针至拟取材病变前缘（进针时嘱患者屏住呼吸），穿刺病灶活检后出针，依所取标本满意情况及穿刺针粗细，一般情况下进针取材2~3次，完成后皮肤局部敷料覆盖。标本放入10%甲醛溶液中固定、送病理检查。

知识点3：超声引导下肺及纵隔肿块活检的并发症及其处理

副高：掌握　正高：掌握

由于超声引导下活检进针全过程均在超声的动态实时显示监视下进行，穿刺时所选入路安全，故并发症发生率低且轻微，多无须特殊处理即可缓解。并发症发生率极低，主要为少量气胸、咯血及血胸，行对症处理后可缓解。

知识点4：超声引导下胸腔积液穿刺抽液及置管引流的检查器械及工具

副高：掌握　正高：掌握

灰阶超声诊断仪均可用于进行胸腔积液穿刺引导，为了增加安全性，利用彩色多普勒超声进行引导是有必要的。通常选用频率为2~5MHz的凸阵探头进行引导，也可以选用频率为6~10MHz的高频线阵探头。通常使用18~16G PTC针或16G套管针进行抽液。如需置管引流，常使用单腔或双腔大静脉导管，对于引流困难的脓肿，可使用8.5~12F的猪尾巴导管。

知识点5：超声引导下胸腔积液穿刺抽液及置管引流的适应证和禁忌证

副高：掌握　正高：掌握

（1）适应证：任何原因的胸腔积液，只要需要，都是超声引导下穿刺抽液的适应证。液体量较大，需多次反复抽液时，可置管引流。

（2）禁忌证：临床根据X线摄影拟诊为胸腔积液而超声未能证实或仅发现肋膈隐窝极少量积液者，抽液常很困难且易误伤胸腹部脏器，故可视为相对禁忌证。此类情形见于：①大叶性肺炎（下叶肺实变）或合并极少量积液（反应性胸膜炎）；②胸膜增厚占优势的包裹性积液，积液已基本吸收；③巨大的胸膜间皮细胞瘤合并少量积液；④叶间胸膜炎伴有叶间积液，经体表超声检查定位有困难者。

知识点6：超声引导下胸腔积液穿刺抽液及置管引流的方法及步骤

副高：掌握　正高：掌握

穿刺前对照胸片、CT或MRI结果，彩色多普勒超声观察胸腔积液情况，选择能够避开血管及含气肺组织等进针入路。穿刺时患者体位通常取坐位，嘱患者面向椅背骑坐。如病情较重，可取侧卧位或仰卧位。常规消毒铺巾，进针点处皮肤局麻，超声引导下置入相应的针具进行抽液或行置管引流。

知识点7：超声引导下胸腔积液穿刺抽液及置管引流的并发症及处理

副高：掌握　正高：掌握

超声引导下进行胸腔穿刺直接引导穿刺针进入积液中很少出现并发症。积液量较少时，有损伤肺组织引起气胸的可能。另外，多次穿刺也存在继发性感染的可能。出现并发症后可采取相应的对症处理。

知识点8：几种胸腔穿刺针管临床应用比较　　　　　副高：掌握　正高：掌握

几种胸腔穿刺针管临床应用比较

临床应用	普通穿刺针	改良穿刺针		留置导管（多孔）	
		斜面型多孔针	筒型多孔针	导管针	套管针导入
抽液目的	诊断为主	诊断为主	治疗为主	治疗为主	治疗为主
留置引流	不安全	不安全	比较安全	安全	安全
操作技术	简单	简单	需拔针芯	相对简单	相对复杂
导管来源	容易	较易	较易	较难较贵	较易
穿刺抽液过程	易堵塞、中断	较顺利	较顺利	顺利	顺利
抽液量	少	较多	较多	多	多
患者体位	严格限制	严格限制	相对限制	较自由舒适	较自由舒适

知识点9：胸腔介入性超声的并发症及处理　　　　　副高：掌握　正高：掌握

（1）气胸：气胸发生的常见原因为使用过粗的穿刺针、病变部位深、肺气肿老年患者、呼吸不能配合者、多次反复穿刺或穿刺位置过深以及穿刺者缺乏经验等。轻度气胸者（肺压缩）可不予处理，若为中度气胸（肺压缩20%以上）可用注射器抽气，重度气胸（肺压缩40%以上）需置胸腔引流管接水封瓶行闭式引流24～48小时后拔除，口服抗生素3天预防感染。

（2）出血：肺穿刺活检可能是穿刺针针尖刺伤小血管或划破胸膜导致咯血或胸腔内出血，一般不需特殊处理，但在肺动脉高压患者尤其要引起重视。

（3）感染：若不注意无菌操作，可引起胸内感染，包括脓胸或胸壁脓肿，因此术中应严格无菌操作，术后应使用抗生素预防感染。

（4）空气栓塞：发生原因可能系穿刺针刺入肺静脉，或由于穿刺使支气管与肺静脉形成异常交通，或由拔出针芯接注射器时患者深吸气而引起。如疑有气栓产生，应让患者采取左侧卧位，头低足高，使气泡远离右心室流出道而进入右心室和右心房，必要时立即进行复苏术，予以高压氧治疗。

（5）其他：少数患者可发生胸痛、皮下或纵隔气肿等，不需特殊处理，肿瘤细胞针道种植转移则极少见。

第三节　内镜超声检查

知识点1：支气管镜超声的装置及操作方法　　　　　副高：掌握　正高：掌握

支气管镜超声的主要装置为带有活检槽的支气管镜，在活检槽或工作通道内置有灵活的导管，内有旋转超声探头，频率为12.5MHz或20MHz。探头外接超声诊断装置。在探头扫查前需在探头与导管之间注入无菌水，排出空气便于声波传导，并将探头置入水中调试声像图质量。此外，目前还有一些可置于支气管镜一侧的凸阵超声探头可用于扫查。

知识点2：胸腔镜超声的操作方法	副高：掌握　正高：掌握

胸腔镜超声的操作方法为将尖端带有弹性的特殊超声探头（频率为5.0～7.5MHz，带有彩色多普勒超声功能）从胸壁切口直接放置于疑有病变的萎陷的肺表面进行扫查。这样不仅能方便、快速地明确病变的大小、个数、部位、形态、轮廓及胸腔镜直视下难以发现的较深的病变，而且如果病变为囊性，还可以通过彩色多普勒功能将囊性病变与血管结构相鉴别从而保证手术安全顺利进行。

知识点3：经食管超声引导纵隔淋巴结细针抽吸活检的适应证	
	副高：掌握　正高：掌握

经食管内镜超声引导的纵隔淋巴结活检的主要适应证为病变位于食管周围后纵隔，经皮穿刺活检或其他方法不能获得满意结果时考虑使用，其特点为经食管内镜超声可以实时观察淋巴结的结构，避免CT各切面之间的容积效应，此外，超声的应用可以确认安全的活检入路，避开大血管和胸膜腔。活检的不足之处在于声像图对比不足或由于主支气管内气体与组织之间的气体伪像可能使得气体远端显示不清，含气器官干扰及观察范围有限（一般＜4cm）在纵隔内有部分盲区。

知识点4：纵隔镜超声	副高：掌握　正高：掌握

在纵隔镜检查时，安装有超声装置的导管通过工作通道进入纵隔后可应用15MHz或20MHz的超声波探头观察正常的纵隔结构，例如：血管、支气管等，并在超声波的引导下进行淋巴结活检。可以通过纵隔镜显示器直接观察淋巴结，而超声波的应用可以帮助我们观察到位于表面以下的淋巴结，并且确认淋巴结和周围较大血管的关系。纵隔镜超声这些特点给了术者前所未有的信息，减小了活检造成的损伤以及纵隔镜淋巴结活检所需的时间，因而具有较好的应用价值。

第九章 介入诊断技术

第一节 经支气管镜活检术

知识点1：经支气管镜活检术的适应证	副高：掌握 正高：掌握

经支气管镜活检术的适应证包括各种气管、支气管腔内病变：良、恶性肿瘤、肉芽肿、感染（结核、曲菌等）、淀粉样变等。

知识点2：经支气管镜活检术的并发症	副高：掌握 正高：掌握

除了在进行支气管镜检查时常见的并发症，如喉痉挛、支气管痉挛和低氧血症等，使用毛刷和活检钳检查时，最常见的两个并发症是出血和气胸。

第二节 经支气管肺活检术

知识点1：经支气管肺活检的概念	副高：掌握 正高：掌握

对肺周边部位病变，常规支气管镜检查不能窥见时，将活检钳通过病变部位相应的支气管达到远端病灶进行活检，即经支气管肺活检（TBLB）。

知识点2：TBLB的适应证和禁忌证	副高：掌握 正高：掌握

TBLB的适应证包括经各项非创伤性检查不能确诊的肺弥漫性病变和肺周围肿块、结节或浸润，同时无出血体质，心肺功能能够耐受该项检查。肺动脉高压和肺大疱患者不宜接受TBLB检查。

知识点3：TBLB操作中的要求	副高：掌握 正高：掌握

对弥漫性病变肺活检者，活检部位应选择病变多的一侧肺下叶，如两侧病变大致相同，则选择右下叶。TBLB宜限制在一个肺叶内进行，不宜在中叶、舌叶或左右两侧肺同时进行。活检钳必须锐利，关钳用力宜适当，既要钳断肺组织而又不造成肺撕裂伤。活检时患者应无剧烈咳嗽或深大呼吸动作。

知识点4：TBLB的临床应用　　　　　　　　　　　副高：掌握　　正高：掌握

（1）局限性肿块。

（2）弥漫性肺部病变：①转移性肺癌；②粟粒型肺结核；③结节病；④其他：特发性肺间质纤维化、肺泡蛋白沉着症、弥漫性肺泡细胞癌、外源性超敏性肺泡炎、隐源性机化性肺炎、弥漫性泛细支气管炎、肺泡微结石症、放射性肺炎、农民肺、各种肺尘埃沉着病等。

知识点5：TBLB的并发症及其处理　　　　　　　　　副高：掌握　　正高：掌握

（1）气胸：除了要求术者严谨操作、熟练助手密切配合、监护及患者合作外，对弥漫性病变不宜在同一次检查中进行两侧肺活检。弥漫性病变应避免在右中叶活检，如分布较对称或均匀则以在右下叶后基底段各亚段肺活检为宜。

（2）出血：肺活检后创面渗血或少量出血是常见的，无须特殊处理，可自行停止。大于50ml咯血局部注入1：20000肾上腺素于活检部位多可使出血停止。如果发生大咯血，死亡率较高，应予重视，立即给予垂体后叶素静注及抽吸，必要时使用Fograty导管球塞住出血区域。

知识点6：TBLB的注意事项　　　　　　　　　　　　副高：掌握　　正高：掌握

在进行TBLB操作时，应注意：①对于紧贴胸膜的病变，经皮肺穿刺较TBLB容易得到较为理想的标本；②对于穿刺病理结果一定要结合其他资料全面分析，以判断其代表性及可信性程度；③对于肺部弥漫性病变应根据影像学表现挑选病变较密集的部位做TBLB，但应尽量避开纤维化严重的区域。因易发生气胸，不在右肺中叶或左肺舌叶进行活检。

第三节　经支气管针吸活检术

知识点1：经支气管针吸活检术的概念　　　　　　　副高：掌握　　正高：掌握

经支气管针吸活检术（TBNA）是一种通过穿刺针吸或切割，获取气道壁、肺实质以及气管、支气管相邻部位纵隔内病变的细胞学、组织学或微生物学标本的技术。

知识点2：TBNA的适应证　　　　　　　　　　　　　副高：掌握　　正高：掌握

随着技术的发展和经验的积累，TBNA的适应证范围大大拓展。其主要适应证包括：①对纵隔和肺门淋巴结的取样，以明确诊断，同时对支气管源性肿瘤进行分期；②对气管（支气管）旁的肿块、黏膜下病变和肺外周结节进行取样；③适用于支气管内坏死和出血性病灶的病因诊断；④预测气管、支气管源性肿瘤外科手术的切除范围；⑤纵隔囊肿和脓肿的病因诊断及引流。

第四节　支气管镜检查

知识点1：常规支气管镜检查的术前用药　　　　　副高：掌握　正高：掌握

分泌物较多者，术前0.5小时皮下注射阿托品0.5mg；精神特别紧张者，给予苯巴比妥钠或地西泮5～10mg，必要时肌注哌替啶（杜冷丁）50mg（勿与苯巴比妥钠同时使用），对于气道反应较高的患者，可给予β_2受体激动剂。

知识点2：支气管镜检查的患者体位　　　　　　　副高：掌握　正高：掌握

（1）卧位检查：患者仰卧于检查床上，肩部略垫高，头正位略向后仰。术者位于患者头端。

（2）坐位检查：患者坐在靠背椅上．头略后仰（头部最好有支撑），术者竖着位于患者对面。

知识点3：支气管镜的种类　　　　　　　　　　　副高：掌握　正高：掌握

（1）硬质支气管镜：亦称金属支气管镜，由镜体、柱状透镜、光源3部分组成。

（2）纤维光学支气管镜：利用玻璃纤维良好的导光性能，使图像可从纤维束的一端传到另一端，形成清晰的光学图像，也使支气管镜从硬质镜改变成可弯曲镜，明显提高了患者的舒适度和操作者的可操作性。

（3）电子支气管镜：是将安装在前端微型电荷耦合器件（CCD）所探测的图像以电子信号方式通过内镜传到信息处理器，信息处理器再把传入的电子信号转变成电视显像器上可以看到的图像。

知识点4：支气管镜检查前的系统评估　　　　　　副高：掌握　正高：掌握

支气管镜检查前需对患者进行系统评估，初步判断病变的部位。评估内容包括：①一般情况的评估：包括凝血功能、心功能、生命体征；②临床症状评估；③影像学评估，特别是高分辨率CT。

知识点5：镜下可进行的操作　　　　　　　　　　副高：掌握　正高：掌握

镜下可进行的操作依据病情可在活检通道处插入活检钳、毛刷、经气道壁活检（TBNA）穿刺针、支架推送器、高频电刀和支气管镜远端超声探头（活检周围型病变）等，可以进行经气道壁肺活检（周围型病变）、刷检、支气管肺泡灌洗、经气道壁淋巴结活检（TBNA）、支架置入、高频电刀治疗、球囊扩张和经气道超声检查等。

知识点6：支气管镜插入途径　　　　　　　　　副高：掌握　正高：掌握

（1）经鼻插入：最常用，但不便于反复插入或大咯血时抢救，易造成标本污染。

（2）经口插入：适用于不能从鼻腔插入者。

（3）经气管套管及气管切开造口插入。

知识点7：支气管镜检查的适应证　　　　　　　副高：掌握　正高：掌握

（1）诊断方面：①不明原因的咯血。尤其是40岁以上患者，持续1周以上的咯血或痰中带血；②不明原因的慢性咳嗽；③不明原因的局限性哮鸣音；④不明原因的声音嘶哑；⑤痰中发现癌细胞或可疑癌细胞；⑥X线胸片和/或CT检查异常者，提示肺不张、肺部块影、阻塞性肺炎、肺炎不吸收、肺部弥漫性病变、肺门和/或纵隔淋巴结肿大、气管支气管狭窄以及原因未明的胸腔积液；⑦临床已诊断肺癌，决定行手术的治疗前检查；⑧胸部外伤、怀疑有气管支气管裂伤或断裂；⑨肺或支气管感染性疾病的病因学诊断；⑩疑有气管-食管瘘。

（2）治疗方面：①取出支气管异物；②清除气道内异常分泌物；③在支气管镜检查中，明确了咯血患者出血部位后可试行局部止血；④对肺癌患者做局部放疗或局部注射化疗药物；⑤引导气管插管；⑥对气道良性肿瘤或恶性肿瘤进行激光、微波、冷冻、高频电刀治疗。

知识点8：支气管镜检查的禁忌证　　　　　　　副高：掌握　正高：掌握

支气管镜检查的禁忌证有：①活动性大咯血；②严重心、肺功能障碍或严重心律失常；③全身情况极度衰竭；④不能纠正的出血倾向；⑤严重的上腔静脉阻塞综合征；⑥新近发生心肌梗死或不稳定型心绞痛；⑦疑有主动脉瘤；⑧气管部分狭窄，估计支气管镜不易通过；⑨尿毒症；⑩严重的肺动脉高压。

知识点9：支气管镜注意事项　　　　　　　　　副高：掌握　正高：掌握

（1）详细询问患者病史，了解是否有行支气管镜检查的适应证和禁忌证。

（2）术前禁食禁饮6~8小时，详细告知患者行支气管镜检查的必要性和操作风险，包括局麻药所引起的风险。

（3）操作前要做好麻醉，一般采用先口含1%利多卡因2~4ml，5分钟后慢慢吞下，有利于麻醉后咽部，然后用弯头喷管沿口腔注入1%利多卡因2~4ml，如有呛咳效果较好，慢慢无苦感后则麻醉充分，同时滴利多卡因入鼻腔，可能达到麻醉及润滑的作用。

（4）操作全程心电、血氧、血压监测。

（5）患者仰卧位，术者将支气管镜插入鼻腔或口腔，沿咽喉壁滑入喉部，找到会厌与声门观察声带活动度；声门张开时迅速送入气管，观察气管管腔然后直达隆突，观察隆突形态、活动度及黏膜情况；再将支气管镜插进一侧主支气管，先检查健侧后观察患侧；根据检查中所见情况决定是否需进一步行活检、刷片、灌洗或治疗。

（6）术后标本送相关检查并填写申请单。患者于操作室观察休息30分钟，嘱其术后2小时禁食水，并严密观察患者生命体征变化。

知识点10：并发症及其处理　　　　　　　　　　　　　　　副高：掌握　正高：掌握

（1）麻醉药过敏：特别是丁卡因过敏机会相对较多，故喷药前应注意询问患者有无过敏史或先喷少许药液，观察有无超敏反应。麻醉时不要超过常规用量，一旦出现过敏中毒反应，应立即抢救。

（2）喉、气管或支气管痉挛：大多数发生在纤支镜先端通过声门时。预防方法除做好局部表面麻醉外，必要时环甲膜穿刺麻醉，操作轻巧熟练，可减少刺激。

（3）出血：纤支镜检查后可能偶有短暂鼻出血，少数痰中带血或咯血，一般无须特殊处理。当出现致命性大咯血时，立即将纤支镜拔出，患者取侧卧位，并应及时采取止血措施，必要时行气管插管吸引。

（4）发热：少数情况下出现术后发热，部分原因为支气管检查术所致菌血症，部分原因为某些炎症介质释放出现的一过性发热，通常不需要特殊处理。可适当口服或静脉给予抗生素。

（5）气胸：个别病例由于活检位置过深，损伤胸膜发生气胸。预防方法，活检时不要靠近胸膜部位，钳夹时如患者感到相应部位疼痛，表示触及胸膜，应立即松钳，后退少许再试夹。一旦并发气胸，按自发性气胸处理。

（6）低氧血症：纤支镜检查时平均PaO_2降低15～20mmHg，原有肺功能不全者可出现明显发绀。故应严格掌握适应证，PaO_2低于70mmHg时应慎重，术中应给予吸氧。

（7）心跳呼吸骤停：在纤支镜检查过程中会出现意识丧失，心搏停止，其原因可能有：患者原有心脏病基础，情绪不稳定，麻醉不充分，操作手法不当。特别是纤支镜通过隆突时，易出现室颤。因此，详细问病史，术前做心电图，术中心脏监护观察，如有意外情况发生则立即施以心肺复苏措施可避免致死。

知识点11：支气管镜的报告书写和格式要求　　　　　　　　副高：掌握　正高：掌握

（1）患者基本信息。

（2）镜下所见：由上到下、先健侧后患侧的原则描述，包括鼻腔、声门关闭和活动情况、气管（管腔是否通畅、是否有分泌物，是否有狭窄、出血及新生物）、隆突（是否居中，是否尖锐）、左右主支气管（管腔是否通畅、是否有分泌物，是否有狭窄、出血及新生物）、病变的形态和尺寸以及周围标志解剖结构的数据、镜下所行的操作（包括活检或刷检部位，留取病原学部位，过程是否顺利）。

（3）图像：必须包括病变部位的图像。

（4）镜下诊断：正常、炎症、狭窄或是肿瘤。

（5）术后注意事项：如禁食禁水时间、咯血、气胸。

第五节 支气管肺泡灌洗术

知识点1：支气管肺泡灌洗术的概念 　　　　　　　正高：熟悉

支气管肺泡灌洗术（BAL）检查是利用纤维支气管镜向支气管肺泡注入生理盐水并随即抽吸、收集肺泡表面液，检查其细胞成分和可溶性物质的一种方法。主要用作有关疾病的临床诊断以及研究肺部疾病的病因、发病机制，评价疗效和预后等。

知识点2：BAL的适应证 　　　　　　　正高：熟悉

BAL的适应证包括：①凡能接受纤支镜检查患者均能承受支气管肺泡灌洗的检查；②弥漫性间质性肺疾病诊断，如特发性肺纤维化、结节病、外源性超敏性肺泡炎、结缔组织病伴肺纤维化、朗格汉斯细胞组织细胞增生症以及嗜酸性粒细胞肺浸润等；③弥漫性肺部肿瘤和免疫受损患者肺部感染诊断，如肺孢子菌肺炎、细支气管肺泡癌；④用于肺泡蛋白沉积症的诊断与治疗，行局部和全肺灌洗；⑤用于肺部感染细菌学检测及肺化脓症冲洗引流治疗。

知识点3：BAL的禁忌证 　　　　　　　正高：熟悉

BAL的禁忌证包括：①凡纤维支气管镜的禁忌证均为支气管肺泡灌洗的禁忌证；②精神高度紧张不能配合完成纤维支气管镜检查的患者；③严重通气和换气功能的患者，$PaO_2 < 50mmHg$ 或吸氧状态下 $PaO_2 < 70mmHg$；④冠心病、高血压病、心律失常、频发心绞痛患者；⑤主动脉瘤和食管静脉曲张有破裂危险的患者；⑥近期发热、咯血和哮喘发作患者。

知识点4：合格的支气管肺泡灌洗液标准 　　　　　　　正高：熟悉

合格的支气管肺泡灌洗液（BALF）标准为：①达到规定的回收比例；②不混有血液，红细胞数 < 10%；③不应混有多量的上皮细胞（一般 < 3%）。

知识点5：BAL的操作步骤 　　　　　　　正高：熟悉

（1）首先要在灌洗的肺段经活检孔通过一细硅胶管注入2%利多卡因1～2ml，做灌洗肺段局部麻醉。

（2）然后将纤维支气管镜顶端紧密楔入段或亚段支气管开口处，再经活检孔通过硅胶管快速注入37℃灭菌生理盐水。每次25～50ml，总量100～250ml，一般不超过300ml。

（3）立即用50～100mmHg负压吸引回收灌洗液，通常回收率为40%～60%。

（4）将回收液体立即用双层无菌纱布过滤除去黏液，并记录总量。

（5）装入硅塑瓶或涂硅灭菌玻璃容器中（减少细胞黏附），置于含有冰块的保温瓶中，立即送往实验室检查。

知识点6：BAL的临床应用　　　　　　　　正高：熟悉

BAL临床应用于：①肺部感染性疾病的病原体检查；②肺恶性肿瘤；③弥漫性肺间质疾病、外源性超敏性肺泡炎、肺结节病、特发性肺间质纤维化、肺泡蛋白沉积症、结缔组织性肺间质病。

知识点7：支气管肺泡灌洗术的并发症　　　副高：掌握　正高：掌握

BAL在局麻下通过支气管镜进行，相对无创，患者容易耐受，并发症很少。即使诱发急性炎症反应、发热和低氧血症，也多呈自限性，但是，近来发现BAL偶尔也诱发IPF（间质性肺纤维化）急性加重，应注意预防。

知识点8：BAL的常见副作用　　　　　　副高：掌握　正高：掌握

BAL的常见副作用

发热	进行BAL操作几小时后出现，发生率3%～30%，与灌洗总量有关
肺泡渗出	表现为段或亚段渗出，多于48小时内吸收消散
肺功能损害	FEV_1、VC、PEF、PaO_2的暂时性下降
湿性啰音	24小时内于灌洗相关肺野出现
喘息、支气管痉挛	<1%，多见于气道高反应性患者，采用预热的生理盐水灌洗可以减少其发生
肺水肿	罕见，主要见于有心脏功能不全的患者
出血	偶有报道，见于凝血功能异常或血小板低下患者
局部炎症反应	BALF的中性粒细胞计数增加，72小时内恢复

知识点9：BALF的实验室处理　　　　　　副高：掌握　正高：掌握

回收的液体必须收集在塑料或硅化的玻璃容器内，防止巨噬细胞附着。回收液体保存于4℃环境下，最好1小时内送至实验室处理。进行BALF细胞学分析常规需要有10～20ml回吸收液。

（1）分离细胞：①将上述回收灌洗液经两层纱布过滤，移去黏液，充分混匀；②观测性状，测定液体量；③离心1500r/min×10min（上清液待做生化成分分析）。

（2）细胞总数与活性测定通过血细胞计数器计数BALF细胞数，BALF细胞总数通常按所有灌洗回收液中总细胞数$1×10^6$表示。细胞活性通过台盼蓝染色进行评估，新鲜BALF细胞活性通常为80%~95%。

（3）细胞染色与分类计数细胞涂片常规行Wright或MGG染色以进行细胞分类，通常于光学显微镜下观察，计数至少400个白细胞，计算巨噬细胞、淋巴细胞、中性粒细胞和嗜酸性粒细胞分类百分比。计数时还应注意红细胞和上皮细胞的情况：若出现鳞状上皮细胞，则提示BALF标本被上呼吸道分泌物污染；若出现大量的气道上皮细胞（>5%），则提示BALF并非来自远端气腔。同时还需注意观察细胞形态、细胞复合体、肿瘤细胞、巨噬细胞内吞噬体、尘粒、石棉小体、红细胞片段、巨细胞病毒（CMV）包涵体、肺孢子菌包囊、细菌、真菌及异形上皮等。

（4）T淋巴细胞亚群及可溶性生化介质分析T淋巴细胞亚群可通过免疫细胞化学法或流式细胞仪分析；可溶性生化介质可根据临床需要采用不同的测定方法。

知识点10：BALF的正常细胞学检查结果		副高：掌握 正高：掌握

BALF的正常细胞学检查结果

	健康非吸烟者	健康吸烟者
细胞总数（$×10^6$）	7±3	23±12
巨噬细胞（%）	>85	96±3
淋巴细胞（%）	≤15	≤7
中性粒细胞（%）	≤3	<2
嗜酸性细胞（%）	≤1	
肥大细胞（%）	≤0.5	
鳞状上皮/纤毛柱状上皮（%）	≤5	

知识点11：哪些特殊疾病需进行特殊染色	副高：掌握 正高：掌握

怀疑特殊疾病时需要进行特殊染色：①如疑诊肺出血或铁肺尘埃沉着病，进行铁染色（普鲁士蓝染色）；②疑诊肺泡蛋白沉积症（PAP），进行PAS染色、黏液卡红或奥辛蓝染色；③疑诊肺孢子菌肺炎（PCP），进行甲苯胺蓝染色；④疑诊肺结核，进行抗酸染色。

知识点12：解读BALF分析结果的注意事项	副高：掌握 正高：掌握

在解读BALF分析结果（特别是疑似ILD患者）时需要注意：①临床表现和胸部影像疑

似ILD（间质性肺病）的患者，BAL细胞学分析可能有助于临床诊断，胸部HRCT表现为肯定的普通型间质性肺炎（UIP）的患者除外。是否进行BAL检查，需要权衡BAL细胞学分析是否有利于诊断ILD可能的类型、患者心肺功能状况、出血倾向以及患者意愿；②虽然BAL细胞学分类不具有特异性，但不同炎症细胞类型如淋巴细胞、嗜酸性粒细胞或中性粒细胞的增加，通常能够帮助临床医生缩小ILD鉴别诊断的范围；③即使BAL细胞学分类在正常范围内，仍不能排除显微镜下肺组织的病理改变；④单独应用BAL细胞学分析不足以诊断ILD的特殊类型，恶性肿瘤和某些少见的ILD除外。但是，结合临床和影像表现，BAL细胞学分析的结果可以支持某种特异性的诊断；⑤BAL细胞学分析不能判断预后，也无法预测治疗反应。

| 知识点13：具有诊断意义的BALF特征 | 副高：掌握　正高：掌握 |

BALF对于某些弥漫性间质性肺病（ILD）具有确诊价值，如发现病原微生物，提示下呼吸道感染；找到肿瘤细胞，提示癌症；血性BALF，提示肺出血或弥漫性肺泡出血；BALF外观呈乳状伴PAS染色阳性，并可见非晶体的碎屑，提示肺泡蛋白沉着症；在体外对特异性铍抗原有淋巴细胞增殖反应，提示慢性铍病等。

BALF特征及诊断

BALF特征	诊　　断
肺孢子菌包囊	肺孢子菌肺炎
CMV包涵体	巨细胞病毒性肺炎
BALF牛奶样外观，显微镜下背景脏乱，无细胞残体，泡沫样巨噬细胞，PAS染色阳性	肺泡蛋白沉积症
含铁血黄素沉着的巨噬细胞，吞噬红细胞片段的巨噬细胞，游离红细胞	肺泡出血综合征细胞
肿瘤细胞	恶性肿瘤
巨噬细胞内尘埃颗粒	尘埃暴露
石棉小体	石棉沉着病
嗜酸性粒细胞>25%	嗜酸粒细胞性肺疾病
（铍）淋巴细胞转化试验阳性	慢性铍病
$CD1^+$细胞增加>BALF细胞总数4%	朗格汉斯组织细胞增多症
异形肺泡Ⅱ型上皮增生	弥漫性肺泡损伤，药物毒性损伤

| 知识点14：BALF细胞类型与疾病的关系 | 副高：掌握　正高：掌握 |

当BALF细胞分类计数显示淋巴细胞>15%，中性粒细胞>3%，嗜酸性粒细胞>1%，肥大细胞>0.5%时，分别为淋巴细胞型、中性粒细胞型、嗜酸性粒细胞型和肥大细胞增多型，各自具有特定的临床意义。

BALF细胞类型与疾病的关系

淋巴细胞型 （淋巴细胞>15%）	中性粒细胞型 （中性粒细胞>3%）	嗜酸性粒细胞型 （嗜酸性粒细胞>1%）
结节病	结缔组织病	嗜酸性粒细胞性肺炎
非特异性间质性肺炎（NSIP）	特发性肺纤维化	药物性肺损伤
超敏性肺炎	吸入性肺炎	骨髓移植
药物性肺损伤	感染细菌、真菌	哮喘、支气管炎
结缔组织疾病	支气管炎	Churg-Strauss综合征
放射性肺炎	石棉肺	过敏性支气管肺曲菌病
隐源性机化性肺炎（COP）	急性呼吸窘迫综合征（ARDS）	细菌、真菌、蠕虫、孢子菌感染
淋巴细胞增生性疾病	弥漫性肺泡损伤（DAD）	霍奇金淋巴瘤

知识点15：BALF细胞分类异常对某些ILD的诊断　　　　副高：掌握　　正高：掌握

特异性的细胞学类型提示特异性的ILD类型：①淋巴细胞≥25%提示肉芽肿性疾病，包括结节病、过敏性肺炎（HP）或慢性铍病、药物反应、淋巴细胞间质性肺炎、隐源性机化性肺炎或淋巴瘤；CD4/CD8比值>4，不伴有其他炎症细胞增高时，诊断结节病的特异性高；②淋巴细胞>50%提示过敏性肺炎或富细胞型非特异性间质性肺炎；③中性粒细胞>50%符合急性肺损伤、吸入性肺炎或化脓性感染；④嗜酸性粒细胞>25%符合急性或慢性嗜酸粒细胞肺炎；⑤肥大细胞>1%，淋巴细胞>50%，并且中性粒细胞>3%，提示急性过敏性肺炎；⑥吸烟相关ILD如脱屑性间质性肺炎（DIP），呼吸性细支气管炎伴间质性肺病（RBILD）和朗格汉斯组织细胞增多症（PLCH）中含有棕黄色颗粒的巨噬细胞显著增多，伴或不伴其他细胞类型轻度增加。

BALF细胞分类	疾病
淋巴细胞>25%	肉芽肿性疾病（结节病、HP、慢性铍病）、细胞性NSIP、COP或淋巴瘤
淋巴细胞>25%，CD4/CD8>4	结节病
淋巴细胞>50%	HP、细胞性NSIP
中性粒细胞>50%	ALI、吸入性肺炎、化脓性感染
嗜酸性粒细胞>25%	急性或慢性嗜酸粒细胞性肺炎
淋巴细胞>50%，中性粒细胞>3%，肥大细胞>1%	急性HP

第六节 荧光支气管镜

| 知识点1：荧光的概念 | 副高：掌握 正高：掌握 |

"荧光"是一种特殊的物理现象，是指某些物体在特定波长光线的照射下，该物体可以受激发，辐射出波长比照射光线长的光。辐射出的波长较长的光线就是荧光。

| 知识点2：人体内的荧光反应物质 | 副高：掌握 正高：掌握 |

人体内的荧光反应物质（荧光载体）包括色氨酸、胶原、弹性蛋白、紫菜碱、磷酸吡哆醛等。

| 知识点3：普通白光支气管镜的诊断方法 | 副高：掌握 正高：掌握 |

普通白光支气管镜（WLB）诊断肺癌主要是根据支气管黏膜改变，如局部隆起、黏膜粗糙、水肿、出血等，再行活检、针吸活检、刷检等操作加以明确。

| 知识点4：自荧光支气管镜检查术的适应证 | 副高：掌握 正高：掌握 |

自荧光支气管镜检查术（AFB）主要适用于以下情况：①影像学或临床怀疑有肺癌者；②支气管肺癌手术以后随访、监测者；③痰细胞学有阳性发现的病例；④怀疑有不典型增生或原位癌者；⑤已确认为支气管肺癌，但尚需进行分期者；⑥肿瘤切除术后复查；⑦年龄超过40岁并有COPD病史的重吸烟者。

| 知识点5：AFB的禁忌证和并发症 | 副高：掌握 正高：掌握 |

AFB除了不能耐受常规纤维支气管镜检查者外，存在明显的支气管黏膜出血、急性炎症者，以及需用光敏剂增敏而对光敏剂过敏者也不宜行AFB检查。由于荧光检查只是简单地使用不同波长的光线，支气管活检和常规的支气管镜检查术也相同，所以其并发症与常规支气管镜检查相同。

| 知识点6：激光成像荧光支气管镜的概念 | 副高：掌握 正高：掌握 |

激光成像荧光支气管镜统称为LIFE，通过外源性光源照射，激发组织的自发荧光，来分辨肿瘤组织，而不需使用光敏药物。LIFE系统使用低能量氮-镉激光产生的442nm紫外光作为照射光。

知识点7：自荧光成像支气管镜系统的工作原理　　　副高：掌握　正高：掌握

自荧光成像支气管镜系统（AFI）工作时，入射光波长范围380～460nm。观察时，为增加对荧光的分辨率，需要将大部分离接反射的蓝光屏蔽。同时，为了增强视野的总体光线强度，还要保留一小部分散射蓝光。这样，观察正常黏膜时，由于绿色荧光较强，掩盖了蓝光，显示绿色；增生或CIS黏膜的绿色荧光明显减弱，黏膜显像就呈蓝/红色或是两种颜色融合成的暗视野区。

知识点8：LIFE和AFI的特点　　　副高：掌握　正高：掌握

两种荧光支气管镜系统各有特点。LIFE系统在北美使用较广，具有副反应小、分辨率高、不需使用光敏剂的优点，但是费用昂贵、系统结构复杂、操作时白光和自荧光模式转换不便。AFI系统在欧洲使用较广，具有价格较低、白光和自荧光模式转换方便的优点，但是具有白荧光模式下分辨率不如LIFE系统、使用光敏剂会带来药物不良反应的风险。

第七节　经皮肺活检术

知识点1：经皮肺活检术的概念　　　副高：掌握　正高：掌握

经皮肺活检术（TTNA/B）是一种经皮穿刺获取包括胸壁、肺实质及纵隔在内的病变标本，从而进行细胞学、组织学及微生物学检查的技术。

知识点2：TTNA/B的适应证和禁忌证　　　副高：掌握　正高：掌握

（1）适应证：通过针刺抽吸或组织切割，诊断肺外周的结节或浸润性病变、胸膜肿块、部分空洞性病变、纵隔肿块以及其他通过经皮穿刺可及的胸部病变。

（2）禁忌证：①无法纠正的凝血性疾病；②严重的低氧血症；③血流动力学不稳定；④肺动脉高压；⑤伴有肺大疱的肺气肿；⑥病变太靠近血管。相对禁忌证还包括既往有肺切除术或$FEV_1 < 1L$。除此之外还应强调，对于双肺均有病灶者，一般不宜同时对两肺进行穿刺。

知识点3：TTNA/B常用导向方法的比较　　　副高：掌握　正高：掌握

电视透视和CT引导是经皮肺穿刺活检的常用导向方法。电视透视具有费用低、设备普及、可实时观察和调整穿刺方向和针尖位置等优点，适宜对较大病灶的定位。但对小病灶的定位不够准确，对靠近心脏、大血管部位的病灶穿刺危险性较大。CT对解剖结构显示清晰，可引导穿刺5mm以上的结节，对靠近重要部位的病灶也可以准确引导，根据增强CT还可以判断病灶内的坏死区域和周围的炎症或不张肺组织，使穿刺更准确。CT还可以显示叶间胸膜和肺大疱，有利于选择合适进针路线，减少气胸的发生。最新的CT透视技术还可以实时引导穿刺过程，提高了穿刺准确性，缩短了穿刺时间。这些优点使CT引导成为目前肺穿刺活检最常用的导向方法。

第八节　内科胸腔镜技术

| 知识点1：内科胸腔镜分类 | 副高：掌握　正高：掌握 |

（1）硬式胸腔镜：应用近100年，临床应用广泛，业已具有不同类型的附件，可满足临床需要。同时，可调光源可适合不同焦距观察使用，新的CO_2发生器更方便制备人工气胸，并提高了安全性，可在相对大的腔隙中完成操作。由于窥镜高清晰、微细化的设计提高了分辨率和减少创伤。

（2）软式胸腔镜：主要是OLYMPUS软硬结合的胸腔镜LTF系列产品，其画质清晰，外径纤细（7mm）、钳子管道大（2.8mm）；长型通用电缆与主机系统连接，方便操作。尤其使用LTF-240操作就像使用纤维支气管镜那样轻松自如，更容易开展。

| 知识点2：内科胸腔镜技术的特点 | 正高：熟悉 |

内科胸腔镜又称"胸膜腔镜"，它有别于外科电视辅助胸腔镜。其操作通常是在清醒镇静加局麻下进行，一般在胸壁上仅行单点穿刺，整个操作可以在支气管镜室或诊所内进行。内科胸腔镜检术主要用于诊断胸膜和部分肺部疾病，并可实施胸膜粘连术。

| 知识点3：内科胸腔镜检术的适应证 | 正高：熟悉 |

内科胸腔镜检术的适应证包括：①不明原因的胸腔积液；②胸膜占位性病变；③气胸；④弥漫性肺病变及肺外周病变；⑤肺癌分期。

| 知识点4：内科胸腔镜检术的禁忌证 | 正高：熟悉 |

（1）绝对禁忌证：①不能平卧或侧卧的患者；②已在同侧进行过胸膜粘连术/或胸膜腔闭塞的患者；③没有纠正的出血倾向患者；④机械通气患者；⑤肺动脉高压患者；⑥患者有与胸腔积液无关的呼吸困难或低氧血症。

（2）相对禁忌证：①一般情况较弱的患者；②预期生存小于1个月的患者；③患者有难以控制的咳嗽；④有严重的低氧血症或高碳酸血症的患者；⑤具有严重的心脏疾病的患者；⑥既往对侧胸膜粘连术后的患者。

| 知识点5：内科胸腔镜检术的操作方法 | 正高：熟悉 |

（1）选择穿刺点

1）标准的穿刺点标示：大多数患者的穿刺点选择在一侧的腋窝附近的安全三角区域；该区域前面边界为胸大肌的后缘，后面边界为背阔肌的前缘，下面边界为腋中线上乳头水平的肋间（约第4、5肋间），该处为横膈膜上升至胸腔的顶端。

2）选择穿刺点：病变相对应的对侧或面对病变有利于观察和活检。因此，应该选择的穿刺点：后胸壁的病变，选择腋前线；前胸壁的病变，选择腋后线；自发气胸的患者在3～4肋间隙，因为漏气口经常在上叶；胸腔积液的患者选择5、6、7肋间隙；6、7肋间隙尤其适合怀疑患转移性肿瘤和间皮瘤的患者；在第4或5肋间隙进行穿刺有利于进行肺脏组织活检，因为所有的肺叶均能迅速而且容易地观察到。

（2）正确辨认内镜下的解剖进入胸腔后必须找到该看到的解剖结构。

（3）胸膜活检用带观察镜的活检钳，只需一个穿刺口就可进行胸膜活检。如果胸膜很厚，活检就容易些，也没有损伤肋间动静脉的危险相比较而言，如胸膜很薄，应在肋骨对应的胸膜处活检以减少损伤血管出血的危险。用镊子接触胸壁，很容易辨别是在很硬骨头上或在肋间隙的海绵状软组织上。

（4）肺活检内科胸腔镜一般只作壁层、脏层胸膜活检，肺活检不多，只有检查发现病变明显时才行肺活检，用胸腔镜活检钳可完成，大块活检可用相应设备，主要是带电消融功能的活检钳，总体而言用得不多，我们不主张积极地使用内科胸腔镜进行肺脏的活检：活检成功代表胸腔镜的检查目的完成。

（5）检查后的其余事项胸腔镜检查结束后需要放置胸腔引流管，目的是尽快引流干净残余的气体和液体，使肺组织迅速复张。可以选用24～32F（内径8.0～10.67mm）的带铁芯胸腔引流管。大多数病例接通水封瓶后数分钟引流干净气体，水封瓶停止水柱波动和产生气泡。X线检查提示肺复张后可立即拔出引流管。患者在1～2天后就出院。肺活检后如果肺的破口通过电烙术或激光闭合了，肺组织可以很快复张。对于这些患者可以采用-30cm水柱的负压吸引，如果X线检查提示肺已经复张可以不必做夹管试验（夹闭引流管后看有否气胸）。引流24～48小时可以拔管。如果检查结束后呼吸时胸腔引流管接水封瓶仍然持续产生气泡，提示脏层胸膜的破口没有愈合，需要用水封瓶持续引流直到水封瓶停止冒泡。一般肺活检后引流时间为2～3天。

知识点6：内科胸腔镜操作注意事项　　　　　　副高：掌握　　正高：掌握

（1）详细询问患者病史：了解是否有行内科胸腔镜检查的适应证和禁忌证，并告知患者行内科胸腔镜检查的风险并签字。

（2）检查前一天要做的工作：患者在择期接受胸腔镜检查的前一天，需要仔细研究其病情和影像学资料。

（3）选择穿刺点：根据疾病的部位选择合适的穿刺点，标准的穿刺点在一侧腋窝附近的安全三角区域。

（4）麻醉：术前用药：50～100mg哌替啶（杜冷丁）、5～10mg地西泮（安定）。可以局麻也可以全麻。

（5）体位：根据疾病的部位选择合适的体位，一般是健侧卧位。

知识点7：使用内科胸腔镜检术检查癌性病灶的优点   正高：熟悉

因为癌性病灶在胸膜上往往呈点状分布，结核病灶多分布于胸膜基底部或膈胸膜，所以直接经胸壁进行胸膜穿刺活检的阳性率较低。而通过内科胸腔镜检查：①可以直接窥视整个胸膜腔，能发现微小病灶；②在直视下进行活检，能避开大血管、消除病变表面糜烂坏死组织及覆盖物，活检标本质量大大提高；③不仅能取脏层胸膜、纵隔、膈面胸膜，也能取肋胸膜及肋膈窦处病变，使胸腔积液病因诊断的阳性率明显提高。

知识点8：胸腔镜报告的书写   副高：掌握   正高：掌握

（1）患者的基本信息。

（2）检查所见：包括患者体位，穿刺点位置，操作的基本过程，胸腔脏壁层胸膜、膈肌情况，过程是否顺利，进行操作和活检的位置，不同位置标本编号。

（3）图像：必须包括病变部位的图像。

（4）镜下诊断：正常、炎症、狭窄、结节或者肿瘤。

（5）术后注意事项：密切观察患者生命体征、胸腔引流管的情况。

第三篇
呼吸系统疾病治疗学

第一章 机械通气

第一节 机械通气基础知识

知识点1：机械通气的概念　　　　　　　　副高：熟练掌握　　正高：熟练掌握

机械通气（MV）是利用呼吸机的机械装置产生气流和提供不同浓度氧，建立气道口与肺泡间的压力差，增加通气量、改善换气和减少呼吸功，最终改善或纠正低氧血症、二氧化碳潴留及酸碱失衡。MV主要起生命支持作用，为基础疾病的治疗创造条件。

知识点2：呼吸机的组成　　　　　　　　　副高：熟练掌握　　正高：熟练掌握

正压呼吸机简称为呼吸机，根据设计特点，其加压方式为呼吸道直接加压。呼吸机大体包括以下三部分：①动力部分：主要分电动或气动两种基本类型，前者为机械动力驱动密闭容器送气，后者多由高压氧和高压空气共同驱动，目前多为两者的混合类型，简称多功能呼吸机；②连接部分：主要由通气管路、呼气阀和传感器等构成；③主机：主要包括通气模式选择、参数调节、监测和报警装置。

知识点3：吸气向呼气转换的方式　　　　　副高：熟练掌握　　正高：熟练掌握

吸气向呼气转换的方式有：①压力转换：是指气道压力达预设值转换为呼气。特点是气道压力恒定，但潮气量（V_T）随通气阻力变化，吸气压力呈三角形，肺泡内气压和气体皆分布不均，现已基本淘汰；②容量转换：是指 V_T 达预设值转换为呼气。特点是 V_T 稳定，但气压和气体皆分布不均，气道压力随通气阻力变化。该转换方式也明显减少；③时间转换：是 MV 的基本转换方式，其特点是压力达预设值，送气气流逐渐降低（定压型）或 V_T 达预设值（定容型），然后送气气流终止（屏气），吸气时间（Ti）达预设值转为呼气，气压和容量在肺内分布较均匀，有助于改善气体交换和防止气压伤；④流速转换：是指吸气流速降至峰流速的一定比例（多为25%）或一定流速值转为呼气；⑤复合转换：以上述某一种方式为主，加用其他保护性措施。

知识点4：呼气向吸气转换的方式　　　　副高：熟练掌握　　正高：熟练掌握

呼气向吸气转换的方式有：①时间转换：由预设的 Ti 和呼气时间（Te）决定，是控制通气的转换方式；②自主转换：自主呼吸触发呼吸机送气，触发水平多可自主调节，有时固定，压力触发最多，但流量触发稳定，敏感度高，应用显著增多。现代呼吸机也出现其他转换方式，如容量、形态等；③自动转换：见于触发水平设置不当、管路积水或抖动等情况，结果导致气道压力降至一定水平提前触发呼吸机送气，是人机不同步的常见原因。

知识点5：流速形态　　　　　　　　　　副高：熟练掌握　　正高：熟练掌握

流速形态有方波、递减波、递增波、正弦波等，一般用前两者。①正弦波是健康人平静呼吸时的流速波形，但不符合 MV 的基本要求，不宜应用；②递增波不符合自然呼吸和 MV 的要求，更不宜应用；③方波吸气时维持高流量，故吸气时间短，峰压高，平均气道压（P_{mean}）低，比较适合于循环功能障碍或低血压的患者；④递减波时，Ti 长，P_{mean} 高，峰压低，比较适合于有气压伤的患者。后者更符合呼吸生理，应用明显增多。

知识点6：机械通气模式　　　　　　　　副高：熟练掌握　　正高：熟练掌握

机械通气模式包括：控制通气（CV）、辅助通气（AV）、辅助/控制通气（A/CV 或 A/C）、间歇指令通气（IMV）、同步间歇指令通气（SIMV）、压力支持通气（PSV）、持续气道内正压（CPAP）、叹气样通气（sign）、指令分钟通气（MMV）、反比通气（IRV）、气道压力释放通气（APRV）、压力限制通气（PLV）、定容型通气+自动气流（auto flow）、压力调节容积控制通气（PRVCV）、容积支持通气（VSV）、压力增强（VAPS）、自适应支持通气（ASV）、双相气道正压（BiPAP）、呈比例通气（PAV）。

知识点7：定容型和定压型模式的选择原则　　副高：熟练掌握　　正高：熟练掌握

定容型通气模式，比较适合气道阻塞性疾病，如慢性阻塞性肺疾病（COPD）。定压型通气模式，更适合于肺组织疾病，如急性呼吸窘迫综合征（ARDS）。定容型模式仅在保障通气量上有优势；而定压型模式在后三种效应上有较多优点。总体上讲改善通气比较容易，而在后三个方面取得较好的效应比较困难，且强调保护性通气，因此定压型模式的应用逐渐增多。

知识点8：持续指令、间歇指令和自主通气模式的选择原则
　　　　　　　　　　　　　　　　副高：熟练掌握　正高：熟练掌握

各种持续指令通气（CMV）模式的共同特点是MV强制作用于患者的每一次呼吸，而自主呼吸仅可能影响通气初期（触发），故主要用于自主呼吸消失或比较弱或需镇静－肌松药抑制自主呼吸的患者。在各种IMV，因自主呼吸和MV交替发挥作用，故主要用于有一定自主呼吸能力或准备撤机的患者。PSV、CPAP、PAV等S模式的主要特点为自主呼吸对整个通气过程皆有一定程度的影响，用于有一定自主呼吸能力和准备撤机的患者。IMV和S模式常联合应用。

知识点9：单一模式和复合型模式的选择原则　　副高：熟练掌握　正高：熟练掌握

VCV、PCV、PSV等模式为单一模式。如用VCV通气时，患者的呼吸形式被完全控制，故仅适合用于自主呼吸没有或非常弱的患者，一旦自主呼吸能力明显恢复，需改用IMV或S模式。BiPAP和ASV为复合型模式或万能通气模式，适合各种病理状态，以及从上机、治疗到撤机的全过程。

第二节　机械通气的目的及生理学基础

知识点1：机械通气的目的　　　　　副高：熟练掌握　正高：熟练掌握

机械通气的目的有：①改善组织供氧。维持适当输氧量的方法应为维持适当的氧合，适当的血红蛋白浓度和足够的CO。$PaO_2 \geqslant 60mmHg$ 可保持合适的氧合功能。血红蛋白浓度以 $110 \sim 140g/L$ 为宜。为保障氧合与CO之间的适当平衡，应控制输液量，CO维持或接近正常水平即可；②改善组织的代谢。主要有维持水、电解质、酸碱平衡和血糖稳定。

知识点2：机械通气的呼吸生理学基础　　副高：熟练掌握　正高：熟练掌握

现代肺通气的主要呼吸生理学基础是P-V曲线。P-V曲线是以功能残气量（FRC）为基点，肺泡压力（P）变化为横坐标，肺容量（V）变化为纵坐标的关系曲线。正常肺的P-V曲线分为2段1点，即陡直段和高位平坦段，2段交点为高位拐点（UIP）。在陡直段，压力和容量的变化呈线性关系，较小的压力差即能引起较大的 V_T 变化，是自主呼吸和MV的适宜部位。在高位平坦段，较小的容量变化即可导致压力的显著升高，增加呼吸机相关肺损伤（VALI）的机会，并加剧MV对循环功能的抑制，故UIP是肺损伤发生机会多少的转折点。

知识点3：正常容积肺的通气　　　　　　　　副高：熟练掌握　正高：熟练掌握

正常容积肺从FRC至UIP，肺容积的变化在2000ml以上，所以理论上可用较小V_T，也可使用较大V_T通气。通常情况下，由于重力作用，下肺区血流量多，肺泡有陷闭倾向，但自主呼吸时，通过神经调节和膈肌收缩的代偿作用，上肺区血流增加，下肺区通气增加，从而防止血管和肺泡的陷闭。MV时，由于自主呼吸被部分或全部取代，其代偿作用减弱或消失，MV本身有加重肺泡陷闭和降低肺顺应性的作用，所以在神经-肌肉疾病、药物中毒、外科手术及麻醉等原因导致的呼吸衰竭时，需较大的V_T和较慢的RR。

知识点4：小容积肺的通气　　　　　　　　　副高：熟练掌握　正高：熟练掌握

以ALI/ARDS为代表，其特点是P-V曲线出现低位平坦段和低位拐点（LIP），且FRC下降，TLC仅为正常值的1/3。ARDS患者P-V曲线的特点可总结为2段2点，陡直段的容积显著减少，MV时，不仅强调控制高压，也强调选择适当的低压。呼气末正压（PEEP）位于或略高于LIP时，可消除陷闭区，使呼气末肺泡容积增大至50%以上，从而达到最大幅度地改善氧合，同时减轻肺损伤和改善肺循环的目的。

知识点5：大容积肺的通气　　　　　　　　　副高：熟练掌握　正高：熟练掌握

以COPD和危重支气管哮喘等为代表。由于呼出气流严重受限，出现FRC增大和内源性PEEP（PEEPi），其P-V曲线的特点是2段1点，但基点上移，陡直段缩短。采用适度PEEP可对抗PEEPi，减少呼吸功，改善人机配合。COPD患者应用的PEEP在PEEPi 50%~85%的水平可对抗PEEPi，又不影响呼吸力学和血流动力学；对哮喘患者，PEEP水平一般不超过3~5cmH$_2$O。限制肺过度充气是MV的核心，主要措施包括减慢呼吸频率（RR），延长呼气时间（Te），降低潮气量（V_T），采取允许性高碳酸血症（PHC）。

第三节　人工气道的建立和管理

知识点1：人工气道的概念及建立的目的　　　副高：熟练掌握　正高：熟练掌握

人工气道是指为保证气道通畅而在生理气道与空气或其他气源之间建立的有效连接。建立人工气道的目的是维持呼吸道通畅，保持足够的通气和充分的气体交换，并对呼吸道进行保护，引流气道分泌物，防止误吸。

知识点2：呼吸机与患者连接的方式　　　　　副高：熟练掌握　正高：熟练掌握

呼吸机与患者连接的方式有：①无创性通气：不经人工气道连接进行的通气，包括负压通气，经面罩、鼻罩或咬口连接进行的正压通气等；②有创性通气：经人工气道（气管插管或气管切开）连接进行的通气。

知识点3：气管插管的适应证　　　副高：熟练掌握　正高：熟练掌握

气管插管的适应证有：①保护气道和肺实质；②缓解上气道的阻塞；③分泌物过多或靠咳嗽不能有效排出分泌物的患者，可经气管插管进行吸引来改善肺的廓清；④可连接呼吸机，为呼吸衰竭患者进行机械通气。

知识点4：常用紧急建立人工气道方法的选择　　　副高：熟练掌握　正高：熟练掌握

紧急建立人工气道通常可有三个路径供选择，即经鼻、经口和经环甲膜。①经鼻或经口气管插管通常是首选，偶尔也会采用经环甲膜穿刺或切开方式。一般紧急情况下气管切开是不合适的；②呼吸停止或呼吸微弱的患者，宜选用直视下经口或经鼻插管；③患者张口困难或口腔有占位或持续抽搐或无法平卧头后仰，难以用喉镜暴露声门，宜选经鼻或经口盲探插管，逆行气管插管也可选用；④经鼻插管患者耐受性好，容易固定，但损伤大，早期易出现鼻出血，晚期易出现鼻窦炎及呼吸机相关肺炎，不适用于鼻腔通路狭窄和颅底骨折的患者；⑤估计患者需要长时间维持人工气道，或无法经喉插管，则选用环甲膜切开术或环甲膜穿刺扩张术。

知识点5：经口腔明视气管插管的方法　　　副高：熟练掌握　正高：熟练掌握

（1）将管芯插入气管导管，管芯尖端不超过导管的尖端，将导管前端弯曲，以便导管沿会厌后面插入，尤其适于插管困难时应用。

（2）患者头向后仰，使其口张开。左手持喉镜自患者右口角放入口腔，将舌推向左方，然后徐徐向前推进，显露悬雍垂，这时，以右手提起下颌，并将喉镜继续向前推进，直至看见会厌为止。

（3）手稍用力将喉镜略向前推进，使叶片前端进入舌根与会厌角内，然后将喉镜向上、向前提起，即可显露声门。

（4）右手执气管导管，使其前端自右口角进入口腔，对着声门，以一旋转的力量轻轻经声门插入气管，于导管进入声门后再将管芯退出。

（5）安置牙垫，退出喉镜。观察导管外端有无气体进出。若患者原已呼吸停止，可接简易呼吸器，观察胸部有无起伏运动，以确定导管位置是否正确。

（6）导管外端和牙垫一并固定于患者口腔外。

知识点6：食管气管联合导管的方法　　　副高：熟练掌握　正高：熟练掌握

食管气管联合导管是一种双管道（食管前端封闭和气管前端开放）和双套囊（近端较大的口咽套囊和远端低压的食管套囊）的导管，两个套囊之间有8个通气孔，若插入食管可将两个气囊分别充气，以堵塞食管和口咽部，通过1号导管通气；若插入气管则用2号导管通气，此时其作用接近普通通气导管。特点是无须辅助工具，可迅速将联合导管送入咽喉下方，无论进入食管或气管，经简单测试后都可进行通气。

具体方法：左手将患者口张开，右手将导管沿口腔缓缓插入至标定的刻度环，将两个气囊分别充气，先将1号管接呼吸器，试行手法通气，如果正常（听诊双肺呼吸音清晰、胸廓随呼吸起伏、胃内无充气）则固定导管，进行机械通气，否则应接2号管（导管进入气管内），检查通气若正常可行机械通气。

知识点7：经鼻腔盲探插管术的步骤　　　　副高：熟练掌握　正高：熟练掌握

（1）检查鼻腔是否通畅：插管前经鼻孔滴数滴呋麻滴鼻液，石蜡油润滑并做表面麻醉（2%利多卡因喷雾剂），并于导管外涂抹润滑剂。

（2）导管进入鼻腔就将导管与面部做垂直方向插入鼻孔，使导管沿下鼻道推进，经鼻后孔至咽腔，切忌将导管向头顶方向推进，否则极易引起严重出血。前端过鼻后孔后，在管端接近喉部时，术者可一面注意倾听通过导管的气流，一面用左手调整头颈方向角度，当感到气流最强烈时，然后迅速在吸气相时推入导管，通常导管通过声门时患者会出现强烈咳嗽反射。不要施加暴力。如果推进导管时呼吸气流声中断，提示导管前端已触及梨状窝，或误入食管，或进入舌根会厌间隙。应稍稍退出，重试。

（3）必要时可借助喉镜在明视下确认声门，用插管钳夹住导管前端送进气管。

知识点8：人工气道建立后的管理　　　　　副高：熟练掌握　正高：熟练掌握

（1）确定导管位置及深度：①首先连接简易呼吸器行人工通气，第1次送气量不超过500ml，持续2秒，将听诊器置于剑突下，若听到气过水声，则导管位于食管内，立即拔出气管导管；②若未闻气过水声，且可见胸廓扩张，则继续简易呼吸器人工通气，将听诊器分别置于双肺上区、双肺中区、双肺下区确认有无呼吸音；③如果对导管位置仍有疑问，通过喉镜观察导管是否通过声门。

（2）保持人工气道的通畅：①及时吸痰，清除呼吸道分泌物，以保证气道通畅，特别是呼吸道分泌物多的患者，应经常地吸引清除气道内的分泌物；②人工气道建立后虽可使呼吸道通畅，但导管本身可发生梗阻。从而产生新的呼吸道梗阻。主要原因包括导管太软、太长及患者头部位置的改变。发现这种情形后，可将患者头部向后仰起并加以固定，如果系导管过长太软所致，可将导管距接头部分剪掉2~3cm；③导管固定不稳，在呼吸机应用期间为防止导管脱出，除应用牙垫固定外，应将患者手加以束缚，以防患者自行拔管。对烦躁不安的患者可使用镇静剂。

知识点9：人工气道建立的并发症　　　　　副高：熟练掌握　正高：熟练掌握

（1）插管过程中的并发症：①心脏骤停；②机械性损伤；③气管导管误入右或左主支气

管；④气管导管误入食管；⑤误吸。

（2）气管导管留置期间的并发症：①口、鼻腔溃疡；②口腔蜂窝织炎、鼻窦炎；③喉、气管损伤；④气管导管扭曲、阻塞；⑤支气管-肺部感染。

（3）拔管时的并发症：①气管、喉痉挛；②声带损伤；③误吸；④拔管后气管萎陷导致窒息。

（4）拔管后延迟并发症：①喉或声门下水肿；②咽炎或喉炎；③喉、气管狭窄。

| 知识点10：人工气道的拔管指征 | 副高：熟练掌握　正高：熟练掌握 |

符合撤机要求或已撤机，患者有一定的自主咳痰能力可拔管。参考指标为：①吸气肌力量足以克服气道和胸肺的阻力（如最大吸气压≤-25cmH$_2$O）；②有一定储备肺功能（如 V_T > 5ml/kg，肺活量 > 15ml/kg）；③最大咳嗽流速或峰流速≥3L/min；④经鼻导管低流量吸氧的情况下动脉血 pH > 7.3、PaO$_2$ > 60mmHg。

| 知识点11：人工气道拔管的操作 | 副高：熟练掌握　正高：熟练掌握 |

拔管前应做好患者的解释工作。拔管前30分钟至1小时静脉应用地塞米松5mg。充分清除口咽部和气管内的分泌物，吸高浓度氧气数分钟，在吸气期拔出导管。导管拔出时可放置吸痰管以便拔管后吸痰，或急救时引导导管重新插入。吸痰管的放置时间一般不超过24小时。在患者能发声，会厌功能恢复后拔出胃管。气管切开导管拔出后，可用蝶形胶布固定，无须缝合，数日后创口愈合。

第四节　无创正压通气

| 知识点1：无创正压通气的概念 | 副高：熟练掌握　正高：熟练掌握 |

无创正压通气（NPPV）是指无须建立人工气道的正压通气，通过鼻/面罩等方法与患者相连，由呼吸机提供通气辅助的方法。

| 知识点2：NPPV的优点和缺点 | 副高：熟练掌握　正高：熟练掌握 |

（1）优点：①无人工气道及其相关合并症，VAP发生率低；②保证正常的吞咽、进食、咳嗽、说话功能；③保留了上气道的生理温化、湿化和免疫功能；④不需镇静药；⑤患者从心理上和生理上均较易撤机；⑥可以长期或家庭应用。

（2）缺点：①痰液引流不畅，湿化不充分；②通气效果不肯定；③氧浓度难以严格控制；④幽闭恐惧；⑤面部压伤，口鼻发干，鼻充血，耳痛，眼部不适；⑥胃肠胀气；⑦吸入性肺炎；⑧血压降低；⑨气压伤。

知识点3：NPPV的适应证　　　　　　　　　　　　副高：熟练掌握　　正高：熟练掌握

NPPV的适应证有：①COPD急性加重期（AECOPD）、急性心源性肺水肿和免疫抑制患者，可作为临床治疗急性呼吸衰竭的一线选择；②支气管哮喘持续状态、术后可能发生呼吸衰竭和拒绝气管插管者，临床可试用；③肺炎和急性呼吸窘迫综合征（ARDS），目前支持证据很有限，对于病情相对较轻者才可试验性使用，须严密观察，一旦病情恶化，立即采取气管插管行有创通气治疗，以免延误病情。

知识点4：NPPV要求患者具备的条件　　　　　　　副高：熟练掌握　　正高：熟练掌握

NPPV要求患者具备的基本条件有：①患者清醒能够合作；②血流动力学稳定；③不需要气管插管保护（无误吸、严重消化道出血、气道分泌物过多且排痰不利等情况）；④无影响使用鼻（面）罩的面部创伤；⑤能够耐受鼻（面）罩。

知识点5：NPPV的禁忌证　　　　　　　　　　　　副高：熟练掌握　　正高：熟练掌握

NPPV的禁忌证包括：①心跳骤停、呼吸骤停；②意识障碍；③严重低氧血症；④血流动力学不稳定；⑤气道分泌物多或气道不畅；⑥自主排痰障碍；⑦存在急性面颌或上呼吸道损伤；⑧上呼吸道梗阻；⑨呕吐、肠梗阻、近期上消化道手术、食管损伤；⑩严重鼻窦炎和中耳炎。

知识点6：NPPV的操作流程概要　　　　　　　　　副高：掌握　　正高：掌握

（1）评估患者：适应证和禁忌证。

（2）选择治疗场所和监护强度。

（3）患者教育。

（4）患者体位：常用半卧位（30°～45°）。

（5）选择和试佩戴合适的连接器。

（6）选择呼吸机。

（7）开动呼吸机、参数的初始化和连接患者。

（8）逐渐增加辅助通气的压力和潮气量（适应过程）。

（9）密切监护（包括漏气、咳痰等）。

（10）治疗1～4小时后评估疗效。

（11）决定治疗的时间和疗程。

（12）监控和防治并发症和不良反应。

（13）辅助治疗（湿化、雾化等）。

知识点7：NPPV操作过程中需要注意的问题   副高：掌握   正高：掌握

在临床实践中，操作过程中需要注意下列问题：

（1）对患者指导说明，向患者说明治疗的作用和目的，掌握罩的连接和拆除方法，指导放松情绪，自然呼吸，主要观察漏气量是否过大，指导患者剧烈咳嗽和吐痰时如何短暂断开呼吸机管道等。

（2）备用多种连接装置供患者选择应用。

（3）刚开始NPPV治疗的初始压力选择应该较低，适应后逐渐把吸气压力调高。

（4）密切监测生命体征、呼吸活动情况和呼吸机的监测参数。

知识点8：NPPV的通气模式   副高：熟练掌握   正高：熟练掌握

NPPV最常用的两种通气模式是持续气道正压通气（cPAP）和BiPAP，后者最为常用。BiPAP有两种工作方式：自主呼吸通气模式［S］模式，相当于压力支持通气（PSV）+呼气末正压通气（PEEP）和后备控制通气模式（T）模式，相当于PCV+PEEP。当自主呼吸间隔低于设定值（由后备频率决定）时。即处于S模式；自主呼吸间隔时间超过设定值时，由S模式转向T模式，即启动时间切换的背景通气PCV。

知识点9：NPPV通气参数的设置及调整   副高：熟练掌握   正高：熟练掌握

（1）BiPAP模式的参数设置：①吸气压力（IPAP）：常用值为10~25cmH$_2$O；②呼气相气道压力（EPAP）：常用值为3~5cmH$_2$O（Ⅰ型呼衰时用4~12cmH$_2$O）；③后备控制通气频率（T模式）：常用值为10~20次/分；④吸气时间：常用值为0.8~1.2秒。

（2）BiPAP参数调节原则：IPAP/EPAP均从较低水平开始，患者耐受后再逐渐上调，直到达满意的通气和氧合水平，或调至患者可能耐受的水平。

知识点10：决定NPPV实施场所应考虑的因素   副高：熟练掌握   正高：熟练掌握

决定NPPV实施场所应考虑的因素有：①呼吸衰竭的严重程度；②多种伴发病的存在；③估计NPPV成功可能性；④如NPPV失败，是否需要气管插管；⑤患者的护理需求水平；⑥病房医护人员整体水平、专业知识和应用NPPV的经验。

知识点11：NPPV的并发症及处理   副高：熟练掌握   正高：熟练掌握

NPPV不良反应大多轻微，而且发生率不高，但没有接受过培训的医务人员实施NPPV治疗时常常会遇到患者不耐受。临床上相对较常见不良反应有口咽干燥、局部压迫、漏气、不耐受、恐惧（幽闭症）、胃胀气、误吸、排痰障碍、睡眠性上气道阻塞等。

（1）漏气：是NPPV治疗中最常见问题，可以导致吸气触发困难、人机不同步和气流过大等，使患者感觉不舒服和影响治疗效果，是导致NPPV治疗失败的重要原因之一。选择合适的罩，用鼻罩时使用下颌托协助口腔封闭，及时调整罩的位置和固定带张力，可以使多数患者避免明显漏气。另外，NPPV呼吸机的漏气补偿能力（硬件和软件），对降低漏气不良影响也起重要的作用。

（2）口咽干燥：是常见问题，与NPPV治疗期间经过口咽部气流量增大有关，寒冷季节尤甚。间歇喝水或使用加温湿化器多数可以解决问题。采用加温湿化器时，需要注意及时清理管道和排气阀（孔）中积水，以免影响辅助通气效果。

（3）局部压迫罩对脸部和鼻梁过度压迫患者无法耐受，甚至损伤鼻梁皮肤。选用形状大小合适或不同设计罩、摆好位置和调整合适的固定张力是主要的预防措施。间歇松开罩让患者休息或轮换使用不同类型的罩（避免同一部位长时间压迫），均有利于减少压迫感和避免皮损。不同材质和设计的罩对压迫感有显著影响，多重硅胶膜软垫局部压迫感较轻。额垫和鼻梁贴保护膜可以减少鼻梁受压和皮肤损伤。

（4）不耐受是指患者感觉不适，无法耐受NPPV治疗。其原因众多，只要能够找出原因，多数患者可以很好耐受和乐意接受NPPV治疗。为了提高耐受性，临床上需要重视下述的问题：

1）提供多种连接装置，让患者试戴和选择。

2）严格遵照操作流程：常见的错误是一开始就把呼吸机压力调到较高水平，在高压力状态下给患者佩戴连接装置，导致患者不耐受和对NPPV治疗反感。

3）保证较好的人机同步：人机不同步造成人机呼吸对抗，使呼吸困难加重和不耐受。合理调节吸气触发水平（常调节到"能够避免误触发的最敏感水平"），合理使用双水平压力，检查有无漏气，合理选择同步性能较好的模式和合理调节参数等都是改善人机同步性的措施。

4）严密监护与细致询问：通过监护可以及时发现问题，寻找引起患者不适和不耐受的原因，及时针对性处理，可以明显提高耐受性。部分患者不耐受可能是"心理和经济因素"。

（5）消除患者恐惧（幽闭症）：部分患者有恐惧心理，导致紧张或不接受NPPV治疗。合适的教育、解释和示范多数可以解除恐惧心理。

（6）胃胀气：避免吸气压力过高（$< 25cmH_2O$），避免对昏迷和一般状态差的患者（贲门括约肌的张力降低）应用NPPV，可以避免胃胀气。对于已经有明显胃胀气者，需要权衡NPPV治疗的利弊，有必要继续NPPV治疗者，可留置胃管持续开放或负压引流以减轻胃胀气。

（7）误吸发生率较低，但可以导致吸入性肺炎和窒息等严重后果。所以应该避免在反流误吸可能性高的患者中使用NPPV和采取预防反流误吸的措施。

（8）排痰障碍：咳嗽排痰能力较差的患者有可能出现痰液阻塞而影响NPPV疗效，也不利于控制感染。因此，NPPV治疗期间需要鼓励患者间歇主动咳嗽排痰，必要时经鼻导管吸痰（清除口咽部分泌物和刺激咳嗽）或用纤维支气管镜吸痰后再进行NPPV治疗。

（9）睡眠气道阻塞：NPPV治疗期间入睡的患者，有可能出现类似阻塞性睡眠呼吸暂停低通气的表现，使送气时间明显缩短，潮气量下降，甚至憋醒，影响疗效。可采用侧卧位或增加EPAP水平（清醒后需要下调至基础水平）的方法维持气道开放。

总之，NPPV已经成为临床上常用的治疗技术，尽管现在还属于呼吸危重症专科技术，但今后有可能发展为医师基础培训技术。认真掌握NPPV治疗技术，将有助于提高呼吸衰竭的治疗水平和应急救治能力。

知识点12：NPPV疗效评估　　　　　　　　　　　　副高：掌握　正高：掌握

（1）评估辅助通气效果：NPPV辅助通气效果通常在数分钟内就可以观察到，治疗1~2小时作系统评估。通气改善的判断标准如下：①临床表现：气促改善、辅助呼吸肌肉动用和反常呼吸消失、呼吸频率、血氧饱和度和心率改善等；②血气标准：$PaCO_2$、pH和PaO_2改善。相反，如果NPPV治疗后临床指标没有改善，NPPV之前期间的动脉血气分析显示$PaCO_2$无显著改善或增高，pH < 7.30或$PaO_2 \leq 60mmHg$或氧合指数（OI）< 120mmHg，提示治疗失败，需要尽快改为有创通气治疗，尤其是在有NPPV治疗失败危险因素患者。

（2）评估最终治疗效果：最终评估指标通常用气管插管率和病死率，除了辅助通气效果外，与基础疾病和感染等因素是否得到控制关系更加密切。

第五节　机械通气的临床应用

知识点1：机械通气的生理学指标　　　　　　　副高：熟练掌握　正高：熟练掌握

机械通气的生理学指标如下：①RR > 35次/分或 < 6~8次/分；②$V_T < 5ml/kg$；③肺活量（VC）< 10~15ml/kg；④呼吸指数（f/V_T）> 105；⑤肺泡-动脉血氧分压差：$P_{(A-a)}O_2 > 50mmHg$（$FiO_2 = 0.21$）；⑥$P_{(A-a)}O_2 > 300mmHg$（$FiO_2 = 1.0$）；⑦氧合指数（OI）$\leq 200mmHg$；⑧$PaO_2 < 50mmHg$（吸氧时）；⑨$PaCO_2 > 50mmHg$，伴pH < 7.30或$PaCO_2$进行性升高；$V_D/V_T > 0.6$；静-动脉血分流量（Q_S/Q_t）> 15%；最大吸气压（PI_{max}）> -25cmH_2O。MV的生理学指标作为适应证仅适合呼吸衰竭患者，且主要是经人工气道通气的患者，而心肺复苏、预防性通气则不考虑上述任何指标的变化。

知识点2：机械通气的基本参数　　　　　　　　　　副高：掌握　正高：掌握

（1）吸氧浓度（FiO_2）：机械通气之初为迅速纠正患者的缺氧状态，可吸高浓度氧，之后应根据患者氧合状况来调节吸氧浓度。其原则是：维持PaO_2在60~80mmHg即可，尽量减低吸氧浓度。长时间吸入FiO_2超过60%氧气有可能发生氧中毒，应尽量避免。如必须依赖高浓度氧才能维持$PaO_2 > 60mmHg$，可考虑调节PEEP、增加平均气道压或应用镇静剂等。

（2）潮气量、通气频率和分钟通气量：潮气量的调节方式随呼吸机模式不同而不同，VCV模式直接调节潮气量，通常初始设置为6~10ml/kg，并结合呼吸系统顺应性和阻力进行调整，避免平台压超过30~35cmH_2O。PCV或PSV的潮气量由预设吸气压力、吸气时间、呼吸系统顺应性及阻力共同决定。分钟通气量为潮气量与通气频率的乘积，机械通气之初，对于明显CO_2潴留患者，可设置通气频率在12~20次/分，分钟通气量5~8L，准确调节应依据动脉血气分析的变化及不同疾病的呼吸生理特点综合调整，如COPD患者以气道阻力升高为特点，可选用较慢通气频率与较大潮气量，可使呼气时间延长，有利于充分排出吸入气体。对于ARDS患者，以有效肺容积减少、顺应性降低为特点，为避免机械通气所致肺损伤，可采用小潮气量（6～8ml/kg）、较快通气频率，可降低吸气压力，减少克服弹性阻力的呼吸功消耗。

（3）吸/呼时间比（I∶E）：生理情况下呼气时间要明显大于吸气时间，机械通气中每一个呼吸周期吸、呼时间要维持一定比例，其中吸气时间也包括吸气末暂停时间。通常情况下可将吸/呼时间比调至1∶2～1∶3。对于阻塞性通气障碍患者，应保证呼气充分，减少气体陷闭；对于换气功能障碍的患者，可适当延长吸气时间以改善氧合。但延长吸气时间会增加对血流动力学的不良影响及人机对抗。

（4）吸气流速：理想的峰流速应能满足患者吸气峰流速的需要，成人常用的流速设置在40～80L/min，流速波形常用减速波或方波。

（5）PEEP：即呼气末正压，PEEP可复张肺泡，防止肺泡塌陷，增加功能残气容积，减少肺损伤并改善氧合。但PEEP过高可导致气压伤、心排出量下降、颅内压增高、肾脏灌注减少等。

知识点3：机械通气的禁忌证	副高：熟练掌握　正高：熟练掌握

一般在大咯血急性期不适合MV。多发性肋骨骨折、气胸、张力性肺大疱，在未经适当处理前应慎用。低血容量性休克或有脑损伤、颅内高压的患者，在适当处理前应严格控制通气方式。双侧肺的呼吸动力学参数严重不均者应注意通气策略。

知识点4：机械通气时可能加重气胸的因素	副高：熟练掌握　正高：熟练掌握

MV的高压可能加重气胸，而气胸则可能进一步加重呼吸衰竭，因此该类患者应尽早切开引流，在此基础上可给予人工气道MV。通气时应注意避免可能加重气胸的因素：①保持良好的人机配合，必要时应用镇静药抑制自主呼吸；②低压力、小V_T通气；③延长T_e、选择递减流量波；④尽量减少或停用PEEP。

知识点5：机械通气的应用范围	副高：熟练掌握　正高：熟练掌握

（1）心肺复苏：各种原因导致急性呼吸心搏骤停，如窒息、电击、溺水、急性心肌梗死、心室颤动或扑动，经短时人工呼吸和心脏按压急救后，应根据条件迅速进行MV。经口气管插管应首选。若短时间内无条件建立人工气道，应迅速用简易呼吸器经面罩通气。

（2）呼吸衰竭：任何原因导致的呼吸动力不足，如颅内高压、脑干损害、吉兰-巴雷综合征、运动神经元病、重症肌无力；或通气阻力增加，如COPD、支气管哮喘、严重的胸廓畸形或胸廓损伤、ARDS、急性肺水肿皆可导致呼吸衰竭，经非手术治疗无效后，应及早进行MV。

知识点6：选择机械通气模式　　　　　　　　　　　　副高：掌握　正高：掌握

根据机械通气最基本的通气原理和方式，可将其基本模式按不同的方法进行分类。如根据呼吸机送气的目标可将各种模式分为"定容"型通气和"定压"型通气，按患者是否参与呼吸做功可分为控制通气和辅助通气等。各类模式各有其特点。

（1）定容型通气：呼吸机以预设通气容量来管理通气，即呼吸机送气达预设容量后停止送气，并按预设时间进行吸气与呼气的切换，依靠肺、胸廓的弹性回缩力被动呼气。定容型通气能够保证恒定潮气量，从而保障分钟通气量。但很多情况下难以适应患者的吸气需求，尤其是存在较强自主呼吸的患者，可能导致人-机不协调，吸气功耗增高，从而诱发呼吸肌疲劳和呼吸困难；当肺顺应性较差或气道阻力增加时可能导致气道压过高。因此，在使用定容型模式时应关注气道压水平及其变化，并设置合适的气道压力报警。常见的定容通气模式有容量控制通气（VCV）、间歇指令通气（IMV）和容量控制-同步间歇指令通气（V-SIMV）等。

（2）定压型通气：呼吸机以预设气道压力来管理通气，即呼吸机送气达预设压力且吸气相维持该压力水平，采用减速气流供气，与定容通气相比，具有更好的人-机协调性，并且气体分布更佳，有利于改善氧合。但定压型通气患者的潮气量不恒定，在气道阻力增加及患者呼吸系统顺应性下降的情况下可能出现潮气量下降，导致通气不足。因此，在使用定压型模式时应实时监测潮气量变化，并设置合适的潮气量及分钟通气量报警水平。常见的定压型通气模式有压力控制通气（PCV）、压力控制-同步间歇指令通气（P-SIMV）、压力支持通气（PSV）等。

（3）控制通气（CV）：是指呼吸机完全代替患者自主呼吸，即患者的呼吸频率、潮气量、吸呼时间比和吸气流速完全由呼吸机控制实施，呼吸机提供全部呼吸做功。CV适用于严重呼吸抑制或呼吸暂停的患者，如麻醉、中枢神经系统功能障碍、神经肌肉疾病、药物过量等情况。CV参数设置不当，可造成通气不足或过度通气，长时间应用CV将导致膈肌功能不全或呼吸机依赖。因此，应用CV时应明确治疗目标和治疗终点，只要患者条件许可宜尽早采用辅助通气支持。

（4）辅助通气（AV）：依靠患者的吸气努力触发呼吸机实现通气，当存在自主呼吸时，根据气道内压力或流速变化触发呼吸机送气，按预设的潮气量（定容）或吸气压力（定压）输送气体，呼吸功由患者和呼吸机共同完成。AV适用于呼吸中枢驱动正常的患者，通气时可减少或避免应用镇静剂，保留自主呼吸以减轻呼吸肌萎缩，改善机械通气对血流动力学的影响，利于撤机过程。但应用于呼吸中枢功能不完整、自主呼吸频率不规则或神经传导异常（如高位截瘫患者）的患者应非常慎重，并确保设置合适的备份通气（窒息通气）模式，以备在患者不能触发呼吸机时维持最基本的通气。压力支持通气（PSV）是最具代表性的AV模式。

知识点7：特殊目的的机械通气　　　　　　　　　　副高：熟练掌握　正高：熟练掌握

（1）预防性机械通气：呼吸功能减退的患者做胸部、心脏或腹部手术，严重感染或创伤，慢性肺功能损害并发急性感染，估计短时内可能发生呼吸衰竭，可预防性地应用

NPPV。如手术后需保障呼吸道引流通畅，应建立人工气道。

（2）康复治疗：主要用于COPD等慢性呼吸病、慢性心功能不全、慢性神经－肌肉功能障碍性疾病。

（3）分侧肺通气：用于双肺病变严重不均，导致双侧肺呼吸动力学明显不一致的患者，但实际临床价值有限。

第六节　机械通气的并发症及处理

知识点1：呼吸机相关肺损伤的类型	副高：熟练掌握　正高：熟练掌握

呼吸机相关肺损伤（VALI）包括3种类型：①气压伤：临床上进行诊断需要有明确的肺泡外积气的放射学证据。包括肺间质气肿、肺实质气囊肿、纵隔气肿、心包积气、皮下气肿、腹膜后积气、气腹、气胸；②系统性气栓塞：机械通气者若同时或先后发生多个脏器栓塞症状难以解释时，也可能（虽不能证实）与系统性气体栓塞相关；③弥漫性肺损伤。

知识点2：呼吸机相关肺炎的感染途径	副高：熟练掌握　正高：熟练掌握

呼吸机相关肺炎（VAP）是指急性呼吸衰竭患者在接受机械通气至少48小时以后发生的肺炎，主要是细菌性肺炎。VAP最重要的感染途径是口咽部或胃内菌丛的定植并吸入到无菌的肺。气管插管患者，尽管气管内导管周围有气囊充气保护，但气囊周围仍可发生微误吸，上气道菌丛吸入的发生率仍很高。其他感染途径包括其他部位的感染引起菌血症经血源播散到肺、雾化液被病原菌污染后雾化吸入到肺。来自胃肠道细菌的转移，也属于发生细菌性肺炎的途径。

知识点3：VAP的诊断标准	副高：熟练掌握　正高：熟练掌握

呼吸机相关肺炎的诊断可分为临床诊断和病原学诊断。肺炎的通常诊断标准：发热、咳脓性痰、白细胞增加、胸片上出现新的浸润影。1993年美国有关机械通气专题研讨会提出要诊断呼吸机相关肺炎，X线胸片上必须要有新的浸润影，并至少具备下列之一表现：肺炎的组织学证据、阳性血或胸腔积液培养并与气管内吸引发现的致病原一致、新的发热和白细胞增高，和脓性气管吸引物。为了证明肺炎与应用呼吸机相关，新的浸润影必须在建立机械通气至少48小时后发生。

知识点4：VAP的处理措施	副高：熟练掌握　正高：熟练掌握

VAP在病原未明确前，经验性的选用抗菌药物，经过各种检查，明确呼吸机相关肺炎的致病微生物后，即可有针对性地调整和选用对致病原更有效的抗菌药物。调整和选择抗菌药物的依据是：初始经验性治疗的疗效和反应，致病原的类型及其抗生素的药敏结果。

知识点5：VAP常见治疗失败的原因　　　　副高：熟练掌握　正高：熟练掌握

VAP常见治疗失败的原因有：①病原学的诊断错误，抗菌药物选用不当，药物剂量不足，细菌产生耐药性，治疗过程中发生继发感染，二重感染，或发生药物毒性反应和超敏反应（如药物热）；②没有采取综合治疗，如没有采取措施治疗患者的心力衰竭，糖尿病，水电解质失衡和酸碱紊乱等。

第七节　机械通气的撤离

知识点1：进行自主呼吸试验前要达到的标准　　副高：熟练掌握　正高：熟练掌握

（1）必须达到的标准（适用于所有患者）：①$PaO_2/FiO_2 \geqslant 150$或$SaO_2 \geqslant 90\%$（在$FiO_2 \leqslant 40\%$和$PEEP \leqslant 5cmH_2O$的情况下）；②血流动力学稳定［无或仅小剂量应用升压药，例如多巴胺$\leqslant 5\mu g/(kg \cdot min)$］和无急性心肌缺血。

（2）附加标准（理想的标准，有些研究者采用）：①撤机指标：呼吸频率$\leqslant 35$次/分，自主呼吸潮气量$> 5ml/kg$，吸气负压$-20 \sim -25cmH_2O$，$f/V_T < 105$次/$(L \cdot min)$；②血红蛋白$80 \sim 100g/L$；③核心温度$38 \sim 38.5℃$；④血清电解质正常；⑤意识状态清醒和警觉，或易于唤醒。

知识点2：表明患者能耐受自主呼吸试验标准　　副高：熟练掌握　正高：熟练掌握

（1）客观标准：①$SaO_2 \geqslant 0.9$或$PaO_2 \geqslant 60mmHg$（在$FiO_2 \leqslant 0.50$）或$PaO_2/FiO_2 > 150$；②$PaCO_2$的增高$\leqslant 10mmHg$或pH降低$\leqslant 0.10$；③呼吸频率$\leqslant 35$次/分；④心率$\leqslant 140$次/分或比基础心率增加$\leqslant 20\%$；⑤收缩压$\geqslant 90mmHg$或$\leqslant 160mmHg$或基础血压的改变$< 20\%$。

（2）主观标准：①没有增加呼吸功的体征，包括胸腹矛盾运动、辅助呼吸肌的过度应用；②没有其他窘迫的体征，如大量出汗或焦虑的征象。

知识点3：机械通气常用的撤机方法　　　　副高：熟练掌握　正高：熟练掌握

机械通气常用的撤机方法主要有直接停机、单独T管法或T管联合CPAP法、间断停机法、SIMV法、PSV法、SIMV＋PSV法等。一般为单独使用上述方法或联合、序贯使用上述几种方法完成撤机过程。

知识点4：T管撤机法的撤机方案　　　　　副高：熟练掌握　正高：熟练掌握

（1）患者病情改善且趋于稳定、符合撤机要求时，告诉患者何时撤机、撤机的理由及目的。允许患者表达任何担心和感受，并给予解释。

（2）测量撤机前的基础数值，如心率、RR、血压、呼吸运动、气体交换（SaO_2）和心律（EKG监测）。

（3）保证医务人员在患者身边，给予安慰和关心，提供良好的撤机环境。

（4）避免使用镇静药，以保障患者最大努力地配合撤机锻炼。

（5）如有可能，鼓励患者在病床上坐起或坐在床旁椅子上。

（6）通过T管（或呼吸机的Y形管）呼吸已加热、湿化的氧气，使吸入氧气浓度（FiO_2）高于MV时的10%。流经T管的气体流量至少3倍于自主通气量。维持撤机试验，直至出现呼吸肌疲劳或临床情况恶化，如HR增加30次/分以上、出现异位心律、快速室上性心律失常、平均血压增高15mmHg以上，连续5分钟出现RR高于35次/分、SaO_2低于90%。终止撤机试验时，继续使用撤机前的MV参数，便于呼吸肌充分休息。依据临床情况调节休息时间、停机时间长短、停机频率。

（7）对于短期MV（<1周），无明显基础气道-肺疾病的患者，如自主呼吸恢复良好，能维持合适的动脉血气指标即可撤机。对于长期接受MV的患者，特别是COPD患者，应遵循循序渐进的撤机原则。

知识点5：SIMV撤机法的撤机方案　　　　　副高：熟练掌握　正高：熟练掌握

（1）重复"本节知识点4——T管撤机方案"中的第（1）~（5）。

（2）通气模式调至SIMV，若已采用SIMV模式则减少RR。

（3）对于无基础肺疾病、MV<1周的患者，可每隔30分钟减少MV频率（f_{IMV}）。如f_{IMV}达4次/分，患者能稳定呼吸4~6小时、且能维持合适的动脉血气指标即可撤机。对于长期接受MV的患者，则需逐渐降低f_{IMV}至8~10次/分，V_T不变，增加FiO_2 10%，每小时减少f_{IMV} 2次/分，直至出现呼吸肌疲劳或临床情况恶化，则终止试验，增加f_{IMV}至患者舒适水平。如f_{IMV}在4次/分，患者能稳定呼吸4~6小时可撤机。

知识点6：PSV撤机法的撤机方案　　　　　副高：熟练掌握　正高：熟练掌握

（1）重复"本节知识点4——T管撤机方案"中的第（1）~（5）。

（2）通气模式转为PSV；如已采用PSV则降低PS水平。

（3）无基础肺疾病、MV<1周的患者，可每隔30分钟降低PS水平；如果PS水平在5~7cmH_2O，患者稳定呼吸即可撤机。对于严重肺功能减退、长期接受MV的患者，则需提高FiO_2 10%，逐渐降低PS水平，每小时降低2~5cmH_2O，直至出现呼吸肌疲劳或临床情况恶化。如果患者在低水平的PS时不能克服增加的呼吸功，则应增加PS至撤机前的水平。当PS维持在5~7cmH_2O水平4~6小时，患者能稳定呼吸即可撤机。

知识点7：间断停机的撤机方案　　　　　　副高：熟练掌握　正高：熟练掌握

（1）重复"本节知识点4——T管撤机方案"中的第（1）~（5）。

（2）开始白天间断停机，夜间通气；初始停机时间较短，为10~15分钟，避免患者出现明显的呼吸困难；然后逐渐延长停机时间；待患者能自主呼吸2小时，且动脉血气稳定，可撤机。无基础肺疾病且短期MV的患者，可直接停机观察2小时。

知识点8：恢复机械通气的指征	副高：熟练掌握　正高：熟练掌握

在撤机过程中如出现下述生理指征之一时，应立即恢复机械通气：①血压：收缩压升高或降低>20mmHg或舒张压改变10mmHg；②脉搏>110次/分，或每分钟增加20次以上；③呼吸频率>30次/分，或每分钟增加10次以上；④潮气量<250~300ml（成人）；⑤出现严重心律失常或心电图改变；⑥PaO_2<60mmHg；⑦$PaCO_2$>55mmHg；⑧pH<7.30。

第八节　非常规呼吸支持技术

知识点1：高频通气的概念、分类及特点	副高：熟练掌握　正高：熟练掌握

高频通气（HFV）是指RR高于正常的4倍以上，而V_T接近或低于解剖无效腔量的MV方式，主要分为高频正压通气（HFPPV）、高频喷射通气（HFJV）和高频振荡通气（HFOV）。HFV的主要特点为：①通过多种气体流动方式完成通气和改善气体交换；②在非密闭气路条件下工作，低V_T、低气道压力，减少肺损伤；低胸腔内压，对循环系统影响小；③反射性抑制自主呼吸。

知识点2：气管内吹气的概念及作用	副高：熟练掌握　正高：熟练掌握

气管内吹气（TGI）是指通过放置于气管或主支气管内的细导管连续或定时（吸气或呼气时相）向气管内吹入新鲜气体，以达到通气或辅助通气的作用。TGI的作用有：①直接增加肺泡通气量（V_A），降低$PaCO_2$和升高PaO_2；②减少无效腔，间接增加V_A；③提高气管内氧浓度，特别是呼气期气管内吹气，升高PaO_2；④吸气期气管内吹气可增大V_T，呼气期气管内吹气可增大PEEP。仅限于ARDS患者PHC的辅助治疗。

知识点3：一氧化氮吸入疗法的作用机制	副高：熟练掌握　正高：熟练掌握

一氧化氮吸入疗法主要用于ARDS和肺动脉高压相关的疾病，特别是小儿。其主要作用机制为：①适当吸入NO可选择性地经过通气尚好的肺泡弥散到肺血管而使肺血管扩张，降低PVR和肺动脉压，增加有通气肺区的血流，使相应病变区血流量减少，从而改善肺内V/Q失调，改善氧合；②进入血液中的NO很快与血红蛋白结合而灭活，对体循环无影响；③NO还可抑制中性粒细胞等炎症细胞而发挥抗炎作用。

知识点4：液体通气的作用机制　　　　副高：熟练掌握　正高：熟练掌握

液体通气（LV）主要用于ARDS的治疗，分为全液体通气（TLV，简称LV）和部分液体通气（PLV）两种，其作用机制有：①提高 O_2 和 CO_2 溶解度；②降低肺泡表面张力；③使病变肺泡复张，恢复FRC；④调节肺内血流分布；⑤局部抗炎作用；⑥促进分泌物排出。

知识点5：氦–氧混合气辅助通气的作用机制　　　　副高：熟练掌握　正高：熟练掌握

氦–氧混合气辅助通气主要限于危重支气管哮喘和部分手术后患者的短期应用。该方法中的氦气是一种低密度惰性气体：①氦氧混合气的低密度特性可降低阻塞气道湍流的强度，甚至将湍流变为层流，减少气流阻力；②气流阻力的下降必然伴随FRC的降低。过度充气的减轻和PEEPi的降低；③并进一步导致呼吸功降低、人机配合改善。气流阻力的降低，N_2、O_2 及 CO_2 共同弥散性的增强还可以改善肺内气体分布，增加气体的弥散，升高 PaO_2，促进 CO_2 的排出。

知识点6：体位疗法的作用机制　　　　副高：熟练掌握　正高：熟练掌握

体位疗法主要用于重度ARDS的辅助治疗，与其他治疗手段结合使用，可以起到协同或叠加效应。其改善氧合的主要机制为：俯卧位时胸膜腔压力梯度的"逆转"引起陷闭肺泡开放，肺内气体重新分布，血流量无明显变化，最终使分流量减少，V/Q改善。这与PEEP改善氧合的作用相似。其他一些机制也可能参与氧合的改善，如分泌物引流的改善。

第二章 雾化吸入疗法

第一节 雾化治疗装置

知识点1：雾化治疗常用的吸入装置　　　　副高：熟练掌握　正高：熟练掌握

雾化治疗常用的吸入装置有喷射雾化器、超声雾化器、定量吸入器和干粉吸入器。

知识点2：喷射雾化器的作用原理　　　　副高：熟练掌握　正高：熟练掌握

喷射雾化器是临床上最常用的雾化器，其以压缩空气和氧气气流为驱动力，高速气流通过细孔喷嘴，根据Venturi效应在其周围产生负压携带贮罐内的液体卷入高速气流而被粉碎成为细小的雾滴，再通过喷嘴两侧的挡板拦截筛选，使雾滴变得均一细小。一般喷射型雾化器每次置入药液4~6ml，驱动气流量6~8L/min，常可产生理想的气雾量和雾化微粒。

知识点3：氧驱动雾化吸入治疗的优点和缺点　　　　副高：熟练掌握　正高：熟练掌握

氧驱动雾化吸入治疗是利用氧气雾化面罩内高速喷射的氧流造成的负压将雾化液撞击成微小颗粒，随氧气一起吸入肺部。优点：①雾量大小可自行调节，氧气雾化面罩为一次性用品，不存在交叉感染的问题；②雾化吸入时还可迅速提高血氧饱和度，改善通气不足和缺氧症状。缺点：①时间不能预先设定；②严重阻塞性呼吸困难者可感觉呼吸困难加重，憋气加重；③对于慢性阻塞性肺疾病存在二氧化碳潴留的患者，可能会加重患者的二氧化碳潴留。

知识点4：空气压缩泵雾化吸入治疗的原理　　　　副高：熟练掌握　正高：熟练掌握

空气压缩泵雾化吸入治疗是借助一台带低压泵并以空气为动力的射流装置，通过毛细管喷射将药液雾化为可吸入微粒，雾粒直径在5μm以下，而且有气体作动力，不需要患者用力吸气，呼出气从侧孔排出，避免在雾化吸入管道内重复呼吸。与以氧气作驱动压的吸入装置对比，空气压缩泵避免了在吸入治疗时高浓度的吸氧造成的二氧化碳潴留，更适用于慢性阻塞性肺疾病急性发作患者。

知识点5：定量吸入器的吸入方法　　　　副高：熟练掌握　正高：熟练掌握

正确掌握定量吸入器（MDI）的吸入方法对保证疗效非常关键，方法有：①摘下喷嘴盖，轻摇吸入器；②深呼气，然后手持气雾剂直立，嘴唇合拢，咬住喷嘴；③按下吸入器顶部将药雾喷出，同时做深而慢的吸气；④屏气约10秒；⑤移开喷嘴，缓慢呼气。

知识点6：MDI的优点、缺点及常见错误　　　副高：熟练掌握　正高：熟练掌握

（1）优点：①便于携带，随时可用；②相对廉价；③不必消毒，无继发感染的问题。

（2）缺点：①药物在口咽部沉积量较大；②患者难以正确和协调完成吸气和喷药动作；③常用的抛射剂为氟利昂，应用氟利昂可破坏大气臭氧层。

（3）常见错误：①没有充分摇匀药物，颠倒喷嘴（向上）；②喷药前未深呼气，吸气太快；③吸后未屏气；④吸入激素后不漱口。

知识点7：单剂量干粉吸入器的操作及优缺点　副高：熟练掌握　正高：熟练掌握

单剂量干粉吸器（DPI）仅含有单剂量的药物，每次吸入前将内盛干粉的胶囊装入吸入器，旋转吸入器刺破胶囊后，患者深吸气带动吸入器的螺旋桨叶片，搅动药粉随气流吸入气道。优点是装置结构简单，易于维护，给药剂量准确可靠，特别适合性质不稳定药物的给药。缺点是每次吸入前均需临时装入。

知识点8：泡囊型DPI的使用方法　　　　　副高：熟练掌握　正高：熟练掌握

泡囊型DPI的使用方法为：①用左手握住外壳，右手的大拇指放在拇指柄上，向外推动拇指柄直至完全打开，暴露吸嘴；②准纳器的吸嘴对着自己，向外推滑动杆，直至发出"咔哒"声，表明准纳器已做好吸药的准备；③先深呼气，然后将吸嘴放入口中，从准纳器用力深深地吸入药物；④将准纳器从口中取出，屏气约10秒，关闭准纳器。

知识点9：泡囊型DPI的优缺点及常见错误　　副高：熟练掌握　正高：熟练掌握

（1）优点：①在使用时不需要吸气与给药的同步协调；②每个剂量都预先装在药囊中，剂量准确；③不同吸气流速下输出剂量稳定性好；④药物用铝箔塑封包装，防潮性能好。

（2）缺点：吸气流速要求仍比MDI高，不适合4岁以下儿童及严重哮喘发作者。

（3）常见错误：①吸气前未做深呼气；②未将滑动杆推到底；③吸后未屏气；④吸入激素后未漱口。

知识点10：贮库型DPI的使用方法　　　　　副高：熟练掌握　正高：熟练掌握

贮库型DPI的使用方法为：①旋松并取下瓶盖；②直立药瓶，一手握住中间，一手握住

药瓶底部，向某一方向旋转，当听到"咔嗒"一声时，表明一次剂量的药已装好；③先深呼气，用双唇包住吸嘴，用力且深长地吸气；④屏气10秒，缓慢呼气。

知识点11：贮库型DPI的优缺点及常见错误　　副高：熟练掌握　正高：熟练掌握

（1）优点：①在使用时不需要吸气与给药的同步协调，易于患者使用和掌握。②吸入装置结构相对简单，造价较低。

（2）缺点：①吸气流速要求较高，不适合6岁以下儿童及严重哮喘发作者；②剂量定量不够准确。

（3）常见错误：①未将底部旋转到出现"咔嗒"声；②吸气前未做深呼气；③吸后未屏气；④对着吸嘴呼气，易使药粉潮解；⑤吸入激素后未漱口。

第二节　常用药物及临床应用

知识点1：β_2肾上腺素能受体激动剂　　副高：熟练掌握　正高：熟练掌握

高选择性的β_2肾上腺素能受体激动剂选择性地兴奋支气管平滑肌上的β_2受体，有松弛呼吸道平滑肌、增强纤毛清除功能、抑制炎症细胞释放介质、降低血管通透性等功能。β_2肾上腺素能受体激动剂分为长效和短效两种制剂。短效的如沙丁胺醇、特布他林等，雾化吸入后5分钟起效，持续4~5小时，主要用于缓解支气管哮喘急性发作症状。长效激动剂如福莫特罗、沙美特罗，其作用时间>12小时，可用于控制夜间哮喘发作和防止晨间通气功能的下降。主要用于慢性哮喘和慢性阻塞性肺疾病的维持治疗和预防发作。此外，福莫特罗亦可用于哮喘急性发作时的症状控制。

知识点2：抗胆碱能药　　副高：熟练掌握　正高：熟练掌握

抗胆碱能药通过与乙酰胆碱竞争结合气道平滑肌上的M受体来阻断由胆碱能神经引起的支气管痉挛，使气道平滑肌松弛，气道扩张，对大支气管的作用强于周围小支气管。在治疗胆碱能神经对气道控制能力强的慢性阻塞性肺疾病患者有良好的疗效，同样对睡眠时胆碱能神经张力高的夜间发作性哮喘也有较好的治疗。常用药物有短效的异丙托溴铵、长效的噻托溴铵等。

知识点3：糖皮质激素　　副高：熟练掌握　正高：熟练掌握

糖皮质激素是最有效的控制气道炎症的药物。多用于气道炎症性疾病，主要有超敏性鼻炎、慢性阻塞性肺疾病及支气管哮喘等。品种有二丙酸倍氯米松、布地奈德、丙酸倍氯米松等。常用的剂型有定量雾化吸入、干粉吸入与雾化溶液吸入。雾化溶液是布地奈德，每次2~4mg每天2次用于哮喘急性发作和COPD急性加重，儿童和老人不能配合MDI吸入时，也可应用。吸入治疗药物直接作用于呼吸道，所需剂量小，副作用小。吸入后应及时用清水漱口，减少或避免声音嘶哑、咽部不适和念珠菌感染。

知识点4：联合制剂	副高：熟练掌握 正高：熟练掌握

联合用药较单独用药效果要好，在我国常用的联合制剂有激素/长效 β_2 受体激动剂（LABA）、异丙托溴铵/沙丁胺醇。激素和LABA两者具有抗炎和平喘协同作用。联合应用效果更好。

第三节 雾化吸入治疗的注意事项

知识点1：特殊患病人群的吸入方式选择	副高：熟练掌握 正高：熟练掌握

呼吸频率过快的重症患者、婴幼儿和年老体弱患者往往不能主动配合深吸气和屏气，故应选择雾化器行吸入治疗，不宜选择定量吸入器。咳嗽无力患者，应注意雾化吸入后痰液膨胀会阻塞气道，甚至发生窒息。哮喘轻度发作可选择定量吸入器，中重度发作应使用雾化器吸入药物。儿童超敏性哮喘预防，可选择干粉吸入器。肾功能不全者用超声雾化吸入应防止加重全身水负荷。建立人工气道者，为防止通气过度，宜降低潮气量或通气频率。

知识点2：雾化吸入治疗的注意事项	副高：熟练掌握 正高：熟练掌握

雾化吸入治疗使用简单，但治疗时也应注意如下事项：①治疗最好选择在饭前进行，以防吸入药物引起恶心、呕吐，吸入前应先清除口、鼻、咽部分泌物并保持呼吸道通畅；②雾化吸入时尽可能选择坐位，该体位使膈肌下移，并可以借助重力作用使雾滴深入细支气管、肺泡；③采用压缩空气或氧气驱动雾化吸入时间一般以不超过20分钟为宜，长时间雾化吸入可加重支气管水肿，使通气功能更差，导致心肌缺血缺氧；④对处方MDI或PDI患者，应仔细讲解使用方法；⑤在吸入治疗过程中，应密切观察患者的反应、SaO_2 及病情变化，如出现频繁恶心、咳嗽、痰液增多、胸闷、气短甚至呼吸困难等不适时，应暂停吸入治疗，并查找原因，对症处理；⑥吸入激素的主要副作用是口腔、咽喉的局部副作用，例如声音嘶哑、继发霉菌感染等，所以在每次雾化吸入激素后要及时漱口。

第三章 氧气疗法

第一节 氧气治疗概述

知识点1：缺氧的类型 　　　　　　　　副高：熟练掌握　正高：熟练掌握

根据缺氧的原因和血氧变化的特点，可将缺氧分为4种类型：①低张性缺氧：是指以动脉血氧分压降低为基本特征的缺氧。其原因为吸入气PO_2过低、外呼吸功能障碍、静脉血分流入动脉；②血液性缺氧：是指由于血红蛋白质或量改变，以致血液携带氧的能力降低而引起的缺氧。其原因为贫血、CO中毒、高铁血红蛋白血症；③循环性缺氧：是指因组织血流量减少引起的组织供氧不足，又称为低动力性缺氧。其原因为组织缺血和组织淤血；④组织性缺氧：是指在组织供氧正常的情况下，因细胞不能有效地利用氧而导致的缺氧。其原因为细胞氧化磷酸化受抑制、线粒体损伤、呼吸酶合成障碍。

知识点2：各型缺氧的血氧变化特点 　　　　　副高：熟练掌握　正高：熟练掌握

各型缺氧的血氧变化特点

缺氧类型	动脉血氧分压	血氧容量	动脉血氧含量	动脉血氧饱和度	动－静脉血氧含量差
低张性缺氧	↓或↑	↓	↓	↓或正常	
血液性缺氧	正常	↓	↓	正常	↓
循环性缺氧	正常	正常	正常	正常	↑
组织性缺氧	正常	正常	正常	正常	↓

知识点3：氧气疗法的概念和目的 　　　　　副高：熟练掌握　正高：熟练掌握

氧气疗法简称氧疗，是一种通过增加吸入不同的氧浓度（FiO_2），提高肺泡氧分压（PAO_2），加大呼吸膜两侧氧分压差，促进氧弥散，提高动脉血氧分压（PaO_2）和血氧饱和度（SaO_2），用于纠正缺氧的治疗方法。氧疗的最终目的是在心肺做功最小的情况下维持适当的组织氧供。①纠正已证实的或被怀疑的低氧血症；②减轻慢性缺氧的症状；③减少因缺氧导致的心脏负荷的增加，维持$PaO_2 > 60mmHg$或者$SaO_2 > 0.9$，以避免组织缺氧。

第二节　引起组织缺氧的常见原因

知识点1：呼吸系统疾病引起的组织缺氧　　　副高：熟练掌握　正高：熟练掌握

（1）肺泡通气不足：因气道疾病、神经肌肉和胸廓疾病所致的急慢性肺泡通气不足，可引起PAO_2下降和肺泡二氧化碳分压（$PaCO_2$）升高。氧疗能明显提高PAO_2，但无助于CO_2排出。人工或机械通气能有效提高肺泡通气量（V_A），纠正缺氧。

（2）通气与血流比例失调：V_A与血流（Q_A）之比值<0.8时会产生低氧血症；若$V_A/Q_A>0.8$，会使生理无效腔增加。氧疗能提高通气不足的肺泡氧分压，可使PaO_2上升。

（3）右至左的分流增多（即静脉血掺杂，Q_S/Q_T增加）：健康人心脏排出量中约有3%的静脉血不经过肺毛细血管进行气体交换而直接进入动脉血，称为右至左的分流。由于先天性心脏病、肺动脉–静脉瘘等病理性分流及肺炎性实变、肺水肿或肺不张等使肺泡无充气而致的肺毛细血管分流，可引起低氧血症。氧疗不能提高分流的静脉血的氧分压，若分流量（Q_S/Q_T）>35%，则吸纯氧亦难以纠正低氧血症。

（4）弥散功能障碍：呼吸面积减少，弥散膜增厚、弥散距离增加，均可影响弥散功能，导致低氧血症。吸中等浓度氧（0.35~0.45），可缓解缺氧。

以上原因引起的低氧血症，多无CO_2潴留。由于缺氧刺激化学感受器引起通气过度，使动脉二氧化碳分压（$PaCO_2$）反而偏低，重者可发生呼吸性碱中毒。

知识点2：大气性缺氧　　　副高：熟练掌握　正高：熟练掌握

由于高原、高空的大气压过低，或其他因素消耗空气中的氧，使空气中氧含量降低，从而导致缺氧，这些均可通过氧疗加以纠正。

知识点3：氧耗量增加　　　副高：熟练掌握　正高：熟练掌握

由于发热、寒战、抽搐等使机体耗氧量增加，加重患者缺氧。在氧耗量增加的情况下，要维持PAO_2正常，须增加肺泡通气量。有通气功能障碍的患者，肺泡通气量不能增加，则发生低氧血症。氧疗可提高PAO_2，改善缺氧。

知识点4：氧运载障碍　　　副高：熟练掌握　正高：熟练掌握

严重贫血引起组织缺氧，因PaO_2和SaO_2均正常，氧疗无效，只有输血或治疗贫血方能改善组织缺氧。CO中毒时可导致组织细胞缺氧。PaO_2正常或偏低，只有高压氧疗，在2~3个大气压下吸纯氧，能满足组织需要，促进CO清除。

知识点5：循环障碍　　　副高：熟练掌握　正高：熟练掌握

心功能不全、血容量不足、休克等引起微循环障碍造成组织缺氧，氧疗有一定帮助作用。

知识点6：组织细胞不能利用氧　　　　副高：熟练掌握　正高：熟练掌握

一些物质中毒，如氰化物中毒阻断了细胞氧化过程中的电子传递，使组织细胞不能利用氧。主要靠4-二甲氨基苯酚或亚硝酸解毒药。吸高浓度氧使PaO_2升高，提高组织细胞对氧的摄取能力，并对失活的细胞呼吸酶具有启动作用。

第三节　氧疗的适应证与目标

知识点1：氧疗的适应证　　　　副高：熟练掌握　正高：熟练掌握

氧气疗法用于各种原因引起的低氧血症，如通气障碍、通气/血流比例失调、气体弥散障碍、动静脉分流等引起的低氧血症。对急性缺氧者，$PaO_2 < 60mmHg$是氧气疗法指征；慢性缺氧者，$PaO_2 < 55mmHg$为长期氧气疗法指征。

知识点2：单纯性低氧血症的氧疗　　　　副高：熟练掌握　正高：熟练掌握

单纯性低氧血症（Ⅰ型呼吸衰竭）可给予吸入较高浓度氧（FiO_2 0.35~0.50）或高浓度的氧（$FiO_2 > 0.50$）以迅速提高PaO_2，增加氧弥散量，改善低氧血症，缓和通气过度。氧疗一开始就可调节FiO_2接近0.40，以后根据动脉血气分析结果调整吸氧浓度。其PaO_2的目标值定为60~80mmHg。

知识点3：低氧血症伴高碳酸血症的氧疗　　　　副高：熟练掌握　正高：熟练掌握

低氧血症伴高碳酸血症（Ⅱ型呼吸衰竭）在给氧后因PaO_2升高而又有抑制呼吸中枢的危险，应采取控制性氧疗。其具体方法是：①先吸入25%~29%的氧，之后复查PaO_2，并观察患者的神志，若PaO_2轻度升高，$PaCO_2$不超过10mmHg，患者神志仍清楚，可适当提高氧浓度，但不超过35%；②2小时持续给氧；③长期氧疗，一般不少于3~4周，以后根据病情，可采用长程氧疗。其目标值为$PaO_2 > 60mmHg$且PCO_2的上升不超过20mmHg。

知识点4：血氧正常的氧疗　　　　副高：熟练掌握　正高：熟练掌握

能发生组织缺氧而没有低氧血症或仅有轻度低氧血症的情况包括心排血量减少、急性心肌梗死、贫血、CO中毒、血红蛋白-氧饱和度动力学的急性紊乱和急性高代谢状态。临床上通常做法是在明确这些疾病后，不管PaO_2是否处于需要氧疗的水平，一般均给予氧疗。对于此种类型的缺氧，氧疗只是作为一个短期的支持过渡手段，组织缺氧更需要对因处理。

知识点5：机械通气中吸入器氧浓度的调节	副高：熟练掌握	正高：熟练掌握

机械通气能对呼吸节律进行控制，所以即使是在Ⅱ型呼吸衰竭患者，也可以将PaO_2的目标设定于较合适水平（60mmHg左右）。同时，由于机械通气氧浓度调节范围广，从0.21～1.0，并且高浓度氧的不良反应也有一定的反应时间，所以在疾病早期可以给予高浓度氧甚至纯氧，以迅速逆转机体缺氧状态，维持PaO_2在65～80mmHg水平。而后根据患者病情变化、血气监测和高浓度氧使用时间逐渐调低FiO_2。

第四节　氧气的装置及方法

知识点1：给氧装置的分类	副高：熟练掌握	正高：熟练掌握

给氧装置主要分为两大系统：①低流量给氧系统：该系统的氧流量并不能为患者提供全部吸入氧的需要，应用该系统，每次潮气量均含有数量不等的室内空气，结果进入气道的吸入氧浓度有较大的差异，因为它取决于氧气流量、患者的潮气量和呼吸频率，如鼻导管或鼻塞、简单面罩、附储气囊面罩；②高流量给氧系统：该系统提供的气流量可以完全满足患者吸入的需要，患者的通气方式对FiO_2没有影响，如可调节氧气面罩。

知识点2：氧气的给氧方法	副高：熟练掌握	正高：熟练掌握

氧气的给氧方法有：鼻塞或鼻导管吸氧法、面罩吸氧法、氧帐、头罩给氧、机械通气给氧法、高压氧。

知识点3：使用鼻导管吸氧的注意事项	副高：熟练掌握	正高：熟练掌握

鼻管给氧法采用带鼻塞的塑料导管插入两侧鼻孔给氧，此方法给氧较舒适，对鼻腔无刺激。

使用鼻导管吸氧的注意事项有：①FiO_2不恒定；②需经常检查以防堵塞，并保证固定位置恰当；③气流的局部刺激作用易致鼻黏膜干燥、痰液黏稠；④当氧流量大于7L/min时，患者多不能耐受；⑤以张口呼吸为主的患者，应将鼻导管置于口腔内。

知识点4：简单给氧面罩的原理及优缺点	副高：熟练掌握	正高：熟练掌握

简单给氧面罩是指供氧管直接与面罩相连。适用于缺氧严重而无CO_2潴留的患者。氧流量5～6L/min，对应的FiO_2约为40%；氧流量6～7L/min，对应的FiO_2约为50%；氧流量7～8L/min，对应的FiO_2约为60%。

简单面罩与鼻导管相比，优点是能提供较好的湿化，疗效不受张口呼吸影响。缺点是氧流量低时呼出气CO_2易在面罩内积聚造成重复呼吸，此外面罩可影响患者进食和咳痰。

知识点5：储氧面罩的优点　　　　　副高：熟练掌握　正高：熟练掌握

储氧面罩是指在简单面罩上装配一个贮气囊，并且在面罩上及贮气囊与面罩接口处分别有单向瓣膜，在呼气或呼吸间歇期间，氧气进入贮气囊，当吸气时由于单向瓣膜的作用主要由贮气囊供氧。储氧面罩可提供较高的FiO_2，适合缺氧严重不伴有CO_2潴留的患者。氧流量4～10L/min时FiO_2达60%～100%。与简单面罩比较，储氧面罩可提供更高的吸入氧浓度。

知识点6：可调节氧气面罩的优点及注意事项　　　副高：熟练掌握　正高：熟练掌握

可调节氧气面罩是指供氧管与面罩之间由一个带侧孔的狭窄孔道相连接，调整侧孔大小或氧流量就可改变空气与氧混合的比例，进而改变吸入氧浓度。适用于需严格控制的持续低浓度吸氧患者。文丘里面罩吸入氧浓度不受患者通气量变化的影响，不受张口呼吸的影响。此外，由于高流速的气体不断冲洗面罩内呼出气中的CO_2，基本上无重复呼吸。使用文丘里面罩需注意的是低FiO_2时面罩实际输送的氧浓度与面罩刻度上的预计值仅相差1%～2%，而高FiO_2时，实际氧浓度与预计氧浓度偏差可高达10%。

知识点7：氧帐、头罩给氧方法　　　　　副高：熟练掌握　正高：熟练掌握

氧帐、头罩给氧的特点为在相对密闭的空间，提供相对恒定的FiO_2供患者吸入。一般罩内的氧浓度、湿度和温度均可调节。氧帐或头罩给氧主要用于儿童或重症不合作的患者。其优点是FiO_2较恒定，患者较舒适。缺点是耗氧量大、设备复杂及高额费用。

知识点8：高压氧疗主要的并发症及副作用　　　副高：熟练掌握　正高：熟练掌握

高压氧疗目前临床主要运用于CO中毒、各种有害气体和毒物的中毒、各种原因造成的脑缺氧与脑水肿以及烧伤、植皮和断肢（指）再植术后等。其主要的并发症及副作用有：①如应用不当可引起氧中毒；②可降低化学感受器对呼吸的兴奋作用，使肺换气量减少和$PaCO_2$升高；③出现气压伤。

第五节　长期氧疗

知识点1：长期氧疗及长期家庭氧疗的定义　　　副高：熟练掌握　正高：熟练掌握

长期氧疗（LTOT）是指给慢性低氧血症（包括睡眠性和运动性低氧血症）患者每日吸氧，并持续较长时期。长期家庭氧疗（LTDOT）是指患者脱离医院环境后返回小区或家庭而施行的长期氧疗。氧疗时间至少应达到6个月以上。每日吸氧至少15小时，使PaO_2至少达到60mmHg，才能获得较好的氧疗效果。

知识点2：长期氧疗的指征　　　　　　　　　副高：熟练掌握　　正高：熟练掌握

（1）慢性呼吸衰竭：①稳定期的COPD患者，休息状态下存在动脉低氧血症，即呼吸室内空气时，其$PaO_2 < 55mmHg$或$SaO_2 < 88\%$。这是长期氧疗最主要的适应证；②慢性阻塞性肺疾病患者的PaO_2为$55 \sim 65mmHg$，伴有以下情况之一者，也应进行长期氧疗：继发性红细胞增多症（血细胞比容 > 0.55）；肺心病的临床表现；肺动脉高压。

（2）运动性低氧血症：运动可使低氧血症加重，缺氧反过来又限制活动。由于可携氧装置的发展和应用，为运动性低氧血症的治疗提供了条件，使这类患者亦成为长期氧疗的对象。

知识点3：LTOT的适应证　　　　　　　　　　副高：熟练掌握　　正高：熟练掌握

（1）绝对适应证：在接受最好的综合治疗和戒烟后，稳定期COPD患者若在呼吸空气时$PaO_2 \leqslant 55mmHg$需接受LTOT。

（2）相对适应证：COPD患者PaO_2在$55 \sim 59mmHg$，且伴有红细胞增多症、肺动脉高压或有肺心病的临床表现时均可接受LTOT。

（3）目前仍有争议的适应证：LTOT对囊性纤维化或限制性肺疾病（如纤维性肺泡炎、肺尘埃沉着病）是否具有疗效，目前尚无临床研究证实。

知识点4：LTOT和NIV的联合应用指征　　　　副高：熟练掌握　　正高：熟练掌握

由后凸畸形、神经肌肉疾病或骨结核等导致的呼吸衰竭，仅用氧疗不能纠正低氧血症，且可能会导致CO_2潴留，对这些患者的低氧血症和高碳酸血症适合采用无创正压通气（NIV）来治疗。在COPD引起的慢性呼吸衰竭的患者中，NIV与LTOT联合应用可以治疗夜间低通气，提高睡眠质量和生活质量，改善白天的动脉血气指标。COPD患者若有白天高碳酸血症，且夜间使用NIV后$PaCO_2$有很大降低，最适合联合两种治疗方法共同治疗。

知识点5：LTOT吸氧流量的选择　　　　　　　副高：熟练掌握　　正高：熟练掌握

合适的氧流量应使患者PaO_2不论在白天或晚上均保持在65mmHg以上，但实际上很难预测COPD患者睡眠时究竟需要多大氧流量合适。美国胸科协会推荐在患者运动和睡眠时将氧流量调至1L/min，然而这样的氧流量是否足够并不清楚。一项研究认为有半数的COPD患者睡眠时需要加大吸氧流量。简单的运动测试和夜间血氧仪可以用来检查患者吸氧和不吸氧时的情况，据此来调整吸氧流量。患者在不同状况下所需的吸氧流量并不相同，如运动、睡眠、进餐时都不一样，因此每位患者都需要进行周期性评估。

知识点6：LTOT的氧疗时间　　　　　　　　　副高：熟练掌握　　正高：熟练掌握

根据NOTT试验结果，一旦开始LTOT就应尽可能长时间吸氧，最好24小时持续吸氧，最低不能少于15h/d。应鼓励患者尽量吸氧，包括进餐、如厕和运动时。因此需要一些设备来帮助患者长时间吸氧，如可便携式的吸氧装置和可延长的氧导管。同时也需要患者戒烟。

第六节　氧疗的注意事项

知识点1：氧疗的不良反应　　　　　　　副高：熟练掌握　　正高：熟练掌握

（1）氧中毒：一般认为$FiO_2 > 60\%$，持续2~3天，则可能发生氧中毒，主要表现为胸骨后紧闷、胸痛、而后渐进性呼吸困难。为防止氧中毒：①在改善组织缺氧的前提下，逐步降低FiO_2；②尽早行经鼻或口鼻面罩呼气末正压通气（PEEP）或BiPAP机械通气；③维持足够的血红蛋白含量，改善循环功能，以促进携氧能力；④在血容量和电解质允许的情况下，应用利尿剂，促进肺间质、肺泡和支气管黏膜水肿消退，改善换气功能。

（2）抑制通气和通气/血流失调加重：使CO_2潴留，多见于Ⅱ型呼吸衰竭患者。在保证有效氧合前提下采取低浓度氧疗是预防CO_2潴留的关键。

（3）早产儿视网膜病（ROP）：ROP多发生于1个月内婴儿。维持PaO_2在80mmHg左右是预防ROP的最好方法。

（4）吸收性肺膨胀不全：$FiO_2 > 50\%$就有发生吸收性肺膨胀不全的危险，叹气呼吸可减少肺膨胀不全的发生。

知识点2：氧疗的注意事项　　　　　　　副高：熟练掌握　　正高：熟练掌握

（1）正确选择吸氧浓度：合适的FiO_2可以成功地改善低氧血症，又能避免引起CO_2潴留和氧中毒等不良作用，通常以$PaO_2 > 60\%$或$SaO_2 > 90\%$为标准，在此基础上尽量降低FiO_2，慢性高碳酸血症性呼吸衰竭或$SaO_2 > 90\%$，氧浓度一般不超过30%，急性高碳酸血症可稍高，但也无须超过40%，否则需MV治疗，单纯低氧血症患者可以选择中等浓度氧气疗法。

（2）注意加温和湿化：呼吸道内保持37℃温度和95%~100%湿度是黏液纤毛系统正常清除功能的必要条件。故吸入氧应通过湿化瓶和必要的加温装置以防止吸入干冷的氧气刺激损伤气道黏膜、痰痂形成和影响纤毛的清道夫功能。

（3）防止污染和导管堵塞：对鼻塞、输氧导管、湿化加温装置，呼吸机管道系统等应经常定时更换和清洗消毒，防止交叉感染。吸氧导管、鼻塞应随时注意检查有无分泌物堵塞，并及时更换。

（4）注意病因治疗：氧疗仅是一种对症疗法，必须同时给予病因治疗，如积极控制感染，舒张支气管，保持呼吸道通畅，清除和对抗有关中毒的毒物，改善心肺和循环功能。

第七节　氧中毒及其防治

知识点1：氧中毒的发生机制及表现　　　　副高：熟练掌握　　正高：熟练掌握

氧中毒的发生主要取决于氧分压而不是氧浓度，氧分压过高时，即使吸入氧浓度正常也可能发生氧中毒。吸入气的氧分压（PiO_2）与氧浓度（FiO_2）的关系为：$PiO_2 = (Pb-6.27) \times FiO_2$，Pb 为吸入气压力（kPa），6.27kPa（即 47mmHg）为水蒸气压。氧中毒造成的影响是全身的，会对全身机体产生功能性或器质性的损害。由于各器官的敏感程度不同，通常只突出表现在肺及其表面黏膜、毛细血管和中枢神经系统损害。

知识点2：肺型氧中毒的表现	副高：熟练掌握　正高：熟练掌握

肺是氧中毒最易受累的器官，主要是损伤支气管黏膜和肺表面活性物质。肺型氧中毒发生于吸入大约一个大气压氧的8小时以后，出现胸骨后疼痛、咳嗽、呼吸困难、肺活量减少、PaO_2 下降。肺部呈炎性改变，有炎性细胞浸润、充血、水肿、出血和肺不张。氧疗的患者如发生氧中毒，吸氧反而会导致 PaO_2 下降，加重缺氧。故氧疗时应控制吸氧的浓度和时间，严防氧中毒的发生。

知识点3：脑型氧中毒的表现	副高：熟练掌握　正高：熟练掌握

吸入 2～3 个大气压的氧可在短时内引起脑型氧中毒，患者主要表现为视觉和听觉障碍、恶心、抽搐、晕厥等神经症状，严重者可昏迷、死亡。高压氧疗时，患者出现神经症状，应注意区分"脑型氧中毒"与缺氧引起的"缺氧型脑病"。前者患者先抽搐后才昏迷，抽搐时患者是清醒的；后者则先昏迷再抽搐。对氧中毒者应控制吸氧，但对缺氧脑病者应加强氧疗。

第四章 药物治疗

第一节 β受体激动剂

知识点1: 作用机制 副高: 熟练掌握 正高: 熟练掌握

β受体激动剂通过对气道平滑肌和肥大细胞膜表面的$β_2$受体的兴奋, 舒张气道平滑肌、减少肥大细胞和嗜碱性粒细胞脱颗粒和介质的释放、降低微血管的通透性、增加气道上皮纤毛的摆动等, 缓解哮喘和COPD患者的气喘症状, 是临床最常用的支气管舒张药物之一。

知识点2: 分类 副高: 熟练掌握 正高: 熟练掌握

根据$β_2$受体激动剂起效的快慢与作用维持时间的长短, β受体激动剂分为4类: ①缓慢起效作用、维持时间短, 如沙丁胺醇片和特布他林片; ②迅速起效、作用维持时间短, 如沙丁胺醇气雾剂和硫酸特布他林气雾剂; ③缓慢起效、作用维持时间长, 如沙美特罗吸入; ④迅速起效、作用维持时间长, 如福莫特罗吸入。

知识点3: 联合雾化吸入$β_2$受体激动剂和抗胆碱药物溶液的作用机制

副高: 熟练掌握 正高: 熟练掌握

M胆碱能受体主要分布于大和中气道内, β受体在大、中和小气道内均有分布。$β_2$受体激动剂舒张气道的作用迅速(数分钟即起效)、强大但维持时间较短, 抗胆碱药物舒张气道的作用较慢但较为持久。联合应用这两类药物后, 支气管舒张作用既迅速又持久。

知识点4: β受体激动剂在COPD中的应用 副高: 熟练掌握 正高: 熟练掌握

(1)长效支气管舒张剂(包括LABA在内): 可用于不同严重程度COPD患者的治疗, 能有效减轻COPD患者的气喘和呼吸困难症状, 改善肺功能。

(2)包括LABA在内的几种长效支气管舒张剂联合应用, 疗效优于单一支气管舒张剂。

(3)LABA和吸入性糖皮质激素(ICS)联合治疗COPD: ①在治疗第1天联合治疗组患者的最高呼气流量(PEF)即显著提高; ②在治疗第1天和第8周, 联合治疗组运动耐受时间显著优于安慰剂组; ③联合治疗1周可显著改善COPD患者的呼吸困难指数(TDI)评分; ④联合治疗2个月, 可显著改善COPD患者的气流受限和肺过度充气; ⑤LABA和ICS联合治疗8周后可显著减少COPD患者使用缓解药物的天数；⑥长期联合吸入LABA和ICS，可改善并持续维持COPD患者的肺功能。

知识点5：异丙肾上腺素的作用机制　　　　副高：熟练掌握　　正高：熟练掌握

异丙肾上腺素的平喘作用强而迅速，可使肺通气功能迅速改善；具有增强心肌收缩力、加快脉搏、血压升高和兴奋窦房结、房室结、改善心脏传导阻滞作用。

知识点6：异丙肾上腺素的不良反应　　　　副高：熟练掌握　　正高：熟练掌握

异丙肾上腺素的不良反应有：①可引起心动过速、心律失常，甚至心室纤颤；可出现头痛、恶心和口干等血管扩张症状；②使无通气功能的肺组织血管扩张，出现"窃血"现象，加重患者的通气/血流比例失调，引起低氧血症。

知识点7：沙丁胺醇的指征和剂量　　　　副高：熟练掌握　　正高：熟练掌握

沙丁胺醇适用于治疗支气管哮喘或喘息性支气管炎等伴有支气管痉挛的呼吸道疾病。①口服：成人2～4mg，每日3次或每日4次；小儿0.1～0.15mg/kg，每日2次或每日3次。缓释胶囊：成人8mg，每日2次，儿童剂量酌减；②气雾剂吸入：每次1～2喷，必要时每4小时1次，每24小时不宜超过8次；③干粉吸入：成人0.4mg，每日3次或每日4次；5岁以上儿童剂量减半，每日2次或每日3次；④溶液雾化吸入：适用于重度急性哮喘发作。成人1～2ml，每4～6小时1次经射流装置雾化吸入；⑤静脉注射：成人0.4mg，用5%葡萄糖注射液20ml稀释后缓慢注射；⑥静脉滴注：成人0.4mg，用5%葡萄糖注射液100ml稀释后静脉滴注；⑦皮下或肌内注射：成人0.4mg，必要时4小时后重复注射。

知识点8：特布他林的指征和剂量　　　　副高：熟练掌握　　正高：熟练掌握

特布他林适用于治疗支气管哮喘或喘息性支气管炎等伴有支气管痉挛的呼吸道疾病。①口服：成人2.5～5mg，每日3次；小儿0.065mg/kg，每日2次或每日3次；②气雾剂吸入：0.25～0.5mg，必要时4～6小时1次。严重病例每次可吸入1.5mg，但24小时内不可超过6mg；③干粉吸入：成人0.5mg，每日4次，24小时内不得超过6mg；5～12岁的儿童剂量减半，最大剂量不得超过4mg/d；④溶液雾化吸入：适用于重度急性哮喘发作。成人每次1～2ml，4～6小时1次，一次经射流装置雾化吸入，用生理盐水将其稀释至2.0ml；⑤皮下注射：成人0.25mg，必要时4～6小时内可重复1次。

知识点9：LABA与LAMA组成的复方制剂　　　　副高：熟练掌握　　正高：熟练掌握

已经有多个每日一次LABA和LAMA（长效抗胆碱药）的固定剂量的联合疗法，如：①QVA149（茚达特罗加格隆溴铵）；②奥达特罗加噻托溴铵；③维兰特罗加GSK-573719。

第二节 糖皮质激素

知识点1：常用的药物　　　　　副高：熟练掌握　正高：熟练掌握

用于治疗呼吸系统疾病的糖皮质激素（GCS）主要有静脉、口服和吸入制剂。我国临床上常用的静脉制剂有氢化可的松、甲泼尼龙。常用的口服制剂有泼尼松、泼尼松龙、甲泼尼龙和地塞米松。常用的吸入制剂有二丙酸倍氯米松（BDP）、曲安奈德（TAA）、布地奈德（BUD）、丙酸氟替卡松（FP）、糠酸莫米他松（MF）和环索奈德等。新的吸入制剂有糠酸氟替卡松（FF）。

知识点2：常用的吸入糖皮质激素特点比较　　　副高：熟练掌握　正高：熟练掌握

常用的吸入糖皮质激素特点比较

项　　目	丙酸氟替卡松	丙酸倍氯米松	布地奈德
口服生物利用度（%）	<1	<20	11.0
脂溶性	高	高	低
水溶性（pg/ml）	0.04	0.1	14
药物溶出时间	>8小时	>5小时	6分钟
受体亲和力	18.0	13.5	9.4
受体半衰期（h）	10.5	7.5	5.1
消除率（L/min）	0.9	–	1.4

知识点3：GCS按作用时间的分类　　　　　副高：熟练掌握　正高：熟练掌握

糖皮质激素（GCS）按作用时间可分为短效、中效与长效3类。①短效药物如氢化可的松和可的松，作用时间为8~12小时；②中效药物如泼尼松、泼尼松龙、甲泼尼龙，作用时间为12~36小时；③长效药物如地塞米松、倍他米松，作用时间为36~54小时。

知识点4：GCS的免疫抑制与抗过敏作用　　　副高：熟练掌握　正高：熟练掌握

（1）对免疫系统的抑制作用：糖皮质激素对机体的免疫系统可产生抑制作用，其抑制免疫的机制是：①诱导淋巴细胞DNA降解；②影响淋巴细胞的物质代谢；③诱导淋巴细胞凋亡；④抑制核转录因子NF-κB活性。糖皮质激素可治疗自身免疫性疾病和抑制组织器官的移植排异反应等。

（2）抗过敏作用：糖皮质激素可抑制超敏反应产生的病理变化，减轻超敏性症状。其机制主要是阻断和抑制抗原–抗体反应，减少肥大细胞脱颗粒而释放的组胺、5-羟色胺、缓激肽、白三烯等炎性介质。

| 知识点5：GCS的抗休克作用 | 副高：熟练掌握　正高：熟练掌握 |

GCS可用于抗休克治疗。其机制是：①抑制某些炎症因子的产生，减轻全身炎症反应综合征及组织损伤，改善微循环；②稳定溶酶体膜，减少心肌抑制因子的形成；③使收缩的血管扩张和兴奋心脏，加强心脏收缩力；④提高机体对细菌内毒素的耐受力。

| 知识点6：GCS品种选择的原则 | 副高：熟练掌握　正高：熟练掌握 |

各种GCS的药效学和人体药代动力学特点不同，因此各有不同的临床适应证，应根据不同疾病和各种GCS的特点正确选用GCS品种，原则如下：①选择肺泡上皮衬液中的分布容积大，浓度高，滞留时间长的GCS；②选择抗炎性较强、水钠潴留小的GCS；③优先选用中、短半衰期的GCS。

| 知识点7：给药剂量的分类 | 副高：熟练掌握　正高：熟练掌握 |

（1）全身GCS：①维持剂量：2.5～15.0mg/d；②小剂量：<0.5mg/（kg·d）；③中等剂量：0.5～1.0mg/（kg·d）；④大剂量：>1.0mg/（kg·d）。

（2）局部吸入GCS：①低剂量：二丙酸倍氯米松200～500μg/d；②中剂量：二丙酸倍氯米松500～1000μg/d；③高剂量：二丙酸倍氯米松1000～2000μg/d。

| 知识点8：GCS的疗程 | 副高：熟练掌握　正高：熟练掌握 |

（1）超短程紧急治疗：疗程<1周。适用于危重患者的抢救，如危重哮喘急性发作、过敏性休克等。宜选择起效快，抗炎作用强，半衰期短的全身GCS。

（2）短程治疗：疗程<1个月。适用于变态反应类疾病或感染，如全身GCS治疗哮喘急性发作及COPD急性加重、肺孢子菌肺炎等，停药时需逐渐减量。

（3）中程治疗：疗程1～3个月。如放射性肺炎、变态反应性支气管肺曲菌病（ABPA）、多发性结核性浆膜炎伴有高热等中毒症状或大量浆膜腔积液等。

（4）长程治疗：疗程>3个月。适用于多器官受累的慢性自身免疫性疾病，如特发性间质性肺炎、外源性过敏性肺泡炎、结节病、韦格纳肉芽肿等。维持治疗可采用清晨1次或隔日给药。

知识点9：常用吸入型糖皮质激素的每天剂量与互换关系

副高：熟练掌握　正高：熟练掌握

常用吸入型糖皮质激素的每天剂量与互换关系（μg）

药　物	低剂量	中剂量	高剂量
二丙酸倍氯米松	200～500	500～1000	1000～2000
布地奈德	200～400	400～800	800～1600
丙酸氟替卡松	100～250	250～500	500～1000
环索奈德	80～160	160～320	320～1280

知识点10：GCS的给药途径　　　　　　副高：熟练掌握　正高：熟练掌握

（1）吸入法：局部浓度高，起效快，全身不良反应少。多用于哮喘、重度及极重度慢性阻塞性肺疾病（COPD）等。

（2）口服法：多选用中效GCS（泼尼松、甲泼尼龙、泼尼松龙），用于特发性间质性肺炎、结节病等。

（3）静脉滴注法：多选用中、短半衰期的GCS（甲泼尼龙或氢化可的松琥珀酸钠等），以获得快速、确切的疗效，多用于严重哮喘急性发作、超敏性休克等重症患者的抢救。

知识点11：慢性持续性哮喘吸入GCS的减量方法

副高：熟练掌握　正高：熟练掌握

2009年支气管哮喘全球防治指南（GINA）及2008年我国《支气管哮喘防治指南》建议：当哮喘达到控制并维持控制至少3个月后，治疗方案可考虑降级，按以下原则减量：①单独使用中至高剂量吸入GCS的患者，可将吸入GCS剂量减少50%（B级证据）；②单独使用低剂量GCS的患者，可由每日2次改为每日1次用药（A级证据）；③联合吸入GCS和LABA的患者，可将吸入GCS剂量减少约50%，仍继续使用原剂量LABA。不建议单独使用LABA；④当达到低剂量联合治疗时，可改为每日1次联合用药，或停用LABA，单用吸入GCS治疗。

知识点12：结节病使用GCS的适应证　　　副高：熟练掌握　正高：熟练掌握

结节病使用GCS的适应证有：①明显呼吸道症状（如咳嗽、气短、胸痛），或病情进展的Ⅱ期以及Ⅲ期患者；②胸部影像学进行性恶化或伴进行性肺功能损害者；③侵及肺外器官，如心脏或中枢神经系统受累，或伴视力损害的眼部受累，或持续性高钙血症。对于无症状的Ⅰ期患者不需要糖皮质激素治疗。对于无症状的Ⅱ期患者，如果仅存在肺功能轻度异常而且病情稳定者不主张过于积极地应用GCS治疗，可保持动态随访，有明显适应证时应及时应用。

第三节 抗菌药物

| 知识点1：肾功能减退患者抗菌药物应用原则 | 副高：熟练掌握 正高：熟练掌握 |

肾功能减退患者抗菌药物的应用原则为：①尽量避免使用肾毒性抗菌药物，确有应用指征时，必须调整给药方案；②根据感染的严重程度、病原菌种类及药敏试验结果等选用无肾毒性或肾毒性低的抗菌药物；③根据患者肾功能减退程度以及抗菌药物在人体内排出途径调整给药剂量及方法。

| 知识点2：妊娠期抗菌药物的应用原则 | 副高：熟练掌握 正高：熟练掌握 |

妊娠期抗菌药物的应用需考虑药物对母体和胎儿两方面的影响。妊娠期抗菌药物的应用原则为：①对胎儿有致畸或明显毒性作用者，如四环素类、喹诺酮类等，妊娠期避免应用；②对母体和胎儿均有毒性作用者，如氨基糖苷类、万古霉素、去甲万古霉素等，妊娠期避免应用；③药毒性低，对胎儿及母体均无明显影响，也无致畸作用者，妊娠期感染时可选用。青霉素类、头孢菌素类等β内酰胺类和磷霉素等均属此种情况。

| 知识点3：哺乳期患者抗菌药物的应用 | 副高：熟练掌握 正高：熟练掌握 |

哺乳期患者接受抗菌药物后，药物可自乳汁分泌，通常母乳中药物含量不高，不超过哺乳期患者每日用药量的1%；少数药物乳汁中分泌量较高，如氟喹诺酮类、四环素类、大环内酯类、氯霉素、磺胺甲噁唑、甲氧苄啶、甲硝唑等。然而无论乳汁中药物浓度如何，均存在对乳儿潜在的影响，并可能出现不良反应。因此治疗哺乳期患者时应避免选用氨基糖苷类、氟喹诺酮类、四环素类、氯霉素、磺胺药等。哺乳期患者应用任何抗菌药物时，均宜暂停哺乳。

| 知识点4：使用青霉素类抗生素的注意事项 | 副高：熟练掌握 正高：熟练掌握 |

使用青霉素类抗生素的注意事项为：无论采用何种给药途径，用青霉素类药物前必须详细询问患者有无青霉素类过敏史，并须先做皮肤试验。全身应用大剂量青霉素可引起腱反射增强、肌肉痉挛、抽搐、昏迷等中枢神经系统反应（青霉素脑病），此反应易出现于老年和肾功能减退患者。

| 知识点5：使用头孢菌素类抗生素的注意事项 | 副高：熟练掌握 正高：熟练掌握 |

所有头孢菌素类对甲氧西林耐药葡萄球菌和肠球菌属抗菌作用均差，故不宜选用于治

疗上述细菌所致感染。使用过程中的注意事项有：①本类药物多数主要经肾脏排泄. 中度以上肾功能不全患者应根据肾功能适当调整剂量。中度以上肝功能减退时，头孢哌酮、头孢曲松可能需要调整剂量；②氨基糖苷类和第一代头孢菌素注射剂合用可能加重前者的肾毒性，应注意监测肾功能；③头孢哌酮可导致低凝血酶原血症或出血，合用维生素K可预防出血。

知识点6：使用碳青霉烯类抗生素的注意事项　　副高：熟练掌握　　正高：熟练掌握

使用碳青霉烯类抗生素的注意事项有：①原有癫痫等中枢神经系统疾病患者避免应用本类药物；②中枢神经系统感染的患者有指征应用美罗培南或帕尼培南时，仍需严密观察抽搐等严重不良反应；③肾功能不全者及老年患者应用本类药物时应根据肾功能减退程度减量用药。

知识点7：使用氨基糖苷类抗生素的注意事项　　副高：熟练掌握　　正高：熟练掌握

使用氨基糖苷类抗生素的注意事项有：①氨基糖苷类均具肾毒性、耳毒性（耳蜗、前庭）和神经肌肉阻滞作用；②氨基糖苷类抗生素对社区获得上、下呼吸道感染的主要病原菌肺炎链球菌、溶血性链球菌抗菌作用差，因此对门急诊中常见的上、下呼吸道细菌性感染不宜选用本类药物治疗；③肾功能减退患者应用本类药物时，需根据其肾功能减退程度减量给药，并应进行血药浓度监测调整给药方案，实现个体化给药。

知识点8：使用四环素类抗生素的注意事项　　副高：熟练掌握　　正高：熟练掌握

使用四环素类抗生素的注意事项有：①四环素类可加重氮质血症，已有肾功能损害者应避免用四环素，但多西环素及米诺环素仍可谨慎应用；②四环素类可致肝损害，原有肝病者不宜应用。

知识点9：红霉素用于治疗的感染　　副高：熟练掌握　　正高：熟练掌握

红霉素作为青霉素过敏患者的替代药物，用于以下感染：①β溶血性链球菌、肺炎链球菌中的敏感菌株所致的呼吸道感染；②军团菌病；③衣原体属、支原体属等所致的呼吸道感染。

知识点10：使用大环内酯类抗生素的注意事项　　副高：熟练掌握　　正高：熟练掌握

使用大环内酯类抗生素的注意事项有：①红霉素及克拉霉素禁止与特非那丁合用，以免引起心脏不良反应；②肝功能损害患者如有指征应用时，需适当减量并定期复查肝功能；③肝病患者和妊娠期患者不宜应用红霉素酯化物。

知识点11：使用林可霉素和克林霉素的注意事项　　副高：熟练掌握　　正高：熟练掌握

使用林可霉素和克林霉素的注意事项有：①使用本类药物时，应注意假膜性肠炎的发生；②本类药物有神经肌肉阻滞作用，应避免与其他神经肌肉阻滞剂合用；③有前列腺增生的老年男性患者使用剂量较大时，偶可出现尿潴留。

知识点12：使用利福霉素类抗生素的注意事项　　副高：熟练掌握　　正高：熟练掌握

使用利福霉素类抗生素的注意事项有：①禁用于对本类药物过敏的患者和曾出现血小板减少性紫癜的患者；②肝功能不全、胆管梗阻、慢性酒精中毒患者应用利福平时应适当减量。

知识点13：使用万古霉素和去甲万古霉素的注意事项

副高：熟练掌握　　正高：熟练掌握

使用万古霉素和去甲万古霉素的注意事项有：①本类药物具一定肾、耳毒性，用药期间应定期复查尿常规与肾功能，监测血药浓度，注意听力改变；②有用药指征的肾功能不全、老年人或原有肾、耳疾病患者应根据肾功能减退程度调整剂量，同时监测血药浓度，疗程一般不超过14天；③避免将本类药物与各种肾毒性药物合用。

知识点14：使用喹诺酮类抗菌药注意事项　　副高：熟练掌握　　正高：熟练掌握

使用喹诺酮类抗菌药注意事项有：①18岁以下未成年患者避免使用本类药物；②本类药物不宜用于有癫痫或其他中枢神经系统基础疾病的患者；③本类药物可能引起皮肤光敏反应、关节病变、肌腱断裂等，并偶可引起心电图QT间期延长等；④加替沙星因引起高血糖或低血糖，不建议应用于糖尿病患者。

知识点15：使用两性霉素B及其含脂复合制剂的注意事项

副高：熟练掌握　　正高：熟练掌握

使用两性霉素B及其含脂复合制剂的注意事项有：①两性霉素B所致肾功能损害常见，少数患者可发生肝毒性、低钾血症、血液系统毒性，因此用药期间应定期测定肾、肝功能、血电解质、周围血象、心电图等；②本类药物需缓慢避光静脉滴注，常规制剂每次静脉滴注时间为4～6小时或更长；含脂制剂通常为2～4小时。给药前可给予解热镇痛药或抗组胺药或小剂量地塞米松静脉推注，以减少发热、寒战、头痛等全身反应；③如果治疗中断7天以上，需重新自小剂量（0.1mg/kg）开始用药，逐渐递增剂量。

第四节 镇 咳 药

知识点1: 镇咳药按照作用机制的分类　　　　副高: 熟练掌握　正高: 熟练掌握

按照镇咳药的作用机制可分为以下3大类: ①中枢性镇咳药: 直接抑制延髓的咳嗽反射中枢, 如可待因、喷托维林等, 适用于剧烈干咳; ②外周性镇咳药: 抑制咳嗽感受器、传入神经、传出神经及效应器, 如甘草片、那可丁等; ③双重镇咳药: 既可作用于咳嗽反射的中枢, 对外周咳嗽反射通路也有一定的抑制作用, 如苯丙哌林。

知识点2: 中枢性镇咳药的作用机制　　　　副高: 熟练掌握　正高: 熟练掌握

脑内至少存在3类阿片受体: κ、μ、δ。每种受体都有2～3种亚型, 药物与不同脑区的阿片受体结合而发挥作用。阿片受体主要作用于钾离子和钙离子通道。依赖性镇咳药如可待因, 主要通过作用μ阿片受体起镇咳作用。κ阿片受体也参与镇咳作用。依赖性镇咳药是目前最有效的镇咳药物, 但某些类型的咳嗽, 可待因也没有效果, 中枢性镇咳药的作用机制仍未完全清楚。

知识点3: 可待因　　　　副高: 熟练掌握　正高: 熟练掌握

(1) 作用: 较强的中枢镇咳作用, 抑制支气管腺体的分泌; 兼有镇痛作用。口服30～45分钟起效, 皮下注射10～30分钟起效。

(2) 临床应用: 剧烈的干咳, 伴有胸痛的剧烈咳嗽。口服或皮下注射每次15～30mg, 30～90mg/d。极量每次100mg, 250mg/d。儿童每次0.2～0.5mg/kg, 3次/天。

(3) 注意事项: 不宜用于痰多黏稠的患者。支气管哮喘、不明原因腹痛、腹泻、前列腺肥大及新生儿、婴儿慎用; 长期应用可引起依赖性。

(4) 不良反应: 心理异常或幻想; 呼吸微弱、缓慢或不规则; 心率或快或慢、异常。惊厥、耳鸣、震颤或不能自控的肌肉运动, 荨麻疹; 瘙痒、皮疹等过敏反应; 精神抑郁和肌肉强直。常用量引起依赖性的倾向较其他吗啡类药为弱, 典型的症状为: 鸡皮疙瘩、食欲减退、腹泻、牙痛、恶心呕吐、流涕、寒战、打喷嚏、打呵欠、睡眠障碍、胃痉挛、多汗、衰弱无力、心率增快、情绪激动或原因不明的发热。

知识点4: 喷托维林　　　　副高: 熟练掌握　正高: 熟练掌握

(1) 作用: 非成瘾性中枢镇咳药, 兼有较强的局麻作用和微弱的阿托品样解痉作用。作用时间4～6小时。

(2) 临床应用: 上呼吸道炎症引起的干咳。口服25mg/次, 3～4次/天; 5岁以上小儿6.25～12.5mg, 2～3次/天。

（3）注意事项：青光眼患者禁用。

（4）不良反应：阿托品样副作用。

知识点5：右美沙芬 副高：熟练掌握 正高：熟练掌握

（1）作用：作用强度与可待因相似或稍强，对呼吸中枢物抑制作用，成瘾性小。

（2）临床应用：口服10～20mg/次，3～4次/天。

（3）注意事项：痰多者慎用。

（4）不良反应：头晕，恶心、嗳气等。

知识点6：外周性镇咳药的作用机制 副高：熟练掌握 正高：熟练掌握

局部麻醉药通过降低感觉神经末梢敏感性从而降低咳嗽冲动。黏膜防护剂口服后覆盖咽喉部黏膜表面，使黏膜减少刺激，并可促唾液分泌。

知识点7：那可丁 副高：熟练掌握 正高：熟练掌握

（1）作用：异喹啉类生物碱，作用与可待因相当。

（2）临床应用：各种不同原因引起的咳嗽。口服每次15～30mg，3～4次/天。

知识点8：苯佐那酯 副高：熟练掌握 正高：熟练掌握

（1）作用：有较强的局麻作用，抑制迷走神经反射。镇咳作用较可待因弱。服药后10～20分钟起效，持续2～8小时。

（2）临床应用：急性支气管炎、肺炎、支气管哮喘及肺癌等引起的刺激性干咳。口服50～100mg/次，3次/天。

（3）不良反应：嗜睡、恶心、眩晕、皮疹。

知识点9：甘草片 副高：熟练掌握 正高：熟练掌握

（1）作用：口服后部分残留在咽部黏膜而抑制咽黏膜对刺激的反应，从而缓解咳嗽。

（2）临床应用：口服1～2片/次，3～4次/天。

（3）不良反应：大量服用可出现水钠潴留。

知识点10：苯丙哌林 副高：熟练掌握 正高：熟练掌握

（1）作用：麻醉性强效镇咳药，作用是可待因2～4倍，主要阻断肺-胸膜的牵张感受器产生的迷走神经反射，同时也直接抑制咳嗽中枢。不引起便秘，无成瘾性。

（2）临床应用：急、慢性支气管炎及各种原因引起的刺激性干咳。成人20～40mg，3次/天。

（3）注意事项：孕妇慎用。儿童用药的疗效和安全性尚未确定。

（4）不良反应：偶见口干、胃烧灼感、食欲缺乏、乏力、头晕和药疹。

| 知识点11：硫酸苯哌丙胺 | 副高：熟练掌握　正高：熟练掌握 |

（1）作用：可阻断肺－胸膜的牵张感受器，同时直接抑制延髓呼吸中枢。

（2）临床应用：刺激性干咳。口服1～2片/次。

（3）不良反应：口干，头晕，药疹。

| 知识点12：奥亭 | 副高：熟练掌握　正高：熟练掌握 |

（1）临床应用：伤风、流行性感冒、上呼吸道感染、咽喉及支气管刺激所引起的咳嗽、咳痰、干咳、敏感性咳嗽；因感冒、超敏性鼻炎引起的流涕、流泪、打喷嚏、鼻塞和咽喉发痒。成人及12岁以上儿童10ml，3次/天，睡前20ml。6～12岁儿童5ml，3次/天，睡前10ml。2～5岁儿童2.5ml，3次/天，睡前5ml。

（2）注意事项：操作机械或驾驶时需谨慎。严重肝肾功能损害者需调整剂量。2岁以下儿童不适用。

（3）不良反应：胃肠不适，腹痛，便秘，恶心、呕吐，口干，嗜睡及头晕。

| 知识点13：愈美片（惠菲宁） | 副高：熟练掌握　正高：熟练掌握 |

（1）临床应用：用于缓解感冒及过敏引起的咳嗽、鼻塞、流鼻涕及打喷嚏等症状。成人10ml，3次/天口服。

（2）注意事项：日用量不超过4次，疗程不超过7天。心脏病、高血压、甲状腺功能亢进、糖尿病、哮喘、青光眼、肺气肿、前列腺肥大者、孕妇及哺乳妇女按病情需要酌情谨慎使用。驾驶机动车、操作机器以及高空作业工作期间禁用。服药期间禁止饮酒。

（3）不良反应：少数患者可出现嗜睡、头晕、心悸、兴奋、失眠、恶心。

| 知识点14：惠菲萱 | 副高：熟练掌握　正高：熟练掌握 |

（1）临床应用：上呼吸道感染、急性支气管炎等引起的咳嗽、咳痰。成人2片，3次/天，24小时不超过8片。2～6岁儿童（12～20kg）1/2片/次，7～12岁儿童（22～32kg）1片/次，3次/天，24小时不超过4次。

（2）注意事项：妊娠开始3个月禁用。从事驾驶、高空作业、机械作业者工作期间禁用。痰多，哮喘，肝肾功能不全者慎用。

（3）不良反应：头晕、头痛、嗜睡、易激动、嗳气、食欲缺乏、便秘、恶心、皮疹。

第五节 祛 痰 药

知识点1：祛痰药按作用机制的分类　　　　副高：熟练掌握　正高：熟练掌握

祛痰药是指能使痰液变稀、黏稠度降低、易于咳出，或能加速呼吸道黏膜纤毛运动，促进痰液排出的药物。按作用机制可分为3类：①恶心性或刺激性祛痰药：口服后刺激胃黏膜迷走神经，引起轻微恶心，从而反射性兴奋支配气管、支气管黏膜腺体的迷走神经，促进呼吸道腺体分泌增加，使痰液稀释而易于咳出，同时分泌物覆盖在气道黏膜表面，保护黏膜，减少损伤；②黏液溶解剂：痰液的黏度主要取决于糖蛋白的含量，黏液溶解剂可分解痰液中糖蛋白的多糖纤维，使其断裂，痰液黏度降低，从而易于咳出；③黏液调节剂：作用于支气管黏液分泌细胞，促进分泌黏稠度低的分泌物，使痰液稀释，易于咳出。

知识点2：祛痰药物发挥作用的方面　　　　副高：熟练掌握　正高：熟练掌握

祛痰药物从以下几方面发挥作用：①改善痰液理化特性，降低痰液黏滞度；②恢复气道上皮黏液层正常结构，促进纤毛清除功能；③抑制黏蛋白产生及分泌，破坏痰液中的黏性结构，降低痰液黏滞度；④抗炎性损伤，或加强抗菌效果。

知识点3：氯化铵　　　　副高：熟练掌握　正高：熟练掌握

（1）作用：口服后刺激胃黏膜迷走神经，引起恶心、反射性引起呼吸道分泌物增加，使痰液稀释，易于咳出，入血的氯化铵经呼吸道排出时带出水分，使痰液变稀。

（2）临床应用：口服，每次0.3～0.6g，每日3次，小儿30～60mg/（kg·d）。

（3）不良反应：过量可导致高氯性酸中毒；严重肝、肾功能减退、溃疡及代谢性酸中毒者禁用。

知识点4：碘化钾　　　　副高：熟练掌握　正高：熟练掌握

（1）作用：刺激性祛痰药，兼有黏液溶解和黏液清除的作用。能松解黏液，常用于痰少而稠者。

（2）临床应用：口服，每次6～10ml，每日3次，小儿减半。

（3）注意事项：儿童长期服用可导致甲状腺肿大，不宜用于甲状腺疾病患者。

（4）不良反应：味苦，可有胃部不适，痤疮。碘过敏者可出现发热、皮疹、唾液腺肿痛和感冒样症状。

知识点5：愈创木酚甘油醚　　　　副高：熟练掌握　正高：熟练掌握

（1）作用：恶心性祛痰作用，口服后刺激胃黏膜迷走神经，引起恶心、反射性引起呼吸道分泌物增加，使痰液稀释。兼有呼吸道消毒、防腐作用。

（2）临床应用：适用于咽喉炎，急慢性支气管炎，肺脓肿和支气管扩张症。口服，每次5～10ml，每日3次。

（3）注意事项：肺出血、急性胃肠炎忌用。

（4）不良反应：胃部不适感、恶心。

知识点6：棕胺合剂　　　　　　　　副高：熟练掌握　正高：熟练掌握

（1）作用：主要含棕色合剂和氯化铵。

（2）临床应用：口服，10～20ml/次，3～4次/天。

（3）不良反应：同氯化铵。

知识点7：乙酰半胱氨酸　　　　　　　副高：熟练掌握　正高：熟练掌握

（1）作用：液化黏液及脓性黏液分泌物的作用，并能加速黏膜再生。对胃肠道无明显刺激。

（2）临床应用：以黏稠分泌物过多为特征的呼吸道感染：急慢性支气管炎，肺气肿，支气管扩张，肺间质疾病。将颗粒剂或泡腾片放入≤40℃少量温开水中，溶解后饮用。常用量：富露施颗粒剂200mg，一日2～3次；泡腾片600mg，一日1次。治疗COPD：颗粒剂200mg，一日1次，一次3袋；泡腾片600mg，一日1～2次，一次1片。

（3）注意事项：严重支气管哮喘发作患者应在严密监测下使用。

（4）不良反应：口服本品偶尔发生恶心和呕吐，罕见诸如皮疹和支气管痉挛等超敏反应。

知识点8：α-糜蛋白酶　　　　　　　　副高：熟练掌握　正高：熟练掌握

（1）作用：分解肽键，使稠厚黏痰及脓痰稀化。

（2）临床应用：气管内滴入或雾化吸入，用0.5mg/ml浓度，一日2～4次。

（3）注意事项：严重肝病、凝血功能障碍、不足12岁或玻璃体不固定的白内障患者禁用；禁止注射用。

（4）不良反应：过敏反应少见。

知识点9：溴己新　　　　　　　　　　副高：熟练掌握　正高：熟练掌握

（1）作用：使黏液分泌细胞的溶酶体酶释放而使痰液中的酸性蛋白纤维断裂，使痰液易于咳出。另有恶心性祛痰作用。

（2）临床应用：适用于急慢性支气管炎、哮喘、肺气肿、硅沉着病及支气管扩张等有白黏痰不易咳出者。口服每次8～16mg，每日3次；儿童剂量减半。肌内注射：每次4～8mg，每天2次。

（3）注意事项：凝血功能异常及严重的肝肾功能障碍者慎用。给药3～5天才明显起效。

（4）不良反应：胃部灼热、消化不良和偶尔出现恶心、呕吐，过敏反应极少出现。

知识点10：氨溴索　　　　　　　　　　　　　副高：熟练掌握　　正高：熟练掌握

（1）作用：为溴己新在体内的有效代谢产物，可以调节浆液与黏液的分泌，促进肺部表面活物质的合成，加强纤毛摆动，使痰液易于咳出。

（2）临床应用：适用于伴有痰液分泌异常和排痰不良的呼吸系统疾病，也可用于术后肺部并发症。成人口服30mg，每日3次，可增至60mg/次，每日2次，餐后服药。静脉注射：成人每天2～3次，每次1安瓿，慢速静脉注射，严重病例要以增至每次2安瓿。6岁以上儿童：每天2～3次，每次1安瓿；2～6岁儿童：每天3次，每次1/2安瓿；2岁以下儿童：每天2次，每次1/2安瓿。口服每次30mg，每日3次。

（3）注意事项：与抗生素合用可增加抗生素在肺部的浓度。妊娠前3个月禁用。

（4）不良反应：胃部灼热、消化不良和偶尔出现恶心、呕吐，过敏反应极少出现。

知识点11：标准桃金娘油　　　　　　　　　　副高：熟练掌握　　正高：熟练掌握

（1）作用：通过促溶、调节分泌及主动促排作用，使黏液易于排出。在上、下呼吸道黏膜均能迅速发挥溶解黏液、调节分泌的作用，并主动刺激黏液纤毛运动，增强黏液纤毛清除功能，黏液动转速度显著增加，有助排出。

（2）临床应用：急慢性鼻炎、鼻窦炎，急慢性支气管及气管炎，也适用于鼻功能手术的围术期治疗、支气管扩张，慢性阻塞性肺疾病、肺部真菌感染、肺结核、硅沉着病。成人：急性病患者：每次1粒，每天3～4天。慢性病患者：每次1粒，每天2次。4～10岁儿童急性病120mg，每日3～4次。功能性内镜手术后每次1粒，每日3次，共3～6日。

（3）注意事项：适宜在餐前30分钟用较多的凉开水送服。

（4）不良反应：极少发生不良反应。偶有胃肠道不适。

第六节　茶碱类药

知识点1：支气管扩张作用的产生环节　　　　副高：熟练掌握　　正高：熟练掌握

茶碱具有相对弱的支气管扩张作用，该作用是通过下列多个环节而产生的：①非选择性抑制磷酸二酯酶（DE）活性；②拮抗腺苷受体；③刺激内源性儿茶酚胺的释放；④对Ca^{2+}的调节；⑤茶碱还具有抑制前列腺素和肿瘤坏死因子，抑制肥大细胞释放介质，增强β受体激动剂活性等作用。

知识点2：抗炎及免疫调节作用的产生机制　　　　副高：熟练掌握　　正高：熟练掌握

茶碱有抗炎及免疫调节作用，其可能与下列机制有关：①释放IL-10；②抑制核因子-κB（NF-κB）的转录；③直接抑制磷酸肌醇3-激酶；④诱导细胞凋亡；⑤激活组蛋白去乙酰化酶（HDAC）。

知识点3：茶碱的药代动力学特点　　　　　　　　副高：熟练掌握　　正高：熟练掌握

茶碱类的生物利用度和体内消除速率个体差异较大，许多因素可以影响茶碱在体内的吸收和代谢。其药代动力学特点如下：①吸收过程：茶碱的水溶性差，且不稳定。氨茶碱是茶碱与乙二胺的复盐制剂，比茶碱水溶性高，易于溶解和吸收，缓释或控释型茶碱的吸收过程受进食和食物种类的影响，高脂饮食影响其释放，进食延迟其吸收；②代谢过程：茶碱一旦被吸收便迅速分布全身，血药浓度达峰时间为60～120分钟，注射1小时后血浆和组织间的浓度则达到平衡。茶碱主要在肝脏代谢灭活，肝脏微粒体酶系统的细胞色素P450和黄嘌呤氧化酶促发其代谢。大部分以代谢产物形式通过肾排出，10%以原形排出，肾功能减退时几乎无须调整剂量。

知识点4：茶碱类药物临床使用的适应证　　　　　副高：熟练掌握　　正高：熟练掌握

茶碱类药物临床使用的适应证有：①哮喘和喘息性支气管炎；②慢性阻塞性肺疾病；③心力衰竭和肺水肿；④呼吸衰竭和膈肌疲劳；⑤睡眠呼吸暂停综合征；⑥其他：如心肺复苏、缓慢性心律失常、抗排斥治疗。

知识点5：茶碱类药物使用的禁忌证　　　　　　　副高：熟练掌握　　正高：熟练掌握

茶碱类药物的禁忌证有：①对茶碱过敏的患者；②低血压和休克患者；③心动过速和心律失常的患者；④急性心肌梗死患者；⑤甲亢、胃溃疡和癫痫患者。

知识点6：茶碱类药物的种类　　　　　　　　　　副高：熟练掌握　　正高：熟练掌握

临床上应用的茶碱类药物目前大致分为五类：①茶碱与盐类或碱基的结合物，如氨茶碱和胆茶碱；②茶碱N-7位以不同的基团取代的衍生物，这类药物的水溶性增加，如二羟丙茶碱、羟丙茶碱、多索茶碱；③恩丙茶碱，是近年来发现的新一代衍生物，以3-丙基取代茶碱的3-甲基；④茶碱缓释或控释剂，剂型有持续释放12小时和24小时两种；⑤选择性PDE抑制剂，其代表药物有咯利普兰、罗氟司特、阿罗茶碱、西洛司特等。

知识点7：药物的不良反应　　　　　　　　　　　副高：熟练掌握　　正高：熟练掌握

茶碱常见的不良反应为恶心、呕吐、腹部不适、腹痛、腹泻等胃肠道反应，少数可出现头痛、焦虑、激动不安、失眠、震颤等中枢神经表现，以及心悸、多尿、低钾血症、心律失常等表现。茶碱的不良反应主要与腺苷拮抗、PDE抑制有关。这些不良反应在舒张支气管的治疗剂量（10～20mg/L）时即可发生，超过20mg/L时不良反应发生率明显增加。

知识点8：茶碱使用的注意事项	副高：熟练掌握 正高：熟练掌握

茶碱使用中的注意事项有：①在用药期间患者禁烟、酒、咖啡，警惕可能存在药物相互作用；②有严重肾功能障碍者需慎用；③败血症患者应尽量避免使用茶碱；④在使用茶碱时，应强调用药的个体化，应检测茶碱血浓度，防止茶碱过量的副作用发生；⑤一旦发生了氨茶碱的急性中毒，应采取措施立即洗胃。

第七节 抗胆碱药

知识点1：抗胆碱药的种类及临床应用	副高：熟练掌握 正高：熟练掌握

抗胆碱药物通过阻滞胆碱受体，使递质乙酰胆碱不能与受体结合而发挥作用。主要包括：①阻断M受体的药物：可呈现抑制腺体分泌、散大瞳孔、加速心率，松弛支气管平滑肌和胃肠道平滑肌等作用。临床上用于散大瞳孔、制止腺体分泌和解除平滑肌痉挛；②阻断骨骼肌运动终板的N胆碱受体药物：用于骨骼肌松弛；③阻断神经节内N胆碱受体的药物：主要起降压作用，用于治疗重症高血压病。

知识点2：呼吸道内胆碱能神经通路中的M受体类型
副高：熟练掌握 正高：熟练掌握

呼吸道内胆碱能神经通路中的M受体主要有3个亚型。①M_1受体：主要位于副交感神经节、黏膜下腺体及肺泡壁；②M_2受体：位于神经末梢突触前膜，通过抑制副交感神经末梢释放的乙酰胆碱而起负反馈调节作用；③M_3受体：位于呼吸道平滑肌、气道黏膜下腺体及血管内皮细胞。

知识点3：抗胆碱药物的临床用处	副高：熟练掌握 正高：熟练掌握

抗胆碱药物能解除平滑肌痉挛，抑制腺体分泌，解除迷走神经对心脏的抑制，使心率加快，散大瞳孔，兴奋呼吸中枢等。临床上用于：①抢救感染中毒性休克；②治疗锑剂引起的阿-斯综合征；③有机磷中毒；④麻醉前给药；⑤放大瞳孔；⑥缓解平滑肌痉挛。

知识点4：异丙托溴铵的作用及用法	副高：熟练掌握 正高：熟练掌握

异丙托溴铵为非选择性的抗胆碱能药物，对平滑肌上的M受体具有较高的亲和力，但对受体的亚型缺乏选择性。对支气管平滑肌有较强的舒张作用，对呼吸道腺体和心血管作用

较弱。口服不易吸收，气雾吸入，5分钟起效，30~60分钟达到最大作用，维持4~6小时。雾化溶液雾化吸入，每次0.5~1mg，每天3~4次，临床上常与沙丁胺醇和/或糖皮质激素合用治疗COPD急性加重和支气管哮喘急性发作。定量雾化吸入，每次40μg，一日3~4次，也可用于沙丁胺醇的联合制剂。

| 知识点5: 抗胆碱药的副作用 | 副高：熟练掌握　正高：熟练掌握 |

由于气道黏膜对抗胆碱药物吸收少，因此，全身副作用较少。对心率及膀胱内压无明显影响。少数患者出现口干、咽部刺激、咳嗽和恶心症状。气雾剂避免进入眼内，否则可引起可逆性轻度眼调节障碍。青光眼和前列腺肥大患者使用时，需要密切观察。

第八节　钙通道阻滞剂

| 知识点1: 钙通道阻滞剂对支气管的作用 | 副高：熟练掌握　正高：熟练掌握 |

钙通道阻滞剂（CCB）对支气管的作用可概括为：①抑制支气管平滑肌收缩；②抑制肥大细胞脱颗粒，防止介质释放；③影响组胺和LTC_4、LTD_4和LTE_4的合成；④减少黏液腺分泌；⑤减少趋化因子释放，阻抑炎症细胞趋化；⑥减轻胆碱能神经的传导作用；⑦抑制毛细血管通透性，减少气道黏膜水肿。

| 知识点2: 临床上常用的钙通道阻滞剂 | 副高：熟练掌握　正高：熟练掌握 |

目前已广泛应用于临床的CCB有：①二氢吡啶类：包括硝苯地平、尼卡地平、尼索地平、非洛地平和达罗地平；②苯烷基胺类：包括维拉帕米和戈洛帕米；③苯并噻氮䓬类：包括地尔硫䓬等。

| 知识点3: CCB的副作用 | 副高：熟练掌握　正高：熟练掌握 |

CCB的副作用有：①消化系统：可引起胃灼热、恶心、呕吐、食欲不振、便秘，少数患者可发生肝区不适、肝大、压痛，血清丙氨酸转氨酶升高和溶血性黄疸；②循环系统：可发生"冠状动脉窃流"，引起心肌缺血、低血压和窦性停搏、心率增快和踝部水肿；③神经系统：可引起头痛、头晕、乏力、嗜睡、四肢麻木和震颤；④代谢系统：可诱发糖尿病或使糖尿病恶化。

第九节　其他平喘药

| 知识点1: 钾通道开放剂的作用及用法 | 副高：熟练掌握　正高：熟练掌握 |

钾通道开放剂可开放支气管内钾通道，扩张支气管，同时可抑制感觉神经释放神经肽。

目前作为平喘药物进行临床评价的钾通道开放剂为左色满卡林，口服每次1mg，每日1~2次。色满卡林可抑制组胺诱发的支气管收缩，其血浆半衰期为24小时，可用作夜间哮喘的预防，一般每次口服1~2mg，每日1次。

| 知识点2：卡介菌多糖核酸的作用及用法 | 副高：熟练掌握　正高：熟练掌握 |

卡介菌多糖核酸具有调节T辅助细胞的作用，可用于预防哮喘的发作，2~3个疗程的治疗可明显减少哮喘急性发作的次数。本品肌内注射，每次0.5mg，隔日1次，18次为一个疗程。

第十节　止　血　药

| 知识点1：止血药物的分类 | 副高：熟练掌握　正高：熟练掌握 |

止血药物（促凝血药）能收缩血管、降低毛细血管通透性、促进血液凝固。因此，根据作用机制的不同其可分为：①直接作用于血管类的药物，如垂体后叶素、卡巴克洛（安络血）；②促进凝血过程的药物，a. 促凝血因子活性药物，如维生素K_1、维生素K_3、维生素K_4、酚磺乙胺（止血敏）、硫酸鱼精蛋白。b. 凝血因子制剂，如凝血酶，血凝酶（立止血）；③抗纤维蛋白溶解药物，作用强度：氨甲环酸>氨甲苯酸>氨基己酸。

| 知识点2：垂体后叶素的主要不良反应 | 副高：熟练掌握　正高：熟练掌握 |

垂体后叶素的主要不良反应：体循环血压升高、冠状动脉痉挛、内脏血管收缩痉挛，可引起面色苍白、胃肠道反应、胸闷、腹痛、心悸等。慎用或禁用于高血压病、冠心病、肺心病及妊娠患者。连续使用易产生耐药性。

| 知识点3：卡巴克洛（安络血）的作用 | 副高：熟练掌握　正高：熟练掌握 |

卡巴克洛（安络血）为肾上腺素氧化产物肾上腺色素缩氨脲，其水杨酸钠络盐为卡络柳钠，磺酸钠盐为卡洛磺钠。其能降低毛细血管通透性，增强毛细血管损伤抵抗力，增进毛细血管断裂端回缩，适用于毛细血管通透性增高所致的出血性疾病。有癫痫病史及精神病史者应慎用。

| 知识点4：硫酸鱼精蛋白的作用 | 副高：熟练掌握　正高：熟练掌握 |

硫酸鱼精蛋白为抗肝素药，具有强碱性基团，可与强酸性的肝素结合，使其失去抗凝活性。适用于内、外源性肝素过量引起的出血。静脉注射过快，可引起心动过缓、胸闷、呼吸困难及血压降低等。对鱼类过敏者应慎用。口服无效，仅限静脉注射。给药后需急查凝血功能。与头孢菌素及青霉素有配伍禁忌，切忌同时给药。

第五章 康复治疗

| 知识点1：肺康复治疗的概念 | 副高：熟练掌握 | 正高：熟练掌握 |

肺康复治疗是针对因慢性呼吸系统疾病导致丧失活动能力或活动受限的患者，由临床医师、物理康复师、营养师、护士、心理医师等专家根据具体情况，制订个体化方案，以达到提高患者生活质量和生活自理能力的治疗计划。

| 知识点2：肺康复治疗的目标 | 副高：熟练掌握 | 正高：熟练掌握 |

经合理的肺康复治疗后，尽可能恢复有效的腹式呼吸，并改善呼吸功能，达到减少用药量，缩短住院日的目的。清除支气管腔内分泌物，减少引起支气管炎症或刺激的因素，减轻气短、气促症状，减轻精神症状如压抑、紧张等，提高运动耐力、日常生活自理能力和恢复工作的可能性。增加对疾病的认识，从而自觉采取预防措施，提高控制症状能力，其最终目的是提高生活质量，减少因呼吸功能恶化所导致的死亡。

| 知识点3：肺康复治疗的适应证 | 副高：熟练掌握 | 正高：熟练掌握 |

所有因慢性肺部疾病导致功能受损，症状影响到活动，并已接受最佳内外科治疗的患者。

| 知识点4：肺康复治疗的禁忌证 | 副高：熟练掌握 | 正高：熟练掌握 |

肺康复治疗的禁忌证有：①不稳定型心绞痛；②严重瓣膜性心脏病；③认知障碍。

| 知识点5：疾病教育的内容 | 副高：熟练掌握 | 正高：熟练掌握 |

肺康复计划中，疾病教育的内容有：①帮助患者了解疾病的主要临床表现，检查结果的意义；②了解主要治疗药物的作用、用法和不良反应；③宣传戒烟的意义，对愿意戒烟的患者提供积极的戒烟治疗帮助；④帮助患者学会最基本的、切实可行的判断病情轻重的基本方法；⑤帮助患者树立信心，采取针对焦虑、抑郁等心理和社会干预。

| 知识点6：体能训练的内容 | 副高：熟练掌握 | 正高：熟练掌握 |

肺康复计划中体能训练的内容有：①每周全身有氧运动锻炼2～3次；②上肢运动训练

对COPD患者也很重要，如举重、游泳、划船等；③锻炼的强度越大，效果越明显，临床实际应用中应以患者可耐受基础上逐渐增加，制订个体化训练方案，以达到最好的效果；④锻炼时间开始可每次运动5～10分钟，每日4～5次，逐渐适应后，再延长时间至每次20～30分钟。

知识点7：改善呼吸模式的锻炼	副高：熟练掌握　正高：熟练掌握

慢性肺部疾病患者呼吸浅速，易出现胸腹矛盾运动，采用腹式呼吸、缩唇呼吸锻炼可改善呼吸模式，提高呼吸效率。①腹式呼吸锻炼时可取卧位、半卧位或坐位，全身肌肉放松，经鼻吸气，经口呼气，呼吸要缓、细、均。吸气时上腹部鼓起，呼气时内收。开始每日2次，每次10～15分钟，以后逐渐增加次数和时间，力求最好形成一种呼吸习惯；②缩唇呼吸时患者取坐位或半卧位，以鼻吸气，口唇缩成鱼口状缓慢，均匀呼气。缩唇口形大小以使距离口唇15～20cm处蜡烛火焰随气流倾斜，不致熄灭为适度。缩唇呼吸可与腹式呼吸结合起来锻炼。

知识点8：呼吸肌的锻炼	副高：熟练掌握　正高：熟练掌握

进行呼吸肌的锻炼可增加肌丝和肌纤维数量，增加肌肉蛋白质合成，使肌纤维增粗，肌肉收缩力量增加。呼吸肌耐力锻炼可增加肌肉线粒体数量，增强肌肉血液循环和氧化代谢，提高呼吸肌抗疲劳能力。

（1）呼吸肌肌力锻炼：①方法：多采用吸气或吸呼双相通气阻力器，患者夹鼻夹，以口呼吸，锻炼时间一般每次5～20分钟，每日2～3次，可在静息或运动条件下进行；②评价指标：包括测定最大吸气口腔压、最大呼气压和跨膈压。

（2）呼吸肌耐力锻炼：①方法：采用部分重复呼吸通路装置，患者主动深快呼吸，呼吸频率30～60次/分，每天锻炼至少20分钟，可逐渐增加锻炼次数和时间；②监测指标：包括最大自主通气量、最大维持通气量、最大维持吸气压和膈肌张力-时间指数。

知识点9：咳嗽训练	副高：熟练掌握　正高：熟练掌握

咳嗽训练坐位咳嗽时身体稍向前倾。侧卧位咳嗽时，取屈膝侧卧位。咳嗽时先深吸气后憋气1～3秒，然后张口、声门打开同时腹部收缩，用力咳嗽，连续2～3声。刺激咳嗽时，患者取坐位或斜卧位，用拇指或示指在吸气终末稍用力向内压在胸骨柄上岗的气管，并同时横向滑动来刺激气管，引起咳嗽反射。

知识点10：肺康复治疗的评价方法	副高：熟练掌握　正高：熟练掌握

（1）体能评价：通常采用6MWT或往返步行试验评价患者的体能改善和病情进展情况。

（2）健康状态：包括St George呼吸问卷、CRQ问卷、肺功能状态-呼吸困难问卷（PFS-DQ）

以及焦虑和抑郁评分。

肺部各段病变引流的体位

病变部位	体位引流
上叶前段	仰卧，患者背部垫高或健侧转体45°
上叶尖后段	坐位，身体略向前倾
中叶或舌叶	仰卧，患者背部垫高45°，床脚抬高
下叶基底段	仰卧，床脚抬高30cm，呈头低足高位
下叶上段	俯卧，腹部垫枕，床脚抬高

第六章 营养支持治疗

知识点1：营养不良的发生机制   副高：熟练掌握   正高：熟练掌握

（1）胃肠道功能紊乱：呼吸系统疾病时低氧和高碳酸血症可使胃肠道黏膜受损，肺气肿时膈肌下降使胃容量减少和腹内压增高，右心衰竭可导致胃肠道淤血，以及抗生素和茶碱等呼吸系统疾病常用药物对胃黏膜的刺激，甚或发生药物性胃炎等，均可引起胃肠运动功能紊乱，影响消化和吸收功能。

（2）摄入不足：低氧可引起消化道和胰腺等消化酶分泌减少，患者食欲不振，食量下降。约10%慢性呼吸衰竭患者进食时呼吸负荷加重，血氧饱和度下降，气促加重而不愿进食。

（3）能量需要增加：由于肺顺应性下降，气道阻力增加，呼吸肌收缩效率降低，从而使呼吸消耗能量增多，呼吸功增加。此外，如患者感染发热或机械通气时，机体处于高代谢状态，对营养的需求更高，更易发生营养不良。

（4）应激反应：呼吸系统感染、创伤及建立人工气道所致的创伤、焦虑、恐惧等刺激，使机体处于应激状态或高代谢状态。从而使能量消耗增加。

（5）其他因素：如吸烟、抑郁、缺乏营养知识、经济条件限制等。

知识点2：营养不良对呼吸系统的影响   副高：熟练掌握   正高：熟练掌握

（1）营养不良可引起呼吸肌重量与厚度下降，呼吸肌储备能力降低而易于疲劳。呼吸肌力量与功能降低，最大自主通气量明显降低。

（2）影响通气驱动力，使呼吸中枢对氧的反应降低。

（3）蛋白质缺乏使肺泡与支气管上皮的修复功能受损，易发生气管支气管内插管部位溃疡、出血。

（4）营养不良使机体免疫力下降，使肺部和其他部位感染的发生率增高。

知识点3：营养不良的评价指标   副高：熟练掌握   正高：熟练掌握

体重是慢性肺部疾病患者营养不良临床评价最简便易行的客观指标，患者体重指数（BMI）<21或半年内体重下降>10%、近1个月内体重下降>5%提示营养不良。其他评价营养不良指标还包括三头肌皮褶、上臂围长、上臂肌围长和上臂肌面积等。肝脏分泌的蛋白如清蛋白、前清蛋白、转铁蛋白等可反映内脏蛋白储备，也有助于评价营养状态。血清清蛋白半衰期20天，前清蛋白半衰期1～2天，转铁蛋白半衰期9天，不同的蛋白缺乏可提示营养不良存在大致发生的时间。呼吸系统疾病营养不良患者其呼吸肌力和耐力减退，测定最大通气量、膈肌张力-时间指数也可在一定程度上反映营养状态。

知识点4：营养不良的分类 　　　副高：熟练掌握　正高：熟练掌握

（1）蛋白质-能量营养不良（消瘦型）：特点为总能量不足，内脏蛋白维持正常，体重下降。此型营养不良是在慢性肺疾病患者最常见，临床表现多显而易见，体重、三头肌皮肤皱褶厚度（TSF）等人体测量值低于正常值，但血液蛋白质仍在正常范围。

（2）蛋白质营养不良（恶性营养不良）：特点为患者人体测量值在正常范围之内，但反映内脏蛋白丢失的指标及淋巴细胞已偏离正常。此项营养不良在急性呼吸衰竭、严重肺部感染患者常见，主要是由于高分解代谢及营养摄入不足，而陷入蛋白质营养不良。

（3）混合型营养不良（长期营养不良）：慢性疾病及由于高代谢应激导致饥饿状态的患者。具有上述两型营养不良的特征。此时患者体由蛋白、脂肪储备空虚，常伴有多脏器和系统功能损伤，此类患者死亡率高。

知识点5：营养支持的途径及选择 　　　副高：熟练掌握　正高：熟练掌握

营养支持治疗可选择的途径有4种：①肠内营养支持（EN）；②肠外营养支持（PN）；③完全肠外营养支持（TPN）；④混合性营养支持（PN+EN）。

胃肠道是维持机体营养最符合生理的途径，是碳水化合物、脂肪、蛋白质与矿物质、维生素、微量元素吸收与调节重要场所，并能分泌免疫球蛋白及一些消化腺激素（如促胃液素、胃动素等）和防止肠道内细菌易位和内毒素吸收。因此只要胃肠道解剖与功能允许，应首选EN。经胃肠道不能到达营养需要量的危重病患者，考虑PN支持或PN+EN。

知识点6：机体能量消耗的分类 　　　副高：熟练掌握　正高：熟练掌握

机体能量消耗可分为：①基础能量消耗（BEE），是指人体在清醒、安静状态下，不受肌肉活动、环境温度、食物及精神紧张等因素影响时的能量代谢；②静息能量消耗（REE），是指在进餐后2小时以上，在合适温度下，安静平卧或坐位30分钟以上测得的人体能量消耗；③代谢能量消耗（MEE），在疾病状态下患者不可能达到真正的安静状态，因此通常用MEE表示危重患者的静息能量消耗；④总能量消耗（TEE），是指24小时总能量的消耗，包括了静息状态下能量消耗以及食物的特殊动力效应、患者疾病状态、活动情况等附加能量之和。

知识点7：Harris-Benedia公式 　　　副高：熟练掌握　正高：熟练掌握

BEE测定通常在清晨、进食前，于18～25℃室温条件下进行。危重症患者通常不能满足上述测定条件，一般多根据 Harris-Benedict 公式计算：

$$BEE（男）=［66.47+13.7×体重（kg）+5.0×身高（cm）-6.76×年龄］×4.18$$
$$BEE（女）=［665.1+9.56×体重（kg）+1.85×身高（cm）-4.68×年龄］×4.18$$

知识点8：间接测热法　　　　　　　　副高：熟练掌握　　正高：熟练掌握

除应用公式简单估算患者的能量需要外，还可采用较精确的间接测热法，尤其适用于机械通气患者。首先测定 15～30 分钟的氧耗量（VO_2）和 CO_2 产生量（VCO_2）后，然后换算成 24 小时的 VO_2 和 VCO_2，再根据公式计算：

$$REE=［3.9×VO_2+1.1×VCO_2］×4.1868$$

对置有 Swan-Ganz 导管的患者，也可根据监测的心输出量（CO）以及动脉-混合静脉血氧含量差（$Ca\text{-}VO_2$）先计算氧耗量（VO_2）= CO（L/min）×$Ca\text{-}VO_2$，然后根据公式 $REE=20.9×VO_2$。

知识点9：蛋白质热量的分配　　　　　　副高：熟练掌握　　正高：熟练掌握

人体正常代谢情况下，每日每公斤体重约需要 1g 蛋白，在急性呼吸衰竭和高分解代谢情况下，为维持氮平衡每日需要蛋白 1.5～2.5g/kg。为合理给予蛋白质，最好监测蛋白质需要量，保持氮平衡。

$$氮平衡=氮摄入量-（UNN+4 或 6）$$

UNN 为每天尿素氮排出量，系数 4 代表不显性氮丢失和特殊氮丢失量，如果 UNN > 30g/d，系数为 6。UNN 可根据公式计算，UNN = 血尿素氮（mmol/L）×24 小时尿量（L）×0.00357。

TPN 支持时，氮摄入量为每日输入的氨基酸所含氮量，一般氨基酸制剂均标明所含氮量。EN 支持时，每日蛋白质（g）=氮摄入量×6.25。

知识点10：营养支持治疗疗效的评估　　　副高：熟练掌握　　正高：熟练掌握

（1）氮平衡测定：24 小时氮平衡测定可反映机体分解代谢及蛋白质平衡状态。

（2）3-甲基组氨酸（3-MH）测定：测定 24 小时 3-MH 的排出量可反映蛋白质分解代谢的情况。

（3）快速转换蛋白测定：即生物半衰期短的血清蛋白，快速转换蛋白通常在合适的 TPN 支持后 1 周左右即可显著升高。

（4）呼吸商测定：当测定糖代谢呼吸商（RQ）>1 提示能量供给过高，特别是葡萄糖摄入过多并有糖异生。

（5）血糖、尿糖检查：密切监测血糖、尿糖，尤其在营养支持开始阶段，以调整营养支持葡萄糖用量，避免严重高血糖发生。

（6）血清电解质监测：在营养支持开始阶段应每日检查，血钾、钙、磷、钠等电解质，存在电解质紊乱者应增加监测次数，稳定后可减少检查次数。

（7）肝功能检查：营养支持治疗，尤其PN支持易发生肝功能异常和淤胆。

（8）血脂测定：输注脂肪乳剂应注意脂肪廓清的监测以了解脂肪利用情况，并且每周1～2次抽血查总胆固醇、三酰甘油、低密度脂蛋白、高密度脂蛋白、极低密度脂蛋白等。

知识点11：营养支持治疗的并发症　　　　副高：熟练掌握　正高：熟练掌握

营养支持治疗并发症的发生率约10%，可分为机械性、胃肠性、代谢性和肠道失用性。①机械性：包括胃管误入气管、误吸、中心静脉置管造成气胸、血栓、感染等；②胃肠道性：包括呕吐、腹泻、腹胀、肝功能异常、淤胆等；③代谢性：包括高钾、低钾、高血糖、低磷、高钙血症等；④肠道失用性：包括肠黏膜萎缩、胆囊炎等。

知识点12：并发症的预防及处理　　　　副高：熟练掌握　正高：熟练掌握

（1）误吸：EN营养支持对于昏迷、咳嗽反射差、气管插管或存在胃食管反流的患者非常容易发生误吸。预防及处理：在给予营养液时注意匀速缓慢滴注，并抬高床头30°。采用胃肠减压＋空肠灌注的方式可降低误吸发生。对于大量误吸时，应立即吸出，必要时行支气管灌洗。

（2）肝功能异常与淤胆：多发生于TPN营养支持中。与上消化道长时间无食物刺激使缩胆囊素等激素分泌减少，以及肝脏在营养物质消化、吸收过程中的功能状态的改变有关。预防及处理：降低非蛋白质热量尤其是葡萄糖热量，以脂肪替代部分葡萄糖有助于防治TPN支持中的肝功能异常与淤胆的发生。另外，尽早启动胃肠道即使是部分肠内营养也有助于肝功能恢复及减轻黄疸。给予八肽缩胆囊素、谷氨酰胺也有助于减轻淤胆。

（3）腹痛、腹泻、腹胀：多发生于EN开始阶段，特别是机械通气、ARDS、严重感染患者胃肠吸收、运动功能往往较差；合并血清清蛋白浓度较低时肠壁缺血、水肿，肠绒毛吸收能力下降；镇静剂及肌松剂的应用降低了肠蠕动。预防及处理：在EN开始阶段，营养液宜选用胃肠负担轻的要素饮食，少量、慢速滴注。一旦出现腹痛、腹泻、腹胀等症状时，应暂停胃肠道营养液滴注，在上述症状改善后重新开始。

（4）糖代谢紊乱：糖尿病、严重感染、机械通气等应激情况下胰岛素分泌减少，胰高血糖素分泌增多，外周组织对胰岛素利用障碍以及糖异生增加，使血糖波动大，易发生高血糖和低血糖。预防及处理：对危重患者TPN营养支持时，应选用胰岛素持续泵入方式更为可靠且易于调整。在EN开始阶段注意营养液从小剂量逐渐增加，在EN支持停止时也应逐步进行，因为肠道对于高浓度的糖已经适应，突然停止易发生低血糖。

第四篇
呼吸系统疾病

第一章　急性上呼吸道感染

知识点1：急性上呼吸道感染的概念及表现　　　副高：熟练掌握　　正高：熟练掌握

急性上呼吸道感染简称上感，又称感冒。是由细菌或病毒在鼻、咽或喉部产生的急性炎症反应，是呼吸科的常见疾病，多呈自限性，但发生率较高。其临床主要表现为发热、流涕、鼻塞、打喷嚏、咳嗽、头痛、咽痛等。该病全年皆可发病，尤以冬、春季多发，一般短期可恢复，多数预后好。

知识点2：引起上感的病毒感染类型及传播途径　　　副高：熟练掌握　　正高：熟练掌握

上感70%～80%由病毒引起，主要有流感病毒（甲、乙、丙型）、副流感病毒、呼吸道合胞病毒、腺病毒、鼻病毒、埃可病毒、柯萨奇病毒、麻疹病毒、风疹病毒等。主要通过含有病毒的飞沫，如谈话、打喷嚏、咳嗽等发生空气传播，少数也可通过手与有病毒污染的表面接触、污染的食品而传播。病毒感染导致上呼吸道黏膜炎症，局部释放炎性介质，使毛细血管通透性增加及分泌物增多。

知识点3：引起上感的细菌感染的类型　　　副高：熟练掌握　　正高：熟练掌握

上感可直接由细菌感染或继病毒感染之后发生，引起感染的细菌以溶血性链球菌为多见，其次为流感嗜血杆菌、肺炎链球菌和葡萄球菌等，偶见革兰阴性杆菌。

知识点4：引起上感的免疫因素　　　　副高：熟练掌握　正高：熟练掌握

上感可能与免疫功能低下有关。当有受凉、淋雨、过度疲劳、过度紧张、气候骤变等诱发因素时，全身或呼吸道局部防御功能降低，原已存在于上呼吸道或从外界侵入的病毒或细菌可迅速繁殖，引起上感，尤其是老幼体弱或有慢性呼吸道疾病如鼻窦炎、扁桃体炎、慢性阻塞性肺疾病者，更易罹患本病。鼻咽部是感染进入的门户。

知识点5：普通感冒的临床表现　　　　副高：熟练掌握　正高：熟练掌握

普通感冒俗称"伤风"，是指以急性鼻炎、咽炎为主要表现的上呼吸道炎症。该病潜伏期短，一般为1~4天，起病较急，早期有咽部不适、咽干、咽痒或烧灼感，数小时后，可打喷嚏、流清水样鼻涕及鼻塞。可伴有畏寒、低热、咽痛、头痛、全身不适、声嘶、咳嗽等症状。检查可见鼻腔黏膜充血、水肿、有分泌物，咽部轻度充血。如无并发症，一般5~7天可痊愈。

知识点6：普通感冒的诊断依据　　　　副高：熟练掌握　正高：熟练掌握

普通感冒通常根据临床症状特点作出诊断，主要依据为：出现鼻炎、流鼻涕、打喷嚏、鼻塞、轻度咽炎和咳嗽等上呼吸道症状明显而全身症状相对较轻，并排除过敏性鼻炎等非感染性上呼吸道炎，即可作出诊断。

知识点7：急性咽炎和喉炎常见病毒及临床表现　　副高：熟练掌握　正高：熟练掌握

急性咽炎和喉炎由鼻病毒、腺病毒、流感病毒、副流感病毒以及肠病毒、呼吸道合胞病毒等引起。临床特征为咽部发痒和灼热感，可有疼痛。当有吞咽疼痛时，常提示有链球菌感染，咳嗽少见。急性喉炎多为流感病毒、副流感病毒及腺病毒等引起，临床特征为声嘶、讲话困难、咳嗽时疼痛，常有发热、咽炎或咳嗽。体检可见喉部水肿、充血，局部淋巴结轻度肿大和触痛。

知识点8：疱疹性咽峡炎常见病毒及临床表现　　副高：熟练掌握　正高：熟练掌握

疱疹性咽峡炎常由柯萨奇病毒A引起，表现为明显咽痛、发热，病程约为1周。检查可见咽充血，软腭、悬雍垂、咽及扁桃体表面有灰白色疱疹及浅表溃疡，周围有红晕。多于夏季发病，多见于儿童，偶见于成人。

知识点9：细菌性咽-扁桃体炎的常见细菌及临床表现
　　　　　　　　　　　　　　　　副高：熟练掌握　正高：熟练掌握

细菌性咽-扁桃体炎多由溶血性链球菌引起，其次为流感嗜血杆菌、肺炎链球菌、葡萄球菌等引起。临床表现为起病急，明显咽痛、畏寒、发热、体温可达39℃以上。检查可见咽部明显充血，扁桃体肿大、充血，表面有黄色点状渗出物，颌下淋巴结肿大、压痛。

知识点10：上感的诊断　　　　副高：熟练掌握　正高：熟练掌握

（1）根据病史、流行情况、鼻咽部发生的症状和体征等。

（2）血常规检查可有助于鉴别细菌感染或病毒感染。若白细胞总数正常或减少、分类淋巴细胞比例升高者考虑为病毒感染；若白细胞总数升高、分类中性粒细胞增高且有核左移者，考虑为细菌感染。

（3）病原学诊断必须依赖病毒或细菌分离或血清学诊断，咽拭子培养可分离出病毒或细菌生长。

知识点11：流感和普通感冒的主要区别与特点　　副高：熟练掌握　正高：熟练掌握

流感和普通感冒的主要区别与特点

比较项目	流　　感	普通感冒
致病原	流感病毒	鼻病毒、冠状病毒等
流感病原学检测	阳性	阴性
传染性	强	弱
发病的季节性	有明显季节性	季节性不明显
发热程度	多高热（39～40℃），可伴寒战	不发热或轻、中度热，无寒战
发热持续时间	3～5天	1～2天
全身症状	可有头痛、全身肌肉酸痛、乏力	轻或无
病程	5～10天	5～7天
并发症	可合并中耳炎、肺炎、心肌炎、脑膜炎或脑炎	少见

知识点12：上感与过敏性鼻炎的鉴别诊断　　副高：熟练掌握　正高：熟练掌握

过敏性鼻炎起病急骤、鼻痒、频繁打喷嚏、流清水样鼻涕。该病的发病季节多为春季和秋季，发作诱因与接触花粉等变应原、异常气味、环境或气温变化有关，发作数分钟至1～2小时缓解或使用鼻型吸入激素后可缓解。患者鼻黏膜苍白、水肿，鼻分泌物可见嗜酸性粒细胞增多。

知识点13：上感的并发症　　　　副高：熟练掌握　正高：熟练掌握

上感的并发症包括：①急性鼻窦炎；②中耳炎；③气管－支气管炎或肺炎；④肾小球肾

炎；⑤病毒性心肌炎；⑥风湿热。

知识点14：普通感冒的治疗原则　　　　副高：熟练掌握　正高：熟练掌握

（1）对症治疗：普通感冒症状轻者主张非药物治疗，一般需多饮水、卧床休息，注意保暖。如症状较重有发热、头痛、全身酸痛等症状，尤其是老年人或体质虚弱者可酌情给予解热镇痛药物治疗。有咳嗽症状者应口服化痰药，一般不主张镇咳治疗，如因咳嗽而影响休息时，可适当应用。有咽痛者，可应用雾化吸入或口含润喉类含片。

（2）对因治疗：可针对病毒感染应用抗病毒类药物治疗，如利巴韦林、吗啉胍等。一般如无合并细菌感染可不用抗生素，因滥用抗病毒药物可造成流感病毒耐药现象。某些中成药对抗病毒感染也有一定的作用，有助于改善症状，缩短病程。如板蓝根冲剂、清热感冒冲剂等。

知识点15：上感的护理评估　　　　　　副高：熟练掌握　正高：熟练掌握

（1）病因评估：主要评估患者健康史和发病史，是否有受凉感冒史。对流行性感冒者，应详细询问患者及家属的流行病史，以有效控制疾病进展。

（2）病情评估：主要评估患者的症状和体征，并密切注意进展程度。如是否有咽部不适感、发热、咳嗽、咳痰、疼痛、水电解质失衡等。尤其注意对发热患者的体温、持续时间、伴随症状以及用药情况需进行详细评估。

（3）健康行为与心理状态评估：重点了解患者对流行性感冒预防知识与健康行为掌握的程度，以及患病后患者的主要心理问题，如焦虑、紧张等。

知识点16：上感的护理诊断　　　　　　副高：熟练掌握　正高：熟练掌握

根据患者问题可对上感提出如下护理诊断：①舒适状态改变：与咽痛、发热有关；②清理呼吸道低效：与年老体弱或痰量增多且黏稠有关；③焦虑：与影响正常生活质量有关；④有水电解质平衡障碍的危险：与患者发热或失汗过多有关。

知识点17：上感的护理措施　　　　　　副高：熟练掌握　正高：熟练掌握

（1）注意呼吸道隔离，保持室内空气流通。

（2）做好对症护理，督促患者多饮水，维持水电解质平衡，注意保暖。

（3）防止并发症：如听力减退、外耳道流脓或头痛加重、脓涕、鼻窦有压痛等，应警惕中耳炎和鼻窦炎。

（4）感冒症状消退后，进行体育功能锻炼。吸烟者应忌烟，随季节变换随时调整衣着，适时注射流感疫苗，注意营养摄入，增强机体抗病能力。

（5）做好心理护理，解除焦虑情绪。症状明显时注意卧床休息。

（6）预防心肌炎发生，病毒性上呼吸道感染极易导致病毒性心肌炎，儿童多见，应加强护理，做好预防。

知识点18：上感并发心肌炎的预防措施　　　　副高：熟练掌握　　正高：熟练掌握

病毒性上呼吸道感染易导致病毒性心肌炎，具体预防措施包括：①注意休息：以减轻心脏负荷，改善心肌代谢及心脏功能，促进心肌修复；②注意合理饮食避免暴饮暴食，禁止食辛辣、有刺激性和过于肥腻的食物，预防便秘；③严密观察病情变化。心肌损害较重者表现为心律失常（期前收缩、传导阻滞）等，注意经常评估生命体征、面色神志的变化，对有胸部不适、心悸、腹痛等症状的患者应警惕；④对有上述症状者要及时检查心电图和心肌酶谱，并注意其动态变化；⑤注意药物护理，控制输液速度和液体入量，以免增加心脏负担，输液时要注意使心率保持在正常范围。输入营养心肌药物时，会引起穿刺部位疼痛，做好心理护理。

第二章 流行性感冒

知识点1：流感病毒的主要特点 　　副高：熟练掌握　正高：熟练掌握

流行性感冒简称流感，是由流行性感冒病毒引起的急性呼吸道传染病，是人类面临的主要公共健康问题之一。

流感病毒的主要特点为：抗原多变性、季节流行性强，以及对人群和社会都影响巨大。流感病毒在各个年龄组均可引起呼吸系统的感染性疾病，常可造成高死亡率，其中老人和慢性病患者是主要高发人群。本病具有自限性，但在婴幼儿、老年人和存在心肺基础疾病的患者容易并发肺炎等严重并发症而导致死亡。

知识点2：流行性感冒的病原 　　副高：熟练掌握　正高：熟练掌握

流行性感冒的病原是流感病毒，流感病毒属于正黏病毒科，根据核蛋白抗原性不同，可将流感病毒分为甲、乙、丙3种类型，其中甲型可引起较严重的感染，传染性大，每年流行一次，间断发生大流行；乙型可引起小流行，也可有散发病例。

知识点3：流行性感冒的发病机制 　　副高：熟练掌握　正高：熟练掌握

人甲型流感病毒主要识别和结合宿主细胞表面受体为 α-2,6-糖苷唾液酸，感染人上呼吸道和气管上皮细胞后发病，引起一系列的上呼吸道和/或下呼吸道感染的临床症状及相关的病理生理过程。

知识点4：流行性感冒的易感人群 　　副高：熟练掌握　正高：熟练掌握

流感的传染源主要为流感患者和隐性感染者。人对流感病毒普遍易感。青少年发病率高，儿童病情较重。特定人群较易发展为重症病例，应给予高度重视，尽早进行流感病毒相关检测及其他必要检查。包括：①妊娠期妇女；②伴有以下疾病或状况者：慢性呼吸系统疾病、心血管系统疾病（高血压除外）、肾病、肝病、血液系统疾病、神经系统及神经肌肉疾病、代谢及内分泌系统疾病、免疫功能抑制（包括应用免疫抑制剂或HIV感染等致免疫功能低下）及集体生活于养老院或其他慢性病疗养机构的被看护人员、19岁以下长期服用阿司匹林者；③肥胖者［体重指数（BMI）＞30，BMI＝体重（kg）/身高（m）^{2}］；④年龄＜5岁的儿童（年龄＜2岁更易发生严重并发症）；⑤年龄≥65岁的老年人。

知识点5：单纯型流感的临床表现　　　　副高：熟练掌握　正高：熟练掌握

单纯型流感在流行性感冒中最为常见，先有畏寒或寒战、发热，继之全身不适，腰背发酸、四肢疼痛、头昏、头痛。大部分患者有轻重不同的喷嚏、鼻塞、流涕、咽痛、干咳或伴有少量黏液痰。发热可高达39～40℃，一般持续2～3天渐降。年老体弱的患者，症状消失后体力恢复慢。体格检查中，患者可呈重病容，衰弱无力，面部潮红，皮肤上偶有类似麻疹、猩红热、荨麻疹样皮疹，软腭上有时有点状红斑，鼻咽部充血水肿。本型中较轻者病情似一般感冒，全身和呼吸道症状均不显著，病程仅1～2日，单从临床表现难以确诊。

知识点6：肺炎型流感的临床表现　　　　副高：熟练掌握　正高：熟练掌握

肺炎型流感常发生在2岁以下的小儿，或原有慢性基础疾患以及孕妇、年老体弱的患者。其特点是：在发病后24小时内可出现高热，烦躁、呼吸困难、咯血痰和明显发绀。全肺可有呼吸音减低、湿啰音或哮鸣音，但无肺实变体征。X线胸片可见双肺广泛小结节性浸润，近肺门较多，肺周围较少。病程一周至一月余，大部分患者可逐渐恢复，也可因呼吸循环衰竭在5～10日死亡。

知识点7：中毒型流感的临床表现　　　　副高：熟练掌握　正高：熟练掌握

中毒型流感较少见。肺部体征不明显，具有全身血管系统和神经系统损害，有时可有脑炎或脑膜炎表现。临床表现为高热不退，神志昏迷，成人常有谵妄，儿童可发生抽搐。少数患者由于血管神经系统紊乱或肾上腺出血，导致血压下降或休克。

知识点8：胃肠型流感的临床表现　　　　　　副高：掌握　正高：掌握

胃肠型流感主要表现为恶心、呕吐和严重腹泻，病程为2～3天，恢复迅速。

知识点9：流感重症病例的临床表现　　　　副高：熟练掌握　正高：熟练掌握

流感重症病例的临床表现包括：①流感病毒性肺炎；②肺外表现：包括心脏损害、神经系统损伤（脑脊髓炎、横断性脊髓炎、无菌性脑膜炎、局灶性神经功能紊乱、急性感染性脱髓鞘性多发性神经根神经病等）、肌炎和横纹肌溶解综合征等。危重症患者可发展为多器官功能衰竭（MODF）和弥散性血管内凝血（DIC）等，甚至死亡。

知识点10：流感的实验室诊断　　　　副高：熟练掌握　正高：熟练掌握

流感的病毒学检查能比较准确地确定病原，其检查内容包括：①利用细胞培养方法（常用MDCK细胞）从患者呼吸道标本（包括鼻咽喉拭子、鼻抽吸物或盥洗液、痰和气管抽吸液）中分离到流感病毒；②从呼吸道标本中检测到流感病毒颗粒特异的病毒蛋白成分，可以在1～4小时完成，主要使用免疫荧光、酶免疫测定、放射性免疫测定、时间分辨荧光免疫分析等方法；③利用反转录–聚合酶链反应（RT-PCR）方法，从呼吸道标本中检测流感病毒RNA；④患者恢复期血清中抗流感病毒抗体效价比急性期高升高4倍或4倍以上。

知识点11：流感的诊断　　　　　副高：熟练掌握　正高：熟练掌握

具有临床表现，以下一种或一种以上的病原学检测结果呈阳性者，可确诊为流感：①流感病毒核酸检测阳性（可采用real-time RT-PCR和RT-PCR方法）；②流感病毒快速抗原检测阳性（可采用免疫荧光法和胶体金法），需结合流行病学史做综合判断；③流感病毒分离培养阳性；④急性期和恢复期双份血清的流感病毒特异性IgG抗体水平呈4倍或4倍以上升高。

知识点12：重症流感病例的诊断　　　　副高：熟练掌握　正高：熟练掌握

流感病例出现下列一项或一项以上情况者为重症流感病例：①出现反应迟钝、嗜睡、躁动、惊厥等神志改变；②呼吸困难和/或呼吸频率加快。成人及5岁以上儿童>30次/分；1～5岁>40次/分；2月龄～12月龄>50次/分；新生儿～2月龄>60次/分；③严重呕吐、腹泻，出现脱水表现；④少尿，成人尿量<400ml/24h；小儿尿量<0.8ml/（kg·h），或每日尿量婴幼儿<200ml/m^2，学龄前儿童<300ml/m^2，学龄儿童<400ml/m^2，14岁以上儿童<17ml/h；或出现急性肾衰竭；⑤动脉血压<90/60mmHg；⑥动脉血氧分压（PaO$_2$）<60mmHg（1mmHg=0.133kPa）或氧合指数（PaO$_2$/FiO$_2$）<300；⑦胸片显示双侧或多肺叶浸润影，或入院48小时内肺部浸润影扩大≥50%；⑧肌酸激酶（CK）、肌酸激酶同工酶（CK-MB）等酶水平迅速增高；⑨原有基础疾病明显加重，出现脏器功能不全或衰竭。

知识点13：流感和人禽流感的诊断　　　　副高：熟练掌握　正高：熟练掌握

流感和人禽流感A/H5N1的诊断主要依据流行病学资料，并结合典型临床表现确定，但在流行初期，对散发或轻型的病例诊断比较困难，尤其是人禽流感患者。其确诊需实验室病毒分离、病毒特异性抗原、病毒核酸或血清特异性抗体等检测，包括以下几个方面：

（1）病毒分离：病毒分离阳性并经亚型鉴定确认。

（2）血清学检查：①患者恢复期血清进行红细胞凝集抑制（HI）试验（抗体效价≥40）；②微量中和试验（MN），流感病毒亚型（包括H5亚型）抗体阳性（抗体效价≥40）；③恢复期血清抗体效价比急性期血清高4倍或4倍以上。

（3）病毒抗原及核酸检测：从患者的临床标本检查到流感病毒特异性的核酸或特异的H亚型抗原（包括H5亚型）。

知识点14：流感的并发症　　　　　副高：熟练掌握　正高：熟练掌握

（1）细菌性肺炎：发生率为5%～15%。流感起病后2～4天病情进一步加重，或在流感恢复期后病情反而加重，出现高热、剧烈咳嗽、脓性痰、呼吸困难，肺部湿性啰音及肺实变体征。外周血白细胞总数和中性粒细胞显著增多，以肺炎链球菌、金黄色葡萄球菌，尤其是耐甲氧西林金黄色葡萄球菌，肺炎链球菌或流感嗜血杆菌等为主。

（2）其他病原菌感染所致肺炎：包括衣原体、支原体、嗜肺军团菌、真菌（曲菌）等，对流感患者的肺炎经常规抗感染治疗无效时，应考虑到真菌感染的可能。

（3）其他病毒性肺炎：常见的有鼻病毒、冠状病毒、呼吸道合胞病毒、副流感病毒等，在慢性阻塞性肺部疾病患者中发生率高，并可使病情加重，临床上难以和流感病毒引起的肺炎相区别，相关病原学和血清学检测有助于鉴别诊断。

（4）Reye综合征（瑞氏综合征）：偶见于14岁以下的儿童，尤其是使用阿司匹林等水杨酸类解热镇痛药物者。主要表现为退热后出现恶心、呕吐、继之嗜睡、昏迷、惊厥等神经系统症状，肝大，无黄疸，脑脊液检查正常。发病机制不清楚。

（5）心脏损害：不常见，主要有心肌炎、心包炎。可见肌酸激酶升高、心电图异常，而肌钙蛋白异常少见，多可恢复。重症病例可出现心力衰竭。

（6）神经系统损伤：如脑脊髓炎、横断性脊髓炎、无菌性脑膜炎、局灶性神经功能紊乱、急性感染性脱髓鞘性多发性神经根神经病（吉兰-巴雷综合征）。

（7）肌炎和横纹肌溶解综合征：在流感中罕见。主要症状有肌无力、肾衰竭，CK升高。

知识点15：流感的治疗原则　　　　副高：熟练掌握　　正高：熟练掌握

流感应采取早发现、早报告、早治疗、早隔离的基本原则，以限制感染扩散。具体措施有3个方面：①及早应用抗流感病毒药物治疗，即应在起病的1～2天使用抗流感病毒的药物，如金刚烷胺及其衍生物金刚乙胺和神经氨酸酶抑制剂类的药物；②加强支持治疗和预防并发症，尤其是老年人和儿童应特别注意，密切观察并发症，并注意休息、营养支持等；③合理应用对症治疗药物，如进行退热、止咳、化痰、缓解鼻黏膜充血等治疗，但儿童和青少年应忌用阿司匹林等其他水杨酸类药物，以防止不良反应出现。

知识点16：流感的离子通道M_2阻滞剂治疗　　　副高：熟练掌握　　正高：熟练掌握

离子通道M_2阻滞剂通过抑制病毒在胞质内脱壳，可阻断病毒在细胞内的复制。其仅对甲型流感病毒有抑制作用。金刚烷胺：在<10岁儿童的使用剂量是5mg/（kg·d），分2次服用；10岁以上、65岁以下人群可给予100mg，一天2次；65岁以上人群可给予100mg，一天1次。金刚乙胺主要用于13岁以上人群，用法为100mg，一天2次。M_2阻滞剂主要的副作用部位是中枢神经系统和消化系统，在使用的过程中应加以重视。

知识点17：流感的神经氨酸酶抑制剂治疗　　　副高：熟练掌握　　正高：熟练掌握

神经氨酸酶抑制剂对甲、乙两型流感病毒都有效。建议在48小时内尽早使用。奥司他韦：成人75mg，每天2次，连服5天。1岁以内儿童不推荐使用。扎那米韦：6岁以上儿童及成人剂量均为每次吸入10mg，每天2次，连用5天，应在症状出现2天内开始用药。6岁以下儿童不推荐使用。

知识点18：流感的糖皮质激素治疗	副高：熟练掌握　正高：熟练掌握

对感染性休克需要血管加压药治疗的患者可以考虑使用小剂量糖皮质激素。氢化可的松200～300mg/d，甲基泼尼松龙80～120mg/d；儿童选择的剂量为泼尼松/泼尼松龙/甲泼尼松龙1～2mg/（kg·d）或琥珀酸氢化可的松5～10mg/（kg·d）。在临床状况控制好转后，及时减量停用。疗程一般不超过2周。

知识点19：流感的预防和/或预后	副高：熟练掌握　正高：熟练掌握

（1）隔离患者：流行期间不仅要对患者进行有效隔离，也要对公共场所加强通风和空气消毒，切断传染链，终止流感流行。流行期间减少大型集会及集体活动，接触者应戴口罩。

（2）接种疫苗：目前，接种流感病毒疫苗是当今预防流感疾病发生、流行的最有效手段。当疫苗和流行病毒抗原匹配良好时，在<65岁的健康人群中可预防70%～90%的疾病发生。由于免疫系统对接种疫苗需要6～8周才起反应，所以疫苗必须在流感季节到来之前接种，最佳时间为10月中旬至11月中旬。由于流感病毒抗原性变异较快，对新的变异病毒株无保护作用。因此在每年流感疫苗生产之前，都要根据当时所流行病毒的抗原变化来调整疫苗的组成。现在世界范围内广泛使用的流感病毒疫苗以纯化、多价的灭活疫苗为主。

（3）应用抗流感病毒药物：明确或怀疑某部门流感暴发时，对所有非流感者和未进行疫苗接种的医务人员可给予金刚烷胺、金刚乙胺或奥司他韦进行预防性治疗，时间持续2周或流感暴发结束后1周。

第三章　急性气管-支气管炎

知识点1：急性气管-支气管炎的概念　　副高：熟练掌握　正高：熟练掌握

急性气管-支气管炎是由病毒或细菌感染，或物理、化学性刺激或过敏因素等对气管-支气管黏膜所造成的急性炎症。本病是常见病、多发病，属独立疾病，与慢性支气管炎不存在内在联系。临床主要症状有咳嗽和咳痰，常继发于病毒性或细菌性上呼吸道感染，多在寒冷季节或气候突变时节发病。病程通常持续1~3周，有自限性。

知识点2：病毒感染的类型及发病机制　　副高：熟练掌握　正高：熟练掌握

大多数急性气管-支气管炎是由病毒感染所致，多为流感病毒、副流感病毒、柯萨奇病毒、鼻病毒、腺病毒、冠状病毒、呼吸道合胞病毒等。本病可以由病毒、细菌直接感染，也可因急性上呼吸道感染向下蔓延引起。

知识点3：细菌感染常见的致病菌及发病机制　　副高：熟练掌握　正高：熟练掌握

细菌感染在急性气管-支气管炎中所占的比例不超过10%，常在病毒感染的基础上合并细菌感染。常见的致病菌有肺炎链球菌、流感嗜血杆菌、金黄色葡萄球菌、卡他莫拉菌以及百日咳杆菌等。病毒感染抑制肺泡巨噬细胞的吞噬能力以及纤毛上皮细胞的活力，造成呼吸道免疫功能低下，使细菌、支原体和衣原体等病原菌有入侵的机会。

知识点4：急性气管-支气管炎的病理改变　　副高：熟练掌握　正高：熟练掌握

急性气管-支气管炎的病理改变主要为气管、支气管黏膜充血、水肿，黏液腺体肥大、分泌物增加，纤毛上皮细胞损伤脱落，黏膜及黏膜下层炎症细胞浸润，以淋巴细胞和中性粒细胞为主。急性炎症消退后，气管、支气管黏膜结构可完全恢复正常。

知识点5：急性气管-支气管炎的临床表现　　副高：熟练掌握　正高：熟练掌握

急性气管-支气管炎起病较急，初期以上呼吸道感染的症状为主，如鼻塞、流涕、咽痛、声音嘶哑等；发热时可有头痛、乏力等症状；炎症累及支气管黏膜时，可有咳嗽和咳痰，这是急性支气管炎的主要表现；开始以干咳为主，3~4天后，可咳出黏液性痰，随病程发展可转为脓痰，偶有痰中带血；有时表现为阵发性或持续性咳嗽，剧烈时可伴有恶心、呕吐、胸腹部肌肉疼痛，咳嗽可持续2~3周甚至更长时间；伴支气管哮喘时，可有喘息、胸闷和气促，听诊肺部可闻及哮鸣音，气道分泌物增多时，两肺呼吸音粗糙或可闻及干湿啰音，咳嗽、咳痰后可消失，无其他并发症。本病症状和体征如迁延不愈可转为慢性支气管炎。

知识点6：急性气管-支气管炎的辅助检查　　副高：熟练掌握　正高：熟练掌握

（1）实验室检查：外周血中白细胞计数和分类多无明显异常。当有细菌感染时，血白细胞总数及中性粒细胞比例增高，痰培养可发现致病菌。病毒感染时，血白细胞计数可降低。

（2）胸片检查：大多数表现正常或仅有肺纹理增粗。

知识点7：急性气管-支气管炎的诊断　　副高：熟练掌握　正高：熟练掌握

诊断并不困难，通常根据症状、体征、X线表现、血常规检查即可做出临床诊断。相关实验室检查则可做出病原学诊断。可将下呼吸道分泌物送检流感病毒、肺炎支原体和百日咳杆菌等，但由于这些病原检查耗费较高，对轻、中度患者的常规检查并无必要。对重症、继发细菌感染则应积极做细菌学检查和药物敏感试验，指导临床正确选用抗菌药物。

知识点8：与流行性感冒的鉴别诊断　　副高：熟练掌握　正高：熟练掌握

急性气管-支气管炎需要与流行性感冒进行鉴别诊断。流行性感冒：①常有流行病史；②起病急骤，全身中毒症状重，可出现高热、全身肌肉酸痛、头痛、乏力等症状，但呼吸道症状较轻；③根据病毒分离和血清学检查结果可确定诊断。

知识点9：与急性上呼吸道感染的鉴别诊断　　副高：熟练掌握　正高：熟练掌握

急性气管-支气管炎需要与急性上呼吸道感染进行鉴别诊断。急性上呼吸道感染：①鼻咽部症状明显；②一般无显著的咳嗽、咳痰；③肺部无异常体征；④胸部X线检查正常。

知识点10：与咳嗽变异性哮喘的鉴别诊断　　副高：熟练掌握　正高：熟练掌握

急性气管-支气管炎需要与支气管哮喘（咳嗽变异性哮喘）进行鉴别诊断。支气管哮喘（咳嗽变异性哮喘）：①以干咳为主，在夜间和凌晨加重；②抗生素和镇咳药物治疗无效；③常同时伴有过敏性鼻炎、异位性皮炎等其他变态反应性疾病。

知识点11：急性气管-支气管炎的并发症　　副高：熟练掌握　正高：熟练掌握

（1）慢性支气管炎：病情迁延，咳嗽咳痰持续存在，可转为慢性支气管炎。

（2）肺炎：发热，体温持续不退，并出现咳嗽加剧，咳脓痰，胸痛，血常规检查见白细胞计数及中性粒细胞比例升高，可并发肺炎，应行胸部X线检查确诊。

知识点12：急性气管-支气管炎的治疗原则　　　　副高：熟练掌握　　正高：熟练掌握

急性气管-支气管炎一般无须住院。如有并发症或有其他慢性病史的患者可根据病情给予对症处理。对于咳嗽剧烈者，可用止咳祛痰药物治疗，但需慎重使用镇咳药；对有支气管痉挛喘息症状者可适当应用茶碱类或β₂受体激动剂；对有发热的患者，应卧床休息，注意保暖，多饮水，或应用解热镇痛药物治疗；应用抗生素要有病原学检查依据，否则不宜作为常规使用药物。

知识点13：急性气管-支气管炎的止咳、化痰对症治疗
　　　　　　　　　　　　　　　　　　　　　　　副高：熟练掌握　　正高：熟练掌握

急性气管-支气管炎的主要治疗措施是止咳、化痰，常用的止咳药有喷托维林（咳必清）25mg/次，每日3～4次。剧烈干咳的患者，如果其他止咳药物无效，且因咳嗽而影响到患者的正常休息，可酌情使用可待因15～30mg镇咳。但对于有痰的患者不宜给予可待因等强力镇咳药，以免影响痰液排出。咳嗽有痰且不易咳出者可用祛痰剂，主要有棕铵合剂10ml/次，每日3次；盐酸氨溴索30mg/次，每日3次；复方甘草合剂，溴己新（必嗽平）每日3次口服；乙酰半胱氨酸及标准桃金娘油等。

知识点14：急性气管-支气管炎的护理措施　　　　副高：熟练掌握　　正高：熟练掌握

（1）保持呼吸道通畅：鼓励咳嗽、咳痰，多应用化痰药物治疗以稀释痰液，便于咳出，禁用或慎用镇咳药，以防抑制呼吸中枢，引起呼吸抑制，甚至昏迷。加强体位护理，勤翻身、叩背或其他物理排痰法。当出现症状时应尽量取侧卧位。一般健侧卧位利于引痰，可左右交替卧位。

（2）观察生命体征：注意呼吸、脉搏及节律的改变，注意痰的颜色、性质和量的变化，如发现患者精神不振或嗜睡、懒言、不喜活动或呼吸困难及发绀等出现应高度重视，急查血气分析。

（3）正确指导老年人用药：按时服药，正确使用吸入药物或雾化吸入器，定时留取痰标本，及时检查痰细菌培养，及时调整抗生素的应用。

第四章　肺　炎

第一节　社区获得性肺炎

| 知识点1：社区获得性肺炎的概念 | 副高：熟练掌握　正高：熟练掌握 |

社区获得性肺炎（CAP）又称院外肺炎，是指在医院外罹患的感染性肺实质炎症，包括在社区感染，尚在潜伏期，因其他原因住院后而发病的肺炎，并排除在医院内感染而于出院后发病的肺炎。主要临床症状是咳嗽、伴或不伴咳痰和胸痛，前驱症状主要有鼻炎样症状或上呼吸道感染的症状。不是每个患者都会有前驱症状。

| 知识点2：CAP的病原体种类 | 副高：熟练掌握　正高：熟练掌握 |

CAP的病原体包括细菌、病毒以及多种非典型病原体，构成情况常因地区、人群、季节的不同而变化。国外的流行病学调查结果显示，肺炎链球菌仍然是CAP最常见的病原体，流感嗜血杆菌也较为常见，而肺炎支原体、肺炎衣原体、军团菌等非典型病原体正在逐渐增加。

| 知识点3：我国成人CAP病原体构成的特点 | 副高：熟练掌握　正高：熟练掌握 |

根据最近完成的两项全国性CAP病原体流行病学调查的结果，我国成人CAP的病原体构成具有两个重要特点：①肺炎支原体的感染率已经超过肺炎链球菌，成为我国成人CAP的首要病原体，而肺炎链球菌和流感嗜血杆菌仍是细菌性CAP最为常见的CAP致病菌；②细菌与非典型致病原的混合感染在成人CAP中占有相当高的比例，在两项调查中均超过了10%，与单纯细菌感染和单纯非典型病原体感染相比，此类感染的治疗难度更大，应引起足够的重视。

| 知识点4：CAP不同患病人群常见病原体构成情况 | 副高：熟练掌握　正高：熟练掌握 |

CAP不同患病人群的常见病原体构成情况

CAP患者	常见病原体
青壮年人、无基础疾病患者	肺炎链球菌、肺炎支原体、流感嗜血杆菌、肺炎衣原体等
老年人或有基础疾病患者	肺炎链球菌、流感嗜血杆菌、需氧革兰阴性杆菌、金黄色葡萄球菌、卡他莫拉菌等

续　表

CAP患者	常见病原体
需入院治疗，但不必收住ICU的患者	肺炎链球菌、流感嗜血杆菌、混合感染（包括厌氧菌）、需氧革兰阴性杆菌、金黄色葡萄球菌、肺炎支原体、肺炎衣原体、呼吸道病毒等
需入住ICU的重症患者	
A组：无铜绿假单胞菌感染危险因素	肺炎链球菌、需氧革兰阴性杆菌、嗜肺军团菌、肺炎支原体、流感嗜血杆菌、金黄色葡萄球菌等
B组：有铜绿假单胞菌感染危险因素	A组常见病原体＋铜绿假单胞菌

知识点5：大叶性肺炎的病理学　　　　副高：熟练掌握　　正高：熟练掌握

大叶性肺炎的病变局限一叶，以胸膜或叶间裂为界。炎症过程分4期，即充血期、红色肝变期、灰色肝变期和消散期。这4期有时并不完全按时序出现，可以在同一病肺有2～3期同时存在。典型的大叶性肺炎见于肺炎链球菌，而肺炎克雷伯杆菌、流感嗜血杆菌、金黄色葡萄球菌、军团菌和其他链球菌肺炎也多呈大叶性改变。

知识点6：支气管肺炎的病理学　　　　副高：熟练掌握　　正高：熟练掌握

支气管肺炎表现为一个或多个肺叶小片实变。因为渗出物（分泌物）重力作用，病变通常在肺底部或后部。病变界限不清楚，呈现较干的颗粒状，灰红色或黄色。有时病变影响整个肺小叶，而间隔的另一侧肺组织完全正常。组织学上见化脓性中性粒细胞渗出充满支气管、细支气管和毗邻肺泡。常见病原体为葡萄球菌、链球菌、流感嗜血杆菌、铜绿假单胞菌和大肠埃希菌。

知识点7：间质性肺炎的病理学　　　　副高：熟练掌握　　正高：熟练掌握

间质性肺炎的病变呈斑片状或弥漫性，单侧或双侧。肉眼观肺实质呈现红色和充血，无明显实变。胸膜光滑，很少出现胸膜炎或胸腔渗液。镜下炎症过程累及肺间质包括肺泡壁和支气管血管周围的结缔组织。肺间隔见单核细胞（淋巴细胞、浆细胞、组织细胞）浸润。没有明显的肺泡渗出，但不少病例在肺泡腔内见有蛋白样物质。常见病原体包括肺炎支原体、病毒（呼吸道病毒、带状疱疹病毒）、衣原体属、考克斯体属以及肺孢子菌等。

知识点8：肺炎粟粒性病变的病理学　　　　副高：熟练掌握　　正高：熟练掌握

肺炎粟粒性病变除见于血行播散型肺结核外，还可见于疱疹病毒、难治性组织胞浆菌、球孢子菌等所致肺炎。其组织学表现从干酪性肉芽肿到灶性坏死、纤维素渗出、急性坏死性出血灶各不相同，但共同特点是细胞反应甚少。

知识点9: CAP的症状表现　　　　　副高: 熟练掌握　正高: 熟练掌握

（1）呼吸道症状: 咳嗽为最常见的呼吸道症状, 细菌感染者常伴有咳痰, 铁锈色痰常提示肺炎链球菌感染, 砖红色痰常提示肺炎克雷伯杆菌感染, 金黄色脓性痰常提示金黄色葡萄球菌感染, 黄绿色脓痰常提示铜绿假单胞菌感染。肺炎支原体、肺炎衣原体、嗜肺军团菌等非典型病原体感染常表现为干咳少痰。炎症累及胸膜可出现胸痛。病变范围较广或合并大量胸腔积液时可出现喘息和呼吸困难。

（2）全身症状: 发热是最常见的全身症状, 可伴或不伴寒战、畏寒、全身不适、肌肉酸痛等, 但老年患者或部分危重患者可以没有发热, 甚至表现为体温不升。合并脓毒血症时可出现感染性休克的表现及相应肺外脏器受累的表现。

知识点10: CAP的体征表现　　　　　副高: 熟练掌握　正高: 熟练掌握

CAP患者常呈热性病容, 重者有呼吸急促、发绀的症状。胸部检查可有患侧呼吸运动减弱、触觉语颤增强、叩诊浊音、听诊闻及支气管呼吸音或支气管肺泡呼吸音, 可有湿啰音。如果病变累及胸膜可闻及胸膜摩擦音, 出现胸腔积液则有相应体征。胸部体征随病变范围、实变程度、累及胸膜与否等情况而异。心率通常加快, 如并发中毒性心肌病变则可出现心音低钝、奔马律、心律失常和周围循环衰竭。老年人心动过速可以比较常见。相对缓脉见于军团菌病、Q热和鹦鹉热支原体肺炎, 有诊断参考价值。

知识点11: CAP的实验室检查　　　　　副高: 熟练掌握　正高: 熟练掌握

（1）血常规: $WBC > 10.0 \times 10^9/L$ 或 $< 4.0 \times 10^9/L$, 伴或不伴核左移。

（2）血浆感染标志物: 常有C-反应蛋白等炎症反应标志物的升高, 重症患者合并脓毒血症时可有降钙素原的升高。

知识点12: CAP痰细菌培养的局限性　　　　　副高: 熟练掌握　正高: 熟练掌握

痰细菌培养存在以下局限性: ①一般需48～72小时, 而重症肺炎需要及早针对性治疗; ②在CAP只有30%左右患者可获得有意义的痰培养结果; ③采集标本前应用抗菌药物, 将降低苛养菌的阳性率; ④在很多情况下难以排除细菌定植或污染; ⑤常规培养一般分离不到厌氧菌。

知识点13: 适合胸部X线检查的情况　　　　　副高: 熟练掌握　正高: 熟练掌握

欧洲对于主诉呼吸道症状和发热的就诊者不主张普遍做X线检查, 仅在具备下列情形之一时才做胸部摄片: ①新的局限性胸部异常体征; ②呼吸困难; ③呼吸频速; ④发热>4天。

知识点14：肺炎X线上常见的基本改变 　　副高：熟练掌握　正高：熟练掌握

肺炎X线上常见有3种基本改变：①肺实变：又称气腔不透光阴影，是肺泡腔内被密度近似的炎性渗出物或其他物质充填，取代肺泡气体，而呈现均匀的不透光阴影，边缘模糊。该改变呈肺段或肺叶分布，可伴有胸腔渗液，空洞和淋巴结增大少见。但结核、厌氧菌、金黄色葡萄球菌和G⁻杆菌肺炎常有空洞形成，而肺门或纵隔淋巴结增大，偶可见于结核、某些真菌、病毒和非典型病原体感染。当水肿液、出血、非感染性炎症、肿瘤浸润、肺泡蛋白沉着症的脂蛋白物质或液体吸入致肺泡气体被取代时亦呈现类似的肺泡实变；②间质性病变：炎症位于肺间质（肺泡壁、支气管血管周围结缔组织），在X线上显示网状、微结节、网状微结节状和肺泡隔增宽。主要见于病毒性肺炎；③混合性病变：兼具上述两种影像特点，支气管肺炎是其典型例子。见于吸入性肺炎、病毒和细菌混合感染等。

知识点15：大叶性肺炎的X线表现 　　　　　　副高：掌握　正高：掌握

大叶性肺炎的病变始于初级气腔（初级肺小叶），小的周围性亚段或亚亚段不透光阴影，如未得到控制，病变扩展至整个肺段，经Cohn孔和终末气道扩散至整个肺叶，呈现均匀一致的不透光阴影。

知识点16：支气管肺炎的X线表现 　　　　　　副高：掌握　正高：掌握

支气管肺炎的病变始于气管或细支气管，迅速播散至细支气管周围的肺泡。早期在X线上可能仅有弥漫性或双侧肺纹理增强和支气管壁增厚。随着病程进展，病变出现在次级小叶，呈现多区域的斑片状阴影，进而病变可以融合，累及一个或多个肺叶，与大叶性肺炎不易区别。

知识点17：结节性肺炎的X线表现 　　　　　　副高：掌握　正高：掌握

结节性肺炎表现为单个圆形阴影甚至多发性广泛分布的小结节，大小为1～10cm（肿块），幅度变化很大，病灶边缘大多比较模糊。病理基础各异，包括灶性气腔实变、脓毒性栓塞和肉芽肿病变；分布可以区域性，亦可以是弥漫性；多发性腺泡大小或较大结节性阴影可以见于支气管肺炎早期；血行播散性分枝杆菌病和真菌病（组织胞浆菌、粗球孢子菌）可以呈现<5mm的弥漫性粟粒状改变，亦可归入此型肺炎。

知识点18：病原学检查的实施原则 　　副高：熟练掌握　正高：熟练掌握

青壮年、无基础疾病、无耐药菌感染危险因素的轻症CAP患者，一般可在门诊治疗，不需常规进行病原学检查。符合以下任意一项的CAP患者，建议进行系统的病原学检查：①年龄＞65岁；②有免疫缺陷（包括使用糖皮质激素治疗）或严重基础疾病；③有耐药菌感染的危险因素；④需住院治疗的CAP患者。

知识点19：病原学检查项目　　　　副高：熟练掌握　　正高：熟练掌握

（1）痰涂片：合格痰标本（涂片鳞状上皮细胞＜10个/低倍视野，多核白细胞＞25个/低倍视野，或二者比例＜1∶2.5）经革兰染色后油镜检查见到典型形态的肺炎链球菌或流感嗜血杆菌有诊断价值。

（2）呼吸道标本培养：痰是最常用、最方便且无创伤性的呼吸道病原学诊断标本，但易被口咽部细菌污染。采用合格的痰标本（涂片鳞状上皮细胞＜10个/低倍视野，中性粒细胞＞25个/低倍视野，或二者比例＜1∶2.5）进行培养可以提高其参考价值。经气管镜引导获得的下呼吸道分泌物标本进行定量或半定量培养，可以获得有诊断价值的结果。

（3）血培养和胸腔积液培养：高热或怀疑合并菌血症者应进行血培养，合并胸腔积液者可进行胸腔积液培养。

（4）特异性血清抗体检测：采集间隔2～4周急性期及恢复期的双份血清标本，进行非典型病原体或呼吸道病毒特异性抗体效价的测定。

（5）病原体尿抗原检测：如尿肺炎链球菌抗原及军团菌抗原阳性对社区获得性肺炎诊断具有一定意义。

知识点20：CAP的临床诊断　　　　副高：熟练掌握　　正高：熟练掌握

符合以下①～④项中任何一项加上第⑤项，并除外肺结核、肺部肿瘤、非感染性肺间质性疾病、肺水肿、肺不张、肺栓塞、肺嗜酸性粒细胞浸润症、肺血管炎等，可建立临床诊断：①新近出现的咳嗽、咳痰，或原有呼吸道疾病症状加重，并出现脓性痰；伴或不伴胸痛；②发热；③肺实变体征和/或湿性啰音；④WBC＞$10×10^9$/L或＜$4×10^9$/L，伴或不伴核左移；⑤胸部X线检查显示片状、斑片状浸润性阴影或间质性改变，伴或不伴胸腔积液。

知识点21：确定病原体的诊断　　　　副高：熟练掌握　　正高：熟练掌握

CAP确定病原体的诊断标准：①血或胸液培养到病原菌；②经纤维支气管镜或人工气道吸引的标本培养得到的病原菌浓度≥10^5cfu/ml［（半定量培养＋＋）］、BALF标本培养得到的病原菌浓度≥10^4cfu/ml［半定量（＋～＋＋）］、防污染样本毛刷（PSB）或防污染BALF标本培养得到的病原菌浓度≥10^3cfu/ml（半定量＋）；③呼吸道标本培养到肺炎支原体、肺炎衣原体、嗜肺军团菌；④急性期及恢复期的双份血清标本中，肺炎支原体、肺炎衣原体、嗜肺军团菌抗体效价量4倍或4倍以上增高或降低；⑤嗜肺军团菌1型尿抗原检测阳性；⑥血清流感病毒、呼吸道合胞病毒抗体效价呈4倍或4倍以上增高或降低；⑦肺炎链球菌尿抗原检测阳性（儿童患者除外）。

知识点22：有意义的病原体的诊断　　　　副高：熟练掌握　正高：熟练掌握

CAP有意义的病原体的诊断标准：①合格痰标本培养优势菌中度以上生长（≥+++）；②合格痰标本细菌少量生长，但与涂片镜检结果一致（肺炎链球菌、流感嗜血杆菌、卡他莫拉菌）；③3天内多次培养到相同细菌；④血清肺炎衣原体IgG抗体效价≥1∶512或IgM抗体效价≥1∶16（微量免疫荧光法）；⑤血清嗜肺军团菌试管凝集试验抗体效价一次升高达1∶320或间接荧光试验IgG抗体≥1∶1024。

知识点23：非致病原的诊断　　　　　　　副高：熟练掌握　正高：熟练掌握

CAP中，非致病原的诊断标准有：①痰培养有上呼吸道正常菌群的细菌（如草绿色链球菌、表皮葡萄球菌、非致病奈瑟菌、类白喉杆菌等）；②痰培养为多种病原菌少量（<+++）生长；③不符合①、②中的任何一项。

知识点24：社区获得性肺炎的常见病原　　　　副高：掌握　正高：掌握

（1）肺炎球菌、非典型病原（肺炎支原体、肺炎衣原体、军团菌）、流感嗜血杆菌。

（2）上述病原占肺炎病原的80%～85%，其他少见病原包括葡萄球菌、肠杆菌属等。病毒感染可能达到1/3，但目前缺少有效诊断。

知识点25：病史和体检特征与不同病原肺炎之间的关联　　　　副高：掌握　正高：掌握

CAP的特征及相关病原

	特　征	相关病原
环境暴露	近期旅行史：暴露于污染的空调、冷水塔或其他冷饮水污染的旅馆和医院等	嗜肺军团杆菌感染
	地方病流行史，如美国等	组织胞浆菌病
动物暴露	接触感染的牛、羊、猫、狗等	立克次体
	接触感染禽类	禽流感病毒 A/H5 N1、A/H7N9等
宿主因素	糖尿病酮症	肺炎链球菌、金葡萄球菌
	酗酒	肺炎链球菌、肺炎克雷伯杆菌、金葡萄球菌
	慢性阻塞性肺疾病、支气管扩张症	肺炎链球菌、流感嗜血杆菌、卡他莫拉菌、铜绿假单胞菌
	实体器官移植（>3个月）	肺链、流感、军团、CMV、PCP

续　表

特征		相关病原
体征	间断有恶臭味痰	厌氧菌或混合厌氧菌感染
	大疱性鼓膜炎	肺炎支原体
	脑炎	肺炎支原体、立克次体、军团菌
	小脑共济失调	肺炎支原体、军团菌
	多形红斑	肺炎支原体
	结节性红斑	肺炎衣原体、结核菌

知识点26：侵袭性诊断技术适用的患者 　　副高：熟练掌握　正高：熟练掌握

侵袭性诊断技术仅选择性地适用于以下CAP患者：①经验性治疗无效或病情仍然进展，特别是已经更改抗菌药物1次以上仍无效时；②怀疑特殊病原体感染，而采用常规方法获得的呼吸道标本无法明确病原体时；③免疫抑制宿主罹患CAP经抗菌药物治疗无效时；④需要与非感染性肺部浸润性病变鉴别的诊断者。

知识点27：PORT评分系统的危险分级及相应治疗地点 　　副高：熟练掌握　正高：熟练掌握

PORT评分系统的危险分级及相应治疗地点

危险程度	危险分级	危险因素总评分	治疗地点
	I	无危险因素	门诊
低	II	≤70分	门诊
	III	71~90分	留观
中	IV	91~130分	住院
高	V	>130分	ICU

知识点28：CURB-65评分系统 　　副高：熟练掌握　正高：熟练掌握

CURB-65评分系统从CAP的众多预后危险因素中筛选出了5个核心的预后不良因素，即意识障碍（confusion）、肾功能减退（urea>7mmol/L）、呼吸频率加快（respiratory rate≥30次/分）、血压下降［平均收缩压（SBP）<90mmHg或平均舒张压（DPB）≤60mmHg］和年龄超过65岁，据此对CAP患者的病情严重程度进行评估，并决定患者的初始治疗地点。

知识点29：重症CAP的临床诊断标准   副高：熟练掌握   正高：熟练掌握

主要标准：①需有创机械通气；②感染性休克需血管收缩剂治疗。次要标准：①意识障碍；②呼吸频率≥30次/分；③$PaO_2/FiO_2 \leq 250$；④低血压（收缩压<90mmHg、舒张压≤60mmHg）；⑤低体温（T<36℃）；⑥X线胸片显示双侧或多肺叶受累；⑦氮质血症（BUN≥7mmol/L）；⑧$WBC < 4.0 \times 10^9/L$；⑨血小板$< 10.0 \times 10^9/L$。符合1条主要标准或3项次要标准以上者可诊断为重症肺炎，考虑收入ICU治疗。

知识点30：CAP与肺结核的鉴别诊断   副高：熟练掌握   正高：熟练掌握

CAP需要与肺结核进行鉴别诊断。肺结核的病程大多较为迁延，有低热、盗汗、消瘦等结核中毒症状，X线检查显示病变多在肺尖或锁骨上下，密度不均，历久不消散，且可形成空洞和肺内播散，痰中可找到结核菌，常规抗感染治疗无效，抗结核治疗有效。

知识点31：CAP与肺部肿瘤的鉴别诊断   副高：熟练掌握   正高：熟练掌握

CAP需要与肺部肿瘤进行鉴别诊断。肺部肿瘤多无急性感染中毒症状，有时痰中带血丝。血白细胞计数不高，经病理活检可以确诊。肺癌可伴发阻塞性肺炎，经抗生素治疗后肺炎症不易消散，或可见肺门淋巴结肿大，有时出现肺不张。若经过抗生素治疗后肺部炎症不易消散，或暂时消散后于同一部位再出现肺炎，应密切随访，对有吸烟史及年龄较大的患者，更需加以注意，必要时进一步做CT、MRI、纤维支气管镜和经皮穿刺肺活检等检查。

知识点32：CAP与肺脓肿的鉴别诊断   副高：熟练掌握   正高：熟练掌握

CAP需要与肺脓肿进行鉴别诊断。肺脓肿早期临床表现和X线影像与肺炎相似。但随着病程进展，常咳出大量脓臭痰，X线片显示脓腔及气液平，具有一定特征性，易与肺炎相鉴别。

知识点33：CAP与肺血栓栓塞的鉴别诊断   副高：熟练掌握   正高：熟练掌握

CAP需要与肺血栓栓塞进行鉴别诊断。肺血栓栓塞症患者多有静脉血栓的危险因素，如深静脉血栓形成、心肺疾病、创伤、外科手术、肿瘤或长期卧床等病史，临床上发生咯血、胸痛较肺炎更常见，大块肺栓塞可出现明显呼吸困难、颈静脉充盈，出现肺梗死时肺部可出现尖端指向肺门的楔形阴影，动脉血气分析常见低氧血症及低碳酸血症。D-二聚体、心电图、CT肺动脉造影、放射性核素肺通气/灌注扫描、MRI、超声心动图等检查可帮助进行鉴别。

知识点34：不同病原体肺炎的常见X线表现　　副高：熟练掌握　正高：熟练掌握

不同病原体肺炎的常见X线表现

X线类型	可能病原体
大叶性肺炎	肺炎链球菌、肺炎军团菌、革兰阴性菌
支气管肺炎	金黄色葡萄球菌、肺炎链球菌、肺炎支原体、肺炎衣原体、流感嗜血杆菌、卡他莫拉菌
空洞	金黄色葡萄球菌、厌氧菌、溶血性链球菌、结核分枝杆菌、真菌（曲菌、组织胞浆菌等）
间质性肺炎	肺炎支原体、肺炎衣原体、病毒

知识点35：非典型肺炎与细菌性肺炎的鉴别　　副高：熟练掌握　正高：熟练掌握

非典型肺炎与细菌性肺炎的鉴别（JRS 2009年CAP诊治指南）

1. 年龄<60岁

2. 无或轻度并发症

3. 阵发性咳嗽

4. 胸部体征不明显

5. 无痰或快速检测无致病原

6. WBC计数$<10 \times 10^9/L$

鉴别诊断	非典型肺炎	细菌性肺炎
1～5五项	≥3项	≤2项
1～6六项	≥4项	≤3项

知识点36：抗菌药物治疗的疗程　　副高：熟练掌握　正高：熟练掌握

　　CAP抗菌药物治疗的疗程视不同病原体、病情严重程度而异。对于普通细菌性感染，如肺炎链球菌，用药至患者热退后72小时即可，对于金黄色葡萄球菌、铜绿假单胞菌、克雷伯菌属或厌氧菌等容易导致肺组织坏死的致病菌所致的感染，建议抗菌药物疗程≥2周。对于非典型病原体，疗程应略长，如肺炎支原体、肺炎衣原体感染的建议疗程为10～14天，军团菌属感染的建议疗程为10～21天。值得注意的是，不宜将肺部阴影完全吸收作为停用抗菌药物的指征。

知识点37：感染性疾病患者预后的取决因素　　副高：熟练掌握　正高：熟练掌握

　　感染性疾病患者的预后取决于3方面因素：①致病细菌的种类、数量、毒力；②经验性或针对性抗感染药物的选择是否恰当，该药的药代/药效动力学、毒副作用以及剂量、疗程等；③宿主的一般状态、免疫能力。抗感染药物是通过宿主的免疫功能来发挥作用的，如果患者一般状态十分差是无法指望抗感染药能充分发挥疗效的。

知识点38：CAP的对症支持疗法　　　　副高：熟练掌握　正高：熟练掌握

CAP高热患者应予物理降温，适当补液防止脱水，并保证足够热量供给，必要时可予退热药。合并感染性休克患者应予快速扩容，条件允许时应密切监测中心静脉压的变化，并据此调整补液量和补液速度，对于充分补液后休克仍不能纠正者可使用血管活性药物维持血压。重症肺炎出现低氧时应予吸氧，出现急性呼吸窘迫综合征时应进行机械通气治疗。心、肾、肝及脑等重要脏器出现并发症时，应尽快给予相应处理。

知识点39：按美国指南无反应CAP的类型和原因
副高：熟练掌握　正高：熟练掌握

按美国指南无反应CAP的类型和原因分为：①无改善：早期即治疗不满72小时，无改善属于正常现象；延期（>72小时）无改善的原因有细菌耐药、并发肺炎旁胸腔积液或脓胸、医院重复感染（医院获得性肺炎、肺外感染）、非感染的疾病（闭塞性细支气管炎伴机化性肺炎即隐源性机化性肺炎、肺栓塞、充血性心力衰竭、血管炎、药物热等）；②恶化或进展：早期（<72小时）的原因包括本身病情严重、细菌耐药、迁徙性感染、误诊等，延期（>72小时）恶化或进展的原因有医院重复感染、并发症恶化和夹杂非感染性疾病等。

知识点40：CAP的常见致病原　　　　副高：熟练掌握　正高：熟练掌握

CAP最常见的致病病原体有：肺炎链球菌、流感嗜血杆菌、肺炎支原体、肺炎衣原体、肺炎克雷伯杆菌、军团菌属、金黄色葡萄球菌、大肠杆菌、卡他莫拉菌等。

知识点41：CAP患者的出院标准　　　　副高：熟练掌握　正高：熟练掌握

CAP经有效治疗后，患者病情明显好转，同时满足以下六项标准时，可以出院，必要时口服药物继续治疗（原有基础疾病可影响到以下标准判断者除外）：①体温正常超过24小时；②平静时心率≤100次/分；③平静时呼吸≤24次/分；④收缩压≥90mmHg；⑤可以接受口服药物治疗、无精神障碍等情况。

知识点42：CAP初始治疗无效的原因及处理　　副高：熟练掌握　正高：熟练掌握

CAP初始治疗72小时后症状无改善或一度改善又恶化，视为治疗无效，或称为无反应性肺炎。其常见原因和处理如下：①药物未能覆盖致病菌或致病菌耐药，结合实验室痰培养结果并评价其意义，审慎调整抗感染药物，并重复病原学检查；②特殊病原体感染，如分枝杆菌、真菌、肺孢子菌、包括SARS和人禽流感在内的病毒或地方性感染性疾病。应重新对有关资料进行分析并进行检查，包括对通常细菌的进一步检测，必要时采用侵袭性检查技术，明确病原学诊断并调整治疗方案；③出现并发症（脓胸、迁徙性病灶等）或存在影响疗效的宿主因素（如免疫损害），应进一步检查和确认，进行相应处理；④CAP诊断有误时，应重新核实CAP的诊断，明确是否为非感染性疾病。

知识点43：肺炎旁渗液和脓胸的分级　　　　　　副高：熟练掌握　正高：熟练掌握

肺炎旁渗液和脓胸的分级

分　级	特　点
1	少量，侧卧位X线显示积液宽度<10mm，无胸穿指征
2	积液X线上宽度>10mm，胸液葡萄糖>2.2mmol/L，pH>7.20，革兰染色和培养（－）
3	7.00<pH<7.20和/或乳酸脱氢酶（LDH）1000和/或局限化，葡萄糖>2.2mmol/L，革兰染色和培养（－）
4	pH<7.00和/或葡萄糖<2.2mmol/L和/或革兰染色和培养（＋），无局限化，非明显脓性
5	pH<7.00和/或葡萄糖<2.2mmol/L和/或革兰涂片和培养（＋），多处局限性
6	明显脓性胸液，单处局限化或游离
7	明显脓性胸液，多处局限化

知识点44：CAP并发肺炎旁渗液的处理　　　　　副高：熟练掌握　正高：熟练掌握

目前推荐的肺炎旁渗液的处理方法有：①游离积液且宽度（经侧卧位摄X线片评估10mm），诊断性胸穿是必要的；②如果一侧胸部影像怀疑肺实质有病变则应做胸部CT扫描。当胸液量达到可穿刺程度，应及时胸穿采样，以了解胸液的性质和对预后的影响；③对于≥3级肺炎旁积液需要侵袭性治疗（胸腔穿刺、胸腔插管、插管联合胸腔内溶纤治疗、胸腔镜灼断粘连、胸腔镜下胸膜剥离、剖胸胸膜剥离），一般说可以从微侵袭性技术如胸腔穿刺开始，视治疗反应，再决定是否需要进一步的侵袭性措施。如果胸腔穿刺抽液后不再增长或者胸液复又增长，但无影响预后危险因素，可再行治疗性胸腔穿刺，而不需要附加治疗措施。倘若再次渗液增长，同时存在影响预后的危险因素，则应插管引流。如有局限性包裹倾向则溶纤治疗和胸腔镜治疗的选择取决于胸腔镜的操作者经验和技术熟练程度；④假如胸腔插管引流1~2次溶纤治疗无效，则应行胸膜剥离。

知识点45：CAP并发胸腔积液的分类及处理　　　　副高：熟练掌握　正高：熟练掌握

CAP并发胸腔积液的分类及处理

比较项目	单纯性	混合性	脓胸
形成原因	胸膜反应	胸膜反应+致病原侵犯胸膜	致病原侵犯胸膜
外观	清亮	清亮或混浊	脓性
pH	>7.2	<7.2	
蛋白	<30g/L	>30g/L	
LDH	<1000U/L	>1000U/L	
糖	>2.2mmol/L	<2.2mmol/L	
涂片或培养	阴性	常为阳性，已行抗菌治疗者可为阴性	
处理	除非大量积液导致严重症状，否则不需引流	及早肋间置管引流，必要时行开胸剥除	

知识点46：建议接种肺炎链球菌疫苗的人群　　　　副高：熟练掌握　正高：熟练掌握

建议接种肺炎链球菌疫苗的人群有：①体弱的儿童和成年人；②60岁以上老年人；③反复发生上呼吸道感染（包括鼻窦炎、中耳炎）的儿童和成年人；④具有肺、心脏、肝脏或肾脏慢性基础疾病者；⑤糖尿病患者；⑥癌症患者；⑦镰状细胞贫血患者；⑧霍奇金淋巴瘤患者；⑨免疫系统功能失常者；⑩脾切除者；⑪需要接受免疫抑制治疗者；⑫长期居住在养老院或其他护理机构者。

知识点47：建议接种灭活流感疫苗的人群　　　　副高：熟练掌握　正高：熟练掌握

灭活流感疫苗的接种范围较肺炎链球菌疫苗广泛一些，建议接种的人群包括：①60岁以上老年人；②慢性病患者及体弱多病者；③医疗卫生机构工作人员，特别是临床一线工作人员；④小学生和幼儿园儿童；⑤养老院、老年人护理中心、托儿机构工作人员；⑥服务行业从业人员，特别是出租汽车司机，民航、铁路、公路交通的司乘人员，商业及旅游服务的从业人员等和经常出差或到国内外旅行的人员。

第二节　医院获得性肺炎

知识点1：医院获得性肺炎和呼吸机相关肺炎的概念　　　副高：熟练掌握　正高：熟练掌握

医院获得性肺炎（HAP）又称医院肺炎（NP），是指在入院≥48小时后在医院内发生的肺炎，包括在医院内获得感染而于出院后48小时内发生的肺炎。HAP是由细菌、真菌、支原体、病毒或原虫等病原体引起的各种类型的肺实质炎症，最常见和最严重的类型是呼吸机相关肺炎（VAP），它是指气管插管/切开（人工气道）机械通气（MV）48~72小时发生的肺炎。迅速进展的重症HAP给予气管插管和机械通气者即使不符合上述界定，亦应按VAP处理。接受无创机械通气患者发生的肺炎不是VAP，但属于HAP。近年主张采用医疗护理相关性肺炎（HCAP）一词，以"相关"取代"获得"更切合实际。

知识点2：原发性内源性感染的感染来源	副高：熟练掌握　正高：熟练掌握

原发性内源性感染是由潜在性病原微生物（PPM）所致，这些微生物常存在于有肺损伤或气管插管机械通气患者的口咽部和胃肠道，它主要发生在机械通气最初4天内。引起原发性内源性肺炎的微生物种类因人而异。在原来健康患者（如创伤、中毒等）常由肺炎链球菌、金葡菌、流感嗜血杆菌、卡他莫拉菌、大肠埃希菌等所致。一般认为短期使用相对窄谱的抗生素可望预防这种感染，然而存在基础疾病患者（糖尿病、COPD等），在其喉部、直肠常有肺炎克雷伯杆菌存在，易引起下呼吸道感染。

知识点3：继发性内源性感染的感染来源	副高：熟练掌握　正高：熟练掌握

在入院前，继发性内源性感染患者并不携带这类细菌，但住院期间它们继发定植于口咽部或胃肠道，并在此快速过度生长，主要为 G^- PPM和金葡菌。入住ICU 1周内患者唾液或胃内容物PPM细菌浓度高达 10^8 cfu/ml。经过医务人员手将患者或携带者的病原菌传给新患者。尽管微生物是外源性的，但微生物在感染之前常在口咽部、胃肠道定植和增殖，随后被误吸入下呼吸道。未经口咽、胃肠道继发定植的假单胞菌属细菌所致肺炎仍称为外源性感染。

知识点4：内源性感染的血源途径	副高：熟练掌握　正高：熟练掌握

内源性感染中定植于支气管肺的微生物极少来源于血液，偶尔因金葡菌败血症导致多发性肺炎和肺脓肿。

知识点5：外源性感染的传播途径	副高：熟练掌握　正高：熟练掌握

外源性感染的传播途径有：①接触传播：这是最常见的传播方式。有直接或间接接触传播，前者是由患者之间或患者与工作人员之间身体接触所致；后者大多因医疗器械、监测设备被污染，或未严格消毒，或患者之间共用器械所致。所传播的病原体以假单胞菌属、窄食单胞菌属及军团菌属的细菌为主。纤支镜在ICU患者中的诊断、治疗应用已很普遍，它可能是医院肺炎的独立危险因素，属间接接触性传播；②空气传播：空气中的尘粒可带有病原菌，并可移动而导致病原菌的传播，如结核杆菌、曲菌。病毒经飞沫传播亦归于这一类。

知识点6：HAP与宿主相关的危险因素	副高：熟练掌握　正高：熟练掌握

HAP中与宿主相关的危险因素有：①高龄；②患有中、重度基础疾病，如慢性阻塞性肺疾病、恶性肿瘤、糖尿病、昏迷或其他免疫功能受损等；③近期有多器官功能障碍；④胃

内容物误吸、严重创伤或头部损伤、精神状态失常、营养不良或低蛋白血症；⑤长期卧床；⑥肥胖以及吸烟。

知识点7：HAP的医源性危险因素　　　　　副高：熟练掌握　正高：熟练掌握

HAP的医源性危险因素有：①长期住院特别是入住ICU，呼吸道有创性操作如气管插管、气管切开、机械通气、支气管镜检等，留置鼻胃管，胸部及上腹部手术；②近期应用广谱抗生素、制酸剂和/或免疫抑制剂；③院内交叉感染控制不力，如医护人员操作后不洗手或不带防护手套，呼吸治疗设备消毒不严，吸痰的无菌操作不规范，空调或供水系统污染等。

知识点8：HAP的病原学　　　　　　　　　副高：熟练掌握　正高：熟练掌握

HAP病原菌多为内源性菌、院内耐药菌或混合菌株，有时为少见的机会菌。需氧革兰阴性杆菌占52%~63%，最常见的是铜绿假单胞菌、肺炎克雷伯杆菌、肠杆菌属细菌（阴沟肠杆菌、产气杆菌）、大肠杆菌及其他肠杆菌科细菌、鲍曼不动杆菌等；其次为流感嗜血杆菌、变形杆菌、沙雷杆菌、嗜麦芽窄食单胞菌等。革兰阳性球菌中主要为金黄色葡萄球菌，其次为表皮葡萄球菌、肠球菌等。真菌感染占HAP的5%~7%，主要见于免疫功能受损及长期应用广谱抗生素的宿主。曲菌、念珠菌属（白色念珠菌、热带念珠菌、光滑念珠菌等）、新型隐球菌、毛霉菌等是常见病原菌。此外，20%~50%的患者检出≥2种病原菌。

知识点9：HAP感染的主要病原菌　　　　　　　副高：掌握　正高：掌握

在非免疫缺陷患者中，HAP通常由细菌感染引起，由真菌和病毒感染引起者少见。HAP感染的病原菌来源于包括医疗器械及周围环境（包括空气、水、医疗设备、污染物等），这些病原菌可在患者与医护人员之间传播。口咽部定植菌及气管插管球囊上方聚集的分泌物吸入是病原菌进入下呼吸道最主要的途径，因此，口咽部、胃肠道、鼻窦定植菌群常常是HAP的致病菌群。详见下表。

HAP可能致病菌

无多耐药（MDR）菌感染高危因素	有多耐药（MDR）菌感染高危因素
甲氧西林敏感的金葡萄球菌（MSSA）	左列非MDR细菌演变为MDR菌
肺炎链球菌	铜绿假单胞菌
流感嗜血杆菌	肺炎克雷伯菌（产ESBL）
革兰阴性肠杆菌（不包括铜绿假单胞菌）	不动杆菌属
肠杆菌属	耐甲氧西林的金黄色葡萄球菌
大肠埃希菌	嗜肺军团菌
克雷伯菌属	
变形杆菌属	
黏质沙雷菌属	

知识点10: HAP呼吸系统的防御机制　　　　副高: 熟练掌握　正高: 熟练掌握

HAP呼吸系统的防御机制包括: ①上呼吸道对空气滤过、加温、湿化及咳嗽反射; ②呼吸道上皮纤毛的运动; ③肺巨噬细胞的吞噬调理作用; ④体液及细胞免疫功能。

知识点11: HAP的感染方式　　　　副高: 熟练掌握　正高: 熟练掌握

HAP的感染方式主要为吸入, 血液传播和潜在感染的激活(如结核、巨细胞病毒感染等)相对少见。

知识点12: HAP/VAP的病理学分级　　　　副高: 熟练掌握　正高: 熟练掌握

(1)细支气管炎: 细支气管腔内中性粒细胞大量聚集和增殖, 伴脓性黏液栓和支气管壁的改变。

(2)灶性支气管肺炎: 终末细支气管和肺泡周围中性粒细胞散在性浸润。

(3)融合性支气管肺炎: 上述改变扩展至若干毗邻的肺小叶。

(4)肺脓肿: 支气管肺炎融合并伴随组织坏死, 正常肺结构破坏。

知识点13: HAP/VAP病理严重性分度　　　　副高: 熟练掌握　正高: 熟练掌握

(1)轻度: 终末细支气管及某些周围肺泡散在中性粒细胞浸润。

(2)中度: 毗邻小叶间病变大片融合, 细支气管内出现脓性黏液栓。

(3)重度: 炎症广泛融合, 偶见组织坏死。

知识点14: HAP/VAP病理学分期　　　　副高: 熟练掌握　正高: 熟练掌握

(1)早期(0~2天): 毛细血管充血伴中性粒细胞数量增加, 肺泡腔可见纤维素渗出。

(2)中期(3~4天): 肺泡腔内出现纤维素, 少量红细胞和若干中性粒细胞。

(3)后期(5~7天): 大多数肺泡内充满中性粒细胞、吞噬细胞、吞噬细胞脱屑。

(4)消散期(>7天): 由于单核巨噬细胞的吞噬, 炎性渗出消散。

知识点15: 美国疾病控制与预防中心(CDC)下属医院感染控制实施顾问委员会(HICPAC)对HPA的分类　　　　副高: 熟练掌握　正高: 熟练掌握

美国CDC下属医院感染控制实施顾问委员会(HICPAC)将HPA分为: 医疗护理相关肺炎(HCAP)、医院相关(获得性)肺炎、护理院相关获得性肺炎(NHAP)以及其他所有与医疗护理活动相关的肺炎。

> **知识点16：美国胸科协会（ATS）/感染病学会（IDSA）为代表的HAP分类**
> 副高：熟练掌握　正高：熟练掌握

美国ATS/IDSA为代表将HAP分为：①呼吸机相关肺炎；②非呼吸机相关肺炎。包括医疗护理相关肺炎（HCAP）、手术后肺炎、卒中相关肺炎等。

> **知识点17：西班牙Sabria M等提倡的分类**　副高：熟练掌握　正高：熟练掌握

西班牙Sabria M等提倡的分类适用于非呼吸机相关肺炎。该分类方法将病情严重程度作为分类的重要参考因素。Sabria M等提倡的分类方法如下表。

HAP的分类

严重程度	危险因素	发病时间	分　　类
非重症	有		HAP伴危险因素
	无	早发	早发性HAP
		晚发	晚发性HAP
重症			重症肺炎

病情严重的标准规定为具有下述征象之一者：①X线胸片上显示广泛或进展性病变；②脓毒血症（低血压、严重器官功能紊乱）。危险因素包括：①宿主本身因素：老年人、基础疾病及其程度、营养不良、意识水平下降；②治疗性因素：胸部或上腹部手术、鼻胃管留置、免疫抑制治疗、先期抗菌药物应用和住院时间延长。

> **知识点18：HAP的症状表现**　副高：熟练掌握　正高：熟练掌握

激素、免疫抑制剂等药物使HAP的症状被干扰或掩盖，另外患者患有严重的基础疾病削弱机体反应性，因此HAP起病较隐匿，发热和呼吸道症状常不典型，表现为症状变化不明显。在机械通气患者可以仅表现为发绀加重、气道阻力上升或肺顺应性下降等。但也有部分患者突发起病，呈暴发性进程，迅速陷入呼吸衰竭状态，或使原已处于呼吸衰竭状态的患者病程迅速演进而难以逆转。

> **知识点19：HAP的影像学表现**　副高：熟练掌握　正高：熟练掌握

HAP的影像学显示肺泡浸润和实变，范围或大或小，有的仅表现为支气管肺炎。VAP患者可以因为MV肺泡过度充气使浸润和实变阴影变得对比不强，也可以因为合并肺损伤、肺水肿或肺不张等而变得难以辨认。

知识点20：HAP、VAP的临床诊断标准　　　　副高：熟练掌握　　正高：熟练掌握

一般提倡的HAP、VAP临床诊断标准是：发热、白细胞增高和脓性气道分泌物3项中具备2项，另加在X线上肺部浸润性病变。此标准敏感性高，但特异性很低。即使临床3项和X线异常同时存在，其特异性仍低于50%，因此为临床不能接受。但临床表现仍是HAP、VAP诊断的基础。

知识点21：目前常用的病原学诊断采样技术　　　　副高：熟练掌握　　正高：熟练掌握

目前常用病原学诊断采样技术有：①气管内吸引：结果随细菌负荷量、机械通气持续时间长短和有无先期抗菌治疗等因素而异；②支气管肺泡灌洗（BAL）：其变化除受研究对象及先期抗生素治疗影响外，还与定量培养的阳性标准有关，通常以10^4cfu/ml划定为阳性；③防污染样本刷（SPB）：采样技术未标准化。目前倾向性意见是PSB诊断VAP可能更特异；④盲式微侵袭性操作：包括盲式支气管采样（BBS）、微量BAL和盲式PSB采样（BPSB）；⑤血液和胸腔积液培养。血培养应常规进行，要求从两处同时抽血，每处采血量不少于10ml以提高阳性率，便于区分皮肤污染菌。胸腔积液视实际情况而定，如有足够抽吸的胸液时，应尽可能行诊断性穿刺抽液。

知识点22：HAP的严重程度评价　　　　副高：熟练掌握　　正高：熟练掌握

HAP依病情严重程度可分为轻中度、重度。轻、中度患者一般状态较好，多为早发性发病（入院≤5天，机械通气≤4天），无高危因素，生命体征稳定，无明显器官功能障碍。重度患者一般：①晚发性发病；②呼吸衰竭需机械通气治疗或$FiO_2 > 35\%$以维持$SaO_2 > 90\%$；③影像学进展迅速，多叶肺炎或肺浸润性空洞；④严重低血压、休克；⑤尿量<20ml/h或4小时内尿量<80ml。

知识点23：HAP留取标本的注意事项　　　　副高：熟练掌握　　正高：熟练掌握

HAP在病原学诊断中，为提高诊断的准确性及阳性率，留取标本时应注意：①应在抗生素治疗前采集痰标本，留前嘱患者先清水漱口，做深咳嗽后留脓性痰送检。连续送检2~3次，以后每周送检标本追踪菌群变化；②痰标本应在半小时内送检，不得超过2小时；③实验室首先应挑取脓性部分做革兰染色，镜检筛选合格标本（鳞状上皮细胞<10个/低倍视野、多核白细胞>25个/低倍视野，或两者比例<1∶2.5）。将合格标本接种于血琼脂平板及巧克力平板培养，必要时加用选择性培养基；④对HAP无须重视半定量培养，采用标准4区划线法；⑤有条件时送检经支气管镜或人工气道吸引的标本，或用防污染毛刷采集的标本，并发脓胸时应送胸液培养；⑥除呼吸道标本外，常规做血培养2次。

知识点24：初始经验性治疗的参考因素   副高：熟练掌握 正高：熟练掌握

对于临床怀疑或诊断HAP的患者，在完成病原学诊断采样和临床评估后应立即开始经验抗菌治疗。药物选择和方案拟订应参考下列因素：①发病时间、先期抗菌药物治疗及药物种类、器械和环境污染情况和ICU内流行菌株；②当地或所在医院（甚至所在ICU）耐药情况；③基础疾病或影响抗菌治疗的因素（如肝肾功能、肥胖、极度消瘦或严重低蛋白血症）；④其他侵袭性技术；⑤患者免疫状态。

知识点25：多耐药（MDR）危险因素的内容   副高：熟练掌握 正高：熟练掌握

多耐药（MDR）危险因素包括：①近90天内接受过抗菌药物治疗或住院；②本次住院≥5天；③MV≥7天；④定期到医院静脉点注药物或接受透析治疗；⑤居住在护理院或长期护理机构；⑥免疫抑制疾病或治疗；⑦所在社区或ICU存在高频率耐药菌。后4项危险因素主要见于HCAP，此类患者不分早发或晚发，一律按MDR菌感染处理。

知识点26：ATS推荐的治疗VAP的抗菌药物的剂量
                                    副高：熟练掌握 正高：熟练掌握

ATS推荐的治疗VAP的抗菌药物的剂量

药　物	剂　量	药　物	剂　量
头孢吡肟	1～2g，8～12小时1次	妥布霉素	7mg/（kg·d）
头孢他啶	2g，每8小时1次	阿米卡星	20mg/（kg·d）
亚胺培南	0.5g，6～8小时1次	左氧氟沙星	750mg/（kg·d）
美罗培南	1.0g，每8小时1次	环丙沙星	400mg，每8小时1次
哌拉西林/他唑巴坦	4.5g，每6小时1次	万古霉素	15mg/kg，每12小时1次
庆大霉素	7mg/（kg·d）	利奈唑胺	600mg，每12小时1次

知识点27：初始经验性治疗的给药途径和疗程   副高：熟练掌握 正高：熟练掌握

初始经验性治疗均应静脉给药。一旦临床症状改善，即可转换为口服治疗。口服药物宜选择同类或抗菌谱相近的药物。在早发性HAP（包括VAP）有可能将抗菌治疗缩短至1周，以减少抗菌药物暴露时间，减少耐药。晚发性HAP和多重耐药肺炎抗菌治疗疗程需要进一步研究。

知识点28：初始抗感染药物治疗无效的原因 副高：掌握 正高：掌握

（1）诊断错误：肺栓塞、肺不张、肺泡出血、ARDS等误诊为肺炎。

（2）宿主因素：高龄、痰液引流不畅、机械通气时间长、双侧肺浸润、抗感染药物治疗史等。

（3）病原菌和治疗因素：初始治疗未覆盖某些病原菌、细菌对抗感染药物耐药；抗感染药物的使用剂量不足，难以有效控制感染；常见的耐药菌包括铜绿假单胞菌、不动杆菌等，以及其他少见病原体如结核分枝杆菌、真菌、呼吸道病毒等。

（4）合并其他可能导致发热的疾病：如鼻窦炎、静脉导管相关感染、假膜性肠炎、泌尿系感染等。

知识点29：轻、中度HAP的初始经验性治疗 副高：熟练掌握 正高：熟练掌握

轻、中度HAP的常见病原菌为肠杆菌科细菌、流感嗜血杆菌、肺炎链球菌等，抗菌药可选用第2、3代头孢菌素，β内酰胺类/内酰胺酶抑制剂，克林霉素联合氨曲南等。对青霉素过敏者可选用新氟喹诺酮类联合大环内酯类药物。

知识点30：重度HAP的初始经验性治疗 副高：熟练掌握 正高：熟练掌握

重度HAP的常见病原菌为铜绿假单胞菌、耐甲氧西林金黄色葡萄球菌（MRSA）、不动杆菌、肠杆菌属细菌、厌氧菌等，应选择能覆盖G⁻杆菌（包括铜绿假单胞菌），G⁺球菌和厌氧菌的抗菌药联合应用，如新喹诺酮类或氨基糖苷类联合下列药物之一：①抗假单胞菌β-内酰胺类如头孢他啶、头孢哌酮、哌拉西林、替卡西林等；②广谱β-内酰胺类/β内酰胺酶抑制剂（替卡西林-克拉维酸、头孢哌酮-舒巴坦、哌拉西林-他唑巴坦）；③碳青霉烯类（亚胺培南或美罗培南）；④必要时联合万古霉素（针对MRSA耐药肠球菌）。

知识点31：抗菌药物的调整或更换程序 副高：熟练掌握 正高：熟练掌握

在经验性治疗48~72小时，应对病原学检测结果的临床意义及初始经验性治疗的临床反应进行一次新的评估，可采取以下程序：①病原学检测结果特异性较高，初始经验性治疗有效，则减少联合用药，改为有针对性的、相对窄谱的抗生素继续治疗；②病原学检测结果特异性不高或阴性，而初始治疗临床有效，可继续用原方案治疗24~48小时再做评估和定夺，亦可以首先停用联合方案中的氨基糖苷类药物；③病原学检测特异性不高或阴性，或所分离到的病原体虽然特异性不高，但属于原方案未覆盖者，且临床治疗反应不佳，则需要对诊断重新评价，或采用侵袭性诊断技术以获取特异性病原学诊断。

知识点 32：经验性抗菌治疗药物的更换　　　　　副高：熟练掌握　正高：熟练掌握

经验性抗菌治疗药物的更换

已用药物	更换	
	首选	可选抗菌药
青霉素类	碳青霉烯类	头孢吡肟
头孢菌素	碳青霉烯类	哌拉西林/他唑巴坦/头孢吡肟
庆大霉素/妥布霉素	环丙沙星	阿米卡星
亚胺培南	环丙沙星/氨基糖苷类*	美罗培南
氟喹诺酮	氨基糖苷类*	

*：根据当地药敏资料

知识点 33：铜绿假单胞菌的抗菌治疗　　　　　副高：熟练掌握　正高：熟练掌握

铜绿假单胞菌传统的联合抗菌方案是抗假单胞菌β-内酰胺类（包括不典型β-内酰胺类）联合氨基糖苷类，但后者的剂量不足可能是影响结果的因素之一。另一种联合用药是抗假单胞菌β-内酰胺类联合抗假单胞菌喹诺酮类（环丙沙星、左氧氟沙星）。

知识点 34：不动杆菌的抗菌治疗　　　　　副高：熟练掌握　正高：熟练掌握

不动杆菌常呈现多耐药甚至泛耐药，比较有效的抗菌药物是亚胺培南、美罗培南、含舒巴坦的氨苄西林/舒巴坦、头孢哌酮/舒巴坦复方制剂和多黏菌属或黏菌属。目前虽然亚胺培南、美罗培南总体上仍然保持敏感，但部分地区或医院不动杆菌分离株对碳青霉烯的耐药率显著增加。对于耐亚胺培南耐药或泛耐药不动杆菌所致VAP可选择含舒巴坦制剂联合氨基糖苷类或环丙沙星治疗，或选择多黏菌素，后者需要警惕其肾毒性，在全身应用受限时亦可经呼吸道雾化吸入。

知识点 35：利奈唑胺适用的情况　　　　　副高：熟练掌握　正高：熟练掌握

利奈唑胺尤其适用于以下情况：①万古霉素耐药或MIC值偏高的MRSA感染；②已有或潜在肾功能损害（如老年人）；③需要或预计有可能需要与氨基糖苷类、两性霉素B等肾毒性药物联合应用时；④休克或其他危重病情伴体液分布改变，如胸腔积液及肺灌注减少，可能影响药物在肺内分布时。

知识点 36：抗菌治疗无反应的原因及处理　　　　　副高：熟练掌握　正高：熟练掌握

HAP、VAP抗菌治疗无反应的原因及处理方式包括：①覆盖不足：应参考流行病学资料和病原学检测，经过临床评估，审慎地调整或增加抗菌谱覆盖；②细菌耐药：需要对病原菌及其药敏检测结果进行仔细评价，参考当地的耐药资料，运用药代动力学-药效动力学（PK/PD）原理评估原有抗菌治疗方案，选择可能有效的和未曾使用过的药物或调整原方案的用药剂量与给药间歇时间；③并发症。常有肺炎旁胸腔积液、脓胸、菌血症、远隔部位迁徙性病灶、二重感染和急性肺损伤等。前几种并发症的处理主要是加强或调整抗菌治疗并给以必要的局部处理（引流等）。后两种可以借助PSB采样技术或BAL采集远端支气管分泌物标本以获取相对比较特异的病原学诊断，从而调整抗菌治疗或加用抗真菌治疗；④少见病原体；⑤类似肺炎表现的非感染性肺病。

| 知识点37：HAP的预防措施 | 副高：掌握　正高：掌握 |

HAP预防措施包括：①患者取半卧位（45°）以减少吸入风险；②诊疗器械特别是呼吸治疗器械严格消毒、灭菌，切实执行无菌操作制度；③医护人员洗手减少和防止交叉感染；④尽可能缩短人工气道留置和机械通气时间；⑤减少鼻胃插管，缩短留置时间，尽量避免或减少使用H_2受体阻滞剂和抑酸剂。

| 识点38：强化医院感染的控制措施 | 副高：熟练掌握　正高：熟练掌握 |

强化医院感染的控制措施有：①教育与培训，使所有医务工作者特别是ICU工作的医务人员认识实施感染控制的重要性，掌握相关控制技术；②手保持卫生，凡接触黏膜、呼吸道分泌物及其污染物品之后，或接触人工气道和呼吸治疗器械前后，不论戴手套与否都应该洗手，处理任何患者呼吸道分泌物或分泌物污染的物品时应戴手套。下列情形应当更换手套并洗手：接触患者之后，接触呼吸道分泌物或其污染物品之后与另一患者、物品或环境表面之前，接触同一患者污染的身体部位与呼吸道或呼吸治疗器械之间。为方便洗手可配备快速干洗消毒液；③对高（多）耐药菌感染患者适当隔离。

第三节　细菌性肺炎

| 知识点1：细菌性肺炎的概念 | 副高：熟练掌握　正高：熟练掌握 |

细菌性肺炎是指由细菌引起的肺终末气道、肺泡和肺间质的炎症是最常见的肺炎，也是最常见的感染性疾病之一。由于抗生素的广泛应用，目前细菌性肺炎出现了一些新特点，包括病原谱变迁和细菌耐药性的变化，特别是院内获得性肺炎革兰阴性杆菌比率显著上升，并且多重耐药病原菌的比例增加。虽然肺炎链球菌在社区获得性肺炎病原体中仍占主导地位，但临床表现多趋于不典型。

| 知识点2：病因和发病机制 | 副高：熟练掌握　正高：熟练掌握 |

正常的呼吸道的防御机制使气管、支气管及以下的呼吸道保持无菌。当机体呼吸道的防

御机制受损，如受寒、饥饿、疲劳、醉酒、昏迷、毒气吸入、低氧血症、肺水肿、尿毒症、营养不良、病毒感染以及应用糖皮质激素、人工气道、鼻胃管时，则易发生肺炎。细菌入侵方式主要为口咽部定植菌吸入和带菌气溶胶吸入，前者是肺炎最重要的发病机制，特别在医院获得性肺炎。细菌直接种植、邻近部位感染扩散或其他部位经血行播散者少见。

按解剖学分类肺炎可分为大叶性、小叶性和间质性。现临床多按病因分类，主要有感染性和理化性肺炎。理化性有放射线、毒气、药物以及变态反应性，如过敏性肺炎等。临床所见绝大多数为细菌、病毒、衣原体、支原体、立克次体、真菌和寄生虫等引起的感染性肺炎，其中以细菌性最为常见。

| 知识点3：症状表现 | 副高：熟练掌握　正高：熟练掌握 |

细菌性肺炎症状变化较大，可轻可重，这决定于病原体和宿主的状态。常有受凉、劳累等诱因，多数起病较急，部分革兰阴性杆菌肺炎、老年人肺炎、医院内肺炎起病隐匿。发热为常见症状，多为持续高热，抗生素治疗后热型可不典型。咳嗽、咳痰，早期为干咳，渐有咳痰，痰量多少不一。咯血少见，部分有胸痛，累及胸膜时则呈针刺样痛。下叶肺炎刺激膈胸膜，疼痛可放射至肩部或腹部。细菌性肺炎的全身症状有头痛、肌肉酸痛、乏力，少数出现恶心、呕吐、腹胀、腹泻等胃肠道症状。重症患者可有嗜睡、意识障碍、惊厥等神经系统症状。

| 知识点4：体征表现 | 副高：熟练掌握　正高：熟练掌握 |

细菌性肺炎患者呈急性病容，呼吸浅速，常有不同程度的发绀和心动过速。肺炎链球菌肺炎常伴口唇单纯疱疹，早期胸部体征可无异常发现或仅有少量湿啰音。随疾病发展，慢慢出现典型体征。单侧肺炎可有患侧呼吸运动减弱、叩诊音浊、呼吸音降低和湿性啰音。实变体征常提示为细菌性感染。老年人肺炎、革兰阴性杆菌肺炎和慢性支气管炎继发肺炎，多同时累及双侧，查体双下肺可闻及湿啰音。并发胸腔积液者，患侧胸部叩诊浊音，呼吸音减弱或消失。

| 知识点5：实验室和辅助检查 | 副高：熟练掌握　正高：熟练掌握 |

（1）血常规：白细胞计数及中性粒细胞一般均增高，可有核左移，老年患者或严重病例，白细胞计数可不增高。肺部炎症显著但白细胞计数不增高常提示病情严重。

（2）血气分析：动脉血氧分压可有下降。

（3）X线胸片或胸部CT：可表现为片状、斑片状浸润性阴影或间质性改变，伴或不伴胸腔积液。

| 知识点6：诊断 | 副高：熟练掌握　正高：熟练掌握 |

根据细菌性肺炎患者的咳嗽、咳痰，发热、肺实变体征和/或湿性啰音，以及血常规和胸部X线或胸部CT检查可以做出临床诊断。

知识点7：鉴别诊断	副高：熟练掌握 正高：熟练掌握

细菌性肺炎需要进一步与下列疾病进行鉴别：肺结核、肺部肿瘤、非感染性肺间质性疾病、肺水肿、肺不张、肺栓塞、肺嗜酸性粒细胞浸润症、肺血管炎等。

知识点8：治疗	副高：熟练掌握 正高：熟练掌握

决定细菌性肺炎预后的关键是抗菌治疗。抗感染治疗3～5天后，病情仍无改善甚或恶化，应调换抗感染药物。已有病原检查结果时，应根据药敏试验选择敏感的药物。无病原学资料可依，则应重新审视肺炎的可能病原，进行新一轮的经验性治疗。轻、中度肺炎总疗程可于症状控制如体温转为正常后3～7天结束；病情较重者为1～2周；金葡菌肺炎、免疫抑制患者肺炎，疗程宜适当延长；吸入性肺炎或肺脓肿，总疗程需数周至数月。其他治疗应根据病情选用，如吸氧、止咳化痰、输液与抗休克等。

（1）一般性治疗：卧床休息，进食易消化食物，注意水分的补充。高热者给予物理降温，必要时给解热药物。

（2）止咳祛痰：咳嗽剧烈者，给予止咳药物缓解症状。鼓励患者咳嗽、翻身，或拍背促进排痰。应用祛痰药物，如盐酸氨溴索等。

（3）并发症治疗：合并呼吸衰竭者给予氧疗及呼吸支持治疗；有电解质紊乱、肝肾功能损害者行相应治疗；伴脓胸者应穿刺引流。

知识点9：预防和预后	副高：熟练掌握 正高：熟练掌握

老年、伴严重基础疾病、免疫功能抑制患者的细菌性肺炎预后较差。在抗菌药物广泛应用后，细菌性肺炎的病死率已明显下降，但多重耐药的革兰阴性杆菌肺炎、金葡菌特别是MRSA引起的肺炎，病死率仍较高。增强体质、避免上呼吸道感染、在高危患者选择性应用疫苗对预防肺炎有一定意义。

第四节 肺炎支原体肺炎

知识点1：支原体肺炎的概念	副高：熟练掌握 正高：熟练掌握

支原体肺炎是由肺炎支原体引起的肺部急性炎症改变，常同时伴有咽炎和支气管炎。支原体肺炎约占非细菌性肺炎的1/3以上，占各种原因引起的肺炎的10%，秋冬季节发病较多，但季节性差异并不显著。

知识点2：病因及发病机制	副高：熟练掌握 正高：熟练掌握

肺炎支原体是介于细菌和病毒之间，兼性厌氧、能独立生活的最小微生物，主要通过

呼吸道传播，健康人吸入患者咳嗽、打喷嚏时喷出的口、鼻分泌物而感染，引起散发呼吸道感染或小流行。支原体肺炎以儿童及青年人居多。病原体通常存在于纤毛上皮之间，不侵入肺实质，通过细胞膜上神经氨酸受体位点，吸附于宿主呼吸道上皮细胞表面，抑制纤毛活动与破坏上皮细胞。肺炎支原体的致病性可能与患者对病原体或其代谢产物的过敏反应有关。

知识点3：临床表现　　　　　副高：熟练掌握　　正高：熟练掌握

支原体肺炎的潜伏期2～3周，通常起病较缓慢。症状主要为乏力、咽痛、头痛、咳嗽、发热、食欲不振、腹泻、肌痛、耳痛等。咳嗽多为阵发刺激性呛咳，咳少量黏液。发热可持续2～3周，体温恢复正常后可能仍有咳嗽。少数患者表现为重症肺炎。肺外表现较为常见，可有恶心、食欲不振、呕吐、腹泻及关节痛、心肌炎、心包炎、肝炎、周围神经炎、脑膜炎、皮肤斑丘疹等肺外表现。体格检查可有咽部充血。胸部体格检查与肺部病变程度常不相称，可无明显体征。听诊可有细湿啰音，偶有胸膜摩擦音及胸腔积液征。

知识点4：冷凝集试验　　　　　副高：熟练掌握　　正高：熟练掌握

在起病2周后，1/3～2/3的支原体肺炎患者冷凝集试验阳性，效价大于1∶32，如果效价逐步升高时，更有诊断价值。效价越高该病的可能性越大，常在发病的第1周末或第2周初出现阳性反应，持续2～4个月。此试验在婴幼儿腺病毒、副流感病毒等引起的肺炎和呼吸道感染也可出现假阳性反应。冷凝集试验为诊断肺炎支原体感染的传统实验方法，但其敏感性与特异性均不理想。

知识点5：血清支原体抗体检测　　　　　副高：熟练掌握　　正高：熟练掌握

血清支原体IgM抗体的测定可对支原体肺炎进行进一步的确诊。取急性期和恢复期双份血清效价呈4倍增高者，为阳性。对于单份血清，不同的方法其结果判断标准不同。

知识点6：血清支原体抗原检测　　　　　副高：熟练掌握　　正高：熟练掌握

直接检测支原体肺炎标本中的抗原，可用于临床早期的快速诊断。单克隆抗体Western印迹法、核酸杂交技术及PCR技术等具有高效、特异而敏感等优点，易于推广，对诊断肺炎支原体感染有重要价值。

知识点7：肺部影像学表现　　　　　副高：熟练掌握　　正高：熟练掌握

肺部阳性体征少而影像表现明显是支原体肺炎的一个重要特点。病变好发于中下肺野，多为边缘模糊、密度较低的云雾样片状浸润影，从肺门向外周肺野放射，也可发生于肺上叶，或一开始就为多发阴影。肺实质受累时也可呈大片实变影，部分病例表现为段性分布或双肺弥漫分布的网结节状间质浸润影。个别病例也可出现类似于坏死性肺炎样的改变，甚至形成肺脓肿。胸腔积液少见。与普通细菌性肺炎相比，支原体肺炎吸收较慢，即使经过有效治疗，肺部浸润影也大多需要2～3周才能吸收，部分患者甚至延迟至4～6周才能完全吸收。

| 知识点8：诊断标准 | 副高：熟练掌握 正高：熟练掌握 |

采集间隔2～4周急性期及恢复期的双份血清标本，采用颗粒凝集试验、酶免疫测定试验（EIA）、免疫荧光法（IFA）或补体结合试验（CF）检测肺炎支原体特异性抗体，是目前诊断肺炎支原体肺炎的主要手段。具体诊断标准如下：①颗粒凝集试验抗体效价≥1∶80，且呈4倍或4倍以上变化（增高或降低）；②补体结合试验抗体效价≥1∶64，且呈4倍或4倍以上变化（增高或降低）；③免疫荧光试验IgM抗体效价≥1∶16，且IgG抗体效价呈4倍或4倍以上变化（增高或降低）。

| 知识点9：鉴别诊断 | 副高：熟练掌握 正高：熟练掌握 |

支原体肺炎应与病毒性肺炎、军团菌肺炎等鉴别。外周血嗜酸性粒细胞正常，可与肺嗜酸性粒细胞浸润相鉴别。

| 知识点10：肺炎支原体感染与肺炎球菌等所致肺炎的差异 | 副高：掌握 正高：掌握 |

作为最常见的非典型病原体，肺炎支原体感染所致肺炎在临床特征等方面与肺炎球菌等典型病原体所致肺炎有很多明显差异。具体表现在：

（1）多数患者仅以低热、疲乏为主，呼吸道症状以干咳最为突出。

（2）常伴随有呼吸道以外的症状，如耳痛、皮疹等，少数患者可伴发胃肠炎、心肌炎、脑膜脑炎、脊髓炎、溶血性贫血、弥散性血管内凝血、关节炎及肝损伤等。

（3）查体时肺部常无阳性体征。

（4）外周血白细胞总数和中性粒细胞比例一般正常。

（5）肺部影像学表现多为边缘模糊、密度较低的云雾样片状浸润影，部分病例表现为段性分布或双肺弥漫分布的网状及结节状间质浸润影。

| 知识点11：日本医学会评分体系（JRS评分） | 副高：掌握 正高：掌握 |

日本呼吸病学会在其2000年制定的社区获得性肺炎诊治指南中提出了临床诊断肺炎支原体肺炎的评分体系，共有5个项目，每项计1分，≥4分以上的患者需要高度怀疑非典型病原体，特别是肺炎支原体肺炎。其敏感度及特异性均在70%～80%。

日本医学会评分体系（JRS评分）（每项计1分）：

（1）年龄≤60岁。

（2）无基础疾病。

（3）顽固性咳嗽。

（4）无痰或痰涂片检查无异常发现。

（5）外周血白细胞计数$< 10 \times 10^9 / L$。

知识点12：治疗　　　　　　　　　　　　　　　副高：熟练掌握　　正高：熟练掌握

早期应用适当抗生素可减轻症状，缩短病程。本病有自限性，多数病例不经治疗也可自愈。大环内酯类抗生素，如红霉素，仍是肺炎支原体感染的首选药物，成人每日剂量2g，分次服用。罗红霉素（2次/天）、克拉霉素（2次/天）、阿奇霉素（1次/天）的效果亦佳，且不良反应少。氟喹诺酮类如左氧氟沙星（1次/天）和莫西沙星（1次/天）等对支原体肺炎也具有很好的疗效。四环素类药物也可用于支原体肺炎的治疗，疗程一般2～3周。因肺炎支原体无细胞壁，青霉素或头孢菌素类等抗生素无效。对剧烈呛咳者，应适当给予镇咳药。若继发细菌感染，可根据痰病原学检查结果，选用针对性抗生素治疗。

知识点13：肺炎支原体对大环内酯类药物耐药问题　　　　　　副高：掌握　　正高：掌握

（1）2000年发现第一株对红霉素耐药的肺炎支原体菌株。

（2）我国CAP患者中分离到的肺炎支原体对大环内酯类抗生素耐药率急剧攀升。

（3）目前我国儿童患者耐药率达90%以上，成人患者耐药率达60%以上。

第五节　巨细胞病毒性肺炎

知识点1：巨细胞病毒性肺炎的概念　　　　　　副高：熟练掌握　　正高：熟练掌握

巨细胞病毒性肺炎（CMP）是免疫功能受损或低下的患者常见的肺部感染，其病原体为巨细胞病毒（CMV）。人群对CMV普遍易感，但大多呈无症状的隐性感染，但在免疫功能低下者和婴儿中可引起严重的肺部感染而导致死亡。初次感染后将长期或终生存在于体内，当人的免疫功能低下时，CMV将被激活后大量复制，导致严重疾患。尤其在器官移植后、肿瘤或AIDS等免疫缺陷患者，CMP是最常见的严重感染。CMP的主要病变为弥漫性肺泡损伤及局灶性间质性肺病。该病病死率高达50%。

知识点2：急进型CMP的临床表现　　　　　　副高：熟练掌握　　正高：熟练掌握

急进型CMP在移植后1～2个月即出现发热、肌痛、咳嗽、气促、进行性呼吸困难、活动力下降、低氧血症和呼吸衰竭症状，肺部听诊多无体征。病情进展快，可迅速恶化和死亡。胸部X线及CT主要表现为两肺多发性粟粒样结节，直径为2～3mm，可在数小时或数日内发展为"白肺"，出现呼吸衰竭。病理表现为弥漫性肺泡出血，常见于原发CMV感染。

知识点3：缓进型CMP的临床表现　　　　　副高：熟练掌握　正高：熟练掌握

缓进型CMP发生在移植后的3～4个月，症状与急进型相似，但程度较轻，而且进展缓慢，死亡率较低。少数患者双肺部听诊可闻及干湿性啰音。胸部X线/CT检查主要表现为弥漫性间质性肺炎及纤维化。病理表现为肺泡间质水肿及纤维化，常见于CMV再感染或潜伏的病毒被激活。

知识点4：CMP的影像学检查　　　　　　　副高：熟练掌握　正高：熟练掌握

CMP的胸部X线检查在发病初期可表现正常，随病情进展，后期可见双肺中下肺野沿肺纹理分布的散在、多发、弥漫性点片状阴影逐渐扩展至肺，病灶边缘模糊，呈磨玻璃样改变。胸部CT多表现为网格状，也可出现磨玻璃样或实变影，以两肺下叶多见。

知识点5：CMP的下呼吸道标本采集　　　　　副高：熟练掌握　正高：熟练掌握

下呼吸道标本最主要和常用的采样方法为经纤维支气管镜支气管肺活检或支气管肺泡灌洗，偶采用经皮肺穿刺和开胸肺活检获取肺组织标本。检测肺活检标本或支气管肺泡灌洗液（BALF）中CMV包涵体、抗原、DNA、mRNA可明确肺部病毒存在与否和病毒的量。

知识点6：CMP的经典检测方法　　　　　　　副高：熟练掌握　正高：熟练掌握

CMP的经典检测方法有：①直接检查人类CMV（HCMV）包涵体，即标本涂片或切片，染色后镜检，发现典型的嗜酸性核内包涵体的巨细胞。此法方便、快速、不需特殊设备，但不易见到典型的CMV感染细胞，有较高假阴性率，一次检查为阴性不能排除CMV感染，常需多次检查；②应用电镜技术直接从检测标本中查找病毒颗粒，此方法由于技术复杂，设备昂贵，一般不适于临床常规检验；③病毒分离培养，即将标本接种到人体成纤维细胞进行分离培养的方法。若得到CMV，可作为确诊的依据。

知识点7：CMP的早期抗原免疫荧光检查　　　副高：熟练掌握　正高：熟练掌握

早期抗原免疫荧光检查是在传统的细胞培养基础上发展起来的方法，既有传统细胞培养的敏感性，又大大缩短了检测时间，能在16～40小时内诊断CMV感染，适用于BAL中CMV的检测。本法另一个优点是能进行定量分析，一般以阳性细胞<10个为低水平病毒血症，此时症状轻微，可作为抗病毒治疗起始或终止的指标；阳性细胞>80个为高水平病毒血症，症状明显，需要治疗。

知识点8: CMP的病毒抗原检测 　　　　　副高: 熟练掌握　　正高: 熟练掌握

病毒抗原检测中，目前公认的、最常用的为检测外周血淋巴细胞pp65阳性细胞的数量。检测原理为应用单克隆抗体和CMV抗原特异性结合，通过免疫染色技术使标本中的被感染细胞直接显影。检测CMV抗原血症可实现早期诊断、可定量分析、预测CMV肺炎的发生及预后、不需细胞培养、简便而不需特殊设备等优点。但在预测治疗后复发方面效果不佳。

知识点9: CMP的定性PCR检测 　　　　　副高: 熟练掌握　　正高: 熟练掌握

用PCR检测BALF中CMV的DNA为最敏感的诊断CMP的方法，并且检测是否存在导致抵抗更昔洛韦等抗病毒药物的基因突变，可证实是否存在耐药株从而预测抗病毒药物疗效。但由于高度的敏感性，定性PCR不能区别潜伏性感染和活动性感染，减少循环次数可能降低假阳性率。为了降低不同CMV株基因变异导致的假阴性，可选用来自CMV高度保守区域的引物，加长被检测的DNA区域或选用多对引物进行复合PCR。

知识点10: CMP的定量PCR检测 　　　　　副高: 熟练掌握　　正高: 熟练掌握

潜伏性感染时CMV的DNA复制水平较低或在进行不完全基因扩增，而活动性感染时病毒DNA大量复制，对其进行定量分析可达到正确诊断CMP的目的。有学者以定量PCR检测CMV的DNA量和疾病发展有良好的相关性，可用于预测CMV肺炎和监测抗病毒药物疗效。同时也发现CMV的DNA在以后发生复发性CMV疾病的患者中持续存在，故可用于治疗后复发的预测。

知识点11: CMV的mRNA检测技术种类 　　　　　副高: 熟练掌握　　正高: 熟练掌握

CMV的mRNA在活动性感染前2~3周即呈阳性，有利于早期预测和防治。检测技术主要有：①原位分子杂交，形态学定位好，操作简便，探针稳定性高。敏感性达100%，特异性达99%，并在小于5小时内即可完成检测；②反转录PCR；③核酸序列扩增，能够直接等温扩增特异性单链RNA是本法的优点。

知识点12: 定性并定量检测CMV的方法 　　　　　副高: 熟练掌握　　正高: 熟练掌握

当前最广泛应用的定性并定量检测巨细胞病毒的方法有：①病毒血症，可以通过测定基因型和表现型来确定血液中病毒的数量及耐药菌株；②抗原血症，即检测外周血淋巴细胞pp65阳性细胞的数量；③DNA血症，检测每升全血或血浆中病毒DNA复制的数量。

知识点13: CMP的诊断要点 　　　　　副高: 熟练掌握　　正高: 熟练掌握

（1）有实体器官移植史，肿瘤病史，免疫缺陷病或其他免疫功能低下病史。

（2）有发热、咳嗽、气促及进行性呼吸困难等症状。

（3）胸部影像学表现为间质性肺炎。

（4）组织或BALF中检测到CMV包涵体或CMV成分是诊断CMV肺炎的重要依据。

知识点14：CMP与真菌性肺炎的鉴别诊断　　　副高：熟练掌握　　正高：熟练掌握

念珠菌、曲菌、肺孢子菌肺炎是最为常见的免疫功能受损（或称低下）的患者肺部真菌性病。肺念珠菌病随类型和病期不同而异，肺炎型呈大量小片状或大片状阴影，常波及整个肺叶，或有小片状阴影的大片融合。肺曲菌病肺内病变广泛时则出现气急甚至呼吸衰竭，多发性局灶性浸润常分布在周围肺野，部分患者表现类似肺栓塞或肺梗死，大叶肺实变和粟粒状病变亦有所见。CMV肺炎通常肺部X线影像学为间质性病变有助于与肺念珠菌、曲菌病的鉴别。PCP典型胸部X线胸片改变为弥漫性双侧或网状小结节状阴影，然后迅速向两肺野发展，肺泡充填、肺叶实变，间质性病变多见，与CMV肺炎鉴别通常较为困难，需要下呼吸道标本的病原学检查方能得以区分。值得注意的是肺隐球菌病（PC）和曲菌可与CMV合并感染导致肺炎。

知识点15：CMP与结核病的鉴别诊断　　　副高：熟练掌握　　正高：熟练掌握

活动性肺结核也多见于免疫功能低下人群，其临床表现有结核中毒症状。由于机体免疫防御机制受损，结核病可呈暴发性过程，特别是血行播散型肺结核，其影像学表现可与CMV肺炎酷似，应检测病原体加以鉴别。

知识点16：CMP与非感染性原因导致的肺部浸润的鉴别诊断
　　　　　　　　　　　　　　　　　　　副高：熟练掌握　　正高：熟练掌握

非感染性原因导致的肺部浸润在免疫功能低下患者中并发肺水肿、肺泡内出血、宿主抗排异物反应等均可出现呼吸困难临床症状，肺部影像学呈现间质性改变，与CMV肺炎表现相似，应注意加以鉴别。

知识点17：CMP的治疗　　　　　　　　　　副高：熟练掌握　　正高：熟练掌握

目前尚无特效药。

（1）药物治疗：①更昔洛韦（DHPG）通过抑制CMV DNA的聚合酶而抑制病毒的复制，方法：5mg/kg，静脉滴注，每天2次，连续2~3周，以后改为维持治疗或口服更昔洛韦治疗，用药至病毒颗粒检测阴性和临床症状消退后至少1周，静脉后口服3个月更昔洛韦能降低复发率；②膦甲酸钠，其作用机制与DHPG相似，推荐剂量为单剂90~120mg/kg，随后给予60mg/kg，每8小时一次，共14~21天。有肾毒性、低钙、低镁、高磷、贫血、抽搐等不良反应；③严重患者加用静脉人免疫球蛋白。

（2）治疗原发病及并发症：对于合并其他病原体感染者合理应用抗生素。器官移植患者一旦出现CMV肺炎应立即调整免疫抑制剂的用量。治疗原发病和并发症。必要时行机械通气支持治疗。

（3）对症治疗：一般可吸氧、止咳、祛痰、降温及营养支持疗法。

第六节　吸入性肺炎

知识点1：吸入性肺炎的概念及分类	副高：熟练掌握　正高：熟练掌握

吸入性肺炎是指意外吸入酸性物质、食物、胃内容物或碳氢化合物其他刺激性液体后，引起的肺损伤。严重者可导致低氧血症或急性呼吸窘迫综合征（ARDS）。通常吸入性肺炎可分为3类：①吸入物直接损伤肺组织引起肺的化学性炎症，如吸入胃酸之后出现的肺炎；②吸入固体物质引起阻塞性不张和炎症；③误吸含有定植细菌的口咽分泌物引起的细菌性肺炎。此类临床最为常见。

知识点2：病因和发病机制	副高：熟练掌握　正高：熟练掌握

误吸口咽部及食管反流物中细菌是吸入性肺炎的主要病因。正常人因咽喉保护性反射和吞咽的协同作用，食物和异物不易进入下呼吸道。意识障碍、吞咽困难、机械性干预（如气管插管、鼻饲）、牙周疾病等易引起误吸。70%的意识障碍患者在睡眠时发生误吸，因脑血管意外、醉酒、全身麻醉而出现意识障碍者特别容易发生吸入性肺炎。老年人反应性差也易发生吸入性肺炎。

知识点3：病原学	副高：熟练掌握　正高：熟练掌握

长期住院经常使用制酸剂和接受胃肠道营养的患者，口咽部和胃肠道容易出现革兰阴性杆菌和金黄色葡萄球菌的定植。常见的致病革兰阴性杆菌包括流感嗜血杆菌、铜绿假单胞菌、肺炎克雷伯菌、嗜麦芽窄食单胞菌和大肠埃希菌等。厌氧菌也是吸入性肺炎重要的致病菌，吸入性肺炎患者最常分离到的厌氧菌为拟杆菌属、消化链球菌属和梭形杆菌属细菌。

知识点4：临床表现	副高：熟练掌握　正高：熟练掌握

临床表现与诱发因素和机体的状态有关，轻重不一，但如果诱发因素不能及时去除，彻底治疗比较困难，易反复发作。吸入呕吐物可突发喉反射性痉挛和支气管刺激发生喘鸣、剧咳，食管、支气管瘘引起吸入性肺炎，每天进食后有痉挛性咳嗽伴气急。神志不清者，吸入后常无明显症状，但于1~2小时后可突发呼吸困难，出现发绀，常咳出浆液性泡沫样痰，可带血。两肺可闻及湿啰音和哮鸣音，出现严重低氧血症，可产生急性ARDS，并可伴CO_2潴留和代谢性酸中毒。

知识点5：实验室和辅助检查　　　　　　　副高：熟练掌握　正高：熟练掌握

（1）实验室检查：白细胞计数中度增高伴核左移，动脉血气分析显示低氧血症。

（2）X线检查：表现为两肺散在不规则片状边缘模糊阴影。肺内病变分布与吸入时体位有关，常见于肺的后下部位，以右肺为多见，发生ARDS时可见双肺磨玻璃样改变。

（3）纤维支气管镜检查：在气管或支气管中看到食物颗粒和其他胃内容物时，具有诊断价值。

知识点6：临床诊断　　　　　　　　　　副高：熟练掌握　正高：熟练掌握

对于有误吸高危因素的人群，突然出现刺激性咳嗽，咳痰，呼吸困难或呼吸衰竭，或反复出现发热，应考虑吸入性肺炎，结合胸部影像学检查，容易做出诊断。

对于吸入性肺炎的诊断，临床应注意以下两点：①有无吸入的危险因素；②肺部病变的部位：尤其是病变位于上叶后段、下叶背段和后段。

知识点7：治疗　　　　　　　　　　　　副高：熟练掌握　正高：熟练掌握

治疗方法有吸氧，应用纤维支气管镜或气管插管吸出胃内容物或异物，机械通气，必要时采用呼气末正压通气治疗。纠正血容量可用低盐清蛋白或低分子右旋糖酐等。使用利尿剂可避免左心室负荷过重和胶体渗入肺间质。有学者认为吸入12小时内大量使用肾上腺皮质激素3~4天，可能有助于肺部炎症的吸收。细菌感染时根据吸入的内容、时间及病原菌，选用合适的抗生素。

知识点8：预防　　　　　　　　　　　　副高：熟练掌握　正高：熟练掌握

（1）饮食与口腔卫生：脑血管意外的患者最适合进食泥状食物，加强口腔护理，及时清除口腔内食物残渣和口腔内分泌物，可降低口咽部潜在致病菌定植，减少吸入性肺炎的发生。

（2）体位：采取半卧位可明确减少吸入性肺炎的发生率，仰卧位明显增加机械通气患者吸入性肺炎的发生率，采取半卧位不仅可预防鼻饲喂养的并发症，而且可显著降低机械通气患者吸入性肺炎的发生。

（3）留置胃管：留置胃管本身是吸入的危险因素，因此在临床上，对严重吞咽困难和有误吸的老年患者建议短期留置胃管。

（4）药物预防：血管紧张素转换酶抑制剂（ACEI）类药物可增加血清和气道内β物质浓度，降低咳嗽阈值，减少吸入性肺炎的发生。对严重吞咽困难和误吸者可考虑应用ACEI类药物。促胃动力药物可加速胃排空，减少空腹胃容积，降低吸入危险。

第五章　肺　脓　肿

| 知识点1：肺脓肿的概念 | 副高：熟练掌握　正高：熟练掌握 |

肺脓肿是指由于多种病因所引起的肺组织化脓性病变，形成包含坏死物或液化坏死物的脓腔。肺脓肿的早期为化脓性炎症，继而液化、坏死形成脓肿。其典型的临床特征为高热、咳嗽和咳大量脓臭痰。多发生于壮年，男性多于女性。目前，因抗生素的广泛应用，肺脓肿的发生率已明显降低。

| 知识点2：肺脓肿的病因 | 副高：熟练掌握　正高：熟练掌握 |

急性肺脓肿的感染细菌，多为上呼吸道和口腔的常植菌。肺脓肿常由厌氧菌引起，部分为需氧菌和厌氧菌的混合性感染。较常见的厌氧菌有消化链球菌、类杆菌属、微需氧链球菌等，其他细菌包括肺炎链球菌、金葡菌、肠杆菌科细菌。

| 知识点3：吸入性肺脓肿的发病机制 | 副高：熟练掌握　正高：熟练掌握 |

病原体经口、鼻咽腔吸入，为吸入性肺脓肿发病的最主要原因。扁桃体炎、鼻窦炎、齿槽脓溢等脓性分泌物，口腔、鼻、咽部手术后的血块，齿垢或呕吐物等，在神志昏迷、全身麻醉等情况下，经气管被吸入肺内，造成细支气管阻塞，病原菌即可繁殖致病。吸入性肺脓肿的发生部位与解剖结构及体位有关。由于右主支气管较陡直，且管径较粗，吸入性分泌物易进入右肺，故右肺发病多于左肺。在仰卧时，好发于上叶后段或下叶背段；在坐位时，好发于下叶后基底段。

| 知识点4：血源性肺脓肿的发病机制 | 副高：熟练掌握　正高：熟练掌握 |

皮肤创伤、感染、疖痈，骨髓炎、产后盆腔感染、亚急性感染性心内膜炎等所致的败血症和脓毒血症，病原菌（多数为金葡菌）、脓毒菌栓经肺循环至肺，引起小血管栓塞、肺组织发炎和坏死，形成血源性脓肿。病变常为多发性，无一定分布，常发生于两肺的边缘部。

| 知识点5：继发性肺脓肿的发病机制 | 副高：熟练掌握　正高：熟练掌握 |

继发性肺脓肿多继发于其他疾病，如空洞型肺结核、支气管扩张、支气管囊肿等继发感染。肺部邻近器官化脓性病变或外伤感染、膈下脓肿、肾周围脓肿、脊柱旁脓肿、食管穿孔

等，穿破至肺亦可形成脓肿。

知识点6：引起肺脓肿感染的致病性厌氧菌　　　副高：熟练掌握　正高：熟练掌握

引起肺脓肿感染的致病性厌氧菌主要指专性厌氧菌，其只能在无氧或低于正常大气氧分压条件下才能生存或生长。厌氧菌分4类：①G⁺厌氧球菌：主要为消化球菌属和消化链球菌属；②G⁻厌氧球菌：主要为产碱韦荣球菌；③G⁺厌氧杆菌：产芽胞的有梭状芽胞杆菌属和产气荚膜杆菌；不产芽胞的为放线菌属、真杆菌属、丙酸杆菌属、乳酸杆菌属和双歧杆菌属；④G⁻厌氧杆菌；包括类杆菌属和梭杆菌属，类杆菌属是最主要的病原菌，以脆弱类杆菌和产黑素类杆菌最常见。

知识点7：引起肺脓肿感染的需氧菌　　　　　　副高：熟练掌握　正高：熟练掌握

（1）G⁺需氧菌：金黄色葡萄球菌是引起肺脓肿的主要G⁺需氧菌，是社区获得的呼吸道病原菌之一。通常健康人在流感后可引起严重的金黄色葡萄球菌肺炎，导致肺脓肿形成，并伴薄壁囊性气腔和肺大疱，后者多见于儿童。金黄色葡萄球菌是儿童肺脓肿的主要原因，也是老年人在基础疾病上并发院内获得性感染的主要病原菌。金黄色葡萄球菌也可由体内其他部位的感染灶经血液循环播散，在肺内引起多个病灶，形成血源性肺脓肿，有时很像是肿瘤转移。其他可引起肺脓肿的G⁺菌是化脓性链球菌（甲型链球菌，乙型B溶血性链球菌）。

（2）G⁻需氧菌：肺炎克雷伯杆菌是最常引起坏死性肺炎伴肺脓肿的G⁻需氧菌。这种肺炎同时常伴菌血症。但需注意有时痰培养结果可能是口咽定植菌，该病病死率高，多见于老年人和化疗患者，肾上腺皮质激素应用者，糖尿病患者也多见。铜绿假单胞菌也影响类似的人群，如免疫功能低下患者、有严重并发症者。铜绿假单胞菌在坏死性过程中形成多发小脓肿。

（3）其他：由流感嗜血杆菌、大肠埃希菌、鲍曼不动杆菌、变形杆菌、军团菌等所致坏死性肺炎引起肺脓肿则少见。

知识点8：肺脓肿的病理　　　　　　　　　　　副高：熟练掌握　正高：熟练掌握

细支气管受感染物阻塞，病原菌在相应区域形成肺组织化脓性炎症，局部小血管炎性血栓形成、血供障碍，在实变肺中出现小区域散在坏死，中心逐渐液化，坏死的白细胞及死亡细菌积聚，形成脓液，并融合形成一个或多个脓肿。当液化坏死物质通过支气管排出，形成空洞、形成有液平的脓腔，空洞壁表面残留坏死组织。当脓肿腔直径达到2cm，则称为肺脓肿。炎症累及胸膜可发生局限性胸膜炎。如在早期及时给予适当抗生素治疗，空洞可完全愈合，X线胸片可不留下破坏残余或纤维条索影。但如治疗不恰当，引流不畅，炎症进展，则进入慢性阶段。脓肿腔有肉芽组织和纤维组织形成，空洞壁可有血管瘤。脓肿外周细支气管变形和扩张。

知识点9：肺脓肿的分类 副高：掌握 正高：掌握

肺脓肿可按病程分为急性和慢性，或按发生途径分为原发性和继发性。急性肺脓肿通常少于4~6周，病程迁延3个月以上则为慢性肺脓肿。大多数肺脓肿是原发性，通常有促使误吸的因素，或由正常宿主肺炎感染后在肺实质炎症的坏死过程演变而来。而继发性肺脓肿则为原有局部病灶基础上出现的并发症，如支气管内肿瘤、异物或全身性疾病引起免疫功能低下所致。细菌性栓子通过血液循环引致的肺脓肿也为继发性。膈下感染经横膈直接通过淋巴管或膈缺陷进入胸腔或肺实质，也可引起肺脓肿。

知识点10：症状表现 副高：熟练掌握 正高：熟练掌握

（1）急性吸入性肺脓肿：多起病急骤，患者畏寒、高热，体温可高达39~40℃。伴咳嗽、咳黏液痰或黏液脓痰。炎症波及胸膜可引起胸痛，病变范围较大，可出现气急。此外，还有精神不振、乏力、食欲不振。7~10天后咳嗽加剧，脓肿破溃于支气管，咳出大量脓臭痰，每日可达300~500ml，体温旋即下降。由于病原菌多为或伴有厌氧菌，故痰带腥臭味。有时痰中带血或中等量咯血。

（2）慢性肺脓肿：患者有慢性咳嗽、咳脓痰、反复咯血和不规则发热等，常呈贫血、消瘦、慢性消耗病容。

（3）血源性肺脓肿：多先有原发病灶引起的畏寒、高热等全身脓血症的症状。经数日才出现肺部症状，如咳嗽、咳痰等。通常量不多，极少咯血。

知识点11：体征表现 副高：熟练掌握 正高：熟练掌握

病变较小者可无异常体征。病变较大，脓肿周围大量炎性渗出时，叩诊呈浊音或实音，听诊呼吸音减低，有时闻及湿啰音。慢性肺脓肿患者患侧胸廓略塌陷，叩诊浊音，呼吸音减低，可有杵状指（趾）。

知识点12：周围血象 副高：熟练掌握 正高：熟练掌握

急性肺脓肿患者血白细胞明显升高，总数可高达（20~30）×10^9/L，中性粒细胞在90%以上，核左移，常有中毒颗粒。慢性患者血白细胞稍升高或正常，可有轻度贫血。血沉、CRP通常是增高的。

知识点13：影像学检查 副高：熟练掌握 正高：熟练掌握

（1）X线检查：吸入性肺脓肿在早期化脓性炎症阶段，典型的X线表现为大片炎性浸润阴影，边缘不清，分布在一个或数个肺段，与细菌性肺炎相似。脓肿形成后，大片炎性阴影中出现圆形透亮区及液平面。在消散期，脓腔周围炎症逐渐吸收，脓腔缩小或消失，最后残留少许纤维条索阴影。慢性肺脓肿脓腔壁增厚，内壁不规则，周围炎症略消散，但不完全，伴纤维组织显著增生，并有程度不等的肺叶收缩，胸膜增厚。

（2）胸部CT：表现为浓密球形病灶，其中有液化，或呈类圆形的厚壁脓腔，脓腔内可出现液平面的出现，脓腔内壁常呈不规则状，周围有模糊炎性影。伴脓胸者尚有患侧胸腔积液改变。

知识点14：各种类型肺脓肿的X线特点	副高：掌握　正高：掌握

肺脓肿类型	X线特点
吸入性肺脓肿	早期：无特征性变化，炎性阴影较大且密度较高，中心最浓，边缘模糊脓肿形成：空洞内壁完整或不规则，可见气液平，贴近胸壁的病变与胸壁呈锐角；脓腔周围有炎性浸润，邻近组织与空洞界限不清。常见于上叶的后段及下叶的背段
血源性肺脓肿	圆形多发浸润病灶，分布在一侧或两侧，中心可有透亮区
慢性肺脓肿	以空洞为主要形式，空洞壁厚，多房者可有多个大小不等的透亮区，液面高低不一，空洞周围可见纤维索条影

知识点15：病原学检查方法	副高：熟练掌握　正高：熟练掌握

（1）非创伤性检查：包括痰培养、血培养和胸腔积液培养。由于口腔中存在大量厌氧菌，重症或住院患者的口咽部也常有可引起肺脓肿的需氧或兼性厌氧菌如肺炎杆菌、铜绿假单胞菌、金葡菌等定植，咳痰用于肺脓肿的病原学诊断是不合适的。血培养是很好的无污染标本，尤其是在血源性肺脓肿。但是，血培养分离的细菌往往仅反映肺脓肿的部分病原体。在肺脓肿合并有脓胸的时候，胸腔积液是最佳的病原学检查标本。

（2）创伤性检查：有创的方法多用于重症、疑难病例或免疫抑制宿主的肺部感染，可避开上呼吸道直接在脓肿部位或引流的支气管内采样，包括有经环甲膜穿刺经气管吸引（TTA），经胸壁穿刺肺吸引（LA）、防污染样本毛刷（PSB）、防污染支气管肺泡灌洗（PBAL）等方法。由于它们具有一定的创伤性，临床上应正确选用。在条件允许时，可考虑进行胸腔镜或开放性肺活检。

知识点16：纤维支气管镜检查	副高：熟练掌握　正高：熟练掌握

纤维支气管镜检查有助于发现病因，若为支气管肿瘤，可取活检。如见到异物可取出，使引流恢复通畅。亦可借助纤维支气管镜防污染毛刷采样细菌培养以及吸引脓液和病变部注入抗生素，促进支气管引流和脓腔的愈合。

知识点17：诊断　　　　　　　　　　　　　副高：熟练掌握　正高：熟练掌握

依据口腔手术、昏迷呕吐、异物吸入，急性发作的畏寒、高热、咳嗽和咳大量脓臭痰等病史，结合白细胞总数和中性粒细胞显著增高，肺野大片炎性阴影中有脓腔及液平面的X线征象，可做出诊断。血和痰的细菌培养，有助于做出病原学诊断。有皮肤创伤感染、疖、痈等化脓性病灶，发热不退并有咳嗽、咳痰等症状，胸部X线检查示有两肺多发性小脓肿，可诊断为血源性肺脓肿。

知识点18：肺脓肿与细菌性肺炎的鉴别诊断　　　　副高：熟练掌握　正高：熟练掌握

肺脓肿需要与细菌性肺炎进行鉴别诊断。肺脓肿早期表现和细菌性肺炎相似，但除由一些需氧菌所致的肺脓肿外，症状相对较轻，病程相对慢性化。后期脓肿破溃与支气管相交通后则痰量增多，出现脓痰或脓性痰，可有臭味，此时临床诊断则可成立。胸部影像学检查，特别是CT检查，容易发现在肺炎症渗出区出现多个小的低密度区。当与支气管交通时，出现空腔，并有气液交界面（液平），形成典型的肺脓肿。

知识点19：肺脓肿与支气管肺癌的鉴别诊断　　　　　　副高：掌握　正高：掌握

在50岁以上男性出现肺空洞性病变时，肺癌（通常为鳞癌）和肺脓肿的鉴别常需考虑。由支气管肺癌引起的空洞性病变（癌性空洞），无吸入病史，其病灶也不一定发生在肺的低垂部位。而肺脓肿则常伴有发热、全身不适、脓性痰、血白细胞和中性粒细胞升高，对抗生素治疗反应好。影像学上显示偏心空洞，空洞壁厚，内壁不规则，则常提示恶性病变。痰液或支气管吸引物的细胞学检查以及微生物学涂片和培养对鉴别诊断也有帮助。如对于病灶的诊断持续存在疑问，情况允许时也可考虑手术切除病灶及相应肺叶。其他肺内恶性病变，包括转移性肺癌和淋巴瘤也可形成空洞性病变。

需注意的是肺癌和肺脓肿可能共存，特别在老年人中。因为支气管肿瘤可使其远端引流不畅，分泌物潴留，引起阻塞性肺炎和肺脓肿。一般病程较长，有反复感染史，脓痰量较少。纤维支气管镜检查对确定诊断很有帮助。

知识点20：肺脓肿与大疱内感染的鉴别诊断　　　　　　副高：掌握　正高：掌握

患者全身症状较X线胸片显示状态要轻。在平片和CT上常可见细而光滑的大疱边缘，和肺脓肿相比其周围肺组织清晰，以往胸片将有助于诊断。大疱内感染后有时可引起大疱消失，但很少见。

知识点21：肺脓肿与先天性肺病变继发感染的鉴别诊断　　副高：掌握　正高：掌握

支气管脓肿及其他先天性肺囊肿可能无法和肺脓肿鉴别，除非有以往X线胸片进行比较，支气管囊肿未感染时也不与气管支气管交通，但囊肿最后会出现感染，形成和气管支气管的交通，气体进入囊肿，形成含气囊肿，可呈单发或多发含气空腔，壁薄而均一；合并感染时其中可见气液平面。如果病人一开始就表现为感染性支气管囊肿，通常清晰的边界就会被周围肺实质炎症和实变所遮掩。囊肿的真正本质只有在周围炎症或渗血消散吸收后才能显示出来。

先天性肺隔离症感染也会同样出现鉴别诊断困难，可通过其所在部位（多见于下叶）及胸部CT扫描和磁共振成像（MRI）及造影剂增强帮助诊断，并可确定异常血管供应来源，对手术治疗有帮助。

知识点22：肺脓肿与肺挫伤血肿和肺撕裂的鉴别诊断　　　　副高：掌握　正高：掌握

胸部刺伤或挤压伤后影像学可出现空洞样改变，临床无典型肺脓肿表现，有类似的创伤病史常提示此诊断。

知识点23：肺脓肿与膈疝的鉴别诊断　　　　副高：掌握　正高：掌握

通常在后前位X线胸片可显示"双重心影"，在侧位上在心影后可见典型的胃泡，并常有液平。如有疑问可进行钡剂及胃镜检查。

知识点24：肺脓肿与包囊肿和其他肺寄生虫病的鉴别诊断　　　　副高：掌握　正高：掌握

包囊肿可穿破引起复合感染，曾在羊群牧羊分布的区域居住者需考虑此诊断。乳胶凝聚试验，补体结合和酶联免疫吸附试验，也可检测血清抗体，帮助诊断。寄生虫中如肺吸虫也可有类似症状。

知识点25：肺脓肿与真菌和放线菌感染的鉴别诊断　　　　副高：掌握　正高：掌握

肺脓肿并不全由厌氧菌和需氧菌所致，真菌、放线菌也可引起肺脓肿。临床鉴别诊断时也需考虑。

知识点26：肺脓肿与肺结核空洞继发感染的鉴别诊断
　　　　　　　　　　　　　　　　　　　　　　　副高：熟练掌握　正高：熟练掌握

肺脓肿需要与肺结核空洞继发感染进行鉴别诊断。肺结核常伴空洞形成，胸部X线检查空洞壁较厚，病灶周围有密度不等的散在结节病灶。合并感染时空洞内可有少量液平，临床出现黄痰，但整个病程长，起病缓慢，常有午后低热、乏力、盗汗、慢性咳嗽、食欲缺乏等慢性症状，经治疗后痰中常可找到结核杆菌。

知识点27：肺脓肿与局限性脓胸的鉴别诊断　　　副高：熟练掌握　正高：熟练掌握

肺脓肿需要与局限性脓胸进行鉴别诊断。局限性脓胸常伴支气管胸膜瘘，其与肺脓肿有时在影像学上不易区别。典型的脓胸在侧位胸片呈"D"字阴影，从后胸壁向前方鼓出。CT对疑难病例有帮助，可显示脓肿壁有不同厚度，内壁边缘和外表面不规则；而脓腔壁则非常光滑，液性密度将增厚的壁层胸膜和受压肺组织下的脏层胸膜分开。

知识点28：抗感染治疗　　　副高：熟练掌握　正高：熟练掌握

（1）吸入性肺脓肿：多有厌氧菌感染存在，治疗可选用青霉素、克林霉素和甲硝唑，如下表所示。

厌氧菌感染的常用药物治疗方法

常用药物	剂量及用法	备　注
青霉素	可用至1000万U/d，分4~6次/日，静脉注射	脆弱类杆菌对青霉素不敏感
甲硝唑	1~2g/d，静脉注射	与青霉素联合覆盖脆弱类杆菌
克林霉素	1.8~3.6g/d，静脉注射	与青霉素联合覆盖脆弱类杆菌

（2）血源性肺脓肿：多为金黄色葡萄球菌所致，选用第一代头孢菌素类，耐青霉素酶青霉素及克林霉素等；MRSA可选用万古霉素，利奈唑胺。

（3）革兰阴性杆菌感染：可选择第二代、第三代头孢菌素、氟喹诺酮，必要时联合氨基糖苷类。

（4）阿米巴引起的肺脓肿：应选择甲硝唑治疗。

知识点29：痰液引流　　　副高：熟练掌握　正高：熟练掌握

（1）祛痰：痰液黏稠者可选用祛痰药如盐酸氨溴索、溴己新等，亦可采用雾化以稀释痰液。

（2）体位引流：患者一般状况较好时，可采用体位引流排脓。使脓肿部位处于高位，轻拍患部，每日2~3次，每次10~15分钟。但对大量脓痰且体质虚弱的患者应进行监护，防止大量脓痰涌出时因无力咳出而窒息。

（3）经纤维支气管镜冲洗法：此种方法除作为诊断手段，确定继发性脓肿原因外，还可用来经气道内吸引及冲洗，促进引流，利于愈合。有时脓肿大、脓液量多时，需要硬质支气管镜进行引流，以便于保证气道通畅。

（4）经皮导管引流：此方法对于难治性肺脓肿，尤其是靠近胸壁的脓肿是一种有效、安全的治疗方法。对于抗感染治疗10~14天仍无效、有中毒症状、脓腔>6cm、老年患者或免疫抑制、可能有支气管阻塞的肺脓肿可考虑使用。可在X线、CT或超声引导下进行穿刺，以提高成功率、降低并发症的产生。

知识点30：外科治疗的手术指征　　　　副高：熟练掌握　正高：熟练掌握

急性肺脓肿经有效抗生素治疗，绝大多数可治愈，少数患者疗效不佳，在全身状况和肺功能允许的情况下可考虑外科手术。手术指征：①慢性肺脓肿经内科治疗3个月以上，脓腔仍不缩小，感染不能控制或反复发作；②并发支气管胸膜瘘或脓胸经抽吸冲洗脓液疗效不佳者；③大咯血经内科治疗无效或危及生命时；④支气管阻塞疑为支气管肺癌至引流不畅的肺脓肿。

知识点31：预防　　　　　　　　　　　副高：熟练掌握　正高：熟练掌握

预防的关键在于积极去除和治疗口腔、鼻、咽腔的慢性感染源，如龋齿、扁桃体炎、鼻窦炎、齿槽溢脓等，避免过量使用镇静、催眠及麻醉药。对上呼吸道手术、昏迷及全身麻醉者应加强护理，预防肺部感染。

第六章 肺真菌病

第一节 侵袭性肺真菌病

知识点1：侵袭性肺真菌病的概念 副高：熟练掌握 正高：熟练掌握

侵袭性肺真菌病指真菌直接侵入肺组织或支气管，并在其中生长繁殖引致组织损害、肺功能障碍和炎症反应的急、慢性病理改变及病理生理过程。一般不包括真菌寄生和过敏所致的肺部改变，分原发性和继发性两种类型。

知识点2：侵袭性真菌感染的高危因素 副高：掌握 正高：掌握

（1）基础疾病：肺部真菌感染患者常有肺部或肺外基础疾病。①呼吸系统基础疾病：如慢性阻塞性肺疾病、支气管扩张症、肺癌、肺结核或尘肺等；②肺外疾病：欧美国家艾滋病较多，我国艾滋病人占比例较少，主要见于恶性肿瘤、白血病、糖尿病、慢性肝病、尿毒症、结缔组织病和大面积烧伤等。

（2）诱发因素：如长期使用广谱抗生素、糖皮质激素、免疫抑制剂、细胞毒性药物、放射治疗、外科手术（尤其是器官移植）、吸毒、雾化吸入治疗、气管切开或气管插管、静脉输液留置导管和留置导尿管等。

（3）其他职业史、旅行史和接触史等：如从事动物皮毛加工、饲鸟、酿造、挖掘地基和考古等。到真菌流行地域旅行，进入蝙蝠等动物栖息的岩洞，接触鸽粪等都是诊断肺部真菌感染的重要线索。

知识点3：无免疫功能抑制的基础疾病患者诊断为侵袭性肺真菌病的条件
副高：熟练掌握 正高：熟练掌握

无免疫功能抑制的基础疾病患者，经抗生素治疗72～96小时仍有发热等感染征象，并满足下列条件之一可诊断为侵袭性肺真菌病：①患者因素：年龄大于65岁、营养不良、肝硬化、胰腺炎、糖尿病、COPD、肾功能不全、严重烧伤、肠功能减退或肠麻痹等基础情况。存在真菌定植，尤其是多部位定植（指同时在≥2个部位分离出真菌，即使菌株不同）或某一部位持续定植。②治疗相关性因素：近期内进行各种侵入性操作，如机械通气＞48小时、留置血管内导管、气管插管/气管切开、包括腹膜透析在内的血液净化治疗等。长时间使用3种或3种以上抗菌药物、多成分输血、全胃肠外营养、持续应用糖皮质激素治疗3周以上等。

存在免疫功能抑制的基础疾病的患者（如血液系统恶性肿瘤、HIV感染，骨髓移植/异基因造血干细胞移植、存在移植物抗宿主病等），当出现体温>38℃或<36℃，满足下列条件之一，可诊断为侵袭性肺真菌病：①存在免疫功能抑制的证据。中性粒细胞缺乏（<$0.5×10^9$/L）且持续10天以上；60天内出现过中性粒细胞缺乏或减少并超过10天；之前30天内接受过或正在接受免疫抑制治疗或放疗（口服免疫抑制药>2周或静脉化疗>2个疗程）；②高危的实体器官移植受者、术中大量输血、移植后早期（3天内）出现真菌定植、较长的手术时间、肾功能不全、皮质激素治疗、移植后继发细菌感染、巨细胞病毒（CMV）感染、移植后需要透析、病区在2个月内曾有其他患者发生侵袭性曲菌感染等。

不同的病原菌侵袭表现有所不同。肺念珠菌X线胸片可见大小不等、形状不一的均匀阴影，边缘不清，一般不波及肺尖，但病灶部位可经常变换；曲菌侵袭常见肺的中下部，早期结节实变影，数天后出现晕轮征，10～15天肺实变区液化出现空洞，或新月征；肺隐球菌病X线胸片多在肺中下野出现孤立的中度致密的浓厚阴影，直径常为2～7cm，很少发生空洞，但CT片可见多个"石榴样"块状阴影融合而成；肺孢子菌肺炎，为双侧间质性浸润，逐渐进展至肺泡实质。

侵袭性肺真菌病的次要临床特征有：①持续发热>96小时，经积极的抗生素治疗无效；②具有肺部感染的症状及体征：咳嗽、咳痰、咯血、胸痛和呼吸困难及肺部啰音或胸膜摩擦音等体征；③影像学检查可见除主要临床特征之外的、新的非特异性肺部浸润影。

侵袭性肺真菌病在微生物学检查中可见：①气管内吸引物或合格痰标本直接镜检发现菌丝，且培养连续≥2次分离到同种真菌；②支气管肺泡灌洗液（BALF）经直接镜检发现菌丝，真菌培养阳性；③合格痰液或BALF直接镜检或培养发现新型隐球菌；④乳胶凝集法检测隐球菌荚膜多糖抗原呈阳性结果；⑤血清1,3-β-D-葡聚糖抗原检测连续2次呈阳性；⑥血清半乳甘露聚糖抗原检测（GM试验）连续2次呈阳性。

知识点8：G试验及GM试验　　　　　　　　副高：掌握　正高：掌握

血液标本中真菌细胞壁成分曲菌半乳甘露聚糖抗原（GM试验）和1,3-β-D葡聚糖抗原（G试验）的检测，是诊断侵袭性真菌感染的微生物学检查依据之一，其敏感性和特异性均达到80%以上。GM检测对诊断侵袭性曲菌感染有临床意义，但少数情况下可出现假阳性，如使用半合成青霉素、食用牛奶制品等。隐球菌感染时可出现GM检测假阳性。G试验阳性提示可能为念珠菌或曲菌感染，对于诊断侵袭性真菌感染具有临床意义。当隐球菌感染时G试验则呈假阴性，接合菌也可呈假阴性。但静脉使用清蛋白或γ-球蛋白，G试验可呈假阳性。

知识点9：微生物学或组织病理学依据　　　　副高：掌握　正高：掌握

（1）真菌：肺组织标本用组织化学或细胞化学方法检出菌丝或球形体（非酵母菌的丝状真菌），并发现伴有相应的肺组织损害。肺组织标本、胸腔积液或血液真菌培养阳性。

（2）酵母菌：肺组织标本用组织化学或细胞化学方法检出酵母菌细胞和/或假菌丝。肺组织标本、胸腔积液或血液酵母菌培养阳性，或经镜检发现隐球菌。

（3）肺孢子菌：肺组织标本染色发现包囊、滋养体或囊内小体。痰液或支气管肺泡灌洗液中发现肺孢子菌包囊、滋养体或囊内小体。

知识点10：侵袭性肺真菌病的诊断标准　　　副高：熟练掌握　正高：熟练掌握

侵袭性肺真菌病的诊断标准

级　别	危险因素	临床特征*	微生物学	组织病理学
确诊	+	+	+△	+
临床诊断	+	+	+△△	-
拟诊	+	+	-	-

*：包括影像学；+有，-无；△：肺组织、胸腔积液、血液真菌培养阳性（除肺孢子菌外）；△△：除确诊标准外，也包括特异性真菌抗原检测阳性及合格的深部痰标本连续≥2次分离到同种真菌

知识点11：侵袭性肺真菌病的确诊依据　　　副高：熟练掌握　正高：熟练掌握

符合宿主发病危险因素≥1项，具有侵袭性肺真菌病的临床特征并具有肺组织病理学和/或如下任何一项微生物学证据，即可确诊：①无菌术下取得的肺组织、胸腔积液或血液标本培养有真菌生长，但血液标本曲菌或青霉菌（除外马尼菲青霉菌）培养阳性时，需结合临床排除标本污染的可能；②肺组织标本、胸腔积液或血液镜检发现隐球菌；③肺组织标本、BALF或痰液用组织化学或细胞化学方法染色发现肺孢子菌包囊、滋养体或囊内

小体。

知识点12：侵袭性肺真菌病的临床诊断　　　副高：熟练掌握　　正高：熟练掌握

同时符合宿主发病危险因素≥1项、侵袭性肺真菌病的1项主要临床特征或2项次要临床特征以及1项微生物学检查依据即可得到临床诊断。

知识点13：侵袭性肺真菌病的拟诊依据　　　副高：熟练掌握　　正高：熟练掌握

同时符合宿主发病危险因素≥1项、侵袭性肺真菌病的1项主要临床特征或2项次要临床特征即可拟诊为侵袭性肺真菌病。

知识点14：预防性治疗　　　　　　　　　　副高：熟练掌握　　正高：熟练掌握

侵袭性肺真菌病的预防性治疗包括医院感染控制技术措施和化学（抗真菌药物）预防，后者主要指造血干细胞移植和某些实体器官（如肝、心、肺）移植的围手术期预防用药；在高危患者预防某种特定的真菌感染及其所致真菌病，最成功的实例是获得性免疫缺陷综合征（AIDS）患者应用甲氧苄啶-磺胺甲噁唑（TMP-SMZ）预防肺孢子菌肺炎。

知识点15：经验性治疗　　　　　　　　　　副高：熟练掌握　　正高：熟练掌握

经验性治疗即拟诊治疗，针对的是拟诊侵袭性肺真菌病的患者，当高危患者临床表现和影像学征象提示真菌性肺炎时，在未获得病原学结果之前，可考虑进行经验性治疗。药物的选择应综合考虑可能的感染部位、病原真菌、患者预防用药的种类及药物的广谱、有效、安全性和效价比等因素。目前临床上推荐对于拟诊为侵袭性肺真菌病的重症患者，应进行经验性抗真菌治疗。

知识点16：先发治疗　　　　　　　　　　　副高：熟练掌握　　正高：熟练掌握

先发治疗即临床诊断治疗，与经验性治疗的区别在于患者已经具备微生物学阳性证据，但尚无组织病理学确诊证据，即符合临床诊断，其抗真菌治疗已有较强的选择性用药指征；针对的是临床诊断侵袭性肺真菌病的患者。对有高危因素的患者开展连续监测，包括每周2次胸部X线片、CT扫描、真菌培养及真菌抗原检测等。如发现阳性结果，立即开始抗真菌治疗，即先发治疗。其重要意义在于尽可能降低不恰当的经验性治疗所导致的抗真菌药物的不必要使用，降低真菌耐药及医疗费用增加的可能性。

目前推荐对于临床诊断侵袭性肺真菌病的患者建议进行先发治疗，同时进一步寻找病原学证据；对于侵袭性真菌感染的高危患者，应开展连续监测，避免不恰当的经验性治疗，尽可能实施先发治疗。

知识点17：确诊治疗　　　　　　　　　副高：熟练掌握　正高：熟练掌握

确诊治疗即靶向治疗，按不同真菌选择用药，针对的是确诊侵袭性肺真菌病的患者。针对真菌种类进行特异性抗真菌治疗，以获得致病菌的药敏结果为依据，采用有针对性的治疗，也可适当根据经验治疗的疗效结合药敏结果来调整给药。药物选择要参考药物抗菌谱、药理学特点、真菌种类、临床病情和患者耐受性等因素后选定。

知识点18：常见治疗方式　　　　　　　　　副高：掌握　正高：掌握

传统治疗应用两性霉素B，若不能耐受可使用两性霉素B脂质体制剂。目前，通常选用伊曲康唑、伏立康唑或卡泊芬净；或先使用两性霉素B，2～3周后改为伊曲康唑或伏立康唑。必要时可联合两种抗真菌药物治疗。

第二节　肺曲菌病

知识点1：肺曲菌病的概念　　　　　　　　　副高：熟练掌握　正高：熟练掌握

肺曲菌病是由曲菌属真菌感染或吸入曲菌属抗原所引起的一组急、慢性肺部疾病，包括过敏反应性的曲菌病、寄生性曲菌病、侵袭性肺曲菌病（IPA）。过敏反应性的曲菌病包括变应性支气管肺曲菌病（ABPA）等。引起肺部曲菌感染的曲菌最常见的是烟曲菌，少见为黄曲菌等。

知识点2：肺曲菌病的病原学　　　　　　　　　副高：熟练掌握　正高：熟练掌握

曲菌属真菌属于真菌界半知菌亚门的丛梗孢科，可以引起人类感染的有烟曲菌、黄曲菌、黑曲菌和土曲菌等。其中烟曲菌最常见，可引起90%的感染。肺是最常见的原发感染灶，中枢神经系统其次。其他感染部位还有皮肤、鼻窦、咽、消化道、肝脾等。曲菌仅以菌丝形式生长，其菌丝有分隔，直径2～5μm，呈45°分叉，具有组织侵袭能力。

知识点3：肺曲菌病的感染途径　　　　　　　　　副高：熟练掌握　正高：熟练掌握

曲菌的分生孢子头可释放大量的分生孢子，这些分生孢子悬浮于室内和室外空气中，人体几乎不可避免地经常吸入曲菌孢子，经呼吸道吸入是曲菌感染的主要途径，2.5～3.5μm大小的曲菌孢子吸入后可经气道直达肺泡导致肺部感染，较大的孢子可在鼻咽部、鼻窦定植或引起感染。IPA时，曲菌可侵入血循环而播散至全身多个脏器。破损的皮肤、手术创面，尤其是烧伤患者的创面暴露于空气中或者接触曲菌污染的衣服、被褥等可导致肺外感染并血行播散至肺。其他感染途径较少见，包括经眼、胃肠道、泌尿生殖道和中心静脉导管感染等。

另一少见感染途径是气道呛入（淹溺时）曲菌孢子污染的污水而致病。

知识点4：肺曲菌病的致病方式　　　　　副高：熟练掌握　正高：熟练掌握

曲菌导致肺部疾病的方式有：①曲菌繁殖力强，可在组织中快速生长繁殖，直接破坏宿主组织细胞，引起炎症反应；②侵入血管，在血管壁和血管腔内快速生长使血管阻塞导致组织缺血性坏死；③曲菌缠绕成团块状物阻塞气道并可导致继发感染；④某些曲菌，如烟曲菌，能产生蛋白分解酶，造成组织破坏；⑤曲菌抗原引起支气管-肺变态反应；⑥产生真菌毒素，曲菌中有些菌种的产毒菌株可产生多种毒素，毒素的急性中毒可引起组织严重坏死，慢性中毒可诱发恶性肿瘤。

知识点5：ABPA的临床和影像学表现　　　　副高：熟练掌握　正高：熟练掌握

ABPA是熏烟色曲菌（Af）在特应性个体中引起的呼吸道变态反应性疾病，主要表现为反复发作的哮喘症状，胸部影像学检查显示肺部浸润和外周血嗜酸性粒细胞增多，可有发热和咳带有棕色斑点的痰液或咳出痰栓。ABPA患者可经历3个临床阶段：早期激素敏感性哮喘，中期激素依赖性哮喘，晚期肺纤维化、蜂窝肺，早期有效治疗可阻止病情进展。

X线胸片和胸部CT检查的典型表现为一过性肺部浸润，主要在上肺，可为双侧，常因痰栓阻塞支气管所致，咳出黏液栓后肺部浸润消失。"印戒征"或"轨道征"提示支气管炎症。支气管腔内充满黏液可形成带状阴影和指套状阴影。随着病情的进展可出现向心性支气管扩张。

知识点6：ABPA的皮肤试验方式　　　　　副高：熟练掌握　正高：熟练掌握

皮试方法是检查ABPA变应原简单而又快速的常用方法，有皮内试验和点刺试验。变应原一般选择混合真菌、混合曲菌和烟曲菌，于15～20分钟观察结果。阳性反应是根据出现的风团和红晕的大小而定，皮内试验以风团反应≥0.5cm为阳性；而点刺试验则以≥3mm为阳性，如有阳性对照，则以大于等于阳性对照为阳性。①曲菌的阳性速发反应：对烟曲菌呈现的阳性速发型皮肤反应是诊断的必备条件，如变应原为高质量的话，阴性的皮肤反应可排除本病。②双相反应：部分患者皮试4～8小时后局部出现一边界不十分清楚的红斑和硬结，24小时后消失为晚发反应。两种反应同时存在称为双相反应，几乎发生于所有皮内试验的ABPA患者。

知识点7：肺曲菌球的基础疾病　　　　　副高：熟练掌握　正高：熟练掌握

肺曲菌球的基础疾病主要有空洞型肺结核、大疱性肺气肿、肺纤维化、结节病或组织胞浆菌病等，甚至在ABPA患者扩张的支气管内亦可形成曲菌球，我国以空洞型肺结核最常见。肺曲菌球通常是曲菌在肺内的良性腐物寄生状态，但可在此基础上发展为IPA或其他类型的曲菌病。

知识点8：肺曲菌球的临床和影像学表现　　　副高：熟练掌握　正高：熟练掌握

肺曲菌球患者一般无症状，常因其他肺部疾病或体检X线胸片检查而发现。主要症状是咯血，少数患者发生危及生命的大咯血；有时可伴有发热、咳嗽等曲菌过敏反应症状，需要与继发感染或侵袭性肺曲菌病鉴别。胸部X线检查具有诊断价值，典型表现为：肺部原有空洞内形成球状的固体团块，水样密度，可移动；团块与空洞壁之间有气腔分隔；位于肺外带者，常有胸膜增厚，长期随访胸膜厚度可发生变化。可有抗曲菌抗原的抗体效价升高。

知识点9：IPA的分型　　　副高：熟练掌握　正高：熟练掌握

IPA的表现多种多样，大致可分为3种亚型：①急性侵袭性肺曲菌病（AIPA），或称血管侵袭性肺曲菌病；②慢性坏死性肺曲菌病（CNPA），或称不完全侵袭性肺曲菌病；③气道侵袭性曲菌病（AIA）。

知识点10：AIPA的危险因素及疾病　　　副高：熟练掌握　正高：熟练掌握

AIPA的危险因素主要有中性粒细胞减少或中性粒细胞和/或巨噬细胞功能不良、细胞毒药物化疗、长期激素治疗、骨髓或实体器官移植、先天性或获得性免疫缺陷等。部分患者无上述危险因素，但常有基础疾病，如COPD、糖尿病、慢性肾病、ICU内机械通气、营养不良等。还有一部分患者无明确危险因素。

知识点11：AIPA的临床表现　　　副高：熟练掌握　正高：熟练掌握

AIPA的常见症状有咳嗽、咳黄脓痰、发热、气急等。通常，免疫抑制程度严重者，病情进展速度快而炎症反应轻、感染症状可不明显，早期即可发生呼吸衰竭。免疫抑制程度轻者，病情进展相对缓慢而炎症反应较剧烈，可出现较明显的感染中毒症状，呼吸衰竭出现较晚。

知识点12：AIPA的影像学表现　　　副高：熟练掌握　正高：熟练掌握

胸部X线片可见楔形阴影、斑片状浸润影、孤立性或多发性结节影等，病灶内可形成空洞。某些患者胸部CT检查可发现具一定特征性的改变，且胸部CT异常往往先于X线片，可早期提示诊断。疾病早期（约1周内）CT可见晕轮征或反晕轮征，前者为磨玻璃样环状阴影环绕在结节状病灶周围，后者指在局灶性圆形磨玻璃影周围环绕半月形或环形实变影。这两种征象高度提示血管侵袭性真菌感染，主要见于肺曲菌和毛霉菌感染，免疫缺陷患者出现晕轮征或反晕轮征表现时可早期抗真菌治疗。但某些肿瘤和炎性疾病也可有类似的表现，需注意鉴别。稍后（1周左右）可出现底边邻近胸膜、尖端朝向肺门的楔形阴影，与肺血栓栓塞症导致的肺梗死类似。空气新月征出现较晚（2~3周），表现为原有病灶中出现新月状的低密度透光区，较常见于免疫抑制患者中性粒细胞恢复。

知识点13：CNPA的临床和影像学表现　　副高：熟练掌握　正高：熟练掌握

CNPA常见于中、老年人，主要症状有咳嗽、咳痰、咯血和体重减轻等，病情相对较轻，常在数月至数年内缓慢进展。患者的基础免疫状况也相对好于急性侵袭性肺曲菌病患者，危险因素包括：①慢性肺部疾病：如COPD、支气管哮喘、囊性肺纤维化、肺结核、肺部分切除术后、结节病、肺尘埃沉着病等；②全身性疾病：如糖尿病、类风湿关节炎、营养不良等疾病以及长期小剂量糖皮质激素治疗的患者。

胸部影像学检查可见单侧或双侧肺浸润性病变或结节影，边界常不规则，多发于上叶和下叶背段，伴或不伴有空洞，有空洞者50%出现曲菌球，常有邻近的胸膜增厚。

知识点14：AIA的临床和影像学表现　　副高：熟练掌握　正高：熟练掌握

AIA主要见于中性粒细胞减少症和AIDS患者。其临床和影像学表现为：①急性气管-支气管炎，X线多数正常，偶有肺纹理增多；②细支气管炎，HRCT表现为小叶中心性结节和"树-芽"征；③支气管肺炎，肺外周细支气管分布区小片实变影；④阻塞性支气管肺曲菌病，曲菌在管腔内呈团块状生长，CT表现类似ABPA，好发于下叶，可有两侧支气管扩张、大量黏液嵌塞，支气管阻塞后可致肺不张。

知识点15：IPA的影像学特征　　副高：熟练掌握　正高：熟练掌握

IPA的胸片表现包括单发或多发结节、段或亚段实变、弥漫毛玻璃影（经常进展为实变）以及空洞。但25% IPA患者的胸片可正常。HRCT对IPA的诊断有较大帮助。结节是IPA最常见的CT表现。菌丝浸润血管可形成栓塞和出血带，表现为结节周围的毛玻璃影，称为"晕"征，是IPA的早期表现。肺组织坏死、收缩，可在一个肺部结节周围形成半月形气影，称为"空气半月"征，较"晕"征出现得晚。"晕"征联合"空气半月"征对诊断IPA的敏感性>80%，但这些征象并非IPA特有，也可见于毛霉菌、假丝酵母菌感染及BOOP、Kaposi肉瘤等。对怀疑IPA的患者应常规进行HRCT检查。

知识点16：IPA的分级诊断层次　　副高：熟练掌握　正高：熟练掌握

IPA采用分级诊断，共3个层次：①确诊：组织病理发现特征性菌丝伴/不伴来自相同部位的组织培养阳性；②临床诊断：指临床表现符合，并且有2次痰培养或1次BAL培养或1次刷片培养阳性，或者1次BAL中找到特征性菌丝，或者血清或BAL中曲菌抗原检测阳性；③拟诊：临床表现符合，但没有任何真菌学证据。

知识点17: IPA的涂片显微镜检　　　副高: 熟练掌握　正高: 熟练掌握

最简单的真菌学诊断方法是对临床标本 (痰液、支气管肺泡灌洗液) 进行直接显微镜检查。过碘酸雪夫染色 (PAS) 和银染等特殊染色可以更清楚地显示真菌细胞。曲菌感染可见无色、45°分支分隔的菌丝。

知识点18: IPA的真菌培养　　　副高: 熟练掌握　正高: 熟练掌握

从无菌部位如血液、胸腔积液、支气管肺泡灌洗液以及活检组织块中分离出条件致病菌常提示肯定的感染,但对痰液等标本则应谨慎解释结果。一次培养结果阳性往往不能确定诊断,必要时应多次重复检查,同时阴性结果并不能排除侵袭性曲菌病。

知识点19: 肺曲菌病的组织切片检查　　　副高: 熟练掌握　正高: 熟练掌握

组织切片中的曲菌丝、孢子,HE染色呈蓝灰略带红色,PAS呈红色,银染呈黑色或棕色。病变中有时可见曲菌分生孢子头。曲菌丝长短不一,但直径较均一,为 $3 \sim 5\mu m$,明显分隔,分支约呈45°,排列成放射状和珊瑚状。菌丝横切面很像孢子,但孢子多密集成群,直径略小于菌丝。曲霉菌丝主要应与念珠菌、毛菌丝鉴别,念珠菌菌丝较细,常有假菌丝,分支不规则,毛霉菌丝较粗,是曲菌的 $2 \sim 3$ 倍且直径不均一,不分隔,直角分支。

知识点20: 肺曲菌病的血清学实验　　　副高: 熟练掌握　正高: 熟练掌握

血清抗体检测对ABPA的诊断、指导糖皮质激素治疗和病情随访均有帮助,也有助于判断肺曲菌球患者是否伴有对曲菌的过敏反应。对诊断侵袭性曲菌病基本无价值,因为抗体产生较迟不能早期诊断,免疫抑制患者即使存在严重的曲菌感染也可能不能有效地产生抗体,另外抗体检测因交叉反应有一定的假阳性率。

知识点21: ABPA的主要诊断标准　　　副高: 熟练掌握　正高: 熟练掌握

ABPA的主要诊断标准包括: ①反复哮喘发作; ②外周血嗜酸性粒细胞增多 ($\geq 1\times 10^9/L$); ③曲菌抗原皮肤划痕试验在 (15 ± 5) 分钟出现即刻反应; ④对曲菌抗原的沉淀抗体阳性; ⑤血清总IgE浓度升高 ($\geq 1000ng/ml$); ⑥X线有肺部浸润史 (病变呈一过性或固定不变); ⑦中央性支气管扩张。符合前6项者可能为ABPA,符合所有7项标准可确诊。

知识点22: ABPA的次要诊断标准　　　副高: 熟练掌握　正高: 熟练掌握

ABPA的次要诊断标准包括: 痰涂片或培养反复检出曲菌、有咳出棕色痰栓 (痰栓内含有嗜酸性粒细胞和Charcot-Leyden结晶）的病史、血清特异性IgE升高、曲菌抗原皮肤划痕试验呈迟发性反应（6±2）小时、曲菌支气管激发试验阳性。次要诊断标准仅能提示诊断。

知识点23：《变应性支气管肺曲霉病诊治专家共识》（2017）诊断要点

副高：熟练掌握　正高：熟练掌握

诊断ABPA通常根据相应的临床特征、影像表现和血清学检查结果，包括：①哮喘病史；②血清TIgE升高（通常＞1000U/ml）；③血清曲霉sIgG升高；④皮肤试验曲霉速发反应阳性；⑤血清曲霉sIgG升高和/或沉淀素阳性；⑥胸片或肺部CT显示支气管扩张。其他有助于诊断的临床特征或辅助检查还包括咳黏液痰栓，外周血嗜酸性粒细胞增多，胸片或肺部CT显示片状游走性阴影、黏液嵌塞征，痰培养曲霉阳性等。

2013年国际人类和动物真菌学会专家组提出了新的ABPA诊断标准。在这一诊断标准的基础上，结合我国的疾病分布特点和临床实际情况，提出以下诊断标准。诊断ABPA须具备第1项、第2项和第3项中的至少2条（见下表）。

变应性支气管肺曲霉病（ABPA）诊断标准

诊断标准（必须具备第1项、第2项和第3项中的至少2条）

1.相关疾病
　（1）哮喘
　（2）其他：支气管扩张症、慢阻肺、肺囊性纤维化等
2.必需条件
　（1）烟曲霉特异性IgE水平升高，或烟曲霉皮试速发反应阳性
　（2）血清总IgE水平升高（＞1000U/ml）
3.其他条件
　（1）血嗜酸性粒细胞计数＞$0.5×10^9$/L
　（2）影像学与ABPA一致的肺部阴影
　（3）血清烟曲霉特异IgG抗体或沉淀素阳性

　1.相关疾病：①哮喘，特别是难治性哮喘或重症哮喘；②其他疾病：支气管扩张症、慢阻肺、肺囊性纤维化等。

　2.必需条件：同时具备：①血清烟曲霉sIgE水平升高（＞0.35kUA/L）或烟曲霉皮试速发反应阳性；②血清TIgE水平升高（＞1000U/ml），如果满足其他条件，＜1000U/ml也可考虑诊断。

　3.其他条件：①外周血嗜酸粒细胞＞$0.5×10^9$/L；使用激素者可正常，以往的数据可作为诊断条件；②影像学与ABPA一致的肺部阴影：一过性病变包括实变、结节、牙膏征或手套征、游走性阴影等，持久性病变包括支气管扩张、胸膜肺纤维化等；③血清烟曲霉sIgG抗体或沉淀素阳性。

　疾病分型：肺部HRCT显示中心性支气管扩张或支气管黏液栓，即支气管扩张型ABPA

（ABPA-B）；如无支气管扩张，则诊断为血清型ABPA（ABPA-S）。

当临床考虑ABPA、拟行有关诊断检查时，建议首先进行血清曲霉sIgE测定和/或曲霉皮试（前者更敏感）。如果其中之一阳性，应进一步检测血清TIgE，如>1000U/ml，进而行胸部CT、外周血嗜酸粒细胞计数、曲霉sIgG测定等。

知识点24：ABPA的分期　　　　　副高：熟练掌握　　正高：熟练掌握

ABPA分为5期：①Ⅰ期（急性期）：患者可表现为典型的发作性喘息，发热等，影像学检查可有肺部浸润影，血清总IgE抗体升高等；②Ⅱ期（缓解期）：通常无症状，影像学正常或至少在6个月内未出现新浸润影，总IgE水平较前下降35%～50%；③Ⅲ期（复发加重期）：可表现为急性发作症状，但约33%的患者复发是无症状的，仅出现血清总IgE的成倍升高或肺部浸润影；④Ⅳ期（激素依赖哮喘期）：依赖激素控制喘息的症状，激素减量时症状加重并出现肺部浸润影，血清总IgE升高或正常；⑤Ⅴ期（肺间质纤维化期）：症状加重，可出现低氧血症、呼吸衰竭，影像学检查显示肺纤维化，激素疗效较差。

知识点25：ABPA的糖皮质激素治疗　　　　副高：熟练掌握　　正高：熟练掌握

糖皮质激素治疗采用泼尼松0.5mg/（kg·d），治疗2周后改为0.5mg/（kg·d）隔日1次，治疗6～8周，然后根据症状、胸部影像检查和总IgE水平试行减量，每2周减量5～10mg至停药，应每6～8周复查血清总IgE水平和胸部影像学，以免病情复发。急性期症状严重者最初2周泼尼松剂量可提高至40～60mg/d，疗程亦可视病情适当延长。吸入型激素可改善哮喘症状，但对肺部浸润的吸收作用不明显，不建议采用吸入型激素用于初始ABPA的治疗。

知识点26：ABPA的抗真菌药物治疗　　　　副高：熟练掌握　　正高：熟练掌握

ABPA的抗真菌治疗药物首选伊曲康唑，200mg，2次/天，疗程4个月。根据病情可适当延长。二线的抗真菌药物可选择口服伏立康唑200mg或泊沙康唑400mg，2次/天。抗真菌可改善症状及减少糖皮质激素用量。

知识点27：肺曲菌球的手术指征　　　　　副高：熟练掌握　　正高：熟练掌握

一般抗真菌治疗无效，手术治疗较满意，可做肺叶切除或全肺切除术。手术指征为：①单纯型曲菌球患者；②复杂型曲菌球，而原发病需要外科治疗者；③诊断有疑问，不能排除肺化脓性疾病或肺肿瘤的患者；④肺曲菌球伴陈旧性结核空洞引起反复大咯血是手术的绝对适应证。清除病灶后加用抗真菌药物治疗，可巩固疗效。

知识点28：IPA的抗真菌药物治疗　　　　　　副高：熟练掌握　　正高：熟练掌握

当临床怀疑IPA时应及时开始经验性抗真菌治疗。多烯类、三唑类、棘球白素类为公认的抗曲菌药物。传统的治疗为两性霉素B（或脂质体），但目前通常选用伊曲康唑，危重患者亦可选用伏立康唑和卡泊芬净，必要时联合两种抗真菌药物。在患者中性粒细胞恢复的过程中肺内病变暂时性增多时，不应该被误认为抗真菌治疗的失败。抗真菌疗程应到临床和影像学改变消失，培养转阴，潜在的疾病得到控制。

第三节　支气管-肺念珠菌病

知识点1：支气管-肺念珠菌病的概念　　　　副高：熟练掌握　　正高：熟练掌握

支气管-肺念珠菌病是由念珠菌引起的急性、亚急性或慢性呼吸道感染，比较常见。致病菌主要为白念珠菌，次要为热带念珠菌及克柔念珠菌。当出现原发或继发防御功能减退或失调，或在支气管、肺原有病变的基础上，口腔及上呼吸道的念珠菌可侵入呼吸系统而导致感染。

知识点2：念珠菌感染的病理表现　　　　　　副高：熟练掌握　　正高：熟练掌握

念珠菌感染的病理表现大致分为3种：①单核细胞、淋巴细胞和中性粒细胞等炎性细胞浸润，小脓肿形成；②组织坏死，形成大小不等的坏死灶，其中炎性细胞较少；③肉芽肿性反应，这种病变比较少见，除一般炎性细胞浸润外，可见多核巨细胞和类上皮细胞形成的结节状肉芽肿。

知识点3：临床类型　　　　　　　　　　　　副高：熟练掌握　　正高：熟练掌握

（1）根据病变部位划分：①支气管炎型：病变累及支气管及周围组织，但未侵犯肺实质，影像学检查显示肺纹理增多、增粗、模糊；②肺炎型：念珠菌入侵肺泡，引起肺实质急性、亚急性或慢性炎症改变，影像学显示支气管肺炎或叶段肺炎的征象。

（2）根据感染途径划分：①原发（吸入）性念珠菌肺炎：指发生并局限于肺部的侵袭性念珠菌感染，部分患者亦可发生血行播散；②继发性念珠菌肺炎：指念珠菌血流感染血行播散引起的肺部病变；③其他类型：如过敏性、肺念珠菌球和念珠菌肺空洞等特殊类型。

知识点4：临床表现　　　　　　　　　　　　副高：熟练掌握　　正高：熟练掌握

感染从口腔直接蔓延或经血行播散，临床上有3种类型，也是病情发展中的3个阶段。

（1）支气管炎型：表现为咳嗽、咳白色黏液痰或由念珠菌丝及细胞碎片所组成的胶冻样小块状物，偶带血丝，多无发热。体征可闻及两肺呼吸音较粗糙。胸部X线片显示两中、下肺野纹理增多。

（2）支气管-肺炎型：有畏寒、发热、咳嗽加剧、痰黏稠呈胶冻样，有血丝或脓样痰。很少累及整个肺叶，胸部X线片示两肺中、下肺野呈弥漫性斑点或小片状或大片阴影。

（3）肺炎型：肺炎型的临床症状取决于发病过程（原发性或继发性）、宿主状态和肺炎的范围等，多呈急性肺炎或伴脓毒症表现，咳嗽，痰少而黏稠或呈黏液胶质样或痰中带血，不易咳出，伴呼吸困难、胸痛等呼吸道症状；全身症状有畏寒、发热、心动过速，甚至出现低血压、休克和呼吸衰竭等；体征往往很少，部分患者口咽部可见鹅口疮或散在白膜，重症患者出现口唇发绀，肺部可闻及干湿性啰音。

知识点5：涂片检查　　　　　　　　　　副高：熟练掌握　正高：熟练掌握

取感染病灶的新鲜标本，以氢氧化钾或生理盐水制片，直接于高倍纤维镜下镜检，可见卵圆形的出芽孢子和菌丝。大量菌丝提示念珠菌为致病状态，有诊断意义。

知识点6：染色镜检　　　　　　　　　　副高：熟练掌握　正高：熟练掌握

临床微生物实验室真菌检查必须同时进行革兰染色、氢氧化钾浮载片直接镜检和培养。念珠菌的菌丝和孢子革兰染色后均呈蓝色，但染色不均，以过碘酸雪夫染色，孢子和菌丝则呈红色。

知识点7：培养鉴定　　　　　　　　　　副高：熟练掌握　正高：熟练掌握

用沙堡琼脂培养或血琼脂培养基进行培养，并进行菌种的鉴定。肺炎患者在呼吸道标本检测的同时，应采血标本送真菌培养。

知识点8：影像学表现　　　　　　　　　副高：熟练掌握　正高：熟练掌握

支气管炎型念珠菌病表现为肺纹理增粗而模糊，可伴有肺门淋巴结增大；肺炎型念珠菌病可见两肺中、下部斑点状、不规则片状、融合而广泛的实变阴影，肺尖部病变少见，偶尔有空洞或胸腔积液，可以伴肺门淋巴结增大。继发性念珠菌肺炎胸部X线片可以阴性，特别是使用免疫抑制药的患者，少数患者影像学表现为肺间质病变，亦可呈粟粒状阴影或趋于融合。

知识点9：诊断　　　　　　　　　　　　副高：熟练掌握　正高：熟练掌握

支气管-肺念珠菌病的临床表现无特异，当机体出现免疫力减低、中性粒细胞明显降低且出现反复发热以及呼吸系统症状时，应该结合胸部影像学表现，以及病原学检查，如痰涂片见念珠菌的菌丝以及芽生孢子，血、体液、组织液、分泌物、支气管灌洗液等培养念珠菌的阳性结果等，进行综合判定。

但是需要注意念珠菌是上呼吸道最常见的定植菌之一，通常咳痰标本分离到的念珠菌不能作为肺念珠菌病的诊断依据。然而，痰标本采集最为方便，仍是临床常用的方法，应强调必须是深部咳出的合格痰标本（显微镜细胞学筛选鳞状上皮细胞＞10个/低倍视野或白细胞＞25个/低倍视野）尽可能选择下呼吸道防污染采样技术或支气管肺泡灌洗技术直接采集下呼吸道分泌物标本；G试验有助于诊断，但不能区别侵袭性念珠菌与曲菌感染；根据技术条件，积极开展肺活检（支气管镜或经皮肺穿刺）；临床微生物实验室真菌检查必须同时进行革兰染色、氢氧化钾浮载片直接镜检和培养；肺炎患者在呼吸道标本检测的同时，应采血标本送真菌培养。

诊断时需根据上述分级诊断标准，具有发病危险因素及相应的临床表现、合格痰或下呼吸道分泌物多次（≥2次）分离到同一种念珠菌，且镜检同时见到多量假菌丝和孢子作为临床诊断标准是可以接受的，如果G试验阳性则更加支持诊断。

鉴别诊断主要依靠病原菌的检查以区别于其他如组织胞浆菌病，曲菌病、毛霉菌病等真菌感染。

知识点10：支气管念珠菌病的抗真菌治疗　　　　副高：熟练掌握　正高：熟练掌握

支气管念珠菌病的抗真菌治疗措施：氟康唑400mg，每天1次，必要时静脉滴注；症状改善后可改为200mg/d，疗程持续至症状消失；或合格痰标本真菌培养连续2次阴性，也可选用伊曲康唑；若鉴定为耐氟康唑非白念珠菌可选用伏立康唑口服、棘白菌素类或两性霉素B静脉给药。

知识点11：原发性念珠菌肺炎的抗真菌治疗　　　　副高：熟练掌握　正高：熟练掌握

原发性念珠菌肺炎的抗真菌治疗措施：①病情稳定者给予氟康唑400mg，每天1次，静脉滴注，病情改善后改用口服；②病情不稳定者给予氟康唑400mg，每天1次，静脉滴注，联合氟胞嘧啶100～150mg/(kg·d)，分3～4次静脉滴注，亦可使用伊曲康唑静脉给药；③耐氟康唑肺非白念珠菌病：选择两性霉素B（除外季也蒙念珠菌及葡萄牙念珠菌）、伏立康唑、棘白菌素类。

知识点12：继发性念珠菌肺炎的抗真菌治疗　　　　副高：熟练掌握　正高：熟练掌握

继发性念珠菌肺炎（包括原发性肺念珠菌病合并播散）的抗真菌治疗措施：有深静脉导管者应拔除导管，抗真菌治疗按病情处理。①病情稳定者给予氟康唑400mg静脉滴注，曾接受较多三唑类（氟康唑、伊曲康唑）预防性用药者可选择卡泊芬净或米卡芬净静脉滴注，50（白色念珠菌）～100mg/d（非白色念珠菌），或两性霉素B 0.6mg/kg，每天1次，此为一般治疗量。用两性霉素B治疗，先每日5mg于5%葡萄糖液中缓慢避光静滴，以后根据患者耐受情况，每日或隔日增加5mg，当增至0.6mg/kg时可暂停增加剂量。累积总量

1～2g。药物不良反应有肝肾损害、心律不齐、头痛、消化道不适、寒战以及发热等，应注意观察。也可以使用含脂两性霉素B。②对于病情不稳定者，一种方法是给予两性霉素B 0.8～1.0mg/（kg·d）（或相当剂量的含脂质制剂）。或联合氟胞嘧啶25.0～37.5mg/kg，1次/6小时，口服或静脉给药；在血培养转阴性、症状体征改善或消失、中性粒细胞恢复正常水平后改为氟康唑400mg，1次/天，口服14天。另一种方法是给予氟康唑800mg/d＋两性霉素B 0.7mg/（kg·d）（或相当剂量的含脂制剂），5～6天后改为氟康唑400mg/d口服；第3种方法是给予伏立康唑或棘白菌素类，常规剂量。

第四节　肺隐球菌病

知识点1：肺隐球菌病的概念　　　　副高：熟练掌握　正高：熟练掌握

肺隐球菌病（PC）是由新型隐球菌感染引起的急性、亚急性或慢性肺真菌病，主要侵犯中枢神经系统和肺，常发生于恶性肿瘤、白血病、淋巴瘤或应用大剂量糖皮质激素或化疗等免疫功能低下的患者。本病发病率不高，免疫功能正常或免疫功能受损的患者均可感染，临床表现和影像学很难与肺炎、肺肿瘤和肺结核鉴别。

知识点2：PC的组织结构及病原学　　　副高：熟练掌握　正高：熟练掌握

新型隐球菌在组织中呈圆形或卵圆形，直径为4～6μm，菌体被宽厚的荚膜所包裹，不形成菌丝和孢子。多存在于土壤和鸽粪中，也可见于空气、水果、蔬菜，主要通过吸入新型隐球菌的孢子发病，新型隐球菌的孢子由呼吸道吸入人体，在肺形成初感染病灶，可引起肺门淋巴结肿大。健康人可以自愈，病灶仅局限于肺，局部病变进展缓慢。当抵抗力减弱时，可经血液循环播散至全身，累及中枢神经系统，以隐球菌脑膜炎最为常见，少见侵犯皮肤、骨骼、肝、心、眼等。

知识点3：PC的临床表现　　　　　　副高：熟练掌握　正高：熟练掌握

PC临床表现可分为以下3种类型：①无症状型：表现为慢性隐匿起病，绝大多数是在体检时偶然发现，见于免疫功能健全者；②轻微症状型：常为亚急性起病，表现为发热、咳嗽、咳痰、胸痛、乏力、盗汗等症状，偶有咯血，查体一般无阳性发现，也见于免疫功能健全者；③急性重症型：临床表现为严重急性下呼吸道感染，有高热、呼吸困难等症状，伴有明显的低氧血症，可发展为Ⅰ型呼吸衰竭和急性呼吸窘迫综合征（ARDS），如不及时诊断和治疗，死亡率较高。这种情况尤其多见于AIDS或免疫抑制患者。

知识点4：其他部位隐球菌病　　　　　　副高：掌握　正高：掌握

①隐球菌性脑膜炎：占隐球菌病的80%以上，病死率较高（20%～30%）；②皮肤和黏

膜隐球菌病：罕见单独发生，常与脑膜及肺部病变并存，常发生于鼻中隔、牙龈、舌、硬腭、软腭、扁桃体、咽喉及面颈部、胸背、四肢皮肤；③骨和关节隐球菌病：很少单独发生，全身骨骼均可累及，但以颅骨及脊椎多见，关节很少受累，多继发于邻近的骨骼病变，病变进展缓慢；④内脏隐球菌病：系由播散引起，常可波及心、睾丸、前列腺及眼，但肾、肝、脾、淋巴结等部位少见。胃肠道及泌尿生殖系统的感染与结核相似。

知识点5：PC的病原学检查　　　　副高：熟练掌握　正高：熟练掌握

病原学检查是诊断肺隐球菌病的重要依据，对拟诊的病例应尽可能地多次、多途径采集标本进行涂片和培养。痰培养和涂片检查的阳性率一般低于25%，对痰涂片采用墨汁染色，可见圆形厚壁孢子，可有出芽现象。将痰标本接种于葡萄糖蛋白胨琼脂培养基上，培养2～5天即可生长。但由于新型隐球菌可以寄居于正常人群，因此痰液甚至气管冲洗液培养出新型隐球菌时，应根据临床情况判断是否为肺隐球菌感染。当AIDS患者体内分离出新型隐球菌时则应高度警惕。

对怀疑肺隐球菌感染的病例，在条件允许时应尽量经有创性检查采集组织标本，进行病原学检测。经皮肺穿刺活检、细针抽吸、经支气管镜防污染毛刷获得的标本，经镜检和/或培养出新型隐球菌则具有诊断价值。

知识点6：PC的免疫学试验　　　　副高：熟练掌握　正高：熟练掌握

隐球菌的厚荚膜内含特异抗原性多糖体，约90%的隐球菌脑膜炎患者的血清或脑脊液中可检出该抗原或相应抗体。但由于患者血清中可测到的抗体不多，且特异性不强，假阳性率高，因此抗体检测的临床价值不高。临床常用的是抗原检测，即应用乳胶凝集试验检测隐球菌荚膜多糖体抗原，这是一种简便、快速、灵敏、特异性强的检测方法，是早期诊断的主要手段。

知识点7：PC的影像学检查　　　　副高：熟练掌握　正高：熟练掌握

PC胸部X线片多表现为双侧多发性病变，亦可为单侧或局限于某一肺叶，其表现类型多种多样：①孤立性块影，直径2～7cm；②单发或多发结节影；③单发或多发斑片状影，约10%患者有空洞形成，常为继发性肺隐球菌病；④弥漫性粟粒状阴影；⑤急性间质肺炎型，此型少见。所有类型中钙化和干酪性坏死罕见，可有空洞形成。

知识点8：PC的组织病理学　　　　副高：熟练掌握　正高：熟练掌握

PC组织病理学表现为非坏死性肉芽肿炎，伴有淋巴细胞和多核巨细胞浸润，在多核巨细胞和肺间质内可见多个空泡样改变，这些空泡是没有被HE染色的隐球菌病原体。PC组织病理学诊断须结合特殊染色：PAS染色将其胞体染为红色，奥辛蓝染色将其荚膜染成蓝色，六胺银染色将其胞壁染为黑色。PC病变很少侵及血管，也没有出血和坏死性改变，因此影像学很少出现坏死性空洞。病灶周围的"晕"征也不是出血所致，而是病原体和炎症向周围正常肺组织侵袭的结果。

<table><tr><td>知识点9：PC的诊断</td><td>副高：熟练掌握　正高：熟练掌握</td></tr></table>

PC的最终确诊需要依靠组织病理学。PC病灶一般位于肺野外带，支气管镜肺活检阳性率不到10%，行CT或B超引导下经皮肺穿刺活检安全可行，阳性率在90%以上。乳胶凝集试验（LA）检测血清隐球菌荚膜抗原，是一种早期、快速、无创而准确的诊断方法，消除类风湿因子等因素的影响后，它的敏感性和特异性可达99%。新型隐球菌荚膜抗原和曲菌半乳糖甘露聚糖抗原具有交叉抗原性，当二者均为阳性时往往提示为新型隐球菌感染而非二者的混合感染。

<table><tr><td>知识点10：PC的确诊依据</td><td>副高：熟练掌握　正高：熟练掌握</td></tr></table>

手术切除标本、各种有创性穿刺活检获取的组织病理学证据，血液和无菌腔液（如胸腔积液、脑脊液）隐球菌直接镜检或培养阳性是PC的确诊依据。

<table><tr><td>知识点11：PC的临床诊断依据</td><td>副高：熟练掌握　正高：熟练掌握</td></tr></table>

临床诊断依据为：结合病史、呼吸道症状和胸部影像学证据，同时合格痰液或支气管肺泡灌洗液直接镜检或培养新型隐球菌阳性或血液、胸腔积液标本隐球菌荚膜多糖体抗原阳性。由于隐球菌细胞壁没有1,3-β-D葡聚糖抗原，故血清G试验在隐球菌感染时阴性。

<table><tr><td>知识点12：肺隐球菌病治疗方案</td><td>副高：熟练掌握　正高：熟练掌握</td></tr></table>

肺隐球菌病治疗方案

免疫状态	症状轻重	药　物	疗　程
HIV阴性	无症状者	观察病情变化或选用轻症治疗方案	6～12个月
	轻中症状者	氟康唑或伊曲康唑200～400mg/d	
	重症者	同脑膜炎治疗	
HIV阳性	轻中度症状	氟康唑200～400mg/d	终身
	重症者	同脑膜炎治疗	

注：HIV：人类免疫缺陷病毒

知识点13：隐球菌脑膜炎治疗方案　　　　　副高：熟练掌握　正高：熟练掌握

隐球菌脑膜炎治疗方案

免疫状态	治疗时期	药　物	疗　程
HIV阴性	诱导期	AmB 0.7～1.0mg/（kg·d） 联合氟胞嘧啶100mg/（kg·d）	2周
	巩固期	氟康唑400mg/d	10周
HIV阳性	诱导期	AmB 0.7～1.0mg/（kg·d） 联合氟胞嘧啶100～150mg/（kg·d）	2周
	巩固期	氟康唑400mg/d	10周
	加强期	氟康唑200～400mg/d	终身

注：HIV：人类免疫缺陷病毒；AmB：两性霉素B

知识点14：手术疗法　　　　　　　　　　　　副高：掌握　正高：掌握

局限性病灶如皮肤和胸部肉芽肿、脓肿，肺部肉芽肿及空洞等，在未合并中枢神经系统隐球菌病的情况下可以考虑手术切除。手术前后均需用两性霉素B或氟康唑等药物治疗，以控制隐球菌感染。

第五节　肺毛霉菌病

知识点1：毛霉菌病的概念　　　　　　　　　副高：熟练掌握　正高：熟练掌握

毛霉菌病是由毛霉目真菌引起的一种急性化脓性疾病，多属条件致病，致病菌有根霉菌、毛霉菌和犁头菌属等，临床和组织病理相同。可引起鼻窦、眼眶、中枢神经系统、肺、消化道等器官感染。肺毛霉菌病多数呈急剧发展，少数为慢性感染病程。这是一种病死率极高的真菌感染，仅少数表现为慢性感染，故患者较少在生前做出诊断，常于死后尸检发现。

知识点2：诱发毛霉菌病的常见因素　　　　　副高：熟练掌握　正高：熟练掌握

毛霉菌是一条件致病菌，临床上能够诱发毛霉菌病的常见因素有以下几种：①代谢性疾病：糖尿病尤其是酮症酸中毒患者；②使用免疫抑制剂；③长期使用广谱抗菌药物；④胃、十二指肠溃疡；⑤恶性肿瘤；⑥先天或后天性免疫缺陷，以及严重烧伤、创伤，机械通气，各种创伤性诊疗，血液透析等。

知识点3：毛霉菌病的发病机制　　　　　副高：熟练掌握　　正高：熟练掌握

呼吸系统（鼻窦、肺）毛霉菌病的入侵门户是呼吸道，多数患者由于吸入空气中的孢子而感染，吸入的孢子在鼻腔沉积引起鼻脑毛霉菌病，在肺泡沉积引起肺毛霉菌病，而继发于血源性感染的机会相对较少。在免疫功能低下的人群中，由于机体的天然免疫以及获得性免疫屏障不健全，导致吞噬细胞无法吞噬病原菌，T细胞杀伤靶细胞的能力下降，使毛霉菌易于定植于呼吸道，并引起炎症。血清游离铁的增多也有利于毛霉菌生长。正常血清酸碱度（pH 7.35～7.45）可以抑制接合菌生长，糖尿病特别是酮症酸中毒患者，血清pH下降，转铁蛋白转运铁的能力受抑制，血清游离铁增多，而铁离子是毛霉菌生长所必需的，毛霉菌可以利用游离铁促进自身的生长。另外高糖与酸性环境也有利于毛霉菌生长繁殖，因此糖尿病酸中毒患者吸入毛霉菌孢子后很容易进展为肺毛霉菌病。

知识点4：肺毛霉菌病的临床表现　　　　　副高：熟练掌握　　正高：熟练掌握

肺毛霉菌病的症状无特异性，一般急性或亚急性起病，病情通常比较严重，临床表现有咳嗽、咳痰、呼吸困难和发热（多为持续性高热），有时体温可以骤然上升，慢性起病者（症状出现超过30天）较少见。几乎所有患者病变部位的血管均有血栓形成和梗死，所以常有咯血和比较剧烈的胸痛，肺部体征并不明显。糖尿病患者很少患肺毛霉菌病，但是一旦患病则预后较差。另外，暴发起病的肺毛霉菌病患者容易经血液循环播散，常见的部位有中枢神经系统、胃肠道、脾、肾、心脏和肝，且几乎都是致死性的，患者一般在2周内死亡。

知识点5：肺毛霉菌病的胸部影像学检查　　　副高：熟练掌握　　正高：熟练掌握

肺毛霉菌病胸部影像学检查可显示单发或多发性浸润影或结节影，有时呈楔形改变，好发部位多为上叶，可双肺同时受累，下叶较少见。部分患者呈间质性肺炎或肿块样改变，单发或多发，也可出现晕轮征、新月征和空洞，注射造影剂后边缘增强，偶见胸腔积液。如果肺部病变范围较大可以出现低氧血症。

知识点6：毛霉菌病的诊断特征　　　　　　副高：熟练掌握　　正高：熟练掌握

以下是毛霉菌病的基本特征，可在诊断时作为参考：①有引起机体抵抗力下降的诱因或原发病；②有发热等相应的临床症状和体征，但无特异性；③常规实验室检查无诊断价值；④目前没有特异的抗原或抗体能确定诊断；⑤活检或刮片可见大量真菌，而培养并不生长；⑥菌丝粗大、无或极少分隔，分支角度不规则；⑦极易侵犯动脉管壁，导致梗死和组织坏死。毛霉菌感染只有通过真菌学和病理组织学检查才能确诊。一旦在病灶刮片或培养中找到毛霉菌，或者在组织切中发现侵入血管壁的菌丝即可确诊。

知识点7：肺毛霉菌病的治疗　　　　副高：熟练掌握　正高：熟练掌握

肺毛霉菌病死率高，因此应该及早使用侵入性方法以获取正确诊断，并且立即纠正和控制引起毛霉菌病的病因。如果是糖尿病患者，则应该在确诊肺毛霉菌病之后，首先应积极控制糖尿病，纠正酮症酸中毒和代谢紊乱等基础疾病；尽量避免使用广谱抗菌药物。对于接受免疫功能抑制药治疗特别是糖皮质激素的患者，应把药物减至最小剂量，并加强全身支持治疗。

早期应用抗真菌药物进行全身治疗是提高生存率的关键。目前临床有确切疗效的是两性霉素B，应迅速增量至 $0.5 \sim 1.5 mg/(kg \cdot d)$，总量为 $2.5 \sim 3.0g$，通常需要与氟胞嘧啶联用，以改善疗效。重症患者可考虑联合治疗，通常为两性霉素B＋氟胞嘧啶。也有联合使用两性霉素与卡泊芬净，可以提高患者的生存率。也可采用伏立康唑、伊曲康唑、氟康唑治疗毛霉菌感染。

第六节　肺孢子菌病

知识点1：肺孢子菌肺炎的概念　　　　副高：熟练掌握　正高：熟练掌握

肺孢子菌肺炎（PCP）是由肺孢子菌（PC）引起的急性肺炎，为一种发生于免疫功能低下患者的严重肺部机会性感染。PCP的主要病变在肺泡腔及肺间质，引起渗出性肺泡炎或间质性浆细胞性肺炎，肺间质水肿、肺泡间隔增厚，最终可导致弥漫性肺泡损害及肺间质纤维化和呼吸衰竭。

知识点2：PCP的发病机制　　　　副高：熟练掌握　正高：熟练掌握

肺孢子菌大多引起隐性感染，不出现临床症状，当机体免疫力下降时，肺孢子菌大量繁殖而导致PCP。一般认为，机体通过吸入空气中肺孢子菌包囊而感染，滋养体寄生于肺泡上皮细胞和肺泡间隔内，纤维连接素在这个过程中起着重要作用，促进菌体附着于肺泡表面。随着肺泡中肺孢子菌的大量繁殖，肺泡毛细血管通透性增加，Ⅰ型肺泡上皮细胞脱落，肺泡内充满肺孢子菌和泡沫样渗出物，表面活性物质减少，肺顺应性下降，肺弥散功能下降，导致肺通气和换气功能障碍，机体出现进行性呼吸困难，最终发生呼吸衰竭。为清除肺泡内渗出物，Ⅱ型肺泡上皮细胞代偿性肥大，最后导致肺间质纤维化。本病的主要病理学变化为肺内弥漫性、间质性和肺泡性水肿，肺泡内充满泡沫样水肿液及大量肺孢子菌。肺泡壁变性坏死，肺间质内大量淋巴细胞和浆细胞浸润。

知识点3：PCP的临床表现　　　　副高：熟练掌握　正高：熟练掌握

AIDS和非AIDS免疫抑制宿主并发PCP的临床表现有所不同。

（1）非AIDS并发PCP：潜伏期2周，起病较急，短期内迅速进入呼吸衰竭，病死率较高。患者多为免疫缺陷、肿瘤化疗、长期应用皮质激素或免疫抑制剂的儿童或成人。PCP的主要症状包括发热、干咳少痰，出现不同程度的胸闷气短，随着病情的进展，气短逐渐加重，尤其是活动后，可出现进行性呼吸困难。大部分患者肺部体征不明显，或可闻及少量散在的干湿啰音。体征与疾病症状的严重程度往往不呈比例是本病的临床重要特征。起病急骤，常在4~15天可发展为低氧血症及呼吸衰竭。常常需要机械通气，死亡率极高。

（2）AIDS并发PCP：潜伏期4周，起病缓慢，干咳、气促进行性加重，出现呼吸衰竭后病情迅速进展，病死率相对较低。

知识点4：PCP的病原体检测方法　　　　副高：熟练掌握　正高：熟练掌握

从呼吸道或肺组织标本中检出含有8个子孢子的包囊（成熟菌体）是PCP确诊的依据，未成熟菌体内可见2、4或6个染色呈红色点状小体。病原体检测方法：①痰液检查：是可疑PCP患者的首选检查手段，普通自然排痰检查敏感性不高，很少使用。但盐水雾化诱导排痰可大大提高检出率，敏感率可以达到75%~95%；②支气管肺泡灌洗术：大大提高了检出率，阳性率达30%~70%。如果正确使用支气管肺泡灌洗术（将纤维支气管镜伸入到支气管末端，缓慢注射10~20ml生理盐水，最终收集30~40ml标本）几乎不会漏诊PCP，敏感率达到95%~99%。但如果患者使用了喷他脒气雾剂，则敏感率下降；③纤维支气管镜肺组织活检术：通常用来明确是否合并有其他病原体感染。

知识点5：PCP的病原体染色方法　　　　副高：熟练掌握　正高：熟练掌握

病原体染色方法包括以下几种。其中，甲苯胺蓝染色、六胺银染色只能检出包囊，吉姆萨染色、Diff-Quick染色、免疫荧光技术可以同时检出包囊和子孢子。

（1）六胺银染色（GMS）：GMS是检查包囊的最好方法。包囊多呈塌陷形空壳或乒乓球样外观，直径为2~5μm，囊内容物不着色，囊壁呈深褐色点状或者括弧状。同时做吉姆萨染色，可以提高特异率。

（2）吉姆萨染色：包囊呈圆形或椭圆形外观，直径为1.5~4μm，囊壁不着色，胞质呈淡蓝色，核为蓝紫色，包内有4~8个深红色子孢子，形态多样，胞质为淡蓝色，核为深紫色。该方法操作简便，但敏感率较低。

（3）其他染色：甲苯胺蓝染色和Diff-Quick染色只能缩短染色时间，并不能提高敏感率。免疫荧光技术快速简便，现也逐渐被采用，敏感率高，但存在假阳性。

知识点6：PCP的影像学检查　　　　副高：熟练掌握　正高：熟练掌握

PCP的影像学表现主要涉及肺泡和肺间质改变。早期影像学表现为两肺弥漫性粟粒状阴影，肺门影增浓，结构紊乱，胸部X线10%~20%患者无异常改变。随病情进展，后期可见双肺弥漫性间质性改变，絮状渗出性片状实变影，可同时累及肺中心及肺边缘。胸部CT特别是高分辨率CT比胸部X线检查能早期发现病变，磨玻璃样影是PCP最具特征性的影像学表现，还可见多发于肺段或亚段的双侧不均匀斑片状模糊阴影，晚期出现网格样或蜂窝样改变。罕有气胸或胸腔积液等胸膜病变，也有以局限性结节阴影，单侧浸润为表现。

知识点7：PCP的诊断要点　　　副高：熟练掌握　正高：熟练掌握

PCP的确诊依靠病原学检查。以下为其诊断要点：①有器官移植，肿瘤病史，免疫缺陷病或其他免疫功能低下病史；②有呼吸道感染症状，主要表现为干咳、呼吸困难、严重的低氧血症，血气分析提示 I 型呼吸衰竭，临床症状与体征不一致（大部分患者肺部体征不明显）；③AIDS患者血 $CD4^+$ 细胞低于 $0.2×10^9/L$ 应考虑PCP可能；④肺部影像学表现为肺泡或间质性改变；⑤病原体检测到肺孢子菌或肺孢子菌成分是诊断的重要依据。

知识点8：PCP与细菌肺炎或其他病原体感染的鉴别诊断
副高：熟练掌握　正高：熟练掌握

PCP需要与细菌肺炎或其他病原体（如巨细胞病毒、真菌性肺炎）感染进行鉴别诊断。后者常有高热、咳嗽的症状，多为脓痰，呼吸困难多不明显，病变部位常可闻及湿啰音。胸部X线检查多在单侧肺野不规则、小片或斑点状模糊阴影。病原性的检测有助于鉴别诊断。

知识点9：PCP与淋巴细胞性间质性肺炎的鉴别诊断
副高：熟练掌握　正高：熟练掌握

PCP需要与淋巴细胞性间质性肺炎（LIP）进行鉴别诊断。LIP多于40~50岁发病，女性多于男性。起病缓慢，进行性咳嗽和气短，偶有发热、胸痛和关节痛，可见淋巴结肿大，75%患者IgG或IgM增高，BALF中淋巴细胞增多，胸片和HRCT表现为双侧、中下野为主的混合肺泡-间质影像呈片状磨玻璃影，位于肺下野或呈弥漫性，特征性改变为血管周围囊状或蜂窝影，50%患者有网状影，偶有小结节和小片实变影。

知识点10：PCP与粟粒型肺结核的鉴别诊断　　　副高：熟练掌握　正高：熟练掌握

PCP需要与粟粒型肺结核进行鉴别诊断。粟粒型肺结核的胸部X线显示结核病灶呈两肺弥漫性分布的粟粒状或结节状阴影，急性者两肺分布均匀，亚急性与慢性者病灶多以两上肺为主，很少融合成片状，而肺孢子菌肺炎很少累及肺尖及肺底部，病灶易融合。

知识点11：PCP的对症及支持治疗　　　副高：熟练掌握　正高：熟练掌握

该病死亡率高，但早期治疗反应较好，多数可以得到恢复。因此，关键在于早期诊断和治疗。患者应卧床休息，吸氧、改善通气功能，注意水和电解质平衡；如患者进行性呼吸困难，可用呼吸机辅助呼吸；有缺氧症状严重者需在ICU监护和治疗，AIDS患者合并PCP，经机械通气辅助呼吸治疗后，生存率可上升到40%。对合并其他病原体感染者应给予相应治疗。

知识点12：PCP的药物治疗　　　　副高：熟练掌握　　正高：熟练掌握

AIDS合并PCP时疗程为3周，非AIDS患者疗程为2周。

（1）甲氧苄啶–磺胺甲噁唑（TMP-SMZ）：首选治疗方案。疗程为2～3周。轻、中度患者口服，重症病例静脉滴注，TMP 15～20mg/（kg·d）＋SMZ 75～100mg/（kg·d），分3～4次服用，或2DS（TMP160mg-SMZ800mg/DS），每8小时服用1次，疗程均为21天。口服给药时宜加服碳酸氢钠碱化尿液，预防肾功能损害。肾功能不全的患者应减量，肌酐清除率<15ml/min的患者不应使用。

（2）喷他脒：静脉注射喷他脒是病情危重患者对TMP/SMZ不能耐受或TMP/SMZ治疗5～7日后，疗效不明显患者的第二选择方案。剂量为4mg/（kg·d），静脉滴注60～90分钟以上。

（3）氨苯砜和TMP：治疗轻度、中度患者。氨苯砜100mg口服，每日1次，TMP 15mg/（kg·d），分3次口服，疗程3周。氨苯砜有皮疹、发热、高铁血红蛋白症、溶血症等不良反应。

（4）卡泊芬净：首次剂量70mg，维持量每日50mg，1周后根据PC镜检和PCR结果，开始考虑减至隔日50mg，根据病情严重程度，疗程21～42天。

知识点13：糖皮质激素的使用指征　　　　副高：熟练掌握　　正高：熟练掌握

糖皮质激素作为辅助治疗，其使用指征有：①HIV感染合并PCP；②中重度PCP动脉血氧分压<70mmHg或P（A-a）O_2>35mmHg或BALF中性粒细胞>10%。剂量：泼尼松：40mg，每12小时服用，共5天；40mg，每日1次，共5天；20mg，每日1次，共11天；疗程：3周。激素应该在TMP-SMZ前15～30分钟给药。

知识点14：PCP的预后及预防　　　　副高：熟练掌握　　正高：熟练掌握

PCP的预后普遍较差，常死于呼吸衰竭。HIV/AIDS患者当血$CD4^+$细胞低于$0.2×10^9$/L时应考虑PCP预防性用药：首选TMP-SMZ，疗程至少持续至$CD4^+$>$0.2×10^9$/L后3个月。异体造血干细胞移植（HSCT）者应用TMP-SMZ预防治疗，术前2～3周开始使用，疗程不少于6个月。肾移植受者及心、肝、肺移植者可能需要预防性治疗。

第七章 支气管扩张症

知识点1：支气管扩张症的概念　　　　副高：熟练掌握　正高：熟练掌握

支气管扩张症是由于不同病因引起气道及其周围肺组织的慢性炎症，造成气道壁损伤，继之管腔扩张和变形。临床表现为慢性咳嗽、咳痰、间断咯血和反复肺部感染。

知识点2：引起支气管扩张的病因　　　　副高：熟练掌握　正高：熟练掌握

支气管扩张并非一种独立的疾病，多种直接或间接影响支气管壁防御功能的疾病均可导致支气管扩张。根据其作用机制的不同，可将支气管扩张的病因分为支气管肺脏感染和支气管阻塞两大类，且二者之间相互影响，最终导致支气管管壁结构破坏而发生支气管扩张。

不同病因所致支气管及其周围肺组织慢性炎症，中性粒细胞产生自由基及炎性因子和弹性蛋白酶，使管壁弹力纤维、平滑肌和软骨受到破坏，管壁变形和扩张，而炎症所致支气管黏膜肿胀、黏液分泌增多，又可造成支气管堵塞，炎性分泌物不能排出，从而更加重堵塞的支气管及周围肺组织的感染。慢性支气管周围组织可纤维化，肺组织体积缩小，胸腔负压增大，持续负压牵引，更易形成支气管扩张。支气管肺组织反复感染和支气管堵塞，两者相互作用、互为因果，促使支气管扩张的发生和进展。

知识点3：Kartagener综合征　　　　副高：掌握　正高：掌握

Kartagener综合征是由支气管扩张、慢性鼻窦炎或鼻息肉、内脏反位三联征组成，主要以反复呼吸道化脓性感染、咯血为特征的支气管扩张症状及鼻窦炎和右位心，又称为内脏逆位-鼻窦炎-支气管扩张综合征，或称家族性支气管扩张，属于先天性常染色体隐性遗传疾病，具有家族遗传倾向，可同代或隔代发病，其父母多有近亲婚姻史。

知识点4：支气管肺脏感染因素　　　　副高：熟练掌握　正高：熟练掌握

（1）病毒感染：腺病毒、流感病毒和单纯疱疹病毒等目前可导致病毒性支气管炎的常见病因，尤其在儿童更为常见，病毒感染尚可诱发支气管肺脏的细菌感染，损害支气管壁各层组织，使支气管弹性减弱，从而导致支气管扩张。

（2）细菌感染：结核杆菌、金黄色葡萄球菌、克雷伯杆菌、流感杆菌是支气管肺脏感染的常见病因，近年来铜绿假单胞菌等革兰阴性杆菌感染所致支气管扩张亦有增加的趋势。结核杆菌或金黄色葡萄球菌等致病菌可导致坏死性支气管肺炎，且结核病灶愈合后的纤维组织牵张也可引起支气管扩张。

（3）真菌和支原体感染：真菌感染如组织胞浆菌病或支原体感染也是支气管扩张的常见病因，变态反应性肺曲菌病亦可损害支气管壁组织，导致段支气管近端的扩张。

知识点5：支气管阻塞因素　　　　　　　副高：熟练掌握　正高：熟练掌握

（1）肺脏疾病：吸入异物，肺脏肿瘤，肺门淋巴结肿大，慢性阻塞性肺疾病以及支气管淀粉样变等疾病常可导致支气管阻塞。支气管阻塞可引起支气管廓清功能减弱，促进细菌感染，同时可增加受累气道周围的肺泡内压力，促进支气管扩张的发生。

（2）遗传性缺陷：黏液-纤毛功能障碍，α_1-抗胰蛋白酶缺乏，囊性纤维化（CF）等均可导致支气管腔阻塞。

（3）先天性解剖学缺陷：肺隔离症为先天性发育异常，隔离的肺组织可与支气管相通，也可不相通。肺叶内型周围系正常肺组织，常与支气管相通，易感染而发生支气管扩张。肺叶外型与支气管不相通，常无功能。此外，支气管软化、支气管囊肿、软骨缺陷、支气管内畸胎瘤、巨大气管-支气管、异位支气管、气管-食管瘘等疾病，由于先天性支气管壁组织发育异常，常可导致支气管扩张。

（4）免疫缺陷：支气管扩张亦与免疫系统缺陷有关，且体液免疫缺陷比细胞免疫缺陷更易发生支气管扩张。低丙种球蛋白血症患者因缺乏免疫球蛋白易导致复发性细菌感染，常见反复的支气管肺脏感染，其患此病的危险亦明显增加。

知识点6：支气管扩张的病理分型　　　　　副高：熟练掌握　正高：熟练掌握

支气管扩张存在着几个分类系统，大多数都是以支气管镜和尸检所见到的支气管的解剖异常为基础。支气管扩张常损伤段或亚段支气管，限于肺一叶或多叶，不同病因损伤部位不同。一般下呼吸道感染多发生于肺下叶，加之体位关系易于引流不畅，故支气管扩张多发生于肺下叶；结核易发生于肺上叶，结核性支气管扩张则易发生于肺上叶后段。支气管扩张可分3种类型：囊状、柱状和不规则状——有的可呈串珠状。支气管扩张的支气管黏膜呈慢性炎症，可见黏膜水肿、黏液腺增生，炎性细胞浸润、溃疡。管壁肌肉、弹力纤维以及软骨受到破坏，由纤维组织代替。支气管内可积累黏稠黏液或脓性分泌物，可堵塞气道。支气道扩张的周围肺间质和肺实质亦有炎症累及，可发生纤维化、肺气肿、肺不张，由于炎症所致支气管壁血管增多，支气管动脉和肺动脉的终末支常扩张、吻合，形成血管瘤。目前常用的是Reid在1950年提出的分类系统，包括：①柱状支气管扩张，这种支气管的横截面是等大的；②囊柱状支气管扩张，在柱状支气管扩张上存在局限的缩窄，使支气管外观不规则，类似于曲张静脉；③囊状支气管扩张，越靠近肺的外周，扩张越明显，支气管最终形成气球样结构。

知识点7：支气管扩张的好发部位　　　　　副高：熟练掌握　正高：熟练掌握

支气管扩张可以是弥漫性发生于双侧肺脏的多个肺叶，也可仅出现在一两处局限性病灶。约半数以上的支气管扩张发生于一个肺段，多见于引流不畅的支气管。因此，支气管扩张多发生于双肺下叶，且左肺多于右肺，推测其原因为左侧支气管与气管分叉角度较右侧为大，加上左侧支气管较右侧细长，这种解剖学上的差异导致左侧支气管引流效果较差。由于受心脏和大血管的压迫，左侧支气管扩张多发生于左肺下叶，几乎总会累及后基底段支气管，舌叶支气管开口接近下叶背段，易受下叶感染波及，因此，临床上常见到左下叶与舌叶支气管扩张同时存在，而左肺上叶一般很少发生。通常情况下，支气管扩张发生于中等大小的支气管，其下更小的支气管则形成瘢痕而闭塞。有时较大的支气管亦可受累，见于过敏性支气管肺曲菌病。

| 知识点8：支气管扩张症的临床表现 | 副高：熟练掌握 正高：熟练掌握 |

支气管扩张症临床表现各异。轻者病变早期临床可无症状，随着病情进展可出现以下临床常见的症状：①慢性咳嗽、咳痰：继发感染可咳大量脓痰，每日可达数百毫升，排痰难易可与体位有关；②间断咯血：咯血量多少不一，少时痰中带血，多者每口可达数百毫升甚至更多。咯血多发生于继发感染时，但也可以把咯血作为唯一症状，临床上称为干性支气管扩张；③反复发生下呼吸道感染，轻时咳嗽加重、脓痰增多，痰黏稠不易咳出，重时可以伴有发热、气短、胸痛、食欲减退、乏力、消瘦和贫血。常见的细菌感染多为铜绿假单胞菌、金黄色葡萄球菌、流感嗜血杆菌、卡他莫拉菌、肺炎链球菌等。

| 知识点9：支气管扩张的体格检查 | 副高：熟练掌握 正高：熟练掌握 |

支气管扩张轻症或支气管扩张症早期患者可无异常发现，病变明显或继发感染时，在支气管扩张部位可听到局限性、固定性湿性啰音，有时可闻及哮鸣音。慢性患者可伴有杵状指（趾）。有并发症肺气肿、肺源性心脏病时则有相应的体征。

| 知识点10：杵状指（趾）的表现 | 副高：掌握 正高：掌握 |

杵状指（趾）表现为手指或足趾末端增生、肥厚、呈杵状膨大。其特点为末端指（趾）节明显增宽增厚，指（趾）甲从根部到末端呈拱形隆起，使指（趾）端背面的皮肤与指（趾）甲所构成的基底角≥180°。杵状指可见于多种疾病，如肺部肿瘤、慢性脓毒性疾病（如支气管扩张症和肺脓肿）、肺内分流（如动静脉瘘）、特发性肺纤维化以及心脏、肝脏、肾脏等多系统疾病。

| 知识点11：支气管扩张的并发症 | 副高：熟练掌握 正高：熟练掌握 |

支气管扩张常见的并发症有反复的肺部感染、脓胸、气胸和肺脓肿，也有并发脑脓肿、淀粉样变的报道，一小部分患者可并发肺心病。

知识点12：实验室检查	副高：熟练掌握 正高：熟练掌握

（1）血常规检查：白细胞计数和分类升高提示支气管扩张患者存在急性细菌感染。

（2）痰培养及药敏试验：可判断致病微生物，并对抗生素的选择具有重要的指导意义。

（3）血气分析：有助于评价支气管扩张患者肺功能的受损程度。

知识点13：胸部X线检查	副高：熟练掌握 正高：熟练掌握

支气管扩张患者的胸部X线片在扩张早期常无特殊发现。以后胸片可显示一侧或双侧下肺纹理明显粗乱增多，边缘模糊，在增多的纹理中可有管状透亮区，为管壁明显增厚的支气管影，称为"轨道"征。严重病例肺纹理可呈网状，表现为多个圆形薄壁透亮区，直径0.5~3.0cm，囊内可有小液平面。继发感染时可引起肺实质炎症，胸片显示多数小片或斑片状模糊影，或呈大片非均匀性密度增高影。

知识点14：HRCT扫描	副高：熟练掌握 正高：熟练掌握

HRCT是诊断支气管扩张最好的方法，比胸部X线更清晰，更能定位。HRCT的特异性异常为：气道扩张、增粗>1.5倍，大小接近相邻血管，气道向外周走行的正常逐渐变细的规律消失，沿气道有曲张样的狭窄及支气管末端见到气囊。肺气肿患者可见起源于一个气道的薄壁肺大疱。囊性纤维化及超敏性支气管肺曲菌病分布于上叶，而分枝杆菌合并感染常累及中叶或舌叶，支气管扩张最常累及下叶。在HRCT上，扩张的气道可见于其他疾病，如哮喘、慢支、肺纤维化（牵拉性支扩），易于与支气管扩张混淆。

知识点15：支气管碘油造影术	副高：熟练掌握 正高：熟练掌握

支气管碘油造影可明确支气管扩张的部位、性质和范围，为外科手术提供重要的资料。造影术前必须在肺部炎症控制2~3周后进行，有大咯血者应停止咯血2周以上，才考虑支气管造影术。有病变的支气管呈现柱状、囊状或囊柱状扩张，支气管聚拢。目前，随着CT尤其是HRCT的应用和普及，支气管碘油造影的应用已逐渐被HRCT取代，已很少应用。

知识点16：肺功能检查	副高：熟练掌握 正高：熟练掌握

病变比较局限的支气管扩张，患者的肺功能无明显改变。支气管扩张的肺功能损害主要变现为阻塞性通气功能障碍，FEV_1、最大通气量、FEV_1/FVC及小气道用力呼气流速（$FEF_{25\%~75\%}$）均降低，而残气量/肺总量比增高。当发展至广泛性肺组织纤维化时，肺功能可出现弥散功能障碍。

知识点17：纤维支气管镜检查　　　　　副高：熟练掌握　正高：熟练掌握

纤维支气管镜检查可直接观察气道黏膜病变，可做支气管肺泡灌洗液检查，能进行细菌、细胞病理学、免疫学的检查，可进一步明确病因，指导诊断和治疗。

知识点18：与慢性阻塞性肺疾病的鉴别诊断　　　　　副高：熟练掌握　正高：熟练掌握

支气管扩张症需要与慢性阻塞性肺疾病进行鉴别诊断。后者常有吸烟史或接触有害粉尘或物质职业史，多发生在中年以上的患者，在气候多变的冬春季节咳嗽、咳痰明显，多为白色黏液痰。肺功能呈阻塞性通气功能障碍，HRCT常发现小叶中央型肺气肿征象。

知识点19：与肺脓肿的鉴别诊断　　　　　副高：熟练掌握　正高：熟练掌握

支气管扩张症需要与肺脓肿进行鉴别诊断。后者往往有急性起病的病史，病初表现为高热、咳嗽、咳大量脓臭痰。X线检查可见局部浓密炎症阴影，其中有空洞及液平，病灶往往单发，多位于右上叶后段、下叶背段或下叶后基底段。急性肺脓肿经有效抗生素治疗后，炎症可完全消退吸收。未及时抗感染治疗或疗效欠佳，空洞呈厚壁的慢性纤维组织增生，病程超过3个月，则形成慢性肺脓肿。

知识点20：与肺结核的鉴别诊断　　　　　副高：熟练掌握　正高：熟练掌握

支气管扩张症需要与肺结核进行鉴别诊断。后者常有午后低热、夜间盗汗、消瘦、乏力等结核中毒症状。肺部病变多位于上肺或下叶背段，胸部影像学检查可见增殖、浸润和空洞等多种表现形式，痰结核杆菌检查阳性可确诊。

知识点21：结核性和非结核性支气管扩张的鉴别要点
　　　　　　　　　　　　　　　　　　　　　副高：熟练掌握　正高：熟练掌握

结核性和非结核性支气管扩张的鉴别要点

鉴别指标	结核性	非结核性
发病基础	肺结核所致	支气管或肺化脓性感染所致
发病年龄	多在30岁以上	多在30岁以下
CT征象	多在较大支气管	可在肺细支气管，位于肺边缘
病灶部位	大多数位于双肺上叶	大多数位于双肺下叶基底段
痰中结核菌	可为阳性	阴性

知识点22：内科治疗 副高：熟练掌握 正高：熟练掌握

（1）抗生素治疗：急性感染发作者，应尽可能根据痰培养及药敏试验结果选择抗生素。抗生素治疗应持续1~3周，以达理想效果。

（2）排痰治疗：痰液顺利排出可有效控制感染。有效的排痰方法有物理治疗、药物祛痰以及经支气管镜吸引等。

（3）加强支气管引流：良好的体位引流的应用原则为：使患肺位置抬高，引流支气管开口向下，利于淤积于支气管内的脓痰流入大支气管和气管被排出。

（4）支气管扩张剂：支气管扩张患者存在可逆性气流阻塞和气道高反应性，故该患者可考虑使用支气管扩张剂进行治疗。雾化吸入非诺特罗和异丙托品可使支气管扩张患者肺功能明显改善。

（5）治疗少量咯血：少量咯血，可给予卡巴克洛口服每次10mg，每日3次；维生素K_4每次4mg，每日3次。

（6）大咯血治疗：首先应保证气道通畅，改善氧合状态、稳定血流动力学状态。出现窒息时应采取头低足高45°的俯卧位，用手取出患者口中的血块，轻拍健侧背部促进气道内血液及时排出来，必要时进行气管插管或气管切开。针对咯血可予一般止血药，大咯血时首选垂体后叶素5~10U静推后，10~20U加入0.9%生理盐水或5%葡萄糖注射液500ml稀释后静滴［0.1U/（kg·h）］，出血停止后再继续使用2~3天巩固疗效，但该药在支气管扩张合并高血压、冠心病、心力衰竭的患者和孕妇慎用。另外，促凝血药如抗纤维蛋白溶解药物氨基己酸或氨甲苯酸、增加毛细血管抵抗力和血小板功能药物如酚磺乙胺、凝血酶等常用止血药物，可酌情使用。其他药物包括普鲁卡因、酚妥拉明等也可考虑使用；药物治疗无效可考虑采用支气管镜下局部止血法；对支气管动脉破坏造成的大咯血可采用支气管动脉栓塞术；对于内科保守治疗无效，且出血部位相对明确、病变单侧、心肺功能可耐受手术者，可考虑外科手术行肺叶或段切除术。

（7）预防支气管扩张急性感染：支气管扩张患者应戒烟，每年应定期接种流感疫苗和/或肺炎球菌疫苗，或使用一些免疫调节剂，如卡介苗多糖核酸等，以增强抵抗力，有助于减少呼吸道感染和预防支气管扩张急性感染。

知识点23：外科治疗的手术适应证 副高：熟练掌握 正高：熟练掌握

经治疗而反复感染或大咯血的支气管扩张症患者，可考虑手术切除以求治愈。手术适应证包括：①症状明显，病变局限于一叶或一侧肺组织，而无手术禁忌证者；②虽为双侧病变，但主要病变集中在一个肺叶，全身情况和心肺功能良好者；③反复大咯血患者，应在咯血稳定后明确诊断并确定病变部位，以及时进行手术治疗，大咯血进行保守治疗无效者，也可急诊手术治疗。但双侧弥散性、进展性支气管扩张患者不宜外科手术治疗，单独内科保守治疗可获得满意效果。

知识点24：支气管扩张的稳定期治疗　　　　　　副高：掌握　正高：掌握

稳定期治疗包括患者教育和管理、排痰引流、增强免疫力、预防感冒等，不推荐常规使用抗感染药物。通过患者教育和管理，让患者了解支气管扩张的特征并能自行识别急性加重并及时就诊，意识到感染在支气管扩张急性加重的重要作用，掌握排痰引流的方法和常用药物的使用。增加免疫力药物可以使用一些多肽类或胸腺肽类药物，预防感冒除了注意保暖，适时增减衣物外，可以定期使用流感疫苗等。

知识点25：支气管扩张的预防　　　　　　　　　副高：掌握　正高：掌握

支气管-肺组织感染是支气管扩张重要的原因之一，积极预防和治疗呼吸道感染，尤其是幼年期间的麻疹、百日咳、鼻窦炎、支气管肺炎、肺脓肿、肺结核等，对于减少支气管扩张的发生有重要意义。另外异物吸入、支气管哮喘、慢性阻塞性肺疾病等支气管阻塞性疾病易继发支气管扩张，故积极治疗，缓解支气管阻塞也对于支气管扩张的预防起到重要作用。避免吸入有毒气体、烟雾及有害粉尘也是重要的预防措施。

第八章 肺结核及非结核分枝杆菌性肺病

第一节 肺 结 核

知识点1：肺结核的概念、种类及病理特征　　副高：熟练掌握　正高：熟练掌握

肺结核是当今世界最重要的慢性传染病之一，是由结核分枝杆菌引起的慢性肺部感染性疾病，占各器官结核病总数的80%～90%，可侵及许多脏器，以肺部结核感染最常见。主要包括原发性肺结核、血行播散型肺结核、继发性肺结核和结核性胸膜炎，其基本病理特征为渗出、干酪样变、结核结节及其他增殖性组织反应，可伴空洞形成，其中痰中排菌称为传染性肺结核病，若能及时发现并给予正确合理治疗，绝大多数可获临床治愈。

知识点2：结核杆菌的基本特性　　副高：熟练掌握　正高：熟练掌握

结核分枝杆菌的基本特性是潜伏性、休眠性和持留性。①潜伏性是指人体感染了结核杆菌后除了结核菌素皮肤试验阳性外，可不发病，无任何临床表现，但在机体免疫功能低下时发病，或稳定、治愈病灶的重新活动；②休眠性是指结核杆菌的代谢和所致的病理学改变的静止状态，表明潜伏感染的宿主和病原菌相互间相对平衡和静止的亚临床状态；③持留性是指结核杆菌在不利环境下，在细胞内、组织内保持稳定，对环境"无反应性"的特性。这些特性可能部分解释结核病的慢性、易复发、需较长期治疗的原因。

知识点3：肺结核的传染源和传播途径　　副高：熟练掌握　正高：熟练掌握

痰结核杆菌阳性，尤其是痰涂片结核杆菌阳性的肺结核患者是最重要的传染源。最主要的传播途径是经呼吸道传染，当患者咳嗽、咳痰、打喷嚏、大声说话时可产生大量的含结核杆菌的微滴，在空气不流通的室内可达4～5小时，患者的密切接触者则可能吸入而感染。进食患结核病奶牛的牛奶或奶制品，结核杆菌可寄居于宿主肠壁或扁桃体内形成原发感染而分别导致肠系膜淋巴结增大、颈淋巴结增大。通过皮肤损伤或切口直接接种的传播途径极少见，此外，偶有通过胎盘而发生胎内感染的报告。

知识点4：肺结核的渗出性病变　　副高：熟练掌握　正高：熟练掌握

肺结核的渗出性病变表现为组织充血、水肿，中性粒细胞、淋巴细胞、单核细胞浸润，

纤维蛋白渗出，还可有少量上皮样细胞、多核巨细胞，抗酸染色可发现结核杆菌。常发生于结核杆菌最多，机体迟发型超敏反应DTH较强的情况，渗出性病变的转归可完全吸收或向增殖性病变转化，也可继续恶化，向干酪化坏死发展。

知识点5：肺结核的增殖性病变　　　　　副高：熟练掌握　正高：熟练掌握

肺结核增殖性病变的典型表现为结核结节，其中央是巨噬细胞衍生而来的多核巨细胞（朗汉斯巨细胞），是多个细胞核呈环形或蹄形排列于细胞一端或两端的巨大细胞，周围则由巨噬细胞转化来的上皮样细胞包围呈层状排列，其最外围则有散在分布的淋巴细胞和浆细胞，单个结核结节可相互融合。结核肉芽肿是一种弥漫性增殖性病变，由朗汉斯巨细胞、上皮样细胞、淋巴细胞及少量中性粒细胞组成，其中可有干酪样坏死。抗酸染色可含有少量结核杆菌，是结核病的典型病理改变，常发生于机体细胞介导的免疫（CMI）占主导地位、病变局限的状况。

知识点6：肺结核的干酪样坏死　　　　　副高：熟练掌握　正高：熟练掌握

肺结核干酪样坏死是渗出病变进一步发展恶化的阶段，常呈黄色或黄白色乳酪样的固体或半固体状的组织坏死，坏死组织周围可有肉芽组织增生乃至纤维包裹成纤维干酪灶，干酪样坏死组织液化经支气管排出而形成空洞及支气管播散灶。空洞内壁常含有$10^8 \sim 10^9$代谢旺盛的结核杆菌。

知识点7：肺结核的呼吸道症状　　　　　副高：熟练掌握　正高：熟练掌握

（1）咳嗽、咳痰：咳嗽是肺结核病最常见的临床症状之一，特别是超过3周以上者。

（2）咯血或痰中带血：1/3～1/2的患者有不同程度的咯血，咯血易引起结核病变播散，特别是中到大量咯血时。

（3）胸痛：胸痛不是肺结核病的特异性表现，也不代表结核病进展恶化，可表现为钝痛、隐痛，少数可有刀割样、针刺样或烧灼样疼痛。

（4）气急或呼吸困难：初发的肺结核患者多无呼吸困难，只有肺部病变严重时、纵隔及支气管旁淋巴结肿大压迫支气管时或并发气胸等情况才有可能出现呼吸困难。

知识点8：肺结核的全身症状　　　　　　副高：熟练掌握　正高：熟练掌握

（1）发热：发热是结核病最常见的全身中毒症状，通常有低热、中等度热及高热。多数为长期低热，于午后或傍晚开始，次晨降至正常。

（2）盗汗：夜间盗汗也是结核病患者有特征性的中毒症状之一。

（3）疲乏无力：大约有50%的结核病患者感到疲乏无力。

（4）体重减轻：轻型结核病患者由于食欲不振，加之发热消耗等致体重下降，重症者由于长期厌食、发热等慢性消耗，以致极度消瘦，呈一种"干瘦型"结核病体质。

（5）血液系统异常：血液系统可发生继发性贫血，白细胞减少或增多，血小板减少，有的可出现类白血病样反应、弥散性血管内凝血、紫癜及罕见的骨髓纤维化。

（6）内分泌功能紊乱：由于结核菌代谢产物的作用，可致内分泌功能紊乱，表现最为突出的是月经失调和闭经。

（7）结核超敏感症候群：包括结核风湿性关节炎、结节性红斑及疱疹性结膜角膜炎。

知识点9：原发型肺结核的胸部影像学检查　　　副高：熟练掌握　正高：熟练掌握

原发型肺结核的胸部影像学检查可见原发病灶多在上叶下部或下叶上部近胸膜下，随后沿淋巴管侵入相应的肺门和/或纵隔淋巴结，形成原发综合征。多数患者可自愈，残留原发灶及淋巴结的钙化。有时原发病灶已吸收，仅表现为肺门纵隔淋巴结肿大，还可导致肺不张、支气管播散等。

知识点10：血行播散型肺结核的胸部影像学检查　　　副高：熟练掌握　正高：熟练掌握

血行播散型肺结核中，肺内原发灶及肺门纵隔淋巴结结核内的结核杆菌通过淋巴－血行，引起血行播散型肺结核乃至全身血行播散性结核。胸部X线表现为"三均匀"，1～3mm大小的粟粒样结节，病变继续发展可融合成片絮状，也可以表现为上中肺野分布为主的亚急性或慢性血行播散型肺结核。

知识点11：继发性肺结核的胸部影像学检查　　　副高：熟练掌握　正高：熟练掌握

继发性肺结核的肺部病变好发于上叶尖后段、下叶尖段，常呈多形态混合病变即肺内可同时有增殖、纤维病变、干酪渗出病变乃至空洞，常伴有钙化灶及局限性胸膜增厚等改变。结核性空洞根据其干酪坏死组织层、肉芽组织层及纤维组织层的构成不同，可表现为蜂窝样空洞、薄壁空洞、干酪厚壁空洞乃至纤维空洞、纤维厚壁空洞，空洞的邻近和同侧和/或对侧下肺野常有支气管播散灶。最为严重顽固的是慢性纤维空洞型肺结核，病变广泛、以破坏性、不可逆性病变为主。并发支气管结核时可显示肺部反复感染、肺不张等表现。

知识点12：痰涂片法进行痰结核杆菌检查　　　副高：熟练掌握　正高：熟练掌握

传统的染色方法为姜尼抗酸染色法。一般说，涂片（＋）需5000～10000个结核杆菌/ml痰。而荧光染色法可提高检出率和工作效率，但有时因脱色不充分，假阳性率较高。故国际防痨联盟（IUAT）细菌免疫学委员会规定，姜尼抗酸染色法全片检到2～3条抗酸杆菌则为阳性，而荧光染色法则需检到9～10条才可报告阳性。

知识点13：抗酸杆菌直接涂片法　　　　　　　　副高：掌握　正高：掌握

抗酸杆菌直接涂片法作为结核病的常规检查方法操作简单、快速，但涂片阴性不能排除肺结核，连续检查≥3次可提高其检出率。因分离培养法检测耗时较长，涂片法在早期诊断分枝杆菌感染中占重要地位，涂片阳性者作为活动性结核的重要诊断依据之一。涂片法敏感性在22%~80%，它受标本类型、离心速度、染色技术及工作人员读片经验等多种因素影响。但要注意涂片染色阳性只能说明抗酸杆菌存在，不能区分是结核菌还是非结核分枝杆菌，需要结合培养结果鉴别菌种，但由于非结核分枝杆菌病的临床发病相对较少，故抗酸杆菌直接涂片法阳性对诊断结核病有极重要的意义。

知识点14：痰抗酸杆菌涂片法诊断标准　　　　　副高：掌握　正高：掌握

（1）抗酸杆菌阴性：连续观察300个不同视野，未发现抗酸杆菌。
（2）抗酸杆菌阳性
抗酸杆菌报实数，并要求重检：1~8条/300视野。
抗酸杆菌阳性（＋）：3~9条/100视野，连续观察300视野。
抗酸杆菌阳性（＋＋）：1~9条/10视野，连续观察100视野。
抗酸杆菌阳性（＋＋＋）：1~9条/每视野。
抗酸杆菌阳性（＋＋＋＋）：≥10条/每视野。

知识点15：痰涂片阳性肺结核　　　　　　　　　副高：掌握　正高：掌握

满足以下条件之一即为痰涂片阳性肺结核病例：①2份痰标本直接涂片抗酸杆菌镜检阳性；②1份痰标本直接涂片抗酸杆菌镜检阳性，加肺部影像学检查符合活动性肺结核影像学表现；③1份痰标本直接涂片抗酸杆菌镜检阳性，加1份痰标本结核分枝杆菌培养阳性。

知识点16：肺结核的血清学检查　　　　　　　副高：熟练掌握　正高：熟练掌握

血清学诊断是结核病的快速辅助诊断手段，但由于其特异性欠佳，敏感性较低，尚需进一步研究。目前临床广泛应用的结核抗原主要有脂阿拉伯甘露聚糖（LAM）、38kD、16kD等，但它们亦非单一特异性抗原决定簇，临床推广应用价值尚待进一步评价。近来血淋巴细胞γ-干扰素释放试验临床上用于结核病的诊断，具有一定的参考价值。

知识点17：纤维支气管镜检查技术　　　　　　副高：熟练掌握　正高：熟练掌握

对于临床怀疑为肺结核或支气管结核的患者，特别是在多次痰菌涂片和培养均为阴性的前提下，应行纤维支气管镜检查，通过纤维支气管镜可行支气管管内分泌物、冲洗灌洗物、拭子、活检、刷检、盲检等，以进行细菌学、组织病理学等项检查，并可行局限性选择性支气管造影等。

知识点18：支气管镜检查的适应证　　　　　副高：掌握　正高：掌握

临床高度怀疑气管支气管结核存在应尽早进行支气管镜检查。支气管镜检查的适应证如下：

（1）肺结核患者咳嗽、气促、呼吸困难等临床症状与肺部病灶范围、严重程度不相符。

（2）肺结核患者抗结核化学治疗后，肺内病变吸收好转，但咳嗽等症状仍无明显改善。

（3）肺结核患者治疗过程中出现患侧病灶增多、增大，出现支气管播散病灶、张力性空洞。

（4）肺结核患者X线胸片等影像学检查提示阻塞性肺炎、肺充气不良、肺不张、局限性肺气肿及多叶段广泛病灶。

（5）肺结核患者胸部CT平扫、高分辨率CT、气管及支气管多维重建技术等，提示气管、支气管内壁粗糙、不光滑或伴有叶、段支气管狭窄及闭塞。

（6）不明原因慢性持续性咳嗽、咳痰、咯血、喘鸣、声嘶及呼吸困难。尤其是青、中年女性，应高度警惕气管支气管结核，或痰抗酸杆菌阳性而肺部无结核病灶。

知识点19：气管支气管结核　　　　　副高：掌握　正高：掌握

气管支气管结核（TBTB）是指发生在气管、支气管的黏膜、黏膜下层、平滑肌、软骨及外膜的结核病。气管支气管结核是结核病的特殊临床类型，属于下呼吸道结核。我国尚缺乏气管支气管结核全国性大规模流行病学调查资料。气管支气管结核患者多发于青、中年女性，男女比例为1∶2～1∶3。气管支气管结核常被误诊为支气管炎、支气管哮喘等，造成严重后果（支气管狭窄、肺不张等），因此需要引起高度重视。

气管支气管结核的诊断依赖于对流行病学、病史、临床表现及诸如结核分枝杆菌、胸部影像学（X线及CT）检查、PPD试验及支气管镜等相关检查仔细而全面的分析。气管支气管结核患者临床表现往往缺乏特异性，影像学检查具有一定局限性，目前气管支气管结核的确诊仍依赖于支气管镜检查及细菌学或病理学证据。

知识点20：胸部超声检查　　　　　副高：熟练掌握　正高：熟练掌握

超声检查对胸部疾病特别是胸膜腔疾病有较高诊断及鉴别诊断价值，通过检查可以明确胸腔内是否有积液、量的多少、有无包裹及胸膜肥厚等，并可通过超声实时引导行胸腔穿刺术及胸膜活检术，既提高了手术的准确性，也提高了手术安全性，同时较好地降低了医疗风险。

知识点21：结核病免疫学检测　　　　　　　　　　　　　副高：掌握　正高：掌握

结核病免疫学检测方法分为两大类型：①体液免疫检测如结核抗体，由于特异性和敏感性的局限，临床价值不高。②细胞免疫学检测：体内试验如PPD皮试和体外试验γ-干扰素释放分析试验［IGRA，包括结核感染T细胞试验（T-SPOT）］等。由于IGRA检测不会受卡介苗接种以及常见非结核分枝杆菌影响，在鉴别结核分枝杆菌感染和卡介苗接种影响及非结核分枝杆菌感染方面比PPD皮试更有意义。

知识点22：γ-干扰素释放分析技术（IGRA）　　　　　　　副高：掌握　正高：掌握

机体感染结核杆菌以后，存于血液中的特异性淋巴细胞会在再次接触结核杆菌特异性抗原时，产生和分泌相应的细胞因子干扰素-γ（IFN-γ）。国内目前较多开展的是T-SPOT。IGRA不能区分结核感染或致病，诊断结核病仍需结合临床资料。

知识点23：结核感染T细胞试验（T-SPOT）　　　　　　　副高：掌握　正高：掌握

T-SPOT又称为释放γ-干扰素的特异性T细胞检测。结核感染的免疫应答反应以细胞免疫为主，结核感染后体内长期存在抗原特异性的记忆性T细胞，T-SPOT是利用结核杆菌感染者外周血单核细胞（PBMC）中存在结核特异的效应T淋巴细胞，这些淋巴细胞在受到结核杆菌特异抗原（ESTA-6，CFP-10）刺激后分泌IFN-γ而设计的T细胞免疫斑点试验，通过计数分泌IFN-γ的T细胞数量，确定结核感染或致病，具有较高的灵敏度和特异度。

知识点24：结核感染T细胞试验的结果判断　　　　　　　副高：掌握　正高：掌握

阳性结果参照以下标准：

（1）空白对照孔斑点数为0～5个且（抗原A或抗原B斑点数）-（空白对照孔斑点数）≥6。

（2）空白对照孔斑点数6～10个且（抗原A或抗原B斑点数）≥2倍空白对照孔斑点数。

如果上述标准不符合且阳性质控对照孔正常时，检测结果为"阴性"。

知识点25：结核感染T细胞试验的结果导读　　　　　　　副高：掌握　正高：掌握

阴性结果：提示患者体内不存在针对结核杆菌特异的效应T细胞。如出现以下情况，阴性结果不能排除结核杆菌感染的可能：①因感染阶段不同（如标本是在细胞免疫发生前获取的）引起的假阴性结果；②少数免疫系统功能不全的情况，如HIV感染者、肿瘤患者、儿童等；③其他免疫学、实验非正常操作的差异。

阳性结果：

（1）提示患者体内存在结核杆菌特异的效应T细胞，患者存在结核感染。但是否为活动性结核病，需结合临床症状及其他检测指标综合判断。T-SPOT结果不能作为单独或是决定性诊断结核病的依据。

（2）虽然ESTA-6和CFP-10在所有BCG菌株以及绝大多数环境分枝杆菌中缺失，但T-SPOT阳性结果有可能是由堪萨斯、苏氏、戈登或海分枝杆菌感染所致。

知识点26：结核菌素皮肤试验（PPD试验）　　　副高：熟练掌握　　正高：熟练掌握

PPD试验常作为结核感染率指标，也常用于BCG接种后免疫效果的考核，对儿童结核病的诊断有一定的辅助意义，对成人结核病则诊断意义不大，尤其我国是结核病高发国家，结核感染率高约80%，而且又是普种BCG的国家。皮内注射PPD 5U后48～72小时注射部位出现红润或硬结，硬结≥5mm者为阳性，在美国及非结核分枝杆菌感染较多的地区，硬结≥10mm为阳性，硬结≥20mm或有水疱、坏死者为＋＋＋或＋＋＋＋，属强阳性，提示机体对结核杆菌抗原处于超敏状态，但难以借此判断是发病、活动或恶化。PPD皮试强阳性同时伴有低热、消瘦、关节痛、血沉增快等临床表现者则对诊断有一定提示作用，应进一步检查。

知识点27：PPD皮试的原理　　　　　　　　　　副高：掌握　　正高：掌握

Ⅳ型变态反应又称为迟发型变态反应，主要由特异性致敏效应T细胞介导。机体初次接触抗原后，T细胞转化为致敏淋巴细胞，使机体处于超敏状态。当相同抗原再次进入时，致敏T细胞识别抗原，出现分化、增殖，并释放出许多淋巴因子，吸引、聚集并形成以单核细胞浸润为主的炎症反应，甚至引起组织坏死。常见Ⅳ型变态反应有接触性皮炎、移植排斥反应、多种细菌、病毒（如结核杆菌、麻疹病毒）感染过程中出现的Ⅳ型变态反应等。结核病的免疫主要是细胞免疫，表现为T淋巴细胞的致敏和吞噬细胞作用的增强，当皮肤局部注射结核菌的胞体成分或代谢产物后，局部组织产生了由致敏T淋巴细胞介导的炎症反应，形成结核结节，这就是PPD皮试的原理。

知识点28：菌阴肺结核的诊断标准　　　　　　　副高：熟练掌握　　正高：熟练掌握

菌阴肺结核为3次痰涂片及1次培养阴性的肺结核，其诊断标准为：①典型肺结核临床症状和胸部X线表现；②抗结核治疗有效；③临床可排除其他非结核性肺部疾病；④结核菌素（PPD）试验（5U）强阳性，血清抗结核抗体阳性；⑤痰结核菌PCR加探针检测呈阳性；⑥肺外组织病理证实为结核病变；⑦BALF检出抗酸分枝杆菌；⑧支气管或肺部组织病理证实结核病变。具备①～⑥中3项或⑦～⑧中任何1项即可确诊。

知识点29：涂阳肺结核的诊断标准　　　　　　　副高：熟练掌握　　正高：熟练掌握

凡符合下列三项之一者为涂阳肺结核病例：①2份痰标本直接涂片抗酸杆菌镜检阳性；②1份痰标本直接涂片抗酸杆菌镜检阳性加肺部影像学检查符合活动性肺结核影像学表现；

③1份痰标本直接涂片抗酸杆菌镜检阳性加1份痰标本结核分枝杆菌培养阳性。

知识点30：仅培阳肺结核的诊断标准　副高：熟练掌握　正高：熟练掌握

同时符合下列两项者为仅培阳肺结核病例：①痰涂片阴性；②肺部影像学检查符合活动性肺结核影像学表现加1份痰标本结核分枝杆菌培养阳性。

知识点31：耐药结核病的分类　副高：熟练掌握　正高：熟练掌握

耐药结核病是指所感染的结核分枝杆菌被体外试验证实对一种或几种抗结核药物耐药的现象，根据耐药种类不同，可分为：①单耐药结核病：指结核患者感染的结核分枝杆菌在体外试验被证实对一种抗结核药物耐药；②多耐药结核病：指结核患者感染的结核分枝杆菌在体外试验被证实对不包括同时对耐异烟肼、利福平的一种以上的抗结核药物耐药；③耐多药结核病（MDR-TB）：指结核患者感染的结核分枝杆菌在体外被证实至少同时对异烟肼和利福平耐药；④广泛耐药结核病（XDR-TB）：指结核病患者感染的结核分枝杆菌在体外被证实除至少同时对异烟肼、利福平耐药外，还对任何氟喹诺酮类抗生素产生耐药，以及三种二线抗结核注射药物（卷曲菌素、卡那霉素和阿米卡星）中的至少一种耐药。

知识点32：肺门、纵隔淋巴结肿大的鉴别　副高：熟练掌握　正高：熟练掌握

肺门、纵隔淋巴结肿大是原发性肺结核最常见的表现，需与恶性淋巴瘤、结节病、中心型肺癌、肿瘤转移性淋巴结肿大鉴别。结核病接触史、发热、盗汗、疲乏、消瘦等慢性结核中毒症状，PPD强阳性或阳性是其特点，多组淋巴结受侵、周围常有浸润影，且易于融合、液化或部分钙化，尤其增强CT显示环形增强对结核病诊断有助。必要时经纤支镜、纵隔镜活检以及浅表淋巴结活检可明确诊断。

知识点33：双肺弥漫性点状结节阴影的鉴别　副高：熟练掌握　正高：熟练掌握

双肺弥漫性点状结节阴影是血行播散型肺结核常有的表现，患者常呈急重症经过，有高热、呼吸困难，有时还伴有脑膜刺激征、肝脾大、胸、腹腔、心包积液等，PPD常（阴性），痰结核杆菌（阴性），需与各种感染性疾病、弥漫型细支气管肺泡癌、转移性肺癌、肺尘埃沉着病、特发性肺间质纤维化以及结缔组织病的肺部表现鉴别。

知识点34：肺部空洞性病变的鉴别　副高：熟练掌握　正高：熟练掌握

当肺部结核性渗出性病变进一步干酪样坏死、液化、常可形成空洞。肺部空洞性病变需与肺脓肿、癌性空洞、坏死性肉芽肿、支气管肺囊肿合并感染等鉴别。

知识点35：肺部球形病变的鉴别　　　　副高：熟练掌握　正高：熟练掌握

结核球可由肺部干酪渗出病变逐渐吸收好转、局限化、纤维包膜而逐渐形成，也可由干酪厚壁空洞阻塞愈合形成。胸X线片上常呈现境界清晰、密度较高的球形阴影，其内可有钙化，近心端有小溶解区，周围可有卫星灶及胸膜粘连，常借此与周围型肺癌、炎性假瘤、错构瘤、慢性肺化脓等鉴别。

知识点36：肺部炎性渗出性病变的鉴别　　　　副高：熟练掌握　正高：熟练掌握

活动性肺结核时，肺部病变常以炎性渗出性病变为主，应与各种感染性疾病鉴别。其中，嗜肺军团菌肺炎患者也可低热、疲乏、咯血，肺部疾病也可发生于结核病好发部位，有时可有空洞形成、病程也较迁延，可1～2个月或更长，病变才见消散。血军团菌抗体检测，尤其是动态变化对诊断有意义。还需注意除外肺炎型肺癌的可能。

知识点37：肺结核临床分型　　　　副高：掌握　正高：掌握

（1）原发性肺结核（Ⅰ型）：原发性肺结核为原发结核感染所致的临床病症。包括原发复合征及胸内淋巴结核。多见于儿童或边远地区成人。典型的X线表现为原发病灶、淋巴管炎和肺门淋巴结炎，合称原发复合征。

（2）血行播散型肺结核（Ⅱ型）：此型包括急性血行播散型肺结核（急性粟粒型肺结核）及亚急性、慢性血行播散型肺结核。

（3）继发型肺结核（Ⅲ型）：继发型肺结核是肺结核中的一个主要类型，可出现以增殖病变、浸润病变、干酪病变以及空洞为主等多种病理改变。

（4）结核性胸膜炎（Ⅳ型）：临床上已排除其他原因引起的胸膜炎。在结核性胸膜炎发展的不同阶段，有结核性干性胸膜炎、结核性渗出性胸膜炎、结核性脓胸。

（5）肺外结核（Ⅴ型）：其他肺结核按部位及脏器命名，如骨结核、结核性脑膜炎、肾结核、肠结核等。

知识点38：肺结核的用药方式　　　　副高：熟练掌握　正高：熟练掌握

肺结核患者的用药方式有3种类型：①全程每日用药；②强化期每日用药，巩固期间歇用药；③全程间歇用药。

知识点39：基本抗结核药物　　　　副高：熟练掌握　正高：熟练掌握

WHO使用的基本抗结核药物有：异烟肼（INH，H）、利福平（RFP，R）、吡嗪酰胺（PZA，Z）、链霉素（SM，S）、乙胺丁醇（EMB，E）及氨硫脲（TB，T），但氨硫脲不良反应较多，尤其合并AIDS者，目前已很少应用。

知识点40：二线抗结核药物　　　　副高：熟练掌握　正高：熟练掌握

二线抗结核药物包括卡那霉素、阿米卡星、卷曲菌素（CPM）、喹诺酮类、对氨柳酸（PAS）、乙硫异烟胺（ETH）、丙硫异烟胺（PTH）、环丝氨酸（CS）。

知识点41：抗结核药物的种类　　　　副高：熟练掌握　正高：熟练掌握

2006年，WHO根据MDR-TB治疗的需要，将目前已有的抗结核药物分为五大类，第一类：一线抗结核药物，包括异烟肼、利福平、吡嗪酰胺及乙胺丁醇；第二类：注射药物，包括链霉素、卡那霉素、阿米卡星、卷曲菌素及紫霉素；第三类：喹诺酮类，包括莫西沙星、加替沙星、左氧氟沙星、氧氟沙星及环丙沙星；第四类：口服抑菌药，包括乙硫异烟胺、丙硫异烟胺、对氨柳酸及环丝氨酸；第五类：疗效不确定类，包括羟氨苄青霉素-棒酸复合剂、列奈唑胺及氯苯吩嗪。

知识点42：初治和复治　　　　副高：掌握　正高：掌握

（1）初治肺结核的定义：有下列情况之一者为初治：①尚未开始抗结核治疗的患者；②正进行标准化疗方案用药而未满疗程的患者；③不规则化疗未满1个月的患者。

（2）复治肺结核的定义：有下列情况之一者为复治：①初治失败的患者；②规则用药满疗程后痰菌又复阳的患者；③不规律化疗超过1个月的患者；④慢性排菌患者。

知识点43：化疗原则　　　　副高：掌握　正高：掌握

（1）早期：结核病早期，肺泡内有炎性细胞浸润和渗出，病灶内血液供应好，有利于药物的渗透、分布，同时巨噬细胞活跃，可吞噬大量的结核分枝杆菌，有利于促进组织修复和有效杀灭结核菌，所以应尽可能早地发现和治疗肺结核患者。

（2）联合：利用多种抗结核药物的交叉作用，提高杀菌能力，防止产生耐药性。

（3）适量：过量使用抗结核药物，会增加不良反应的发生频率，剂量不足又易诱发耐药性的产生。所以在治疗过程中，必须根据患者的年龄、体重、参照抗结核药物剂量表，给予适当治疗剂量。

（4）规律：按时规律服药可保持相对稳定血浓度，以达到杀灭菌的作用。不规则用药，时服时断，导致血浓度高低不一，在低浓度下达不到杀菌和抑菌的作用，反而会诱发细菌产生耐药性。

（5）全程：患者应用抗结核药物后，许多症状可在短期内消失，2个月左右大部分敏感菌已被杀灭，但此时部分非敏感菌及细胞内结核菌可能依然存活，只有坚持全程用药才能达到减少复发的目的。

| 知识点44：肺结核的化疗方案 | 副高：熟练掌握　正高：熟练掌握 |

各类型结核病化疗方案与选择如下述（在以下方案中，药物名称前数字表示服药月数，右下方数字表示每周用药次数）。

（1）初治菌阳肺结核：指从未接受过抗结核药物治疗或接受过抗结核药物治疗但不超过1个月的痰菌阳性［涂片和/或培养］的患者，还包括伴有空洞或血行播散型肺结核初治菌阴患者，可根据病情选用下列方案：①2HRZE（S）/4HR；②2HRZE（S）/4HRE；③2HRZE（S）/$4H_3R_3$；④$2H_3R_3Z_3E_3$（S_3）/$4H_3R_3$；⑤2HRZ/4HR。

注1：痰菌持续阳性时可适当延长疗程。血行播散型肺结核、原发性肺结核疗程宜为12个月，合并结核性脑膜炎或重要器官的肺外结核、糖尿病、肺尘埃沉着病、免疫功能低下（包括HIV感染和AIDS者），总疗程不少于1年。

注2：如因各种原因强化期不含PZA者，则可采用9HRE。

（2）初治菌阴肺结核：可根据病情选用下列方案：①2HRZ/4HR；②2HRZ/$4H_3R_3$；③$2H_3R_3Z_3$/$4H_3R_3$。

（3）复治菌阳肺结核：可根据病情选用下列方案：①2HRZES/6HRE；②2HRZES/$6H_3R_3E_3$；③$3H_3R_3Z_3E_3S_3$/$5H_3R_3E_3$；④3HRZEO（V）/$5H_3L_1O_3$（V_3）。

注：如属耐药肺结核，宜加敏感药物。

（4）耐多药肺结核：是指药物敏感试验结果证明至少耐HR或HR及其他药物者。应根据药物敏感试验结果及既往用药史，可选择由3种新药或敏感药物在内的4～5种抗结核药物组成的化疗方案，强化期至少3个月，总疗程为21个月或以上。

| 知识点45：气管支气管结核全身治疗 | 副高：掌握　正高：掌握 |

气管支气管结核全身治疗与肺结核治疗相同，绝大部分病例在化疗3个月后痰菌培养阴转，疗程以12～18个月为宜。早期雾化吸入抗结核药物已广泛用于气管支气管结核辅助治疗，应用价值得到肯定。晚期出现支气管狭窄，包括高频电刀治疗、冷冻治疗、微波治疗、管腔内安置支撑架及球囊扩张可用于治疗大气道狭窄等。

| 知识点46：妊娠结核病治疗原则 | 副高：熟练掌握　正高：熟练掌握 |

我国防痨协会1993年提出妊娠结核病治疗原则：①怀孕3个月内不应使用利福平；②避免使用氨基糖苷类；③避免使用磺胺类药物；④禁用喹诺酮类药物。

| 知识点47：中断妊娠的指征 | 副高：熟练掌握　正高：熟练掌握 |

中断妊娠的指征有：①重症活动性结核病：如急性血行播散型结核病，慢性排菌的纤维空洞型肺结核和毁损肺；②合并肺外结核，病情较重；③耐多药结核病；④结核病伴有慢性基础病如糖尿病、肾病、肾功能不全、肝病和心脏病等不能耐受妊娠者；⑤严重妊娠反应，

影响抗结核药物吸收致结核病恶化；⑥肺结核反复咯血；⑦艾滋病并发结核病。

知识点48：抗结核治疗有效性检测指标——影像学评价

副高：熟练掌握　正高：熟练掌握

（1）病灶改变评判标准　①显著吸收：病灶吸收≥1/2原病灶；②吸收：病灶吸收<1/2原病灶；③不变：病灶无明显变化；④恶化：病灶扩大或播散。

（2）空洞临床评判标准　①闭合：闭合或阻塞闭合；②缩小：空洞缩小≥原空洞直径1/2；③不变：空洞缩小或增大<原空洞直径1/2；④增大：空洞增大>原空洞直径1/2。

知识点49：抗结核治疗有效性检测指标——细菌学监测指标

副高：熟练掌握　正高：熟练掌握

痰涂片及痰结核分枝杆菌培养是肺结核治疗过程中重要的有效性监测指标，当连续两个月痰结核分枝杆菌培养阴性则判断为痰结核分枝杆菌阴转，治疗有效，传染性消失。

知识点50：抗结核治疗安全性实验室检查指标　副高：熟练掌握　正高：熟练掌握

血、尿常规，肝、肾功能，为常规监测指标，需在服用抗结核药物前、服药后每四周进行常规检查，如出现症状则随时进行相应检查；根据抗结核治疗方案所选用药物及出现的不良反应临床表现，进行相应化验检查，如方案中包括卷曲菌素则应该监测电解质，出现甲状腺功能低下症状则应行甲状腺功能检查。

知识点51：结核病外科治疗的手术指征　副高：熟练掌握　正高：熟练掌握

结核病外科治疗的手术指征有：①内科手段不能控制的大咯血；②结核病变导致的局部支气管扩张形成，反复咯血或感染；③一侧损毁、支气管结核管腔狭窄伴远端肺不张或肺化脓症；④结核性脓胸或支气管胸膜瘘；⑤规律化疗12个月后痰菌仍阳性的干酪病灶、厚壁空洞；⑥内科治疗不易闭合的空洞性病变，如邻近肺门、靠近纵隔、胸膜下的空洞；⑦病变局限的耐药结核病，如经合理化疗病变吸收好转不明显者；⑧因各种原因不能耐受长期化疗者，而非肺内病变局限者。

知识点52：肺结核治疗结果判断标准　副高：掌握　正高：掌握

（1）治愈：涂阳肺结核患者完成规定的疗程，连续2次痰涂片结果阴性，其中1次是治疗末。

（2）完成疗程：涂阴肺结核患者完成规定疗程，疗程末痰涂片检查结果阴性或未痰检者；涂阳肺结核患者完成规定疗程，最近一次痰检结果阴性，完成疗程时无痰检结果。

（3）结核死亡：活动性肺结核患者因病变进展或并发咯血、自发性气胸、肺心病、全身衰竭或肺外结核等原因死亡。

（4）非结核死亡：结核病患者因结核病以外的原因死亡。

（5）失败：涂阳肺结核患者治疗至第5个月末或疗程结束时痰涂片检查阳性的患者。

（6）丢失：肺结核患者在治疗过程中中断治疗超过2个月，或由结防机构转出后，虽经医生努力追访，2个月内仍无信息或已在其他地区重新登记治疗。

第二节 非结核分枝杆菌性肺病

| 知识点1：非结核分枝杆菌性肺病的概念 | 副高：熟练掌握 正高：熟练掌握 |

非结核分枝杆菌性肺病是指由非结核分枝杆菌（NTM）感染而引起的肺病。该病多继发于支气管扩张、硅沉着病和肺结核等慢性肺病，是人类免疫缺陷病毒（HIV）感染或获得性免疫缺陷综合征（AIDS）的常见并发症，常见于因消毒不严而引发的院内感染，其临床表现、X线影像学检查及痰抗酸染色均酷似肺结核，极易误诊、漏诊。

| 知识点2：NTM肺病的病因 | 副高：熟练掌握 正高：熟练掌握 |

NTM肺病的病因为NTM，指的是除结核分枝杆菌复合群（包括结核分枝杆菌、牛分枝杆菌、非洲分枝杆菌、田鼠分枝杆菌）和麻风分枝杆菌以外的所有抗酸杆菌，NTM为人类的致病菌或条件致病菌。

| 知识点3：NTM的分类 | 副高：熟练掌握 正高：熟练掌握 |

根据NTM的生长速度，伯杰系统细菌学手册将其分为快速生长型和慢速生长型。Runyon分类则将NTM分为四群，分别为：①Ⅰ群：光产色菌，如堪萨斯分枝杆菌；②Ⅱ群：暗产色菌，如瘰疬分枝杆菌；③Ⅲ群：不产色菌，如鸟分枝杆菌复合群（MAC）；④Ⅳ群：快生长菌，如偶然分枝杆菌。

| 知识点4：NTM肺病的感染途径 | 副高：熟练掌握 正高：熟练掌握 |

人体感染有致病力的主要有两种方式：①直接感染，广泛存在于外界环境中的NTM，如水池、海洋、自来水、土壤等，其中NTM引起的医院感染则是一个令人值得关注的重要问题；②间接感染，通过感染了NTM的动物或其产品，如鸡蛋或污染的奶制品、鱼、肉制品等而感染。

| 知识点5：非结核分枝杆菌感染特点 | 副高：掌握 正高：掌握 |

非结核分枝杆菌感染具有以下特点：①NTM主要引起肺部病变、淋巴结炎、皮肤骨关

节病以及全身播散4种临床表现。多发生于机体免疫力低下时，为机会性感染，患者多为老年有基础肺疾病者，或由于脏器移植、肿瘤、自身免疫系统性疾病等长期使用免疫抑制剂和糖皮质激素患者；②除快速生长型NTM（如龟分枝杆菌等）外，由于该菌致病力较结核分枝杆菌低，它所导致的疾病往往进展缓慢、病程较长、中毒症状较轻；③AIDS患者是感染高危人群，最常见的感染是由鸟-胞内分枝杆菌复合群引起，其次是偶然分枝杆菌、堪萨斯分枝杆菌、瘰疬分枝杆菌等。晚期AIDS患者，由于CD4$^+$T细胞功能缺陷，易引起播散性非结核分枝杆菌感染，从而加重AIDS患者的临床症状；④可与结核分枝杆菌合并感染，多见于有空洞的结核患者身上，继发鸟-胞内分枝杆菌复合群感染者最多见；⑤对抗结核药具天然的耐药性，临床疗效不佳；⑥肺部症状与X线表现程度不符，非结核分枝杆菌引起的肺部感染症状较轻，但胸片可表现为广泛的病灶。

知识点6：NTM肺病的临床表现	副高：熟练掌握　正高：熟练掌握

　　NTM肺病与肺结核的临床表现十分相似，起病多隐匿，常有咳嗽、咳痰、胸痛、咯血等呼吸系统症状及疲乏无力、体重减轻等全身中毒症状，但常以呼吸系统症状为主，而全身症状较轻微，发热不常见。除肺部病变外，NTM还可侵及皮肤、淋巴结、骨关节、泌尿生殖系统等。AIDS及继发性免疫功能低下者可引起全身播散性疾病。其临床特点为：较多见于中老年、有各种慢性肺部疾病及免疫功能低下等基础疾病者，病程迁延、反复痰分枝杆菌阳性、抗结核治疗效果欠佳，药敏试验结果常为原发耐药或耐多药。PPD皮肤试验多呈弱阳性。

知识点7：NTM肺病的X线检查	副高：熟练掌握　正高：熟练掌握

　　NTM肺病的X线检查缺乏特征性影像，与肺结核有很多相似之处。多数病变位于上叶尖段和/或后段，可有浸润、增殖、纤维化等构成浓淡不一的阴影。堪萨斯菌分枝杆菌肺病和鸟分枝杆菌肺病绝大多数有空洞形成，且可多发，其中鸟分枝杆菌肺病常有直径>4cm巨大空洞，内壁可以凹凸不平，此两种肺病往往有中下肺野的支气管播散性病灶。由Runyon Ⅱ型及Ⅳ型非结核分枝杆菌所致的肺病其空洞往往较小，其壁较薄。NTM肺病伴发胸腔积液及肺门淋巴结肿大者均属少见。

知识点8：NTM肺病的可疑者	副高：熟练掌握　正高：熟练掌握

　　临床上对于可疑者应积极进行痰培养及菌种鉴定以获得正确诊断，NTM肺病可疑者有：①肺内以空洞性病变为主，或薄壁空洞、周围浸润病变少、支气管播散病变少，以纤维增生病变为主；②抗结核治疗无效，痰菌持续阳性或初治结核病患者但对一线抗结核药物耐药者；③合并有上述基础病变者，尤其是HIV/AIDS患者；④分枝杆菌培养阳性但菌落形态及生长情况不同于结核分枝杆菌。

| 知识点9：NTM细菌学鉴定方法 | 副高：熟练掌握　正高：熟练掌握 |

NTM细菌学鉴定常用的方法是对硝基苯甲酸（PNB）生长试验，结核分枝杆菌复合群在含有PNB培养基上生长受抑制，而大多数NTM菌种对一定浓度的PNB有耐受性，所以PNB生长考虑为NTM。另外28℃生长试验、耐热触酶试验也可用于分枝杆菌菌群的鉴定。菌群鉴定被归为NTM菌群的分枝杆菌，通过相关试验进行生长速度、色素产生情况、菌落形态特征等生长特征的观察，以及在各种鉴别培养基上的生长情况，包括苦味酸培养基生长试验、5% NaCl培养基生长试验等进一步NTM的菌种鉴定。

| 知识点10：需排查的可疑非结核分枝杆菌病 | 副高：掌握　正高：掌握 |

NTM诊断需结合临床特征、影像学表现、菌种的培养鉴定、病理表现、非结核分枝杆菌皮试、PCR-DNA测序等分子生物学方法等。对于以下临床情况需作为非结核分枝杆菌病可疑者进一步排查：①痰涂片荧光染色发现大分枝杆菌形体；②标本分枝杆菌培养阳性，但其菌落状态和生长情况与人型结核菌有异；③初治患者首次分离出的分枝杆菌对抗结核药物耐药；④痰中发现抗酸杆菌而临床表现与肺结核不相符者；⑤经支气管卫生净化处理后痰分枝杆菌不能阴转者；⑥接受正规抗结核治疗的新发现肺结核患者，疗程完成后仍反复排菌；⑦已诊断为肺结核的患者应用各种抗结核药物治疗无改善，痰菌仍呈阳性者；⑧有免疫缺陷，并已除外肺结核的肺疾患者；⑨医源性或非医源性软组织损伤或外科术后伤口长期不愈者。

| 知识点11：NTM肺病的诊断标准 | 副高：熟练掌握　正高：熟练掌握 |

2000年，中华医学会结核病学会分会颁布了《非结核分枝杆菌病诊断与处理指南》，制定了非结核分枝杆菌肺病诊断标准：具有呼吸系统和/或全身性症状，经放射影像学检查发现有肺内病变，已排除其他疾病，在确保标本无外源性污染的前提下，符合以下条件之一者结合放射影像学和临床做出NTM肺病的诊断：①痰NTM培养3次均为同一致病菌；②痰NTM培养2次均为同一致病菌，1次抗酸杆菌（AFB）涂片阳性；③支气管灌洗液NTM培养1次阳性，阳性度++以上；④支气管灌洗液NTM培养1次阳性，AFB涂片阳性度++以上；⑤支气管肺组织活检物NTM培养阳性；⑥肺活检见与NTM改变相似的肉芽肿，痰或支气管灌洗液NTM培养阳性。

| 知识点12：NTM肺病的治疗 | 副高：熟练掌握　正高：熟练掌握 |

（1）除Ⅰ组NTM外，多数NTM对抗结核药物不敏感，故NTM肺病的治疗要根据既往用药史及药物敏感性试验结果选用敏感药物，建立较长程的联合化疗方案。强化期6~12个月，选用2~3种敏感药物及其他药物3~4种，持续期12个月或以上，至少含4种药物。

（2）一般说，Ⅰ组NTM肺病可按菌阳肺结核治疗，但疗程需延长12个月或以上，且需根据药敏试验调整用药。Ⅱ组NTM肺病可选用阿米卡星、克拉霉素、喹诺酮类、利福平、乙胺丁醇等。Ⅲ组NTM肺病可选用克拉霉素或阿奇霉素、乙胺丁醇、利福布汀、喹诺酮类、阿米卡星等。Ⅳ组NTM肺病可选用阿米卡星、克拉霉素、头孢西汀、喹诺酮类、SMZCO、多西环素等。

（3）治疗过程中需注意观察痰菌的动态变化和可能发生的不良反应以便及时处理及调整用药。

第九章 慢性阻塞性肺疾病

知识点1：慢性阻塞性肺疾病的概念　　　　副高：熟练掌握　正高：熟练掌握

慢性阻塞性肺疾病（COPD）是以持续气流受限为特征的可以预防和治疗的疾病，气流受限多呈进行性发展，与气道和肺部对香烟烟雾等有害气体或颗粒的异常慢性炎症反应有关。可进一步发展为肺心病和呼吸衰竭的常见慢性疾病。急性加重和合并症对疾病的严重程度发生影响。

知识点2：慢性阻塞性肺疾病的病理与病理生理特征
　　　　　　　　　　　　　　　　　　　　　　副高：熟练掌握　正高：熟练掌握

炎症机制、蛋白酶抗蛋白酶失衡机制、氧化应激机制以及自主神经功能失调等共同作用，产生两种重要病变：①小气道病变：包括小气道炎症、小气道纤维组织形成、小气道管腔黏液栓等，使小气道阻力明显升高；②肺气肿病变：使肺泡对小气道的正常牵拉力减小，小气道较易塌陷；同时使肺泡弹性回缩力明显降低。这种小气道病变与肺气肿病变共同作用，造成慢阻肺特征性的持续气流受限。气道阻塞和气流受限是慢阻肺最重要的病理生理改变，引起阻塞性通气功能障碍。患者还有肺总量、残气容积和功能残气量增多等肺气肿的病理生理改变。大量肺泡壁的断裂导致肺泡毛细血管破坏，剩余的毛细血管受肺泡膨胀的挤压而退化，致使肺毛细血管大量减少。此时肺区虽有通气，但肺泡壁无血液灌流，导致生理无效腔气量增大；也有部分肺区虽有血液灌流，但肺泡通气不良，不能参与气体交换，导致血液分流。这些改变产生通气与血流比例失调，肺内气体交换效率明显下降。加之肺泡及毛细血管大量丧失，弥散面积减少，进一步使换气功能发生障碍。通气和换气功能障碍可引起缺氧和二氧化碳潴留，发生不同程度的低氧血症和高碳酸血症，最终出现呼吸衰竭，继发慢性肺源性心脏病。

知识点3：COPD的发病机制　　　　　　　副高：熟练掌握　正高：熟练掌握

COPD确切的病因可能与以下机制有关：①慢性炎症：目前普遍认为COPD以呼吸道、肺实质和肺血管的慢性炎症为特征，在肺的不同部位有肺泡巨噬细胞、T淋巴细胞和中性粒细胞增加，部分患者有嗜酸性粒细胞增多；②蛋白酶与抗蛋白酶的失平衡；③氧化与抗氧化的不平衡；④自主神经系统功能紊乱等。

知识点4：引起COPD的个体易感因素　　　副高：熟练掌握　正高：熟练掌握

某些遗传因素可增加COPD发病的危险性。已知的遗传因素为$α_1$-抗胰蛋白酶缺乏。重度$α_1$-抗胰蛋白酶缺乏与非吸烟者的肺气肿形成有关。支气管哮喘和气道高反应性是COPD的危险因素，气道高反应性可能与机体某些基因和环境因素有关。

知识点5：引起COPD的环境因素　　　　　副高：熟练掌握　正高：熟练掌握

（1）吸烟：为COPD主要危险因素。被动吸烟也可能导致呼吸道症状以及COPD的发生，孕期妇女吸烟可能会影响胎儿肺脏的生长及发育。

（2）职业性粉尘和化学物质：职业性粉尘和化学物质（烟雾、变应原、工业废气及室内空气污染等）及变应原等也是COPD的危险因素。

（3）空气污染：空气中的烟尘，化学气体如氯、氧化氮、二氧化硫，烹调时产生的大量油烟和生物燃料产生的烟尘，其他粉尘如二氧化硅、煤尘、棉尘、蔗尘等均为COPD的危险因素。

（4）感染：呼吸道感染是COPD发病和加剧的另一个重要因素，病毒也对COPD的发生和发展起作用。儿童期重度下呼吸道感染和成年时的肺功能降低及呼吸系统症状发生有关。

（5）社会经济地位：COPD的发病与患者社会经济地位相关。

知识点6：COPD的症状表现　　　　　　　副高：熟练掌握　正高：熟练掌握

（1）慢性咳嗽：通常为首发症状，随病程发展可终身不愈，病初常晨间咳嗽较重，以后早晚或整日均有咳嗽，但夜间咳嗽并不显著。也有部分病例虽有明显气流受限但无咳嗽症状。

（2）咳痰：咳嗽后通常咳少量黏液性痰，部分患者在清晨痰较多，合并感染时痰量增多，常有脓性痰。

（3）气短或呼吸困难：这是COPD的标志性症状，早期仅于劳力时出现，后逐渐加重，以致日常活动甚至休息时也感气短。

（4）喘息和胸闷：部分患者特别是重度患者有喘息；胸部紧闷感通常于劳力后发生，与呼吸费力、肋间肌等容性收缩有关。

（5）全身性症状：病情较重患者可能会发生全身性症状，如体重下降、食欲减退、外周肌肉萎缩和功能障碍、精神抑郁和/或焦虑等。合并感染时可咳血痰或咯血。

知识点7：COPD的体征表现　　　　　　　副高：熟练掌握　正高：熟练掌握

COPD早期体征可不明显。随疾病进展，常有以下体征：①视诊及触诊：胸廓形态异常，如胸部过度膨胀、前后径增大、剑突下胸骨下角（腹上角）增宽及腹部膨凸等；常见呼吸变浅，频率增快，辅助呼吸肌如斜角肌及胸锁乳突肌参加呼吸运动，重症可见胸腹矛盾运动；患者不时采用缩唇呼吸以增加呼出气量；呼吸困难加重时常采取前倾坐位；低氧血症者可出现黏膜及皮肤发绀，伴右心衰竭者可见下肢水肿、肝脏增大；②叩诊：肺肝界降低，肺叩诊可呈过清音；③听诊：两肺呼吸音可减低，呼气延长，平静呼吸时可闻干性啰音，两肺底或其他肺野可闻湿啰音；心音遥远，剑突部心音较清晰响亮。

| 知识点8: COPD的病史特征 | 副高: 熟练掌握   正高: 熟练掌握 |

COPD患病过程应有以下特征：①多有长期较大量吸烟史；②有较长期粉尘、烟雾、有害颗粒或有害气体接触史；③COPD发病有家族聚集倾向；④多于中年以后发病，症状好发于秋冬寒冷季节，常有反复呼吸道感染及急性加重史。随病情进展，急性加重愈渐频繁；⑤COPD后期出现低氧血症和/或高碳酸血症，可并发慢性肺源性心脏病和右心衰竭。

| 知识点9: COPD慢支型与肺气肿型临床特点的比较 | 副高: 熟练掌握   正高: 熟练掌握 |

COPD慢支型与肺气肿型临床特点的比较

	慢支型	肺气肿型
气短	轻	重
咳痰	多	少
支气管感染	频繁	少
呼吸衰竭	反复出现	终末期表现
X线胸片	纹理增重，心脏大	肺透光度增加、肺大疱、心界小
PaO_2（mmHg）	<60	>60
$PaCO_2$（mmHg）	50	<45
血细胞比容	高	正常
肺心病	常见	少见或终末期表现
气道阻力	高	正常至轻度
弥散能力	正常	降低

| 知识点10: COPD的肺功能检查 | 副高: 熟练掌握   正高: 熟练掌握 |

肺功能检查是判断气流受限的客观指标。1秒钟用力呼气容积占用力肺活量百分比（FEV_1/FVC）是评价气流受限的一项敏感指标。吸入支气管舒张剂后第一秒用力呼气容积（FEV_1）/用力肺活量（FVC）<70%为确定存在持续气流受限的界限。FEV_1%预计值是评估COPD严重程度的重要指标。

知识点11: COPD的胸部X线和CT检查　　副高: 熟练掌握　正高: 熟练掌握

慢支型COPD可见肺纹理增多, 如病变以肺气肿为主, 可见肺透光度增加, 肺纹理稀少, 肋间隙增宽, 横膈低平, 有时可见肺大疱, 普通X线片对肺气肿的诊断阳性率不高, 即使在中重度肺气肿, 其阳性率也只有40%。薄层（1~1.5mm）高分辨CT阳性率比较高, 与病理表现高度相关。CT上可见低密度的肺泡腔、肺大疱与肺血管减少, 并可区别小叶中心型肺气肿, 全小叶型肺气肿或隔旁肺气肿。胸部X线检查可发现其他肺疾病或心脏疾病, 有助于COPD的鉴别诊断和并发症的诊断。

知识点12: COPD的动脉血气检查　　副高: 熟练掌握　正高: 熟练掌握

动脉血气测定的指标包括动脉氧分压（PaO_2）、CO_2分压（$PaCO_2$）和酸碱度（pH）。平静时在海平面吸空气情况下, $PaO_2 < 60mmHg$, $PaCO_2 \leqslant 45mmHg$, 表示COPD伴有 I 型呼吸衰竭; $PaO_2 < 60mmHg$, $PaCO_2 > 50mmHg$, 表示伴有 II 型呼吸衰竭, pH的正常范围为7.35~7.45, 测定可帮助判断有无酸碱失平衡。

当PaO_2低于正常值时, FEV_1常在50%预计值以下, 肺心病时, FEV_1常在30%预计值以下, PaO_2常在55mmHg以下, 慢性呼吸衰竭可导致肺源性心脏病的发生, 当有肺心病的临床表现时, 即使$FEV_1 > 30\%$预计值, 也提示属于第 IV 级极重度COPD。

知识点13: COPD的诊断要点　　副高: 熟练掌握　正高: 熟练掌握

COPD的诊断主要依据慢性支气管炎和肺气肿的病史, 排除其他心、肺疾患, 即可作出临床诊断, 胸部X线表现和肺功能检查如有客观依据则可确诊。在急性发作期并发细菌感染时, 血液检查时可见白细胞总数和中性粒细胞增高。胸部X线早期可无改变, 反复感染和发作时可有双肺影像学改变。在急性期痰液检查多呈脓性痰并可查出相应细菌生长。肺功能可出现气流受阻的表现。动脉血气分析可示低氧血症或严重时可有CO_2潴留的变化。

知识点14: COPD患者肺功能受限程度分级　　副高: 熟练掌握　正高: 熟练掌握

COPD患者肺功能受限程度分级（吸入支气管舒张剂后）

GOLD 1级	$FEV_1/FVC < 70\%$, $FEV_1 \geqslant 80\%$预计值
GOLD 2级	$FEV_1/FVC < 70\%$, $50\% \leqslant FEV_1 < 80\%$预计值
GOLD 3级	$FEV_1/FVC < 70\%$, $30\% \leqslant FEV_1 < 50\%$预计值
GOLD 4级	$FEV_1/FVC < 70\%$, $FEV_1 < 30\%$预计值

知识点15：COPD患者病情的综合评估		副高：熟练掌握		正高：熟练掌握

COPD患者病情的综合评估

患者	特征	肺功能分级	年急性加重次数	mMRC	CAT
A	低危，症状少	GOLD 1~2	≤1	0~1	<10
B	低危，症状多	GOLD 1~2	≤1	≥2	≥10
C	高危，症状少	GOLD 3~4	≥2	0~1	<10
D	高危，症状多	GOLD 3~4	≥2	≥2	≥10

知识点16：COPD的鉴别诊断		副高：熟练掌握		正高：熟练掌握

（1）支气管哮喘：①多在早年发病（通常在儿童期）；②接触触发因素（变应原、烟雾等）易诱发症状；③易在夜间和清晨发作；④多数人合并超敏性鼻炎和/或特应性皮炎，有特应性疾病家族史；⑤气流受限大多可逆。

（2）充血性心力衰竭：①有器质性心脏病基础；②听诊肺基底部可闻细湿啰音；③胸部X线片示心脏扩大、肺水肿；④肺功能测定示限制性通气功能障碍（而非阻塞性气流受限）。

（3）支气管扩张症：①大量脓痰；②常伴有细菌感染；③粗湿啰音、杵状指；④X线胸片或CT示支气管管腔扭曲、扩张，管壁增厚。

（4）结核病：①可有咳嗽、咯血、盗汗、体重下降等症状；②X线胸片示肺浸润性病灶或结节状空洞样改变或多种形态病灶共存；③细菌学检查可确诊。

（5）闭塞性细支气管炎：①发病年龄较轻，无吸烟史；②可有类风湿关节炎病史或烟雾接触史；③CT片示在呼气相显示低密度影。

（6）弥漫性泛细支气管炎：①大多数为男性非吸烟者；②几乎所有患者均有慢性鼻窦炎；③X线胸片和高分辨率CT显示弥漫性小叶中央结节影和过度充气征。

知识点17：哮喘慢阻肺重叠综合征（ACOS）		副高：掌握		正高：掌握

支气管哮喘（哮喘）和慢性阻塞性肺疾病（慢阻肺）是两种不同的疾病，但在临床实践中要明确区分哮喘和慢阻肺，有时并非易事；而更为复杂的是哮喘与慢阻肺的并存问题，即所谓哮喘慢阻肺重叠综合征（ACOS）。ACOS临床常见，但一直缺乏明晰的定义和诊断标准，没有相应的治疗建议可循。ACOS以持续性气流受限为特征，通常既有哮喘又有慢阻肺的临床特点，当患者所具有的哮喘和慢阻肺的症状特点数量相似时，就应考虑ACOS的诊断。此外，如果其吸入支气管舒张剂后$FEV_1/FVC < 70\%$，同时伴有可逆性或显著可逆性气流受限，即符合ACOS的诊断。

知识点18：COPD的治疗原则和目的		副高：熟练掌握		正高：熟练掌握

COPD的治疗原则：①避免接触任何刺激支气管的因素，如戒烟；②控制职业性或环境

污染，避免或防止粉尘、烟雾及有害气体的吸入；③抗生素治疗。在未应用抗生素之前做痰细菌培养，选择敏感抗生素；④应用支气管扩张剂；⑤用肾上腺皮质激素治疗。

COPD的治疗目的：①缓解症状；②预防疾病进展；③改善活动的耐受性；④改善全身状况；⑤预防治疗并发症；⑥预防治疗急性加重；⑦降低病死率。

知识点19：COPD稳定期的预防治疗感染　　副高：熟练掌握　正高：熟练掌握

病毒与细菌感染常是病情加重的诱因，因寄生于COPD患者下呼吸道的细菌经常为肺炎链球菌与流感嗜血杆菌，如痰色变黄，提示细菌感染，可选用羟氨苄青霉素、羟氨苄青霉素/棒酸、头孢克洛、头孢克肟等，重症患者可根据痰培养结果给予抗生素治疗。为预防流感与肺炎，可行流感疫苗与肺炎链球菌疫苗的预防注射，流感疫苗可减少COPD的重症和病死率50%左右，效果显著；肺炎链球菌疫苗可减少肺炎的发生，对65岁及以上的老年人或肺功能较差者推荐应用。

知识点20：稳定期的支气管扩张剂治疗　　副高：熟练掌握　正高：熟练掌握

（1）短效支气管扩张剂：可单用或两种或多种药物联合使用。首选吸入装置给药。①短效β_2受体激动剂：主要为沙丁胺醇，定量气雾剂或干粉制剂，每次$100\sim200\mu g$，24小时内不超过$8\sim12$喷；②短效抗胆碱能药：如异丙托溴铵气雾剂，每次$40\sim80\mu g$，每天$3\sim4$次。

（2）长效支气管扩张剂：①长效β_2受体激动剂：如沙美特罗、福莫特罗等。沙美特罗作用持续12小时以上，每次$50\mu g$ q12h，福莫特罗兼具长效及速效特性，吸入后$1\sim3$分钟起效，作用持续12小时以上，常用剂量为$4.5\sim9\mu g$ q12h；②长效抗胆碱能药物：如噻托溴铵以及茶碱缓释片。噻托溴铵：每次剂量$18\mu g$ qd。茶碱缓释片：每次$0.1\sim0.2g$ bid。

知识点21：稳定期氧疗的具体指征及目的　　副高：熟练掌握　正高：熟练掌握

长期家庭氧疗应在4级即极重度COPD患者应用，具体指征是：①$PaO_2\leqslant55mmHg$或动脉血氧饱和度（SaO_2）$\leqslant88\%$，有或没有高碳酸血症；②PaO_2 $55\sim60mmHg$，或$SaO_2<89\%$，并有肺动脉高压、心力衰竭水肿或红细胞增多症。长期家庭氧疗一般是经鼻导管吸入O_2，流量$1.0\sim2.0L/min$，吸氧持续时间$>15h/d$。长期氧疗的目的是使患者达到$PaO_2\geqslant60mmHg$和/或使SaO_2升至90%。

知识点22：急性加重发作的程度的评估　　副高：掌握　正高：掌握

（1）动脉血气评估（使用于院内患者）：当呼吸室内空气时，$PaO_2<60mmHg$，伴或不伴$PaCO_2>50mmHg$，提示为呼吸衰竭。

（2）胸部X线影像对于排除其他诊断很有帮助。

（3）心电图有助于诊断患者合并存在的心脏疾病。

（4）其他实验室检查：①全血细胞计数可明确患者有无红细胞增多症或贫血。②出现脓痰，提示应开始经验性抗感染药物治疗。③生化检查有助于明确患者有无电解质紊乱、糖尿病，以及营养不良。

知识点23：无创性正压通气在COPD加重期的应用指征

副高：熟练掌握　正高：熟练掌握

（1）适应证（至少符合其中2项）：①中至重度呼吸困难，伴辅助呼吸肌参与呼吸并出现胸腹矛盾运动；②中至重度酸中毒（pH 7.30～7.35）和高碳酸血症（$PaCO_2$ 45～60mmHg）；③呼吸频率＞25次/分。

（2）禁忌证（符合下列条件之一）：①呼吸抑制或停止；②心血管系统功能不稳定（低血压、心律失常、心肌梗死）；③嗜睡、意识障碍或不合作者；④易误吸者（吞咽反射异常，严重上消化道出血）；⑤痰液黏稠或有大量气道分泌物；⑥近期曾行面部或胃食管手术；⑦头面部外伤，固有的鼻咽部异常；⑧极度肥胖；⑨严重的胃肠胀气。

知识点24：有创性机械通气在COPD加重期的应用指征

副高：熟练掌握　正高：熟练掌握

有创性机械通气在COPD加重期的应用指征有：①严重呼吸困难，辅助呼吸肌参与呼吸，并出现胸腹矛盾呼吸；②呼吸频率＞35次/分；③危及生命的低氧血症（PaO_2＜40mmHg或PaO_2/FiO_2＜200mmHg）；④严重的呼吸性酸中毒（pH 7.25）及高碳酸血症；⑤呼吸抑制或停止；⑥嗜睡，意识障碍；⑦严重心血管系统并发症（低血压、休克、心力衰竭）；⑧其他并发症（代谢紊乱、脓毒血症、肺炎、肺栓塞、气压伤、大量胸腔积液）；⑨无创性正压通气治疗失败或存在无创性正压通气的使用禁忌证。

知识点25：慢阻肺的常见并发症

副高：熟练掌握　正高：熟练掌握

（1）自发性气胸：是阻塞性肺气肿的常见并发症，其典型临床表现为突然加剧的呼吸困难，可伴有明显的胸痛、发绀，叩诊患侧胸部呈鼓音，听诊呼吸音减弱或消失。阻塞性肺气肿并发局限性气胸时体征不典型，不易与肺气肿本身的体征相鉴别，极容易误诊，应特别注意。通过胸部X线检查可明确诊断。

（2）呼吸衰竭：阻塞性肺气肿进展形成慢阻肺后，在肺功能严重损害基础上，可以由于呼吸道感染、痰液引流不畅和其他多种诱因使病情急性加重，导致呼吸衰竭。

（3）慢性肺源性心脏病。

第十章 支气管哮喘

知识点1：支气管哮喘的概念　　　　副高：熟练掌握　正高：熟练掌握

支气管哮喘是由多种细胞包括气道的炎症细胞和结构细胞（如嗜酸性粒细胞、肥大细胞、T淋巴细胞、中性粒细胞、平滑肌细胞、气道上皮细胞等）和细胞产物参与的气道慢性炎症性疾病。这种慢性炎症导致气道高反应性，通常出现广泛多变的可逆性气流受限，并引起反复发作性的喘息、气急、胸闷或咳嗽等症状，常在夜间和/或清晨发作、加剧，多数患者可自行缓解或经治疗后缓解。

知识点2：支气管哮喘的发病机制　　　　副高：熟练掌握　正高：熟练掌握

支气管哮喘的发病机制目前尚不完全清楚。可能与以下因素有关：①气道炎症机制：哮喘的本质及病理特征是慢性气道炎症，是各种炎症细胞和结构细胞、炎症因子及介质相互作用的结果；②免疫与变态反应机制：主要由变应原、抗体、细胞、受体和介质5个环节构成。由于哮喘患者的特应性体质，在接触变应原后可产生速发变态反应和迟发变态反应；③气道神经调控异常：胆碱能神经亢进、β受体缺陷、非肾上腺素能非胆碱能神经障碍及神经肽类物质参与等；④遗传机制：哮喘是一种多基因遗传疾病。导致哮喘发病以及加重的危险因素之间存在基因与基因、基因与环境以及环境与环境等多种因素的相互作用影响。

知识点3：支气管哮喘的环境因素　　　　副高：熟练掌握　正高：熟练掌握

环境因素是指影响易感个体，加速哮喘恶化和/或导致持续出现哮喘症状的因素。诱发因素主要包括：①屋尘螨、蟑螂、真菌、动物毛发（狗、猫及老鼠）、花粉、真菌等变应原；②呼吸道病毒感染；③二氧化硫、一氧化碳、吸烟、室内装修材料、杀虫剂、蚊香等空气污染物及刺激性有害气体；④食物（鱼、虾、蟹、鸡蛋、牛奶及坚果等）和药物（如阿司匹林、β受体阻滞剂等）；⑤短跑、长跑和登山以及紧张、兴奋或强烈情绪；⑥冷空气、气压低等气候和气温的变化；⑦职业性致敏物质，指各种有机物及无机物，以尘埃、蒸汽或烟雾形式进入工作环境，如异氰酸酯类（塑料、油漆、橡胶等）、实验动物蛋白及化学制药等。

知识点4：支气管哮喘的病理　　　　副高：熟练掌握　正高：熟练掌握

支气管哮喘在显微镜下可见纤毛上皮剥离、气道上皮下有肥大细胞、嗜酸性粒细胞、淋巴细胞与中性粒细胞浸润。气道黏膜下组织水肿，微血管通透性增加，杯状细胞增殖及支气管分泌物增加，支气管平滑肌痉挛等病理改变。若哮喘长期反复发作，表现为支气管平滑肌肌层肥厚、气道上皮细胞下纤维化、黏液腺增生和新生血管形成等，导致气道重构。

知识点5：支气管哮喘的症状表现　　　　副高：熟练掌握　　正高：熟练掌握

（1）典型症状为反复发作性喘息、气短、胸闷或咳嗽，尤其在夜间和清晨症状加重。典型哮喘发作为呼气性呼吸困难。部分患者可有鼻痒、打喷嚏、眼痒、干咳等先兆症状。

（2）症状多与接触变应原、冷空气、物理化学性刺激、病毒性上呼吸道感染、运动等有关。症状常在夜间和/或清晨发作。某些哮喘患者哮喘发作具有季节规律，如变应性哮喘常在夏秋季发作。对花粉过敏者易在春夏季节频繁发作，花粉季节过后病情趋于好转或稳定。

（3）上述症状可自行缓解或经用抗感染和/或平喘药物治疗后缓解。

知识点6：支气管哮喘的体征表现　　　　副高：熟练掌握　　正高：熟练掌握

（1）一般体征：哮喘患者在发作时，精神一般比较紧张、焦虑、不安，呼吸加快、端坐呼吸，严重时可出现口唇和指（趾）发绀。

（2）呼气延长和双肺哮鸣音：在胸部听诊时可听到呼气时间延长而吸气时间缩短，伴有双肺如笛高音调，称为哮鸣音。这是小气道梗阻的特征。两肺满布的哮鸣音在呼气时较明显，称呼气性哮鸣音。很多哮喘患者在吸气和呼气都可闻及哮鸣音。单侧哮鸣音突然消失要考虑发生自发性气胸的可能。在哮喘严重发作、支气管发生极度狭窄、出现呼吸肌疲劳时，哮鸣音反而消失，称为寂静肺，是病情危重的表现。

（3）肺过度膨胀特征：即肺气肿体征。表现为胸腔的前后径扩大，肋间隙增宽，叩诊呈过清音，肺肝浊音界下降，心浊音界缩小。长期哮喘的患者可有桶状胸，儿童可有鸡胸。

（4）奇脉：重症哮喘患者发生奇脉是吸气期间收缩压下降幅度（一般不超过10mmHg）增大的结果。这种吸气期收缩压下降的程度和气流受限的程度相关，它反映呼吸肌对胸腔压波动的影响的程度明显增加。呼吸肌疲劳的患者不再产生较大的胸腔压波动，奇脉消失。严重的奇脉（≥25mmHg）是重症哮喘的可靠指征。

（5）呼吸肌疲劳的表现：可出现"三凹征"，吸气时由于肋间肌和胸锁乳突肌的收缩，胸骨上窝、锁骨上窝、肋间隙出现明显凹陷，还可表现为反常呼吸，即吸气时下胸壁和腹壁向内收。

（6）重症哮喘的体征：随着气流受限的加重，患者呼吸变得更窘迫，说话不连贯，仅能讲单词或单个字，大汗、皮肤潮湿，呼吸和心率增加，并出现奇脉和呼吸肌疲劳表现。呼吸频率≥25次/分，心率≥110次/分，奇脉≥25mmHg是重症哮喘的指征。患者垂危状态时可出现寂静肺或呼吸乏力、发绀、心动过缓、意识恍惚或昏迷等表现。

知识点7：重症哮喘的表现形式　　　　副高：熟练掌握　　正高：熟练掌握

重症哮喘的表现形式有：①哮喘持续状态：指哮喘严重发作并持续24小时以上。这是指发作的情况而言，并不代表该患者的基本病情；②哮喘猝死：指哮喘突然急性严重发作，患者在2小时内死亡。哮喘猝死的原因可能与哮喘突然发作或加重，引起严重气流受限或其他心肺并发症导致心跳和呼吸骤停有关；③潜在性致死性哮喘；④脆性哮喘（BA）：该哮喘患者的FEV_1和PEF在治疗前后或一段时间内大幅度地波动。

知识点8：潜在性致死性哮喘的范围　　副高：熟练掌握　正高：熟练掌握

潜在性致死性哮喘包括以下几种情况：①长期口服糖皮质激素类药物治疗；②以往曾因严重哮喘发作住院抢救治疗；③曾因哮喘严重发作而行气管切开、机械通气治疗；④既往曾有气胸或纵隔气肿病史；⑤本次发病过程中需不断超常规剂量使用支气管扩张药，但效果不明显。

知识点9：运动诱发性哮喘的特点　　副高：熟练掌握　正高：熟练掌握

运动诱发性哮喘（EIA）也称为运动性哮喘，是指达到一定的运动量后，出现支气管痉挛而产生的哮喘。其特点为：①发病均发生在运动后；②有明显的自限性，发作后经一定时间的休息后即可逐渐恢复正常；③一般无过敏性因素参与，特异性变应原皮试阴性，血清IgE水平不高。

知识点10：职业性哮喘的病史特点　　副高：熟练掌握　正高：熟练掌握

从广义上讲，凡是由职业性致喘物引起的哮喘统称为"职业性哮喘"。职业性哮喘的病史有如下特点：①有明确的职业史，本病只限于与致喘物直接接触的劳动者；②既往（从事该职业前）无哮喘史；③自开始从事该职业至哮喘首次发作的"潜伏期"最少半年以上；④哮喘发作与致喘物的接触关系非常密切，接触则发病，脱离则缓解。

知识点11：支气管哮喘的动脉血气分析　　副高：熟练掌握　正高：熟练掌握

哮喘严重发作时可有缺氧，PaO_2降低，$PaCO_2$下降，pH上升，表现为呼吸性碱中毒。如重症哮喘，病情进一步发展，气道阻塞严重，可有缺氧及CO_2潴留，$PaCO_2$上升，表现呼吸性酸中毒。如缺氧明显，可合并代谢性酸中毒。

知识点12：支气管哮喘的胸部X线检查　　副高：熟练掌握　正高：熟练掌握

支气管哮喘患者的胸部X线无特异性。常见肺纹理增多、紊乱，也可表现为正常。急性发作或慢性哮喘患者可有肺通气过度，部分患者可有肺大疱、气胸、纵隔气肿或肺动脉高压等合并症。此外胸部X线检查可有助于除外因气道异物、肺癌及甲状腺肿等气道阻塞或充血性心衰所致等非哮喘性疾病。

知识点13：支气管哮喘的特异性变应原检查　　副高：熟练掌握　正高：熟练掌握

特异性变应原检查可分为体内和体外诊断。体外特异性变应原其是通过一次采血即可完成多种微量的特异性抗体试验。体内变应原检查通常采用变应原皮肤点刺试验。体内外特异性变应原测定证实哮喘患者的变态反应状态，有助于了解导致哮喘发生和加重的危险因素，也可帮助确定特异性免疫治疗方案。

知识点14：支气管哮喘的实验室检查　　副高：熟练掌握　正高：熟练掌握

哮喘可有血嗜酸细胞粒细胞增高，痰液嗜酸细胞粒细胞或中性粒细胞增高可评估与哮喘相关的气道炎症。呼出气成分如NO分压（FeNO）也可作为哮喘时气道炎症的无创性标志物。

知识点15：支气管哮喘的诊断标准　　副高：熟练掌握　正高：熟练掌握

（1）反复发作喘息、气急、胸闷或咳嗽，多与接触变应原、冷空气、物理化学性刺激，病毒性上呼吸道感染、运动等有关。

（2）发作时在双肺可闻及散在或弥漫性以呼气相为主的哮鸣音，呼气相延长。

（3）上述症状可经治疗缓解或自行缓解。

（4）除外其他疾病所引起的喘息、气急、胸闷和咳嗽。

（5）临床表现不典型者（如无明显喘息或体征），应至少具备以下一项试验阳性：①支气管激发试验或运动试验阳性；②支气管舒张试验阳性（FEV_1增加$\geq$12%，在成人且FEV_1增加绝对值$\geq$200ml；或PEF增加$\geq$20%或PEF增加$\geq$60L/min）；③PEF日内变异率或昼夜波动率$\geq$20%。

符合（1）～（4）条或（4）、（5）条者，可以诊断为支气管哮喘。

知识点16：支气管哮喘根据临床表现的分期　　副高：熟练掌握　正高：熟练掌握

（1）急性发作期：指喘息、气急、咳嗽、胸闷等症状突然发生，或原有症状急剧加重，常有呼吸困难，以呼气流量降低为特征，常因接触变应原等刺激物或呼吸道感染等所致。可在数小时或数天内出现，偶尔可在数分钟内危及生命。

（2）慢性持续期：是指每周均不同频度和/或不同程度地出现喘息、气急、胸闷、咳嗽等症状。

（3）临床缓解期：系指经过治疗或未经治疗症状、体征消失，肺功能恢复到急性发作前水平，并维持3个月以上。

知识点 17：哮喘病情严重程度的分级　　　　　　　　副高：熟练掌握　正高：熟练掌握

治疗前或初始治疗时哮喘病情严重程度的分级

分级	临床特点
间歇状态 （第1级）	症状<每周1次 短暂出现 夜间哮喘症状≤每月2次 $FEV_1 \geq 80\%$ 预计值或最高呼气流量（PEF）$\geq 80\%$ 个人最佳值，PEF或FEV_1变异率<20%
轻度持续 （第2级）	症状≥每周1次，但<每日1次 可能影响活动和睡眠 夜间哮喘症状>每月2次，但<每周1次 $FEV_1 \geq 80\%$ 预计值或PEF≥80%个人最佳值，PEF或FEV_1变异率20%~30%
中度持续 （第3级）	每日有症状 影响活动和睡眠 夜间哮喘症状≥每周1次 FEV_1 60%~79%预计值或PEF 60%~79%个人最佳值，PEF或FEV_1变异率>30%
重度持续 （第4级）	每日有症状 频繁出现 经常出现夜间哮喘症状 体力活动受限 $FEV_1 < 60\%$ 预计值或PEF<60%个人最佳值，PEF或FEV_1变异率>30%

知识点 18：治疗期间控制水平分级　　　　　　　　　副高：熟练掌握　正高：熟练掌握

治疗期间控制水平分级

	完全控制（满足以下所有条件）	部分控制（在任何1周内出现以下任何一项特征）	未控制（在任何1周内）
白天症状	无（或≤2次/周）	>2次/周	出现≥3项部分控制特征
活动受限	无	有	
夜间症状/憋醒	无	有	
需要使用缓解药的次数	无（或≤2次/周）	>2次/周	
肺功能（PEF或FEV_1）	正常或≥正常预计值/本人最佳值的80%	<正常预计值（或本人最佳值）的80%	
急性发作	无	≥每年1次	在任何1周内出现1次

知识点 19：与慢性喘息性支气管炎/COPD 的鉴别诊断

　　　　　　　　　　　　　　　　　　副高：熟练掌握　　正高：熟练掌握

　　支气管哮喘需要与慢性喘息性支气管炎/COPD 进行鉴别诊断。后者的诊断要点有：①多为中老年人，常有吸烟史；②好发于秋冬寒冷季节，常有反复呼吸道感染史，多无过敏史；③主要症状为慢性咳嗽、咳痰，部分伴有喘息、气短或呼吸困难、可能会发生全身性症状，如体重下降、食欲减退、外周肌肉萎缩和功能障碍等；④可有桶状胸体征，两肺常可有水泡音；⑤肺功能检查为不能完全可逆的气流受限、支气管舒张试验常阴性；⑥胸部 CT 可发现肺气肿征或肺大疱形成。

知识点 20：与心源性哮喘的鉴别诊断　　　　副高：熟练掌握　　正高：熟练掌握

　　支气管哮喘需要与心源性哮喘（左心衰竭引起的喘息样呼吸困难）进行鉴别诊断。后者的诊断要点有：①常见急性左心功能不全，多有高血压、冠心病、风心病、二尖瓣狭窄等心脏病史；②中老年患者多见；③临床症状常见突发气急，呼吸困难，端坐呼吸，烦躁，阵发性咳嗽，常咳出粉红色泡沫痰等；④两肺可闻及广泛的湿啰音和哮鸣音，心率增快，心尖部可闻及奔马律；⑤胸片上可见心脏增大和肺淤血征象等；⑥予以强心、利尿、扩血管药治疗有效。

知识点 21：与肺嗜酸性粒细胞浸润的鉴别诊断　　副高：熟练掌握　　正高：熟练掌握

　　支气管哮喘需要与肺嗜酸性粒细胞浸润进行鉴别诊断。后者的诊断要点有：①病程短、常伴发热、乏力等症状；②有变应原接触史；③胸部可闻及细湿啰音或捻发音；④X 线胸片状、云雾状阴影，呈游走性；⑤血中嗜酸细胞升高常 > 20%；⑥肺功能多呈限制性通气障碍，弥散功能减低。

知识点 22：与上气道阻塞的鉴别诊断　　　　副高：熟练掌握　　正高：熟练掌握

　　支气管哮喘需要与上气道阻塞进行鉴别诊断。后者的诊断要点有：①吸气性呼吸困难、症状持续存在或进行性加重，常伴有剧烈咳嗽；②局部可闻及吸气性干鸣音；查体可见"三凹征"；③由于气道肿瘤、异物或水肿所致或气道外源性压迫（甲状腺）；④喉镜、支气管镜及 CT 检查可确定病变的部位、性质和程度，有助于确诊；⑤肺功能检查其流量 - 容积曲线表现为吸气和呼气流速均明显下降，且程度呈矩形；⑥支气管扩张剂治疗无效。

知识点 23：与变应性支气管肺曲菌病（ABPA）的鉴别诊断

　　　　　　　　　　　　　　　　　　副高：熟练掌握　　正高：熟练掌握

　　支气管哮喘需要与 ABPA 进行鉴别诊断。后者的诊断要点有：①常咳棕褐色黏稠痰或咯血，或咳出支气管树状痰栓；②痰培养可有曲菌生长；③血清总 IgE 浓度（ > 1000ng/ml）升高；④霉菌变应原特异性 IgE/IgG 抗体效价升高；⑤霉菌变应原速发性皮肤试验阳性；⑥外周血嗜酸粒细胞增多；⑦肺部游走性或固定性浸润病灶及中心性支气管扩张症。

知识点24：与肺间质性疾病的鉴别诊断　　　　　　　副高：熟练掌握　正高：熟练掌握

支气管哮喘需要与肺间质性疾病进行鉴别诊断。后者的诊断要点有：①发病年龄多在中年以上；②起病隐袭，主要表现为干咳、进行性活动后呼吸困难；③可出现全身症状，如疲倦、关节痛及体重下降等；④半数患者双肺下部可闻及 Velcro 音及杵状指（趾）；⑤X 线胸片或 CT 示磨玻璃样影、线状或网格状影及蜂窝样影等；⑥肺功能改变为限制性通气功能障碍、弥散功能下降 FEV_1/FVC 正常或增加。

知识点25：支气管哮喘的主要并发症　　　　　　　　副高：熟练掌握　正高：熟练掌握

（1）肺气肿：若哮喘反复发作，肺充气过度，肺残气量逐渐增多，肺组织破坏，可形成肺气肿。

（2）慢性呼吸衰竭：长期反复哮喘发作导致气道阻塞可引起肺泡通气过低，肺通气与血流比例失调、肺内静脉血分流增加，发生低氧血症或 I 型呼吸衰竭，此外气道阻力增大，呼吸功增加使呼吸肌负荷加重，缺氧导致呼吸肌疲劳伴 CO_2 潴留，发展为 II 型呼吸衰竭。

（3）慢性肺源性心脏病：哮喘患者在合并肺气肿及呼吸衰竭基础上，肺功能进一步损伤，可发展为肺动脉高压和肺心病。

（4）自发性气胸和纵隔气肿：因气道阻塞及肺泡过度膨胀导致肺泡内压增高，喘息加重或剧烈咳嗽易使胸膜下肺泡破裂，气体进入胸膜腔，从而发生气胸，如果肺泡破裂空气沿肺血管周围鞘膜进入纵隔则产生纵隔气肿。

（5）肺不张：哮喘患者气道阻塞或痉挛致使支气管狭窄，而气道上皮损伤和气道内黏稠分泌液潴留可形成黏液栓均可诱发肺不张。

知识点26：哮喘急性发作时机械通气治疗的适应证

副高：熟练掌握　正高：熟练掌握

抢救危重度哮喘急性发作和哮喘猝死的重要措施是机械通气治疗，针对危重哮喘患者常规药物治疗无效或病情迅速恶化危及生命者使用。机械通气治疗的适应证有：①突发性呼吸停止、心脏骤停或即将发生呼吸心跳停止；②出现自主呼吸微弱（ < 10次/分）、意识障碍、嗜睡，甚至昏迷者；③呼吸窘迫，呼吸肌疲劳征象，如辅助呼吸肌参加呼吸运动，出现胸腹部呼吸运动矛盾现象；④伴有进行性呼吸衰竭，经充分药物治疗后，仍有明显发绀，难以纠正的低氧血症，$PaO_2 \leqslant 60mmHg$，$SaO_2 < 90\%$ 或 $PaCO_2 \geqslant 50mmHg$，并有 CO_2 动态升高趋势，$pH < 7.25$；⑤伴发心功能受损，心率 > 140次/分，出现严重心律失常和代谢性酸中毒。

知识点27：哮喘治疗药物——糖皮质激素　　　　　副高：掌握　正高：掌握

糖皮质激素是最有效的抗变态反应炎症的药物。给药途径包括吸入、口服和静脉应用等。

（1）吸入给药：这类药物局部抗炎作用强；通过吸气过程给药，药物直接作用于呼吸道，所需剂量较小；通过消化道和呼吸道进入血液药物的大部分被肝脏灭活，因此全身性不良反应较少。口咽部局部的不良反应包括声音嘶哑、咽部不适和念珠菌感染。吸药后及时用清水含漱口咽部。目前上市的药物中丙酸氟替卡松和布地奈德的全身不良反应较少。

吸入型糖皮质激素是长期治疗持续性哮喘的首选药物：①气雾剂，目前我国临床上常用的糖皮质激素有3种。②干粉吸入剂，包括布地奈德、丙酸氟替卡松粉剂等。一般而言，使用干粉吸入装置比普通定量气雾剂方便，吸入下呼吸道的药物量较多。糖皮质激素气雾剂和干粉吸入剂通常需连续、规律地吸入1周后方能奏效；③溶液，布地奈德溶液经以压缩空气或高流量氧气为动力的射流装置雾化吸入，对患者吸气配合的要求不高，起效较快，适用于哮喘急性发作时的治疗。

（2）口服给药：适用于轻中度哮喘发作、慢性持续哮喘大剂量吸入激素联合治疗无效的患者，以及静脉应用激素治疗后的序贯治疗。一般使用半衰期较短的糖皮质激素，如泼尼松、泼尼松龙或甲泼尼龙等。对于糖皮质激素依赖型哮喘，可采用每日或隔日清晨顿服给药的方式，以减少外源性激素对脑垂体-肾上腺轴的抑制作用。泼尼松的维持剂量最好≤10mg/d。对于伴有结核病、寄生虫感染、骨质疏松、青光眼、糖尿病、严重抑郁或消化性溃疡的哮喘患者，全身给予糖皮质激素治疗时应慎重，并应密切随访。

（3）静脉用药：严重急性哮喘发作时，应经静脉及时给予琥珀酸氢化可的松（400～1000mg/d）或甲泼尼龙（80～160mg/d）。无糖皮质激素依赖倾向者，可在短期（3～5天）内停药；有激素依赖倾向者应延长给药时间，控制哮喘症状后改为口服给药，并逐步减少激素用量。

知识点28：哮喘治疗药物——β₂受体激动剂　　　　　副高：掌握　正高：掌握

通过对气道平滑肌和肥大细胞膜表面的β_2受体的兴奋，舒张气道平滑肌，减少肥大细胞和嗜碱性粒细胞脱颗粒和介质的释放，降低微血管的通透性，增加气道上皮纤毛的摆动等，缓解哮喘症状。

种类较多，可分为短效（作用维持4～6小时）和长效（维持12小时）β_2受体激动剂。后者又可分为速效（数分钟起效）和缓慢起效（半小时起效）两种。

（1）短效β_2受体激动剂：常用的药物如沙丁胺醇和特布他林等。短效β_2受体激动剂主要包括如下剂型：①吸入：可供吸入的短效β_2受体激动剂包括气雾剂、干粉剂和溶液等。这类药物松弛气道平滑肌作用强，通常在数分钟内起效，疗效可维持数小时，是缓解轻至中度急性哮喘症状的首选药物，也可用于预防运动性哮喘。这类药物应按需间歇使用，不宜长期、单一使用，也不宜过量应用，否则可引起骨骼肌震颤、低血钾、心律失常等不良反应。②口服：如沙丁胺醇、特布他林、丙卡特罗片等，通常在服药后15～30分钟起效，疗效维持4～6小时。用法：如沙丁胺醇片2～4mg，特布他林1.25～2.5mg，每日3次；丙卡特罗25～50μg，每日2次。使用虽较方便，但心悸、骨骼肌震颤等不良反应比吸入给药时明显。缓释剂型和控释剂型的平喘作用维持时间可达8～12小时。长期、单一应用β₂受体激动剂可造成细胞膜β₂受体下调，表现为临床耐药现象，故应予避免。③贴剂给药：为透皮吸收剂型。现有产品有妥洛特罗，药物经过皮肤吸收，因此可以减轻全身不良反应，每天只需贴敷1次可维持24小时。

（2）长效β₂受体激动剂：具有较强的脂溶性和对β₂受体较高的选择性，其舒张支气管平滑肌的作用可维持12小时以上。目前在我国上市的吸入型长效β₂受体激动剂有两种：①沙美特罗；②福莫特罗。

吸入长效β₂受体激动剂适用于支气管哮喘（尤其是夜间哮喘和运动诱发哮喘）的预防和持续期的治疗。福莫特罗因起效迅速，可按需用于哮喘急性发作时的治疗。

近年来推荐联合吸入糖皮质激素和长效β₂受体激动剂治疗哮喘。这两者具有协同抗炎和平喘作用，可获得更好疗效，并可增加患者的依从性，减少较大剂量糖皮质激素引起的不良反应，尤适合于中至重度持续哮喘患者的长期治疗。

知识点29：哮喘治疗药物——白三烯调节剂　　　　　副高：掌握　正高：掌握

白三烯调节剂是除吸入激素外，是唯一可单独应用的长期控制药，可作为轻度哮喘的替代治疗药物和中重度哮喘的联合治疗用药。目前在国内应用的主要是半胱氨酰白三烯受体拮抗剂。可减轻哮喘症状，改善肺功能，减少哮喘的恶化。但其作用不如吸入型糖皮质激素，也不能取代糖皮质激素。作为联合治疗中的一种药物，本品可减少中至重度哮喘患者每日吸入糖皮质激素的剂量，并可提高吸入糖皮质激素治疗的临床疗效。本品服用方便。尤适用于阿司匹林超敏性哮喘和运动性哮喘和伴有变应性鼻炎哮喘患者的治疗。常用药物如孟鲁司特10mg，口服给药，每日1次。

知识点30：哮喘治疗药物——茶碱　　　　　　　　副高：掌握　正高：掌握

茶碱具有舒张支气管平滑肌作用，并具有强心、利尿、扩张冠状动脉、兴奋呼吸中枢和呼吸肌等作用。

（1）口服给药：包括氨茶碱和控（缓）释型茶碱。用于轻至中度哮喘发作和维持治疗。一般剂量为每日6～10mg/kg。控（缓）释型茶碱口服后昼夜血药浓度平稳，平喘作用可维持12～24小时，尤适用于夜间哮喘症状的控制。但本品与β受体激动剂联合应用时易于出现心率增快和心律失常，应慎用并适当减少剂量。

（2）静脉给药：氨茶碱加入葡萄糖溶液中，缓慢静脉注射［注射速度不宜超过0.25mg/（kg·min）］或静脉滴注，适用于哮喘急性发作且近24小时内未用过茶碱类药物的患者。负荷剂量为4～6mg/kg，维持剂量为0.6～0.8mg/（kg·h）。在有条件的情况下应监测其血药浓度，及时调整浓度和滴速。茶碱有效、安全的血药浓度范围应在6～15mg/L。影响茶碱代谢的因素较多（如发热性疾病、妊娠、抗结核治疗可以降低茶碱的血药浓度）；而肝脏疾患、充血性心力衰竭以及合用西咪替丁或喹诺酮类、大环内酯类等药物均可影响茶碱代谢而使其排泄减慢，增加茶碱的毒性作用。多索茶碱的作用与氨茶碱相同，但不良反应较轻。双羟丙茶碱（喘定）的作用较弱。

知识点31：哮喘治疗药物——抗胆碱能药物　　　　副高：掌握　正高：掌握

吸入抗胆碱能药物，如溴化异丙托品等，可通过降低迷走神经张力而舒张支气管。其舒张支气管的作用比β_2受体激动剂弱，起效也较慢，但长期应用不易产生耐药，对老年人的疗效不低于年轻人。本品有气雾剂和雾化溶液两种剂型。抗胆碱能药物对有吸烟史的老年哮喘患者较为适宜，但对妊娠早期妇女和患有青光眼或前列腺肥大的患者应慎用。

知识点32：慢性哮喘治疗的减量方案　　　　副高：熟练掌握　正高：熟练掌握

当哮喘控制并维持至少3个月后，治疗方案可以降级。推荐的减量方案：①单独吸入中-高剂量吸入糖皮质激素的患者，将吸入糖皮质激素剂量减少50%；②吸入糖皮质激素和长效β_2受体激动剂联合用药的患者，先将吸入激素剂量减少50%，长效β_2受体激动剂剂量不变，当达到最低剂量联合治疗水平时，可选择改为每日1次联合用药或停用长效β_2受体激动剂，单用吸入激素治疗。

知识点33：常用吸入型糖皮质激素的每天剂量与互换关系　　　副高：熟练掌握　正高：熟练掌握

常用吸入型糖皮质激素的每天剂量与互换关系

药　　物	低剂量（μg）	中剂量（μg）	高剂量（μg）
二丙酸倍氯米松	200～500	＞500～1000	＞1000～2000
布地奈德	200～400	＞400～800	＞800～1600
丙酸氟替卡松	100～250	＞250～500	＞500～1000
环索奈德	80～160	＞160～320	＞320～1280

知识点34：支气管哮喘的预防　　　　副高：熟练掌握　正高：熟练掌握

（1）一级预防：从胎儿、婴幼儿开始，预防其发展为变应性体质。包括：①避免孕期和幼儿期吸烟和被动吸烟，同时应禁止在工作场所吸烟；②避免妊娠母亲及婴幼儿与变应原（住房潮湿、室内空气污染、尘、螨、蟑螂、动物皮毛及工作环境中致敏原）接触。

（2）二级预防：以婴幼儿为重点，防治病毒感染、超敏性鼻炎及特应性皮炎，以防止哮喘发生。对尘、螨、宠物或蟑螂敏感的幼儿，应减少接触这些变应原，防止发病。对职业性变应原敏感并产生症状的人员，应避免接触。

（3）三级预防（早期干预）：早期诊断、早期治疗。在哮喘发病早期立即开始干预，防止发展为长期慢性持续性哮喘。有指征者可考虑免疫治疗。

知识点35：成功的哮喘管理目标	副高：熟练掌握　正高：熟练掌握

成功的哮喘管理目标是：①达到并维持症状的控制；②维持正常活动，包括运动能力；③维持肺功能水平尽量接近正常；④预防哮喘急性加重；⑤避免因哮喘药物治疗导致的不良反应；⑥预防哮喘导致的死亡。

第十一章　肺　栓　塞

知识点1：肺栓塞和肺血栓栓塞症的概念　　　副高：熟练掌握　　正高：熟练掌握

肺栓塞（PE）是以各种栓子堵塞肺动脉系统为其发病原因的一组疾病或临床综合征的总称，包括肺血栓栓塞症、脂肪栓塞综合征、羊水栓塞、空气栓塞等。肺血栓栓塞症（PTE）是指来自静脉系统或右心的血栓栓子进入肺循环，造成其分支堵塞，引起肺循环障碍的临床和病理综合征。PTE占肺栓塞的绝大部分，通常临床上所说的PE即指PTE，引起PTE的血栓主要来源于深静脉血栓形成（DVT），PTE常为DVT的并发症。

知识点2：引起PTE的原发性危险因素　　　副高：熟练掌握　　正高：熟练掌握

引起PTE的原发性危险因素有：①抗凝血酶缺乏；②先天性异常纤维蛋白原血症；③血栓调节因子异常；④高同型半胱氨酸血症；⑤抗心脂抗体综合征；⑥纤溶酶原激活物抑制因子过量；⑦凝血酶原20210A基因变异；⑧Ⅻ因子缺乏；⑨Ⅴ因子Leiden突变（活性蛋白C抵抗）；⑩纤溶酶原缺乏；⑪纤溶酶原不良血症；⑫蛋白S缺乏；⑬蛋白C缺乏。

知识点3：引起静脉血栓的危险因素　　　副高：熟练掌握　　正高：熟练掌握

（1）高危因素（OR值＞10）：包括：①骨折（髋部或大腿）；②髋或膝关节置换；③大型普外科手术；④大的创伤；⑤脊髓损伤。

（2）中危因素（OR值2～9）：包括：①关节镜膝部手术；②中心静脉置管；③化疗；④慢性心衰或呼吸衰竭；⑤雌激素替代治疗；⑥恶性肿瘤；⑦口服避孕药；⑧瘫痪；⑨妊娠/产后；⑩既往静脉血栓栓塞症（VTE）病史；⑪易栓倾向。

（3）低危因素（OR值＜2）：包括：①卧床＞3天；②长时间旅行静坐不动（如长时间乘汽车或飞机旅行）；③年龄；④腔镜手术（如胆囊切除术）；⑤肥胖；⑥静脉曲张。

知识点4：PTE的病理生理　　　副高：熟练掌握　　正高：熟练掌握

PTE发生后，一方面通过栓子的机械阻塞作用直接影响肺循环、体循环血流动力学状态和呼吸功能；另一方面通过心脏和肺的反射效应以及神经体液因素（包括栓塞后的炎症反应）等导致多种功能和代谢变化。以上机制的综合和相互作用加上多个栓子的递次栓塞间隔时间、栓子的大小和数量、是否同时存在其他心肺疾病等对PTE的发病过程和病情的严重程度均有重要影响。

知识点5：急性PTE后呼吸功能的变化	副高：熟练掌握　正高：熟练掌握

可引起栓塞部位肺血流减少或阻断，肺泡无效腔量增大；肺梗死、肺水肿、肺出血、肺萎陷和肺不张等因素均可导致通气/血流（V/Q）比例失调；支气管痉挛及过度通气等因素综合存在可产生气体交换障碍，从而发生低氧血症和代偿性过度通气（低碳酸血症）。

知识点6：急性PTE和慢性PTE	副高：熟练掌握　正高：熟练掌握

（1）急性PTE：是指血栓急性堵塞一定范围血管床，按其血管床阻塞程度及患者既往有无心肺疾病可有不同的临床表现。

（2）慢性PTE：是由于急性PTE治疗不当或肺血管被小的血栓反复堵塞形成的，发病常隐匿，临床表现为严重肺动脉高压和右心功能不全。

知识点7：大面积、次大面积和非大面积PTE	副高：熟练掌握　正高：熟练掌握

（1）大面积PTE：是指急性PTE伴有持续性低血压（收缩压＜90mmHg，不是由于非肺栓塞所致的心律失常、血容量不足或败血症、左室功能障碍所致的血压下降）、无脉或症状性心动过缓。

（2）次大面积PTE：是指急性PTE不伴全身性低血压（收缩压≥90mmHg），但有右心室功能障碍或心肌缺血证据。

（3）非大面积PTE：是指存在急性PTE但缺乏代表大面积或次大面积肺栓塞不良预后的临床指标。

知识点8：大面积及次大面积PTE的表现	副高：熟练掌握　正高：熟练掌握

大面积及次大面积PTE往往存在严重的右心功能不全，表现为至少以下一项：①右心室扩张（在心脏超声及胸部CT上四腔心右心室与左心室直径比＞0.9）或在心脏超声上存在右心收缩功能障碍；②B型脑钠肽（BNP）＞90pg/ml，NT-BNP＞500pg/ml或心电图改变（新发完全性或不完全性右束支传导阻滞，前间壁ST段压低或抬高，T波倒置）。有的甚至合并心肌坏死肌钙蛋白Ⅰ（＞0.4ng/ml）或肌钙蛋白T＞0.1ng/ml。

知识点9：PTE的症状表现	副高：熟练掌握　正高：熟练掌握

PTE的症状多种多样，但均缺乏特异性，症状的严重程度亦有很大差别，可从无症状、隐匿，到血流动力学不稳定，甚或发生猝死。常见症状有：①不明原因的呼吸困难及气促，尤以活动后明显，为PTE最多见的症状；②胸痛，包括胸膜炎性胸痛或心绞痛样疼痛；③晕

厥，可为PTE的唯一或首发症状；④烦躁不安、惊恐甚至濒死感；⑤咯血，常为小量咯血，大咯血少见；⑥咳嗽、心悸等。各病例可出现以上症状的不同组合。临床上有时出现所谓"三联征"，即同时出现呼吸困难、胸痛及咯血，但仅见于约20%的患者。

知识点10：PTE的体征表现　　　　　　副高：熟练掌握　　正高：熟练掌握

（1）呼吸系统体征：呼吸急促最常见；发绀；肺部有时可闻及哮鸣音和/或细湿啰音，肺野偶可闻及血管杂音；合并肺不张和胸腔积液时出现相应的体征。

（2）循环系统体征：主要是急性肺动脉高压和右心功能不全的体征，以及左心心搏量急剧减少的体征。表现为：①常见心动过速，并可见心律失常；②23%的患者可闻及肺动脉瓣区第二心音（P_2）亢进或分裂，$P_2 > A_2$，存在三尖瓣反流时三尖瓣区可闻收缩期杂音；③血压变化，病情严重的患者可出现血压下降，甚至休克，通常提示为大块肺血栓栓塞。

知识点11：PTE的诊断标准　　　　　　副高：熟练掌握　　正高：熟练掌握

PTE的诊断标准有：①存在产生静脉血栓栓塞的危险因素，特别是下肢DVT；②突然出现的呼吸困难、胸痛、咯血或晕厥；③呼吸急促或肺泡动脉氧分压差异常增大；④肺通气/灌注显影显示PTE高度可疑；⑤肺动脉造影或其他影像学诊断技术，有PTE的影像改变。

当存在第①～③项中的任一项和第④～⑤项中的任一项可诊断为PTE。

知识点12：韦尔斯（Wells）评分　　　　　副高：熟练掌握　　正高：熟练掌握

韦尔斯（Wells）评分

参　　数	积　　分
既往有PTE或DVT病史	1.5
近期有手术史或制动	1.5
肿瘤	1
咯血	1
心率>100次/分	1.5
临床有DVT临床表现	3
PTE的可能性大于其他诊断	3

注：判定标准：积分0～2分，低度可能；3～6分，中度可能；≥7分，高度可能

知识点13：日内瓦（Geneva）评分　　　　　副高：熟练掌握　正高：熟练掌握

日内瓦（Geneva）评分

	参　　数	积　分
年龄（岁）	$60 \sim 79$	1
	$\geqslant 80$	2
既往史	有PTE或DVT病史	2
	近期有手术史	3
体征	心率>100次/分	1
血气分析（mmHg）	$PaCO_2 < 36$	2
	$PaCO_2 < 39$	1
	$PaO_2 < 48.7$	4
	$PaO_2\ 48.7 \sim 60$	3
	$PaO_2\ 60 \sim 71.3$	2
	$PaO_2\ 71.3 \sim 82.4$	1
胸片	楔状肺不张	1
	肋膈角抬高	1

注：判定标准：积分0~4分，低度可能；5~8分，中度可能；≥9分，高度可能

知识点14：3种不同临床可能性的患者排除或确诊PTE的策略
副高：熟练掌握　正高：熟练掌握

（1）低度临床可能：①排除肺栓塞的策略有：a. D-二聚体阴性；b. 肺通气灌注扫描呈低度可能；c. 螺旋CT结果阴性；d. 磁共振造影阴性；e. 肺血管造影阴性。②确诊肺栓塞的策略有肺血管造影阳性。

（2）中度临床可能：①排除肺栓塞的策略有：a. D-二聚体阴性；b. 螺旋CT和下肢血管静脉超声均阴性；c. 肺血管造影阴性。②确诊肺栓塞的策略有肺血管造影阳性。

（3）高度临床可能：①排除肺栓塞的策略有肺血管造影阴性；②确诊肺栓塞的策略有：a. 超声心动图结果阳性；b. 下肢静脉超声结果阳性；c. 肺通气灌注扫描呈高度可能；d. 螺旋CT结果阳性；e. 磁共振造影阳性；f. 肺血管造影阳性。

知识点15：PTE的实验室检查　　　　　　　副高：熟练掌握　正高：熟练掌握

（1）一般项目：白细胞计数增加，血沉快，血清胆红素升高，天冬氨酸转氨酶（谷草转氨酶）正常或轻度升高，乳酸脱氢酶和肌酸激酶高，但对PTE的诊断无特异性。而心肌酶谱明显增高，将有利于PTE与急性心肌梗死的鉴别诊断。

（2）动脉血气分析：发生PTE后常表现为低氧血症，低碳酸血症，肺泡-动脉血氧分压差［$P_{(A-a)}O_2$］增大，部分患者的血气结果可以正常。

（3）血浆D-二聚体：酶联免疫吸附法（ELISA）是较为可靠的检测方法。急性PTE时血浆D-二聚体升高，但在外伤、肿瘤、炎症、手术、心肌梗死、穿刺损伤甚至心理应激时血浆D-二聚体均可增高，故其升高对PTE并无确诊价值。

知识点16：PTE的心电图检查　　　　　　　副高：熟练掌握　　正高：熟练掌握

约26%的PTE患者心电图检查表现为电轴右偏、不完全或完全右束支传导阻滞，肺性P波、$S_IQ_{III}T_{III}$型，II、III、aVF导联ST段下降，"冠状T波"，多数患者心电图正常，因此，心电图正常不能排除本病。

知识点17：PTE的X线胸片检查　　　　　　副高：熟练掌握　　正高：熟练掌握

PTE的X线胸片可显示肺动脉阻塞征（如区域性肺纹理变细、稀疏或消失），肺野透亮度增加。另可表现为右下肺动脉干增宽或伴截断征，肺动脉段膨隆以及右心室扩大等肺动脉高压征及右心扩大征象。部分患者X线胸片可见肺野局部片状阴影，尖端指向肺门的楔形阴影，肺不张或膨胀不全等肺组织继发改变。有肺不张侧可见横膈抬高，有时合并少至中量胸腔积液。X线胸片对鉴别其他胸部疾病有重要帮助。

知识点18：PTE的超声心动图　　　　　　　副高：熟练掌握　　正高：熟练掌握

对于严重的PTE病例，超声心动图检查可以发现右心室和/或右心房扩大；近端肺动脉扩张；三尖瓣反流速度增快；下腔静脉扩张，吸气时不萎缩征象。这些征象说明肺动脉高压、右室高负荷和肺源性心脏病，提示或高度怀疑PTE，但不能作为PTE的确定诊断标准。

知识点19：PTE的核素肺灌注扫描　　　　　副高：熟练掌握　　正高：熟练掌握

核素肺通气/灌注扫描是PTE的重要诊断方法，PTE典型征象是呈肺段或肺叶分布的肺灌注缺损，并与通气显像不匹配。当肺核素显像正常时，可以可靠地排除PTE。

知识点20：PTE的CT肺动脉造影　　　　　　副高：熟练掌握　　正高：熟练掌握

CT肺动脉造影（CTPA）对PTE诊断的敏感性为83%，特异性为96%，如果联合CT静脉造影（CTV）检查，则对PTE诊断的敏感性可提高到90%。由于CTPA是无创性检查方法，且可以安排急诊检查，已在临床上广泛应用。PTE的CT直接征象是各种形态的充盈缺损，间接征象包括病变部位肺组织有"马赛克"征、肺出血、肺梗死继发的肺炎改变等。

知识点21：PTE的磁共振肺动脉造影　　　　　副高：熟练掌握　正高：熟练掌握

在大血管的PTE，磁共振肺动脉造影（MRPA）可以显示栓塞血管的近端扩张，血栓栓子表现为异常信号，但对外周的PTE诊断价值有限。由于扫描速度较慢，故限制其临床应用。

知识点22：PTE的诊断　　　　　　　　　　　　副高：熟练掌握　正高：熟练掌握

根据临床表现及相关检查心电图、心脏彩超、D-二聚体、动脉血气、放射性核素肺通气扫描、CTPA可协助诊断或确诊。

知识点23：PTE与肺炎的鉴别诊断　　　　　　　副高：熟练掌握　正高：熟练掌握

PTE需要与肺炎进行鉴别诊断。有部分PTE患者表现为咳嗽、咳少量白痰、低中度发热，同时有活动后气短，伴或不伴胸痛症状，化验血周围白细胞增多，X线胸片有肺部浸润阴影，往往被误诊为上呼吸道感染或肺炎，但经抗感染治疗效果不好，症状迁延甚至加重。肺炎多有明显的受寒病史，急性起病，表现为寒战高热，之后发生胸痛，咳嗽，咳痰，痰量较多，可伴口唇疱疹；查体肺部呼吸音减弱，有湿性啰音及肺实变体征，痰涂片及培养可发现致病菌及抗感染治疗有效有别于PTE。

知识点24：PTE与心绞痛的鉴别诊断　　　　　　副高：熟练掌握　正高：熟练掌握

PTE需要与心绞痛进行鉴别诊断。急性PTE患者的主要症状为活动性呼吸困难，心电图可出现Ⅱ、Ⅲ、aVF导联ST段及T波改变，甚至广泛性T波倒置或胸前导联呈"冠状T"，同时存在胸痛、气短，疼痛可以向肩背部放射，容易被误诊为冠心病、心绞痛。

知识点25：PTE与支气管哮喘的鉴别诊断　　　　副高：熟练掌握　正高：熟练掌握

PTE需要与支气管哮喘进行鉴别诊断。急性PTE发作时可表现为呼吸困难、发绀、两肺可闻及哮鸣音。支气管哮喘多有过敏史或慢性哮喘发作史，用支气管扩张药或糖皮质激素症状可缓解，病史和对治疗的反应有助于其与PTE鉴别。

知识点26：PTE与胸膜炎的鉴别诊断　　　　　　副高：熟练掌握　正高：熟练掌握

PTE需要与胸膜炎进行鉴别诊断。PTE患者尤其是周围型PTE，病变可累及胸膜而产生胸腔积液，易被误诊为其他原因性胸膜炎，如结核性、感染性及肿瘤性胸膜炎。PTE患者胸腔积液多为少量、1～2周自然吸收，常同时存在下肢深静脉血栓形成，呼吸困难。X线胸片有吸收较快的肺部浸润阴影，超声心动图呈一过性右心负荷增重表现，同时血气分析呈低氧血症、低碳酸血症等均可与其他原因性胸膜炎鉴别。

知识点27：根据严重程度选择治疗策略　　　　副高：熟练掌握　　正高：熟练掌握

（1）低危PTE：指在就诊时血压正常的患者中发现的PTE，这些PTE患者住院期间死亡或并发症的危险低。如果临床上在没有血流动力学受损的患者中怀疑PTE，建议在等待进一步诊断结果时，启动抗凝治疗，确诊PTE后，首选低分子肝素。不建议给低危的PTE患者积极地进行血管再通治疗，如早期溶栓治疗。

（2）中危（次大面积）PTE：该程度患者的治疗，目前认为应用低分子量肝素或肝素就足够了。然而，对于经肝素或低分子肝素治疗后病情仍进展，并可能发展为高危患者时才考虑行补救性溶栓。

（3）高危（大面积）PTE：占所有PTE病例的5%，患者死亡危险高，尤其是刚住院的数小时期间。对于疑似有大面积PTE患者，应立即给予低分子肝素治疗，确诊后及时使用溶栓药，不应延误。如果有溶栓的绝对适应证，或溶栓治疗失败，外科栓子清除术或基于导管的血栓破裂术是有价值的备选方案。

知识点28：肺栓塞的治疗原则　　　　　　　　副高：熟练掌握　　正高：熟练掌握

肺栓塞的一般治疗原则为：绝对卧床休息，保持安静，解痉镇痛、合理吸氧。预防感染和休克，强心利尿，扩血管，防止左心衰和急性肺水肿。采取一般治疗的同时应积极给予溶栓和抗凝治疗。急性肺栓塞发病后第二天最危险，应立即收入ICU病房，连续监测生命体征、心电图、中心静脉压和动脉血气等，并及时采取溶栓等治疗措施。

知识点29：急性肺栓塞溶栓治疗的范围　　　　副高：熟练掌握　　正高：熟练掌握

大面积急性PTE伴有可耐受的出血风险的患者推荐溶栓治疗；次大面积急性PTE伴低出血风险且有不良预后临床证据（新发血流动力学不稳定、呼吸衰竭恶化、严重右心室功能障碍或大面积心肌坏死）可考虑行溶栓治疗；低风险PTE，次大面积PTE仅伴有轻微右心功能不全，轻微心肌坏死，没有临床症状恶化的患者不建议进行溶栓治疗，未明确的心脏骤停也不建议进行紧急溶栓。

知识点30：抗凝治疗的适应证　　　　　　　　副高：熟练掌握　　正高：熟练掌握

抗凝治疗的适应证有：①不伴血流动力学障碍的急性PTE和非近端肢体DVT；②进行溶栓治疗的PTE，溶栓治疗后仍需序贯抗凝治疗以巩固加强溶栓效果避免栓塞复发；③对于临床高度疑诊PTE者，如无抗凝治疗禁忌证，均应立即开始抗凝治疗，同时进行PTE确诊检查。

知识点31：抗凝治疗的禁忌证　　　　　　　　副高：熟练掌握　正高：熟练掌握

抗凝治疗的主要禁忌证有：①活动性出血（肺梗死引起的咯血不在此范畴）；②凝血机制障碍；③严重的未控制的高血压；④严重肝肾功能不全；⑤近期手术史；⑥妊娠头3个月以及产前6周；⑦亚急性感染性心内膜炎；⑧心包渗出；⑨动脉瘤等。当确诊有急性PTE时，上述情况大多属于相对禁忌证。

知识点32：用于抗凝治疗的药物　　　　　　　副高：熟练掌握　正高：熟练掌握

抗凝治疗急性肺栓塞的药物包括普通肝素、低分子肝素、华法林等。肝素推荐用法：静脉：2000～5000U或80U/kg静注，继以18U/（kg·h）持续静滴；或静脉注射负荷量：2000～5000U，继250U/（kg·12h）皮下注射。

知识点33：根据活化部分凝血活酶时间（APTT）检测结果调整静脉肝素剂量的方法
　　　　　　　　　　　　　　　　　　　　　　　副高：熟练掌握　正高：熟练掌握

根据APTT检测结果调整静脉肝素剂量的方法

治疗前测基础APTT	初始剂量及调整剂量	下次APTT测定时间（小时）
APTT < 35s（<1.2倍正常值）	80U/kg静注继以18U/（kg·h）持续静滴，然后增加4U/（kg·h）静滴	4～6
APTT 35～45s（1.2～1.5倍正常值）	40U/kg静注，增加20U/（kg·h）静滴	6
APTT 46～70s（1.5～2.3倍正常值）	无须调整剂量	6
APTT 71～90s（2.3～3.0倍正常值）	减少静注2U/（kg·h）	6
APTT > 90s（>3.0倍正常值）	停药1小时，减少静滴剂量3U/（kg·h）	6

知识点34：使用肝素的时机　　　　　　　　　副高：熟练掌握　正高：熟练掌握

疑诊PTE时，即开始使用；UK或SK治疗结束后，APTT达正常上限的2倍时加用；rt-PA溶栓者，可否与肝素共同使用未做要求。

知识点35：低分子肝素（LMWH）推荐用法　　副高：熟练掌握　正高：熟练掌握

肝素需根据体重给药，皮下注射，1～2次/天。不同低分子肝素剂量不同，具体用法见下表。

各种低分子肝素的具体用法

名　称	使用方法
达肝素钠	200U/kg皮下注射，1次/天，单次<18000U
依诺肝素钠	1mg/kg皮下注射，1次/12小时；或1.5mg/kg，皮下注射，1次/天，单次<180mg
那曲肝素钙	85U/kg皮下注射，1次/12小时，连用10天；或171U/kg皮下注射，1次/天，单次<17100U
亭扎肝素纳	175U/kg皮下注射，1次/天

知识点36：华法林的使用方法　　副高：熟练掌握　正高：熟练掌握

华法林在肝素/低分子肝素开始应用后的第1～3天加用，初始剂量为3～5mg/d，与肝素/低分子肝素重叠至少4～5天，国际标准化比率（INR）连续两天达2.5（2～3）后停用肝素或低分子量肝素。持续应用时间通常为3～6个月。

知识点37：溶栓时间窗　　副高：掌握　正高：掌握

肺组织由肺动静脉、支气管动静脉、肺泡内换气三重供给血氧，发生肺梗死的可能性低，溶栓的目的是尽早疏通血管，改善肺血流动力学，降低早期死亡风险，在PTE发病48小时内溶栓可取得最大疗效。对于有症状的PTE患者，6～14天内溶栓仍有一定作用。

知识点38：急性肺栓塞溶栓治疗的禁忌证　　副高：熟练掌握　正高：熟练掌握

（1）绝对禁忌证：①活动性内出血；②近2个月内自发性颅内出血、颅内或脊柱创伤、手术。

（2）相对禁忌证：①10～14天内的大手术、分娩、器官活检或不能压迫部位的血管穿刺；②2个月之内的缺血性卒中；③10天内的胃肠道出血；④15天内的严重创伤；⑤1个月内的神经外科或眼科手术；⑥难以控制的重度高血压（收缩压>180mmHg，舒张压>110mmHg）；⑦近期曾进行心肺复苏；⑧血小板计数<$100×10^9$/L；⑨妊娠、感染性心内膜炎；⑩严重的肝肾功能不全；⑪糖尿病出血性视网膜病变；⑫出血性疾病等。对于大面积PTE，因其对生命的威胁极大，上述绝对禁忌证亦应被视为相对禁忌证。

知识点39：急性肺栓塞的溶栓药物及用法　　副高：熟练掌握　正高：熟练掌握

尿激酶（UK）4400U/kg静注10分钟，2200U/（kg·h），持续静滴12小时；或20000U/kg静滴2小时；链激酶（SK）250000U，静注30分钟，100000U/h持续静滴24小时。链激酶具有抗原性，故用药前需肌内注射苯海拉明或地塞美松，以防止过敏反应。重组组织型纤溶酶原激活剂（rt-PA）50mg，持续静滴2小时。

知识点40: 慢性栓塞性肺动脉高压的治疗 　　　　副高: 熟练掌握　正高: 熟练掌握

慢性栓塞性肺动脉高压患者的一般治疗包括口服华法林、使用血管扩张剂降低肺动脉压力，手术治疗可考虑肺动脉血栓内膜剥脱术、球囊扩张肺动脉成形术和放置下腔静脉滤器。

知识点41: 手术治疗的适应证 　　　　　　　　副高: 熟练掌握　正高: 熟练掌握

手术治疗适用于经积极的非手术治疗无效的紧急情况。适应证包括: ①大面积PTE, 肺动脉主干或主要分支次全堵塞，不合并固定性肺动脉高压者（尽可能通过血管造影确诊）；②有溶栓禁忌证者；③经溶栓和其他积极的内科治疗无效者。

知识点42: 发生出血并发症的处理 　　　　　　副高: 熟练掌握　正高: 熟练掌握

发生出血并发症的处理: ①立即停止溶栓、抗血小板和抗凝药物治疗；②对于颅内出血的患者给予降低颅内压的药物；③必要时使用逆转溶栓、抗血小板和抗凝的药物，如给予6-氨基己酸，输注新鲜血浆，补充纤维蛋白原或血小板，使用鱼精蛋白中和所使用的肝素；④按需适当控制血压。

知识点43: PTE长期并发症 　　　　　　　　　副高: 熟练掌握　正高: 熟练掌握

PTE后两年内0.1%~9.1%的患者会演变为慢性血栓栓塞性肺动脉高压（CTEPH）。这一综合征主要表现为呼吸困难、乏力、活动耐量减少。对于急性PTE抗凝治疗后3个月仍合并呼吸困难、体力减退或右心衰竭者，均应评估是否存在CTEPH。诊断CTEPH需满足两个条件: ①右心导管测量肺动脉平均压≥25mmHg, 肺毛细血管楔压≤15mmHg；②至少一个肺段灌注缺损，或肺动脉CT成像或肺动脉造影发现肺动脉闭塞。

知识点44: PTE的预防措施 　　　　　　　　　副高: 熟练掌握　正高: 熟练掌握

主要的预防措施包括机械性预防和药物预防。机械性预防方法包括逐步加压弹力袜和间歇充气压缩泵，药物预防可以使用低分子肝素（LWMH）、低剂量的普通肝素等。机械性预防方法主要用于有高出血风险的患者，也可用于与药物预防共同使用加强预防效果。不推荐单独使用阿司匹林作为静脉血栓的预防方法。

第十二章 肺动脉高压

知识点1：肺动脉高压的概念　　　　　　　　副高：熟练掌握　正高：熟练掌握

肺动脉高压（PH）是多种病因引起的以肺动脉压力和肺血管阻力进行性增高为特征的病理生理综合征，肺动脉高压可导致右心室负荷增加，最终右心衰竭。肺动脉高压是一种常见病、多发病，且致残率和病死率均较高，应引起重视。

知识点2：PH的临床特点及诊断标准　　　　　副高：熟练掌握　正高：熟练掌握

PH临床主要表现为活动耐力下降，右心后负荷增加，严重者可发生右心衰竭而死亡。PH的诊断标准为：在海平面静息状态下，右心导管测定肺动脉平均压（mPAP）≥25mmHg。

知识点3：PH的分类　　　　　　　　　　　　副高：熟练掌握　正高：熟练掌握

PH按肺毛细血管楔压（PCWP）的水平可分为毛细血管前PH和毛细血管后PH。PCWP≤15mmHg，为毛细血管前肺动脉高压，常见于动脉型肺动脉高压（PAH）、肺部疾病相关PH、慢性血栓栓塞性PH等；PCWP>15mmHg为毛细血管后肺动脉高压，主要见于左心疾病相关性PH。

依据肺动脉高压的病理生理、临床表现及治疗策略的不同将肺动脉高压进行分类。2003年在意大利威尼斯举行的第三届世界肺动脉高压大会将PH分为5大类，分别为动脉型肺动脉高压（PAH）、左心疾病相关性肺动脉高压、呼吸系统疾病和/或低氧血症均相关性肺动脉高压、慢性血栓和/或栓塞性肺动脉高压和混合性肺动脉高压。

知识点4：PH的发病机制　　　　　　　　　　副高：熟练掌握　正高：熟练掌握

肺血管收缩、重构和原位血栓形成是肺动脉高压的形成和肺循环血流动力学改变的基础，其机制认为与以下因素有关：

（1）肺血管内皮细胞功能异常：肺血管的舒张和收缩是由肺血管内皮细胞分泌的舒张和收缩因子共同调控的。

（2）血管平滑肌钾离子通道缺陷：肺动脉平滑肌细胞钾离子通道为电压依赖性（Kv），Kv受到抑制，细胞内钾离子堆积，引起膜电位升高而去极化，激活L型电压门控钙通道，钙离子进入细胞内增多，导致血管收缩。

（3）肺血管重构：肺血管重构是肺动脉压力持续性增高的主要基础，包括肺动脉内皮细胞、平滑肌细胞及间质成分的无序增殖及凋亡异常。此外，血小板衍生生长因子、上皮生长因子、胰岛素样生长因子及其受体等相互联系、相互作用，形成复杂的网络关系，参与血管重构的发生。

（4）遗传因素：位于2号染色体短臂2p32区域的骨形成蛋白受体2（BMPR2）的基因突变与家族性肺动脉高压密切相关。

（5）炎症机制：部分PH患者血清自身抗体阳性，前炎性因子增高，在病变的肺小动脉周围可见炎性细胞浸润，推测炎症机制在PH发病中可能起到一定作用。

知识点5：PH的临床表现	副高：熟练掌握　正高：熟练掌握

肺动脉高压的症状是非特异的，早期可无症状，随病情进展可有如下表现：

（1）症状

1）呼吸困难：最早出现，也最常见。表现为进行性活动后气短，病情严重的在静息时也可出现。

2）疲劳、乏力、运动耐量减低：与心排量减少、组织灌注不足有关。

3）晕厥：心排量下降导致脑组织供血不足。

4）心绞痛或胸痛：右心缺血所致，与右心室肥厚冠状动脉灌流减少、心肌相对供血不足有关。

5）咯血：肺毛细血管前微血管瘤破裂所致。

6）声音嘶哑：肺动脉扩张压迫喉返神经所致。

7）右心衰的症状：食欲缺乏、恶心、呕吐、上腹胀痛，双下肢、会阴及腰骶部水肿，胸腹水，口唇、指尖、耳郭发绀，神经系统症状等。

8）某些类型肺动脉高压还会有原发病的症状：如结缔组织病相关性肺动脉高压可有脱发、光敏、口腔溃疡、关节炎等。

（2）体征：①肺动脉瓣第2心音（P_2）亢进；②肺动脉瓣听诊区喷射性收缩期杂音；③三尖瓣区第4心音；④肺动脉瓣舒张期杂音，在吸气相较明显。

严重PH，可出现右心功能不全的表现，如：①颈静脉充盈或怒张，可出现"a"波或"v"波；②三尖瓣区第3心音（在23%患者中可出现）；③肝肿大，肝颈反流征阳性；④下肢水肿；⑤腹水。

知识点6：PH的实验室检查	副高：熟练掌握　正高：熟练掌握

对临床怀疑结缔组织疾病、门脉高压等继发因素相关的PH，应进行血清免疫学指标的检查（包括自身抗体、ANCA等），肝炎及肝功能检查，HIV抗体检测和甲状腺功能检查。PH患者多同时存在低氧血症，动脉血气分析检查可显示氧分压的降低，慢性阻塞性肺疾病合并肺动脉高压时，还可出现CO_2潴留。

知识点7：PH的X线胸片检查	副高：熟练掌握 正高：熟练掌握

X线胸片为PH患者的常规检查，可除外肺实质性疾病引起的PH。严重PH胸片可表现为：右下肺动脉增宽；肺动脉段膨隆；中央肺血管增粗，外周血管纤细；右心室肥厚/增大。

知识点8：PH的心电图表现	副高：熟练掌握 正高：熟练掌握

心电图检查简便、无创，对PH诊断具有一定的复查价值。肺动脉高压心电图表现为：①电轴右偏；②R_{V_1}增高，S_{V_1}降低，$R/S > 1$；③V_1导联呈qR型；④V_1导联呈rsR′型；⑤V_5或V_6导联呈rS，$R/S < 1$；⑥右心胸前导联ST段压低和T波倒置；⑦P_{II}、P_{III}、aVF高尖（$\geqslant 2.5mV$）和额面P轴$\geqslant 75°$提示右心房肥大。

知识点9：PH的肺功能检查	副高：熟练掌握 正高：熟练掌握

肺功能检查有助于鉴别和确定低氧或肺部疾病相关性肺动脉高压。如COPD表现阻塞性通气功能障碍，肺间质性疾病（如肺纤维化）表现限制性通气功能障碍和弥散功能障碍。

知识点10：PH的超声心动图检查	副高：熟练掌握 正高：熟练掌握

超声心动图检查对PH筛查和早期诊断具有重要价值。根据三尖瓣反流速度（V）计算压力阶差，间接估测右心室收缩压，除外PH或明确是否需进一步行右心导管检查明确PH诊断。其他一些可以增加肺动脉高压可疑程度的超声心动图参数包括肺动脉瓣反流速率的增加和右心射血时间的短暂加速，右心腔内径增大，室间隔形状和运动的异常，右心室壁厚度的增加和主肺动脉扩张都提示肺动脉高压，但这些参数均出现在肺动脉高压较晚期。目前推荐超声心动图拟诊PH的标准为肺动脉收缩压$\geqslant 40mmHg$。

知识点11：PH的胸部CT检查	副高：熟练掌握 正高：熟练掌握

PH的胸部CT改变表现为主肺动脉、左右肺动脉增宽，外周肺血管变细。此外，胸部高分辨CT（HRCT）可帮助除外肺部疾病特别是间质性肺部疾病、肺动脉肿瘤等引起的肺动脉高压。CT肺动脉造影（CTPA）对血栓栓塞性肺动脉高压的诊断有一定意义。

知识点12：PH的核素肺通气/灌注扫描	副高：熟练掌握 正高：熟练掌握

轻度肺动脉高压时肺灌注显像可无明显异常，中度以上肺动脉高压时肺内血流重新分布，改变了肺尖血流量低于肺底部的特点，在肺灌注显像上即表现为肺尖部放射性浓聚，呈"逗点"样改变。此外，肺动脉高压可出现肺毛细血管反射性收缩，且分布不均，肺灌注显像可表现为多发性的弥漫分布的放射性稀疏区。重度肺动脉高压时，由于肺血管床严重破

坏，肺灌注显像可进一步出现不呈肺段分布的放射性缺损区。

知识点13：PH的右心导管检查　　　　　副高：熟练掌握　正高：熟练掌握

右心导管检查是诊断肺动脉高压的金标准，并可直接测定肺循环血流动力学指标，包括右房压、肺动脉收缩压和平均压、肺循环阻力、肺毛细血管嵌顿压、心排量和心指数，此外还可精确测量肺动脉血流、混合性静脉血氧饱和度，排除其他如心内分流和左心疾病等原因所致的PH。右心导管检查时进行急性肺血管舒张试验对筛查钙离子拮抗剂治疗有效患者非常重要，急性肺血管扩张试验阳性标准：应用试验药物如NO或腺苷或依前列醇后，mPAP下降幅度≥10mmHg，绝对值下降至40mmHg以下，心排出量增加或不变。对血管扩张试验阳性的肺动脉高压患者方可考虑给予钙离子拮抗剂治疗。

知识点14：急性肺血管扩张试验常用药物　　　　　副高：熟练掌握　正高：熟练掌握

急性肺血管扩张试验常用药物

	依前列醇	腺　苷	一氧化氮
给药方式	静脉	静脉	吸入
起始剂量	2ng/（kg·min）	50μg/（kg·min）	10ppm
剂量调整时间	10~15分钟	2分钟	无
最大剂量	10ng/（kg·min）	250μg/（kg·min）	80ppm
副作用	头痛、头晕、恶心	呼吸困难、胸痛、房室传导阻滞	左心充盈压增高

知识点15：PH的诊断策略　　　　　副高：熟练掌握　正高：熟练掌握

PH的诊断策略应包括以下方面：①监测PH发病的高危人群对PH的高危人群，如BMPR2基因突变人群、系统性硬皮病、镰状细胞贫血患者应每年进行1次超声心动图检查，如超声发现右心室收缩压增高或右心室增大，应进一步行右心导管检查以明确诊断；②通过病史、体检、心电图及胸部X线等初步检查，对疑诊PH进行超声心动图检查初步诊断PH；③PH病因的鉴别诊断；④右心导管检查明确诊断，并获取肺血流动力学资料，对特发性肺动脉高压同时进行急性血管舒张试验；⑤评估肺动脉高压严重程度和预后，包括6分钟步行距离测定、WHO肺动脉高压功能分级。

知识点16：根据超声心动图、症状及其他临床信息诊断PH可能性及推荐处理方法
　　　　　副高：熟练掌握　正高：熟练掌握

（1）不太可能：①超声心动图诊断无肺动脉高压，无症状，无须处理；②超声心动图检

查肺动脉压正常，患者有症状，有第1大类PH相关疾病或危险因素，建议复查超声心动图；③超声心动图检查肺动脉压力正常，患者有症状，无第1大类PH相关疾病或危险因素，建议考虑引起症状其他原因。

（2）中度可能：①超声心动图检查"PH可能"，患者无第1大类PH的症状和相关疾病或危险因素，建议复查超声心动图；②超声心动图检查"PH可能"，患者有第1大类PH的症状和相关疾病或危险因素，建议行右心导管检查；③超声心动图检查"PH可能"，患者有第1大类PH的症状，无相关疾病或危险因素，改变诊断和建议复查超声心动图，如果症状中重度，建议行右心导管检查。

（3）高度可能：①超声心动图检查"PH非常可能"，有第1大类PH的症状，有或无相关疾病或危险因素，建议行右心导管检查；②超声心动图检查"PH非常可能"，无第1大类PH的症状，有或无相关疾病或危险因素，建议行右心导管检查。

知识点17：WHO肺动脉高压功能分级标准　　　　副高：熟练掌握　正高：熟练掌握

WHO肺动脉高压功能分级标准

级　别	特　征
Ⅰ级	无体力活动受限，日常体力活动不引起呼吸困难、乏力、胸痛或晕厥
Ⅱ级	静息状态无不适，体力活动轻度受限，一般体力活动可引起呼吸困难、乏力、胸痛或晕厥
Ⅲ级	体力活动明显受限，静息状态下无不适，轻微体力活动就可引起呼吸困难、乏力、胸痛或晕厥
Ⅳ级	静息状态下有呼吸困难和/或乏力，有右心衰竭表现，任何活动都可加重病情

知识点18：PH预后的评估　　　　副高：熟练掌握　正高：熟练掌握

PH预后的评估

	低　危	高　危
右心衰竭临床表现	无	有
症状进展速度	缓慢	快
WHO分级	Ⅱ、Ⅲ	Ⅳ
6分钟步行距离	长（>400m）	短（<300m）
运动心肺功能检查	最大氧耗量>10.4ml/（kg·min）	最大氧耗量<10.4ml/（kg·min）
超声心动图	右心室功能轻度受损	心包积液、明显右心室增大或功能不全、右心房增大
血流动力学	右房压<10mmHg，心指数>2.5L/（min·m²）	右房压>20mmHg，心指数<2.0L/（min·m²）
BNP	轻度增高	明显增高

| 知识点19：PH的抗凝治疗 | 副高：熟练掌握 正高：熟练掌握 |

PH患者均存在不同程度的凝血和纤溶功能异常，对特发性肺动脉高压（IPAH）患者应坚持长期抗凝治疗。华法林起始剂量3~5mg/d，维持剂量1.5~3mg/d，INR维持在1.5~2.5。对其他类型PH，抗凝治疗尚缺乏循证医学的证据，2009年ACCF和AHA专家共识推荐对病情进展快的晚期PH，在无抗凝禁忌证的情况下应给予抗凝治疗。

| 知识点20：PH的钙通道阻滞剂治疗 | 副高：熟练掌握 正高：熟练掌握 |

钙通道阻滞剂（CCB）主要用于急性肺血管扩张试验阳性的PH患者。常用药物有硝苯地平、地尔硫䓬和氨氯地平。对心率<100次/分的PAH患者首选硝苯地平，心率>100次/分选择地尔硫䓬。CCB治疗肺动脉高压，应从小剂量开始，一般硝苯地平10mg，3次/天；地尔硫䓬30mg，3次/天；逐渐加量，每2~4周加量1次，加量过程中密切观察患者心率、血压及心功能情况，摸索出患者最大耐受剂量。CCB治疗后患者肺动脉高压功能分级维持Ⅰ或Ⅱ级，血流动力学指标接近正常，可认为CCB治疗有效。

| 知识点21：治疗肺动脉高压新型药物的主要作用机制 |
| 副高：熟练掌握 正高：熟练掌握 |

（1）前列环素类药物：前列环素是很强的肺血管舒张剂，还具有抑制血小板凝集、抗增殖的活性。常用药物包括伊洛前列素、曲前列尼尔等。

（2）内皮素受体阻滞剂：内皮素-1是强烈的血管收缩剂和血管平滑肌细胞增殖刺激剂，参与了肺动脉高压形成，内皮素受体阻滞剂通过抑制内皮素-1的释放发挥作用。常用药物包括波生坦、安立生坦等。

（3）磷酸二酯酶-5抑制剂：可抑制环磷酸腺苷或环磷酸鸟苷的降解，增加一氧化氮水平，引起肺动脉血管舒张。常用药物包括西地那非、伐地那非等。

| 知识点22：PH的前列环素及其类似物治疗 | 副高：熟练掌握 正高：熟练掌握 |

前列环素是人工合成制剂，与人体内前列腺素I$_2$作用相似，具有扩张血管和抗血小板聚集作用。常用的前列环素类药物包括依前列醇、伊洛前列素、曲前列环素以及贝前列素。依前列醇半衰期短，需要持续中心静脉给药。起始剂量2ng/（kg·min），逐渐增加剂量，一般长期治疗的剂量范围为25~40ng/（kg·min）。曲前列环素较依前列醇稳定，半衰期4.5小时，因此可皮下注射给药，但皮下注射部位的疼痛和皮疹发生率高。目前国内可应用的前列环素类似物只有伊洛前列素，商品名为万他维。用法：雾化吸入，2.5~5μg/次，6~9次/天。常见副作用：头痛、下颌痛、面红、恶心、腹泻、皮疹和肌肉骨骼疼痛。

知识点23：PH的手术治疗　　　　　　　　　　副高：熟练掌握　正高：熟练掌握

（1）房间隔造口术：是指通过球囊导管扩张和撕裂房间隔，形成左右心房之间的交通，以调节右向左分流量，缓解右心过高负荷，改善右心功能，缓解临床症状，是一种姑息性治疗手段。主要适用于经规范药物治疗无效的肺动脉高压分级Ⅲ、Ⅳ级或反复晕厥发作以及难治性右心衰竭的肺动脉高压患者，排除标准为超声心动图或右心导管检查显示房间隔交通和右房压>20mmHg。禁忌证包括严重左、右心功能衰减（特别是LVEF<50%）和全肺阻力严重增高者。

（2）单肺、双肺或心肺联合移植：适用于对药物或其他治疗均无效的患者。移植相关并发症主要有缺血再灌注肺损伤、急性排异反应、感染、慢性排异反应或闭塞性细支气管炎综合征等。

知识点24：提示PH预后不良的因素　　　　　　副高：熟练掌握　正高：熟练掌握

提示PH预后不良的其他因素包括：①WHO肺动脉高压功能分级高，PH分级Ⅰ、Ⅱ级平均生存时间6年，Ⅲ级2.5年，Ⅳ级仅6个月；②6分钟步行距离短，研究显示<332米PH患者3年存活率为20%；③右心房增大；④右心衰竭；⑤心指数低；⑥血浆脑钠肽、血尿酸、血肌钙蛋白异常增高。

第十三章　慢性肺源性心脏病

知识点1：慢性肺源性心脏病的概念　　　　副高：熟练掌握　正高：熟练掌握

慢性肺源性心脏病简称慢性肺心病，是指由支气管肺组织、胸廓或肺血管的慢性病变引起肺组织结构和/或功能异常，产生肺血管阻力增加，肺动脉压力增高，使右心室扩张或（和）肥厚，伴或不伴右心功能衰竭的心脏病，并排除先天性心脏病和左心病变引起者。我国绝大多数肺心病患者是在慢性支气管炎或肺气肿基础上发生的。

知识点2：慢性肺心病的病因　　　　副高：熟练掌握　正高：熟练掌握

（1）PH：①动脉型肺动脉高压（PAH），如特发性，遗传性，药物和毒物引起的PAH和结缔组织病相关PAH；②慢性肺病或缺氧性疾病相关PH。

（2）血栓栓塞性疾病：此类疾病最终引起慢性血栓栓塞性肺动脉高压（CTEPH）导致肺心病，此类疾病包括：①血栓性疾病。如败血症和急性肺损伤引起的肺微栓子等；②栓塞性疾病，如肺血栓栓塞症，肿瘤栓塞，脂肪、液体及空气栓塞，细菌栓塞等。

（3）周围组织压迫性疾病：纵隔肿瘤、微动脉瘤、肉芽肿或纤维化等压迫肺动脉。

（4）医源性因素：不合理的机械通气、过度输液等。

知识点3：慢性肺病或缺氧性疾病相关PH　　　　副高：熟练掌握　正高：熟练掌握

慢性肺病或缺氧性疾病相关PH包括：①COPD、支气管哮喘、支气管扩张等气道疾病引起的PH；②影响肺间质或肺泡为主的疾病，如特发性肺间质纤维化、结节病、慢性纤维空洞性肺结核、放射性肺炎、肺尘埃沉着病等引起的PH；③神经肌肉及胸壁疾病，如重症肌无力、多发性神经病、胸膜粘连、各种原因导致的胸廓或脊柱畸形，影响呼吸活动，造成通气不足，低氧血症引起的PH；④通气驱动失常的疾病，如肥胖、低通气综合征、睡眠呼吸暂停低通气综合征、原发性肺泡通气不足等，因肺泡通气不足，低氧血症而引起的PH；⑤其他通气功能障碍，如上呼吸道阻塞、肺叶切除、慢性高原病，先天性肺发育异常等引起的PH。

知识点4：肺部基础病变的病理表现　　　　副高：熟练掌握　正高：熟练掌握

慢性肺心病病因不同，肺部原发病变也不同，如慢性支气管炎表现为气道黏液高分泌；慢性细支气管炎主要表现为小气道管壁单核巨噬细胞和$CD8^+T$淋巴细胞浸润、杯状细胞增生；肺气肿表现为终末支气管远端膨胀伴有气腔壁破坏；特发性PAH肺实质影响较少。

知识点5：肺动脉病变的病理表现　　副高：熟练掌握　正高：熟练掌握

慢性肺心病的肺动脉病变主要表现为肺动脉内膜增厚，管腔狭窄或闭塞，中膜平滑肌细胞肥大，外膜胶原纤维增生。原发疾病不同病理表现也有不同，如COPD等主要引起中膜增厚，远端肺动脉增殖性内膜闭塞，肺气肿造成不同程度血管床破坏和纤维化。PAH主要累及远端肺血管，内膜向心性或离心性增殖和纤维化，可出现丛样病变，扩张性病变，而肺静脉基本未受影响。肺静脉闭塞症主要表现为中隔静脉和中隔前肺小静脉纤维化闭塞，静脉动脉化，毛细血管不规则增殖等。CTEPH可见机化血栓替代正常内膜，管腔不同程度狭窄、网状化和中性粒细胞带状化，甚至完全闭塞等。

知识点6：心脏病变的病理表现　　副高：熟练掌握　正高：熟练掌握

慢性肺心病的心脏病变主要表现为心脏重量增加，右室肥大，室壁增厚，心腔扩大，肺动脉圆锥膨隆，心尖圆钝，心脏顺钟向转位。镜检心肌纤维不同程度的肥大或萎缩性变形，灶性心肌纤维坏死及纤维化，心肌间质水肿。

知识点7：其他脏器病变的病理表现　　副高：熟练掌握　正高：熟练掌握

肺性脑病者脑重量增加，脑膜血管扩张充血，蛛网膜下腔少量出血。上消化道出血和溃疡者见胃黏膜糜烂，多发性点状出血和浅表溃疡等。肝脏损害者肝组织明显出血，肝细胞变性，灶性坏死和淤血性肝硬化。肾脏损害者肾间质充血，肾皮质灶性出血，肾小管上皮细胞坏死和腔内蛋白管型。

知识点8：肺、心功能代偿期（包括缓解期）的临床表现

　　副高：熟练掌握　正高：熟练掌握

（1）症状：咳嗽、咳痰、气促，活动后心悸、呼吸困难、乏力、劳动耐力下降。

（2）体征：有明显肺气肿体征，因胸膜腔内压升高，阻碍腔静脉回流，可见颈静脉充盈，桶状胸，呼吸运动减弱，语音震颤减弱，呼吸音减低，呼气延长，肺底听到哮鸣音及湿音，心浊音界缩小，心音遥远，肝浊音界下降，肝大伴压痛，肝颈静脉反流阳性，水肿和腹水等，常见下肢水肿，午后明显，次日晨消失。肺动脉瓣区可有第2心音亢进，提示肺动脉高压。三尖瓣区出现收缩期杂音或剑突下示心脏搏动，提示有右心室肥大。膈下降，使肝上界及下缘明显地下移，应与右心衰竭的肝淤血征相鉴别。

知识点9：肺、心功能失代偿期（包括急性加重期）的临床表现

　　副高：熟练掌握　正高：熟练掌握

本期临床表现以呼吸衰竭为主，或有心力衰竭。

（1）呼吸衰竭：①症状：常见诱因为急性呼吸道感染，多为通气障碍型呼吸衰竭（Ⅱ型呼吸衰竭），低氧血症与高碳酸血症同时存在。低氧血症表现为胸闷、心悸、气短、头痛、乏力及腹胀等。当动脉血氧饱和度低于90%时，出现明显发绀。缺氧严重者出现躁动不安、昏迷或抽搐，此时忌用镇静或催眠药，以免加重二氧化碳潴留，发生肺性脑病。高碳酸血症表现为皮肤温湿多汗、浅表静脉扩张、洪脉、球结膜充血水肿、瞳孔缩小，甚至眼球突出、两手扑翼样震颤、头昏、头痛、嗜睡及昏迷。这是因二氧化碳潴留引起血管扩张、毛细血管通透性增加的结果。当严重呼吸衰竭伴有精神神经障碍，排除其他原因引起者称为肺性脑病。②体征：发绀，球结膜充血、水肿，可有视网膜血管扩张、视盘水肿（提示颅内高压）。皮肤潮红、多汗。

（2）右心衰竭：①症状：明显气促，心悸、食欲不振、腹胀及恶心等；②体征：明显发绀，球结膜水肿，颈静脉怒张，心率增快，可有心律失常。肝大，肝颈静脉回流征阳性，下肢水肿，重者可有腹水。少数可有肺水肿及全心衰体征。

知识点10：血液检查　　　　　　　副高：熟练掌握　　正高：熟练掌握

BNP和NT-proBNP增高幅度与心衰严重程度相关，可作为疾病长期监测指标，但应考虑到年龄、急性冠脉综合征、肺栓塞、房颤等其他可能导致其增高的因素；肌钙蛋白增高提示明显心肌损伤，病情较重，但须与左心疾病和肾功能不全相鉴别；其他如尿酸、C反应蛋白，高密度脂蛋白增高提示病情较重。慢性缺氧可致红细胞和血红蛋白代偿性升高，部分患者血细胞比容高达50%以上。合并感染时白细胞可增高。肝功能损伤时转氨酶可相应增高，一旦心衰改善，肝大和黄疸消退，转氨酶可在1～2周恢复正常。

知识点11：心电图检查　　　　　　　副高：熟练掌握　　正高：熟练掌握

心电图发现右室肥大特异性高但敏感度较低，仅有25%～40%。急性发作期缺氧、酸中毒、电解质紊乱等可引起ST-T改变及心律失常，但诱因解除，病情缓解后常可恢复。心电图常表现为心电轴右偏，肺性P波（Ⅱ、Ⅲ、aVF导联P波＞0.25mV），右侧胸前导联R波增高（V_1导联R/S＞1，V_6导联R/S＜1），胸前导联T波倒置，双向或低平，以及完全性或不完全性右束支传导阻滞等。多数COPD患者致PH程度相对较轻，且胸腔过度充气往往导致心电图低电压，心电图的异常表现少于PAH患者。

知识点12：胸片检查　　　　　　　副高：熟练掌握　　正高：熟练掌握

早期肺心病患者心脏大小可能正常，但随着疾病进展，心脏会顺时针旋转，主动脉结变小。右前斜位片可见右室向前向左扩张，胸骨前间隙变小。后前位胸片显示右室扩大构成左心缘大部分，导致左室向后移位，心胸比增大，肺门增大，主肺动脉及其分支扩张，右下肺动脉干和左肺动脉干增粗（直径分别＞15mm和18mm），伴外周肺血管稀疏（"截断现象"）。同时可见肺部原发疾病的表现。

知识点 13：肺功能检测和动脉血气分析   副高：熟练掌握   正高：熟练掌握

肺功能检查和血气分析有助于区别气道或肺实质疾病。PAH患者表现为弥散功能障碍和轻度到中度肺容积减少，动脉氧分压正常或轻度降低，CO_2分压通常降低。COPD所致PH，肺功能和血气表现为残气量增加，一氧化碳弥散功能降低，CO_2分压正常或升高。

知识点 14：胸部CT扫描，增强CT和肺动脉造影CT   副高：熟练掌握   正高：熟练掌握

胸部CT扫描，增强CT和肺动脉造影CT对肺心病诊断和鉴别均有重要价值。慢性肺心病CT下可见右室扩大，室间隔变平；肺动脉直径增加，外周肺血管变细。当肺动脉平均直径>29mm，肺动脉与同层面升主动脉直径比>1，且有3个或4个肺段动脉与伴行支气管横径之比≥1，需高度怀疑PH。此外，肺窗CT图像可观察肺实质病变，如磨玻璃影、马赛克征、片状阴影、肺内结节等；纵隔窗CT图像可分析肺门淋巴结增大、测量肺动脉和主动脉直径、右室扩大程度、室间隔位置、肺动脉狭窄、肺动脉血栓等，明确肺心病病因及疾病严重程度。增强CT和肺动脉造影术可清晰呈现典型CTEPH的影像学特点，如单侧肺动脉闭塞，肺动脉管壁粗糙不规则，在确定患者能否行外科手术治疗上很有价值。

知识点 15：心血管磁共振检查   副高：熟练掌握   正高：熟练掌握

心血管磁共振（CMR）是无创性评估右室功能的重要手段，可直接观察心室扩张，心室肌肥大，室间隔变形，定量心室容量和心室肌质量。还可测定每搏输出量和心排出量，最大和最小主肺动脉横截面积，平均血流速度，峰值血流速度，射血时间等。此外，经静脉注射钆对比剂观测心肌组织是否出现延时对比强度，可明确不可逆心肌损伤的部位及程度。CMR可通过血流动力学检测评估患者预后，如心排血量低，右室舒张末期容积增大，基线右室舒张末期容积降低提示预后不良。

知识点 16：慢性肺心病的诊断参考   副高：熟练掌握   正高：熟练掌握

慢性肺心病由慢性肺、胸疾病等发展而来，呼吸和循环系统的症状混杂出现，早期诊断较困难。以下各项可作为诊断参考：①具有COPD、睡眠呼吸暂停等病史；②存在基础疾病体征；③出现PH客观征象；④具有右心损害如右室肥大的各种表现；⑤心肺功能失代偿期患者具有呼吸衰竭和心力衰竭的表现；⑥排除引起右心增大的其他心脏疾病可能，如先天性心脏病和瓣膜性心脏病。

知识点17: 慢性肺心病的鉴别诊断　　　　　　　副高: 熟练掌握　正高: 熟练掌握

慢性肺心病的鉴别诊断

冠心病	心绞痛、心肌梗死病史或心电图表现，可有左心衰竭、原发性高血压、高脂血症、糖尿病史。体检、X线、心电图、超声心动图检查呈左心室肥厚为主的征象
风湿性心脏病	有风湿性关节炎和心肌炎病史，超声心动图有特殊表现
原发性心肌病	全心增大，无慢性呼吸道疾病史，无肺动脉高压的X线表现等超声心动图可协助诊断

知识点18: 慢性肺心病的治疗　　　　　　　　　副高: 熟练掌握　正高: 熟练掌握

慢性肺心病目前的主要治疗策略是治疗原发疾病，同时通过增加右室收缩力和降低肺血管阻力改善机体氧合能力和右室功能。主要治疗目标是改善症状，提高生活质量，减缓疾病紧张，降低病死率和住院率。

知识点19: 正性肌力药治疗　　　　　　　　　　副高: 熟练掌握　正高: 熟练掌握

肺心病血流动力学不稳定者首选多巴酚丁胺，PH患者给予$2\sim5\mu g/(kg\cdot min)$可增加心排出量，降低肺血管阻力。多巴胺常用于严重低血压患者，初始剂量为$3\sim5\mu g/(kg\cdot min)$，可逐渐加量到$8\sim10\mu g/(kg\cdot min)$甚至更高；米力农常用于多巴胺或β-受体阻滞剂引起快速性心律失常的患者。地高辛不能改善COPD致单纯右心衰者的氧合能力、运动耐量及右室射血分数，故不推荐使用。

知识点20: PAH靶向药物的主要适应证　　　　　副高: 熟练掌握　正高: 熟练掌握

PAH靶向药物治疗对部分CTEPH患者有效，其主要适应证为: ①无法行手术治疗的患者; ②术前为改善血流动力学的患者; ③肺动脉内膜剥脱术（PEA）后残留症状性PH或症状性PH复发。

知识点21: 外科及介入治疗　　　　　　　　　　副高: 熟练掌握　正高: 熟练掌握

（1）PEA: PEA的目的是降低肺动脉压力，改善右心功能，是存在治愈可能的患者首选治疗方法。选择手术患者时需综合考虑机化血栓的范围和部位与PH程度的关系，同时考虑年龄和合并症的情况。近中心的机化血栓是理想的手术指征，而多发的远端血栓会降低手术治疗效果。

（2）经皮房间隔造口术: 该方法可能导致病情恶化，甚至死亡，因此必须认真选择合适的患者和手术时机。右房压＞20mmHg而静息状态下氧饱和度＜80%者禁用。晚期肺动脉高压心功能Ⅲ、Ⅳ级，反复出现晕厥和/或右心衰竭者以及等待肺移植的或者无法接受内科治疗者可考虑该手术治疗。

（3）肺或心肺移植：PAH患者移植包括单肺移植、双肺移植和心肺联合移植。影响移植成功因素是完成移植评估和等待合适供体的时间。目前PAH患者肺移植或心肺联合移植适应证为：晚期NYHA功能Ⅲ、Ⅳ级，经现有治疗病情无改善的患者。

第十四章 弥漫性肺实质疾病

第一节 特发性间质性肺炎

一、寻常型间质性肺炎

> **知识点1：寻常型间质性肺炎的病理表现** 　　副高：熟练掌握　正高：熟练掌握

在组织学上，寻常型间质性肺炎（UIP）的主要病理学特征为出现片状、不均一、分布多变的间质炎症、纤维化和蜂窝肺改变，与正常肺组织呈灶性、交替分布。低倍镜下，可见肺间质炎症，纤维化和蜂窝样改变，这些改变在胸膜下外周肺实质最为严重。间质炎症包括肺泡间隔淋巴细胞，浆细胞和组织细胞浸润，伴Ⅱ型肺泡细胞增生。纤维化区域主要是由致密的非细胞组成的Ⅱ型胶原构成，可见增殖性成纤维细胞灶（为病变早期活动性病灶部位）。蜂窝样区域是由囊性纤维化的气腔构成，经常内衬细支气管上皮细胞并有黏液充填，黏液中有中性粒细胞积聚。在纤维化和蜂窝样部位常有平滑肌增生。成纤维细胞灶是UIP诊断所必需的条件，它表明纤维化正在进行。

> **知识点2：UIP的临床表现** 　　副高：熟练掌握　正高：熟练掌握

UIP的临床表现包括活动后气促、干咳和体检时发现吸气性Velcro啰音。在疾病晚期，可出现肺心病体征，杵状指和发绀。

> **知识点3：UIP的辅助检查** 　　副高：熟练掌握　正高：熟练掌握

（1）常规实验室检查：血沉升高。在无结缔组织疾病情况下，也可发现有血中抗核抗体，类风湿因子。乳酸脱氢酶可升高，但无特异性。在无肺动脉高压或合并心脏疾病情况下，ECG常正常。

（2）影像学表现：HRCT上的表现双下肺外带以网状影为主，主要由增宽的小叶间隔及小叶内线状影构成，可出现蜂窝样变。牵张性支气管扩张，磨玻璃样阴影，斑片状阴影少见。

（3）肺功能检查：常显示限制性通气功能障碍。最大静态经肺压/总肺容量增加。一氧化碳弥散功能（DLco）降低。

（4）动脉血气：表现低氧血症和低动脉血CO_2水平（$PaCO_2$），常因运动而加重或诱发出现。

（5）支气管镜检查：UIP以中性粒细胞增多为主，支气管镜肺活检在区分UIP/IPF的病理类型方面由于标本太小而难以判断。

（6）开胸肺活检：IPF/UIP的诊断一般需要开胸或胸腔镜辅助（VATS）进行肺活检，因为由经支气管的肺活检组织标本小，不能反映疾病的全貌。当HRCT显示广泛的蜂窝样变时则无须肺活检。对临床诊断不肯定的病例需要手术肺活检以确定病理类型来指导治疗。

知识点4：IPF的概念及表现　　　　　　　　副高：熟练掌握　正高：熟练掌握

特发性肺纤维化（IPF）是原因不明的慢性间质性肺疾病中较为常见的代表性疾病，归属特发性间质性肺炎（IIP）的分类中，病理表现为UIP。一些欧洲学者称其为隐源性致纤维化性肺泡炎（CFA）。本病老年易患，临床上多表现为进行性呼吸困难伴有刺激性干咳，双肺可闻及Velcro啰音，常有杵状指（趾）；胸部X线主要表现为双肺底和周边分布的弥漫性网格状、蜂窝状阴影，伴或不伴牵拉性支气管扩张；肺功能为限制性通气功能障碍；病情一般进行性发展，最终因呼吸衰竭导致死亡。

知识点5：IPF/UIP的诊断标准　　　　　　　　　　副高：掌握　正高：掌握

ATS/ERS提出的IPF/UIP临床诊断标准包括4条主要标准和4条次要标准。临床诊断IPF/UIP需要满足所有主要标准和4个次要标准中至少3项。IPF/UIP的诊断标准（ATS/ERS，2002）具体包括：

（1）主要标准：①除外ILD的其他原因，如药物、环境因素或结缔组织病等；②肺功能限制性异常及气体交换障碍；③HRCT上双肺基底部出现网状异常，很少有磨玻璃样变；④经支气管镜肺活检或肺泡灌洗液检查不支持其他诊断。

（2）次要标准：①年龄＞50岁；②原因不明缓慢起病的活动后气短呼吸困难；③病程＞3个月；④双下肺吸气相爆裂音。

知识点6：UIP的鉴别诊断　　　　　　　　　　　　副高：掌握　正高：掌握

在结缔组织疾病（如风湿性关节炎，系统性红斑狼疮，进行性系统性硬化症），肺尘埃沉着病（如石棉肺），放射性损伤以及某些药物引起的肺疾病（如呋喃妥因）可出现相同类型的间质炎症和纤维化，在上述情况下，这种病变类型不能称为UIP。尚需与UIP鉴别的情况包括脱屑性间质性肺炎，呼吸性细支气管相关的间质性肺疾病，无法分类或非特异性慢性间质性肺炎，特发性阻塞性细支气管炎伴机化性肺炎，过敏性肺炎和肺嗜酸细胞性肉芽肿。

知识点7：IPF的治疗　　　　　　　　　　　　　副高：熟练掌握　正高：熟练掌握

对IPF的治疗已经不推荐应用大剂量皮质激素，有时在病情稳定，病变已经基本不具有可逆成分或存在较为严重的不宜于服用皮质激素的合并症时，则更需考虑服用皮质激素的利弊，而采用其他治疗措施密切观察病情变化。泼尼松初始剂量为每天0.5mg/kg，连续4周；第5周开始为每日0.25mg/kg，连续8周；第13周减量为每日0.125mg/kg，并维持治疗。每次减量时，需评估临床、胸部CT和生理反应。最常使用的第二线药物为细胞毒药物，尤其是环磷酰胺。如果没有严重并发症或不良反应，联合治疗时间不应短于6个月。治疗6~12个月后，如果病情改善或稳定，则继续联合治疗。如果病情加重，应该停药或改变治疗方案。治疗满18个月后，是否继续治疗需根据临床反应和患者的耐受性而作决定。对治疗的反应差异较大，但疾病早期，在未明显纤维化之前，更多为细胞改变期时，皮质激素或细胞毒药物治疗似乎更能改善病情。支持及姑息性治疗包括高浓度氧疗以缓解低氧血症；发生细菌性感染，给予抗生素治疗。对晚期患者可进行肺移植。

二、非特异性间质性肺炎

知识点1：非特异性间质性肺炎的概念　　　　　副高：熟练掌握　正高：熟练掌握

非特异性间质性肺炎（NSIP）是指那些病理组织学表现不符合已知的病理类型，如普通型间质性肺炎（UIP）、脱屑性间质性肺炎（DIP）、急性间质性肺炎和机化性肺炎，而临床预后好于UIP/IPF的一组间质性肺病。

知识点2：NSIP的发病机制　　　　　副高：熟练掌握　正高：熟练掌握

NSIP的发病机制并不清楚，呼吸道感染性病原体，如病毒中的EB病毒、流行性感冒病毒、巨细胞病毒和肝炎C病毒等与IIP的发病机制有关，但病毒是否能直接或间接诱发NSIP尚缺乏直接的证据。在NSIP、慢性炎症和病毒感染的持续存在以协同方式，通过激活树突细胞，启动了在细胞内对内源性抗原（包括病毒和Ⅱ型肺泡上皮细胞）的处理，此过程损伤Ⅱ型肺泡上皮细胞，引起慢性肺泡炎症过程，最后导致不适当的修复和纤维化。

知识点3：NSIP的病理分型及病理表现　　　　　副高：熟练掌握　正高：熟练掌握

NSIP的主要病理学表现可概括为肺间质不同程度的炎症和纤维化。病理学特征为病变相对一致，纤维化的时相一致，无成纤维细胞灶。根据其间质炎细胞的数量和纤维化的程度，NSIP病理表现分成3型：①富细胞型，主要表现为间质的炎症，很少或几乎无纤维化，肺泡间隔内的慢性炎细胞主要是淋巴细胞和浆细胞浸润，炎性细胞浸润的程度较UIP和DIP等其他类型的间质性肺炎更为突出；②混合型，以间质有大量的慢性炎细胞浸润和明显的胶原纤维沉着为特点；③纤维化型，肺间质以致密的胶原纤维沉积为主，伴有轻微的炎症反应或者缺乏炎症反应。此型与UIP不易鉴别，区别的要点是，NSIP的主要表现为致密或疏松间质纤维化，无UIP的时相不均，无成纤维细胞灶，如出现也不像UIP那样显著；也没有UIP典型的胸膜下分布，有局灶的蜂窝肺。

知识点4：NSIP的临床表现　　　　　副高：熟练掌握　正高：熟练掌握

NSIP的发病年龄为46～73岁，非吸烟患者占69%，性别差异不明显。本病的起病通常为慢性，少数患者呈亚急性。干咳和逐渐加重的呼吸困难是常见的症状。一些患者可有乏力、体重减轻、发热等临床表现。两肺可闻及Velcro啰音，少数患者可见杵状指。

知识点5：NSIP的辅助检查　　　　　副高：熟练掌握　正高：熟练掌握

（1）常规实验室检查：血沉、抗核抗体和类风湿因子增高，但没有特异性。

（2）胸部X线胸片检查：常见征象是两肺弥漫性间质渗出，呈网状或磨玻璃样，也可以是正常胸片。

（3）胸部CT检查：表现为多样性，磨玻璃样密度影、实变影、网状影、粗线条状影、小叶中央型结节影、牵拉性支气管扩张、蜂窝影。

（4）肺功能：主要表现为限制性通气功能障碍、肺弥散功能障碍及低氧血症。

（5）支气管镜检查：BAL特点是中性粒细胞、嗜酸性粒细胞和淋巴细胞增多，但以淋巴细胞增多明显。TBLB因为取材太小，很难做出NSIP的病理诊断。

（6）外科肺活检：开胸或经胸腔镜肺活检病理检查是NSIP的确诊手段。

知识点6：不同类型NSIP的胸部CT表现　　　　　副高：熟练掌握　正高：熟练掌握

不同类型NSIP的胸部CT表现为：①富细胞型，磨玻璃样影或气腔实变影，相对较少牵引性支气管扩张和细支气管扩张，小叶内网状阴影，无蜂窝肺；②纤维化型，磨玻璃样影伴有相对范围广的牵引性支气管扩张和细支气管扩张，小叶内网状阴影，有蜂窝肺。相对而言，细胞型NSIP的CT表现较有特征；而纤维化型的NSIP与UIP的HRCT表现有重叠，特别是HRCT示胸膜下不规则的线网状阴影，有蜂窝肺和牵引性支气管扩张和细支气管扩张，不易与UIP鉴别。

知识点7：NSIP的临床－放射－病理的诊断依据　　　　　副高：掌握　正高：掌握

NSIP的临床－放射－病理的诊断依据包括：①慢性或亚急性起病，可发生于任何年龄；②主要临床表现为咳嗽和气短，少数患者有发热；③影像学上表现为双肺间质性浸润影，双肺斑片状磨玻璃阴影是本病HRCT的特征性所见；④病理改变为肺泡壁明显增厚，含有不同程度的炎症和纤维化，肺泡间隔内由淋巴细胞和浆细胞混合构成的慢性炎症细胞浸润是NSIP的病理特点，但缺乏UIP、DIP或AIP的特异性病理改变；⑤对糖皮质激素反应好，预后良好。

知识点8：IPF/UIP 与纤维化型 NSIP 的鉴别要点　　　　副高：掌握　正高：掌握

IPF/UIP与纤维化型NSIP的鉴别要点

	IPF/UIP	NSIP
发病年龄	老年者多	中、老年多
起病情况	隐匿，慢性	隐匿，亚急或慢性
症状	干咳、呼吸困难，发热少见	咳嗽、呼吸困难，可伴发热
杵状指	50%~80%	10%~35%
肺HRCT	网状影、蜂窝肺，双肺基底、胸膜下分布	片状磨玻璃影、蜂窝肺少，沿气管血管束分布
BALF	中性粒细胞增高	淋巴细胞增高
糖皮质激素	疗效差	疗效好于IPF

知识点9：NSIP 的药物治疗应注意的问题　　　　副高：熟练掌握　正高：熟练掌握

NSIP的药物治疗应注意以下问题：①糖皮质激素作为治疗的首选，应强调个体化；②对于没有糖皮质激素禁忌证的患者，应尽早使用；③不推荐糖皮质激素长时间高剂量使用；④对于糖皮质激素反应不好或纤维化型的患者可以考虑联合使用免疫抑制剂，如环磷酰胺、硫唑嘌呤等。

知识点10：NSIP 的治疗　　　　副高：熟练掌握　正高：熟练掌握

（1）单独使用糖皮质激素治疗：HRCT有大量磨玻璃影以及病理为细胞型的NSIP患者，糖皮质激素治疗反应好。糖皮质激素为NSIP的一线治疗药物，常用口服泼尼松，每日40~60mg或1mg/kg，根据治疗反应减量，一般1~3个月减至每日20~40mg，4~6个月减至维持量10mg/d，总疗程1年。

（2）糖皮质激素和免疫抑制药联合治疗：以网状为主的纤维化型患者糖皮质激素治疗反应可能较差，采用糖皮质激素联合硫唑嘌呤或环磷酰胺者为多。如果没有严重并发症或不良反应，治疗时间不应短于6个月。治疗6~12个月，如果病情改善或稳定，则继续联合治疗；若病情加重，应该停药或改变治疗方案。

三、急性间质性肺炎

知识点1：急性间质性肺炎的概念　　　　副高：熟练掌握　正高：熟练掌握

急性间质性肺炎（AIP）为一种罕见的发展迅速地暴发性、急性损伤性病变。起病急剧（数日至数周内），表现为发热、咳嗽和气急，继之出现呼吸衰竭，酷似原因不明的特发性ARDS。该病通常发生于以往身体健康者。男女比例相等，可发生于任何年龄，但多数患者在40岁以上。

知识点2：AIP的病理表现　　　　　　　　　副高：熟练掌握　正高：熟练掌握

　　AIP的病理改变为弥漫性肺泡损害，是一种对多种造成肺损伤病因的非特异性反应。主要特点是非特异性及具有特征性的短暂分期，包括急性、机化和恢复等期，每一期有不同的组织学表现。AIP的病理变化分为两期：①急性期（渗出期），该期有水肿、透明膜形成和间质急性炎症，此外还有肺泡上皮和基膜损伤，Ⅱ型肺泡上皮增生取代损伤的Ⅰ型肺泡上皮，随着病变的进展这一变化更为突出，肺泡上皮也可表现非典型改变，此期肺泡间隔逐渐出现成纤维细胞，进而导致肺泡腔内纤维化；②机化期（增殖期），该期的特点是肺泡隔和肺泡腔内出现纤维化并有肺泡隔的显著增厚。纤维化病灶主要由增生的成纤维细胞和成肌纤维细胞构成，伴有轻度的胶原沉积，不同区域病变时相一致，这是与其他ILD鉴别的关键点。如果患者存活，肺脏可以恢复到正常，也可向终末期蜂窝纤维化发展。

知识点3：AIP的临床表现　　　　　　　　　副高：熟练掌握　正高：熟练掌握

　　AIP的平均发病年龄为49岁，无明显性别差异。多数患者既往健康、发病突然。起病初期多有类似上呼吸道感染的症状，如发热、关节肌肉酸痛、寒战和周身不适等。咳嗽、进行性呼吸困难是本病最主要的症状。体格检查可见气促、发绀，部分患者出现杵状指（趾），半数以上患者双肺可闻及Velcro啰音。疾病进展迅速，很快出现低氧血症乃至呼吸衰竭。本病病死率很高，多数在1~2个月死亡。少数患者可发生自发性气胸。

知识点4：AIP的辅助检查　　　　　　　　　副高：熟练掌握　正高：熟练掌握

　　（1）实验室检查：并无特征性检查结果支持AIP的诊断。但感染性疾病、风湿性疾病等相关实验室检查对于鉴别诊断非常重要，BALF检查也可能对鉴别诊断有一定帮助，但因患者病情多处危重之中，难以实施纤维支气管镜检查。
　　（2）肺功能检查：呈限制性通气功能障碍和弥散功能减低，动脉血气分析示低氧血症。
　　（3）胸部平片：疾病早期可见双肺下野散在或相对对称分布的斑片影、大片实变影或磨玻璃影；随病情进展，上述病变范围可扩展至中、上肺野，并可出现弥漫性网格和条索影，病变分布以外周明显。
　　（4）CT表现：两肺斑片状对称性分布的磨玻璃样阴影，有时为双侧性气腔实变。分布以胸膜下为主。可见通常影响到不足10%肺的轻度蜂窝样变。

知识点5：AIP胸部HRCT的主要表现　　　　　副高：熟练掌握　正高：熟练掌握

　　胸部HRCT的主要表现为：①磨玻璃影；②牵拉性支气管扩张；③实变影；④小叶间隔增厚；⑤气管血管束增粗；⑥结节影；⑦网状影；⑧蜂窝状影等。

AIP的胸部HRCT所见可归纳为：疾病早期，磨玻璃影和实变影呈弥漫或片状分布，肺外周和下野背部明显，多为对称性；随疾病进展，可出现网状影和牵拉性支气管扩张，少有轻度蜂窝肺。

知识点6：AIP的诊断条件　　　　　　　　副高：掌握　正高：掌握

符合以下条件者应考虑AIP的可能：①急性起病，进行性呼吸困难；②常规氧疗难以纠正的持续恶化性低氧血症（$PaO_2/FiO_2 < 225$）；③胸部HRCT新近出现的双肺弥漫分布的浸润影、牵拉性支气管扩张；④无感染证据；⑤除外其他已知原因所致的急性肺损伤。

知识点7：AIP的主要鉴别疾病及要点　　　　副高：掌握　正高：掌握

AIP的主要鉴别疾病及要点

疾　病	鉴别要点
急性呼吸窘迫综合征	明确的基础疾病
感染性疾病	
卡氏肺孢子菌肺炎	免疫功能低下，BALF中检出病原体
巨细胞病毒肺炎	免疫功能低下，病原学抗原检测
粟粒型肺结核	X线影像学特征，检出结核菌
风湿病肺损伤	
狼疮性肺炎	肺泡出血所见，实验室检查
多发性肌炎/皮肌炎	皮肤损伤，实验室检查
弥漫性肺泡出血	肾功能异常，p-ANCA，血性BALF
过敏性肺泡炎	病史，HRCT病变上肺野分布等特点，BALF淋巴细胞增高
急性嗜酸性粒细胞性肺炎	末梢血和BALF嗜酸性粒细胞增高
IPF急性加重	既往疾病史，明显的蜂窝肺
肺水肿	心功能评价，心脏扩大，胸腔积液
药物性肺病	病史，HRCT浸润性病变的随机分布

知识点8：AIP的治疗　　　　　　　　副高：熟练掌握　正高：熟练掌握

（1）糖皮质激素：AIP在疾病早期及时治疗可能康复而不遗留肺部阴影或仅有少许索条影。一般使用大剂量糖皮质激素，对于病情凶险的患者可以采用冲击治疗，一般采用静脉甲基泼尼松龙治疗，连续3天；第4天开始根据疗效决定皮质激素用量，一般为每日1mg/kg泼尼松或等量药物，逐渐减量。疗程须根据患者情况决定。

（2）细胞毒药物：用于病情凶险或疾病在好转后出现反复的患者。环磷酰胺为0.2g，隔天1次静脉点滴。如果病情改善或稳定，则减量并继续联合治疗。如果病情加重，应该停药或改变治疗方案。

四、隐源性机化性肺炎

| 知识点1：隐源性机化性肺炎的概念 | 副高：熟练掌握 正高：熟练掌握 |

隐源性机化性肺炎（COP）是一种原因不明的机化性肺炎（OP），属于特发性间质性肺炎中的一种类型。本病常亚急性起病，多有干咳、不同程度呼吸困难等症状，胸部X线影像学的多肺叶浸润影的多形性和多变性具有一定特点。肺组织病理学主要表现为终末呼吸单位腔内的机化性肉芽组织形成。COP对糖皮质激素治疗反应良好。

| 知识点2：COP的发病机制 | 副高：熟练掌握 正高：熟练掌握 |

COP的病因目前尚不清楚，一般认为，不明原因导致细支气管和肺泡损伤，在组织修复过程中，气道内肉芽组织过度增生和肺泡渗出物的机化是本病的主要机制。其过程为：①在不明原因作用下，细支气管、肺泡管及肺泡上皮细胞坏死脱落，基膜通透性改变，富含纤维蛋白原等物质的渗出液进入终末呼吸单位；②成纤维细胞和炎性细胞向肺泡内游走；③成纤维细胞在淋巴细胞、巨噬细胞和嗜酸性粒细胞释放的细胞因子的作用下形成胶原纤维等细胞外基质，并与渗出物一起完成机化过程，形成同心圆样交替排列的板层小体即马松小体、机化物和息肉状肉芽结缔组织；④终末呼吸单位表面因脱落的上皮细胞被纤维组织代替而变厚、细支气管平滑肌层肥厚致使管腔狭窄。

| 知识点3：COP的组织病理学表现 | 副高：熟练掌握 正高：熟练掌握 |

COP的组织病理学主要表现为：①细支气管、肺泡管、肺泡腔内的机化性炎症，小气道和肺泡管内过多的肉芽组织增殖，形成马松小体。肺泡腔内肉芽组织呈息肉状，由疏松的结缔组织将成纤维细胞包埋而构成，可通过肺泡孔从一个肺泡扩展到邻近的肺泡，形成典型的"蝴蝶形"结构，病灶以小气道为中心向远端延伸；②病灶呈片状分布，病变均匀一致；③不破坏原有的肺组织结构；④可伴有轻度的间质慢性炎症、Ⅱ型上皮细胞化生和肺泡腔内泡沫样巨噬细胞增加。

| 知识点4：COP的临床表现 | 副高：熟练掌握 正高：熟练掌握 |

COP的发病率男女基本相等，年龄在50～60岁。多数患者呈亚急性起病，发病初期可有流感样症状，如发热、周身乏力等。最常见的症状为干咳和不同程度的呼吸困难，部分患者可伴厌食和体重减轻。较少见的症状有气道分泌物增多、盗汗、咯血、胸痛和关节痛等。临床中偶见起病急、病情进展较快的患者。多数COP患者肺部可闻及Velcro啰音，有时还可闻及支气管呼吸音，发绀和杵状指少见。大约1/4的患者无阳性体征。

知识点5：COP的辅助检查　　　　　　　　　副高：熟练掌握　正高：熟练掌握

（1）常规实验室检查：无特异性，约半数患者有嗜酸性粒细胞增高和白细胞增多，开始时血沉常升高。

（2）胸部X线检查：可见双侧性弥漫性肺泡性密度增高阴影，阴影呈外周性分布，也可发现类似于被认为是慢性嗜酸粒细胞性肺炎的特征性表现。极少见情况下，肺泡性密度增高阴影呈单侧性，反复性游走性肺部阴影常见。表现为线状或结节状间质性阴影少见。

（3）CT检查：HRCT扫描显示斑片状气腔实变，磨玻璃样阴影，小结节阴影以及支气管壁增厚和扩张。斑片状阴影在肺外周更常见，常位于肺底部。CT扫描比胸部X线能显示更广泛的病变。

（4）肺功能检查：肺功能检查常显示为限制性障碍，20%的病例可发现阻塞性通气功能障碍。

（5）血气分析：静息及运动后低氧血症常见。

（6）支气管镜检查：支气管肺泡灌洗液，细胞分类中淋巴细胞和中性粒细胞增高，嗜酸性粒细胞也可增高。CD4与CD8比值明显降低，TBLB有时可明确诊断。

知识点6：COP的诊断　　　　　　　　　　　　　副高：掌握　正高：掌握

当患者有以下临床表现时应注意COP的可能性：①亚急性起病；②持续性干咳、不同程度的呼吸困难，双肺可闻及Velcro啰音，无杵状指；③胸部X线影像学主要表现为弥漫分布的肺泡和/或肺间质浸润影，具有多发性、多形性、多变性，尤其是阴影的游走性最为重要，且无蜂窝肺；④BALF中淋巴细胞比例增高，$CD4^+/CD8^+$降低；⑤抗感染治疗无效，即除外感染性疾病；⑥不符合外源性超敏性肺泡炎、慢性嗜酸性粒细胞性肺炎、非特异性间质性肺炎、风湿性疾病所致肺损伤、细支气管肺泡癌等非感染性疾病的诊断。本病的确诊需要外科性肺活检的组织病理学资料。如患者不能耐受或拒绝外科性肺活检，应有TBLB和/或经皮肺活检取材的活组织标本，其组织病理学表现为机化性肺炎时，尚可考虑COP的临床诊断。由于本病对糖皮质激素治疗反应良好，若治疗效果显著则更支持COP的诊断。

知识点7：与外源性过敏性肺泡炎的鉴别诊断　　　副高：掌握　正高：掌握

COP需要与外源性过敏性肺泡炎进行鉴别。在急性期时，根据外源性过敏性肺泡炎患者有明确的抗原吸入史，病变主要位于双侧的中上肺野，并结合吸入抗原激发试验、皮肤抗原试验和血清沉淀抗体检查等结果可以进行鉴别。慢性期患者的HRCT主要呈弥漫性网状阴影，并可有肺容积缩小和蜂窝肺等所见，与COP也可以很容易地鉴别。

知识点8：初治非重症COP患者的方案　　　　副高：熟练掌握　正高：熟练掌握

初治非重症COP患者时可采用如下方案：以口服泼尼松0.75mg/（kg·d）开始，4周左右；然后0.5mg/（kg·d），4~6周；再20mg/d，4~6周；此后可根据病情的稳定情况逐渐减至维持剂量5~10mg/d，总疗程一般为6~12个月。对于病情较重的病例，可先用甲泼尼龙2mg/（kg·d），静脉注射3~5天，之后改为泼尼松0.75mg/（kg·d）口服，疗程及减量方案同上。一般糖皮质激素治疗48小时后可出现临床症状的改善，肺部浸润影在治疗数周后吸收、消散。应注意当剂量减至20mg/d以下时易出现复发，应加强随访。复发并不影响生存率和肺功能。因复发多在减量到20mg以后，再用糖皮质激素仍然有效，因此复发时的治疗多从泼尼松20mg/d开始，2~3个月后缓慢减量。

五、淋巴细胞性间质性肺炎

知识点1：淋巴细胞性间质性肺炎的概念	副高：熟练掌握 正高：熟练掌握

淋巴细胞性间质性肺炎（LIP）属于特发性间质性肺炎中的一种罕见病，其组织病理学表现为局限在肺部的以成熟、致密的淋巴细胞、浆细胞增殖和浸润为主的间质性肺炎。组织病理学符合这一特征的疾病有很多，如类风湿关节炎、干燥综合征、EB病毒感染、艾滋病等，这些疾病的肺部表现均可为LIP。

知识点2：LIP的病因	副高：熟练掌握 正高：熟练掌握

LIP的确切病因目前尚不清楚，很可能是多种因素共同作用的结果。有证据提示，病毒感染在某些病例的发病中起一定作用。自身免疫性疾病与LIP也强烈相关，这些自身免疫性疾病包括舍格伦综合征、系统性红斑狼疮、类风湿关节炎、多发性肌炎、自身免疫性甲状腺炎、重症肌无力、溶血性贫血、恶性贫血、自身红细胞致敏综合征、慢性活动性肝炎，其中最多见的是舍格伦综合征。LIP还与各种免疫缺陷有关，进一步提示淋巴细胞调节紊乱参与LIP的发病。LIP还可以是同种异体骨髓移植的一种晚期并发症，常发生于移植后200~400天。

知识点3：LIP肺组织病理学的主要表现	副高：熟练掌握 正高：熟练掌握

LIP肺组织病理学的主要表现有：①间质内以淋巴细胞为主的弥漫性细胞浸润，浸润的细胞呈多种形态，多为成熟的淋巴细胞和浆细胞、少量的免疫母细胞和组织细胞，还可见上皮细胞和巨细胞；②上述细胞的浸润使小叶间隔和肺泡隔增宽；③细支气管周围多有反应性淋巴滤泡形成，严重者可见间质纤维化或蜂窝样改变；④肺泡内可出现蛋白水肿液积聚和单核细胞、泡沫样巨噬细胞等。

知识点4：LIP的临床表现	副高：熟练掌握 正高：熟练掌握

成人LIP患者常为女性，发病时的年龄40~70岁，平均为50岁左右，起病缓慢，表现为进行性干咳、呼吸困难，可有发热、盗汗、消瘦，偶有咯血、胸痛、关节痛，一些患者无

症状。儿童LIP患者通常在2～3岁发病，表现为咳嗽、呼吸困难、发热、发育停滞。体检时可在双肺底听到爆裂音。杵状指及外周淋巴结肿大或肝脾大在儿童患者中多见。

知识点5：LIP的实验室检查　　　　副高：熟练掌握　　正高：熟练掌握

LIP可有轻度贫血。常有免疫球蛋白产生异常，其中75%以上的患者表现为多克隆高丙种球蛋白血症或IgG、IgM的单克隆增加。另有约10%的患者表现为低丙种球蛋白血症。值得注意的是，若为单克隆丙种球蛋白病或低丙种球蛋白血症，需警惕淋巴增生性恶性肿瘤的可能。此外，与HIV相关的LIP通常发生于CD4细胞数尚在正常范围时，而NSIP通常发生于晚期阶段，患者的CD4细胞数通常在$200×10^6$/L。

知识点6：LIP的影像学检查　　　　副高：熟练掌握　　正高：熟练掌握

LIP的普通胸片主要表现为双肺下野分布的网状或网状结节影，缺乏特异性。HRCT主要所见有磨玻璃影、边界不清的小叶中心性结节影、囊状影和小叶间隔增厚等。其中磨玻璃影和散在的囊状影更为重要，尤其是主要表现为磨玻璃影中散在囊状影时具有一定的诊断提示作用。

知识点7：LIP的肺功能检查　　　　副高：熟练掌握　　正高：熟练掌握

LIP的肺功能常表现为限制性通气功能障碍，包括TLC、FVC、FEV_1降低，FEV_1/FVC升高，但也有肺通气功能正常的报道。一氧化碳弥散量降低，弥散系数可以正常。

知识点8：LIP的支气管镜检查　　　　副高：熟练掌握　　正高：熟练掌握

支气管肺泡灌洗对LIP有一定的诊断价值，表现为支气管肺泡灌洗液中白细胞总数增加，淋巴细胞增加，$CD3^+$ T细胞、B细胞可以增多或正常，若淋巴细胞、$CD3^+$ T细胞、多克隆$CD20^+$ B细胞增加则提示LIP。

知识点9：LIP的诊断　　　　　　　　副高：掌握　　正高：掌握

对于病因不明且符合上述临床表现和辅助检查结果，特别是HRCT主要表现为磨玻璃影中散在囊状阴影的非吸烟者，应考虑为LIP的可能性。LIP的确诊必须有外科性肺活检的组织病理学资料，TBLB取材不能作为确诊的依据。

知识点10：与原发性肺低度恶性淋巴瘤的鉴别诊断　　　　副高：掌握　　正高：掌握

临床上，LIP主要与原发性肺低度恶性淋巴瘤相鉴别。淋巴瘤的淋巴细胞呈单克隆性，浸润更致密，形态单一，可有肺结构的破坏、Dutcher小体（含有免疫球蛋白的核内包涵体）、胸膜浸润，病变沿淋巴通路分布（支气管血管束、胸膜和小叶间隔），但HE染色常难以区分这两种疾病，因此，需要进行免疫组化染色及分子基因重排检测，如应用PCR技术对免疫球蛋白重链基因的克隆性重排进行检测。

知识点11：与细胞型NSIP的鉴别诊断　　　　副高：掌握　正高：掌握

LIP需要与细胞型NSIP进行鉴别。后者以男性略多，HRCT上磨玻璃样影为其显著特征，病理上间质炎性细胞浸润程度轻于LIP，一些肺泡壁可无受累。

知识点12：与外源性过敏性肺泡炎的鉴别诊断　　　副高：掌握　正高：掌握

LIP需要与外源性过敏性肺泡炎进行鉴别。后者在HRCT上也表现为磨玻璃样影及边界不清的小叶中央性结节，但呼气相可显示气体陷闭引起的斑片状密度减低区，提示存在细支气管的炎症。此外，囊状气腔、小叶间隔增厚、淋巴结增大罕见。外源性过敏性肺泡炎患者常有吸入有机气雾颗粒或低分子化学物质史，症状的出现与从事某些活动存在时间相关性，可呈急性或亚急性发病。病理上病变常为细支气管周围分布，炎性细胞浸润程度轻于LIP，常见肉芽肿、机化性肺炎等较为特征的表现，由此可与LIP鉴别。

知识点13：LIP的治疗　　　　　　　　　　副高：熟练掌握　正高：熟练掌握

LIP的治疗主要应用糖皮质激素。目前多应用如下的方案：起始剂量为泼尼松 $0.75 \sim 1mg/(kg \cdot d)$，最大剂量不超过100mg/d，连续服用8～12周或至病情稳定；此后逐渐减量至 $0.25mg/(kg \cdot d)$，继续维持6～12周。约半数或半数以上的患者对糖皮质激素治疗有不同程度的疗效，对效果不佳者可联合免疫抑制剂进行治疗。

六、呼吸性细支气管炎伴间质性肺疾病和脱屑性间质性肺炎

知识点1：RB-ILD的概念　　　　　　　　副高：熟练掌握　正高：熟练掌握

呼吸性细支气管炎伴间质性肺疾病（RB-ILD）是指呼吸性细支气管炎常发生于吸烟人群，常与间质性肺病相伴行的肺部疾病。在一小部分吸烟患者中，主要表现为间质病的症状，同时伴有细支气管炎。

知识点2：RB-ILD的组织病理学特征　　　　副高：熟练掌握　正高：熟练掌握

RB-ILD的组织病理学主要特征有：①病变呈斑片状分布；②呼吸性细支气管及其周围气腔内含大量棕色颗粒的巨噬细胞聚集，不累及远端气腔；③明显的呼吸性细支气管炎；④肺泡隔增宽；⑤无纤维化和蜂窝肺等。

知识点3：DIP与RB-ILD的区别　　　　　　副高：熟练掌握　正高：熟练掌握

脱屑性间质性肺炎（DIP）的组织病理学所见虽有多处与RB-ILD近似，但其主要不同点为：①病变弥漫分布；②巨噬细胞聚集常累及远端气腔；③呼吸性细支气管炎表现较轻等。

知识点4：RB-ILD及DIP的临床表现　　　　　副高：熟练掌握　正高：熟练掌握

本病男女皆可罹患，男性多发，中老年为主。绝大多数患者有吸烟史，吸烟量多在30包/年以上。RB-ILD常隐匿起病，DIP亚急性起病者居多。最主要的临床症状是干咳和进行性呼吸困难，部分患者咳少量黏痰，其他症状还有胸痛、乏力、体重减轻等。上述症状无特异性，双肺可闻及Velcro啰音是本病常见的体征。大约1/4的患者可见杵状指。

知识点5：RB-ILD及DIP的肺功能检查　　　　副高：熟练掌握　正高：熟练掌握

RB-ILD可表现为阻塞性、限制性或混合性通气功能障碍，小气道功能减低。多数患者残气量增加，肺弥散功能可轻度降低。DIP依病情不同可表现为轻至中度的限制性通气功能障碍，肺弥散功能减低。动脉血气分析可表现为低氧血症。

知识点6：RB-ILD及DIP的胸部HRCT检查　　　副高：熟练掌握　正高：熟练掌握

RB-ILD的主要影像表现：①病变双肺弥漫分布；②中央支气管和周围支气管的管壁增厚；③小叶中心性结节影；④斑驳的磨玻璃影；⑤主要位于上叶的小叶中心型肺气肿等。DIP典型的HRCT所见：以双肺中下肺野分布为主的弥漫性磨玻璃影和网格、索条影。

知识点7：RB-ILD及DIP的诊断　　　　　　　副高：掌握　正高：掌握

对有重度吸烟史，临床表现为干咳、进行性呼吸困难，BALF中见到大量棕色巨噬细胞，肺HRCT表现为弥漫分布的中央支气管和周围支气管的管壁增厚、小叶中心性结节影或弥漫性磨玻璃影的患者，在除外其他可能疾病（肺尘埃沉着病、外源性过敏性肺泡炎、药物性肺病、肺泡出血性疾病等）后应考虑本病的可能性。确切诊断主要依靠开胸或胸腔镜活检明确。

知识点8：RB-ILD及DIP的治疗　　　　　　副高：熟练掌握　正高：熟练掌握

RB-ILD及DIP的治疗主要是戒烟，但有些患者在积极治疗的情况下肺部病变仍呈进行性加重趋势。糖皮质激素治疗是有效的。糖皮质激素可用于肺功能明显受损和病情进展的

RB-ILD和DIP患者，尤其是DIP，但使用剂量和疗程尚不确定。根据病情，一般应用剂量为：泼尼松20～40mg/d口服，对病变范围广泛且进展较快的DIP患者也可60mg/d服用，但不推荐更大的剂量。多数DIP患者对糖皮质激素治疗反应良好。疗程视疗效而定，病情改善或稳定后可继续数月乃至更长，如经3个月治疗病情恶化者应停用糖皮质激素。

第二节　肺泡蛋白沉积症

知识点1：肺泡蛋白沉积症的概念　　　　副高：熟练掌握　　正高：熟练掌握

肺泡蛋白沉着症（PAP）是一种亚急性、进行性呼吸功能不良，以肺泡内有不可溶性磷脂蛋白样物质沉积为特点的弥漫性肺部疾病。该病临床症状主要表现为气短、咳嗽和咳痰。胸部X线呈双肺弥漫性肺部浸润阴影。病理学检查以肺泡内充满有过碘酸雪夫（PAS）染色阳性的磷脂蛋白样物质为特征。

知识点2：PAP的分型　　　　　　　　　副高：熟练掌握　　正高：熟练掌握

PAP分为3种类型：①获得性（特发性），临床所见约90%为获得性，属于自身免疫性疾病，血清中抗粒细胞–巨噬细胞集落刺激因子（GM-CSF）抗体阳性；②继发性，本类型的因素包括血液系统恶性肿瘤、肺部感染，或接触某些吸入性化学物或物质（如硅和一些金属粉尘）；③遗传性，PAP在本类型中罕见，与肺泡表面活性物质B、肺泡表面活性物质C、GM-CSF受体等发生基因突变有关。

知识点3：PAP的病因和发病机制　　　　　副高：熟练掌握　　正高：熟练掌握

PAP是肺泡表面活性物质自身代谢异常的一种疾病，主要与肺泡表面活性物质的清除功能障碍有关。PAP患者肺泡内的沉积物与正常表面活性物质的生化组成基本相似。

GM-CSF的自身抗体在PAP的发病机制中有重要作用，因此，获得性PAP是一种自身免疫性疾病。PAP是由于表面活性物质分解或清除受损所致，GM-CSF通过调节表面活性物质的分解或清除而维持肺表面活性物质的自稳状态。获得性PAP患者肺泡灌洗液和血清中存在抗GM-CSF的IgG同型中和抗体，使GM-CSF活性受损。

知识点4：PAP的病理表现　　　　　　　　副高：熟练掌握　　正高：熟练掌握

（1）肉眼观察：肺大部呈实变，胸膜下可见弥漫性黄色或灰黄色小结节或小斑块，结节直径由数毫米到2cm不等，切面可见黏稠黄色液体流出。如不合并感染，胸膜表面光滑。

（2）光镜检查：肺泡及细支气管腔内充满无形态的、过碘酸–雪夫（PAS）染色阳性的富磷脂物质。肺泡间隔正常或肺泡隔数目增多，但间隔内无明显的纤维化。肺泡腔内除偶尔发现巨噬细胞外无炎症表现。

（3）电镜检查：肺泡腔内碎片中存在着大量的层状结构，由盘绕的三层磷脂构成，其结构类似肺泡表面活性物质。

知识点5：PAP的临床表现	副高：熟练掌握　正高：熟练掌握

PAP男性多于女性，男女之比约2:1，本病任何年龄均可发病，从婴儿到70岁老人，但以30~50岁的中青年人多见，约占病例总数的80%。大多数患者发病隐袭，约20%患者发病急。PAP的主要临床表现为进行性的活动后气促，有些患者可有轻微的咳嗽，或有白黏痰，继发感染后痰量增多，可呈脓性，其他少见的症状有低热、乏力、胸痛、咯血、体重下降和食欲减退等，如患者存在高热，则提示为继发肺部感染，或该病例并不是PAP。PAP患者体征通常不明显，严重缺氧的患者通常重症患者可见发绀、杵状指和视网膜斑点状出血。PAP患者在静息时呼吸平稳，听诊呼吸音往往正常，部分患者肺底可闻及少量细湿啰音，如出现明显的湿啰音则提示可能合并感染。

知识点6：PAP的血清学标志	副高：熟练掌握　正高：熟练掌握

PAP最常见的血清标志为LDH增高，程度与病变程度相关。治疗后其LDH水平下降。另外一个血清标志为癌胚抗原（CEA），与疾病程度也有相关性。抗GM-CSF抗体对获得性PAP具有诊断价值，敏感性和特异性极高。继发性PAP和遗传性PAP中不能检测到抗GM-CSF抗体。

知识点7：PAP的影像学表现	副高：熟练掌握　正高：熟练掌握

（1）胸部X线：胸片显示双肺对称性改变，以双肺门或双中下肺野为著。双肺呈肺水肿样改变，为不均匀肺泡实变或细网状改变为主。有时，可发现不太清晰的细小结节样改变。肺门淋巴结通常不大，也不伴有胸腔积液。

（2）胸部高分辨CT（HRCT）：HRCT对PAP具有诊断价值。主要特征包括：①地图样改变，病变呈双肺片状实变影，病变之间的肺组织正常，整体肺结构保持完整；②肺泡内实变，通常为全小叶型，支气管充气征出现的频率相对较低；③在淡片状磨玻璃样改变的背景上呈现肺小叶结构和小叶间隔增厚，这种改变被描述为"铺路石样"改变。

知识点8：PAP的BALF检查	副高：熟练掌握　正高：熟练掌握

典型的BALF呈牛奶状或泥浆样。肺泡蛋白沉积物的可溶性很低，一般放置20分钟左右，即可出现沉淀。BALF的细胞分类对PAP诊断无帮助。BALF中可以以巨噬细胞为主，也可以淋巴细胞为主，CD4/CD8比值可以增高也可降低，BALF的生化检查如SP-A、SP-D可明显升高。将BALF加福尔马林离心沉淀后，用石蜡包埋，进行病理切片检查，可见独特的组织学变化：在弥漫性的嗜酸颗粒的背景中，可见大的、无细胞结构的嗜酸性小体。PAS染色阳性，而奥辛蓝染色及黏蛋白卡红染色阴性。

知识点9：PAP的肺功能检查 　　　　　　　　副高：熟练掌握　　正高：熟练掌握

PAP的肺功能改变可呈轻度的限制性通气功能障碍，表现为肺活量和功能残气量的降低，但肺弥散功能降低最为显著，可能是由于肺泡腔内充满蛋白样物质有关。动脉血气分析示动脉血氧分压和氧饱和度降低，动脉CO_2也因代偿性过度通气而降低。

知识点10：PAP的支气管镜检查 　　　　　　　副高：熟练掌握　　正高：熟练掌握

支气管镜检查对PAP的诊断非常重要。支气管肺泡灌洗液可以呈现典型的混浊液体，放置后有淤积状沉淀物，灌洗液可用PAS染色，轻症患者的肺泡灌洗液PAS染色的阳性率低，给临床判断带来困难。经支气管镜肺活检阳性率较高，为确诊提供了进一步证据。

知识点11：PAP的病理检查 　　　　　　　　　副高：熟练掌握　　正高：熟练掌握

PAP的确诊需要有病理学证据。病理检查标本通常为BALF和TBLB，这两项检查不能确诊时，可考虑经胸腔镜肺活检或小开胸肺活检，可明确诊断。PAP的主要病理学特征是肺泡及细支气管内充满了PAS染色阳性的富磷脂物质，在电镜下，可以见到典型的板层体样改变。

知识点12：PAP的诊断 　　　　　　　　　　　副高：掌握　　正高：掌握

典型的PAP诊断并不困难。临床和影像的不平行可视为PAP的一个特征，胸部HRCT显示地图样改变和铺路石样改变高度提示PAP。确诊需要病理学证据。血清抗GM-CSF抗体有较高的无创诊断价值。

知识点13：PAP的鉴别诊断 　　　　　　　　　副高：掌握　　正高：掌握

（1）肺部弥漫性病变：PAP的常见误诊为粟粒型肺结核和肺间质纤维化。胸部HRCT可以很好地区分肺部弥漫性疾病的类型。较为困难的是和非特异性间质性肺炎、隐源性机化性肺炎等表现为弥漫性磨玻璃状改变的肺部疾病的鉴别。

（2）铺路石样改变：铺路石样改变对PAP有较高的诊断价值，但此征象并非PAP独有。铺路石样改变也见于以下疾病：细菌或病毒性肺炎、肺孢子菌肺炎、放射性肺炎、肺泡内出血、细支气管肺泡癌和药物所致肺泡炎等。从HRCT的表现可能不容易区分，但结合病史和临床特征，有不少线索可帮助鉴别诊断。

知识点14：PAP的治疗 　　　　　　　　　　　副高：熟练掌握　　正高：熟练掌握

（1）药物治疗：糖皮质激素对PAP治疗无效。部分患者对外源性GM-CSF皮下注射治疗有效，但尚无足够的证据推荐使用。

（2）肺泡灌洗治疗：是目前治疗PAP最有效的方法，可使患者的症状得到显著改善，胸部影像学和肺功能显著改善，并且有效地改善了PAP的预后。有两种方法可选择：支气管镜下分段灌洗治疗或全麻下全肺灌洗治疗，两者的疗效相似。采用全肺灌洗治疗，通常只需左右肺各治疗一次，间隔5～7天，或在同一天完成双侧肺的灌洗。个别需要重复治疗一次。

（3）继发性PAP：以治疗原发病为主，通常不需要全肺灌洗治疗。

知识点15：全肺灌洗的适应证	副高：熟练掌握　正高：熟练掌握

全肺灌洗的适应证为：①PAP诊断明确；②肺内分流率＞10%；③呼吸困难等症状明显，日常活动受限；④显著的运动后低氧血症或$PaO_2 < 60mmHg$。

知识点16：全肺灌洗的并发症	副高：熟练掌握　正高：熟练掌握

全肺灌洗所需技术条件较高，具有一定的危险性。其主要并发症有：①肺内分流增加，影响气体交换；②灌注的生理盐水流入对侧肺；③低血压；④液气胸；⑤支气管痉挛；⑥肺不张；⑦肺炎等。

第三节　嗜酸性粒细胞性肺疾病

一、原因不明的嗜酸性粒细胞性肺疾病

知识点1：SPE的特点	副高：熟练掌握　正高：熟练掌握

单纯性肺嗜酸性粒细胞浸润症（SPE）又名吕弗琉综合征。其特点为游走性肺部浸润伴外周血嗜酸性粒细胞计数增高，肺部症状轻微，多数仅有轻咳，病程呈自限性，常于3～4周自行痊愈。

知识点2：SPE的病因	副高：熟练掌握　正高：熟练掌握

SPE很可能为肺泡的一过性变态反应，常见病因为寄生虫感染和药物反应。蛔虫感染是最常见的病因，蛔虫体内的多种物质有很强的抗原性，进食蛔虫卵后，幼虫移行至肺可发生本症典型的肺部表现与嗜酸粒细胞升高。引起本病的其他寄生虫还有钩虫、丝虫、绦虫、姜片虫、旋毛虫和阿米巴原虫等。药物有对氨基水杨酸钠、阿司匹林、青霉素、硝基呋喃妥因、保泰松、氯磺丙脲、肼苯哒嗪、美卡拉明、磺胺药和甲氨蝶呤等。

| 知识点3：SPE的病理 | 副高：熟练掌握 正高：熟练掌握 |

SPE的病理变化主要位于肺间质、肺泡壁及终末细支气管壁，有不规则的嗜酸性粒细胞浸润灶，有时肺泡内可见成堆的嗜酸性粒细胞，极少累及血管。

| 知识点4：SPE的临床表现 | 副高：熟练掌握 正高：熟练掌握 |

SPE轻者只有微热、疲倦及轻微干咳等症状，重者可发高热、阵发性咳嗽及喘气等急性症状，严重时，偶可发生呼吸衰竭。胸部听诊有湿性或干性啰音，有时叩诊可呈浊音，脾可稍大。

| 知识点5：SPE的辅助检查 | 副高：熟练掌握 正高：熟练掌握 |

（1）实验室检查：周围血白细胞可正常或稍增高，外周血嗜酸性粒细胞增多，可达10%～20%，有时高达60%～70%，且正常嗜酸性粒细胞大，并含有大型颗粒。痰液中亦可见到较多嗜酸性粒细胞。

（2）X线表现：胸片可见云絮状斑片影，大小、形状及位置都不恒定，呈游走样，多在1个月内自行消退。这种阴影往往是非节段性，可以单发或多发，边缘模糊，常主要位于周围肺野。

（3）高分辨率CT：显示为磨玻璃阴影或阴影内有充气征，主要位于中下肺叶的周围区域，或表现为单个或多个含气的结节，周围呈磨玻璃样改变。

| 知识点6：SPE的诊断 | 副高：掌握 正高：掌握 |

SPE的诊断主要根据外周血嗜酸性粒细胞增高伴游走性肺部浸润灶，且临床症状轻微，能自愈等特点。怀疑由蛔虫感染引起者，可在症状出现2个月后，即尾蚴在体内发育成虫后，做粪便集卵检查。

| 知识点7：SPE的鉴别诊断 | 副高：掌握 正高：掌握 |

SPE在影像学上应与其他游走性阴影性疾病，如肺出血、肺血管炎、隐源性机化性肺炎或反复吸入性肺炎，表现为含气的结节周围呈磨玻璃样晕征时应与肺部感染（如侵袭性肺曲菌病、毛霉菌病和念珠菌病）、原发性或转移性出血性肿瘤、细支气管肺泡癌或肺淋巴瘤等相鉴别。

| 知识点8：SPE的治疗 | 副高：熟练掌握 正高：熟练掌握 |

SPE一般不需治疗，疑为药物引起者应立即停药，寄生虫所致者可予驱虫治疗。如症状

显著或反复发作，可使用肾上腺皮质激素。

| 知识点9：急性嗜酸性粒细胞肺炎的概念 | 副高：熟练掌握 正高：熟练掌握 |

急性嗜酸性粒细胞肺炎（AEP）是一类与其他特发性嗜酸性粒细胞性肺疾病不同的一类疾病，主要临床特征是急性发热，持续时间常不超过5天；低氧血症；胸部影像检查示弥漫性肺泡或肺泡—肺间质密度增高影；BALF中嗜酸性粒细胞超过25%；无寄生虫、真菌或其他微生物感染的证据；糖皮质激素治疗快速有效，并且停药后无复发。外周血嗜酸性粒细胞计数多正常，但在随后的病程中可以升高。与外周血嗜酸性粒细胞不同，BALF中嗜酸性粒细胞非常高，是AEP重要的特征。在急性期行肺功能检查提示为限制性通气功能障碍。对糖皮质激素治疗有效，而且反应非常快速，多在24~48小时起效，并且与CEP不同，停用糖皮质激素后一般也不会复发。

| 知识点10：AEP的病因 | 副高：熟练掌握 正高：熟练掌握 |

AEP的病因可能与抗原、尘埃、海洛因、烟雾或病毒等吸入有关。第1次吸烟或戒烟多年后又重新吸烟可诱发本病，吸烟负荷试验可重现AEP临床表现。

| 知识点11：AEP的病理 | 副高：熟练掌握 正高：熟练掌握 |

AEP的主要病理特征是以嗜酸性粒细胞浸润为主的肺泡炎，肺泡腔、肺泡壁、肺泡间隔、细支气管周围、小叶间隔以及胸膜有广泛嗜酸性粒细胞和小圆细胞浸润及纤维素性渗出，也可出现单侧或双侧胸膜反应、胸腔积液，病情严重者有肺泡内出血及嗜酸性粒细胞破碎。

| 知识点12：AEP的临床表现 | 副高：熟练掌握 正高：熟练掌握 |

AEP好发于以往健康的青年，常急性起病，表现为发热（体温37.5~40.0℃）、畏寒、干咳、呼吸困难、胸痛、肌肉酸痛、上腹部不适等，重者可出现急性呼吸衰竭。查体80%患者可闻及爆裂音（Crackles音）或小水泡音，部分患者可听到哮鸣音，多伴心动过速。症状持续时间多短暂，平均3天左右，有自愈倾向，但亦可迅速恶化，24小时内便需行机械通气。

| 知识点13：AEP的辅助检查 | 副高：熟练掌握 正高：熟练掌握 |

（1）实验室检查：AEP患者外周血白细胞一般均升高，可达（15~20）×10⁹/L或以上，以中性粒细胞为主，多数患者症状明显时外周血嗜酸性粒细胞正常或降低（嗜酸性粒细胞向肺聚集），但在病后5~10天及20~30天时可分别出现2次外周血嗜酸性粒细胞增多，这种

现象是 AEP 重要的临床特点。

AEP 患者 BALF 细胞总数增高，常大于（0.8～1.2）×10^9/L，嗜酸性粒细胞＞0.25，甚至＞0.50，这是诊断本病最有用的依据，怀疑为 AEP 患者应尽早进行 BALF 检查。此外，BALF中亦可见中性粒细胞、淋巴细胞也增高，但肺泡巨噬细胞比例下降，无论涂片染色或培养均找不到病原体。

（2）血液检查：血液 C-反应蛋白阳性，血沉、IgE、粒细胞集落刺激因子（GCSF）及 IL-5 常增高。胸液为渗出液，嗜酸性粒细胞明显增多（可高达50%），葡萄糖正常范围。血液及 BALF 细菌、分枝杆菌、真菌、军团菌、病毒等培养及其抗体测定均阴性。

（3）粪便检查：粪中找不到寄生虫或寄生虫卵。

（4）血气分析：多表现为严重的低氧血症，在呼吸空气的条件下，$PaO_2 \leqslant 60mmHg$，pH 常高，$PaCO_2$ 常低下，有呼吸性碱中毒表现，肺泡气–动脉血氧分压差 ［P（A-a）O_2］＞40mmHg。

（5）影像学检查：AEP 患者胸片示两肺弥漫性间质性、肺泡性或混合性浸润阴影，常伴双侧或单侧小量胸腔积液，以双侧多见，40%～50% 可见 Kerley B 线和 A 线，纵隔淋巴结可肿大，但心影多正常。CT 检查能更清楚地显示两肺弥漫性磨玻璃状、片状或网状阴影、小叶间隔肥厚及胸腔积液。

知识点 14：AEP 的诊断标准　　　　　　　　　　　副高：掌握　　正高：掌握

临床上凡遇年轻患者，特别是男性，有发热、咳嗽、气急或急性呼吸衰竭等临床症状，体检有 Crackles 音或小水泡音，X 线胸片两肺弥漫性浸润阴影，严重低氧血症，BALF 嗜酸性粒细胞明显增多，或肺活检示肺泡腔、肺泡间隔有大量嗜酸性粒细胞浸润的临床表现，均可考虑为 AEP。

知识点 15：AEP 的诊断依据　　　　　　　　　　　副高：掌握　　正高：掌握

AEP 的诊断依据为：①1周以内的急性发热；②X 线胸片示两肺弥漫性浸润阴影；③严重低氧血症，呼吸空气条件下 $PaO_2 \leqslant 60mmHg$，动脉血氧饱和度（SaO_2）＜90% 或 P（A-a）O_2＞40mmHg；④BALF 嗜酸性粒细胞≥0.20 或肺活检示肺嗜酸性粒细胞弥漫浸润；⑤无支气管哮喘或其他过敏史；⑥有时能自愈或经肾上腺糖皮质激素（以下称糖皮质激素）治疗有效，治疗结束后无复发亦无后遗症。

知识点 16：AEP 的治疗　　　　　　　　　　　副高：熟练掌握　　正高：熟练掌握

糖皮质激素对 AEP 有特效，应视病情轻重调节剂量，病情轻者可口服泼尼松 20mg（甲泼尼松龙 16mg），每日 3 次，病情重者可用甲泼尼龙 120mg 静注，每 6 小时 1 次，症状控制后可减量或改为口服泼尼松 40～60mg/d，并逐渐减量，治疗数小时或 1 周以内，临床表现可迅速缓解甚至消失，但疗程仍需 10 天至 3 个月，以防复发。

知识点17：CEP的概念　　　　　　　　副高：熟练掌握　正高：熟练掌握

慢性嗜酸性粒细胞性肺炎（CEP）是以慢性和进行性加重为临床表现和组织学特征的肺部疾病，在我国并不常见。其临床表现常较隐匿，患者在明确诊断前多存在较长时间的不典型的临床表现，女性较男性更多见，轻症患者肺功能可正常，但多数表现为限制性通气功能障碍。外周血嗜酸性粒细胞常呈轻中度嗜酸性粒细胞增多，但也有重度增多者，BALF中嗜酸性粒细胞比例非常高。

知识点18：CEP的病因　　　　　　　　副高：熟练掌握　正高：熟练掌握

CEP的病因尚不清楚，可能是一种自身免疫性疾病，也有学者认为可能与寄生虫（钩虫、蛔虫等）及药物所致的变态反应有关。1/3～1/2的CEP患者有特异体质、过敏性鼻炎或鼻息肉病史；2/3以上的患者原无支气管哮喘史，而在患本病前数月发生支气管哮喘，或在患CEP同时出现支气管哮喘的症状。

知识点19：CEP的病理　　　　　　　　副高：熟练掌握　正高：熟练掌握

CEP的主要病理特点为在肺泡腔及间质内，有不同程度的炎性细胞浸润，其中含有大量的嗜酸性粒细胞。聚集的嗜酸性粒细胞可发生坏死形成"嗜酸性脓肿"，但常不出现组织坏死。在肺泡腔及巨噬细胞内还可见到游离的Charcot-Leyden结晶体。肺间质内可伴有成纤维细胞增生及轻度的胶原增多，有的病例可出现闭塞性细支气管炎的改变及非坏死性、机化性小血管炎。

知识点20：CEP的临床表现　　　　　　副高：熟练掌握　正高：熟练掌握

CEP大部分患者以哮喘为首发症状，或与其他肺部症状同时出现，起病常隐匿，常见症状为发热，可为低热或高热，自感乏力、体重下降及夜间多汗。患病初期为干咳，以后咳少量黏液痰，偶有咯血，可有胸痛，疾病进展后可出现进行性气短，严重者还可发生呼吸衰竭或急性呼吸窘迫综合征（ARDS）。部分患者可出现淋巴结肿大及肝火。半数以上患者体检可以发现喘鸣，并可听到细湿啰音。

知识点21：CEP的辅助检查　　　　　　副高：熟练掌握　正高：熟练掌握

（1）实验室检查：白细胞增多（$>10\times10^9/L$）。60%～90%的患者周围血嗜酸性粒细胞增多（$>6\%$），但周围血嗜酸粒细胞缺乏也不能排除该病，痰中可找到较多嗜酸粒细胞。血沉增快（$>20mm/h$）。1/3的病例血IgE升高。

（2）肺功能检查：肺功能变化主要为中、重度限制性通气障碍和弥散功能减低，伴哮喘时可有阻塞性通气障碍。急性期可出现低氧血症。

（3）影像学检查：不典型的X线表现包括结节状浸润、弥漫性磨玻璃样的肺泡填充征。CT检查能更准确地显示肺内病变的部位，特别是临床怀疑而普通X线胸片表现不典型的病例，高分辨薄层CT可为鉴别诊断提供依据。

知识点22：CEP普通X线胸片的主要特征　　　　副高：熟练掌握　　正高：熟练掌握

CEP中普通X线胸片的主要特征有：①非节段性均匀的肺实变阴影，病变边缘模糊，可有非典型性改变如结节状阴影、弥漫性磨玻璃样改变、肺不张及病变内空腔形成；②肺内病变发生于外2/3肺野，即位于外周，呈"肺水肿反转"表现，通常为双侧，以中上肺野多见，因此如发现位于外周的、双上肺的实变阴影，高度提示CEP；③肺内病变为非游走性，如未进行治疗肺内阴影可持续数周，而在经皮质激素治疗后48小时病变即可迅速消失；④病变可在同一部位复发。另外，CEP还可累及胸膜出现胸腔积液。

知识点23：CEP的诊断　　　　　　　　　　　　　副高：掌握　　正高：掌握

根据病史、病程、两肺存在哮喘音、周围血嗜酸性粒细胞增高及胸部X线阴影可做出临床诊断。不典型者，可经肺活检进行病理检查，以明确诊断。必要时可用泼尼松试验性治疗以帮助诊断。

知识点24：CEP的治疗　　　　　　　　　　　　副高：熟练掌握　　正高：熟练掌握

主要使用糖皮质激素，泼尼松是治疗CEP的最主要药物，口服泼尼松的初始剂量为每日30～60mg，或甲泼尼龙24～48mg，10～14天后逐渐减少口服剂量。口服激素后6小时内体温即可下降，2～3天低氧血症纠正，2周内多数患者症状完全消失、X线胸片显著改善，最后肺内可遗留纤维化改变。糖皮质激素治疗至少需要维持4～6周，甚至数月或数年。本病可有多次复发，但复发后糖皮质激素依然有效。本病预后良好，偶见未经治疗者自愈。

知识点25：IHS的概念　　　　　　　　　　　　副高：熟练掌握　　正高：熟练掌握

特发性高嗜酸性粒细胞综合征（IHS）是一组原因不明的嗜酸性粒细胞明显增多，同时伴有多个脏器由于嗜酸性粒细胞浸润聚集而导致功能异常的疾病。该病的诊断标准包括长达6个月以上外周血嗜酸性粒细胞持续升高（$1.5×10^9$/L）；无寄生虫感染、变态反应及其他已知原因嗜酸性粒细胞增多的证据，器官受累和多脏器功能异常。

知识点26：IHS的病因和病理　　　　　　　　　副高：熟练掌握　　正高：熟练掌握

IHS的病因不明，多于30～40岁时起病，男性发病率多于女性。心脏和中枢神经系统特别容易受累，心脏受累包括心内膜纤维化、限制型心肌病、心瓣膜病变及附壁血栓形成等。高达40%患者可出现肺部病变，多数与心力衰竭导致的肺水肿有关，也可出现血栓栓塞性疾病、周围神经病变，胃肠道、肾脏、皮肤和关节受累等。BALF中嗜酸性粒细胞可高达73%，组织病理学检查会发现IHS患者组织中包括肺等大量嗜酸性粒细胞浸润聚集，伴有组织结构破坏和坏死。

知识点27：IHS的临床表现　　　　副高：熟练掌握　正高：熟练掌握

IHS的临床表现复杂多样，症状体征缺乏特异性。影像学检查也不具特征性，肺部可以呈局灶性或弥漫性，也可以呈间质性或肺泡浸润性，大多数肺部阴影与严重心力衰竭有关，一半左右的患者可出现胸腔积液，CT上呈伴或不伴周围云雾样改变的结节，或者是局限性或弥漫性磨玻璃样影。

知识点28：IHS的临床分型　　　　副高：熟练掌握　正高：熟练掌握

根据嗜酸性粒细胞增多的程度，临床上IHS可分为轻度、中度、重度三级。①轻度：嗜酸性粒细胞绝对数<1.5×10^9/L，在白细胞分类中占15%以下；②中度：嗜酸性粒细胞绝对数为（$1.5\sim5.0$）$\times10^9$/L，分类中占15%～49%；③重度：嗜酸性粒细胞绝对数>5×10^9/L，分类中占50%～90%。

知识点29：IHS的检查　　　　副高：熟练掌握　正高：熟练掌握

（1）血象：外周血嗜酸性粒细胞增高，嗜酸性粒细胞的形态异常，白细胞分类中嗜酸性粒细胞>8%，嗜酸性粒细胞绝对值>0.4×10^9/L，外周血涂片中可见到不成熟的髓系细胞。可有轻度贫血、血小板数目异常。

（2）骨髓象：骨髓增生活跃，粒系增生活跃，粒系早幼粒、中幼粒、晚幼粒、杆状核、分叶核阶段均可发现嗜酸性粒细胞。

（3）痰液检查：肺部表现为主者，可做痰检嗜酸性粒细胞检查。

（4）尿检：肾脏受损害者可出现肾病综合征表现，尿检可见蛋白尿和血尿。

（5）心电图：可有ST-T改变、传导阻滞等，超声心动图示左心室游离壁及室间隔增厚。

（6）X线检查：可有肺部浸润阴影，主要为肺间质浸润，少数患者可发生肺梗死。

（7）组织活检：可发现多发性肾栓塞，肾间质嗜酸性粒细胞和淋巴细胞浸润，肾小球系膜增生，基膜增厚。肝组织活检示嗜酸性粒细胞浸润。小肠活检可发现固有层嗜酸性粒细胞浸润。皮肤、肌肉活检显示血管周围和间质嗜酸性粒细胞浸润。

知识点30：IHS的诊断　　　　副高：掌握　正高：掌握

具体的诊断标准是Chusid等在1975年提出的，此后，国内外均应用此诊断标准。具体包括：①嗜酸性粒细胞绝对数 $> 1.5 \times 10^9/L$，持续6个月以上或因嗜酸性粒细胞增高于6个月内死亡；②有多系统及多脏器受累的证据；③未发现引起嗜酸性粒细胞增多的常见原因。

知识点31：IHS的治疗　　　　　　　　　　　　　副高：熟练掌握　　正高：熟练掌握

IHS的治疗措施应个体化，以达到控制器官损害、延长生存期的目的。对有脏器浸润的疾病首选糖皮质激素治疗。糖皮质激素无效者可用羟基脲或长春新碱。反应调节剂如 α_2-干扰素能抑制嗜酸性粒细胞生成，最小剂量300万U，皮下注射，每周3次，持续数月，可达长期缓解，对耐药病例仍有效，也可作为一线治疗药。环孢素A亦可试用。白细胞去除术可去除血中大量嗜酸性粒细胞，但作用短暂。有血栓栓塞或心室内血栓形成者，可用抗凝药及抗血小板药物。脾切除术适用于巨脾、脾梗死、脾功能亢进及脾破裂者。有明显心脏瓣膜损伤、心内膜血栓形成可行瓣膜置换或修补术。

知识点32：支气管中心性肉芽肿病的概念　　　　　副高：熟练掌握　　正高：熟练掌握

支气管中心性肉芽肿病（BG）是一种罕见的疾病，主要表现为支气管或细支气管上皮坏死性肉芽肿病变，周围肺组织呈慢性炎症改变。大约1/3的患者有组织中嗜酸性粒细胞增多，且通常伴有哮喘发作、外周嗜酸性粒细胞增高、组织病检中见到真菌菌丝和痰培养时曲菌阳性的表现。2/3患者肺部病变中可能是中性粒细胞增加而非嗜酸性粒细胞增加，并且不伴有哮喘发作。

知识点33：BG的病因　　　　　　　　　　　　　副高：熟练掌握　　正高：熟练掌握

BG的病因不明，可能与病毒、细菌、衣原体、侵袭性真菌感染以及免疫复合物沉积有关，在支气管树处形成溃疡及肉芽肿浸润病变。

知识点34：BG的病理　　　　　　　　　　　　　副高：熟练掌握　　正高：熟练掌握

BG主要侵犯支气管和细支气管，有时累及肺组织，但不侵犯肺外组织。主要病理改变在小支气管及细支气管，小支气管及细支气管充满白色坏死组织，在坏死性肉芽肿周围环绕上皮样细胞。哮喘患者以嗜酸性粒细胞浸润为主，非哮喘患者则以浆细胞、淋巴细胞浸润为主。近肉芽组织的肺动脉有浆细胞及浆细胞浸润。支气管黏膜下有浆细胞、淋巴细胞及嗜酸性粒细胞，大支气管内存在黏液性栓子。

知识点35：BG的临床表现　　　　　　　　　　　副高：熟练掌握　　正高：熟练掌握

BG的临床表现比胸部其他肉芽肿性疾病轻，早期仅有急性支气管炎症状，主要表现为咳嗽，呈阵发性刺激性咳嗽，咳痰不多，为少许黏液痰；发热，以低热为主，但可出现高热、胸痛及活动后气促，少数患者可出现痰中带血。

知识点36: BG的影像学检查　　　　　副高: 熟练掌握　正高: 熟练掌握

BG在病变早期X线片表现无异常或仅有肺纹理增粗，当病变进展到支气管出现气道阻塞时患者表现为胸闷、气促及病变侧呼吸音明显减低体征，并可闻及湿性啰音，X线片表现类似支气管曲菌病及支气管黏栓症，有肺叶及肺段实质性浸润及肺不张。BG的影像学表现无特征性，主要有结节影或块影和肺炎性实变影两种较典型的表现，多为单侧，尤其以上叶多见，CT上表现为局灶性块影或伴肺不张的肺叶实变。

知识点37: BG的诊断方法　　　　　　副高: 掌握　正高: 掌握

怀疑为BG的患者应立即行纤维支气管镜检查及病变处活检做病理检查，这是目前诊断此病的最可靠方法。

知识点38: BG的治疗　　　　　　副高: 熟练掌握　正高: 熟练掌握

使用激素治疗BG的疗效甚佳，但可复发。首先给予大剂量激素冲击治疗，1个月后给予纤维支气管镜复查。若临床症状基本消失、胸片复查基本正常可停用激素。抗生素应提倡早期、足量、联合应用，同时还应予祛痰、对症及加强全身支持治疗，这样更有利于病变的吸收及消散，达到治愈目的。

知识点39: 嗜酸性粒细胞性血管炎的概念　　　副高: 熟练掌握　正高: 熟练掌握

嗜酸性粒细胞性血管炎也可称为变应性肉芽肿性血管炎（AGA）或丘-施综合征（CSS），是一种以哮喘、血和组织中嗜酸性粒细胞增多、嗜酸性粒细胞性坏死性血管炎伴有坏死性肉芽肿为特征的系统性小血管炎。

知识点40: CSS的病因　　　　　　副高: 熟练掌握　正高: 熟练掌握

CSS病因仍不清楚，患者可出现有哮喘、嗜酸性粒细胞增加和血清IgE水平增高等提示其与免疫反应或变态反应有关。治疗哮喘的白三烯受体拮抗剂可能与CSS有关。哮喘发作是CSS的一个重要特征，但其发病年龄相对于普通哮喘患者来说较晚。另外支气管哮喘患者外周血嗜酸性粒细胞也可增多，但常不超过$0.8×10^9$/L，CSS者则高得多。

知识点41: CSS的病理　　　　　　副高: 熟练掌握　正高: 熟练掌握

CSS的典型病理改变为: ①嗜酸性粒细胞组织浸润; ②坏死性血管炎; ③血管外肉芽肿

形成。3种病理改变可单独或同时存在。

知识点42：CSS的临床表现　　　　　　　副高：熟练掌握　正高：熟练掌握

CSS患者在出现肺部嗜酸性粒细胞浸润或血管炎后可有发热、咳嗽、呼吸困难的症状。约85%的患者有局灶性节段性肾小球肾炎，但病变较轻，可有血尿、蛋白尿等急性肾炎表现，少数发生急性肾衰。66%～75%的患者出现外周单神经病或多发性单神经病，表现为肌痛、肌力下降，深浅感觉减退。皮肤损害多见，约占70%，表现为可触知性紫癜、红斑、皮下结节、荨麻疹等。心脏病变发生率高且严重，是最常见的死亡原因。心肌肉芽肿形成和冠状动脉血管炎可导致充血性心力衰竭、心律失常、心内膜炎、心包积液和限制型心肌病。全身症状可有发热、乏力、食欲缺乏、全身不适及体重减轻。体温超过38℃，持续3周以上。

知识点43：CSS的影像学检查　　　　　　　副高：熟练掌握　正高：熟练掌握

影像学上CSS常呈双侧非节段性实变影或呈网格结节状阴影。薄层CT扫描可以发现胸膜下磨玻璃样阴影或肺叶分布的实变影，小叶中心性结节，支气管壁增厚和小叶间隔增厚等。少见的表现有肺气肿、纵隔或肺门淋巴结腺病、胸膜腔或心包腔积液等。

知识点44：CSS的诊断　　　　　　　　　　　　　副高：掌握　正高：掌握

1990年美国风湿病协会（ACR）制定的诊断标准为符合以下6个条件中的4个者可诊断为CSS：①哮喘；②不论白细胞总数多少，嗜酸性粒细胞>10%；③单神经炎（包括多神经炎）或多发性神经炎；④X线表现为非固定的肺部浸润；⑤鼻窦异常；⑥活检示血管以外的嗜酸性粒细胞浸润。活检仍然是诊断的金标准。原来的开胸肺活检已被针吸活检所代替。

知识点45：CSS与CEP的鉴别诊断　　　　　　　副高：掌握　正高：掌握

CSS需要与CEP和其他类型肺血管炎和肉芽肿病进行鉴别。在CT上，CEP表现为同源性周围肺野含气的实变影，而CSS的肺实变影则倾向于呈肺叶分布，常有小叶中心性结节形成，周围呈磨玻璃样变。韦格纳肉芽肿、淋巴瘤样肉芽肿病和坏死性结节性肉芽肿病常表现为可伴有空洞形成单个或多个结节，而CSS常表现为周围肺实变，多个结节很少见。

知识点46：CSS的治疗　　　　　　　　　副高：熟练掌握　正高：熟练掌握

（1）单纯激素治疗：一般患者（无危及生命表现者）可口服泼尼松40～80mg直至症状好转。胸部X线、外周血嗜酸性粒细胞计数、血沉、C反应蛋白等指标显示病情活动得到控制1个月后逐渐减量，维持治疗1年以上。减量时要慢，如症状反复，激素需改回原量或适当加大剂量。近年来强调早期大剂量激素冲击治疗，尤其是急性期、有多脏器受累者，给予甲泼尼龙1g，每日静滴1次，连续使用3天，后改为泼尼松80mg/d，连续服用1~15个月，之后逐渐减量。

（2）激素联合治疗：免疫抑制药可提高缓解率，协助激素减量或停药，并降低复发率。以下3种情况，需加用免疫抑制药：①对激素治疗反应差或产生依赖的患者；②有致命性合并症的患者，如进展性肾衰或心脏受累的患者；③出现与疾病进展相关的合并症，如血管炎伴有周围神经病。常用环磷酰胺或硫唑嘌呤，若对环磷酰胺或硫唑嘌呤反应差，可在激素基础上加用环孢素A，疗程亦不应少于1年，无效者可考虑血浆置换。

二、原因明确的嗜酸性粒细胞性肺疾病

知识点1：超敏性支气管肺曲菌病（ABPA）的发病机制

副高：熟练掌握　正高：熟练掌握

首先曲菌孢子经呼吸道吸入，黏附在气道上皮细胞表面或细胞之间发育生长成为菌丝。在此过程中释放蛋白水解酶和其他毒性物质，破坏气道上皮并激活上皮细胞；上皮层结构被破坏后有利于曲菌抗原与上皮细胞直接相互作用从而进一步激活上皮细胞。激活的上皮细胞释放一系列炎症前细胞因子和细胞趋化因子启动炎症反应，同时被蛋白水解酶破坏的上皮层增强了曲菌抗原和其他变应原转运和提呈，进而诱导Th2型免疫反应，产生IL-24、IL-213、IL-25。其次肺部抗原持续存在是疾病进展、气道重构的重要因素。曲菌自身释放的毒性物质可以抑制肺内吞噬细胞的活性并使纤毛的清除功能减弱，从而使抗原持续存在气道中，同时诱发局部炎症，形成黏液栓致支气管扩张，并且使嗜酸性粒细胞分泌多种致纤维化因子以及抗原抗体介导的Ⅲ型免疫反应等引起气道重构，最终致肺纤维化。

知识点2：ABPA的病理特点

副高：熟练掌握　正高：熟练掌握

ABPA的病理改变早期主要表现为支气管壁被单核细胞和嗜酸性粒细胞浸润，然后出现黏液嵌塞和嗜酸性粒细胞肺炎，进一步进展为慢性或渗出性毛细支气管炎和中心性支气管肉芽肿，晚期出现广泛纤维化及瘢痕形成。

知识点3：支气管壁浸润及支气管黏液嵌塞的病理表现

副高：熟练掌握　正高：熟练掌握

支气管壁损害在病理上主要表现为类似哮喘的炎症过程，即嗜酸性粒细胞、淋巴细胞和浆细胞浸润的炎症反应，气道上皮损坏或杯状细胞增生，鳞状化生，溃疡，基膜增厚，随后肌肉和软骨消失，纤维化，接着支气管腔被过敏性黏液嵌塞，过敏性黏液由分层排列的细胞（退化或存活的嗜酸性粒细胞及其他炎症细胞）、细胞碎片和黏液组成，有时其中可看到Charcot-Leyden晶体和真菌菌丝，但使用组织化学染色，菌丝一般也很难找到。

知识点4：中心性支气管肉芽肿的病理表现　　副高：熟练掌握　正高：熟练掌握

支气管内含黄色非干酪样肉芽肿，类似坏死性肉芽肿，沿支气管呈线状或结节状匍行延伸分布，有时充满支气管腔而将其阻塞。肉芽肿中心有坏死的嗜酸性粒细胞和中性粒细胞，有时还可看到稀疏或断裂的菌丝。此外，还有罕见的曲菌球和继发于阻塞引起的改变如急性或机化性细菌性肺炎、脓肿形成、脂质性肺炎和慢性间质性肺炎等。

知识点5：ABPA的易感因素　　　　　　　　　副高：熟练掌握　正高：熟练掌握

宿主的潜在性肺部疾病和遗传学上的特点与ABPA的发生有关。此外遗传性过敏症、先天性免疫缺陷综合征、高IgE综合征和慢性肉芽肿疾病等患者也易发生ABPA。HLA-DR2和HLA-DR5基因型可以促使ABPA的发生，而HLA-DQ基因则起保护作用。还有一些易感因素如囊性纤维化患者跨膜转导调节基因的突变、肺表面活性蛋白SP-A2胶原区域的多型性、甘露聚糖结合凝集素结构基因的多态性及气道分泌物的生物化学特点和环境暴露史等。

知识点6：非囊性纤维化患者的诊断标准　　　　　副高：掌握　正高：掌握

非囊性纤维化患者的诊断标准包括：①发作性支气管哮喘；②真菌变应原速发性皮肤试验阳性；③真菌变应原沉淀抗体阳性；④血清总IgE浓度（＞1000ng/ml）升高；⑤抗真菌变应原特异性IgE、IgG抗体效价升高；⑥周围血嗜酸性粒细胞增多；⑦肺部游走性浸润病灶；⑧近端支气管扩张症。其中第⑥、⑦条主要出现在ABPA急性期或加重恶化期，因而不是诊断所必要的。而第⑧条对ABPA诊断很有帮助但不是所有患者都会出现。

知识点7：囊性纤维化患者的诊断标准　　　　　　副高：掌握　正高：掌握

美国囊性纤维化基金会提出了新的诊断标准，包括：①临床恶化（咳嗽、喘息、痰量增多、活动受限和肺功能降低）；②曲菌变应原速发性超敏反应（皮肤试验阳性或IgE反应）；③血浆总IgE浓度＞1000ng/ml；④曲菌变应原沉淀抗体阳性；⑤有异常的胸片表现（浸润影、黏液痰栓或与以前胸片比较表现出难以解释的改变）。确诊必须同时满足以上5项。

知识点8：寄生虫感染导致肺部嗜酸性粒细胞浸润聚集的原因
　　　　　　　　　　　　　　　　　　　　　　　副高：熟练掌握　正高：熟练掌握

寄生虫感染导致肺部嗜酸性粒细胞浸润聚集可能有两个主要原因：①直接侵犯，如蛔虫、丝虫、并殖吸虫、十二指肠钩虫；②变态反应，如溶组织内阿米巴、弓蛔虫、华支睾吸虫。

知识点9：粪类圆线虫感染的表现　　　　　副高：熟练掌握　正高：熟练掌握

　　粪类圆线虫感染可伴有外周血嗜酸性粒细胞增加、皮疹和一过性肺部阴影。在细胞免疫缺陷的患者，粪类圆线虫感染可导致严重后果，患者可出现肺部弥漫性病变、革兰阴性菌脓毒血症、呼吸衰竭等，死亡率高。

知识点10：班氏吴策线虫和马来丝虫感染的表现　　　副高：熟练掌握　正高：熟练掌握

　　班氏吴策线虫和马来丝虫感染是引起热带肺嗜酸性粒细胞增多症的主要原因，血清和BALF中含有高水平的IgE和IgG，并且与疾病的活动有关。外周血中嗜酸性粒细胞计数可达3×10^9/L，BALF中嗜酸性粒细胞平均在50%以上。热带肺嗜酸性粒细胞增多症最早期的组织学检查特点是组织细胞向肺泡腔内移行，随后大量嗜酸性粒细胞侵入肺泡腔和间质，常常形成嗜酸性粒细胞脓肿。长期患者可出现肺纤维化。胸部影像学检查示下肺弥漫性网格样阴影。

知识点11：血吸虫感染的分类　　　　　　　副高：熟练掌握　正高：熟练掌握

　　血吸虫病是一种地方病，多见于热带或亚热带地区。这种感染可分为3类，分别为：①变态反应性皮炎；②急性血吸虫病，多见于无免疫力而去疫区旅游者，与第1次接触血吸虫有关，CT检查可以在肺部发现2～15mm细小结节，或者是周围伴磨玻璃样晕征的较大的结节；③慢性血吸虫病，多发生于到疫区旅游或居住的人群。血吸虫卵存积于肺血管床可导致肉芽肿和纤维化形成闭塞性动脉病和肺动脉高压。

知识点12：肺胸膜肺吸虫病的影像学检查　　　　副高：熟练掌握　正高：熟练掌握

　　肺胸膜肺吸虫病（PP）是指由Pwestermani引起的一种寄生虫病，多见于摄取生的或未煮熟感染了后囊蚴的河蟹或蝲蛄所致。PP的影像学检查结果与疾病分期有关，早期表现主要为幼虫移行所致，可导致气胸、液气胸、局灶性含气实变影或条索影，后期主要与包囊形成有关，可出现薄壁囊肿、块状实变影、结节和支气管扩张的表现。典型CT表现可以为边缘模糊的胸膜下或叶间胸膜下结节，这些结节常含低密度的坏死组织，也可以为局限性胸膜增厚或胸膜下与周围肺野坏死性结节相连的条索影，邻近的胸膜增厚多与淋巴细胞浸润致组织纤维增生所致，其他CT表现有邻近的支气管扩张、磨玻璃样实变影、胸腔积液或气胸。

知识点13：肺胸膜肺吸虫病的诊断　　　　　　副高：掌握　正高：掌握

　　在痰、胸液或BALF中发现肺吸虫卵可以明确诊断为PP，皮试或血清学检查对诊断也有帮助。

知识点14：药物性嗜酸性粒细胞性肺疾病的诊断　　　副高：掌握　正高：掌握

药物性嗜酸性粒细胞性肺疾病的诊断多依赖于用药史和外周血嗜酸性粒细胞计数，而非影像学检查。

知识点15：药物性嗜酸性粒细胞性肺疾病的检查　　　副高：掌握　正高：掌握

（1）组织病理学检查：发现药物引起的嗜酸性粒细胞性肺炎主要表现为肺泡腔嗜酸性粒细胞和巨噬细胞聚集。在相邻的肺泡隔或肺间质内也常伴有嗜酸性粒细胞、淋巴细胞和浆细胞浸润。

（2）胸部影像学：表现多种多样且无特异性，可以呈实变、肺门腺病、胸腔积液、网状密度增高影等。CT检查可以进一步明确上述影像学检查结果，可以见到磨玻璃样实变影、结节和不规则的条索影等。

第四节　肺朗格汉斯细胞组织细胞增生症

知识点1：PLCH的概念　　　副高：熟练掌握　正高：熟练掌握

肺朗格汉斯细胞组织细胞增生症（PLCH）是一类相对罕见的肺脏疾病，通常在青年人发病，与吸烟密切相关，大多表现为良性和迁延的病程。肺组织病理以朗格汉斯细胞（LC）增生和浸润为特征，形成双肺多发的细支气管旁间质结节和囊腔。

知识点2：LCH的疾病分类　　　副高：熟练掌握　正高：熟练掌握

朗格汉斯细胞组织细胞增多症（LCH）是以大量朗格汉斯细胞增生、浸润和肉芽肿形成，导致器官功能障碍为特征的一组疾病。LCH通常累及器官有骨骼（特别是颅骨和中轴骨）、肺脏、中枢神经系统（特别是下丘脑区域）以及皮肤，以受累器官的数量进行分类。根据受累器官数目的多少，LCH可分为单器官受累和多系统受累两大类。前者通常仅伴有单个器官的受累（如肺、骨、皮肤），多见于成人，预后较好；后者大多累及多个系统如莱特勒-西韦病、汉-许-克综合征，好发于儿童，预后较差。PLCH是指朗格汉斯细胞仅累及肺脏或者是肺脏作为多系统受累的其中一个器官的疾病，其发展经过和预后不同于多个系统受累的LCH。

知识点3：PLCH的病因　　　副高：熟练掌握　正高：熟练掌握

EB病毒和乳头状病毒的感染可能与PLCH相关，此外，吸烟和PLCH关系密切，组织学检查也提示PLCH早期病变位于细支气管周围，这与吸烟引起的小气道病变部位一致。细胞因子促发也可能是LC在肺组织内聚集的一个因素，研究发现在粒–巨噬细胞集落刺激因子（GM-CSF）过度表达的转基因鼠模型中，巨噬细胞和LC在气道上皮周围过度表达，在支气管肺癌和移植后闭塞性细支气管炎患者的细支气管周围，可见到由GM-CSF趋化的LC。此外，IL-1、IL-4、肿瘤坏死因子α（TNF-α）及转化生长因子β（TGF-β）也参与到PLCH病变的发展中。

知识点4：LCH的组织病理学表现	副高：熟练掌握　正高：熟练掌握

LCH的基本组织病理学改变为肉芽肿性病变，病灶部位有组织细胞、成熟的嗜酸性粒细胞、淋巴细胞浸润，部分还可见多核巨细胞、中性粒细胞和浆细胞。早期病灶呈增殖性改变，可见增生的组织细胞，呈结节状（直径可达1.5cm）沿小气道分布，其中部分为LC。随着疾病的进展，可能出现坏死、黄色瘤样变和纤维化。疾病的晚期，病灶中已找不到特征性的LC。这种组织病理学改变与病变的严重程度和进展可能并无关系。

知识点5：LCH肺部病变的分期	副高：熟练掌握　正高：熟练掌握

肺部病变按发生、发展可分为3期：①细胞期，嗜酸性粒细胞、朗格汉斯细胞、淋巴细胞、浆细胞及少量的中性粒细胞浸润，早期病变集中在细小的膜性细支气管和近端呼吸性细支气管，随后逐渐向邻近的肺泡间质扩展形成典型的星形灶或环形结节灶；②增殖期，病灶内已有肺间质纤维化，伴有慢性炎细胞浸润，同时肺泡上皮细胞增生，肺泡腔内可见大量巨噬细胞浸润，同时LC数量减少；③愈合和纤维化期，有较多的瘢痕，细支气管可以阻塞并继发扩张而形成囊泡，可有闭塞性细支气管炎伴机化性肺炎的表现。间质弥漫性纤维化甚至形成蜂窝肺，伴有大小不等的肺囊肿形成。

知识点6：LCH的临床表现	副高：熟练掌握　正高：熟练掌握

LCH的临床表现多种多样，各种病变累及的脏器范围、发病年龄、临床表现各有不同，但肺部均可有不同程度的累及。同一病例在不同时期也可有不同的表现。在成人中，最常受累的器官为骨，其次是肺和垂体，还可以累及皮肤、眼、淋巴结、心脏、偶见骨髓受累。原发的PLCH或多灶、弥漫型LCH肺部受累可见于各年龄段患者，尤其多见于20~40岁年龄组，无明显性别差异。早期25%患者可能无症状，随后出现非特异的全身不适如乏力、发热、消瘦和呼吸系统症状如干咳和呼吸困难。不足5%的患者会有咯血、胸痛。20%的患者可反复出现气胸。肺部体征通常为阴性，偶尔可闻及肺部细湿啰音，少见爆裂音和杵状指。晚期患者可出现继发的肺动脉高压和肺源性心脏病的表现。部分患者还可以因骨病变出现骨痛，牙齿脱落、面部肿胀和出牙障碍，脊髓受压以及中枢神经系统受累而出现垂体性尿崩、脑神经功能障碍、生长迟滞，还有类似于脂溢性皮炎的表面覆有鳞屑的暗红色丘疹或出血疹以及浅表淋巴结肿大的症状表现。

知识点7：PLCH的实验室检查和血气分析　　副高：熟练掌握　正高：熟练掌握

（1）实验室检查：外周血白细胞及其分类计数通常正常，血沉呈中等程度增快。患者血清中可能存在多种低效价的自身抗体和免疫复合物。

（2）血气分析：早期正常，晚期可出现低氧血症和/或高碳酸血症。

知识点8：PLCH的肺功能检查　　副高：熟练掌握　正高：熟练掌握

早期PLCH患者的肺功能正常，随病变范围的扩大和纤维化的进展，最常见的肺功能异常为弥散功能障碍，晚期可出现阻塞性、限制性和混合性通气功能障碍。虽然患者的肺活量（VC）减低，但残气量（RV）正常或增加，因为肺总量（TLC）大致正常，而RV/TLC增加。这种肺功能改变和肺囊性化改变有关，也是PLCH与其他弥漫性肺间质病变的肺功能改变不同的特征之一。

知识点9：PLCH的支气管镜检和支气管肺泡灌洗　　副高：熟练掌握　正高：熟练掌握

支气管镜直视下可见气管-支气管树大致正常或表现为非特异性炎症。经支气管肺活检如能取得足够大的组织块并行免疫组化检查，查找LC，对诊断才有一定的意义。如已有多发性肺囊泡形成，则不宜行经支气管肺活检。BALF细胞学检查显示细胞总数增多（可达10^6/ml），其中巨噬细胞和嗜酸性粒细胞比例增加，淋巴细胞比例正常或下降，CD4/CD8下降。由于LC也存在于正常肺组织，BALF中LC数量增多并不能诊断PLCH，还需CD1a阳性朗格汉斯细胞其分类计数>5%才有诊断意义。

知识点10：PLCH的影像学表现　　副高：熟练掌握　正高：熟练掌握

（1）X线胸片：约有10%的PLCH患者的胸片基本正常。胸片上的肺内病变通常是弥漫的、双侧对称的，以上、中肺野受累为主，而肋膈角通常未受累。病程的早期，可见边界不清微小结节（＜5mm），随后可见典型的网格节影，提示已有囊性损伤，到病程晚期，肺呈囊样变或假性肺气肿表现，邻近囊腔直径可达2cm，常和淋巴管肌瘤病影像学表现不易鉴别。在放射影像学上，PLCH与其他弥漫性肺间质疾病的区别包括肺容积的显著增大，病变的分布特征，纵隔淋巴结和胸膜很少受累，部分患者可有反复发作性气胸和溶骨性肋骨损伤。

（2）胸部CT：胸部HRCT可以更好地显示PLCH的病变形态。HRCT显示病灶均匀地分布在肺野的内、外带之间，通常间隔有正常的肺实质，肺底部相对病变较轻。病变早期不仅可见边界不清的小结节，还可见这些小结节呈小叶中心型分布，可伴有薄或厚壁空洞，当病变进展时囊样变越来越明显，这些囊泡大小不等，可以孤立存在也可相互融合，当肺野广泛囊变时，呈肺气肿样改变。

知识点11：PLCH的病理学检查诊断　　　　　　副高：掌握　正高：掌握

发现病变部位的LC浸润及细胞内Birbeck颗粒和细胞表面CD1a抗原阳性是确诊的依据。当肺内病变以结节和网状结节改变为主时，为确诊可行开胸肺活检。病理诊断根据其可信度，PLCH的诊断分为3种情况：①推测性诊断，根据光学显微镜的特征，仅能做出推测性诊断。HE染色切片中，典型的LC显示有中等量均匀的粉红色、颗粒状胞质；核常折叠、锯齿状或多小叶，细胞边界清楚；②指定性诊断，光学显微镜的特征加上2个或2个以上的下述阳性指标，如ATP酶、S-100蛋白、α-D-甘露糖苷酶、花生凝集素；③决定性诊断，光学显微镜的特征，再加上电子显微镜所见LC胞质中有Birbeck颗粒，具有确诊意义。另一个确诊条件为光学显微镜的特征，再加上CD1a抗原阳性。如病理表现符合指定性诊断和/或决定性诊断，可最终诊断。

知识点12：PLCH与结节病的鉴别诊断　　　　　副高：掌握　正高：掌握

PLCH需要与结节病进行鉴别。当病变仅表现为多发性结节时，鉴别诊断应考虑结节病，它是系统性肉芽肿性疾病，累及全身多脏器，如外周淋巴结、皮肤、眼、关节、肾脏、神经系统等。其呼吸道症状轻微，少数有发热，胸片有双肺门及纵隔对称性淋巴结肿大、伴或不伴肺内结节样、纤维化改变，Kveim试验阳性，血管紧张素转换酶（ACE）升高，5U PPD阴性或弱阳性，BAL中T细胞增多、CD4/CD8升高，高尿钙，高血钙，血浆免疫球蛋白增高。鉴别依赖于肺组织活检。

知识点13：PLCH与韦格纳肉芽肿的鉴别诊断　　副高：掌握　正高：掌握

PLCH需要与韦格纳肉芽肿进行鉴别。后者除表现为发热、乏力、体重下降、畏食等全身表现外，常有肺、眼、皮肤、关节等多器官累及现象。化验检查有贫血、血沉增快、白血病增高、血尿、蛋白尿、c-ANCA阳性。胸片有肺浸润影或空洞形成。确诊依靠病理检查。

知识点14：PLCH与过敏性肺泡炎的鉴别诊断　　副高：掌握　正高：掌握

PLCH需要与过敏性肺泡炎进行鉴别。后者在发病前常有明确的有机抗原接触史，尤其是脱离特异抗原后症状减轻，有呼吸困难、干咳、发热症状，无全身系统受累表现，体检有双肺散在捻发音及湿啰音，胸部X线变化多端，并呈游走性改变，肺功能检查呈限制性通气功能障碍为主，弥散功能下降。BAL中淋巴细胞增多。血清特异性抗体阳性，必要时肺活检可明确诊断。

知识点15：PLCH与粟粒型肺结核的鉴别诊断　　副高：掌握　正高：掌握

PLCH需要与粟粒型肺结核进行鉴别。后者常发生于儿童或青少年，有发热、全身中毒症状。X线显示病灶细小、分布均匀、密度较淡的粟粒样结节，组织学或细菌学检查不难鉴别。

知识点16：PLCH与转移瘤的鉴别诊断　　　　　副高：掌握　正高：掌握

PLCH需要与转移瘤进行鉴别。后者由其他原发部位的原发性肿瘤或肺内肿瘤经淋巴管转移所致，肺门和纵隔淋巴结同时受侵及。原发肿瘤以胃、乳腺和肺最常见。原发灶很小而肺门淋巴结肿大明显，但很多为单侧性，而且病变发展快，患者全身情况差。

知识点17：PLCH与特发性肺纤维化的鉴别诊断　　　　副高：掌握　正高：掌握

PLCH需要与特发性肺纤维化进行鉴别。后者主要好发于中老年人，病变范围是肺脏，一般不涉及肺外脏器，临床上以干咳和进行性呼吸困难加重为主要表现。肺功能检查障碍程度较重，BALF检查以中性粒细胞为主，蜂窝样改变位于肺基底部胸膜下，其间肺组织也呈纤维化样异常，预后差。本病多见于青少年和成人，病变除肺组织外，还有骨骼。临床呼吸系统症状相对较轻，同时有骨骼痛，BALF检查以嗜酸性粒细胞为主，预后良好。两者最后的确诊依赖于肺组织活检。

知识点18：PLCH与淋巴管平滑肌瘤病的鉴别诊断　　　　副高：掌握　正高：掌握

PLCH以囊泡影为主时应与淋巴管平滑肌瘤病进行鉴别。前者的肺囊泡常为不规则怪异形，与结节并存，主要位于上肺野。淋巴管肌瘤肺囊泡形状规则一致，呈弥漫性分布，并伴有乳糜胸液，多发生于不吸烟的育龄女性。

知识点19：PLCH的药物治疗　　　　　　副高：熟练掌握　正高：熟练掌握

（1）糖皮质激素：适用于肺内病变以结节或网状结节改变为主时，泼尼松 $0.5 \sim 1mg/(kg \cdot d)$，疗程 6～12 个月。

（2）化疗药物：长春新碱、依托泊苷、巯嘌呤、甲氨蝶呤等化疗药物已被用于多器官受累或对糖皮质激素治疗无反应的疾病进展期的患者中。PLCH的临床治疗中仍可选择全身化疗，对多数患者，PLCH与肿瘤化疗相比，强度宜弱，时间宜短，当化疗停止后病情复发时可反复化疗。

（3）免疫调节药：环孢菌素、2-氯脱氧腺苷、IL-2、干扰素-α等。

第五节　肺尘埃沉着病

知识点1：肺尘埃沉着病的概念及范围　　　　副高：熟练掌握　正高：熟练掌握

肺尘埃沉着病又称尘肺，是由于长期吸入生产性粉尘而引起的以肺组织弥漫性纤维化为主的全身性疾病，是最常见的一类职业病。我国已将十二种肺尘埃沉着病如矽、煤、石墨、炭黑、石棉、滑石、水泥、云母、陶工、铝、电焊工、铸工肺尘埃沉着病列为职业病范畴。肺尘埃沉着病按其吸入粉尘的种类不同，分为无机肺尘埃沉着病和有机肺尘埃沉着病，大部分为无机肺尘埃沉着病。

知识点2：硅沉着病、煤工肺尘埃沉着病、石棉肺的概念
副高：熟练掌握　正高：熟练掌握

（1）硅沉着病：是指由于长期吸入游离 SiO_2 所致的肺病。当粉尘中的游离 SiO_2 含量高于 30%，接触工龄在 20～45 年发病。没有临床症状和肺功能损害的患者寿命并不受影响。当粉尘中的游离 SiO_2 含量在 40%～80% 可发生快进型硅沉着病，病变进展快，肺功能损害常较严重。

（2）煤工肺尘埃沉着病：是最常见的类型，病变的性质决定于接触粉尘的种类，我国把煤肺与煤硅沉着病统称煤工肺尘埃沉着病。

（3）石棉肺：是由于长期吸入石棉粉尘引起的肺病，较硅沉着病进展缓慢。肺癌发病率较一般人高 2～10 倍。

知识点3：肺尘埃沉着病的病因　副高：熟练掌握　正高：熟练掌握

引起肺尘埃沉着病的主要病因是直径 < 10μm（特别是 < 2μm）、可以抵达呼吸道深部的所谓"可吸入性"粉尘。

知识点4：肺尘埃沉着病的发病机制　副高：熟练掌握　正高：熟练掌握

肺尘埃沉着病的发生发展是受多因素影响的复杂的病理变化过程，其中，肺泡巨噬细胞起着关键作用。目前发病机制仍不清楚。

知识点5：肺尘埃沉着病的病理　副高：熟练掌握　正高：熟练掌握

30%～50% 的粉尘可以被鼻腔阻留，进入末梢气道和肺内的粉尘，还可以通过支气管、肺泡、间质及淋巴管进行清除。但当吸入粉尘的量超过人体自净能力或清除机制发生障碍时，粉尘则在肺内蓄积并引起肺组织发生一系列的反应。最常见的病理改变有肺泡炎，灶状、结节性改变及大块纤维化，可伴有胸内淋巴结结构的改变或消失。

知识点6：肺尘埃沉着病按病因的分类　副高：熟练掌握　正高：熟练掌握

肺尘埃沉着病按病因大致可分为五大类：①吸入游离二氧化硅粉尘所致的硅沉着病；②吸入硅酸盐粉尘所致的硅酸盐肺，如石棉肺、滑石肺、云母肺尘埃沉着病、陶工肺尘埃沉着病、水泥肺尘埃沉着病等；③吸入含炭粉尘所致的炭素肺尘埃沉着病，如煤肺、石墨肺尘

埃沉着病、炭黑肺尘埃沉着病等；④吸入某种金属粉尘所致的金属肺尘埃沉着病，如铝肺尘埃沉着病等；⑤吸入两种或多种粉尘所致的混合性肺尘埃沉着病，如电焊工肺尘埃沉着病、煤硅沉着病等。

知识点7：肺尘埃沉着病的症状表现　　　副高：熟练掌握　正高：熟练掌握

（1）呼吸困难：是肺尘埃沉着病最早发生、最常见的症状。随肺组织纤维化的加重，有效呼吸面积减少，通气/血流比例失调而加重。表现为运动耐力下降，活动后气短，随着肺纤维化程度的加重及合并症的发生呼吸困难逐渐加重。

（2）咳嗽：肺尘埃沉着病患者早期咳嗽多不明显，随着病程的进展逐渐加重。患者多合并慢性支气管炎，晚期患者多合并肺部感染，使咳嗽加重。

（3）咳痰：为肺尘埃沉着病患者常见的症状，多因呼吸系统清除粉尘所致，一般痰量不多，多为黏液痰。当大块纤维化缺血、坏死时可产生黑痰。合并肺内感染时，痰量明显增多。

（4）胸痛：是肺尘埃沉着病患者最常见的症状，以硅沉着病和石棉肺患者更常见，几乎每个患者均有不同程度的胸痛，部位局限且多变，多为隐痛，不剧烈。原因可能与胸膜的纤维化、胸膜增厚、脏层胸膜下的肺大疱的牵拉等有关。

（5）咯血：肺尘埃沉着病患者罕有大咯血。当上呼吸道长期慢性炎症引起黏膜血管损伤时可引起咳痰中带有少量血丝，当大块纤维化病灶溶解破裂、损伤血管时咯血量往往较多，但一般为自限性。当肺尘埃沉着病合并肺结核时可出现大咯血，出血时间往往较长且不能自行停止。肺尘埃沉着病患者咯血还应注意排除合并肺肿瘤的可能。

（6）其他：除呼吸系统症状外，可有程度不同的全身症状，常见有消化功能减退。

知识点8：肺尘埃沉着病的体征表现　　　副高：熟练掌握　正高：熟练掌握

（1）早期一般无体征。

（2）合并慢性支气管炎或气道痉挛时呼吸音增粗、可闻及干、湿性啰音。

（3）大块纤维化多发生在两肺上后部位，局部语颤可增强，病变部位叩诊呈浊音甚至实音，听诊呼吸音减弱。

（4）晚期患者或合并COPD时可见桶状胸，肋间隙变宽，胸部叩诊呈鼓音，合并肺心病心衰者可见心衰的各种体征。

知识点9：肺尘埃沉着病发病过程的影响因素　　　副高：熟练掌握　正高：熟练掌握

肺尘埃沉着病的发病过程受各种其他因素的影响，在处理实际问题时需要予以考虑。如：①病因粉尘不同，引起的肺尘埃沉着病发病快慢也不相同：矽尘引起肺尘埃沉着病的潜伏期相对较短，一般情况下为5~10年，高浓度游离二氧化硅吸入甚至可引起"快型硅沉着病"，其次为石棉和滑石，而煤工肺尘埃沉着病、水泥肺尘埃沉着病的发病潜伏期则可长达20~30年。因此，空气中游离二氧化硅含量越大，肺尘埃沉着病的发病率越高，发病时间也越短；②肺尘埃沉着病的量效关系十分明显，故接触粉尘的时间越长，肺尘埃沉着病的发病率也越高；而有防尘措施良好者，可不发生肺尘埃沉着病，即使发生其发病率也明显降低，发病时间明显延长；③有慢性呼吸道及肺部疾病者，呼吸系统防御功能下降，更易受粉尘侵袭。

知识点10：肺尘埃沉着病的胸部X线表现　　　　副高：熟练掌握　正高：熟练掌握

高千伏后前位胸片是肺尘埃沉着病的常规检查方法。

（1）硅沉着病的典型X线表现为肺野有圆形小阴影，随病变发展小阴影逐渐增大、增多，密集度增高，分布范围也逐渐扩大乃至全肺，部分融合成大块状纤维。

（2）当煤工肺尘埃沉着病并发结核后形成肺尘埃沉着病结核结节，圆形小阴影较快增大形成大阴影，边缘模糊，外缘光滑，周边形成肺气肿，病灶多位于上肺野，纤维收缩后上叶瘢痕型萎缩，肺门上移。

（3）石棉肺的X线改变多以不规则小阴影为主，但以胸膜斑最具有特征性。

知识点11：肺尘埃沉着病的诊断　　　　　　　　　副高：掌握　正高：掌握

我国制定的（GBZ70—2002）诊断标准明确规定了肺尘埃沉着病的诊断原则，即应根据可靠的生产性粉尘接触史，以X线胸片表现作为主要依据，并排除其他原因引起的类似疾病，一般说诊断并不困难。对生前未确诊尘肺的患者，可根据我国的《尘肺病理诊断标准》（GBZ-25—2002）规定进行病理诊断。

CT检查在观察大阴影方面优于高千伏片，但到目前为止尚无比较形态学指标及相应的比较基准片。

知识点12：肺尘埃沉着病的鉴别诊断　　　　　　　副高：掌握　正高：掌握

许多非职业性原因引起的疾病其胸片表现常与单纯的煤工肺尘埃沉着病相混淆。如结节病、含铁血黄素沉着症等。复杂的煤工肺尘埃沉着病需要与肺结核和肺癌相鉴别。

知识点13：肺尘埃沉着病的并发症　　　　　　　　副高：熟练掌握　正高：熟练掌握

（1）支气管肺炎：硅沉着病患者的尘性支气管炎因黏液阻塞，导致脓性支气管炎进而发展成肺炎。

（2）慢性阻塞性肺疾病：为煤工肺尘埃沉着病的主要并发症，多见于吸烟的工人。

（3）肺结核：肺结核是煤工肺尘埃沉着病最常见的并发症，肺尘埃沉着病与结核是互相加重的过程，其并发率随肺尘埃沉着病期别增加而上升。

（4）肺心病：硅沉着病常见的合并症。

（5）肺癌：迄今为止，发现与石棉肺相关的肺癌，均有20年以上的石棉接触史，但越来越多学者认为肺尘埃沉着病合并肺癌有逐渐增多的趋势。

知识点14：肺尘埃沉着病抗肺纤维化的药物治疗　　副高：熟练掌握　正高：熟练掌握

目前应用较多的有汉防己甲素，可使肺胶原纤维松散、降解，脂类减少，微管结构消失、解痉，前胶原转化受阻，在间隙内出现新的细胞，是我国研发的抗硅沉着病及抗肿瘤增效药物。抗硅沉着病剂量为60~100mg，一日3次，疗程3个月。其他如克西平主要作用有防止粉尘在肺内沉积、增加肺的廓清功能等，但临床较少应用。

知识点15：肺尘埃沉着病的大容量肺灌洗治疗　　副高：熟练掌握　正高：熟练掌握

双侧大容量肺灌洗可以排除一定数量的沉积于呼吸道和肺泡中的粉尘以及由于粉尘刺激所生成的纤维化有关的因子，被认为有病因治疗意义，同时灌洗可使滞留于呼吸道的分泌物排出，对改善患者主观症状较好。

第六节　过敏性肺炎

知识点1：过敏性肺炎的概念　　副高：熟练掌握　正高：熟练掌握

过敏性肺炎（HP）也称为外源性过敏性肺泡炎（EAA），是易感者反复吸入具有抗原性的有机粉尘及低分子化学物质所致的一种免疫反应介导的肺部炎症性疾病。被熟知的两种形式是农民肺和爱鸟人肺。

知识点2：HP的病因　　副高：熟练掌握　正高：熟练掌握

过敏性肺炎的发生与抗原的类型、强度、暴露持续时间、抗原浓度及溶解性、颗粒大小和宿主易感性等许多因素相关。目前已发现200多种抗原可引起HP，常见引起HP的五大病因见下表。

常见引起HP的病因

	特异性抗原	疾　病
细菌	直杆小多孢菌	农民肺
真菌	皮肤毛孢子菌属	夏日肺
分枝杆菌	鸟胞内分枝杆菌属	热浴盆肺
蛋白质	鸽子血清（可能是IgA）	鸽子肺
化学物质	二苯甲烷二异氰酸酯（MDI）	超敏性肺炎

| 知识点3：HP的发病机制 | 副高：熟练掌握　正高：熟练掌握 |

HP的主要发病机制是机体接受重复抗原刺激后，免疫复合物介导的炎性反应产生急性肺损伤。随着病程进展，T细胞介导的变态反应占主导地位，导致慢性炎症、肉芽肿形成以及肺间质纤维化。急性期肺泡上皮细胞表面形成大量免疫复合物，不能被单核-巨噬细胞及时清除，免疫复合物通过经典途径激活补体、使中性粒细胞趋化；免疫复合物还直接激活肺泡巨噬细胞产生炎症介质，促进炎性反应发生，结果使得炎性细胞、细胞外液、蛋白在肺泡聚积，影响气体交换，损伤肺组织。

| 知识点4：HP的症状和体征 | 副高：熟练掌握　正高：熟练掌握 |

（1）急性HP：通常在重度暴露4~8小时出现，表现为流感样症状，如发热、咳嗽、呼吸困难，两肺底可闻及细湿啰音，反应强度与吸入抗原的量以及暴露时间有关，如脱离抗原接触，病情可在24~72小时好转。

（2）亚急性HP：如果持续暴露，接触和症状发作的关系可能不明显，反复急性发作导致几周或几个月内逐渐出现持续进行性发展的呼吸困难，则表现为亚急性形式。

（3）慢性HP：慢性形式是指长期暴露于低强度抗原所致，也可以是反复抗原暴露导致急性或亚急性反复发作后的结果，表现为发热、咳嗽、呼吸困难以及胸部紧缩感。终止暴露24~48小时症状缓解。

亚急性及慢性HP通常可发生在低水平暴露的情况下，表现为隐匿出现的呼吸困难、咳嗽及疲乏，体重下降也是常见的特点之一。具有慢性HP的患者通常并不具有发生急性症状的病史，但可以出现弥漫肺纤维化。

| 知识点5：HP的实验室检查 | 副高：熟练掌握　正高：熟练掌握 |

急性HP可以有血白细胞增高、血沉、C反应蛋白增高，血嗜酸细胞以及IgE不高等表现，也可以有抗原特异性沉淀抗体IgG增高表现。

| 知识点6：HP的影像学特征 | 副高：熟练掌握　正高：熟练掌握 |

（1）急性和亚急性HP：X线片通常显示肺部弥漫的小结节，表现为细微的磨玻璃样改变。急性HP在HRCT上通常表现为急性肺水肿，亚急性HP主要表现为斑片状或双侧弥漫分布的磨玻璃影、边界不清的小叶中心性结节、吸气相小叶区域的密度减低和多血管区以及呼气相气体陷闭征。

（2）慢性HP：在肺X线片上典型表现为上叶的网格状和网格结节样阴影。HRCT主要表现为在亚急性HP的基础上因纤维化形成网格影、牵张性支气管扩张和细支气管扩张。慢性HP的网格影是片状分布的或随机分布的，或以胸膜下和沿支气管血管束分布，上、中、下肺均可受累，偶尔会表现为胸膜下的蜂窝影。

| 知识点7: HP的肺功能检查 | 副高: 熟练掌握 正高: 熟练掌握 |

急性HP表现为限制性通气功能障碍与弥散功能减低，慢性HP主要的异常是限制性通气功能障碍，但在农民肺中，最常见的是阻塞性通气功能障碍。一般认为HP弥散功能是减低的，22%的患者弥散功能正常，42%真菌引起的HP肺功能正常。

| 知识点8: HP的经支气管镜肺泡灌洗 | 副高: 熟练掌握 正高: 熟练掌握 |

以往文献中把BALF淋巴细胞数目在不吸烟人群中>30%，吸烟人群中>20%作为HP的一项诊断标准，并认为HP中BALF淋巴细胞计数通常超过50%，急性阶段以CD8比例增高表现为主，而在慢性阶段CD4细胞增高为主。目前有研究认为只要是能获取灌洗量的30%，那么细胞学信息就是准确的。

BALF中中性粒细胞在接触抗原的急性期48小时内增高，1周内降至正常，但疾病进展到纤维化阶段，中性粒细胞会再次增高。HP患者的BALF中还可以见到浆细胞、肥大细胞等。

| 知识点9: HP的临床预测因素 | 副高: 熟练掌握 正高: 熟练掌握 |

HP的6个临床预测因素：暴露于已知抗原、血清沉淀素抗体阳性、反复发作的症状、吸气相啰音、暴露于已知抗原后4~8小时出现症状、体重下降。一般认为在超敏性肺炎高发或低发国家，依据上述6项评分，基本就可以做出诊断或者除外HP的决定，从而可以避免BALF或肺活检检查。

| 知识点10: HP的外科肺活检 | 副高: 熟练掌握 正高: 熟练掌握 |

通常在临床诊断困难，虽可疑HP，但患者避免接触抗原后临床症状仍不能缓解，临床和影像学显示可能存在其他可以治疗的疾病时，需考虑实施外科肺活检。当BAL不能提供诊断时也需要借助于肺活检，出于鉴别其他疾病的需要，通常需要较大的组织块，所以一般胸腔镜或开胸肺活检值得推荐。但是肺活检的实施应该与风险充分权衡。

| 知识点11: HP的组织病理 | 副高: 熟练掌握 正高: 熟练掌握 |

（1）急性HP：病理上可以表现为呼吸性细支气管以及肺泡中性粒细胞浸润，弥漫性肺泡损伤，急性支气管肺炎并伴有坏死性小血管炎。

（2）亚急性HP：病理上典型的三联征表现：淋巴细胞浸润为主的间质性肺炎（类似细胞型NSIP）、形成不良的非坏死性肉芽肿、细胞性细支气管炎。

（3）慢性HP：表现为弥漫性肺结构的病变，其类似UIP模式和弥漫性肺损伤。慢性纤维化超敏性肺炎（CHP）病理通常与UIP、NSIP、OP，以及小叶中心纤维化等病理类型重叠。小叶中心的纤维化以及细支气管周与小叶周的桥接纤维化是慢性超敏性肺炎显著的特点。

CHP的急性加重病理上表现为：上皮损伤、肺泡腔内的纤维蛋白性物质渗出、肺泡腔内纤维化。这种损伤可以局限在一个肺叶也可以弥漫全肺。

（4）特殊类型的HP：热浴盆肺是由鸟分枝杆菌引起HP，其病理表现与其他类型的HP相比，间质性肺炎不突出，而肉芽肿更规则，且通常分布在气道管腔内而不是细支气管周的间质内。在少数病例中还可以看到坏死性肉芽肿。

知识点12：HP的诊断　　　　　　　副高：掌握　正高：掌握

诊断HP时需要综合临床、影像学以及病理学的特点，临床上常采用Richerson等人提出的标准：①病史、查体及肺功能改变符合间质性肺疾病；②胸片提示间质性肺病；③有明确的暴露因素；④有针对该暴露抗原的抗体。

知识点13：诊断HP时需注意的要点　　　　　副高：掌握　正高：掌握

临床上HP诊断比较困难，因此在诊断HP时应注意以下要点：①病史询问中如果具有环境或职业暴露则应高度怀疑，而对工作环境和家庭环境进行抽样检查可能找到致病原因；②所有弥漫性肺实质疾病（DPLD）患者均应仔细追问可疑的过敏因素；③组织学诊断NSIP的患者或疾病表现无典型的IPF特征的UIP患者，均应怀疑HP的可能；④抗体阳性或者BALF证实淋巴细胞增多仅能证明暴露的存在，而不能确诊疾病；⑤当临床、影像学及病理学均支持HP的诊断，但仔细询问暴露史后仍难明确致病抗原时，即使无法确认致病抗原，也可有效地临床诊断HP。

知识点14：HP的鉴别诊断　　　　　　　副高：掌握　正高：掌握

（1）急性和亚急性HP：临床上需与以下疾病相鉴别：粟粒型肺结核、肺结节病、肺泡蛋白沉着症。

（2）慢性HP：需鉴别的疾病包括特发性肺间质纤维化（IPF）、纤维性NSIP。

知识点15：HP的治疗　　　　　　副高：熟练掌握　正高：熟练掌握

（1）避免接触抗原：避免接触诱发疾病的环境因素，脱离变应原是治疗HP最基本而有效的手段。

（2）药物治疗：①糖皮质激素是目前认为唯一有效的药物，但是长期的预后并没有改善。在停止接触致敏原后仍持续存在症状是使用口服糖皮质激素治疗的适应证。短程激素治疗适用于急性超敏性肺炎，剂量0.5mg/（kg·d），亚急性超敏性肺炎可能需要更高剂量的激素治疗几个月，可以泼尼松每日40～60mg口服，直至临床有所改善开始减量，最后以10～15mg维持，如症状完全缓解可以停药；②免疫抑制剂；③如有阻塞性通气功能障碍，可以使用支气管扩张剂以及吸入激素来对症治疗。

（3）氧疗。

（4）肺移植：如果慢性HP发展至肺纤维化阶段，激素治疗无效，最后可考虑的办法是行肺移植。

第七节　淋巴管肌瘤病

| 知识点1：淋巴管肌瘤病的概念 | 副高：熟练掌握　正高：熟练掌握 |

淋巴管肌瘤病（LAM）又称淋巴管平滑肌瘤病，是一种主要发生于育龄期女性的罕见的肺部疾病。其最常见的临床表现是进行性呼吸困难、胸痛、咳嗽、咯血，常有气胸或乳糜胸病史。组织病理学特点为远端肺泡扩张和肺间质的非典型平滑肌细胞的弥漫性侵袭，包括气道、血管和淋巴管周围。

| 知识点2：淋巴管肌瘤病的分类 | 副高：熟练掌握　正高：熟练掌握 |

淋巴管肌瘤病可分为两类：①与结节性硬化症（TSC）同时发生的淋巴管肌瘤病TSC-LAM；②单独发病的淋巴管肌瘤病S-LAM。

| 知识点3：LAM的病因和发病机制 | 副高：熟练掌握　正高：熟练掌握 |

LAM与TSC的发病机制相似。两种疾病的发生均与TSC_1和/或TSC_2的基因突变有关，但差别在于：LAM患者发生的是体细胞突变，以TSC_2基因突变为主，突变仅见于病变组织和细胞；TSC则是遗传性疾病，TSC_1和TSC_2均可发生基因突变，全身各器官均有影响。相似的发病机制可以解释两种疾病在临床上有不少相似之处，而TSC女性患者也有较高的LAM样肺部受累。TSC_1和TSC_2在体内以复合体的方式对雷帕霉素靶蛋白（mTOR）起抑制作用，当TSC_1/TSC_2因基因突变发生功能缺陷时，mTOR过度活化，导致细胞过度增生。LAM患者在病理上以具有平滑肌细胞特征的肿瘤细胞（LAM细胞）为特征，目前认为其发生与TSC_1/TSC_2功能缺陷所导致的mTOR过度活化有关。

几乎所有的LAM患者均为女性，雌激素在LAM细胞增生和转移中发挥作用。

| 知识点4：LAM的症状表现 | 副高：熟练掌握　正高：熟练掌握 |

LAM通常起病隐匿，常见自发性气胸、乳糜胸、呼吸困难、咯血和胸痛等呼吸系统症状。气胸和乳糜胸常为LAM的首发症状，并可反复发生。在整个病程中，出现气胸的患者多于乳糜胸的患者，在临床出现症状前可能已经有活动耐力差等表现，随疾病发展呼吸困难

逐渐明显并进行性加重。

LAM累及肺外多系统，可出现腹胀和腹痛等症状，腹部和盆腔CT检查可发现淋巴结肿大、腹膜后淋巴管肌瘤、肾血管肌脂瘤，部分患者可出现乳糜腹水。合并TSC的LAM有88.2%合并血管肌脂瘤，而散发者为29.1%。合并TSC的患者，还可出现TSC的一些临床特征，如神经系统改变（癫痫、神经发育迟缓和自闭）、皮肤改变（面部血管纤维瘤、皮肤鲨革斑、色素脱色和甲周纤维瘤）等。

| 知识点5：LAM的体征表现 | 副高：熟练掌握　正高：熟练掌握 |

LAM患者通常没有特殊体征。少见的体征包括肺部干湿啰音、气胸、胸腔积液、心包积液、腹水、淋巴水肿等。如果在TSC的基础上发生，还有TSC的症状和体征。

| 知识点6：LAM的肺功能检查 | 副高：熟练掌握　正高：熟练掌握 |

肺功能检查在初期无明显异常，随病情进展会出现阻塞性、限制性或混合性通气功能障碍、残气量增加和弥散功能下降。随着疾病进展，6分钟步行距离减少。动脉血气可显示低氧血症。

| 知识点7：LAM的影像学 | 副高：熟练掌握　正高：熟练掌握 |

在LAM的早期，其胸部放射学表现无明显特征性，在进展期胸片可表现为网状影、网结节影、粟粒状影或蜂窝影等，均缺乏特异性，另外可见囊状和大泡状变化、单侧或双侧胸腔积液，肺门和纵隔淋巴增大、气胸等。

常规CT由于容积效应使大部分囊状影未能显示囊壁的存在，特别是直径<10mm的囊状影，仅呈小透亮区，与小叶中央型肺气肿不易鉴别。高分辨CT（HRCT）由于具有最小的容积效应和较好的空间分辨率，使LAM患者胸部HRCT显示出特征性表现：两肺弥漫性分布的薄壁小囊状病变，其直径常<10mm，壁厚约1mm，边缘清楚，厚薄均匀，HRCT是早期诊断及对病变严重程度评估的非常重要的措施。

| 知识点8：LAM的病理学 | 副高：熟练掌握　正高：熟练掌握 |

LAM的肺部病变特点为远端肺泡扩张和肺间质的非典型平滑肌细胞的弥漫性侵袭，在肺部的大体标本上弥漫蜂窝状。镜下：多灶性分布，由特征的"平滑肌细胞"即血管周上皮样细胞（PEC）围绕淋巴管、血管、支气管"错构性增生"，PEC呈上皮样排列，增生的平滑肌细胞可形成结节，引起局部管腔的狭窄或阻塞，细支气管及其周围平滑肌细胞增生，使气道局部狭窄致空气潴留，使远端肺泡扩大融合成囊状腔，囊壁由平滑肌细胞覆盖，胸膜下囊腔破裂可导致气胸，淋巴管或胸导管阻塞可引起淋巴管回流障碍，甚至淋巴管破裂而致乳糜胸、胸腔积液，肺小静脉管平滑肌增生，阻塞致远端管腔内淤血扩张，甚至破裂出血，引

起咯血。

肺外病变可累及纵隔、腹膜后，偶尔可累及下肢淋巴管、肾输尿管等。腹膜后肿物多为圆形、乳白色、肉色等，切面海绵状，内有许多小囊及小管，囊内有乳白色液体，也有出血者。

知识点9：LAM的诊断　　　　　　　　　　　　　副高：掌握　正高：掌握

育龄期女性，发生自发性气胸或乳糜胸（两者可以反复发生）、不明原因的咯血、慢性进展的呼吸困难或低氧血症，需要考虑到LAM的可能。特别是气胸、或乳糜胸与双肺弥漫性囊性病变在女性患者同时出现时，需要高度怀疑LAM。其他提示LAM的高危人群包括TSC成年女性、自发性气胸的女性、肾脏或腹膜后血管肌脂瘤等。如果具有相应的临床特征，并有肺部病理检查结果支持，LAM的诊断可以确立。

在以下情况下也可不做病理检查而确立诊断：在胸部HRCT出现典型的弥漫性囊性改变，同时出现血管肌脂瘤，或合并TSC，或乳糜性浆膜腔积液，或腹部病理证实的淋巴管肌瘤病，或血VEGF-D明显升高。

对于一位女性患者，具有典型的胸部HRCT表现，具有乳糜性浆膜腔积液，或肺部改变符合LAM同时发现肾血管肌脂瘤，可以做出拟诊诊断。

如果仅有双肺弥漫性囊性改变而缺乏其他支持证据，仅可做出疑诊诊断。

知识点10：LAM与PLCH的鉴别诊断　　　　　　　副高：掌握　正高：掌握

LAM需要与PLCH进行鉴别诊断。两者的不同点有：①PLCH患者男性吸烟者更多一些，几乎所有的LAM患者为女性，男性患者的LAM诊断需要极其谨慎；②PLCH可以合并骨骼囊性损害、尿崩症等多系统表现；LAM也有其特征性的肺外表现；③PLCH主要分布于中上肺野，囊大小不规则，合并结节影；LAM则全肺分布，囊性病变通常比较均匀，不伴有结节影。

知识点11：LAM的并发症　　　　　　　　　副高：熟练掌握　正高：熟练掌握

（1）气胸：是LAM患者最常见的并发症。约1/3的患者以气胸为首发临床表现，并可反复发生。

（2）乳糜胸：LAM患者的另外一个特征性的并发症，可以出现单侧或者双侧胸腔乳糜病变。另外，乳糜腹水也可以出现在LAM患者。

（3）血管肌脂瘤：具有诊断性的肺外表现，肾是最容易受累的器官。血管肌脂瘤可以单发或多发，肿瘤内部因为有血管、肌肉和脂肪成分而呈现密度不均的病灶。通常没有症状，在肿瘤增大后可能出现腹痛、血尿和影响肾功能。

知识点12：LAM的常用治疗　　　　　　　副高：熟练掌握　正高：熟练掌握

对于支气管舒张试验阳性的LAM患者可以采用支气管扩张剂治疗。平时氧分压低于60mmHg者，建议长期氧疗。对于反复发生的气胸，应考虑胸膜粘连术。乳糜胸如果有手术治疗的指征，需在术前评估患者的淋巴循环系统、明确渗漏部位，再采取相应的治疗，以避免盲目的胸导管结扎术。血管肌脂瘤直径如果＞4cm，可考虑栓塞或手术治疗。

知识点13：LAM的抗雌激素治疗　　　　　　副高：熟练掌握　正高：熟练掌握

对进展性肺功能减退的LAM患者应用黄体酮400～800mg，每月1次肌内注射，或黄体酮10～20mg，每天1次口服。LAM患者需停用所有含雌激素的药物，告诉患者妊娠将加重LAM的病情和气胸的发生。黄体酮可引起体液潴留和情绪波动，可应用促性腺激素释放激素治疗LAM患者，但其疗效还未肯定。

第八节　结缔组织病所致间质性肺病

知识点1：肺间质疾病的概念　　　　　　　副高：熟练掌握　正高：熟练掌握

肺间质是指肺泡上皮细胞基膜和毛细血管基膜之间的空隙，其中有弹力纤维、网状纤维和基质，还包括成纤维细胞、白细胞和吞噬细胞等细胞成分。肺间质疾病（ILD）是一组肺间质的炎症性疾病，ILD除了累及肺间质，还累及肺泡壁、小气道和微血管。病因大多不明。

知识点2：CTD-ILD的病理学类型及表现　　　副高：熟练掌握　正高：熟练掌握

CTD引起的ILD病理与特发性间质性肺炎（IIP）有很多相似的表现，故借鉴2002年ATS/ERS联合制定的IIP分类，病理类型有以下几种：①急性间质性肺炎（AIP），为急性弥漫性肺泡损伤（DAD）所致，急性期表现为肺泡上皮破坏、炎性渗出、肺泡内出血、水肿及透明膜形成；慢性期有肺泡萎缩，残存的肺泡间隔增厚，其纤维化的特点为成纤维细胞和成肌纤维细胞增生，胶原的沉积极轻微；②寻常型间质性肺炎（UIP），此型是CTD-ILD常见的病理类型。表现为肺泡间质内不同程度的单核细胞浸润、成纤维细胞增殖及胶原沉积，也可见间质内肺泡巨噬细胞聚集和平滑肌细胞增殖，终末可形成蜂窝肺；③非特异性间质性肺炎（NSIP），病理改变为不同程度的炎症和纤维化，肺泡间隔呈弥漫性一致性增厚，其中有慢性炎细胞浸润，主要是淋巴细胞和浆细胞；④脱屑性间质性肺炎（DIP），表现为肺泡腔内及间隔出现大量巨噬细胞，巨噬细胞胞质丰富，大部分为单核细胞，这种单核巨噬细胞的来源曾被认为是由肺泡上皮细胞脱落而来故命名；⑤淋巴细胞性间质性肺炎（LIP），表现为成熟的小淋巴细胞及浆细胞在肺间质内弥漫浸润呈小血管中心性分布，以隔间质为主，导致细支气管壁、小叶间隔及肺泡间隔增宽；尚可有巨噬细胞、单核细胞和淀粉样沉积。多见于舍格伦综合征；⑥隐源性机化性肺炎（COP）或闭塞性细支气管炎伴机化性肺炎（BOOP），表现为病变区细支气管、肺泡管、肺泡腔内肉芽组织增生，形成小的息肉样突起，周围间质和肺泡内有不同程度的单核细胞和巨噬细胞浸润，常见于类风湿关节炎（RA）和皮肌炎/多肌炎患者；⑦呼吸细支气管炎伴间质性肺炎（RB-ILD）。

知识点3：CTD-ILD 的实验室检查　　　　　副高：熟练掌握　正高：熟练掌握

对于 CTD 所致的 ILD 没有特异的实验室检查，患者可有原发病 CTD 的一些特异性异常指标，如各种自身抗体的存在。RA 患者可有类风湿因子（RF）阳性，抗 CCP 抗体阳性；系统性红斑狼疮（SLE）患者可有抗核抗体（ANA）、抗 ds-DNA 及抗 Sm 抗体阳性，累及肾脏还可表现为尿蛋白阳性、血尿及肾功能不全；多发性肌炎和皮肌炎（PM/DM）患者有抗 Jo-1 抗体阳性、肌酶的升高、肌活检及肌电图异常等；舍格伦综合征有抗 SSa、抗 SSb 抗体、RF 阳性及高球蛋白血症；硬皮病可出现抗 Sc1-70 标志性抗体。各种病变急性期或合并感染时可有血沉和 C-反应蛋白的升高。血液系统受累时可有白细胞、血小板下降及贫血等临床表现。

知识点4：CTD-ILD 的肺功能检查　　　　　副高：熟练掌握　正高：熟练掌握

CTD-ILD 的肺功能检查无特异性，早期表现为弥散功能下降和肺容量减少，逐渐发展可出现限制性通气功能障碍，表现为肺活量、用力肺活量、呼吸峰值、肺总量及弥散值均下降。

知识点5：CTD-ILD 的影像学检查　　　　　副高：熟练掌握　正高：熟练掌握

胸部 X 线仍是最常用的方法，但诊断 ILD 敏感性较低，早期常无明显异常，随着间质病变的发展可出现磨玻璃样改变、细网状、网状结节状、肺大疱、囊性病变及晚期蜂窝样改变，可合并肺动脉高压、胸膜肥厚。目前更多地采用胸部 CT 和肺高分辨薄层 CT（HRCT）了解 CTD-ILD 的病变情况。HRCT 有较高的空间和密度分辨率，尤其对弥漫性肺间质病变的检出率高于普通 CT 及 X 线检查。

知识点6：CTD-ILD 的 HRCT 表现　　　　　副高：熟练掌握　正高：熟练掌握

CTD-ILD 的 HRCT 表现与 IIP 无本质的区别。主要表现为：①磨玻璃样影；②蜂窝状阴影；③小叶间隔增厚；④胸膜下线；⑤牵拉性支气管扩张（或支气管血管束增厚）；⑥胸膜下结节影；⑦肺气肿；⑧马赛克样阴影；⑨胸膜渗出伴或不伴胸膜增厚。

知识点7：常见CTD-ILD的HRCT具体表现 　　副高：熟练掌握　正高：熟练掌握

常见CTD-ILD的HRCT具体表现

类　　型	HRCT表现
寻常型间质性肺炎（UIP）	病变以肺基底部和外周为主，网状阴影，伴牵拉性支气管扩张和蜂窝肺，少见磨玻璃影，晚期肺结构改变和容积缩小
非特异性间质性肺炎（NSIP）	双侧对称性胸膜下磨玻璃影，可伴有网状阴影和牵拉性支气管扩张，少数蜂窝肺及实变
弥漫性肺泡损害（DAD）	以两肺磨玻璃样影和实变影为主，伴有慢性间质性肺炎及胸膜渗出，随病变发展，双肺可出现弥漫性实变，支气管扩张和肺结构破坏
淋巴细胞型间质性肺炎（LIP）	以磨玻璃样影、结节影、支气管血管束和小叶间隔增厚以及广泛的囊状影表现为特点，囊状影多发
闭塞性细支气管炎（BO）和闭塞性细支气管炎伴机化性肺炎（BOOP）	呈马赛克样灌注，伴有气腔的实变，中央和外围都可能看到扩张的支气管。当BO病变扩展到肺实质（肺泡）时即为BOOP

知识点8：CTD的临床特点 　　副高：熟练掌握　正高：熟练掌握

CTD临床上有两个主要特点：①常同时出现多个系统或器官受累；②有一系列的自身抗体存在。患者常有典型的各种CTD的临床表现：RA患者常有对称性多关节肿痛，主要累及小关节，如双手足及腕关节，活动期可有明显的晨僵；部分RA患者还可出现类风湿结节；SLE患者可有面部蝶形红斑、盘状红斑、口腔溃疡、关节肿痛及肾损害等多脏器受累的表现；PM可有特征性的四肢近端对称性肌无力，常可累及颈部肌肉；DM患者除了有肌炎的表现外，还有典型的皮损如上眼睑或眶周的水肿性暗紫红斑、鼻梁、颈部、前胸V形区及上背部红皮疹、关节伸面Gottron斑丘疹以及典型的甲周病变；原发性干燥综合征（pSS）患者有口干、眼干症状，硬皮病患者表现为局部或弥漫的皮肤硬肿，面部皱纹减少，张口受限，常伴有雷诺现象。

知识点9：CTD合并ILD的临床表现 　　副高：熟练掌握　正高：熟练掌握

当CTD患者合并有ILD时，大多数患者为慢性型，早期可无症状，随着病情的发展，可出现一系列呼吸系统的症状：①劳力性呼吸困难并进行性加重，呼吸浅促；②早期无咳嗽，逐渐发展为干咳或少量黏液痰，继发感染时可出现黏液脓性痰或脓痰；③急性肺间质病变或合并感染时可有发热，也有少部分CTD-ILD病例呈急性经过，出现快速进行性的呼吸困难，短期内可死于呼吸循环衰竭。常见体征：①呼吸困难和发绀；②两肺中下部特征性爆裂（Velcro）音；③杵状指（趾）；④可合并肺动脉高压及终末期呼吸衰竭和右心衰竭的征象。

知识点10：CTD-ILD的诊断　　　　　　　　　　　　　副高：掌握　　正高：掌握

目前对CTD-ILD的诊断没有确切的诊断标准。患者若有明确的CTD病史，有呼吸道症状，呈进行性加重的呼吸困难、咳嗽、咳痰、胸痛、发热，查体有口唇发绀、呼吸浅促、杵状指、吸气时两肺底为明显的细湿啰音或爆裂音，或合并肺动脉高压和右心肥大或右心衰竭的体征，应考虑此诊断。目前常用的X线胸片，胸部CT及HRCT、血气分析及肺功能检查均可用于协助诊断及了解病变程度。对于一些疑难病例，也可考虑支气管肺泡灌洗检查及肺活检检查。肺活检为诊断ILD的金标准手段，分为经支气管肺活检和开胸肺活检。

知识点11：CTD-ILD与IPF的鉴别诊断　　　　　　　　　副高：掌握　　正高：掌握

CTD-ILD与IPF有时难以鉴别，两种疾病的肺部症状、体征及影像学的表现均无本质的区别，少数IPF还可有低效价的ANA。IPF主要表现为以肺部症状体征为主，缺少CTD典型的临床表现及相应的各种特征性自身抗体。对于IPF患者应做CTD相应的实验室检查以除外CTD-ILD。部分CTD-ILD患者以肺间质病变为首发症状，酷似IPF。

知识点12：CTD合并肺部感染与ILD的鉴别诊断　　　　副高：掌握　　正高：掌握

CTD患者长期使用激素及免疫抑制药，免疫功能低下，易合并各种类型的肺部感染，有些肺部感染的影像学与ILD很相似，难以鉴别，痰培养及相关的病原学检查可进一步确诊，针对病原体的治疗可缓解症状及体征。需要注意的是卡氏肺孢子菌感染，此病患者可表现为发热、干咳、呼吸急促、呼吸困难及发绀，但肺部体征很少，与症状不平衡，可有少许散在的干、湿啰音或呼吸音减低，可做病原菌及免疫学的检查，必要时可做支气管肺泡灌洗及肺活检。磺胺甲噁唑及喷他脒治疗有效可鉴别。

知识点13：CTD-ILD的糖皮质激素治疗　　　　　　副高：熟练掌握　　正高：熟练掌握

糖皮质激素为治疗CTD-ILD最常用的药物，首选泼尼松0.5～1mg/（kg·d），维持6～8周，然后每隔1～2周减量5mg，至维持量5～10mg/d。对于HRCT示有大片状磨玻璃模糊阴影或临床上表现为急性肺间质病变者，可考虑大剂量甲泼尼龙冲击治疗，连续3天。

知识点14：CTD-ILD的免疫抑制药治疗　　　　　　副高：熟练掌握　　正高：熟练掌握

对于糖皮质激素反应不佳的患者，联合应用免疫抑制药如环磷酰胺、环孢素A、硫唑嘌呤和羟氯喹有效，但缺乏随机双盲对照前瞻性研究。常用的药有：①环磷酰胺。环磷酰胺2mg/（kg·d）口服，疗程一般为6个月或环磷酰胺静脉0.5～1.0g/m^{2}冲击治疗，每月1次，疗程为6个月，以后根据病情调整用药剂量及间隔时间；②硫唑嘌呤。用量为1～2mg/（kg·d）（50～100mg/d），口服，疗程为0.5～4年。用药期间应注意监测肝肾功能及血象。

知识点15：CTD-ILD的抗纤维化药物治疗　　　　副高：熟练掌握　正高：熟练掌握

CTD-ILD的抗纤维化药物有：①秋水仙碱：秋水仙碱具有抗纤维化作用，它的作用机制包括使胶原合成趋于正常，胶原Ⅰ和胶原Ⅲ的比例正常化，抑制纤维连接蛋白及肺泡巨噬细胞源生长因子的释放；另外秋水仙碱还有较强的抗炎作用；②γ-干扰素：γ-干扰素可抑制成纤维细胞增殖及胶原产生；③内皮素受体阻滞药：内皮素配体有促进纤维化作用，此作用受内皮素受体调节，内皮素受体阻滞药波生坦可抑制细胞外基质过度产生和肌成纤维细胞分化，同时还可使培养的硬皮病肺成纤维细胞的生化表形正常化，对继发于硬皮病的肺纤维化有治疗作用，同时可有效地降低肺动脉高压，波生坦常用剂量62.5mg，每日2次；④吡非尼酮：是一种羟基吡啶分子，它能抑制纤维化因子TGF-β_1、血小板衍生生长因子（PDGF）等表达、使前胶原Ⅰ和Ⅲ表达下降、促进胶原降解等。吡非尼酮［40mg（kg·d）］治疗后可延长ILD患者的生存期。

第十五章　结　节　病

知识点1：结节病的概念　　　　　　　　　　　副高：熟练掌握　　正高：熟练掌握

结节病是一种病因不明的多系统受累的肉芽肿性疾病。任何器官均可受累，但以肺和胸内淋巴结最常见，其次是周围淋巴结、眼或皮肤。病理组织学特点是淋巴细胞和单核巨噬细胞及上皮样细胞组成的非干酪坏死性肉芽肿。

知识点2：结节病的病因和发病机制　　　　　　副高：熟练掌握　　正高：熟练掌握

结节病病因尚不清楚，研究认为可能主要与以下机制有关：①局部增强的细胞介导的免疫反应是结节病发病的重要机制；②细胞介导免疫遗传易感性；③免疫、感染和暴露于某种因子及环境毒物。目前，多数学者认为结节病是未明抗原与机体免疫相互作用的结果，如果机体的免疫反应不能有效消除抗原，细胞因子反应失控，肉芽肿性病变则持续；如机体的免疫反应消除抗原，则肉芽肿性病变得以修复和消退。

知识点3：结节病的病理组织学改变　　　　　　副高：熟练掌握　　正高：熟练掌握

结节病的基本病理改变是由类上皮细胞、巨噬细胞、散在的多核巨细胞（朗汉斯细胞及异物巨细胞）和淋巴细胞组成的境界清楚，无干酪样坏死的肉芽肿。有时巨细胞内可见两种包涵体（星形体和舒曼体）。早期病变，结节形态结构单一、大小一致且分布均匀；晚期病变可见结节互相融合，并见纤维化及玻璃样变性。病理诊断采用除外性诊断方法，需排除一切与结节病相似的肉芽肿性疾病，如结核、非典型分枝杆菌病、真菌感染、布氏杆菌病及铍病等疾病。结合临床特点，方能作出结节病诊断。病理标本应常规进行抗酸染色及免疫组化检查。

知识点4：结节病的临床表现与分型　　　　　　副高：熟练掌握　　正高：熟练掌握

结节病为全身性疾病，除心脏外，其他脏器尤其是肺、淋巴结、皮肤等均可受累。大多数结节病隐匿起病，2/3患者可无临床症状，部分患者可有轻微的全身症状如盗汗、消瘦、食欲缺乏等。按结节病累计的病变部位可分为胸内型结节病和胸外型结节病两种类型，少数急性起病者，可表现为：①Lofgren综合征：发热、关节痛、两侧肺门淋巴结肿大和结节性红斑；②Heerfordt综合征：腮腺肿大、眼色素膜炎和面神经麻痹。

知识点5：胸内型结节病的临床表现　　　　　　　　副高：熟练掌握　正高：熟练掌握

　　胸内型结节病占结节病的90%以上，主要表现为两侧肺门和纵隔淋巴结对称性肿大。呼吸系统症状轻微，常见轻度咳嗽、气短、胸痛。晚期发展为弥漫性肺纤维化时，可有呼吸困难、发绀或肺源性心脏病的表现。

知识点6：胸外型结节病的临床表现　　　　　　　　副高：熟练掌握　正高：熟练掌握

胸外型结节病的临床表现

受累部位	发生率（%）	临床表现
周围淋巴结	30	可发生于任何部位，以前斜角肌脂肪垫淋巴结最为常见，表现为轻度肿大，活动度好，无触痛
眼	25	虹膜睫状体炎最常见，其次为急性结膜炎、干燥性角膜结膜炎、视神经炎、青光眼、白内障等
皮肤	11	结节性红斑最常见，多见于下肢；无症状的皮下结节、斑丘疹和斑块；冻疮样狼疮好发于鼻、颊和耳部
外分泌腺	5	腮腺、泪腺、唾液腺可肿大；干燥综合征
骨骼肌肉	10~39	多关节炎，跟腱炎，足跟痛，骨囊肿，多发性指（趾）炎，多肌炎
肝脏	10	肝大、肝功能异常，但常无症状
内分泌系统	2~10	高钙血症，高尿钙
心脏	5	心律失常，心肌病，猝死
肾脏	6	肾结石、肾钙化，肾功能不全
神经系统	4~7	单侧面神经麻痹最常见，也可侵犯其他脑神经和周围神经，颅内占位性病变，肉芽肿性脑膜炎，脊髓病变，多神经病变

知识点7：胸内结节病的肺功能检查　　　　　　　　副高：熟练掌握　正高：熟练掌握

　　肺功能检查在辅助结节病的诊断、病程的动态观察、使用皮质激素的适应证、疗效判断、剂量调整及预后评估等诸方面均有重要价值，是诊治结节病不可缺少的检查。早期患者因支气管、细支气管和血管周围肉芽肿对气道和肺泡的影响，可出现阻塞性通气障碍或小气道功能障碍。严重的肺泡炎可出现弥散量（DLco）下降。肺纤维化常出现以限制为主的混合性通气功能障碍，特征性改变是肺活量（VC）、肺总量（TLC）和DLco下降，低氧血症和肺泡-动脉氧压差增加仅见于严重的肺纤维化。

知识点8：胸内结节病的实验室检查　　　　　　　　副高：熟练掌握　正高：熟练掌握

　　（1）活动期患者可有贫血、血白细胞数减少、红细胞沉降率增快的表现。

（2）血钙、尿钙、血清γ球蛋白、免疫球蛋白、转氨酶、碱性磷酸酶、血尿酸可增高。

（3）结核菌素试验1:2000 PPD 5U皮试呈阴性。

（4）活动期结节病血清血管紧张素转换酶（ACE）升高，有助于诊断。

知识点9：结节病肺内病变的X线胸片表现　　　　副高：熟练掌握　正高：熟练掌握

结节病肺内病变的X线表现包括：①网结节型，多数结节伴有网影，称网结节影，占75%～90%，结节1～5mm；<2mm结节聚合一起常呈磨玻璃影，结节大多两侧对称，可分布在各肺野，以上中野居多，结节沿支气管血管束分布，为该病的特征之一；②肺泡型，又称腺泡型，典型者两侧多发性，边缘模糊不规则致密影1～10mm，以肺中野及周边部多见，2/3患者以网结节及肺泡型共存；③大结节型，0.5～5cm，有融合倾向，结节内可见支气管空气征，占2%～4%；结节可伴纵隔淋巴结肿大，少数结节可形成空洞；④肺部浸润阴影呈小片状或融合成大片实变影占25%～60%，由于肉芽肿聚集，亦可致叶间裂胸膜增厚；⑤两肺间质纤维化，结节病晚期两肺纤维化、肺大疱、蜂窝肺、囊性支气管扩张并可伴一般细菌或真菌感染，最终导致肺心病。

知识点10：结节病的胸部CT和HRCT表现　　　　副高：熟练掌握　正高：熟练掌握

CT平扫，以淋巴结短径>1cm为淋巴结肿大的标准。CT可提高纵隔内淋巴结肿大的检出率，如主动脉旁（6区），隆突下（7区）和食管旁（8区）的肿大淋巴结在胸片未能检出者，CT可以检出。胸部HRCT对肺磨玻璃影、微结节、特别是间质病变的检出率比胸片明显提高。对疾病动态观察、疗效评估有重要意义。

知识点11：结节病的胸外影像学阳性改变　　　　副高：熟练掌握　正高：熟练掌握

结节病胸外影像学阳性改变表现为累及骨骼，主要表现为：①伴有骨小梁吸收的弥漫性骨髓浸润，形成圆形或卵圆形骨质疏松区；②骨骼孔状病变；③骨皮质隧道状病变，形成囊肿状或骨折，多累及肋骨。

知识点12：结节病的分期及X线表现　　　　副高：熟练掌握　正高：熟练掌握

结节病的分期及X线表现

分期	胸部X线片表现
0期	正常
Ⅰ期	两侧肺门和/或纵隔淋巴结肿大，肺部无异常
Ⅱ期	肺部出现弥漫性的病变同时肺门纵隔淋巴结开始退缩
Ⅲ期	肺部弥漫性间质浸润，无肺门或纵隔淋巴结肿大
Ⅳ期	肺纤维化和肺大疱

知识点13：结节病的活体组织检查　　　　　副高：熟练掌握　正高：熟练掌握

活体组织检查是诊断结节病最重要的依据。常用活检部位为支气管黏膜、淋巴结和皮肤结节。一个器官以上有非干酪坏死性上皮样细胞肉芽肿对诊断结节病有意义。

知识点14：结节病的支气管镜检查　　　　　副高：熟练掌握　正高：熟练掌握

支气管镜检查对结节病的诊断具有重要价值，不仅可以检查有无气道内结节，还可做支气管肺泡灌洗液（BALF）细胞学检查以及行经支气管壁透壁肺活检（TBLB）。结节病患者BALF的细胞总数、CD4$^+$百分数和CD4$^+$/CD8$^+$可升高，T淋巴细胞>28%时提示病变活动。

知识点15：结节病的诊断标准　　　　　　　　　副高：掌握　正高：掌握

（1）胸片显示两侧肺门和/或纵隔淋巴结对称性肿大，伴或不伴有肺内间质改变。

（2）组织活检证实一个器官以上有非干酪坏死性上皮样细胞肉芽肿。

（3）Kveim-Siltzbach试验阳性反应。

（4）5U PPD皮试呈阴性或弱阳性。

（5）ACE活性升高。

（6）排除其他已知原因的肉芽肿性疾病，如分枝杆菌、真菌感染、肉芽肿性血管炎、药物反应引起的局部结节病样反应。

（7）血钙、尿钙、血清γ球蛋白、免疫球蛋白、碱性磷酸酶升高，BALF中T淋巴细胞及亚群测定可作为判断结节病活动性的参考指标。

（1）、（2）、（3）条为主要诊断依据，（4）、（5）、（6）条为重要参考指标。

知识点16：结节病的鉴别诊断　　　　　　　　　副高：掌握　正高：掌握

（1）肺门淋巴结结核：青少年多见，有低热、盗汗等结核中毒症状，胸部影像学检查示两肺门淋巴结不对称性肿大，常有钙化灶，PPD试验阳性或强阳性，抗结核治疗有效。

（2）淋巴瘤：多有发热、进行性消瘦等全身症状，淋巴结和肝脾肿大明显。肺门淋巴结多为单侧或双侧不对称性肿大。纵隔受压迫时可出现上腔静脉压迫综合征。淋巴结等组织学活检有助于诊断。

（3）转移性肿瘤：肺癌、乳腺癌、胃癌等可转移至肺门淋巴结，肺门肿大呈单侧、分叶状。病变发展快，全身状况差，有原发肿瘤的临床表现。

（4）其他肉芽肿病：感染或化学性因素、铍肺、硅沉着病所致的肉芽肿，应综合临床及检查资料加以鉴别。

（5）间质性肺疾病：Ⅲ期和Ⅳ期结节病应与特发性间质性肺炎、外源性超敏性肺泡炎等相鉴别。

| 知识点17：结节病的治疗 | 副高：熟练掌握 正高：熟练掌握 |

结节病治疗方案制订前需进行个体评估，包括受累脏器的范围和严重度、分期以及预期治疗效果等。首选糖皮质激素治疗，治疗的目的在于控制结节病活动，保护重要脏器功能。如已经存在晚期肺纤维化，其治疗重点应加强支持治疗和对症处理。

因多数患者可自行缓解，病情稳定、无症状的患者不需要治疗。凡症状明显的Ⅱ、Ⅲ期患者及胸外结节病如眼部结节病、神经系统有结节病侵犯、皮肤、心肌受累、血钙、尿钙持续增高，ACE水平明显增高等患者可使用激素治疗。

| 知识点18：糖皮质激素的适应证及治疗 | 副高：熟练掌握 正高：熟练掌握 |

糖皮质激素的适应证为胸内结节病，相应治疗措施如下：

（1）Ⅰ期（包括Lofgren综合征）：无须糖皮质激素治疗，可给予非类固醇抗炎药及对症治疗。需观察症状、胸部X线、肺功能、SACE及血/尿钙测定等。1～3个月追随1次，至少观察6个月。

（2）无症状的Ⅱ期及Ⅲ期：暂不给予治疗，先观察2～4周，如病情稳定，继续观察。如出现症状并持续或胸部X线征象加重或肺功能VC及DLco下降超过15%，应开始糖皮质激素治疗。

（3）Ⅳ期伴活动性证据者：可试用皮质激素。

（4）肺结节病伴肺外脏器损害：属多脏器结节病，应给予皮质激素治疗。

| 知识点19：糖皮质激素的剂量、用法及疗程 | 副高：熟练掌握 正高：熟练掌握 |

糖皮质激素一般首选短效泼尼松。开始剂量40mg/d，显著疗效出现在第2～3个月，如治疗3个月无效，提示该患者对皮质激素无反应。当出现显著疗效后，应逐渐递减剂量。递减至10mg/d时，维持6个月以上者，复发率明显减低。一般主张开始剂量20～40mg/d［或0.5mg/（kg·d）］持续1个月后评估疗效，如效果不明显，原剂量继续2～3个月。如疗效显著，逐渐递减剂量，开始每2周减5mg/d，减至15mg/d时，持续2～3个月后每2周减2.5mg/d，直至10mg/d时，维持3～6个月；亦可采用隔日1次日平均剂量。为避免复发，建议总疗程18个月，不少于1年。停药后或减少剂量后复发病例，应加大剂量至少是开始时的每日剂量。待病情明显好转后再递减剂量，递减速度应更缓慢。严重的心或脑结节病，开始剂量宜增至60～80mg/d。

第十六章　胸腔积液

第一节　类肺炎性胸腔积液及脓胸

知识点1：类肺炎性胸腔积液及脓胸的概念　　　副高：熟练掌握　正高：熟练掌握

类肺炎性胸腔积液是指细菌性肺炎、肺脓肿和支气管扩张感染引起的胸腔积液，如积液呈稠厚、脓性外观者称为脓胸。

知识点2：类肺炎性胸腔积液的病因　　　副高：熟练掌握　正高：熟练掌握

类肺炎性胸腔积液常由于细菌性肺炎累及胸膜所致，尤其是年老体弱、未及时治疗、免疫功能低下或接受免疫抑制剂治疗者的发生率更高。此外也可见于肺脓肿、支气管扩张或肺癌合并感染等。脓胸患者多有肺部感染，但外科手术后脓胸也较常见，其他的病因有气胸行胸腔穿刺术或胸腔插管引流术后的并发症、食管穿孔、邻近部位的化脓性感染（纵隔炎、膈下脓肿、肝脓肿等）直接侵袭、穿破或通过淋巴引流累及胸膜腔，以及类风湿胸腔积液患者因为胸膜下结节坏死导致的支气管胸膜瘘等。任何可引起肺部感染的细菌均可产生胸腔积液。既往的以肺炎链球菌或溶血性链球菌最常见，抗生素普遍应用后，以金黄色葡萄球菌为主。

知识点3：渗出阶段的病理生理　　　副高：熟练掌握　正高：熟练掌握

类肺炎性胸腔积液渗出阶段的特征是无菌性胸液迅速地渗出到胸膜腔。胸液的来源可能来自肺的间质。胸液的特征是白细胞低，乳酸脱氢酶（LDH）低，葡萄糖水平和pH正常，如果在此阶段适当应用抗生素，胸腔积液不会进行性增多，也不用胸腔内插管引流。

知识点4：纤维脓性阶段的病理生理　　　副高：熟练掌握　正高：熟练掌握

如果没有进行适当的治疗，在某些情况下细菌可以从邻近的肺炎入侵到胸液。类肺炎性胸腔积液纤维脓性阶段是以大量的胸液为特征，胸液中有许多多形核细胞、细菌和细胞碎屑。纤维蛋白沉积在被累及的脏层和壁层胸膜，当此阶段发展时，积液倾向于形成包裹和形成限制膜，包裹预防了脓胸的扩展，但增加了胸腔插管引流的困难，当发展到这一阶段时，胸液pH和葡萄糖水平进行性下降，LDH水平进行性增高。

知识点5：机化阶段的病理生理　　　　　　副高：熟练掌握　正高：熟练掌握

在类肺炎性胸腔积液机化阶段，成纤维细胞从脏层和壁层胸膜表面向积液处生长，产生一无弹性的膜称为胸膜皮，影响肺的膨胀。胸液浓稠，如未及时治疗，脓液可突破胸壁或肺，形成胸壁脓性窦道或支气管胸膜瘘。

知识点6：类肺炎性胸腔积液的临床表现　　　　副高：熟练掌握　正高：熟练掌握

类肺炎性胸腔积液和脓胸的临床表现主要取决于患者是需氧菌或厌氧菌感染。①需氧菌肺炎伴有或不伴有胸腔积液者的临床表现基本相同，患者表现为急性起病，发热、寒战、胸痛、咳嗽、咳痰和血白细胞增高，有肺部炎症和积液的体征。无胸腔积液的肺部感染患者胸膜炎性胸痛发生率为59%，伴胸腔积液者为64%；②厌氧菌感染累及胸膜者多为亚急性起病，70%的患者多于出现症状后1周就诊。许多患者口腔卫生较差，且有饮酒、意识丧失或误吸史。大多数患者血白细胞明显增高（中位数$23.5 \times 10^9/L$）并有轻度贫血。

知识点7：胸腔积液的X线表现　　　　　　　　副高：掌握　正高：掌握

其表现与积液量和是否有包裹或粘连有关。

（1）极小量的游离性胸腔积液，后前位胸片仅见肋膈角变钝；积液量增多时显示有向外侧、向上的弧形上缘的积液影。平卧时积液散开，使整个肺野透亮度降低。注意少量积液时平卧位时胸片可正常或仅见叶间胸膜增厚。

（2）大量积液时患侧胸部致密影，气管和纵隔推向健侧。液气胸时有气液平面。

（3）包裹性积液不随体位改变而变动，边缘光滑饱满，多局限于叶间或肺与膈之间。

（4）肺底积液可仅有膈肌升高或形状的改变。积液时常遮盖肺内原发病灶，故复查胸片应在抽液后，可发现肺部肿瘤或其他病变。

（5）CT或PET-CT检查可显示少量的胸腔积液、肺内病变、胸膜间皮瘤、胸内和胸膜转移性肿瘤、纵隔和气管旁淋巴结等病变，有助于病因诊断。CT或PET-CT诊断胸腔积液的准确性，在于能正确鉴别支气管肺癌的胸膜侵犯或广泛转移，良性或恶性胸膜增厚，对恶性胸腔积液的病因诊断、肺癌分期与选择治疗方案至关重要。

知识点8：胸腔插管引流的指征　　　　　　　　副高：掌握　正高：掌握

临床上根据胸液检查的情况决定是否行胸腔插管引流，需引流的情况包括：①胸膜腔内积脓；②胸液革兰染色阳性；③胸液葡萄糖＜2.2mmol/L；④胸液培养阳性；⑤胸液pH＜7.00；⑥胸液LDH＞3×正常血清值高限；⑦胸液为包裹性。

知识点9：Light标准　　　　　　　　　　　　副高：掌握　正高：掌握

（1）胸腔积液/血清蛋白比例＞0.5。

（2）胸腔积液/血清LDH比例>0.6。

（3）胸腔积液LDH水平大于血清正常值高限的2/3。

符合以上任何1项可诊断为渗出液，反之为漏出液。

知识点10：简化Light标准　　　　　　　　　　　　　副高：掌握　正高：掌握

由于Light标准需要同时测定胸腔积液和血清的蛋白和LDH，临床上应用不方便，故经临床研究提出简化标准如下：

（1）不需要血液检测的两个渗出液标准：①胸腔积液LDH>2/3血清正常值上限；②胸腔积液胆固醇>450mg/L。

（2）不需要血液检测的3个渗出液标准：①胸腔积液LDH>2/3血清正常值上限；②胸腔积液胆固醇>450mg/L；③胸腔积液蛋白>30g/L。

知识点11：类肺炎性胸腔积液和脓胸的Light分类法和治疗方案
　　　　　　　　　　　　　　　　　　　副高：熟练掌握　正高：熟练掌握

类肺炎性胸腔积液和脓胸的Light分类法和治疗方案

分　类	表　现	治疗方案
1类：无意义的胸腔积液	少量，侧卧位X线胸片积液厚度<10mm	无须胸腔穿刺
2类：典型的类肺炎性胸腔积液	积液厚度>10mm	单纯使用抗生素
	胸液葡萄糖>2.2mmol/L，pH>7.20	
	LDH<3×正常血清值高限	
	胸液革兰染色和培养阴性	
3类：边缘性复杂性类肺炎性胸腔积液	7.00<pH<7.20和/或LDH>3×正常血清值高限，胸液葡萄糖>2.2mmol/L	抗生素+反复胸腔穿刺抽液
	胸液革兰染色和培养阴性	
4类：单纯性复杂性类肺炎性胸腔积液	pH<7.00或葡萄糖<2.2mmol/L或革兰染色或培养阳性	胸腔插管引流+抗生素
	胸液外观非脓性且无包裹	
5类：复合性复杂性类肺炎性胸腔积液	pH<7.00和/或葡萄糖<2.2mmol/L或革兰染色或培养阳性	胸腔插管引流+胸腔内注入纤溶药物（很少需行胸腔镜或开胸行胸膜剥脱术）
	多发包裹性	
6类：单纯性脓胸	胸液外观脓性	胸腔插管引流±胸膜剥脱术
	游离积液或单个包裹性	
7类：复合性脓胸	胸液外观脓性	胸腔插管引流±胸腔内注入纤溶药物
	多发包裹性	常需行胸腔镜或胸膜剥脱术

知识点12：ACCP分类法 副高：熟练掌握 正高：熟练掌握

2000年，ACCP根据胸腔解剖学特征（A）、胸液细菌学（B）和胸液生化（C）三方面把类肺炎性胸腔积液分成4类，并对每类的预后风险性以及是否需要引流进行了评估：

（1）1类：胸液为少量（侧卧位胸片，B超或CT扫描示积液厚度<10mm）游离积液，因为积液量少而不能行胸腔穿刺，故胸液细菌学和生化特征未知。1类胸液患者预后差的风险性很低。

（2）2类：胸液为小至中量（积液厚度>10mm但<1/2单侧胸腔）游离积液，胸液的培养和革兰染色为阴性，胸液pH≥7.20。2类胸液患者预后差的风险性较低。

（3）3类：胸液符合以下三项指标中的至少一项。①胸液量>1/2单侧胸腔，胸液为包裹性，或伴有壁层胸膜增厚；②胸液培养和革兰染色阳性；③胸液pH<7.20，或胸液葡萄糖<3.3mmol/L。3类胸液患者预后差的风险性为中等。

（4）4类：胸液为脓性，该类患者预后差的风险性高。

知识点13：抗生素的选择 副高：熟练掌握 正高：熟练掌握

对于社区获得性肺炎病情不严重者，推荐的抗生素是单用氟喹诺酮类抗生素（如左氧氟沙星、莫西沙星或吉米沙星），或高级大环内酯类抗生素（阿奇霉素或克拉霉素）联合β-内酰胺类抗生素（头孢噻肟、头孢曲松、氨苄西林/舒巴坦或厄他培南）。对于严重的社区获得性肺炎，如果没有假单胞菌感染危险者，推荐的抗生素是β内酰胺类抗生素联合一个高级大环内酯类抗生素或一个氟喹诺酮类抗生素；如果怀疑有假单胞菌感染者，则抗生素中应包括具有抗假单胞菌活性的抗生素（如氧哌嗪青霉素、氧哌嗪青霉素/他唑巴坦、亚胺培南、美罗培南、头孢吡肟等）。

知识点14：胸腔积液的处理 副高：熟练掌握 正高：熟练掌握

类肺炎性胸腔积液的处理方法主要依据胸腔积液的性质而选择，包括临床观察、治疗性胸腔穿刺、胸腔插管引流、胸腔内注入纤溶药物、开胸或胸腔镜辅助（VATS）松解粘连、开胸行胸膜剥脱术和松解粘连，以及开窗引流。

第二节 恶性胸腔积液

知识点1：恶性胸腔积液的概念 副高：熟练掌握 正高：熟练掌握

恶性胸腔积液是恶性肿瘤直接侵犯、转移到胸膜或原发性胸膜肿瘤所致的胸腔积液，是晚期恶性肿瘤的常见并发症，也是临床上渗出性胸腔积液最常见的原因之一。

知识点2：发病率和病因　　副高：熟练掌握　正高：熟练掌握

　　恶性胸腔积液中由恶性肿瘤胸膜转移所致者占95%以上，而原发于胸膜的恶性肿瘤少见（主要为恶性胸膜间皮瘤）。恶性胸腔积液病因中肺癌、乳腺癌和淋巴瘤是最常见的3大原因，约占恶性胸腔积液的75%。卵巢癌胸膜转移占恶性胸腔积液病因的第4位。其他肿瘤如肉瘤（包括黑色素瘤）、胃肠道肿瘤（胃癌、结肠癌、胰腺癌）和泌尿生殖系统肿瘤（子宫和宫颈癌、卵巢癌、膀胱癌）等也可引起恶性胸腔积液。

知识点3：恶性肿瘤导致胸腔积液的机制　　副高：熟练掌握　正高：熟练掌握

恶性肿瘤导致胸腔积液的机制

直接原因	胸膜转移导致胸膜通透性增高
	胸膜转移导致胸膜淋巴管阻塞
	纵隔淋巴结受累导致胸膜淋巴引流下降
	胸导管阻塞（乳糜胸）
	支气管阻塞
	心包受累
间接原因	低蛋白血症
	阻塞性肺炎
	肺栓塞
	放射治疗后

知识点4：临床表现　　副高：熟练掌握　正高：熟练掌握

　　恶性胸腔积液一半以上的患者最常见的症状是呼吸困难，肿瘤本身所导致的症状也很常见。此外，也常见胸部钝痛、体重减轻、全身乏力、食欲缺乏等。恶性胸膜间皮瘤患者的胸痛通常较严重，呈酸痛感，难以控制。与非恶性胸腔积液相比，恶性胸腔积液患者发热相对少见。在体征上，患者多有中等量至大量胸腔积液的体征，如患侧胸廓饱满，触觉语颤减弱，局部叩诊浊音，呼吸音减低或消失，可伴有气管、纵隔向健侧移位。此外，还可有原发肿瘤及其他转移灶的体征。

知识点5：影像学检查诊断　　副高：掌握　正高：掌握

　　（1）胸部X线检查：对胸腔积液的发现很有帮助。肺癌伴有中至大量胸腔积液，抽液后常可发现肺部原发肿瘤。部分淋巴瘤患者胸部X线检查可显示肺门或纵隔淋巴结肿大。对于其他部位恶性肿瘤胸膜转移者，除胸腔积液外常无肺部异常，但少数患者亦可同时伴有肺部转移病灶。恶性胸膜间皮瘤患者胸部X线检查除单侧中至大量胸腔积液外，常可显示单侧胸膜增厚（结节状或光滑）。

（2）胸部CT检查：对于少量胸腔积液、肺癌或肺内转移性肿瘤或其他病变的部位和范围、胸膜受累程度、肺门和纵隔淋巴结病变等的显示更为清晰，并有助于病因诊断。

知识点6：胸腔积液常规和生化检查	副高：掌握　正高：掌握

恶性胸腔积液的外观多为血性或黄色混浊状，检查大多数提示为渗出液，少数可为漏出液。约1/3患者胸腔积液pH < 7.30，15%~20%的患者胸腔积液葡萄糖水平< 3.3mmol/L。胸腔积液低pH者通常伴有胸腔积液的低葡萄糖水平，两者均提示胸膜腔内肿瘤高负荷，这些患者的胸腔积液细胞学检查或者胸膜活检的阳性率高，患者的生存期较短。恶性胸膜间皮瘤患者的胸腔积液多为血性（占70%以上），黏稠，比重高达1.020~1.028；胸腔积液透明质酸可超过0.8g/L，胸腔积液硫紫染色呈紫色。

知识点7：胸膜针刺活检	副高：掌握　正高：掌握

恶性胸腔积液患者的胸膜针刺活检阳性率为40%~75%，低于胸腔积液细胞学检查的阳性率，这可能与大约50%的恶性胸腔积液患者其壁层胸膜并未受肿瘤累及有关。CT或B超引导下的胸膜活检可有助于选择胸膜增厚部位进行活检，尤其在恶性胸膜间皮瘤的患者，故可以提高阳性率。如病理确诊为恶性胸膜间皮瘤，术后活检部位应放射治疗。

知识点8：胸膜针刺活检适应证	副高：掌握　正高：掌握

（1）原因不明的渗出性胸腔积液，疑为胸膜结核、胸膜转移癌、胸膜间皮瘤等。
（2）胸膜腔内局限性肿块或不明原因的胸膜增厚。

知识点9：胸膜针刺活检禁忌证	副高：掌握　正高：掌握

（1）胸腔积液为漏出液：如肾病综合征、肝硬化、心力衰竭或低蛋白血症等所致的胸腔积液。
（2）胸膜粘连胸膜腔消失者。
（3）出凝血机制异常未纠正者。
（4）心、肺功能严重障碍，防止因活检术并发气胸、血胸而诱发呼吸衰竭和/或心力衰竭。
（5）穿刺部位的胸壁组织或胸膜腔内有急性化脓性感染。
（6）患者不能合作。
（7）麻醉药品过敏。

知识点10：胸膜针刺活检的并发症　　　　　　　　　副高：掌握　　正高：掌握

（1）气胸：发生原因与操作动作不够迅速、空气通过套管针进入胸膜腔，以及钝头钩针损伤脏层胸膜有关。多数患者的气胸并不严重可自行吸收，仅少数需行抽气或闭式引流。

（2）胸膜出血：钝头钩针损伤胸膜、肋间血管或肺部血管。极少数因穿刺位置选择过低误刺肝、脾而发生出血。胸腔感染发生率较低。

知识点11：胸膜针刺活检的注意事项　　　　　　　　副高：掌握　　正高：掌握

（1）操作前要向患者交代术中可能出现的情况，消除患者的焦虑情绪。

（2）操作过程中，患者的体位要相对固定，避免咳嗽和深大呼吸。

（3）局部麻醉要充分，操作轻柔。

（4）进针时避免过深或过浅，并注意进针方向。进针过深既不能取到胸膜组织，又容易误伤脏层胸膜发生气胸；进针过浅取到的多为肌肉组织。

（5）视情况，术后予以透视或胸片，观察有无气胸。

（6）一次活检未能获得阳性结果，数日后可重复活检。

知识点12：恶性胸腔积液的治疗　　　　　　　　　副高：熟练掌握　　正高：熟练掌握

恶性胸腔积液治疗的主要目的是控制胸腔积液的产生，改善患者症状和生存质量，尽可能地延长患者生命。选择治疗措施时需考虑几方面因素：患者症状和体力状态；原发肿瘤及其对全身化疗的反应；胸腔积液引流后肺能否重新复张等。如患者全身化疗无效或不能耐受全身化疗，则主要以减少胸腔积液的聚集为主，主要措施是埋置胸腔导管引流或给予胸膜固定术。患者存在呼吸困难以及呼吸困难可在治疗性胸腔穿刺抽液后好转的才考虑给予引流胸腔积液或胸膜固定术，如呼吸困难在抽液后不能缓解的则只能给予吸氧等对症处理。

知识点13：治疗恶性胸膜间皮瘤的手术方式　　　　副高：熟练掌握　　正高：熟练掌握

手术治疗是恶性胸膜间皮瘤主要的治疗手段，术前应对肿瘤分期、心脏功能和肺功能进行评价。目前，采用的手术方式有：①胸膜切除（剥脱）术；②胸膜肺切除术；③胸膜外肺切除术；④广泛清扫术（包括胸膜、肺、淋巴结、同侧心包和膈肌切除）。

知识点14：胸膜切除术的适应证　　　　　　　　　副高：熟练掌握　　正高：熟练掌握

胸膜切除术的适应证有：①原因未明的胸腔积液，开胸探查时术中发现胸膜恶性病变，可立即行壁层胸膜切除术，能有效地预防胸腔积液复发；②持续性胸腔积液患者，患侧肺萎陷，不能行胸膜固定术者。

第十七章　气　　胸

知识点1：气胸的概念　　　　　　　　　　副高：熟练掌握　正高：熟练掌握

气胸是指任何原因使胸膜腔破损，空气进入胸膜腔，导致胸膜腔内压力增高，肺组织受压，静脉回心血流受阻，产生不同程度的心、肺功能障碍吸气受限的病症。

知识点2：气胸按病因的分类　　　　　　　　副高：熟练掌握　正高：熟练掌握

气胸按病因可分为自发性气胸、创伤性气胸、人工气胸。①自发性气胸是指无外伤或人为因素的情况下，肺实质或者脏层胸膜发生破裂引起胸膜腔积气、肺萎陷；②创伤性气胸是由于胸部外伤及医疗诊断和治疗操作过程中引起的气胸；③人工气胸是指为了诊断和治疗的需要，人为将空气注入胸膜腔。

知识点3：自发性气胸的分类　　　　　　　　副高：熟练掌握　正高：熟练掌握

（1）原发性自发性气胸：常规X线检查，肺部未发现明显病变，但胸膜下（多在肺尖部）可有肺大疱，一旦破裂所形成的气胸称为原发性自发性气胸，也称为特发性气胸，多见于瘦高体型的男性青壮年。引起胸膜下肺大疱的原因不清，可能与非特异性炎症瘢痕、肺泡先天性发育缺陷、小气道炎症、吸烟等有关。

（2）继发性气胸：此病发生机制是在原有肺部疾病的基础上形成肺气肿、肺大疱或直接胸膜损伤所致。在我国继发性气胸多于原发性气胸。发病年龄较原发性气胸者平均大15～20岁。

知识点4：气胸按照胸膜的破裂情况分类　　　　副高：熟练掌握　正高：熟练掌握

按照胸膜的破裂情况气胸可分为3型：

（1）闭合性（单纯性）气胸：由于肺萎缩或者浆液性渗出物使胸膜裂口封闭，不再有空气漏入胸膜腔，此类型气胸的胸膜腔压力接近或略超过大气压，经过抽气后胸膜腔压力可降至负压。

（2）开放性气胸（交通性气胸）：胸膜裂口较大，或因胸膜粘连妨碍肺脏回缩使裂口持续开放，气体经过裂口随呼吸自由出入胸膜腔，胸膜腔内压在大气压上下波动，抽气后压力无改变。

（3）张力性气胸（高压性气胸）：胸膜裂口形成单向活瓣，即吸气时张开，空气进入胸膜腔，呼气时关闭，气体不能排出，导致胸膜腔积气增加，使胸膜腔内压迅速增高呈正压，抽气至负压不久后又变为正压，此类型气胸如不及时处理减压，可导致猝死。

知识点5：气体进入胸腔的途径　　　　　　副高：熟练掌握　正高：熟练掌握

气体进入胸腔的途径包括：①脏层胸膜破裂，气体从肺泡或支气管胸膜瘘进入胸腔；②胸壁损伤产生胸腔与外界空气的通路，空气进入胸腔；③其他途径，包括食管胸膜瘘、纵隔气肿伴纵隔壁层胸膜破裂、手术后气体残留、胸腔内有产气的微生物等。当胸膜破裂或胸膜粘连带撕裂过程中伴有血管破裂可形成自发性血气胸。

知识点6：气胸对胸、肺和循环的影响　　　　副高：熟练掌握　正高：熟练掌握

（1）对肺的影响：胸腔内压升高，使肺的开放牵引作用减弱，甚至出现正压时直接压迫肺，使肺出现限制性通气功能障碍的变化，表现为容积缩小、肺活量减低、最大通气量降低等。

（2）对胸廓的影响：胸廓容量增加，使吸气肌肉的初长缩短，可产生的吸气压力和容量变化减少。

（3）肺通气血流比例的异常：由于肺容积缩小和肺泡通气量减少，而初期肺血流量并不能成比例地减少，产生通气/血流比值减少，导致动静脉分流效应，引起低氧血症。

（4）对循环血量的影响：正常的胸腔负压通过吸引作用而有利于回心的血流。尽管轻度的气胸对血循环的影响不大，但大量气胸和张力性气胸时，胸膜腔内正压对血管和心脏的压迫，使回心血量减少、心脏充盈降低，心排出量降低，引起心率加快、血压降低，甚至休克。严重者可以发生窒息死亡。

知识点7：与继发性气胸有关的肺部疾病　　　副高：熟练掌握　正高：熟练掌握

与继发性气胸有关的肺部疾病主要有：①气道疾病：COPD为最常见的原因，另外还有支气管哮喘、先天性肺囊肿、囊性肺纤维化等；②间质性肺疾病：肺间质纤维化、肺嗜酸性细胞肉芽肿、组织细胞增多症、结节病、结缔组织疾病、职业性肺疾病、放射性肺疾病等；③肺部细菌或者寄生虫感染：如肺结核等；④肺肿瘤；⑤其他：Marfan综合征、肺栓塞、月经性气胸、妊娠合并气胸、新生儿自发性气胸等特殊类型的气胸。

知识点8：气胸的症状表现　　　　　　　　副高：熟练掌握　正高：熟练掌握

气胸起病大多急骤，但也有发病缓慢，甚至无自觉症状。特发性气胸多在休息时发生，但是部分患者可有持重物、剧烈咳嗽、屏气或剧烈运动等诱因。典型症状为突发胸痛，继之有胸闷或呼吸困难，并可有刺激性干咳。特发性气胸的呼吸困难和胸痛可在发病后24小时内缓解。继发性气胸症状多较严重，呼吸困难症状与气胸程度可不成比例。

知识点9：气胸的体征表现 　　　　　　副高：熟练掌握　　正高：熟练掌握

少量气胸患者在体检时可无异常发现。气胸量多时表现为患侧胸部饱满，呼吸动度减弱，触诊语颤减弱或消失，叩诊呈鼓音，听诊呼吸音减弱或者消失。大量气胸时，气管心脏向健侧移位。右侧气胸时，肝浊音界下移，左侧气胸或纵隔气肿时在左胸骨缘处听到与心跳一致的咔嗒音或者高调金属音（Hamman征）。如果患者呼吸增快，发绀，严重心动过速，低血压或者气管移位，提示张力性气胸的可能。

知识点10：气胸的血气分析和肺功能检查 　　　　　副高：熟练掌握　　正高：熟练掌握

多数气胸患者的动脉血气分析不正常，有超过75%的患者$PaO_2 < 80mmHg$，16%的继发性气胸患者$PaO_2 < 55mmHg$、$PaCO_2 > 50mmHg$。由于气胸患者的肺组织萎缩后肺泡通气量降低，导致部分肺通气/血流比值下降，因而可发生低氧血症，但一般无CO_2潴留。

知识点11：气胸的影像学检查 　　　　　　副高：熟练掌握　　正高：熟练掌握

X线胸片检查是诊断气胸的重要方法，可显示肺受压程度、肺内病变情况及有无胸膜粘连、胸腔积液及纵隔移位等。气胸在正位X线片的典型表现为外凸弧形的细线条形阴影，称为气胸线，线外透亮度增高，无肺纹理，线内为压缩的肺组织。大量气胸时，肺脏向肺门回缩，呈圆球形阴影，大量气胸或张力性气胸常显示纵隔及心脏向健侧移位，合并纵隔气肿在纵隔旁和心缘旁可见透光带。胸膜粘连导致的局限性气胸有时在正位胸片中没有气胸的表现，需要侧位胸片或在X线透视下转动体位观察是否有气胸的表现来协助诊断。对于常规胸片难以判断的气胸，CT检查能够作出准确的判断。尽管CT不是常规检查，但能对基础肺部疾病、气体在胸腔内的分别和肺压缩的程度判断等方面作出更准确的判断。

知识点12：气胸的诊断标准 　　　　　　副高：熟练掌握　　正高：熟练掌握

根据症状，突发一侧胸痛，伴有呼吸困难，同时查体发现气胸体征，可做出初步诊断。X线显示气胸是确诊依据。病情危重不允许做X线检查时，可在患侧积气征最明显处试行胸腔穿刺，如测压为正压且抽出气体，说明有气胸存在。抽气后观察胸膜腔内压力变化，可以判断气胸的类型。

知识点13：气胸容量和病情的判断 　　　　　副高：熟练掌握　　正高：熟练掌握

（1）依据胸片气胸容量判断：分为小量和大量气胸。从侧胸壁与肺边缘的距离≥2cm为大量气胸，<2cm为小量气胸。另一个评估的方法是用肺尖气胸线至胸腔顶部距离估计气胸大小，距离≥3cm为大量气胸，<3cm为小量气胸。

（2）依据临床的病情判断：分为稳定型和不稳定型气胸。如果存在下列表现者为不稳定型：呼吸频率＞24次/分；心率＞120次/分；低血压；呼吸室内空气时 SaO_2 ＜90%；两次呼吸间讲话不成句。

***

知识点14：气胸的鉴别诊断　　　　　副高：熟练掌握　正高：熟练掌握

（1）慢性阻塞性肺疾病（COPD）和支气管哮喘：有气急呼吸困难，但是COPD是长期缓慢加重的，支气管哮喘患者有多年哮喘反复发作病史。仔细询问病史可资鉴别。当COPD或者哮喘患者突发呼吸困难加重且有胸痛时，应考虑并发气胸的可能，X线检查可助鉴别。

（2）急性心肌梗死：有急起胸痛、胸闷、呼吸困难甚至休克等表现。患者多有高血压、冠心病病史，心电图和X线检查可助鉴别。

（3）肺栓塞：突发胸痛、呼吸困难及发绀等酷似气胸的临床表现，常伴有发热、咯血、白细胞增高，血D-二聚体增高，有栓子来源的基础病。X线检查无气胸征。

（4）肺大疱：位于肺周边部的肺大疱有时在X线下被误认为是气胸，肺大疱为圆形或者卵圆形透光区，但无发线状气胸线。而且肺大疱线是凹面朝向侧胸壁，气胸线是凸面朝向侧胸壁。胸部CT有助于鉴别诊断。需注意肺大疱破裂时可形成自发性气胸。

（5）急性胸膜炎：肺结核或者肺炎引起的急性胸膜炎可有突发胸痛，胸闷症状，常伴有发热和其他感染表现，X线检查可鉴别。

***

知识点15：脓气胸的处理　　　　　副高：熟练掌握　正高：熟练掌握

脓气胸大多并发于感染性肺炎，如结核分枝杆菌、金黄色葡萄球菌、肺炎杆菌、厌氧菌等引起的干酪样肺炎、坏死性肺炎及肺脓肿可并发脓气胸，或由于食管穿孔至胸腔的感染。脓气胸需及时抽脓和排气，同时积极进行抗感染治疗。

***

知识点16：纵隔气肿或皮下气肿的处理　　　　　副高：熟练掌握　正高：熟练掌握

纵隔气肿或皮下气肿是由于肺泡破裂逸出的气体进入肺间质，形成间质性肺气肿，肺间质内的气体沿血管鞘进入纵隔，造成纵隔气肿。纵隔气体也会沿筋膜进入颈部皮下组织，甚至进入胸部和腹膜的皮下组织，导致皮下气肿。症状有干咳、呼吸困难、胸骨后疼痛；体检有气急、发绀、血压下降、颈部变粗，心浊音界缩小或者消失，心音遥远，心尖部可听到与心跳同步的"咔嗒"声。X线检查在纵隔旁或心缘旁可见透明带，大多数患者经过对症治疗可好转。气体约在1周内吸收，若发现气体明显压迫心脏，可做胸骨上窝穿刺或切开排气。

***

知识点17：气胸并发症——血气胸的处理　　　　　副高：熟练掌握　正高：熟练掌握

血气胸是由于气胸引起胸膜粘连带内的血管被撕破所致。血气胸发病急，胸闷，气促，持续加重的胸痛，并伴有头昏、面色苍白、脉细速、低血压等。X线显示液气平面。如果持续出血不止，应开胸手术止血。

知识点18：气胸的排气治疗　　　　　副高：熟练掌握　正高：熟练掌握

肺压缩超过20%的闭合性气胸患者，尤其是肺功能不好，存在肺基础疾病时，抽气是解除呼吸困难的首要措施。闭合性气胸可使用穿刺抽气法，每日或者隔日一次，每次不超过1000ml，直至肺大部分复张，如数日仍未好转或者加重，需行胸腔闭式水封瓶引流法。对于开放性气胸，张力性气胸应该积极抽气，必要时进行持续胸腔闭式引流或者负压引流法。

知识点19：胸膜修补术和胸膜粘连术　　　副高：熟练掌握　正高：熟练掌握

对于破口较大或因胸膜粘连牵拉而持续开启，患者症状较明显，单纯排气无效的气胸患者，可经胸腔镜行胸膜修补术，促使破口关闭。对于复发性气胸可考虑胸膜粘连术。通过胸膜腔插管或者在胸腔镜直视下，注入硬化剂，使胸膜广泛粘连，胸膜腔闭锁，防止气胸复发。

知识点20：胸膜固定术的适应证　　　　　副高：熟练掌握　正高：熟练掌握

由于气胸复发率高，为了预防复发，可胸腔内注入硬化药，产生无菌性胸膜炎症，使脏层和壁层胸膜粘连从而消灭胸膜腔间隙。主要适用于不宜手术或拒绝手术的下列患者：①持续性或复发性气胸；②双侧气胸；③合并肺大疱；④肺功能不全，不能耐受手术者。

知识点21：气胸外科手术的指征　　　　　副高：熟练掌握　正高：熟练掌握

外科手术的指征有：①开放性气胸持续负压引流1周仍有漏气；②血气胸保守治疗无效；③复发性气胸保守治疗无效；④慢性气胸（内科治疗3个月以上，破口不愈，肺未复张者）；⑤继发性气胸的基础病变以及月经性气胸等均需要手术治疗。

第十八章　肺部肿瘤

第一节　原发性支气管肺癌

知识点1：原发性支气管肺癌的概念　　　　　副高：熟练掌握　正高：熟练掌握

原发性支气管肺癌简称肺癌，是指原发于气管、支气管和肺的恶性肿瘤。因绝大多数均起源于各级支气管黏膜上皮，源于支气管腺体或肺泡上皮细胞者较少，因而肺癌实为支气管源性癌，包括鳞癌、腺癌、小细胞癌和大细胞癌几种主要类型。

知识点2：肺癌的病因　　　　　副高：熟练掌握　正高：熟练掌握

肺癌的病因复杂，研究表明其发生与某些因素有关，主要包括吸烟、职业因素、大气污染、室内微小环境的污染、慢性肺部疾病、营养状况和遗传因素。

知识点3：肺癌高危人群　　　　　副高：掌握　正高：掌握

对40岁以上长期重度吸烟（吸烟指数＞400年支）有下列情况者应作为可疑肺癌对象进行有关排癌检查：①刺激性咳嗽持续2～3周，治疗无效者；②原有慢性呼吸道疾病，咳嗽性质改变者；③持续痰中带血而无其他原因可解释者；④单侧性局限性哮鸣音，不因咳嗽而改变者；⑤反复同一部位的肺炎，特别是段性肺炎者；⑥原因不明肺脓肿，无毒性症状，无大量脓痰、无异物吸入史，抗感染治疗效果不佳者；⑦X线上局限性肺气肿，段、叶性肺不张，孤立性圆形病灶和单侧肺门阴影增深、增大者；⑧原有肺结核病灶已稳定，而其他部位出现新病灶；或在抗结核药物治疗下，阴影反而增大，或有空洞形成，痰检结核菌阴性者；⑨胸腔渗出液，无中毒症状，尤其血性、进行性增加、抗结核治疗无效者；⑩原因不明的四肢关节疼痛及杵状指（趾）者。

知识点4：肺癌按解剖部位分类　　　　　副高：熟练掌握　正高：熟练掌握

（1）中央型肺癌：发生于段支气管至主支气管的肺癌称为中央型，约占3/4，以鳞状上皮癌和小细胞癌多见。

（2）周围型肺癌：发生于段支气管以下的肺癌称为周围型，约占1/4，以腺癌较为多见。

知识点5：细支气管肺泡癌的类型 副高：熟练掌握 正高：熟练掌握

细支气管肺泡癌（BAC）是肺腺癌的一个重要亚型，表皮生长因子受体（EGFR）的突变和BAC的分化有关。BAC可分为单纯型BAC、BAC局灶浸润性腺癌和腺癌伴BAC特征3种类型。3种类型预后相似，5年生存率优于腺癌。根据WHO1999年和2004年的定义，单纯型BAC只包括那些肿瘤细胞沿着肺泡壁生长（鳞片状扩散）的非浸润性肿瘤，无间质、血管、胸膜或区域淋巴的侵犯。BAC常见肺小叶间隔增宽伴有硬化，特别在非黏液型病理分型中。当存在肺泡萎陷同时伴有弹力纤维增多的情况下，区别硬化性BAC与早期侵袭性腺癌可能存在困难。

知识点6：BAC的大体形态和镜下特点 副高：熟练掌握 正高：熟练掌握

（1）大体形态：单发结节型（部分病灶生长极缓慢）、多发结节型和弥漫型（可侵及多肺叶或双侧肺野）。

（2）镜下特点：癌细胞为分化好的柱状细胞，衬在中、终末细支气管或肺泡壁表面蔓延，不侵犯或破坏肺的结构。也可在肺泡腔内形成大小不等的乳头状结构，肺泡腔内充满黏液物质，多见弥漫性。

知识点7：BAC的病理分型及免疫组化 副高：熟练掌握 正高：熟练掌握

BAC的病理分型及免疫组化：①黏液型，表达CK20和CK7，据报道缺乏甲状腺转录因子-1（TTF-1）的表达；②非黏液型，表达TTF-1和CK7，缺乏CK20的表达；③黏液和非黏液混合型或未确定型。

知识点8：BAC的鉴别 副高：熟练掌握 正高：熟练掌握

BAC有时与消化道肿瘤肺转移难以鉴别，但结直肠腺癌肺转移时CK7阴性，CK20阳性；而BAC通常CK7阳性，CK20阳性，故二者易鉴别。CDX-2是肠道的一个高度特异和敏感的标志物，因此，胃肠道肿瘤肺转移时可表达阳性，故可与黏液性BAC鉴别。

知识点9：原发性腺癌和转移性腺癌的鉴别 副高：熟练掌握 正高：熟练掌握

TTF-1对于鉴别原发性及转移性腺癌很重要，TTF-1是Nkx2基因家族中的一个包含同源结构的核转录蛋白，在胚胎和成熟的肺组织及甲状腺上皮细胞中表达，大多数原发性腺癌TTF-1为阳性而转移性腺癌TTF-1几乎都为阴性。

知识点10：原发性肺腺癌与其他转移性腺癌免疫组化染色鉴别

副高：熟练掌握　正高：熟练掌握

原发性肺腺癌与其他转移性腺癌免疫组化染色鉴别

原发病灶	免疫组化项目	肺转移癌	肺原发癌
甲状腺癌	甲状腺转录因子1（TTF-1）	＋	＋
	甲状腺球蛋白（TG）	＋	－
结直肠腺癌	细胞角蛋白7（CK7）	－	＋
	细胞角蛋白20（CK20）	＋	
胃肠道肿瘤	高度特异和敏感的标志物（CDX-2）	＋	
前列腺癌	前列腺特异性抗原（PSA）	＋	
	前列腺酸性磷酸酶（PSAP）	＋	
乳腺癌	囊泡病液体蛋白15（GCDFP-15）	＋	

知识点11：肺腺癌和胸膜间皮瘤免疫组织化学的鉴别

副高：熟练掌握　正高：熟练掌握

肺腺癌和胸膜间皮瘤免疫组织化学的鉴别

项　　目	胸膜间皮瘤	肺腺癌
癌胚抗原（CEA）	－	＋
肿瘤相关糖蛋白（B72.3）	－	＋
Ber-EP4	－	＋
MOC31	－	＋
WT-1	＋	－
钙结合蛋白素D2-40	＋	－
细胞角蛋白5/6（CK5/6）	＋，呈特异性表达	－

知识点12：肺癌临床特殊体征

副高：掌握　正高：掌握

（1）上腔静脉阻塞综合征：右上肺癌直接侵犯或转移性淋巴结压迫附近上腔静脉，可引起上腔静脉阻塞综合征，表现为头面部、上半身水肿，颈部肿胀，颈静脉扩张，可在患者前胸壁见到扩张的静脉侧支循环。

（2）Horner综合征：因癌肿侵犯或压迫交感神经节，引起患侧眼睑下垂、瞳孔缩小、眼球内陷、同侧额部或胸部少汗或无汗症状。

（3）副癌综合征：肺癌作用于其他系统引起的肺外表现，包括内分泌、神经肌肉、结缔组织、血液系统和血管的异常改变。

知识点13：肺癌的临床表现　　　　　　　　　　副高：熟练掌握　　正高：熟练掌握

（1）原发肿瘤引起的症状：如咳嗽、咳痰、咯血（多见痰中带血丝）、呼吸困难、胸痛和发热。

（2）肿瘤胸内扩展：如胸痛、呼吸困难、胸闷、声嘶、上腔静脉阻塞、膈肌麻痹及食管受压、心包或胸腔积液症状等。

（3）远处转移：锁骨上、颈部淋巴结肿大，中枢神经系统症状，如偏瘫、癫痫发作，往往是颅内转移表现；肩背痛、下肢无力、膀胱或肠道功能失调，应高度怀疑脊髓受压迫；肝转移时有肝肿大及疼痛。

（4）肺癌的肺外表现：某些肺癌患者可出现一些少见症状或体征，这些表现不是肿瘤的直接作用或转移引起的，它可出现于肺癌发现之前、之后，也可同时发生，这类症状和体征表现于胸部以外的脏器，故称为肺癌的肺外表现。其他还有全身症状，如厌食、恶病质、发热、味觉功能丧失等。

知识点14：肺癌的肺外表现　　　　　　　　　　副高：熟练掌握　　正高：熟练掌握

肺癌的肺外表现如：①内分泌异常：抗利尿激素分泌失常（SIADH）、异位促肾上腺皮质激素（ACTH）分泌、异位副甲状腺素及高钙血症、黑色素细胞刺激素、绒毛膜促性腺素、生长激素、胰岛素原样物质；②神经肌病：肌无力综合征、多发性肌炎、癌性神经肌病；③神经病变：混合性感觉神经病变、感觉运动性神经病变；④脑病：脊髓病、栓塞性脑梗死、痴呆、精神病；⑤皮肤病变：色素沉着、瘙痒、掌趾皮肤过度角化症、多毛症、黑棘皮病、微黑环形红斑；⑥血管：游走性血栓性静脉炎、无菌性心内膜炎、心内膜炎、动脉栓塞；⑦血液：贫血、溶血性贫血、红细胞发育不全、血小板减少性紫癜、弥散性血管内凝血、纤维蛋白原低下血症、嗜酸性粒细胞增多症；⑧结缔组织病：杵状指、肺性肥大性骨关节病、厚皮骨膜病；⑨免疫性疾病：皮肌炎、系统性硬化症、膜性肾小球肾炎、腹膜后纤维化、慢性甲状腺炎；⑩蛋白病：低蛋白血症、高γ球蛋白血症。

知识点15：诊断异位内分泌综合征的的条件　　　副高：熟练掌握　　正高：熟练掌握

诊断异位内分泌综合征应符合以下几个条件：①伴某个内分泌腺体功能增强的症状；②血浆中某种内分泌激素水平升高；③存在跨肿瘤的动静脉激素浓度差；④切除肿瘤后血浆内某激素水平恢复，复发时亦上升；⑤肿瘤内激素高于周围组织；⑥肿瘤组织的培养液或移植于动物体内的肿瘤能释放某激素及切除某有关内分泌腺后，血浆激素浓度不下降。

知识点16：SIADH的诊断要点	副高：熟练掌握　正高：熟练掌握

SIADH的诊断要点有：①持续性低钠血症，血清钠$<120mmol/L$；②血浆渗透压下降；③尿呈反常的高渗压；④尿钠浓度增高；⑤内生肌酐清除率和肾小管滤过率正常；⑥临床失水及水肿；⑦垂体肾上腺和甲状腺功能正常；⑧限水摄入可纠正低钠血症；⑨水负荷试验示排泄障碍。

知识点17：常见神经副癌综合征的临床表现	副高：熟练掌握　正高：熟练掌握

（1）肌无力综合征（LEMS）：临床表现下肢近端肌无力，反射减弱和自主功能障碍。受累肌群多为四肢近端，持续活动后肌力可暂时改善。由于肌肉活动障碍，以致患者不能上楼、洗澡、蹲下起立困难，较少发生构音障碍、吞咽困难、复视及上眼睑下垂。

（2）边缘性脑炎（PLE）：约2/3患者为小细胞肺癌（SCLC），MRI扫描可发现病变在海马旁回、扣带回、沟回、颞叶眶面、杏仁核等深部灰质结构，严重者波及周围白质。患者表现幻觉、性格及行为改变、近记忆丧失、精神错乱和癫痫发作。脑电图可正常，也可有单侧、双侧颞叶慢波或尖波病灶。

（3）亚急性小脑变性（PCD）：包括小脑皮质变性、小脑弥漫性或局灶性炎症浸润。预后很差，神经系统症状难以改善。

（4）其他：脑脊髓炎-亚急性感觉神经病、斜视眼震挛-肌震挛和僵人综合征临床少见。

知识点18：肺癌的细胞学检查	副高：熟练掌握　正高：熟练掌握

（1）痰脱落细胞学检查：为提高痰检阳性率，必须得到由气管深处咳出的痰，标本必须新鲜，多次送检可提高阳性率。

（2）胸腔积液瘤细胞学检查：胸腔积液抽出标本应立即送检，检查在收到标本后，也必须迅速进行处理，以防瘤细胞破坏，影响诊断。

知识点19：肺癌的穿刺活检	副高：熟练掌握　正高：熟练掌握

（1）经支气管镜针吸活检：通过纤维支气管镜对隆突、纵隔及肺门淋巴结或肿物进行穿刺活检，有利于肺癌诊断及分期。

（2）支气管镜检查：此检查是诊断中心型肺癌的主要方法，经活检及刮片阳性率达$80\%\sim90\%$。经支气管镜也可行肺活检、肺泡灌洗等，故对周围型肺癌也有一定的诊断价值。

除经支气管镜直视下采取活检外，也可经皮肺活检（PTNB）、经支气管肺活检（TBLB）、经纵隔镜及电视胸腔镜（VATS）活检、锁骨上肿大淋巴结和胸膜活检、超声引导下行肺病灶或转移灶针吸、活检等，均可取得病变部位组织，进行病理学检查、对诊断有决定意义。必要时，需剖胸探查。

知识点20：肺癌检查常用的肿瘤标志物　　　　副高：熟练掌握　　正高：熟练掌握

常用的肿瘤标志物有以下几种：①癌胚抗原（CEA）：肺癌中以腺癌为最高，阳性率约30%。一般在肿瘤的中晚期才有较显著的升高；②组织多肽抗原（TPA）：TPA是鳞状上皮细胞的标志物，可反映体内肿瘤细胞的增殖及凋亡状况，肺癌的阳性率达60%；③鳞状细胞癌相关抗原（SCCAg）：在肺鳞癌中常出现异常升高；④细胞角蛋白21-1（CYFRA21-1），血清中含量与肺鳞癌患者的病程呈正相关，CYFRA21-1与CA19-9联合对肺癌诊断的敏感性为76%，特异性为96%；⑤糖类抗原，包括125（CA125）、153（CA153）、19-9（CA19-9）、242（CA242）、50（CA50）及724（CA724）等，它们均为非特异性的肿瘤抗原，在肺癌中均可有升高；⑥神经元特异性烯醇化酶（NSE）：NSE在小细胞及神经母细胞瘤中常有异常过量表达，可用于小细胞肺癌患者的疗效观察、复发预测和预后评估。对小细胞癌的敏感性为80%，特异性为80%～90%。

知识点21：中心型肺癌的X线表现　　　　副高：熟练掌握　　正高：熟练掌握

（1）直接征象：常见为支气管壁不规则增厚、狭窄及中断，管内有肿物。肿物增大，侵犯肺实质时，其边缘有切迹、分叶及毛刺。肿物与肺不张、阻塞性肺炎并存时，可呈现横S形的X线征象。

（2）间接征象：由于气管内肿物，引起气道狭窄或阻塞，X线可显示局限性肺气肿、肺不张、阻塞性肺炎和继发性肺脓肿的征象。

知识点22：周围型肺癌的X线表现　　　　副高：熟练掌握　　正高：熟练掌握

周围型肺癌发生于段和段以下支气管。早期周围型肺癌直径<2cm，肿瘤呈结节状、球形、淡片磨玻璃阴影，肿块周边也有毛刺、切迹及分叶。结节内可见1～2个透亮小泡，常有胸膜皱缩征，动态观察肿物可逐渐增大，引流的肺门淋巴结肿大、肺段阻塞性肺炎、胸腔积液、肋骨受累。

知识点23：细支气管肺泡癌的X线表现　　　　副高：熟练掌握　　正高：熟练掌握

细支气管肺泡癌X线可表现为孤立球形阴影，肺炎型、双肺弥漫小结节型或弥漫粟粒型。肺炎型可显示一侧肺野有散在团絮状浸润阴影，以后发展为双侧。

知识点24：空洞型病灶的X线表现　　　　副高：熟练掌握　　正高：熟练掌握

空洞型病灶常见于鳞癌，可呈现厚壁空洞，明显偏心，内壁不规则，有形态不规则结节，空洞外壁呈分叶状，偶有薄壁样空洞，但洞壁也不规则。腺癌也可偶见空洞性病灶。

知识点25：肺癌转移的胸部X线征象　　　　副高：熟练掌握　正高：熟练掌握

肺癌转移的胸部X线片可见肺内多发结节，肺门、纵隔淋巴结肿大，胸腔积液、心包积液等征象。淋巴管转移时，呈现自肺门向肺野行走的索条状阴影，肺野呈网状阴影。

知识点26：肺部多发结节、斑片浸润的X线征象　　　副高：熟练掌握　正高：熟练掌握

①肺部多发结节、斑片浸润的X线片中可见：一侧或双侧肺呈弥漫粟粒型病变，并沿支气管呈索条阴影向肺门集中，常见细支气管肺泡癌；②弥漫炎症浸润：双侧肺野散在片状或团絮状浸润阴影，在邻近肺门处或下肺野可融合成大片实变状阴影，多见于肺腺癌；③局限性浸润：病初为局部多个小斑片或斑点状，密度较淡，为模糊浸润阴影，以后密度逐渐增高，融合成肿块。

知识点27：胸部CT扫描的类型　　　　　　　副高：熟练掌握　正高：熟练掌握

胸部CT扫描包括：①胸部CT常规扫描：常规选用10mm层距进行扫描，常规应包括上腹部及肾上腺；②高分辨CT（HRCT）：选用1.5mm或2mm的层厚进行扫描，可以优化显示肺内细微结构；③增强CT：静脉快速注入碘对比剂后连续扫描，以提高病灶的检出率，也可以清晰显示纵隔内病灶，确定纵隔淋巴结转移；④低剂量CT（LDCT）：可在20～30秒通过一两次屏气扫描整个胸部，消除了呼吸相不一致的层面不连续，避免了漏诊和重复扫描，减少心脏和大血管搏动产生的伪影，能精确显示肺内小结节的细微结构和边缘特征；⑤螺旋CT三维重建，可更好地显示直径5mm以内的小结节、中央气道内病变及第6～7级支气管及小血管、明确病灶与周围气道和血管关系，更有助于检出肿瘤对邻近脏器的侵犯；⑥CT仿真内镜等。

知识点28：纵隔镜检查的适应证　　　　　　副高：熟练掌握　正高：熟练掌握

2008年NCCN指南认为纵隔镜检查的适应证包括：①CT显示纵隔淋巴结阳性；②若胸部CT纵隔淋巴结阴性，但有T_3病变；③周围型肺癌为T_2和CT扫描纵隔淋巴结阴性者的中央型T_1或T_2患者；④周围型T_1患者淋巴结受累可能性低，因此，不常规进行纵隔镜检查。

知识点29：肺癌的病理学诊断　　　　　　　副高：熟练掌握　正高：熟练掌握

无明显可确认的肺外原发癌灶时，必须符合下列各项之一者，方能确立病理学诊断：①肺手术标本经组织病理学证实；②行开胸探查、细针穿刺活检或经支气管镜所得或支气管组织标本，经组织学诊断为原发性支气管肺癌者；③锁骨上、颈和腋下淋巴结、胸壁或皮下结节等转移灶活检，组织学符合原发性支气管肺癌，且肺或支气管壁内疑有肺癌存在，临床上必须排除其他器官原发癌；④尸检发现肺内有癌灶，组织学诊断符合原发性支气管

肺癌。

知识点30：肺癌的临床诊断　　　　副高：熟练掌握　正高：熟练掌握

符合下列各项之一者，可以确立临床诊断：①X线胸片或CT见肺部有孤立性结节或肿块阴影，有周围型肺癌特征表现，如分叶、细毛刺状、胸膜牵拉和小空泡征，并在短期内（2~3个月）逐渐长大，尤其经过短期的抗炎或抗结核药物治疗，可排除非特异性炎性病变，临床上无肺结核特征；②段性肺炎在短期内（2~3个月）发展为肺不张，或肺叶不张短期内发展为全肺不张者，或在其相应部位的肺门部出现肿块，特别是呈生长性肿块；③上述肺部病灶伴远处转移、邻近器官侵犯或压迫症状表现，如邻近骨破坏、肺门和/或纵隔淋巴结明显肿大，短期内发展为腔静脉压迫症。同侧喉返神经麻痹（排除手术创伤后）、臂丛神经、膈神经受侵犯等。

知识点31：肺癌与气管支气管内膜结核的鉴别　　　副高：熟练掌握　正高：熟练掌握

由于支气管黏膜充血、水肿、溃疡、肉芽组织增生和瘢痕形成，可引起支气管狭窄和阻塞，导致远端炎症和肺不张，气管支气管内膜结核常规胸片与肺癌鉴别一般较困难。胸部X线改变包括肺不张、闭塞性空洞、播散性结核病灶。甚至当病变仅局限于气管或支气管，可无X线改变，与肺癌鉴别有一定困难。但气管支气管内膜结核CT具有一定特征：①病变范围较广，多个支气管受累；②常见支气管狭窄和扩张相间；③支气管壁增厚主要由于黏膜病变造成，可见其内径狭窄和阻塞，外径不增大，局部无肿块；④由于结核伴有支气管播散，病变不局限于肺叶或肺段，并可伴发结节性病变和空洞形成。上述特点有可能区别于肺癌，痰涂片和支气管镜检查是诊断结核的主要方法。结合临床、痰涂片、痰结核菌培养，通过支气管镜进行细胞学、肺或支气管组织病理学检查，可以对二者进行鉴别。

知识点32：肺癌与肺门纵隔淋巴结结核的鉴别　　　副高：熟练掌握　正高：熟练掌握

肺门纵隔淋巴结结核是原发综合征的主要组成之一，多见于儿童及青少年，中年以上也可发生，多数患者有结核接触史、发热、乏力、盗汗等明显中毒症状，结核菌素试验阳性。胸片表现易与中央型肺癌相混淆。胸部CT可显示多组淋巴结受侵，并融合，肿大淋巴结周围常有浸润阴影，淋巴结可钙化或部分钙化。支气管镜及经支气管镜针吸活检（TBNA）将有助于诊断，如仍不能确诊，可行纵隔镜、胸腔镜检查或开胸肺组织检查以明确，必要时也可考虑试验性抗结核治疗。纵隔型肺癌多见于中年以后，有长期吸烟史，病情进展快，呼吸道症状明显，痰脱落细胞学检查和支气管镜检查有助于诊断。

知识点33：周围型肺癌影像学鉴别的意义　　　副高：熟练掌握　正高：熟练掌握

以下影像学特点在鉴别方面有重要意义。①结节或肿块的形态：肺癌结节多数有分叶，良性肿物仅11.5%分叶，且分叶较浅；②边缘特征：肺癌结节多数边缘清楚而不规则，周边毛糙或呈毛刺。良性肿瘤及肉芽肿炎性病变仅11.5%有上述表现；③结节内部结构：＜2cm肺癌结节密度偏低及不均匀，良性结节密度均匀一致，结节内出现弧形、环形、爆米花样、同心圆或普遍均匀的钙化。但并非所有钙化都是良性，特别是偏心性钙化也常见于肺癌；如结节中发现脂肪密度，错构瘤诊断无疑；④支气管及血管受累情况：结节邻近的支气管有截断、阻塞等狭窄，管壁局部增厚，血管受侵，恶性可能大。如结节相邻支气管扩张与狭窄相间出现，管壁局部无增厚，为良性；⑤淋巴结受累以恶性为主；⑥胸膜凹陷征提示为肺癌；⑦CT值：目前，一般利用增强扫描CT值净增数，即 Δ CT值来评估，恶性结节 Δ CT值为30.23Hu，良性结节平均仅增强（9.8±7.2）Hu，故对良恶性有一定价值。有明显强化者，恶性可能大，无强化倾向者，一般为良性。

| 知识点34：肺癌的分期类型 | 副高：熟练掌握　正高：熟练掌握 |

肺癌的分期类型有：①临床诊断分期（CTNM）：指经非手术或非组织学证实者；②外科评价分期（STNM）：指外科开胸探查和/或活检；③手术后病理分期（PTNM）：指有完整的切除标本及病理检查结果；④再治疗分期（RTNM）：治疗失败后再分期；⑤尸检分期（ATNM）：分期依据来自尸检。

| 知识点35：2009年第7版肺癌国际分期标准 | 副高：熟练掌握　正高：熟练掌握 |

2009年第7版肺癌国际分期标准

分　期	T	N	M
0	Tis	N_0	M_0
Ⅰ期			
Ⅰ A	T_1a, T_1b	N_0	M_0
Ⅰ B	T_2a	N_0	M_0
Ⅱ期			
Ⅱ A	T_2b	N_0	M_0
	T_1a, T_1b	N_1	M_0
	T_2a	N_1	M_0
Ⅱ B	T_2b	N_1	M_0
	T_3	N_0	M_0

续 表

分 期	T	N	M
Ⅲ期			
Ⅲ A	T_1a, T_2b		
	T_2a, T_2b	N_2	M_0
	T_3	$N_{1,2}$	M_0
	T_4	$N_{0,1}$	M_0
Ⅲ B	T_4	N_2	M_0
	任何T	N_3	M_0
Ⅳ期	任何T	任何N	M_1

知识点36：小细胞肺癌的治疗　　　　　副高：熟练掌握　　正高：熟练掌握

由于小细胞肺癌的生物学特性与其他组织学类型不同，仅有少数早期的患者首选手术治疗。诊断时局限期占1/3，广泛期占2/3。治疗的策略方面，化疗是最基础的治疗手段，放疗也起着"巩固治疗"的作用，目前化疗是广泛期的标准治疗，而化放疗联合是局限期的标准治疗。局限期患者，临床分期$T_1 \sim T_2/N_0M_0$者，可选择外科切除，完全切除后，若无淋巴结转移，辅助化疗4～6个周期，如有淋巴结转移者，进行化放疗。

知识点37：非小细胞肺癌的手术切除原则　　　　副高：熟练掌握　　正高：熟练掌握

非小细胞肺癌的手术切除原则包括：①在任一非急诊手术治疗前，应完成全面治疗计划的制订和必要的影像学检查；②强烈推荐由以肺癌外科手术为主要专业的胸部肿瘤外科医师来评估手术切除的可能性；③如身体状况允许，则行肺叶切除或全肺切除术；④如身体条件不允许，心肺功能储备差，则行局限性切除（首选肺段切除，或楔形切除）；⑤如患者的肿瘤能手术切除，又无肿瘤学及胸部手术原则的限制，电视辅助胸腔镜外科手术（VATS）被认为是一个选择；⑥N_1、N_2淋巴结切除后应标明位置（最少对3个N_2淋巴结进行取样或行淋巴结清扫）；⑦如解剖位置合适又能够做到切缘阴性，保留肺组织的解剖性切除术（袖状切除术）优于全肺切除术。

知识点38：肺癌化疗的适应证和禁忌证　　　　副高：熟练掌握　　正高：熟练掌握

（1）适应证：①SCLC患者（局限期、广泛期）；②Ⅰ～Ⅲ期NSCLC患者的术后辅助治疗；③非小细胞肺癌NSCLC患者；④晚期（Ⅲ B/ Ⅳ期）NSCLC患者综合治疗。

（2）禁忌证：患者一般情况差，不能耐受化疗者。

知识点39：辅助化疗方案 副高：熟练掌握 正高：熟练掌握

辅助化疗方案

顺铂75mg/m², d1（或总量分3天给予）	每28天重复，共化疗4周期
长春瑞滨25mg/m², d1、8	
顺铂100mg/m², d1	每28天重复，共化疗4周期
依托泊苷100mg/m², d1、3	
顺铂80mg/m², d1	每21天重复，共化疗4周期
吉西他滨1000mg/m², d1、8	
顺铂75mg/m², d1	每21天重复，共化疗4周期
多西他赛75mg/m², d1	

知识点40：存在其他合并症或不能耐受顺铂的患者的辅助化疗方案

副高：熟练掌握 正高：熟练掌握

存在其他合并症或不能耐受顺铂的患者的辅助化疗方案

吉西他滨1000mg/m², d1、8、15	每28天重复，共化疗4周期
卡铂AUC 5，d1	
紫杉醇200mg/m², d1	每21天重复，共化疗4周期
卡铂AUC 6，d1	
多西他赛75mg/m², d1	每21天重复，共化疗4周期
卡铂AUC 6，d1	
吉西他滨1000mg/m², d1、8	每21天重复，共化疗8周期
多西他赛85mg/m², d8	

知识点41：肺癌化放疗联合治疗的模式 副高：熟练掌握 正高：熟练掌握

目前化放疗联合治疗的模式有四种：①单放疗；②同步化放疗；③同步化放疗→巩固化疗；④序贯化放疗。

知识点42：肺癌同步化放疗的适应证 副高：熟练掌握 正高：熟练掌握

肺癌同步化放疗的适应证有：①不可切除的局部晚期NSCLC（包括Ⅲ$_A$、无胸腔积液的Ⅲ$_B$）；②可切除的局部晚期肺癌，因疾病原因或患者不愿接受手术者；③Ⅱ期T$_3$不宜切除；④手术后切缘阳性者。

知识点43：晚期或转移性NSCLC化疗原则　　　　副高：熟练掌握　正高：熟练掌握

晚期NSCLC包括Ⅲ_B伴胸腔、心包积液及Ⅳ期肺癌，均以姑息性化疗治疗为主。化疗原则包括：①依据分期、体重下降、体能评分（PS评分）、性别等在内的基线预后因素可预测生存；②与最佳支持治疗相比，含铂类的化疗方案可以延长生存期，改善症状控制，提高生活质量；③PS较好的患者，新药联合铂类化疗的疗效达到较稳定的水平：总有效率（ORR）≥25%，至疾病进展时间（TTP）为4～6个月，中位生存期（MST）为8～10个月，1年生存率为30%～40%，2年生存率为10%～15%；④PS较好的老年患者应给予适当治疗；⑤PS较差的任何患者都不能从化疗（细胞毒药物治疗）中获益。

知识点44：小细胞肺癌手术治疗的适应证　　　　副高：熟练掌握　正高：熟练掌握

SCLC手术治疗的适应证有：①病变局限于单个或单侧肺叶；②一般情况较好；③无系统脏器功能受损表现；④PET-CT（代谢/影像）未显示有转移灶，属真正SCLC早期（TNMⅠA和ⅠB）的患者。

知识点45：肺癌疗效判断标准　　　　　　　　　副高：掌握　正高：掌握

缓解标准、靶病灶评估。

（1）完全缓解（CR）：所有靶病灶消失，全部病理淋巴结（包括靶结节和非靶结节）短直径必须减少至＜10mm。

（2）部分缓解（PR）：靶病灶直径之和比基线水平减少至少30%。

（3）疾病进展（PD）：以整个实验研究过程中所有测量的靶病灶直径之和的最小值为参照，直径和相对增加至少20%（如果基线测量值最小就以基线值为参照）；除此之外，必须满足直径和的绝对值增加至少5mm（出现一个或多个新病灶也视为疾病进展）。

（4）疾病稳定（SD）：靶病灶减小的程度没达到PR，增加的程度也没达到PD水平，介于两者之间，研究时可以直径之和的最小值作为参考。

第二节　肺部良性肿瘤

知识点1：肺部良性肿瘤的概念　　　　　　　　副高：熟练掌握　正高：熟练掌握

肺部良性肿瘤是指生长于气管、支气管和肺实质内的良性肿瘤。有些良性肿瘤，其细胞分化和形态与正常细胞相似，生长缓慢、不转移；有些良性肿瘤实为低度恶性的肿瘤，并有相应的恶性临床表现；有些肺内病变虽然病理上无肿瘤表现，但其临床和影像学表现均与肿瘤类似，称为肿瘤样变，由于与良性肿瘤难以鉴别，国际肿瘤组织学分类方法已将此类病变归入良性肿瘤。

知识点2：肺良性肿瘤临床及影像学特点　　副高：熟练掌握　正高：熟练掌握

肺良性肿瘤临床及影像学特点

肿瘤部位	临床症状	影像学	支气管镜	治疗
气管内良性肿瘤	①可无症状 ②也可有胸闷、呼吸困难、哮喘样症状、刺激性干咳、咯血等，持续时间长，进展缓慢 ③若气管内径阻塞一半以上，可有进行性加重的呼吸困难、喘憋，进展较快	①胸片可见气管内阴影 ②确诊需CT	可发现肿物	①手术切除是根治方法 ②有时也可支气管镜下钳取或激光治疗
支气管内良性肿瘤	同侧肺部反复发作的感染、支气管扩张，肺内单侧哮鸣音、肺不张、阻塞性肺炎及代偿性肺过度通气，偶有咯血	胸片及CT往往不能发现肿瘤本身	①支气管镜活检可确诊 ②灌洗及刷检常阴性	①多数情况需手术 ②有时可支气管镜下钳取
肺实质良性肿瘤	多数无症状，常在体检时发现	绝大多数表现为肺内球形孤立病灶	支气管镜多阴性，PET或经皮肺活检可与恶性肿瘤鉴别	不能明确诊断或需与恶性肿瘤鉴别时，应尽早手术

知识点3：肺良性肿瘤的病理分类　　副高：熟练掌握　正高：熟练掌握

肺良性肿瘤的病理分类

表皮来源肿瘤	软组织来源肿瘤	其他
克拉细胞腺瘤	血管瘤	肺泡腺瘤
唾液腺腺瘤	软骨瘤	血管神经肌瘤
嗜酸性粒细胞腺瘤	纤维瘤	多形腺瘤
鳞状细胞乳头状瘤	纤维黏液瘤	肺脑（脊）膜瘤
	颗粒细胞肌母细胞瘤	肺副神经节瘤
	错构瘤	硬化性血管瘤
	平滑肌瘤	畸胎瘤
	脂肪瘤	
	肺内纤维瘤	
	神经鞘瘤	
	纤维神经瘤	
	肺透明变	
	肉芽肿	

知识点4：支气管乳头状瘤的类型 副高：熟练掌握 正高：熟练掌握

支气管乳头状瘤为少见病，其病因与慢性炎症可能有关，少数发生恶性变。本病可分3种类型：单发支气管乳头状瘤、支气管多发的鳞状乳头状瘤及炎性息肉。

知识点5：支气管乳头状瘤的病理组织学 副高：熟练掌握 正高：熟练掌握

病理组织学显示瘤细胞呈鳞状上皮细胞形。含有结缔组织基质，常常有大量淋巴细胞浸润，瘤表面完全被有纤毛或无纤毛的柱状上皮细胞或鳞状上皮细胞覆盖，也可夹杂多层间变鳞状上皮细胞及分化较好的鳞状上皮细胞，有时呈混合性乳头状瘤，伴有多形性支气管黏液囊性瘤。来自终末支气管或细支气管的瘤可以播散到邻近的肺泡腔，甚至肺泡腔内充满瘤细胞，或延伸至上皮层。

知识点6：支气管平滑肌瘤的概念 副高：熟练掌握 正高：熟练掌握

支气管平滑肌瘤是起源于支气管平滑肌、肺组织内血管壁的平滑肌和胚胎迷走的平滑肌组织的良性肿瘤。气管平滑肌瘤男性多于女性，以中年人多见。但肺平滑肌瘤多数发生于女性，肿瘤常位于肺周边。

知识点7：支气管平滑肌瘤的病理 副高：熟练掌握 正高：熟练掌握

支气管平滑肌瘤为腔内肿瘤，由支气管黏膜下肌层组织长出，向支气管腔内突出，呈息肉状，基底广，瘤体较小，直径1.3~2.5cm，很少达4cm。肿瘤外有包膜，呈灰白色圆形实性结节，中度硬。一般蒂不明显，偶有短蒂。切面呈灰白、粉红或灰红鱼肉样。瘤体球状或稍呈分叶状。

知识点8：支气管平滑肌瘤的临床表现 副高：熟练掌握 正高：熟练掌握

气管、支气管平滑肌瘤，位于气管、支气管或叶支气管的平滑肌瘤早期瘤体虽小，但可产生症状，如因肿瘤的刺激易出现咳嗽。当肿瘤增大，可表现为部分或完全性支气管阻塞症状，患者出现咳嗽加重，气短、局限性喘鸣，极易被误诊为支气管哮喘。上述喘鸣症状可因体位改变而诱发或消失，其他常见如发热、反复性肺炎等。可有咯血，甚至咯血量较多。

知识点9：支气管平滑肌瘤的实验室检查 副高：熟练掌握 正高：熟练掌握

（1）影像学表现：正侧位胸片能显示气管内的平滑肌瘤，向气管或支气管腔内突出，气管支气管断层及胸CT清楚显示平滑肌瘤的位置和大小。肺平滑肌瘤在胸片中呈现实质性肿物，边界清，质地均匀而致密，无空洞或钙化。当肿瘤压迫支气管时，可发生阻塞性肺炎及肺不张，阻塞的远端支气管呈扩张状态。

（2）支气管镜检查：气管及支气管平滑肌瘤在支气管镜下可见到肿瘤，经活组织病理检查即可得到确诊。

知识点10：肺平滑肌瘤与转移性良性平滑肌瘤的鉴别　　　　副高：熟练掌握　　正高：熟练掌握

肺平滑肌瘤需要与转移性良性平滑肌瘤鉴别，后者皆为女性，发病年龄30～74岁，80%患者既往有子宫纤维瘤或子宫平滑肌瘤病史，胸X线片呈多发小结节或两肺弥漫性多发结节，病灶进展缓慢。病理表现主要由平滑肌和结缔组织组成，细胞无异型或核分裂，有的病理学家认为这类病变是属于错构瘤或是多发性原发性肿瘤。多数认为是子宫肌瘤转移而致的，但它的组织学显示良性。目前，也有认为它可能是分化好的转移性平滑肌肉瘤，此瘤与雌激素和孕酮水平有关，当两激素水平增高，瘤体即增大。分娩后，两激素水平突然下降，瘤体也即缩小。闭经后，瘤体可趋于稳定。若患者仍处于卵巢功能期，宜行全子宫和双附件切除术。

知识点11：支气管软骨瘤的病理　　　　副高：熟练掌握　　正高：熟练掌握

软骨瘤呈椭圆形，可有分叶，质地较硬，包膜透明。瘤内有钙化，甚至骨化，生长非常缓慢。经纤维支气管镜活检，不易钳取组织。肿瘤切面呈灰白色，因有软骨，所以可见钙化，切开肿瘤时有摩擦感。显微镜下见肿瘤含有玻璃样软骨和纤维软骨组织，表面上皮覆盖，无腺体及其他组织。

知识点12：支气管软骨瘤的临床表现　　　　副高：熟练掌握　　正高：熟练掌握

支气管软骨瘤的临床症状多不明显，当肿瘤增大影响支气管分泌物引流时，可造成阻塞远端的肺组织继发性感染。非常罕见的软骨瘤患者具有Garney三联征，包括胃上皮样平滑肌瘤、肺软骨瘤和肾上腺外的嗜铬细胞瘤。某些病例只有其中两种组织。多数发生于30岁以下女性，男性只占10%。

知识点13：支气管软骨瘤的X线表现　　　　副高：熟练掌握　　正高：熟练掌握

支气管软骨瘤的X线胸片显示单个或多个圆形结节，边界清。它与错构瘤均可显示瘤内有钙化点，故难以鉴别，但后者还含有脂肪、淋巴、上皮或腺体样组织。

知识点14：肺纤维瘤的病理　　　　副高：熟练掌握　　正高：熟练掌握

肺纤维瘤呈白色块状，大小不等，肿块质硬，边缘光整，无包膜。肿块切面呈灰白色，有较多的胶原组织，呈漩涡状，主要由梭形纤维细胞及胶原束构成。纤维细胞核长，内有分布不均匀的染色质。肿瘤中央有明显的玻璃样变。

知识点15：肺纤维瘤的临床表现　　　　副高：熟练掌握　　正高：熟练掌握

肺纤维瘤以男性多见，好发年龄20～40岁，患者多无症状，常在X线胸片检查时偶尔发现，支气管腔内的纤维瘤可引起阻塞性肺炎或肺不张。

知识点16：肺纤维瘤的实验室检查　　　　副高：熟练掌握　　正高：熟练掌握

（1）胸部X线：显示肿物为圆形致密阴影，边缘整齐。

（2）胸CT：表现与胸片相似，肿物密度均匀，无分叶及毛刺，CT值为软组织密度（35～50Hu），增强CT扫描有轻度强化，少数纤维瘤可见砂粒状钙化。

（3）支气管镜显示：支气管腔内的纤维瘤，经支气管镜行肿物活检，病理可得到正确诊断。

（4）活检：肺内的肿瘤可行经皮肿物活检明确诊断，纤维瘤与肺平滑肌瘤、恶性纤维肉瘤在CT图像上难以鉴别，只有通过肿物病理活检后确诊。恶性纤维肉瘤在镜下细胞生长活跃，核分裂不规则，并有异形细胞增多。

知识点17：支气管脂肪瘤的病理　　　　副高：熟练掌握　　正高：熟练掌握

支气管脂肪瘤经常出现在大的支气管内，且较多见左侧主支气管及叶支气管，相对右侧少见。肉眼可见瘤体呈典型的脂肪瘤，质软，色淡黄，表面光滑，有薄的包膜，支气管内的瘤体较小，一般在3cm以内，肺脂肪瘤的瘤体较大，一般在3～6cm。脂肪瘤部分呈哑铃状生长，能穿透支气管壁，如息肉样充填于支气管腔内，并有蒂与支气管黏膜相连。由于脂肪瘤生长缓慢，正常的支气管壁逐渐衰退，肌肉萎缩，并为结缔组织替代。偶可见支气管脂肪瘤可完全充填于支气管内，形成支气管样的瘤。镜下见多数脂肪瘤为成熟的脂肪细胞组成。有少数纤维组织，可伴有黏液样变。

知识点18：支气管脂肪瘤的临床表现　　　　副高：熟练掌握　　正高：熟练掌握

多数支气管脂肪瘤无症状，而在体检或其他疾病胸部透视或摄片时被发现。当瘤周肺组织出现炎症时，可产生呼吸道的相应症状。一旦出现症状后，可持续数周至数十年。其症状与肿瘤部位、病史的长短、支气管阻塞程度有关。早期表现为干咳、气喘或胸闷，常被误以为慢性支气管炎。随着肿瘤的增大，可产生反复阻塞性肺炎，久之出现肺不张，支气管扩张，或肺实变。体检可发现有局限性哮鸣音。一般因脂肪瘤内缺乏血管，故不易引起咯血，如伴发炎症时，可出现血痰。位于主气道带蒂的脂肪瘤，有时在体位改变时，可突然完全阻塞气道，引起突发的呼吸衰竭而导致死亡。

知识点19：支气管脂肪瘤的实验室检查　　　　副高：熟练掌握　　正高：熟练掌握

（1）X线检查：支气管内脂肪瘤在常规的胸片检查往往不能显示，故可长期被延误诊断。直至瘤体增大，阻塞管腔，出现阻塞性肺炎、肺不张或全肺不张。气管、支气管断层片对支气管脂肪瘤诊断有帮助，可明确瘤的部位及阻塞程度。胸片显示肺实质脂肪瘤，边界清楚，光滑，密度均匀，阴影较淡，内可见肺纹理，此为脂肪瘤的特征性表现。

（2）胸CT：CT对肺实质的脂肪瘤诊断非常准确，常为孤立性结节，位于肺周边，肿物轮廓清楚，光整，极少分叶。并显示脂肪瘤的壁有纤维组织环绕，瘤中间有纤细的纤维索条分隔。当CT检查改变体位时，肿块形态有轻度改变。

（3）支气管镜检查：发生于较大支气管的脂肪瘤，支气管镜下显示息肉样肿物，表面光滑，色淡黄或灰黄，带蒂的肿物易活动。

知识点20：肺良性透明细胞瘤的病理　　　　　副高：熟练掌握　　正高：熟练掌握

肺良性透明细胞瘤瘤体多数在2~4cm。呈球形，色暗红或灰褐色，表面可有包膜，或包膜不完整或无包膜。瘤体与周围肺组织分界清楚，表面光滑、质韧，如橡皮样，切面似鱼肉，位于肺实质内的瘤体与大血管或支气管不相连通。光镜下见瘤细胞为均匀一致的大透明细胞，排列成腺泡或乳头状，多数呈小巢状或小岛样。胞质含有丰富的糖原，过碘酸雪夫（PAS）染色阳性。大透明细胞常被毛细血管包绕，瘤细胞可伸延至薄壁的血管窦中。在肿瘤周边及引流淋巴结区内可见非干酪样结节样肉芽肿。电镜下见瘤细胞有丰富清澈的胞质，内有游离及膜固着的糖原，因此，有"糖肿瘤"之称。

知识点21：肺良性透明细胞瘤的临床表现　　　副高：熟练掌握　　正高：熟练掌握

肺良性透明细胞瘤的发病年龄在30~70岁，男女无差别。症状轻微，如轻咳、少量痰，偶有血丝痰及咯血、胸痛、胸闷、乏力及发热等。

知识点22：肺良性透明细胞瘤的鉴别诊断　　　副高：熟练掌握　　正高：熟练掌握

（1）转移性癌：尤其肾癌肺转移。但转移性肾癌细胞胞质内有大量脂肪，游离的单颗粒糖原为少量，HMB-45阴性，细胞具有恶性细胞特点，故可鉴别。

（2）透明细胞癌：一般无膜固着糖原，电镜显示瘤细胞可能为分化差的腺癌或鳞癌，以此可与良性透明细胞瘤鉴别。

知识点23：肺错构瘤的病理　　　　　　　　　副高：熟练掌握　　正高：熟练掌握

肺错构瘤表现常呈圆形或椭圆形肿块，边界清，有轻度浅分叶，或有脐凹状，直径一般3cm左右。表面有完整包膜。瘤剖面呈灰白色，肿物质硬、有黏液和囊腔，主要组成成分有软骨细胞、腺体、平滑肌、脂肪、纤维组织及上皮组织，中心有胆固醇结晶、淋巴细胞浸润。钙化多在中心位置，分布均匀，似核桃肉状，肺实质内的错构瘤可呈分叶状，表面覆盖正常黏膜上皮，根部有细蒂与支气管膜状部相连。

知识点24：肺错构瘤的临床表现   副高：熟练掌握   正高：熟练掌握

肺内错构瘤一般无临床症状，常在体检时发现，肿瘤增大缓慢，少数患者有咳嗽、咳血痰和胸痛等症状。

位于气管、支气管内的错构瘤，随着瘤体的大小和部位不同，可具有不同的症状。气管内隆突部的错构瘤常有喘鸣。由于瘤体阻塞大的支气管，可产生严重的呼吸困难和发绀，常被误诊为哮喘，常因体位变化和分泌物梗阻，使上述症状加重。位于叶支气管、一侧主支气管的瘤，如有部分梗阻和狭窄可表现为慢性化脓症，呈反复发作性，日久引起继发支气管扩张、阻塞性肺炎及肺气肿。如完全梗死时，可发生肺不张、支气管扩张和严重感染。

知识点25：肺错构瘤的实验室检查   副高：熟练掌握   正高：熟练掌握

（1）胸部X线：瘤体X线呈现类圆形或椭圆形肿物，边缘清楚光滑，有浅分叶，直径多数在4cm以下，也有的在25～30cm，少数为多发。肿物密度不均匀，由于构成成分主要为软骨，因此，有弧形、环形及片状钙化，典型呈"爆米花"状或核桃肉样形态，但胸片仅10%具有典型的钙化。当肿瘤内脂肪成分多，可产生低密度区。肿物的大小长期稳定。支气管内的错构瘤在X线胸片上不易发现，常因支气管梗阻而发生阻塞性肺炎，支气管扩张和肺不张征象。

（2）CT表现：以薄层平扫或高分辨CT扫描为宜，层厚和间隔一般采用<3mm，诊断率可达50%以上。

（3）支气管镜检查：在支气管镜检查时，可直接见到瘤体，质地较硬，表面覆盖有正常黏膜，肿物周边黏膜正常，如肿物带蒂时，呈现活动性改变。

知识点26：肺错构瘤与结核瘤的鉴别   副高：熟练掌握   正高：熟练掌握

结核瘤常位于肺上叶尖后段或下叶背段，边缘光滑，密度可均匀或不均，内有钙化，病灶周围有散在的卫星灶。而错构瘤一般位于肺周边及低垂部分，当显示内有爆米花样钙化或脂肪时，可与结核瘤鉴别。但如无钙化及脂肪时，与结核瘤鉴别有一定困难。

知识点27：肺错构瘤与周围型肺癌的鉴别   副高：熟练掌握   正高：熟练掌握

肺错构瘤常呈孤立结节病灶，常无症状，故需与早期周围型肺癌鉴别。但肺癌常呈分叶状软组织肿物，周边有毛刺，钙化少见。而错构瘤周边光整，无毛刺，分叶浅，瘤内显示脂肪、钙化、软组织，故两者较易鉴别。

知识点28：肺炎性假瘤的病理　　　副高：熟练掌握　正高：熟练掌握

　　肺炎性假瘤常表现为单个孤立性病灶，呈球形或椭圆形，直径多数为5cm左右，范围1.2～16cm。肿物中等硬，无包膜，与周围正常组织分界清楚。切面呈灰白色，或黄色，或褐色。瘤多数位于肺内，可累及肺门及胸膜。炎性假瘤的病理组织学表现复杂，常含多种炎性细胞和间质细胞，病变周围通常发生成纤维细胞增殖，肉芽肿、淋巴细胞炎性反应、淋巴样增殖及肺泡纤维化。肺炎性假瘤多数为良性病变，但可发生恶变，显示为恶性纤维组织细胞瘤。

知识点29：肺炎性假瘤常见的组织学类型　　　副高：熟练掌握　正高：熟练掌握

　　肺炎性假瘤常见的组织学主要有4种类型：①乳头状增生型，肺泡上皮增生为主；②组织细胞和成纤维细胞增生为主型；③血管瘤样型，以血管和上皮乳头状增生为主；④淋巴瘤样型，以浆细胞增生为主。

知识点30：肺炎性假瘤的临床表现　　　副高：熟练掌握　正高：熟练掌握

　　肺炎性假瘤可发生于任何年龄，性别差异不大。50%以上患者无症状，但50%左右患者在病初有呼吸道感染症状，如咳嗽、咳血丝痰，也有患者表现为胸痛、发热、喘息、脓胸、气胸及呼吸困难。其他如关节痛、乏力及体重下降等。一般病程较长，数月至数年，有的长达16年。

知识点31：肺炎性假瘤的诊断　　　副高：熟练掌握　正高：熟练掌握

　　肺炎性假瘤主要依据X线检查，常表现为密度较低而均匀、边缘清楚及轮廓完整的球形阴影，约钱币大小，偶有钙化及空洞，少数为多发结节，多数位于肺的外周，可累及胸膜。部分病例的病灶可缓慢增大。病变也可累及肺门，引起支气管阻塞及发生肺不张。少数累及肋骨，可引起骨破坏。也有累及食管、纵隔、心包及胸椎。靠近胸壁的较大瘤灶，可经胸壁针吸、活检有助诊断。

第三节　肺部恶性肿瘤

知识点1：低度恶性肿瘤的种类　　　副高：熟练掌握　正高：熟练掌握

　　来源于气管、支气管上皮及腺体的瘤为低度恶性肿瘤，自1982年世界卫生组织（WHO）将其分为类癌、腺样囊性癌（圆柱瘤）、黏液表皮样癌。并将此三类瘤归属肺癌的分类。

知识点2：支气管类癌的病理　　　　　　　副高：熟练掌握　　正高：熟练掌握

支气管类癌好发于主支气管及其远端支气管和肺实质内，肿瘤直径为1.2～4cm，呈圆形，边界清楚，质地韧。瘤细胞具有神经内分泌瘤特点。胞质颗粒丰富，可分为典型和不典型两类，凡镜下检查具有下列一项或几项特征，为不典型类癌：①肿瘤细胞有丝分裂增多；②瘤细胞核呈不规则多形性，核大，胞质与胞核比例失常；③部分区域瘤细胞数量增多，排列不规则；④肿瘤内见到有坏死区。

知识点3：支气管类癌的临床表现　　　　　副高：熟练掌握　　正高：熟练掌握

支气管类癌发病以成年人多见，性别无差异。周围型类癌多无症状，仅在健康查体的胸部X线发现。若肿瘤位于气管及支气管，常因呼吸道不全梗阻有呼吸困难、气喘及喘鸣，常误为哮喘。伴反复肺感染或咯血，少数为大咯血。少数类癌伴有类癌综合征和库欣综合征。类癌综合征表现为皮肤潮红、腹泻、哮喘、心动过速、心瓣膜病和糙皮病。

知识点4：支气管类癌的诊断　　　　　　　副高：熟练掌握　　正高：熟练掌握

（1）X线表现：周围型类癌胸部X线表现为孤立结节，直径1.5～2cm。位于支气管腔内的类癌，常表现为远端肺组织有炎性改变。气管正侧位体层、气管分叉或支气管斜位体层可以清晰显示肿瘤的轮廓及位置。

（2）支气管镜检查：可显示瘤的部位，通过内镜活检提供病理诊断。但确诊率仅为50%左右，因向腔内生长的肿瘤表面常覆盖有完整的支气管黏膜上皮，因此，活检时仅能取到肿瘤的表浅组织，不能获得类癌阳性病理结果。

知识点5：腺样囊性癌的病理　　　　　　　副高：熟练掌握　　正高：熟练掌握

腺样囊性癌多发生于较大的气管，约50%发生于主气管，其余主要位于左右主支气管。并可沿气管支气管壁黏膜下层或神经鞘膜浸润生长，可侵犯邻近的组织和器官。瘤可向管腔内外生长，腔外部分病变较广泛。镜下见肿瘤呈筛状，即使转移至其他脏器时，也保持这种形态。

知识点6：腺样囊性癌的临床表现　　　　　副高：熟练掌握　　正高：熟练掌握

腺样囊性癌主要生长于气管、隆突部及大支气管，主要表现为喘鸣和吸气性呼吸困难。早期因肿瘤较小，一般无临床症状，偶有干咳，咳血丝痰。症状持续时间较长，进展极缓慢，长期被误诊为慢性支气管炎及支气管扩张并感染。当瘤体占管腔内径1/2以上时，可有较明显的高调喘鸣，呼吸困难，患侧反复发生肺部感染。此时病情恶化较快，因经常有喘息发作，又被误认为支气管哮喘或喘息持续状态，严重时可出现发绀，急性呼吸衰竭。

知识点7：腺样囊性癌的诊断　　　　　　　副高：熟练掌握　　正高：熟练掌握

腺样囊性癌胸部X线往往无异常发现，摄气管、支气管正侧位、斜位断层像及胸CT可发现气管或支气管内有占位性肿块。位于主支气管内的肿瘤，可发生患侧反复肺部炎症，或全肺不张。支气管镜检查可使患者早期获得确诊。

知识点8：黏液表皮样癌的临床表现　　　　副高：熟练掌握　　正高：熟练掌握

黏液表皮样癌的病变主要发生于主气道，故临床表现类似于腺样囊性癌，约20%患者无症状。主要表现为气道阻塞性症状，如反复肺炎、咯血、咳嗽、喘鸣及呼吸困难等，胸痛往往也是常见症状。病程可以很慢，自症状开始，平均可达5.5年。在确定诊断时，约27%患者有转移。

知识点9：大细胞神经内分泌癌的诊断标准　　副高：熟练掌握　　正高：熟练掌握

大细胞神经内分泌癌（LCNEC）根据以下标准诊断：①类器官筑巢，栅栏状神经内分泌形态结构；②高有丝分裂率，大于10核分裂$/2mm^2$；③非小细胞学特性，包括大细胞体积，低核/质比例，可见小核仁或不见核仁，含嗜酸性颗粒；④神经内分泌分化的免疫组织化学染色阳性（嗜铬粒蛋白、CD56或突触素）。

知识点10：肺黏膜相关淋巴样组织淋巴瘤的影像学表现
　　　　　　　　　　　　　　　　　　　　　副高：熟练掌握　　正高：熟练掌握

肺黏膜相关淋巴样组织淋巴瘤（MALT）的胸部X线及胸部CT表现有：①常见支气管充气征；②"肿瘤样"孤立结节，边缘较为清晰，部分可能有病灶中央支气管充气征或空泡征；③磨玻璃样改变。胸腔积液少见。

第十九章 间皮细胞瘤

| 知识点1：胸膜间皮瘤的分型 | 副高：熟练掌握 | 正高：熟练掌握 |

一般根据肿瘤生长方式和大体形态将胸膜间皮瘤分为局限性间皮瘤和弥漫性恶性胸膜间皮瘤（DMPM），前者来源于胸膜下组织，多属良性或低度恶性，后者来源于胸膜本身，几乎均为高度恶性。

| 知识点2：局限性胸膜间皮瘤的临床表现 | 副高：熟练掌握 | 正高：熟练掌握 |

局限性胸膜间皮瘤一般无症状，仅在X线检查时发现。有时会有胸痛、干咳、活动时气急及乏力等，胸腔积液少见。

| 知识点3：局限性胸膜间皮瘤的影像学表现 | 副高：熟练掌握 | 正高：熟练掌握 |

局限性胸膜间皮瘤胸部X线表现呈孤立的均匀一致的球状阴影，边缘清楚，偶有轻度分叶。位于肺外周，极少伴胸腔积液。若发生于叶间胸膜，则肿块长轴径与叶间裂走向一致。CT扫描能显示肿瘤的形态特征。

| 知识点4：局限性胸膜间皮瘤的诊断和鉴别诊断 | 副高：熟练掌握 | 正高：熟练掌握 |

局限性胸膜间皮瘤的临床及X线检查缺乏特征性，容易误诊为包裹性积液、结核球、胸壁和纵隔肿瘤等。其在B超或CT引导下经皮穿刺活检，或在胸腔镜直视下多处活检有确诊价值。

| 知识点5：恶性胸膜间皮瘤的概念 | 副高：熟练掌握 | 正高：熟练掌握 |

恶性间皮细胞瘤主要长在胸腔和腹腔。大多数间皮细胞瘤长在胸腔，称为"恶性胸膜间皮瘤"。一少部分长在腹腔，即"腹膜间皮瘤"。恶性胸膜间皮瘤是发生在胸膜和浆膜表面的具有侵袭性的恶性肿瘤。这可能与相关人群广泛暴露于石棉环境有关，这是恶性胸膜间皮瘤发病的高危因素。

| 知识点6：恶性胸膜间皮瘤的危险因素 | 副高：熟练掌握 | 正高：熟练掌握 |

恶性胸膜间皮瘤的危险因素有：①石棉，70%～80%恶性胸膜间皮瘤患者有石棉接触史。

恶性胸膜间皮瘤最初发生在壁层胸膜，而非脏层胸膜表面，最可能的机制是石棉纤维刺穿肺脏表面，在壁层胸膜的间皮细胞层不断来回刮擦，造成损伤、炎症和修复的过程；②猿病毒40（SV40），是一种DNA病毒，这种病毒是存在于人类和啮齿动物细胞内的一种强力的瘤源性病毒，可以阻断肿瘤抑制基因；③其他因素，包括接触其他自然纤维（如毛沸石、氟浅闪石）或是人造纤维（耐火陶瓷），此外，电离辐射也是需要考虑的因素。

知识点7：恶性胸膜间皮瘤的症状表现　　　副高：熟练掌握　正高：熟练掌握

（1）持续性胸痛：通常为非胸膜炎样疼痛，有时也可为胸膜炎样疼痛。与结核性胸膜炎不同，随着胸液量的增加胸痛逐渐加重。胸痛多为单侧，常放射到上腹部、肩部和双上肢。胸痛表现为钝性和弥漫性，有时也呈神经性。

（2）呼吸困难：是间皮瘤的另一个常见症状，在早期与胸腔积液有关，在后期主要与胸壁活动受到限制有关。

（3）其他常见症状：如发热、盗汗、咳嗽、乏力和消瘦等，咯血则很少见。

知识点8：恶性胸膜间皮瘤的体征表现　　　副高：熟练掌握　正高：熟练掌握

恶性胸膜间皮瘤的肺部体征主要与胸膜增厚和胸腔积液有关。胸部扩张受到限制，有的患者可出现胸壁包块，可以发生杵状指，但很少在就诊时出现颈部淋巴结肿大或远处转移相关的临床表现。

知识点9：恶性胸膜间皮瘤的影像学诊断　　　副高：熟练掌握　正高：熟练掌握

（1）常规胸部X线：可以发现胸腔积液，偶尔还发现胸膜肿块。患者最初表现为进行性增大的有包膜的肿块，或表现为范围广泛、分叶的基底位于胸膜的肿块，或者二者兼而有之。胸膜斑（良性胸膜纤维板）是指发生在壁层胸膜上的局限性纤维瘢痕斑块，提示曾有石棉暴露，但并非恶性胸膜间皮瘤的癌前病变。

（2）增强CT扫描：是评价恶性胸膜间皮瘤的常用检查手段。CT扫描常常表现为单纯的胸腔积液或基于胸膜的肿块，伴或不伴叶间胸膜的增厚。少部分患者可见胸壁受累，常见于人为介入之后。

知识点10：恶性胸膜间皮瘤的胸腔积液检查　　　副高：熟练掌握　正高：熟练掌握

恶性胸膜间皮瘤的胸腔积液检查可见：①多为血性，也可为黄色渗出液；②相对密度较高（1.020~1.028），非常黏稠，容易堵塞穿刺针头；③蛋白质含量高，葡萄糖和pH降低；④透明质酸和乳酸脱氢酶浓度较高；⑤细胞计数间皮细胞增多，中性和淋巴细胞无明显增高；⑥胸腔积液CYFRA21-1增高而癌胚抗原（CEA）不高对间皮瘤的诊断很有提示意义，而CYFRA21-1和CEA均增高或CEA单独增高提示间皮瘤的可能性小。

知识点11：恶性胸膜间皮瘤的诊断标准　　　　副高：熟练掌握　　正高：熟练掌握

恶性胸膜间皮瘤的诊断标准为：①可能有石棉接触史或其他致癌物接触史；②胸痛、呼吸困难、胸壁肿块、大量胸液、胸膜增厚或结节；③病理学上有恶性胸膜间皮细胞。

知识点12：恶性胸膜间皮瘤与结核性胸膜炎的鉴别诊断

　　　　　　　　　　　　　　　　　　　　　　　　副高：熟练掌握　　正高：熟练掌握

胸腔积液找结核杆菌、胸膜活检、结核菌素（PPD）皮肤试验和胸腔积液腺苷脱氢酶（ADA）可以帮助结核性胸膜炎的鉴别诊断。必要时可行胸膜活检或胸腔镜检查。临床上出现以下情况时，需要对诊断重新评价：①抗结核治疗后患者一般情况未见好转反而恶化，乏力、消瘦明显，胸部出现疼痛；②胸腔穿刺多次，胸腔内注射药物后，胸痛不但不缓解，反而进行性加重，胸腔积液进行性增多；③胸腔穿刺处出现包块，有明显触痛。

知识点13：恶性胸膜间皮瘤与间皮增生的鉴别诊断

　　　　　　　　　　　　　　　　　　　　　　　　副高：熟练掌握　　正高：熟练掌握

间皮细胞的反应性增生有时与间皮瘤在形态上难以区分。间皮细胞增生可导致形态上的异常，如单一或复杂的乳头状突起，胸膜表面间皮细胞聚集，有时还有有丝分裂相、不典型细胞增生、成簇间皮细胞陷夹于纤维组织。事实上，可能与体内其他部位上皮的癌前病变相似，间皮的不典型增生或许代表了一种癌前病变。良性增生性间皮细胞与恶性间皮细胞可通过一些特殊染色帮助鉴别。如bcl-2、p53、P-170糖蛋白和PDGF-R的链。

知识点14：上皮型间皮瘤和肺腺癌的鉴别诊断　　副高：熟练掌握　　正高：熟练掌握

上皮型间皮瘤和肺腺癌的鉴别诊断

上皮型间皮瘤	肺腺癌
细胞质含有糖原，没有淀粉酶抵抗的PAS阳性物质	糖原含量小，可包含淀粉酶抵抗的PAS阳性黏液
肿瘤细胞表面腺体奥辛蓝阳性有透明质酸	细胞内或细胞表面没有透明质酸
癌胚抗原（CEA）、LeuM1、BerEp4和AUA1阴性	CEA、LeuM1、BerEp4和AUA1阳性
阳性核染色（+），细胞角蛋白5/6和血栓调节素阳性	阴性核染色（+），细胞角蛋白5/6和血栓调节素阴性

知识点15：恶性胸膜间皮瘤外科治疗适应证　　副高：熟练掌握　　正高：熟练掌握

原先以手术切除瘤体是治疗本病的主要方法之一。多数研究者推荐60岁以下限于壁层胸膜的上皮型患者，无手术禁忌证时可行单纯胸膜切除术，术后加用化疗，能延长生存期。近来有人提出符合下列条件的患者可行外科治疗：①CT扫描显示单侧肿瘤能完全切除者；②预计术后$FEV_1 > 1L$/第1秒者；③无其他重要脏器疾病者可，可行胸膜外全肺切除术，术后化疗和/或放疗，延长生存时间。

知识点16：恶性间皮瘤的化疗方案		副高：熟练掌握　正高：熟练掌握

恶性间皮瘤的化疗方案

药　物	剂量及途径	时间及程序
培美曲塞	$500mg/m^2$ 静脉注射10分钟（配合地塞米松口服，−1、1、2天）	d1，q21d
顺铂	$75mg/m^2$静脉注射2小时	d1，q21d
叶酸	$350 \sim 1000\mu g$ po	qd，开始于PC前的1~3周，结束于PC后的3周
维生素B_{12}	$1000\mu g$ im	开始于PC前的1~3周，并每9周1次贯穿全疗程

第二十章 睡眠呼吸暂停低通气综合征

知识点1：SAHS的概念及分类　　　　副高：熟练掌握　正高：熟练掌握

睡眠呼吸暂停低通气综合征（SAHS）是多种原因引起的上气道阻塞和/或中枢性呼吸抑制，以睡眠中反复出现伴或不伴鼾声的呼吸变浅或暂停，及日间嗜睡、疲乏等为主要症状的常见睡眠呼吸疾病。临床上根据发生呼吸事件时有无上气道阻塞和中枢神经系统的影响，将SAHS分为阻塞性和中枢性两种类型，其中，阻塞性睡眠呼吸暂停低通气综合征（OSAHS）发病率远高于中枢性睡眠呼吸暂停低通气综合征（CSAHS）。

知识点2：SAHS患者白天的临床表现　　　　副高：熟练掌握　正高：熟练掌握

（1）嗜睡：最常见的症状，轻者表现为日间工作或学习时间困倦、嗜睡，严重时吃饭、与人谈话时即可入睡，甚至发生严重的后果，如驾车时打瞌睡导致交通事故。

（2）头晕乏力：由于夜间反复呼吸暂停、低氧血症，使睡眠连续性中断，醒觉次数增多，睡眠质量下降，常有程度不同的头晕、疲倦、乏力。

（3）精神行为异常：注意力不集中、精细操作能力下降、记忆力和判断力下降，症状严重时不能胜任工作，老年人可表现为痴呆。夜间低氧血症对大脑的损害以及睡眠结构的改变，尤其是深睡眠时相减少是主要的原因。

（4）头痛：常在清晨或夜间出现，隐痛多见，不剧烈，可持续1~2小时，有时需服止痛药才能缓解，与血压升高、颅内压及脑血流的变化有关。

（5）个性变化：烦躁、易激动、焦虑等，家庭和社会生活均受一定影响，由于与家庭成员和朋友情感逐渐疏远，可能出现抑郁症。

（6）性功能减退：约有10%的患者可出现性欲减退，甚至阳痿。

知识点3：SAHS患者夜间的临床表现　　　　副高：熟练掌握　正高：熟练掌握

（1）打鼾：是主要症状，鼾声不规则，高低不等，往往是鼾声-气流停止-喘气-鼾声交替出现，一般气流中断的时间为20~30秒，个别长达2分钟以上，此时患者可出现明显的发绀。

（2）呼吸暂停：75%的患者有呼吸暂停，呼吸暂停多随着喘气、憋醒或响亮的鼾声而终止。OSAHS患者有明显的胸腹矛盾呼吸。

（3）憋醒：呼吸暂停后忽然憋醒，常伴有翻身，四肢不自主运动甚至抽搐，或忽然坐起，感觉心悸、胸闷或心前区不适。

（4）多动不安：因低氧血症，患者夜间翻身、转动较频繁。

（5）多汗：出汗较多，以颈部、上胸部明显，与气道阻塞后呼吸用力和呼吸暂停导致的高碳酸血症有关。

（6）夜尿：部分患者诉夜间小便次数增多，个别出现遗尿。

（7）睡眠行为异常：表现为恐惧、惊叫、呓语、夜游、幻听等。

知识点4：SAHS主要危险因素的诊断　　　　　副高：熟练掌握　正高：熟练掌握

（1）肥胖：体重超过标准体重20%或以上，体重指数（BMI）≥25。

（2）年龄：成年后随年龄增长患病率增加；女性绝经期后患病者增多，70岁以后患病率趋于稳定。

（3）性别：生育期男性患病者明显多于女性。

（4）颈围：男性>43cm、女性>38cm者。

（5）上气道解剖异常：鼻腔阻塞（鼻中隔偏曲、鼻甲肥大、鼻息肉、鼻部肿瘤等），二度以上扁桃体肥大，软腭松弛下垂、腭垂过长过粗，咽腔狭窄、咽腔黏膜肥厚，舌体肥大、舌根后坠，下颌后缩、颞颌关节功能障碍及小颌畸形等。

（6）打鼾：肥胖家族史。

（7）长期大量饮酒和/或服用镇静催眠药物。

（8）长期重度吸烟。

（9）其他相关疾病：包括甲状腺功能低下、肢端肥大症、垂体功能减退、淀粉样变性、声带麻痹、小儿麻痹后遗症或其他神经肌肉疾患（如帕金森病）、长期胃食管反流等。

知识点5：SAHS便携式诊断仪监测　　　　　　副高：熟练掌握　正高：熟练掌握

便携式监测的指标大多数是多导睡眠图（PSG）监测中的部分指标进行组合，如单纯血氧饱和度监测、口鼻气流+血氧饱和度、口鼻气流+鼾声+血氧饱和度+胸腹运动等。适用于基层患者或睡眠实验室不能满足临床需要的医院，用来除外SAHS或初步筛查SAHS患者，也可应用于治疗前后对比及患者随访。

知识点6：整夜PSG监测的适用指征　　　　　　副高：熟练掌握　正高：熟练掌握

整夜PSG监测是诊断SAHS的"金标准"。包括二导脑电图（EEG）多采用C3A2和C4A1、二导眼电图（EOG）、下颌颏肌电图（EMG）、心电图（ECG）、口、鼻呼吸气流、胸腹呼吸运动、血氧饱和度、体位、鼾声、胫前肌EMG等。正规监测一般需要整夜不少于7小时的睡眠。其适用指征为：①临床上怀疑为SAHS者；②临床上其他症状体征支持患有OSAHS，如夜间哮喘、肺或神经肌肉疾患影响睡眠；③难以解释的白天低氧血症或红细胞增多症；④原因不明的夜间心律失常、夜间心绞痛、清晨高血压；⑤监测患者夜间睡眠时低氧程度，为氧疗提供客观依据；⑥评价各种治疗手段对SAHS的治疗效果；⑦诊断其他睡眠障碍性疾患。

知识点7：适用夜间分段PSG监测的情况　　　　副高：熟练掌握　正高：熟练掌握

夜间分段PSG监测是指同一晚上的前2～4小时进行PSG监测，之后进行2～4小时的持续气道正压通气（CPAP）治疗压力调定。其优点在于可减少检查和治疗时间及费用，只推荐在以下情况采用：①睡眠呼吸暂停低通气指数（AHI）>20次/小时，反复出现持续时间较长的睡眠呼吸暂停或低通气，伴有严重低氧血症；②因睡眠后期快动眼期（REM）睡眠增多；③当患者处于平卧位时，CPAP压力可以完全消除REM及非REM睡眠期的所有呼吸暂停、低通气及鼾声。如果不能满足以上条件，应进行整夜PSG监测并另选整夜时间进行CPAP压力调定。

知识点8：SAHS的临床分型　　　　副高：熟练掌握　正高：熟练掌握

大多数SAHS患者在7小时的睡眠监测中都会同时出现以下4种呼吸紊乱其中的几种：①阻塞型（OSA）：指鼻和口腔呼吸气流消失10秒或以上，但胸腹式呼吸努力仍然存在；②中枢型（CSA）：指鼻和口腔呼吸气流消失10秒或以上，胸腹式呼吸努力同时暂停；③混合型（MSA）：指一次呼吸暂停过程中，开始时出现CSA，继之出现OSA；④低通气型：睡眠中口鼻气流转基线水平降低≥30%并伴有SaO_2下降≥4%，持续时间≥10秒，或者口鼻气流转基线水平降低≥50%并伴有SaO_2下降≥3%，持续时间≥10秒。

知识点9：SAHS的病情分度　　　　副高：熟练掌握　正高：熟练掌握

根据AHI和夜间SaO_2值，将SAHS分为轻度、中度、重度，其中以AHI为主要判断标准，夜间最低SaO_2值作为参考指标。

SAHS的病情分度

	轻　度	中　度	重　度
嗜睡程度	无或轻度	有，但可自控	难以自控
AHI（每小时）	5～15	16～30	>30
最低SaO_2（%）	85～90	80～84	<80

知识点10：嗜睡的主观评价　　　　副高：熟练掌握　正高：熟练掌握

现多采用Epworth嗜睡评分表（ESS），主要对患者日常生活中8种状态下的嗜睡程度进行评分，四种状况对应得分为0、1分、2分、3分。根据总得分评价患者嗜睡严重程度，0～8分为正常，9～15分为嗜睡，16～24分为过度嗜睡。结合临床资料，ESS可初步判断SAHS及其严重程度。

Epworth嗜睡量表

在以下情况有无瞌睡的可能性	从不（0）	很少（1）	有时（2）	经常（3）
坐着阅读时				
看电视时				
在公共场所坐着不动时（如在剧场或开会）				
长时间坐车时中间不休息（超过1小时）				
坐着与人谈话时				
饭后休息时（未饮酒时）				
开车等红绿灯时				
下午静卧休息时				

　　知识点11：嗜睡的客观评价　　　　　　副高：熟练掌握　　正高：熟练掌握

　　（1）多次睡眠潜伏时间试验（MSLT）：测定白天睡眠，一般测5次，每次30分钟，间隔2小时，记录睡眠潜伏时间。成人正常平均值为10～20分钟，小于5分钟有病理意义。少数严重SAHS患者亦可有多次小睡潜伏时间缩短及偶见REM睡眠发作，其意义需结合PSG测定结果来解释。

　　（2）维持醒觉试验（MWT）：可定量分析患者保持清醒状态的时间，让患者坐于暗室，维持40分钟醒觉，每次间隔2小时，共测4次。

　　知识点12：SAHS的临床诊断　　　　　　副高：熟练掌握　　正高：熟练掌握

　　根据患者睡眠时打鼾伴呼吸暂停、白天嗜睡、身体肥胖、颈围粗及其他临床症状可做出临床初步诊断，如需确诊并了解可能的病因、类型以及病情的严重程度，则需进行相应的检查，如多导睡眠图等。

　　PSG监测是确诊SAHS的金标准，并能确定其类型及病情轻重。对确诊的SAHS常规进行耳鼻喉及口腔检查，可了解有无局部解剖和发育异常、增生和肿瘤等。头颅、颈部X线照片、CT和MRI测定口咽横截面积，可做狭窄的定位判断。对部分患者还可进行内分泌系统的测定等。

知识点13：引起成人白天嗜睡的常见原因　　副高：熟练掌握　正高：熟练掌握

引起成人白天嗜睡的常见原因

内　　因	外　　因	生物钟节律紊乱	其　　他
发作性睡病	睡眠习惯不好	时差	抑郁症
周期性嗜眠症	环境原因	倒班	酒精成瘾
原发性嗜睡症	睡眠不足	睡眠时相延迟	帕金森病
外伤后嗜睡	饮酒	睡眠不规律	
不宁腿综合征	服用镇静安眠药		
SAHS			

知识点14：SAHS与发作性睡病的鉴别诊断　　副高：熟练掌握　正高：熟练掌握

发作性睡病病因不清，其特点是伴有异常的睡眠倾向，包括白天过度嗜睡、猝倒，夜间睡眠不安、睡眠瘫痪和入睡前幻觉。症状出现的高峰年龄是15～25岁，第二次出现的高峰年龄是35～45岁。主要诊断依据为MSLT时异常的REM睡眠。鉴别时应注意询问发病年龄、主要症状及PSG监测的结果，同时应注意该病与SAHS合并发生的机会也很多，临床上不可漏诊。

知识点15：SAHS与不宁腿综合征和周期性腿动综合征的鉴别诊断
　　　　　　　　　　　　　　　　　　　　　　　副高：熟练掌握　正高：熟练掌握

不宁腿综合征和周期性腿动综合征患者主诉多为失眠或白天嗜睡，多伴有醒觉时的下肢感觉异常，PSG监测有典型的周期性腿动，每次持续0.5～5秒，每20～40秒出现1次，每次发作持续数分钟到数小时。通过详细向患者及同床睡眠者询问患者睡眠病史，结合查体和PSG监测结果可予以鉴别。

知识点16：SAHS与上气道阻力综合征的鉴别诊断
　　　　　　　　　　　　　　　　　　　　　　　副高：熟练掌握　正高：熟练掌握

上气道阻力综合征主要症状有白天嗜睡、睡眠打鼾等；PSG监测有反复而短暂的α脑电觉醒波，但并不伴有呼吸暂停/低通气及SaO_2的明显下降；食管压力监测显示有上气道阻力的不正常增加；主要见于中青年人，可能与机体对睡眠中上气道阻力增加的代偿能力有关。上气道阻力增加可能为SAHS病理变化的第一步，属于SAHS的代偿期，即二者可能为同一疾患的不同阶段。

知识点17：SAHS与单纯鼾症的鉴别诊断　　　副高：熟练掌握　正高：熟练掌握

单纯鼾症有明显的鼾声，PSG检查不符合上气道阻力综合征诊断，无呼吸暂停和低通气，无低氧血症。打鼾表明上气道有狭窄，呼吸暂停时气道则完全阻塞，打鼾可能是SAHS的早期阶段。

知识点18：SAHS手术治疗的目的和术式　　　副高：熟练掌握　正高：熟练掌握

SAHS手术治疗主要基于两个目的：①绕开睡眠时易发生阻塞的咽气道，建立第二呼吸通道；②针对不同的阻塞部位，去除解剖狭窄、扩大气道。主要术式有气管切开造口术，腭垂咽软腭成形术，扁桃体、腺样体切除术，鼻中隔偏曲矫正、鼻息肉摘除、鼻甲切除等鼻部手术，以及针对喉咽部解剖狭窄的手术如颌骨前徙术、舌骨悬吊术、舌成形术。

知识点19：SAHS对全身各系统脏器产生的危害及合并症

　　　副高：熟练掌握　正高：熟练掌握

（1）心血管系统：引起或加重高血压（晨起高血压），冠心病、夜间心绞痛、心肌梗死，夜间发生严重心律失常，如室性期前收缩、心动过速、房室传导阻滞，夜间反复发作左心衰竭，肺动脉高压、肺心病，猝死。

（2）神经精神系统：脑血栓、脑出血，癫痫发作，痴呆症，焦虑、抑郁，神经衰弱，语言混乱、行为怪异、性格变化、幻视、幻听。

（3）呼吸系统：呼吸衰竭，夜间哮喘，重叠综合征（OSAHS＋COPD）。

（4）内分泌系统：甲状腺功能低下，糖尿病，肢端肥大症，加重肥胖，小儿发育延迟，性功能障碍，代谢综合征。

（5）血液系统：继发性红细胞增多，血液黏滞度增高。

（6）其他：遗尿、蛋白尿，胃食管反流，重大交通事故。

第二十一章 呼吸衰竭

第一节 呼吸衰竭的发病机制和病理生理改变

知识点1：呼吸衰竭的发病机制	副高：熟练掌握 正高：熟练掌握

呼吸衰竭的发病机制主要涉及缺氧和 CO_2 潴留，其中 CO_2 潴留的发病主要与通气不足有关，而缺 O_2 还涉及通气/血流（V/Q）比值失调，弥散障碍等因素。

知识点2：V/Q比值失调造成缺氧的原因	副高：熟练掌握 正高：熟练掌握

在临床实践中，V/Q 比值失调除非是由严重通气不足引起，后果主要造成缺 O_2，而不引起 CO_2 潴留。其原因有：①缺 O_2 和 CO_2 潴留均刺激肺泡通气和增加血流，由于 CO_2 解离曲线和氧解离曲线的差别，V/Q > 0.8 的肺泡可排出更多的 CO_2；但无法摄取更多的 O_2；②静脉与动脉血氧和 CO_2 分压差分别为 60mmHg 和 6mmHg，相差悬殊。因此，静脉血分流进入动脉后，动脉血氧分压下降的幅度远较 CO_2 分压显著。

知识点3：缺氧对细胞代谢和电解质的影响	副高：熟练掌握 正高：熟练掌握

重度缺氧可抑制三羧酸循环、氧化磷酸化及相关酶的活动，进而影响细胞代谢所需能量。同时也产生大量乳酸，诱发代谢性酸中毒，并可与人体缓冲系统中的碳酸氢盐起作用，增加碳酸生成，升高组织 PCO_2，进一步恶化组织的代谢内环境。此外，由于氧化磷酸化过程受影响，不能利用其产生的能量与无机磷形成三磷腺苷，致使组织中无机磷不断蓄积，加重代谢性酸中毒。能量供应不足后，也可影响细胞离子泵和细胞离子交换功能。促进钠和氢离子进入细胞内，钾离子转移到细胞外，诱发细胞内酸中毒和细胞外高钾，加剧电解质和酸碱平衡紊乱。

知识点4：缺氧对中枢神经系统的影响	副高：熟练掌握 正高：熟练掌握

中枢神经系统对缺氧十分敏感，但依缺氧缓急和缺氧的程度而表现不同。急性缺氧对中枢神经系统的影响最大，如吸入纯氮迅速冲洗功能残气中的 O_2 造成组织无氧20秒后，即可出现昏迷和全身抽搐。轻度缺氧可仅表现为注意力不集中，智力减退，定向障碍。但随缺氧加重，对中枢神经系统的影响即变为明显。$PaO_2 < 50mmHg$ 时表现为烦躁不安、神志恍惚、

谵妄；$PaO_2 < 30mmHg$ 时，表现为神志丧失、昏迷；$PaO_2 < 20mmHg$ 时，即可产生不可逆性脑细胞损伤。但各部分脑组织对缺氧的敏感性并不一致，其中皮质神经元最为敏感。

缺氧可扩张脑血管，减少脑循环阻力、增加脑血流量，便于单位时间内向组织输送更多氧气代偿缺氧。缺氧还可引起脑组织水肿。

知识点5：缺氧对呼吸的影响	副高：熟练掌握　正高：熟练掌握

缺氧可通过颈动脉体、主动脉体的化学感受器反射性增加通气量，如果缺氧缓慢发生且缺氧程度不重，这种反射作用很迟钝。健康人吸入 O_2 浓度在12%~14%时，通气量无明显增加；吸入 O_2 浓度降为10%时，通气量可增加50%；吸入 O_2 浓度为5%时，通气量可增加3倍。然而当急性缺氧，PaO_2 迅速低于30mmHg时，反可直接抑制呼吸中枢，减少通气量。

知识点6：缺氧对循环的影响	副高：熟练掌握　正高：熟练掌握

心血管系统对缺氧十分敏感，可增加心率和每搏心排出量，升高血压。吸入氧浓度（FiO_2）降至15%时，心率即加快，FiO_2 低至8%时，心率可增快1倍。通常动脉血氧饱和度（SaO_2）>90%时，心脏每搏量无明显改变，SaO_2 降至83%时，心排出量开始增加，SaO_2 降至75%时，心排出量可增加近1倍。缺氧引起的各脏器血流改变中，心脏的变化最大。急性缺氧还可引起心律失常，甚至出现心室颤动或心搏骤停。缺氧还可引起肺动脉收缩和增加肺循环阻力（加上心排血量增加），诱发肺动脉高压加重右心负担，甚至发展成肺心病。

知识点7：缺氧对造血系统的影响	副高：熟练掌握　正高：熟练掌握

慢性缺氧可刺激肾脏产生红细胞生成因子，再作用于由肝脏生成的促红细胞生成素原转变为促红细胞生成素，刺激骨髓生成红细胞。红细胞增多后，有利于增加单位血液的携氧量（每克Hb携氧1.39ml）改善组织供氧。但在红细胞增多的同时，血液黏稠度也相应增加，会进一步加重肺循环和右心负担。

知识点8：缺氧对肝、肾功能的影响	副高：熟练掌握　正高：熟练掌握

缺氧可影响肝功能，表现为谷丙转氨酶升高，多为功能性改变，缺氧纠正后即可恢复正常。但严重缺氧时也可出现肝细胞坏死，甚至大面积坏死。轻度缺氧时，肾血流量、肾小球滤过率、钠和尿排量均有所增加，但当动脉血氧分压低于40mmHg时，肾血流量即开始减少，肾功能会受到明显抑制。

知识点9：CO_2 潴留对酸碱平衡的影响	副高：熟练掌握　正高：熟练掌握

健康人静息时，每天由肺排出的 CO_2 达15000mmol，几乎接近产生量，保持 $PaCO_2$ 近

40mmHg左右，同时，肾脏也调节体内最重要的缓冲系统HCO_3^-的水平与$PaCO_2$成20∶1的比值，保持pH 7.40左右。CO_2潴留后，伴随着体内PCO_2升高，与HCO_3^-的比值迅速发生变化，导致呼吸性酸中毒。如果能增加通气量迅速排出潴留的CO_2，数分钟即可使pH恢复正常。在慢性呼吸衰竭时，因CO_2潴留发展缓慢，肾脏能保留重要的碳酸氢盐、维持pH稳定。

| 知识点10：CO_2对中枢神经系统影响的阶段 | 副高：熟练掌握　正高：熟练掌握 |

CO_2对中枢神经系统的影响可分为3个阶段：①最初吸入CO_2直接抑制人脑皮质，降低皮质兴奋性；②进一步增加吸入气CO_2浓度后，对皮质下层的刺激作用加强，间接兴奋皮质；③更高浓度的CO_2会抑制皮质下层使动物完全处于麻醉状态。

| 知识点11：吸入气CO_2浓度与通气量的关系 | 副高：熟练掌握　正高：熟练掌握 |

吸入气CO_2浓度与通气量的关系

吸入气CO_2浓度（%）	增加的通气量
1	1L/min
4	增加至静息通气量1倍
5	增加至静息通气量4倍
7.5	增加至静息通气量7～8倍
10	增加至静息通气量10倍左右
>10	呼吸中枢被抑制，通气量迅速减少

| 知识点12：CO_2对呼吸的影响 | 副高：熟练掌握　正高：熟练掌握 |

动脉血CO_2可通过刺激位于延髓和颈动脉的化学感觉器影响通气量。吸入气体中CO_2增加至0.5%时，即可见到通气量变化，但超过10%后，呼吸中枢反被抑制。在通气反应中，颈动脉体的作用占1/3，延髓占2/3，但前者反应迅速敏捷，后者缓慢持久。

| 知识点13：CO_2潴留对循环系统的影响 | 副高：熟练掌握　正高：熟练掌握 |

增加吸入气中CO_2浓度，可一方面松弛血管平滑肌；另一方面通过刺激交感神经、收缩血管平滑肌，同时加快心率增加心排出量。CO_2也可由于刺激呼吸中枢加强吸气努力，增加胸腔负压和利于静脉回流，进一步增加心排出量。CO_2对全身血管平滑肌的作用存在分布性差异，表现为表浅毛细血管和静脉大多扩张，而部分内脏血管，如脾、肌肉血管大多收缩加

上心排血量增加，血压增加。但当CO_2潴留严重，pH明显降低后心排血量即减少，血压也开始下降。

知识点14: CO_2对肾功能的影响　　　　　　　副高：熟练掌握　　正高：熟练掌握

CO_2轻度潴留可扩张肾血管增加肾血流量、增加尿量。但如果发生代偿性呼吸酸中毒，pH明显下降时，可出现肾血管痉挛、肾血流量减少症状。$PaCO_2 > 65mmHg$时，肾血流量、尿量和尿钠排出即明显减少，HCO_3^-再吸收增加。

第二节　慢性呼吸衰竭

知识点1: 慢性呼吸衰竭的病因　　　　　　　　　副高：熟练掌握　　正高：熟练掌握

慢性呼吸衰竭是指呼吸功能的损害逐渐加重，较长时间后发展成的呼吸功能障碍。常见病因为支气管-肺疾病，如COPD、严重肺结核、肺间质纤维化、尘肺等。胸廓和神经肌肉病变（如胸部手术、外伤、广泛胸膜增厚、胸廓畸形、脊髓侧索硬化症等），也可导致慢性呼吸衰竭。根据血气分析结果可以明确诊断慢性呼吸衰竭。

知识点2: 慢性呼吸衰竭的临床表现　　　　　　　副高：熟练掌握　　正高：熟练掌握

（1）呼吸困难: COPD所致呼吸衰竭，病情较轻时常表现为呼吸困难伴呼气延长，严重时可发展为浅快呼吸。出现CO_2潴留，致使$PaCO_2$升高过快或发生CO_2麻醉时，患者可由呼吸过速转为浅慢呼吸或潮式呼吸，甚至呼吸停止。

（2）精神神经症状: 慢性呼吸衰竭时，由于CO_2潴留可随$PaCO_2$升高表现为先兴奋后抑制现象。兴奋症状包括失眠、烦躁、躁动、夜间失眠而白天嗜睡的昼夜颠倒现象。切忌用镇静或催眠药，以免加重CO_2潴留，发生肺性脑病，后者表现为神志淡漠、肌肉震颤或扑翼样震颤、间歇抽搐、昏睡，甚至昏迷等。亦可出现腱反射减弱或消失，锥体束征阳性等。

（3）循环系统表现: CO_2潴留可致外周体表静脉充盈、皮肤充血、温暖多汗、血压升高、心排血量增多甚至脉搏洪大。多数患者有心率加快，并可因脑血管扩张而产生搏动性头痛。

知识点3: 慢性呼吸衰竭的诊断　　　　　　　　　副高：熟练掌握　　正高：熟练掌握

慢性呼吸衰竭血气分析时发现$PaO_2 < 60mmHg$和/或$PaCO_2 > 50mmHg$。早期有低氧血症或伴高碳酸血症，但机体通过代偿适应，生理功能障碍和代谢紊乱较轻，仍保持一定的生活活动能力，动脉血气分析pH可在正常范围（7.35~7.45）。pH可反映机体的代偿状况，有助于对急性或慢性呼吸衰竭加以鉴别。

知识点4：慢性呼吸衰竭的治疗措施　　　　副高：熟练掌握　正高：熟练掌握

慢性呼吸衰竭的治疗措施包括纠正缺氧、抗感染治疗、机械通气、减轻右心负荷、纠正电解质失衡、纠正酸碱紊乱和使用呼吸兴奋药。

知识点5：无创通气的指征　　　　　　　　　　　副高：掌握　正高：掌握

现在无创通气使用指征比较宽泛，在慢阻肺呼衰患者中使用尤其普遍。如果患者呼吸、血压稳定，不存在呼吸道阻塞（消化道及呼吸道出血、呼吸道分泌物黏稠不易清除、误吸），不存在影响面罩通气的禁忌证（颜面外伤、畸形）等，均可应用无创机械通气。在慢阻肺急性加重患者，早期应用无创通气可以减轻呼吸肌疲劳，改善和纠正呼吸衰竭，避免插管及减少院内感染的发生。也可以用作拔管后的序贯通气治疗。面罩通气时选择大小合适的面罩，面罩压力一般不超过30cmH$_2$O，并防止漏气。压力自小开始，逐步加大，以利于患者较快适应面罩。

知识点6：慢性呼吸衰竭的抗感染治疗　　　　　副高：熟练掌握　正高：熟练掌握

慢性呼吸衰竭治疗时应参考既往抗生素使用史、病情轻重和感染类型（社区或院内感染）选药。社区感染可首选青霉素（或第1代头孢菌素）联合一种氨基糖苷类抗生素。院内感染可首选第3代头孢菌素和/或喹诺酮类抗生素。给药前即应收集痰液，分离培养病原菌和进行药敏试验，以便选择敏感抗生素，或根据治疗反应调换抗生素。但应避免滥用抗生素，以预防菌群失调和真菌感染。同时应加强呼吸道卫生。对于已建立人工气道的患者，应注意呼吸道护理，定期和按需吸引分泌物，翻身拍背，加强清洁和隔离措施，切断院内感染途径。

知识点7：设定呼吸机通气模式需注意的问题　　副高：熟练掌握　正高：熟练掌握

在设定呼吸机通气模式时应注意以下两点：①如果患者有一定自主呼吸能力，应选用部分通气模式，如同步间歇指令通气（SIMV）或压力支持通气（PSV）；②参考患者基础通气量设定较低的肺泡通气量，只要pH维持在正常范围内即可，而不追求将PaCO$_2$降至正常范围。

知识点8：减轻通气负荷的治疗　　　　　　　　副高：熟练掌握　正高：熟练掌握

为解除支气管痉挛可雾化吸入β$_2$受体激动剂和/或抗胆碱能药物。由于呼吸衰竭患者呼吸急促，常无法应用定量吸入剂，可选用β$_2$受体激动剂溶液（如1～2.5mg特布他林，沙丁胺醇等）雾化吸入。哮喘患者单用β$_2$受体激动剂即可取得很好疗效。COPD患者可同时应用β_2受体激动剂和抗胆碱能药物。临床上也可联合应用氨茶碱静脉滴注，但其治疗窗较窄（$10\sim20\mu g/ml$）致使有效与治疗血浓度很接近。应用前应了解用药史，已服用氨茶碱者应缓慢少量静滴，同时监测血茶碱浓度，避免中毒。

知识点9：纠正水电解质失衡的治疗　　　副高：熟练掌握　正高：熟练掌握

慢性呼吸衰竭可有多种电解质紊乱，如低氯、低钾、高钾、低钠、高钠、低镁等。①低氯与二氧化碳潴留后代偿性HCO_3增高和应用利尿药有关，可导致低氯性碱中毒，应补充氯化钾或其他含氯药物；高氯少见，常为高氯性代谢性酸中毒，纠正代谢性酸中毒后可纠正；②低钾多与饮食少或胃肠淤血影响吸收，以及应用利尿药和糖皮质激素有关，治疗时应注意去除病因同时补钾；③高钾与严重呼吸性酸中毒、脱水、输库存血和肾功能障碍有关，治疗主要为去除病因；④低钠血症多见于肺心病患者，进食少、应用利尿药、多汗及心源性肝硬化导致抗利尿激素分泌，补钠可取得明显疗效；⑤高钠少见，可见于哮喘重度发作致使呼吸道丧失水分较多，可补液纠正；⑥低镁常见原因为摄入不足，吸收不良和排泄过多，可补充硫酸镁纠正。

知识点10：慢阻肺呼衰支持治疗　　　　　　　　副高：掌握　正高：掌握

（1）氧疗：原则低浓度鼻导管吸氧，机械通气时可根据血气分析调整吸氧浓度，维持氧分压在60mmHg以上。

（2）气道通畅：无论是有创还是无创，保持气道通畅至关重要。鼓励患者咳嗽咳痰或经气管内吸痰。可应用祛痰药物。

（3）液体：量出为入，维持血流动力学稳定。部分呼衰患者合并右或左心衰，需要注意补液量不宜过多。

（4）营养：呼衰患者能量消耗较大，尽量经胃肠道营养，保证碳水化合物、氨基酸、维生素摄入。

（5）支气管舒张剂：以短效为主，可联合长效，病情稳定后以长效为主。短效药物包括异丙托溴铵、沙丁胺醇、特布他林等，以雾化为主。

（6）抗生素：根据感染情况和药物敏感试验来选择抗生素，一般$5\sim8$天。

（7）机械通气：无创或有创，主要是改善缺氧，排出CO_2，减轻呼吸肌疲劳。有创无创序贯的含义指有创通气后拔管后改为无创通气，可以减少有创通气的时间，减少院内感染的发生。

（8）治疗合并症和并发症：包括糖尿病、高血压的控制。

第三节　急性呼吸衰竭

知识点1：非肺损伤性急性呼吸衰竭的病因　　　副高：熟练掌握　正高：熟练掌握

非肺损伤性急性呼吸衰竭的病因包括严重呼吸系统感染、急性呼吸道阻塞、重度或危重哮喘、急性肺水肿、肺血管疾病、胸廓外伤或手术损伤、自发性气胸和急剧增加的胸腔积液，均可导致肺通气和/或换气障碍；急性颅内感染、颅脑外伤、脑血管病变（脑出血、脑梗死）等可直接或间接抑制呼吸中枢；脊髓灰质炎、重症肌无力、有机磷中毒及颈椎外伤等可损伤神经-肌肉传导系统，引起通气不足。

知识点2：非肺损伤性急性呼吸衰竭临床表现　　副高：熟练掌握　正高：熟练掌握

（1）精神神经症状：急性缺氧可诱发精神错乱、躁狂、昏迷、抽搐等症状。

（2）呼吸困难：较早出现，多数患者可有明显的呼吸困难，表现为频率、节律和幅度的改变。早期可为呼吸频率增快，病情加重时出现呼吸辅肌活动加强，如三凹征。中枢性疾病或中枢神经抑制性药物所致的呼吸衰竭，可仅表现为呼吸节律改变，如陈-施呼吸和比奥呼吸等。

（3）发绀：当动脉血氧饱和度低于90%时，可在口唇、指甲出现发绀，为缺氧的典型表现。红细胞增多者发绀更明显，贫血者发绀则不明显。严重休克引起末梢循环障碍的患者，即使动脉血氧分压正常，也可出现发绀。

（4）循环系统表现：多有心动过速的临床表现，严重低氧血症、酸中毒者可引起心肌损害，也可引起周围循环衰竭、血压下降、心律失常、心搏停止。

（5）消化和泌尿系统表现：部分患者可出现丙氨酸氨基转移酶与血浆尿素氮升高。少数患者可出现尿蛋白、红细胞和管型。由于胃肠道黏膜屏障功能损伤，可导致胃肠道黏膜充血水肿、糜烂渗血或应激性溃疡，甚至引起上消化道出血。

知识点3：非肺损伤性急性呼吸衰竭的诊断　　副高：熟练掌握　正高：熟练掌握

除原发疾病以及低氧血症和二氧化碳潴留导致的临床表现外，呼吸衰竭诊断主要依靠血气分析。$PaCO_2 > 50mmHg$、$PaO_2 < 60mmHg$ 即可确定诊断为呼吸衰竭。

知识点4：非肺损伤性急性呼吸衰竭保持气道通畅的方法　　副高：熟练掌握　正高：熟练掌握

非肺损伤性急性呼吸衰竭保持气道通畅的方法主要有：①若患者昏迷应使其处于仰卧位，头后仰，托起下颌并将口腔打开；②清除气道内分泌物及异物；③若以上方法不能奏效，必要时应建立人工气道，人工气道的建立方法有简便人工气道、气管插管、气管切开3种。简便人工气道主要有口咽通气道、鼻咽通气道和喉罩，是气管插管的临时替代方式，在病情危重不具备插管条件时应用，待病情允许后再行气管插管或切开。

知识点5：非肺损伤性急性呼吸衰竭患者使用无创机械通气的条件
副高：熟练掌握　　正高：熟练掌握

应用机械通气时首选无创机械通气。患者应具备以下基本条件：①清醒合作；②血流动力学稳定；③不需要气管插管保护（即无误吸、严重消化道出血、气道分泌物过多且排痰不利等）；④无影响使用鼻/面罩的面部创伤；⑤能耐受鼻/面罩。

知识点6：呼吸衰竭的分类
副高：熟练掌握　　正高：熟练掌握

（1）按动脉血气分析：呼吸衰竭分为两种类型：Ⅰ型呼吸衰竭（低氧血症型呼吸衰竭）：PaO_2低于60mmHg而$PaCO_2$正常或降低；Ⅱ型呼吸衰竭（高碳酸血症型呼吸衰竭）：PaO_2低于60mmHg且$PaCO_2$高于50mmHg。

（2）按呼吸衰竭的病理生理：可分为肺衰竭（直接影响气道、肺、间质、胸膜的病变引起）和泵衰竭（如影响呼吸中枢和呼吸肌肉及神经病变引起）两类。

（3）按呼吸衰竭的病程：分为急性呼吸衰竭（呼吸功能突然或迅速发生异常）和慢性呼吸衰竭（呼吸功能损害逐渐加重而发展为呼吸衰竭）。

知识点7：引起肺衰竭的疾病
副高：熟练掌握　　正高：熟练掌握

（1）呼吸道气流受限：①上呼吸道梗阻：喉头水肿、喉痉挛、异物、肿瘤、外伤、感染等；②广泛和严重的下呼吸道阻力增加：支气管哮喘严重发作、慢性支气管炎、阻塞性肺气肿和肺心病。

（2）肺实质疾病：①肺实质性疾病：严重肺部感染、毛细支气管炎、间质性肺疾病、肺水肿等引起的肺实质损伤；②急性呼吸窘迫综合征（ARDS）。

知识点8：引起泵衰竭的原因
副高：熟练掌握　　正高：熟练掌握

泵衰竭常见原因有：①呼吸肌疲劳或衰竭，气道阻力增加和肺顺应性降低导致呼吸肌过负荷；②胸廓和胸膜病变，严重气胸、大量胸腔积液、连枷胸、血胸、上腹部和胸部术后；③神经肌肉接头病变，重症肌无力、药物阻滞作用；④运动神经病变，脊髓损伤、脊髓灰质炎、吉兰-巴雷综合征、肌萎缩侧索硬化；⑤中枢神经系统抑制或功能紊乱，脑血管意外、脑炎、药物中毒、脑水肿、颅脑外伤。

知识点9：低氧血症的病理生理机制
副高：熟练掌握　　正高：熟练掌握

低氧血症的发病机制主要包括两类：①肺泡氧分压（PAO_2）下降；②静脉血掺杂（分流）增加。在许多低氧血症性呼吸衰竭患者中，这两种机制同时起作用。

低氧血症的发生机制

机　制	$PaCO_2$ 与 $PACO_2$	PAO_2	$P(A-a)O_2$	吸 100% 氧时 PO_2（mmHg）	病　例
肺泡 PAO_2 降低					
吸入 $PO_2\downarrow$	$\downarrow$	$\downarrow$	正常	>550	高原
通气不足	$\uparrow$	$\downarrow$	正常	>550	神经肌肉疾病、肥胖性低通气不足综合征、COPD
静脉血混合					
右向左分流	正常或降低	正常	升高	<550	ARDS、室间隔缺损
V/Q 失调	正常或降低	正常	升高	>550	肺炎、哮喘、COPD
弥散受限	正常或降低	正常	升高	>550	肺泡蛋白沉积症

1. $P(A-a)O_2$ 在呼吸室内空气条件下测得，正常值 <20mmHg。
2. 吸 100% 氧时测得的 PO_2 可对右向左分流和其他机制导致的低氧血症进行鉴别。
3. $P(A-a)O_2$ 用 PAO_2 计算得到

知识点 10：低氧血症中提示存在右向左分流的指征

　　　　　　　　　　　　　　　　　　　　　　副高：熟练掌握　　正高：熟练掌握

低氧血症中提示存在右向左分流的指征包括：①吸入空气时存在严重低氧血症且吸氧 PaO_2 改善不明显；②FiO_2 超过 0.6 才能达到可接受的 PaO_2；③吸纯氧时 PaO_2 低于 550mmHg。

知识点 11：低氧血症的临床表现　　　　　　副高：熟练掌握　　正高：熟练掌握

轻度低氧血症缺氧患者临床症状并不明显，部分患者可表现出活动后气短、心悸、血压升高等，中枢神经系统的表现有注意力不集中、智力减退及定向障碍。随着缺氧的加重，患者可出现呼吸困难、发绀、心率增快、出冷汗、头痛、烦躁不安、神志恍惚、谵妄，甚至出现昏迷。病情进一步加重会导致呼吸表浅、节律不规则或减慢，心搏减弱，血压下降，甚至呼吸心跳停止，最终导致死亡。

知识点 12：高碳酸血症的临床表现　　　　　副高：熟练掌握　　正高：熟练掌握

高碳酸血症早期表现为睡眠习惯的改变，晚上失眠，白天嗜睡，头痛，晚上加重，多汗，小腿肌肉不自主的抽动或震颤，或出现扑翼样震颤。$PaCO_2$ 进一步增高时，患者可表现出表情淡漠、意识模糊、昏睡、神志恍惚或狂躁多动，有寻衣摸床动作，眼球结膜充血、水肿、瞳孔缩小或忽大忽小，皮肤潮红，肢端多温暖红润，这可以掩盖循环衰竭现象，应予以注意。病情进一步加重，患者则进入半昏迷或深昏迷，部分患者可出现惊厥、抽搐以及其他神经系统症状。

知识点13：建立人工气道的情形　　　副高：熟练掌握　　正高：熟练掌握

凡是出现下列情况者，应尽早建立人工气道、进行机械通气：①意识障碍，呼吸不规则；②气道分泌物多、排痰障碍的患者；③呕吐误吸可能性大的患者，如球麻痹或腹胀呕吐者；④全身状况较差，极度疲乏者；⑤严重低氧血症和/或二氧化碳潴留达到危及生命的程度。

知识点14：呼吸机撤离的指征　　　副高：熟练掌握　　正高：熟练掌握

呼吸机撤离的指征为：患者清醒，精神及营养状态好，每分钟通气量<10L/min，潮气量≥10ml/kg，呼吸频率≤20次/分，FiO_2≥0.4时PaO_2≥8.0kPa、$PaCO_2$<6.67kPa等。但必须结合患者的基础病情和临床表现，选择恰当撤离时机。

知识点15：自主呼吸与呼吸机不协调的原因　　　副高：熟练掌握　　正高：熟练掌握

自主呼吸与呼吸机不协调的常见原因有：①痰液阻塞或连接管道漏气；②频繁咳嗽、咳痰、疼痛或恶心呕吐；③神志不清、烦躁不安；④呼吸机参数调整不当，通气量不足。

知识点16：通气量大小合适时的表现　　　副高：熟练掌握　　正高：熟练掌握

通气量大小合适时的表现有：①呼吸平稳，与呼吸机协调合拍，血压、脉搏趋于平稳，神志清楚者表现为安静，不清楚者逐步转为清醒；②胸腔部随呼吸起伏，两肺呼吸音适中；③血气分析：急性呼吸衰竭者逐渐恢复正常水平；慢性呼吸衰竭者逐渐达到急性发作前之水平；④现代呼吸机可检测呼出潮气量及通气量，并合理调整通气量提供可靠依据。

知识点17：机械通气的并发症　　　副高：熟练掌握　　正高：熟练掌握

机械通气的并发症：①通气不足；②通气过度；③低血压；④气压低；⑤继发感染；⑥气胸及纵隔气肿；⑦胃肠道并发症，如胃肠道充气、膨胀及胃扩张等。

知识点18：氧疗的副作用　　　副高：熟练掌握　　正高：熟练掌握

氧对机体的危害有：①吸收性肺不张、气道有阻塞时吸入高浓度的氧，远端气体很易被吸收而发生肺泡萎陷；②氧中毒，在肺部的表现可引起急性肺损伤，类似ARDS样改变，还可累及中枢神经系统、红细胞生成系统、内分泌系统及视网膜。

第二十二章 急性呼吸窘迫综合征

知识点1：ALI/ARDS的概念　　　　　　　　副高：熟练掌握　正高：熟练掌握

急性呼吸窘迫综合征（ALI/ARDS）是指在严重感染、休克、创伤及烧伤等疾病过程中，肺毛细血管内皮细胞和肺泡上皮细胞炎症性损伤造成弥漫性肺泡损伤，导致的急性低氧性呼吸功能不全或衰竭。两者的病因、发病机制均相同，不过是同一综合征的病情程度不同，所以以往称为急性肺损伤与急性呼吸窘迫综合征（ALI/ARDS）。临床表现多呈急性起病，呼吸窘迫以及难以用常规氧疗纠正的低氧血症等。目前，国际上多采用"柏林定义"对ARDS做出诊断及严重程度分层，并需与全种疾病进行鉴别诊断。

知识点2：引起ARDS直接性损伤的原因　　　副高：熟练掌握　正高：熟练掌握

引起ARDS直接性损伤的原因有：①误吸：吸入胃内容物、毒气、烟雾、溺水、氧中毒等；②弥漫性肺部感染：细菌、病毒、真菌及肺孢子菌感染等；③肺钝挫伤；④肺手术：肺移植后、肺部分切除术后；⑤肺栓塞：脂肪栓塞、羊水栓塞、血栓栓塞等；⑥放射性肺损伤。

知识点3：引起ARDS间接性损伤的原因　　　副高：熟练掌握　正高：熟练掌握

引起ARDS间接性损伤的原因有：①休克：低血容量性、感染性、心源性、超敏性休克；②严重的非胸部创伤：头部伤、骨折、烧伤等；③急诊复苏导致高灌注状态；④代谢紊乱：急性重症胰腺炎、糖尿病酮症酸中毒、尿毒症等；⑤血液学紊乱：弥散性血管内凝血（DIC）、体外循环、血液透析、大量输血；⑥药物：海洛因、美散痛、噻嗪类、水杨酸盐类、巴比妥类催眠剂等；⑦神经源性因素：脑干或下丘脑损伤、颅内压升高等；⑧妇产科疾病：妊娠高血压综合征、子宫肿瘤、死胎。

知识点4：感染、创伤导致ARDS等器官功能损害的发展过程表现
　　　　　　　　　　　　　　　　　　　　　　副高：熟练掌握　正高：熟练掌握

感染、创伤导致ARDS等器官功能损害的发展过程表现为两种极端：①大量炎症介质释放入循环，刺激炎症介质瀑布样释放，而内源性抗炎介质又不足以抵消其作用，结果导致全身炎症反应综合征（SIRS）；②内源性抗炎介质释放过多，结果导致代偿性炎症反应综合征（CARS）。

| 知识点5：ARDS的相关危险因素 | 副高：熟练掌握　正高：熟练掌握 |

ARDS的相关危险因素有：①感染：包括细菌（多为革兰阴性需氧杆菌和金黄色葡萄球菌）、真菌、病毒、分枝杆菌、立克次体；②吸入：包括胃酸、溺水、碳氢化合物和腐蚀性液体；③创伤（通常伴有休克或多次输血）：包括软组织撕裂、烧伤、头部创伤、肺挫伤、脂肪栓塞；④药物和化学品：包括阿片制剂、水杨酸盐、百草枯（除草剂）、三聚乙醛（副醛，催眠药）、氯乙基戊烯炔醇（镇静药）、秋水仙碱、三环类抗抑郁药；⑤DIC：包括血栓性血小板减少性紫癜（TTP）、溶血尿毒综合征、其他血管炎性综合征、热射病；⑥胰腺炎；⑦吸入：包括来自易燃物的烟雾、气体（NO_2、NH_3、Cl_2、镉、光气、O_2）；⑧代谢性疾病：包括酮症酸中毒、尿毒症；⑨其他：包括羊水栓塞、妊娠物滞留体内、子痫、蛛网膜或颅内出血、白细胞凝集反应、反复输血、心肺分流。

| 知识点6：ARDS的病理基础 | 副高：熟练掌握　正高：熟练掌握 |

ARDS的病理基础主要是肺内炎症细胞（如中性粒细胞、巨噬细胞）为主导的肺内炎症反应失控导致的肺泡毛细血管膜损伤而形成肺毛细血管通透性增高肺水肿。

| 知识点7：ARDS的病理特征 | 副高：熟练掌握　正高：熟练掌握 |

ARDS的病理特征为肺微血管通透性增高而导致的肺泡渗出液中富含蛋白质的肺水肿和表面活性物质的异常。首先出现在相关肺区域的局灶性肺泡水肿和肺泡萎陷逐渐增多，并向全肺蔓延。肺组织的水肿和肺泡萎陷导致了肺内分流，造成了严重的低氧血症和呼吸窘迫，赋予临床特征。

| 知识点8：ARDS的临床表现 | 副高：熟练掌握　正高：熟练掌握 |

ARDS的临床表现为：①发病迅速，通常在受到致病因素攻击后12~48小时发病，偶有长达5天者；②呼吸窘迫，是最常见的症状，主要表现为气急和呼吸次数增加，也常见到呼吸类型改变，主要表现为呼吸加快或潮气量变化，病变越严重这一改变越明显，甚至伴有吸气时鼻翼扇动、锁骨上窝及胸骨上窝和肋间隙凹陷等呼吸困难体征；③难以纠正的低氧血症，在潜伏期表现为动脉血氧分压降低，到肺损伤期后，随着肺泡上皮和毛细血管内皮损伤的加重，将出现难以纠正的低氧血症；④死腔/潮气比值增加，在ARDS发病早期，肺死腔/潮气（V_D/V_T）比值不断增加。$V_D/V_T \geq 0.60$时可能与更严重的肺损伤相关，死亡患者的V_D/V_T比值比存活患者的要高；⑤重力依赖性影像学改变，在ARDS早期，呈非重力依赖性影像学变化。随着病程进展，由于重力依赖性作用，渗出液易坠积在下垂的肺区域（仰卧时，主要在背部），HRCT可发现肺部斑片状阴影主要位于下垂肺区。

知识点9: ARDS的影像学检查　　　　副高：熟练掌握　正高：熟练掌握

（1）X线胸片：早期X线胸片常为阴性，进而出现肺纹理增加和斑片状阴影，后期为大片实变阴影，并可见支气管充气征。ARDS的X线改变常较临床症状延迟4~24小时，而且受治疗干预的影响很大。为纠正休克而大量液体复苏时，常使肺水肿加重，X线胸片上斑片状阴影增加，而加强利尿使肺水肿减轻，阴影减少。机械通气，特别是呼气末正压（PEEP）和其他提高平均气道压力的手段，也增加肺充气程度，使胸片上阴影减少，但气体交换异常并不一定缓解。

（2）CT扫描：与正位胸片相比，CT扫描能更准确地反映病变肺区域的大小。通过病变范围可较准确的判定气体交换和肺顺应性病变的程度。另外，CT扫描可发现气压伤及小灶性的肺部感染。

知识点10: 肺气体交换障碍的监测　　　　副高：熟练掌握　正高：熟练掌握

ARDS早期至急性呼吸衰竭期，常表现为呼吸性碱中毒和不同程度的低氧血症，肺泡-动脉氧分压差 [（A-a）DO_2] 升高，高于35mmHg。由于肺内分流增加（>10%），通过常规氧疗，低氧血症往往难以纠正。对于肺损伤恶化、低氧血症进行性加重而实施机械通气的患者，PaO_2/FiO_2进行性下降，该指标也常常用于肺损伤的评分系统。ARDS患者的换气功能障碍还表现为死腔通气增加，在ARDS后期往往表现为动脉二氧化碳分压升高。

知识点11: 肺力学监测　　　　副高：熟练掌握　正高：熟练掌握

肺力学监测是反映肺机械特征改变的重要手段，可通过床边呼吸功能监测仪监测。主要改变包括顺应性降低和气道阻力增加等。

知识点12: 肺功能检测　　　　副高：熟练掌握　正高：熟练掌握

肺容量和肺活量、功能残气量（FRC）和残气量均减少；呼吸死腔增加，死腔/潮气（V_D/V_T）>0.5；静-动脉分流量增加。

知识点13: 血流动力学监测　　　　副高：熟练掌握　正高：熟练掌握

血流动力学监测对ARDS的诊断和治疗具有重要意义。ARDS的血流动力学常表现为肺毛细血管楔压正常或降低。监测肺毛细血管楔压，有助于与心源性肺水肿的鉴别，也可直接指导ARDS的液体治疗，避免输液过多或容量不足。

　　支气管灌洗及保护性支气管刷片是诊断肺部感染及细菌学调查的重要手段，ARDS患者肺泡灌洗液的检查常可发现中性粒细胞明显增高（非特异性改变），可高达80%（正常<5%）。肺泡灌洗液发现大量嗜酸性粒细胞，对诊断和治疗有指导价值。

　　肺泡毛细血管屏障功能受损是ARDS的重要特征。肺泡灌洗液中蛋白含量与血浆蛋白含量之比>0.7，应考虑ARDS，而心源性肺水肿的比值<0.6。血管外肺水增加也是肺泡毛细血管屏障受损的表现。肺血管外含水量测定可用来判断肺水肿的程度、转归和疗效，目前用热燃料示踪剂稀释法测定。正常人血管外肺水含量不超过500ml，ARDS患者的血管外肺水可增加到3000～4000ml。

　　目前，临床上广泛应用的为1992年欧美ARDS联席会议提出的诊断标准。ALI需满足：①急性起病；②$PaO_2/FiO_2 \leqslant 300mmHg$（不管PEEP水平）；③正位X线胸片显示双肺均有斑片状阴影；④肺动脉楔压（PAWP）$\leqslant 18mmHg$，或无左心房压力增高的临床证据。

　　诊断ARDS除要满足上述ALI的诊断标准外，PaO_2/FiO_2需$\leqslant 200mmHg$，反映了肺损伤处于更严重的程度。

　　2012年发表在JAMA上的ARDS柏林定义取消了ALI命名，ALI和ARDS为同一疾病过程中的两个阶段，ALI代表早期和病情相对较轻的阶段，ARDS代表后期病情较严重的阶段，故取消了ALI命名，统称为ARDS，原ALI相当于现在的轻度ARDS。

　　根据ARDS柏林定义，满足以下4项条件方可诊断ARDS。

　　（1）明确诱因下1周内出现的急性或进展性呼吸困难。

　　（2）胸部X线平片/胸部CT显示双肺浸润性病变，不能完全用胸腔积液、肺叶/全肺不张或结节影解释。

　　（3）呼吸衰竭不能完全用心力衰竭和液体负荷过重解释。如果临床没有危险因素，需用客观检查（如超声心动图）来评价心源性肺水肿。

　　（4）低氧血症：根据PaO_2/FiO_2确立ARDS诊断，按其严重程度分为轻、中和重度。上述氧合指数中PaO_2是在机械通气参数PEEP/CPAP不低于$5cmH_2O$的条件下测得；所在地海拔超过1000m时，需对PaO_2/FiO_2进行校正，校正后的$PaO_2/FiO_2 =（PaO_2/FiO_2）\times（$所在地大气压值/760）。

轻度：$200mmHg < PaO_2/FiO_2 \leq 300mmHg$。

中度：$100mmHg < PaO_2/FiO_2 \leq 200mmHg$。

重度：$PaO_2/FiO_2 \leq 100mmHg$。

知识点18：ARDS与心源性肺水肿的鉴别　　　副高：熟练掌握　正高：熟练掌握

ARDS需要与心源性肺水肿进行鉴别诊断。后者常见于各种原因引起的左心功能不全，如瓣膜性、高血压性、冠状动脉硬化性心脏病、心肌炎和心肌病等，其病理生理基础是由于左心功能衰竭，导致肺循环流体静压升高，液体渗出肺毛细血管，鉴于这一特点，水肿液中蛋白含量不高。而ARDS是因肺泡-毛细血管膜损伤，通透性增加，水肿液中蛋白含量较高。根据病史、病理生理基础、临床表现，结合影像学检查、血气分析及酶学检查等，鉴别诊断多不困难。当心源性肺水肿患者进行常规强心、利尿和扩血管治疗后，如加大吸入氧浓度仍不能纠正低氧血症，应考虑ARDS的可能。

知识点19：ARDS与急性肺栓塞的鉴别　　　副高：熟练掌握　正高：熟练掌握

ARDS需要与急性肺栓塞进行鉴别诊断。因各种原因（如下肢静脉血栓脱落、脂肪栓塞）等导致的急性肺栓塞的患者也可以出现急性突然起病、呼吸急促、发绀、咯血等临床表现，血气分析示严重的低氧血症和低二氧化碳血症，这与ARDS较为相似。但是急性肺栓塞患者多有深静脉血栓形成、肿瘤、羊水栓塞等病史，多有较剧烈的胸痛、发热等症状，查体可发现心动过速、肺部湿性啰音、胸膜摩擦音或胸腔积液等体征，而且多集中在患侧肺，以及肺动脉第二心音亢进伴分裂和黄疸等；典型的心电图表现有 I 导联S波加深、Ⅲ导联Q波变大、T波倒置（即$S_1Q_{\text{Ⅲ}}T_{\text{Ⅲ}}$改变）；CT增强扫描可发现患侧肺动脉分支有充盈缺损及典型的楔形阴影。选择性肺动脉造影、肺核素扫描可帮助确定诊断。

知识点20：ARDS的治疗原则　　　副高：熟练掌握　正高：熟练掌握

目前尚无有效的方法终止ARDS的炎症性肺损伤，也无修复肺损伤的药物应用于临床，可应用的治疗原则主要为去除病因、抗感染、改善氧合和组织氧供，纠正水、电解质紊乱和酸碱失衡以及支持治疗，为肺损伤自然修复争取时间。

知识点21：ARDS改善气体交换的治疗　　　副高：熟练掌握　正高：熟练掌握

（1）增加吸氧浓度：对分流量较大的患者，单纯增加FiO_2是不够的。因其低氧血症是肺泡内渗出和肺不张所引起的分流样效应，需应用机械通气加PEEP。

（2）机械通气：使用PEEP可改善ARDS的氧合，允许减少吸氧浓度。其机制是增加功能残气量，使萎陷的肺泡重新启用。

知识点22：机械通气治疗　　　　　　　　　　　　副高：掌握　正高：掌握

诊断ARDS后除部分轻症患者早期可采用无创通气治疗密切观察外，重症患者建议直接气管插管机械通气，采用保护性肺通气策略，适当镇静和镇痛治疗。采用小潮气量（6~8ml/kg）通气，可由8ml/kg开始，逐步降至6ml/kg，PEEP自5cmH$_2$O开始逐步增加，调节PEEP与吸氧浓度，维持氧分压55~80mmHg的最低PEEP和吸氧浓度，一般氧合指数<200的患者建议采用高PEEP；而氧合指数>200患者，不建议采用高PEEP。PEEP大小的选择有多种，可根据氧合进行滴定，用最小PEEP达到PaO$_2$至少60mmHg。也有人采用压力容积曲线的拐点上方2cmH$_2$O。PEEP设置至少5cmH$_2$O，一般10~15cmH$_2$O，部分患者可达20~25cmH$_2$O。气道平均压力控制在30cmH$_2$O以下水平。

第二十三章 弥漫性泛细支气管炎

知识点1：弥漫性泛细支气管炎的概念　　　　副高：熟练掌握　正高：熟练掌握

弥漫性泛细支气管炎（DPB）是以两肺弥漫性呼吸性细支气管及其周围的慢性炎症为特征的气道疾病。因DPB炎症病变广泛累及双肺，故称为"弥漫性"，而"泛"是指病变累及呼吸性细支气管的"全层"及波及其周围组织。是一种严重的进行性细支气管炎。它会导致严重的发炎和终端细支气管出现类似结节的病灶、慢性鼻窦炎，以及多痰的剧烈咳嗽。

知识点2：DPB的病因　　　　　　　　　　　副高：熟练掌握　正高：熟练掌握

DPB的病因至今不明。其发病可能与以下因素有关：人种特异性及遗传因素、慢性气道炎症、免疫系统功能障碍、慢性气道感染机制等。

知识点3：与免疫系统功能障碍有关的因素　　　副高：熟练掌握　正高：熟练掌握

以下因素提示DPB可能与免疫系统功能障碍有关：①血冷凝集试验效价升高以及部分患者IgA增高；②病理检查显示呼吸性细支气管区域主要为淋巴细胞、浆细胞浸润和聚集；③DPB患者BALF中CD8淋巴细胞总数增高；④部分DPB患者与类风湿关节炎、成人T淋巴细胞白血病、非霍奇金淋巴瘤等并存。

知识点4：DPB的病理　　　　　　　　　　　副高：熟练掌握　正高：熟练掌握

（1）肉眼所见：DPB的肺脏表面及切面可见弥漫性分布的浅黄色小结节，结节大小较均匀，直径2~8mm，位于呼吸性细支气管区域，以两肺下叶多见。通常显示肺脏过度充气。

（2）镜下所见：DPB的病理学特点是双肺弥漫性分布的以呼吸细支气管为中心的细支气管炎及细支气管周围炎，病变累及呼吸性细支气管全层。典型病例在呼吸性细支气管区域有淋巴细胞、浆细胞、组织细胞等细胞浸润，常伴有淋巴滤泡的形成以及在呼吸性细支气管壁全层及其周围的肺泡管及肺泡间质可见泡沫细胞聚集，可导致呼吸性细支气管壁增厚、管腔狭窄。在DPB病情进展期可见肉芽组织充填于呼吸性细支气管腔内，导致管壁狭窄或闭塞、继发性细支气管扩张和末梢气腔的过度充气。

知识点5：DPB的临床表现　　　　　　　副高：熟练掌握　正高：熟练掌握

（1）症状：本病常隐匿缓慢发病。主要表现为三大症状：持续性咳嗽、咳痰、活动时呼吸困难。首发症状常为咳嗽、咳痰，逐渐出现活动时呼吸困难。患者常在疾病早期反复合并有下呼吸道感染，咳大量脓性痰，而且痰量异常增多。部分患者可有体重减轻。

（2）体征：胸部听诊多为双下肺间断性湿啰音，以水泡音为主，有时可闻及干啰音或捻发音，啰音的多少主要取决于支气管扩张及气道感染等病变的程度。排痰或经抗生素治疗后，啰音可减少。部分患者因存在支气管扩张可有杵状指。

（3）合并慢性鼻窦炎：80%的DPB患者合并或既往有慢性鼻窦炎，该患者可有鼻塞、流脓涕、嗅觉减退等症状，但有些患者可无症状，仅在进行影像学检查时被发现。如疑诊为DPB患者，应常规拍摄鼻窦X线片或鼻窦CT片。

知识点6：DPB的影像学检查　　　　　　副高：熟练掌握　正高：熟练掌握

（1）胸部X线：可见两肺弥漫性散在分布的颗粒样小结节状阴影，以下肺野多见。随病情进展，胸部X线常可见肺过度充气，晚期患者可见支气管扩张的双轨征。

（2）肺部CT或胸部高分辨CT（HRCT）：典型表现为两肺弥漫性小叶中心性颗粒样结节状阴影，此外，可在结节附近侧端有分支"Y"字形树芽征。颗粒样小结节的边缘模糊，其直径在 $2 \sim 5mm$，多在2mm以下。

知识点7：DPB的肺功能检查及血气分析　　副高：熟练掌握　正高：熟练掌握

DPB病初主要为阻塞性通气功能障碍或混合性通气功能障碍，随疾病进展，部分患者可伴有轻、中度的限制性通气功能障碍。一秒用力呼气容积与用力肺活量比值（FEV_1/FVC）<70%，肺活量占预计值的百分比（VC%）<80%。病情进展可伴有残气量占预计值的百分比（RV%）>150%或残气量占肺总量的百分比（RV/TLC%）>45%，但弥散功能和肺顺应性通常在正常范围内。动脉血氧分压（PaO_2）<80mmHg，发病初期出现低氧血症，进展期可有高碳酸血症。

知识点8：DPB的实验室检查　　　　　　　副高：熟练掌握　正高：熟练掌握

约90%的日本DPB患者血清冷凝集试验效价升高（1:64以上），但支原体抗体多为阴性。部分患者可有血清IgA增高，外周血 $CD4^+/CD8^+$ 比值上升，γ 球蛋白增高，血沉增快，类风湿因子阳性，抗核抗体效价升高。部分患者可有血清 $HLA-B_{54}$ 或 $HLA-A_{11}$ 阳性。痰细菌学检查可发现起病早期痰中多为流感嗜血杆菌，肺炎链球菌、肺炎克雷伯菌或金黄色葡萄球菌，晚期多以绿脓假单胞菌感染为主。BALF中细胞总数及中性粒细胞增高，$CD4^+/CD8^+$ 比值降低。

知识点9: DPB的临床诊断标准　　　　　　　副高: 熟练掌握　　正高: 熟练掌握

DPB的临床诊断标准（1998年日本厚生省）如下:

（1）必要条件: ①持续性咳嗽、咳痰、活动时呼吸困难; ②合并有慢性鼻窦炎或有既往史（需X线或CT确定）; ③胸部X线见两肺弥漫性散在分布的颗粒样结节状阴影或胸部CT见两肺弥漫性小叶中心性颗粒样结节状阴影。

（2）参考条件: ①胸部听诊间断性湿啰音; ②第一秒用力呼气容积与用力肺活量比值（$FEV_1/FVC\%$）＜70%以及动脉血氧分压（PaO_2）＜80mmHg; ③血清冷凝集试验效价＞1:64。

（3）临床诊断: ①临床确诊: 符合必要条件①+②+③加参考条件中的2项以上; ②临床拟诊: 符合必要条件①+②+③; ③临床疑似诊断: 符合必要条件①+②。

知识点10: DPB与COPD的鉴别　　　　　　　副高: 熟练掌握　　正高: 熟练掌握

DPB需要与COPD进行鉴别诊断。后者的主要临床特点为长期咳嗽、咳痰或伴有喘息，晚期有呼吸困难症状，在冬季症状加重。患者多有长期较大量吸烟史，多见于老年男性。胸部X线可出现肺纹理增多、紊乱，呈条索状、斑点状阴影，晚期可见肺充气过度，肺透明度增加，部分患者有肺大疱。胸部CT检查可确定小叶中心型或全小叶型肺气肿而没有两肺颗粒样结节状阴影。肺功能检查为阻塞性通气功能障碍，$FEV_1/FVC\%$下降和残气量（RV）增加更为显著，弥散功能可有降低。DPB患者大部分合并慢性鼻窦炎及血清冷凝集试验效价增高，而且DPB患者的肺弥散功能和顺应性通常在正常范围，此外，重要之处在于DPB影像学可见弥漫性分布两肺的颗粒样结节状阴影，与COPD不同，可资鉴别。

知识点11: DPB与支气管扩张症的鉴别　　　　　副高: 熟练掌握　　正高: 熟练掌握

DPB需要与支气管扩张症进行鉴别诊断。支气管扩张症的主要症状为慢性咳嗽、咳痰和反复咯血，肺部可闻及固定性湿啰音，该病的胸部CT可见多发囊状阴影，呈轨道征或迂曲扩张的支气管阴影而无两肺颗粒样结节状阴影。DPB患者一般无咯血，晚期患者可有继发性支气管扩张改变，但DPB影像学主要表现为两肺弥漫性分布的颗粒样结节状阴影、多伴有慢性鼻窦炎和血清冷凝集试验效价增高等。

知识点12: DPB与间质性肺疾病的鉴别　　　　　副高: 熟练掌握　　正高: 熟练掌握

DPB需要与间质性肺疾病进行鉴别诊断。后者最主要的症状是进行性加重的呼吸困难，其次为干咳。体征上，间质性肺疾病有半数以上的患者双肺可闻及爆裂音，即Velcro啰音。胸部影像学改变主要为间质性改变，早期可有磨玻璃样影，此后可出现细结节样或网状结节影，其分布以外周及中下肺为多，有肺容积缩小和网状、蜂窝状阴影。此外，肺间质纤维化有明显的肺弥散功能减低; 而DPB患者肺弥散功能多正常，DPB影像学主要表现为两肺弥漫性分布的颗粒样结节状阴影，而且两者病理不同，可资鉴别。

知识点13：DPB与囊性纤维化的鉴别　　　　副高：熟练掌握　正高：熟练掌握

DPB需要与囊性纤维化（CF）进行鉴别诊断。CF是一种家族性的先天性常染色体隐性遗传性疾病，主要累及全身外分泌器官。临床表现为咳嗽、咳痰，伴有呼吸困难，反复发生化脓性支气管炎、肺炎，可合并支气管扩张、胰腺功能不全或吸收不良等，此外，患者常合并有鼻息肉和慢性鼻窦炎。与DPB不同之处主要为CF患者常有家族史，儿童或青少年多见，临床可有腹泻、腹胀、黄疸、肠梗阻等消化道症状，常出汗时皮肤可有盐斑。典型CF胸部CT表现为囊柱状支气管扩张、支气管壁增厚和斑片状密度增高影，而无弥漫性分布两肺的颗粒样结节状阴影。

知识点14：DPB的治疗方案　　　　　　　　副高：熟练掌握　正高：熟练掌握

DPB的一线治疗方案：红霉素250mg，每日2次。疗效多在治疗用药后2~3个月出现，应在治疗后2~3个月内检查患者的临床症状、肺功能及影像学等，确定是否有效，如有效，可继续使用红霉素，用药至少需要6个月。服药6个月后如果仍有临床症状应继续服用红霉素2年。如服用红霉素2~3个月无效者，或出现红霉素的副作用或药物相互拮抗作用可选择使用二线治疗方案——克拉霉素或罗红霉素，即克拉霉素250~500mg/d，每日分1次或2次口服；罗红霉素150~300mg/d，每日分1次或2次口服。用药期间应注意复查肝功能等。

知识点15：DPB的停药时间　　　　　　　　副高：熟练掌握　正高：熟练掌握

（1）早期DPB患者：经6个月治疗后病情恢复正常者可考虑停药。

（2）进展期DPB患者：经2年治疗后病情稳定者可以停药。停药后复发者再用药仍有效。

（3）伴有严重支气管扩张或呼吸衰竭的DPB患者：治疗需要2年以上或需长期用药。

知识点16：DPB急性发作期治疗　　　　　　副高：熟练掌握　正高：熟练掌握

如果DPB患者出现发热、黄脓痰、痰量增加等急性加重情况时，多为铜绿假单胞菌等导致支气管扩张合并感染，此时应加用其他抗生素，如β内酰胺类/酶抑制剂或头孢三代或氟喹诺酮类或碳青霉烯类抗生素，也可根据痰培养结果选择抗生素。此外，根据患者情况可给予对症治疗，如祛痰剂、支气管扩张剂及氧疗等。

知识点17：大环内酯类药物治疗DPB的机制　　副高：熟练掌握　正高：熟练掌握

大环内酯类药物能有效治疗DPB，可能与以下机制有关：①抑制黏蛋白以及阻断氯离子通道以抑制水的分泌，减少气道过度分泌；②抑制中性粒细胞活性及其与血管内皮和气道上皮的黏附，阻断气道上皮细胞、肺泡巨噬细胞、中性粒细胞分泌IL-8等细胞因子及炎症介质，减少中性粒细胞在气道黏膜的聚集；③抑制淋巴细胞的增生和活化，促进单核、巨噬细胞的成熟和分化；④抑制铜绿假单胞菌在支气管管壁上的生物膜的形成，抑制细菌产生的过氧化物及弹性蛋白酶等毒性代谢产物，减小其对基膜的黏附作用，减少气道上皮的损伤。

第二十四章　肺血管炎

第一节　韦格纳肉芽肿病

知识点1：韦格纳肉芽肿病的概念　　　　　副高：熟练掌握　正高：熟练掌握

韦格纳肉芽肿病（WG）是一种坏死性肉芽肿性血管炎，病变累及小动脉、静脉及毛细血管，偶尔累及大动脉。其病理以血管壁的炎症为特征，主要侵犯上、下呼吸道和肾脏，临床常表现为鼻炎和鼻窦炎、肺病变和进行性肾衰竭。还可累及关节、皮肤、眼、心脏、神经系统及耳等其他脏器。临床上分为只有呼吸道受累而无其他系统受损的局限型和包括肾脏在内的多系统受累的系统型。

知识点2：WG的病因和发病机制　　　　　副高：熟练掌握　正高：熟练掌握

（1）遗传：人类白细胞抗原基因（HLA-DRI和HLA-DRw7）与本病有关联。

（2）免疫介导：抗中性粒细胞胞质抗体（ANCA），尤其抗蛋白酶3（PR3）抗体参与WG的发生。ANCA按其荧光类型分为c-ANCA和p-ANCA。c-ANCA为胞质型，靶抗原为PR3，对活动期WG诊断有较高特异性和敏感性，其效价水平与疾病活动程度相关。p-ANCA为核周型，其靶抗原为髓过氧化物酶（MPO）。

（3）感染：可能与细菌感染（金黄色葡萄球菌）及病毒（EB病毒、巨细胞病毒）感染有关，其仅可能是本病发生的促进因素，而不是始动因素。

知识点3：WG的临床表现　　　　　副高：熟练掌握　正高：熟练掌握

WG临床表现多样，可累及多系统，常表现为鼻炎和鼻窦炎、肺病变和进行性肾功能衰竭。还可累及关节、眼、耳、皮肤，亦可侵及心脏、神经系统等。典型的WG有三联征：上呼吸道、肺和肾病变。

知识点4：WG的上呼吸道症状　　　　　副高：熟练掌握　正高：熟练掌握

大部分患者以上呼吸道病变为首发症状。通常表现是持续性流涕，而且不断加重。伴有鼻黏膜溃疡和结痂，鼻出血，唾液中带血丝。患者可有鼻窦炎，严重者鼻中隔穿孔、鼻骨破坏，出现"鞍鼻"。外耳受累表现为耳垂软骨炎、耳垂萎缩、外耳道炎，内耳受累表现为感觉神经性耳聋、眩晕，中耳可有浆液性中耳炎且常伴感染。部分患者可因声门下狭窄出现声音嘶哑及呼吸喘鸣，喉镜下可见急性充血、黏膜易碎或瘢痕形成。

知识点5：WG的下呼吸道症状　　　　副高：熟练掌握　　正高：熟练掌握

约50%的WG患者在病初即有肺部表现，约80%以上的患者将在整个病程中出现肺部病变。胸闷、气短、咳嗽、咯血及胸膜炎是最常见的表现。约1/3的患者胸部影像学检查可见肺内阴影，但无临床症状。查体可有叩诊浊音、呼吸音减低以及湿啰音等体征。55%以上的患者在肺功能检查时可出现阻塞性通气功能障碍，30%~40%的患者可出现限制性通气功能障碍以及弥散功能障碍。

知识点6：WG的肾脏损害　　　　副高：熟练掌握　　正高：熟练掌握

大部分WG患者有肾脏病变，出现蛋白尿、红细胞、白细胞及管型尿，严重者伴有高血压和肾病综合征，最终可导致肾衰竭。无肾脏受累者称为局限型WG。部分患者在起病时无肾脏病变，但随病情进展可逐渐发展为肾小球肾炎。

知识点7：WG的眼部症状　　　　副高：熟练掌握　　正高：熟练掌握

约15%的WG患者眼部症状为首发症状，眼受累的最高比例可达50%以上。WG可累及眼的任何区域，表现为眼球突出、视神经及眼肌损伤、结膜炎、角膜溃疡、巩膜炎、虹膜炎、视网膜血管炎、视物障碍等。

知识点8：WG的病理检查　　　　副高：熟练掌握　　正高：熟练掌握

活组织检查对WG的确诊有重要的作用，是诊断金标准。鼻部受累频率高，标本易得，而气管镜支气管内膜活检或经CT引导下肺穿刺活检及皮肤活检、肾活检均是临床常用的活组织检查部位。典型的病理表现包括受累组织坏死、肉芽肿性炎症及血管炎。肉芽肿中心常有纤维素样坏死的小血管炎，周围有淋巴细胞、单核细胞浸润，伴有上皮样细胞、多核巨细胞、成纤维细胞增生。病理显示肺小血管壁有中性粒细胞及单个核细胞浸润，可见巨细胞、多形核巨细胞肉芽肿，可破坏肺组织，形成空洞。肾病理为局灶性、节段性、新月体性坏死性肾小球肾炎，免疫荧光检测无或很少免疫球蛋白及补体沉积。

知识点9：WG的CT检查　　　　副高：熟练掌握　　正高：熟练掌握

（1）胸部CT："三多"是WG胸部影像学检查的特点，即多发性、多形性和多变性。多发性指肺内出现2个及以上的病灶，全肺均可发生，双下肺最为好发。多形性指病变呈结节、空洞、片状浸润影、楔形阴影及条索影等，同时或先后出现，而结节、空洞最为常见。

多变性指肺病变出现部位及形态的变化，呈游走性或病变时隐时现。

（2）鼻窦CT：首先侵及鼻部中线区，累及鼻中隔和鼻甲，对称性延伸到双侧上颌窦，然后向其他鼻窦生长。鼻部早期影像表现为鼻腔及鼻窦密度增高、黏膜增厚、鼻窦积液，随着病程的进展，鼻中隔、鼻腔外侧壁甚至筛窦骨壁等中线结构广泛吸收破坏，形成空腔。

知识点10：WG诊断标准　　　　副高：熟练掌握　正高：熟练掌握

1990年，美国风湿病学会制定了WG诊断标准，包括：①鼻或口腔炎性反应：痛性或无痛性口腔溃疡，脓性或血性鼻腔分泌物；②胸部X线异常：胸片示结节、固定浸润病灶或空洞；③尿沉渣异常：镜下血尿（RBC > 5/HP）或出现红细胞管型；④病理性肉芽肿性炎性改变：动脉壁或动脉周围血管（动脉或微动脉）外区有中性粒细胞浸润形成肉芽肿性炎性改变。符合以上2条或2条以上时可诊断为WG。

近年来开展的抗中性粒细胞胞质抗体（ANCA），主要是蛋白酶3-ANCA阳性（c-ANCA）对WG具有重要诊断意义。

知识点11：WG与CSS的鉴别诊断　　　副高：熟练掌握　正高：熟练掌握

WG需要与变应性肉芽肿性血管炎（CSS）进行鉴别诊断。CSS有严重哮喘，肺和肺外脏器有中小动脉、静脉炎及坏死性肉芽肿，周围血嗜酸性粒细胞增高。WG与CSS均可累及上呼吸道，但前者常有上呼吸道溃疡，胸部X线片示肺内有破坏性病变如结节、空洞形成，而在CSS则不多见。WG病灶中很少有嗜酸性粒细胞浸润，周围血嗜酸性粒细胞增高不明显，也无哮喘发作。

知识点12：WG的免疫抑制剂治疗　　　副高：熟练掌握　正高：熟练掌握

（1）环磷酰胺（CTX）：治疗的基本药物，应根据病情选择不同的方法。

（2）硫唑嘌呤：可替代环磷酰胺，一般用量为2～2.5mg/（kg·d），总量不超过200mg/d。但需根据病情及个体差异而定，用药期间应监测不良反应。

（3）甲氨蝶呤（MTX）：一般用量为10～25mg，每周1次。口服、肌内注射或静脉滴注疗效相同，如CTX不能控制可合并使用。

（4）环孢素A：优点为无骨髓抑制作用，但免疫抑制作用也较弱。常用剂量为3～5mg/（kg·d）。

（5）霉酚酸酯：初始用量1.5g/d，分3次口服，维持3个月。维持剂量1.0g/d，分2～3次口服，维持6～9个月。

（6）丙种球蛋白：一般与激素及其他免疫抑制剂合用，剂量为300～400mg/（kg·d），连用5～7天。

| 知识点13：环磷酰胺和激素联合治疗 | 副高：熟练掌握　正高：熟练掌握 |

一般开始口服环磷酰胺2mg/（kg·d）加上大剂量的泼尼松1mg/（kg·d）。急性症状消失后（一般需要1个月），泼尼松可逐渐减量直到完全停止。但环磷酰胺在临床症状完全缓解后至少应维持1年，然后开始减量，一般2~3个月减25mg直至停药。对危及生命的重症（弥漫性肺出血，急性进展性肾小球肾炎），可采用大剂量静脉甲泼尼龙冲击治疗，每日1g，连用3天。然后用常规量激素治疗。环磷酰胺开始可用3~5mg/（kg·d），3~4天后改为2mg/（kg·d）。

治疗过程中，应密切观察外周血象，白细胞水平不应低于（3~3.5）×10^9/L，或中性粒细胞数目不应低于（1~1.5）×10^9/L。

第二节　变应性肉芽肿性血管炎

| 知识点1：变应性肉芽肿性血管炎的概念 | 副高：熟练掌握　正高：熟练掌握 |

变应性肉芽肿性血管炎（AGA）是一种以哮喘、血和组织中嗜酸性粒细胞数增多，嗜酸细胞性坏死性血管炎伴有坏死性肉芽肿为特征的系统性小血管炎。本病由病理学家Churg和Strauss首先在1951年报道，故又称为Churg-Strauss综合征（CSS）。

| 知识点2：AGA的病理 | 副高：熟练掌握　正高：熟练掌握 |

AGA的病理特点为嗜酸性粒细胞组织浸润；血管外肉芽肿和坏死性血管炎。各病理特征可单独出现或同时存在，且分布广泛，在许多器官均可发生。尽管中动脉也有累及，典型表现为坏死性血管炎引起的小动脉节段性损害。血管壁可见嗜酸性粒细胞、中性粒细胞、淋巴细胞和浆细胞浸润，常见有纤维素样坏死。肉芽肿可发生在心、肝、肺、肾和皮下等脏器。

| 知识点3：AGA的病因和发病机制 | 副高：熟练掌握　正高：熟练掌握 |

AGA病因不明，多数认为可能是嗜酸性粒细胞组织浸润、脱颗粒，释放的阳离子蛋白和主要碱基蛋白具有细胞毒性，破坏血管内皮细胞，从而引起全身性血管炎。部分认为AGA与嗜酸性粒细胞释放的髓过氧化物酶（MPO）刺激机体产生的抗中性粒细胞胞质抗体（ANCA）引起的Ⅲ型变态反应有关。由于抗原刺激产生的抗体以及循环免疫复合物的形成，并发坏死性血管炎。活化的T细胞产生的各种细胞因子引起巨噬细胞的活化，形成肉芽肿。

| 知识点4：AGA的临床分期 | 副高：熟练掌握　正高：熟练掌握 |

（1）前驱期：为合并上呼吸道病变的支气管哮喘期。以过敏性哮喘和超敏性鼻炎为主要

表现，常伴发鼻窦炎，鼻息肉，这一期哮喘症状较轻。

（2）嗜酸性粒细胞浸润期：表现一过性肺嗜酸细胞浸润而出现难治性哮喘。外周血嗜酸性粒细胞计数平均>1000/ml。

（3）血管炎期：可累及肺、神经系统、皮肤、肾脏、心脏及胃肠道。

知识点5：AGA的临床表现　　　副高：熟练掌握　正高：熟练掌握

（1）呼吸道表现：70%以上患者有超敏性鼻炎、鼻息肉、鼻窦炎和哮喘的临床表现，哮喘严重程度与血管炎活动程度无关，哮喘可先于或与血管炎同时出现。70%以上患者有肺实质的损害，主要表现为浸润性肺病变，也可表现为结节病变、产生肺梗死和胸腔积液，胸腔积液中可见大量嗜酸性粒细胞。广泛的肺部浸润性病变也可能是弥漫性肺泡出血所致。

（2）肺外表现：即系统性血管炎累及全身各脏器的表现。其中以神经、肌肉及皮肤受损为最常见，约占80%以上。

知识点6：AGA的影像学表现　　　副高：熟练掌握　正高：熟练掌握

胸部X线检查可见两肺多发的实变影，好发于肺下叶，呈斑片状、云雾状阴影；支气管壁增厚影；肺门淋巴结增大；心脏扩大等。胸部CT表现为肺下叶、胸膜下两肺斑片状毛玻璃影；支气管壁增厚影；胸腔积液、心包积液、肺门淋巴结肿大和心脏扩大等。

知识点7：AGA的实验室检查　　　副高：熟练掌握　正高：熟练掌握

AGA的实验室检查表明外周血嗜酸性粒细胞增多，可达80%以上，嗜酸性粒细胞绝对计数>1.5×10^9/L。血清嗜酸性粒细胞阳离子蛋白（ECP）可明显增高。血沉增快，IgE明显增高，IgA、IgG、IgM亦可增高。约半数患者类风湿因子可呈阳性，但抗核抗体阳性者少见。30%~50%的患者p-ANCA呈阳性，少数患者c-ANCA阳性。受累组织活检标本可见嗜酸性粒细胞浸润、肉芽肿性血管炎和坏死性血管炎等特征性改变。

知识点8：AGA的诊断　　　副高：熟练掌握　正高：熟练掌握

肺变应性肉芽肿性血管炎的诊断主要依靠临床症状、高嗜酸性粒细胞血症和全身性血管炎的组织学改变。Lanham提出诊断本病的3个条件：①支气管哮喘；②外周血嗜酸性粒细胞计数>1.5×10^9/L；③累及两个或更多肺外器官的全身性血管炎。1990年美国风湿病学会制定了两种AGA与其他血管炎相区别的诊断方案。在第一种诊断方案中，描述了以下6条标准：①哮喘；②周围血嗜酸性粒细胞增多，白细胞分类计数>10%；③多发性单神经病变；④鼻窦病变；⑤非固定性肺浸润；⑥活检证实血管外嗜酸性粒细胞增多。满足4条或以上，即可诊断为AGA。另一种方案更为灵敏，需同时满足3条标准：①哮喘；②周围血嗜酸性粒细胞增多，白细胞分类计数>10%；③除哮喘和药物过敏外的过敏史。

知识点9：AGA的治疗　　　　　　副高：熟练掌握　　正高：熟练掌握

多数AGA患者对激素治疗效果良好。常选用泼尼松龙，初始剂量0.5～1mg/（kg·d），起效1～3个月后减量至10mg/d，维持治疗1年。病情严重或复发者，常应用细胞毒药物，如环磷酰胺，初始剂量为2～3mg/（kg·d），起效后每2～3个月减量25mg，维持治疗1年。必要时可以糖皮质激素、细胞毒药物联合应用。

知识点10：糖皮质激素治疗的适应证和剂量　　　　副高：熟练掌握　　正高：熟练掌握

（1）有皮肤、关节症状，多发性神经炎及嗜酸性粒细胞增多，IgE升高，但不伴内脏病变者，开始口服泼尼松龙20～40mg/d。

（2）上述（1）的症状加上重症支气管哮喘或伴有胸部X线肺浸润病变时，开始口服泼尼松龙40～60mg/d。

（3）上述（1）甚至于（2）的症状加上中枢神经症状、消化系统病变、心力衰竭等严重的脏器病变时，开始口服泼尼松龙60～80mg/d。

知识点11：糖皮质激素治疗的疗程　　　　　　副高：熟练掌握　　正高：熟练掌握

（1）以初始剂量连续服用泼尼松龙2～4周后，根据临床症状、体征、各种功能检查、X线检查所见、炎症反应、嗜酸性粒细胞数等项指标，逐渐减量，每2～3周减量10%。

（2）对泼尼松龙初始剂量无反应时，试将药量增加50%。由于血管炎造成的脏器缺血、梗死、肺等的弥漫性肉芽肿性病变时，有时用冲击疗法。即甲基泼尼松龙1g/d，连用3天。

（3）维持量为泼尼松龙10mg/d以下。完全缓解且再复发的可能性很小时，可停用。

知识点12：免疫抑制剂治疗的适应证　　　　　副高：熟练掌握　　正高：熟练掌握

免疫抑制剂的适应证有：①对激素治疗反应差或产生依赖的患者；②有致命性合并症，如进展性肾衰或心脏受累的患者；③出现与疾病进展相关的合并症，如血管炎伴有周围神经病的患者；④使用糖皮质激素出现严重的副作用，难以继续服用时。

知识点13：免疫抑制剂治疗的剂量和疗程　　　　副高：熟练掌握　　正高：熟练掌握

环磷酰胺1000mg加入200ml生理盐水中静滴，每周1次，6～8周；或用环磷酰胺200mg加入200ml生理盐水中静滴，每周3次，约3个月；或用400mg加入200ml生理盐水中静滴，每周2次，约2个月。环磷酰胺总量一般达6000～8000mg。但需监测白细胞和血小板，当白细胞<4×10^9/L或血小板<100×10^9/L时，应停用环磷酰胺，可改用硫唑嘌呤。若对环磷酰胺或硫唑嘌呤反应差，可在激素基础上加用环孢素A，疗程亦不应少于1年。

知识点14：血浆置换疗法	副高：熟练掌握　正高：熟练掌握

血浆置换疗法的适应证有：①用包括糖皮质激素在内的免疫抑制疗法无效时；②出现高免疫复合物，高黏滞综合征，并认为与病情有关时。

使用注意事项有：①与包含糖皮质激素在内的免疫抑制药合用；②反复进行。

第三节　显微镜下多血管炎

知识点1：显微镜下多血管炎的概念	副高：熟练掌握　正高：熟练掌握

显微镜下多血管炎（MPA）又称显微镜下多动脉炎，是一种系统性、坏死性血管炎，属自身免疫性疾病。该病主要侵犯小血管，包括毛细血管、小静脉或微动脉，但也可累及小和/或中型动脉。并可侵犯全身多个器官，如肾、肺、眼、皮肤、关节、肌肉、消化道和中枢神经系统等，在临床上以坏死性肾小球肾炎为突出表现，但肺毛细血管炎也很常见。

知识点2：MPA的病因	副高：熟练掌握　正高：熟练掌握

MPA的病因不明，E. Csemok等认为抗中性粒细胞胞浆抗体（ANCA）可能直接或间接造成血管损伤。M. F. Meyer和B. Hellmich认为MPA与细胞巨化病毒及细菌感染有关。

知识点3：MPA的病理	副高：熟练掌握　正高：熟练掌握

肺活检显示主要为肺毛细血管炎，弥漫性肺泡出血，肺泡间隔及间质有中性粒细胞浸润，可见到核尘，肺间质中有红细胞。小血管内血栓形成和纤维素样坏死性毛细血管炎较少见。肾脏活检为阶段性、血栓性、坏死性肾小球肾炎，肾小球和肺泡间隔免疫复合物稀少或阴性。血管炎也可以见于皮肤或其他脏器。

知识点4：MPA的临床表现	副高：熟练掌握　正高：熟练掌握

MPA的临床表现复杂多样，可以累及全身多个组织和器官。多数有上呼吸道感染或药物过敏样前驱症状。非特异性症状有不规则发热、疲乏、皮疹、关节痛、肌痛、腹痛、神经炎和体重下降等。

（1）肾：绝大部分的患者肾脏受累，病变表现差异很大，极少数患者可无肾脏病变。几乎全有血尿，伴有不同程度的蛋白尿，高血压不多见或较轻。约半数患者呈急进性肾炎综合征，表现为坏死性新月体肾炎，早期出现急性肾衰竭。

（2）肺：仅次于肾脏的最易受累的器官，临床上表现为哮喘、咳嗽、咳血痰或咯血。严重者可表现为肺肾综合征，表现为蛋白尿、血尿、急性肾衰竭、肺出血等。部分患者可在弥漫性肺泡出血的基础上出现肺间质纤维化。

（3）心脏：可有心力衰竭、心包炎、心律失常、心肌梗死等。

（4）消化道：可出现肠系膜血管缺血和消化道出血的表现，如腹痛、腹泻、黑粪等。严重时可由于胃肠道的小血管炎和血栓形成造成缺血，导致肠穿孔。

（5）关节：常表现为关节肿痛，其中仅10%的患者有关节液渗出、滑膜增厚和红斑。

（6）眼：可出现虹膜睫状体炎、巩膜炎、葡萄膜炎等。

（7）耳：耳部受累可出现耳鸣、中耳炎、神经性听力下降。

（8）神经：20%~25%的患者有神经系统受累，可有多发性神经炎、末梢神经炎、中枢神经血管炎等，表现为局部周围感觉或运动障碍、缺血性脑病等。

（9）皮肤：约30%的患者有肾-皮肤血管炎综合征，典型的皮肤表现为红斑、斑丘疹、红色痛性结节、湿疹和荨麻疹等。

知识点5：MPA的一般项目检查　　　副高：熟练掌握　正高：熟练掌握

在MPA的一般项目检查中可见：①白细胞增多、血小板增高及与出血不相称的贫血；②血沉升高、C-反应蛋白增高、类风湿因子阳性；③蛋白尿、血尿、血尿素氮升高、肌酐升高等。

知识点6：抗中性粒细胞胞浆抗体检查　　　副高：熟练掌握　正高：熟练掌握

MPO-ANCA又称为核周型ANCA（pANCA），70%的患者该抗体阳性，是MPA诊断、监测病情活动和预测复发的重要血清学指标，其效价通常与血管炎的活动度有关。PR3-ANCA又称为胞质型ANCA（cANCA），多见于韦格纳肉芽肿病，但无肾外表现的坏死性新月体肾小球肾炎患者中有20%~30% PR3-ANCA阳性。

知识点7：MPA的活组织检查　　　副高：熟练掌握　正高：熟练掌握

组织活检是MPA的诊断性检查，尤其是肾组织的活检，是MPA区别于其他血管炎的鉴别要点。

知识点8：MPA的胸片检查　　　副高：熟练掌握　正高：熟练掌握

MPA的胸片中显示肺充血征，双侧肺野呈模糊阴影，间质可见浸润性改变，病变为双侧对称性改变。

知识点9：MPA的支气管肺泡灌洗检查　　　副高：熟练掌握　正高：熟练掌握

在MPA的支气管肺泡灌洗检查中，支气管肺泡灌洗液为血性，巨噬细胞内有吞噬的含铁血黄素。

知识点10：MPA 的诊断　　　　　　　　　　副高：熟练掌握　正高：熟练掌握

MPA明确诊断需要依靠病理检查，以下情况有助于其诊断：①中老年，以男性多见；②具有上述起病的前驱症状；③肾脏损害表现：蛋白尿、血尿和/或急进性肾功能不全等；④伴有肺部或肺肾综合征的临床表现；⑤伴有关节、眼、耳、心脏、胃肠道等全身各器官受累表现；⑥pANCA阳性；⑦肾、肺活检。

知识点11：MPA 与结节性多动脉炎的鉴别　　　副高：熟练掌握　正高：熟练掌握

MPA需要与结节性多动脉炎进行鉴别诊断。后者是坏死性血管炎的一种，但多发生于中等口径的肌型动脉，极少肉芽肿形成。肾脏表现多为肾血管炎及肾血管性高血压、肾梗死和微动脉瘤，一般不表现为急性进展性肾炎，并且临床无肺出血表现。ANCA阳性率约20%，可以是胞质型或核周型。

知识点12：MPA 与 WG 的鉴别诊断　　　　　副高：熟练掌握　正高：熟练掌握

MPA需要与韦格纳肉芽肿病（WG）进行鉴别诊断。WG是一种病因不明的中、小血管坏死性肉芽肿性炎性疾病。临床也可有肺出血和肾小球肾炎。WG与ANCA相关性强，cANCA特异性95%～98%，活动期敏感性70%～100%。WG肾脏病理表现为灶性、阶段性坏死性肾小球肾炎，MPA有明显动脉炎者仅占20%，大、中血管正常。

知识点13：MPA 与 AGA 的鉴别诊断　　　　　副高：熟练掌握　正高：熟练掌握

MPA需要与变应性肉芽肿性血管炎（AGA）进行鉴别诊断。AGA是累及小、中型血管的系统性血管炎，有血管外肉芽肿形成及高嗜酸性粒细胞血症，患者常表现为超敏性鼻炎、鼻息肉及哮喘，可侵犯肺及肾脏，出现相应症状，可有ANCA阳性，但以pANCA阳性为多。

知识点14：MPA 与肺出血-肾炎综合征的鉴别　　副高：熟练掌握　正高：熟练掌握

MPA需要与肺出血-肾炎综合征进行鉴别诊断。后者以肺出血和急进性肾炎为特征，抗肾小球基膜抗体阳性，肾病理可见基膜有明显免疫复合物沉积。

知识点15：肾上腺皮质激素和免疫抑制药联合治疗
　　　　　　　　　　　　　　　　　　　　　副高：熟练掌握　正高：熟练掌握

目前国内外对MPA的治疗建议采用联合治疗，主要为肾上腺糖皮质激素与环磷酰胺的联合治疗。糖皮质激素对肺出血的疗效显著，治疗24～48小时出血可以减轻，2周后缓解。泼尼松初始剂量1mg/(kg·d)，见效后逐渐减量，至10mg/d维持，直至患者单独应用环磷酰胺即可控制病情时停用。免疫抑制药首选环磷酰胺，剂量2mg/(kg·d)，病情缓解后逐渐减量，每2～3周减量25mg，维持治疗至少1年。由于CTX长期使用副作用多，诱导治疗一旦达到缓解（通常4～6个月后）也可以改用硫唑嘌呤，1～2mg/(kg·d)口服，维持至少1年。另外有报道霉酚酸酯1.0～1.5g/d。用于维持缓解期和治疗复发的MPA，有一定疗效。

第二十五章　高通气综合征

| 知识点1：高通气综合征的概念 | 正高：熟练掌握 |

　　高通气综合征是由于肺过度通气，超过生理代谢所需而引起的一组综合征。其特征是临床症状可以用过度通气激发试验诱发出来。

| 知识点2：高通气综合征的发病机制及病理生理 | 正高：熟练掌握 |

　　高通气综合征的主要病理学基础是呼吸控制机制的异常，包括呼吸驱动作用的增强和动脉血CO_2负反馈调节作用的逆转，过度通气引起的体内CO_2降低非但不抑制呼吸反而增强通气。过度通气使CO_2过多地呼出，动脉血CO_2迅速下降，出现低碳酸血症和呼吸性碱中毒。体内碱性环境使氧离曲线左移，造成组织缺氧，血清游离钙离子减低，心脑血管收缩并引起相应的脏器缺血和一系列有关的临床症状。

| 知识点3：高通气综合征的常见症状及体征 | 正高：熟练掌握 |

　　（1）常见症状：①呼吸系统：呼吸深或快，胸闷憋气、胸痛、呼吸困难、叹气样呼吸、喉头异物感；②心血管系统：心悸、心动过速、胸痛等；③精神系统：焦虑、抑郁、疑病、濒死感、现实解体、人格解体；④神经系统：头昏、头晕、晕倒、肢体抽搐或抖动、肢体感觉异常；⑤其他：失眠、注意力下降、疲乏无力。
　　（2）体征：体征多不明显，可有呼吸频率加快及心动过速等。

| 知识点4：高通气综合征的实验室检查 | 正高：熟练掌握 |

　　高通气综合征非发作期的动脉血气在正常范围，急性发作期pH增高，$PaCO_2 < 35mmHg$，一般不伴有低氧血症。发作期过度通气激发试验阳性。具体做法是：嘱患者以最大的努力做深快呼吸3分钟，后转为平静呼吸。立即询问患者的感觉，如出现典型的呼吸系统和循环系统的症状为阳性。

| 知识点5：高通气综合征的诊断 | 正高：熟练掌握 |

　　根据典型症状、过度通气激发试验部分或完全诱发出主要症状，并且排除其他器质性疾病，可做出临床诊断。

诊断标准：①有典型症状，Nijimegen症状学问卷总积分达到或超过23；②过度通气激发试验阳性；③发病前有精神创伤事件或心理压力过大等心因性诱发。符合以上条件，诊断为典型过度通气综合征；符合③，仅部分地满足①、②，为可疑过度通气综合征；若3个条件均不符合，可除外该综合征。

知识点6：高通气综合征的鉴别诊断	正高：熟练掌握

（1）呼吸系统疾病：支气管哮喘、肺栓塞、上气道阻塞等。

（2）心血管疾病：心律失常、冠心病、心绞痛等。

（3）神经、精神系统疾病：癫痫、脑血管病、精神障碍等。

（4）内分泌系统疾病：甲状腺功能亢进或减低、嗜铬细胞瘤、低血糖等。

知识点7：高通气综合征的治疗	正高：熟练掌握

急性发作期采用面罩等措施进行重复呼吸和吸入低浓度的CO_2，以提高体内CO_2水平、尽快缓解症状。焦虑者可进行有针对性的心理疏导和适当地应用镇静药，同时训练患者腹式呼吸、缓慢呼吸，可收到一定疗效。使用的治疗药物有：①β_2受体阻滞剂，如美托洛尔12.5～25mg，每天2次；②苯二氮䓬类，如艾司唑仑1mg，qn；③选择性5-羟色胺再摄取抑制剂，如氟西汀20～40mg/d，每日1次。

第二十六章　肺血管畸形

第一节　肺动脉狭窄

知识点1：肺动脉狭窄的概念　　　　　　　　　　　　　正高：熟练掌握

肺动脉狭窄是指右心室与肺动脉间的通道，因先天性畸形产生的狭窄，而室间隔完整。包括肺动脉瓣和瓣下狭窄、肺动脉干及外围分支狭窄，可单发，也可多发。单纯肺动脉狭窄是常见的先天性心脏病之一，占先天性心脏病总数的10%～20%，单纯的肺动脉瓣下及肺动脉干和分支狭窄相对少见，多与其他复杂或复合畸形并存。本病手术疗效确切，治愈率高。应早诊断，早治疗。

知识点2：肺动脉瓣、瓣下狭窄的病理生理　　　　　　　正高：熟练掌握

（1）肺动脉瓣膜性狭窄：三个瓣叶增厚，交界处不同程度粘连，瓣口狭窄呈鱼口状，收缩期瓣叶呈圆顶状突出，中心留有几毫米至10mm以上的小孔，肺动脉干狭窄后扩张，为特征性改变之一。

（2）漏斗部狭窄：分为纤维膜状或环状狭窄（瓣下形成纤维隔膜或纤维环）和局限性纤维肌性狭窄（漏斗部肌肉增厚，形成长而狭的通道）。右心排血受阻，右室压力升高，右室肥厚，继发右心功能不全，肺动脉压正常或偏低。

知识点3：肺动脉瓣、瓣下狭窄的临床表现　　　　　　　正高：熟练掌握

轻度狭窄者，一般无症状，中度以上狭窄者，可有劳累后气喘，乏力，心悸以及昏厥症状。晚期可有右心衰竭。查体胸骨左缘2、3肋间闻及Ⅲ～Ⅳ级收缩期喷射性杂音，伴震颤；肺动脉第二心音减弱或消失，为其特征。

知识点4：肺动脉瓣、瓣下狭窄的影像学检查　　　　　　正高：熟练掌握

（1）胸部X线片：肺动脉段"直立样"凸出，两肺门不对称，肺血减少，右心增大。漏斗部狭窄时肺动脉段凹陷。

（2）超声心动图：该病最有价值的常规影像技术，显示肺动脉瓣狭窄的性质，部位及程度，是否并存肺动脉瓣畸形及发育不良，剑突下双动脉短轴可显示漏斗部狭窄，胸前切面可

观察到右心室、右心房增大。并可计算右室-肺动脉间的跨瓣压差。

（3）MRI和CT：对于显示瓣膜本身病变有较大限度，一般不需要。

（4）心导管检查：可提供肺动脉狭窄的血流动力学变化数据：右心室与肺动脉间收缩期压力阶差>20mmHg为轻度狭窄；压差>40mmHg为有意义狭窄，应进行治疗。

| 知识点5：肺动脉瓣、瓣下狭窄的治疗 | 正高：熟练掌握 |

本病的预后随狭窄的严重程度而不同，轻中度狭窄者预后好。对于症状明显，右心室增大，右心室与肺动脉间收缩期压力阶差>40mmHg者，实施手术治疗、经皮肺动脉瓣球囊扩张或加支架置入术。

| 知识点6：肺动脉干及外围分支狭窄的类型 | 正高：熟练掌握 |

根据狭窄位置可以将其分成3个主要类型。①中心型：病变累及主肺动脉和/或左右肺动脉干，可为单发局限性狭窄，也可以是阶段性狭窄；②外围型：外围肺动脉分支的狭窄，常为多发性，狭窄常发生在肺段动脉开口处，亦可累及肺叶或肺亚段动脉分支。局限性狭窄远端可有狭窄后扩张；③混合型：病变同时累及中心和外围肺动脉分支者。单发、轻度狭窄一般无明显血流动力学影响，中心型、重度狭窄或两侧肺动脉分支的多发狭窄使肺循环阻力增加、右室肥厚增大以致衰竭。单独存在的多发性肺动脉狭窄虽少见，但多伴有明显的肺动脉高压。

| 知识点7：肺动脉干及外围分支狭窄的临床表现 | 正高：熟练掌握 |

劳累后心悸、气短，少数可见咯血。症状出现的早晚、轻重与肺动脉高压和右心功能损害的程度密切相关。体征主要有一侧或两侧肺野闻及广泛连续性或粗糙的收缩期杂音，甚至因此误诊为动脉导管未闭。伴重度肺动脉高压者可出现发绀、杵状指（趾）、红细胞增多及肺动脉第二心音亢进。

| 知识点8：肺动脉干及外围分支狭窄的影像学检查 | 正高：熟练掌握 |

（1）胸部X线片：所见随狭窄类型、有无肺动脉高压及狭窄程度而有所不同。①心影：肺动脉高压者呈二尖瓣型，心脏及右室多轻中度增大；②肺动脉段：多不同程度凸出、搏动增强，但主肺动脉狭窄显著者，可不凸出，肺门动脉随狭窄类型或左、右肺动脉的受累情况，可表现为正常、缩小、扩张或两侧不对称，后者特别是右肺门阴影缩小变形者，有时难以与一侧肺动脉缺如或发育不全鉴别；③病变累及一侧或两侧外围肺动脉分支时，可相应出现两侧肺血管纹理不对称（患侧肺血减少，健侧代偿性肺血增多）或均减少，肺纹理多粗细不均（狭窄及狭窄后扩张改变），具有一定的诊断意义。

（2）超声心动图：可显示主肺动脉及左右肺动脉的局限性或节段性狭窄，偶可探查到叶动脉分支的狭窄，对外围分支病变诊断有限度。

（3）MRI和CT：可检查出段以上分支的狭窄及狭窄后扩张，后者的空间分辨率更高，甚至可以显示部分亚肺段分支的病变，并有助于同肺血管炎引起的肺动脉狭窄鉴别。

知识点9：肺动脉干及外围分支狭窄的治疗　　　　　　　　正高：熟练掌握

对孤立性肺动脉狭窄，伴或不伴有置入支架的球囊扩张术缓解梗阻有效。外科手术对那些伴有弥漫性外周肺动脉狭窄的患者无效。

第二节　肺动静脉瘘

知识点1：肺动静脉瘘的概念　　　　　　　　　　　　　正高：熟练掌握

肺动静脉瘘（PAVM）是一种少见的肺血管异常疾病，其特征为肺动脉与静脉之间的毛细血管被异常的薄壁血管所代替，形成异常的管状交通，造成不同程度的右到左分流，这些交通支对机体产生的影响依赖于血管受累的程度。如果畸形血管仅累及外周动脉和静脉，分流量较小，通常不影响肺循环的血流动力学，或仅产生轻微的影响。如果受累血管为较大的静脉和动脉，或者较多的肺毛细血管被畸形血管所代替，则可导致严重的血流动力学改变。可单发或多发，下叶较上、中叶多见，患者多为中年，偶尔有咯血。

知识点2：PAVM的病因及发病机制　　　　　　　　　　正高：熟练掌握

（1）先天性肺动静脉瘘：是一种少见的先天性肺部血管发育异常疾病。该病中60%～90%的患者合并存在遗传性出血性毛细血管扩张症（HHT）。HHT是一种常染色体显性遗传病，为局限于第9号染色体q3区发生基因突变所致。此基因编码内皮因子，为转化生长因子-α结合蛋白，存在此种突变者50%以上存在肺动静脉瘘。其他已经证实的基因突变有位于染色体12q部位的激活素受体样激酶1基因，为调控血管生长和修复的基因，此种突变者5%伴随有肺动静脉瘘。

（2）后天性肺动静脉瘘：后天性获得形式的肺动静脉瘘通常发生于青年肝硬化患者，但也见于甲状腺癌转移以及肺血吸虫病的患者。血吸虫患者，血吸虫卵或其代谢产物或降解产物会导致肺血管发生慢性血管炎，继而形成新的血管，导致肺动静脉瘘的发生。

知识点3：先天性肺动静脉瘘的病因　　　　　　　　　　正高：熟练掌握

在胚胎发育过程中，胚芽周围的静脉丛与第6对动脉弓衍生出来的肺动脉支相吻合，形成血管床。随着胚胎的发育，此处的血管床出现血管间隔，形成肺毛细血管，将原始的动静脉丛分隔开，形成正常的肺动脉–肺毛细血管–肺静脉系统。一旦血管间隔形成出现障碍，肺动脉分支不经毛细血管网，直接与肺静脉分支相通，即形成先天性肺动静脉瘘。

知识点4：PAVM的分型
正高：熟练掌握

（1）囊状型：①单纯型：一支供血肺动脉和一支引流肺静脉直接相通，囊壁无分隔；②复杂型：常为2支以上供血肺动脉和引流肺静脉直接相通，囊壁常有分隔。可单发或多发。

（2）弥漫型：多为双肺广泛的弥漫性肺小动静脉瘘，有家族性，与遗传因素有关，常发生于遗传性出血性毛细血管扩张症的患者，有些会合并肺动脉高压。

知识点5：PAVM的临床表现
正高：熟练掌握

PAVM症状的轻重及发病的早晚取决于PAVM分流量的大小。13%~55%的患者无症状，仅在肺部X线检查时发现。主要临床症状包括劳累后呼吸困难、发绀，咯血、胸痛、栓塞等。约25%病例出现神经系统症状，如抽搐、语言障碍、复视、暂时性麻木（因红细胞增多、低氧血症、血管栓塞、脑脓肿等引起）。在遗传性出血性毛细血管扩张症者可见皮肤黏膜血管痣及出血症状。约50%病例病变区可闻及收缩期杂音或双期连续性杂音，随吸气增强，呼气减弱。

知识点6：PAVM的并发症
正高：熟练掌握

PAVM的并发症

神经系统	心血管系统	呼吸系统	血液系统
脑脓肿	肺动脉高压	咯血	红细胞增多
脑血管意外	高动力性心衰	血胸	
偏头痛	矛盾性栓塞		
癫痫发作			

知识点7：PAVM的影像学检查
正高：熟练掌握

（1）胸部X线片：显示肺部有单个或多个结节状、多囊状阴影，与肺血管影相连。在不同的呼吸时相，较大瘤囊的大小、形态随胸内压力变化而改变。多发小动静脉瘘或弥漫性肺动静脉畸形的X线征象与上述改变不同，表现为一侧或两侧肺野内（多在中、下肺野）弥漫性结节网状或粗细不均的血管纹理，有时类似肺间质性改变。

（2）超声心动图声学造影：对诊断有临床意义的PAVM的敏感性几乎为100%，甚至能发现那些很小的没有临床意义的PAVM。

（3）胸部CT：是无创性评价PAVM的最佳方法，随分型不同表现不同。有"瘤囊"者，表现为大小不等、边缘清晰的类圆形或多囊状阴影，典型者可见迂曲扩张的供血及引流血管与其相连。增强后"瘤囊"迅速明显强化。多发、弥漫性肺小动静脉瘘表现为众多小结节及网状结构，可见增强和扩张的血管影，但很难看到动、静脉的连通。

知识点8：PAVM 的治疗　　　　　　　　　　　　　　　正高：熟练掌握

肺动静脉瘘的治疗方法主要有手术和介入栓塞两种。

（1）手术治疗：主要适用于有症状、分流量大和伴有出血性毛细血管扩张症的单发肺动静脉瘘、病变局限于一个肺叶或一侧肺脏的多发性肺动静脉瘘，以及瘘囊进行性扩大者。

手术治疗原则是在最大限度保留正常肺组织的同时，彻底切除肺动静脉瘘，以防术后复发。术式可根据肺动静脉瘘的类型、部位和范围选择肺楔形切除、肺段切除或肺叶切除。一侧多发性肺动静脉瘘，只要心肺功能允许，也可选用全肺切除术。

（2）介入栓塞：主要适用于双侧小病灶、不适合手术治疗的多发病灶，尤其适合只有单一供血动脉支和回流静脉支者。

通常是对肺动静脉瘘的供血动脉行栓塞术。经股静脉穿刺，在电视透视下做选择性肺动脉插管，把带有不锈钢卷的微小栓子精确地放在肺动静脉瘘的供给血动脉内，引起凝血块而不影响正常肺动脉。优点是栓塞创伤小，可反复进行。缺点是效果不确切，偶尔可并发体循环栓塞或误栓塞正常肺动脉。

第三节　肺动脉闭锁

知识点1：肺动脉闭锁合并室间隔缺损的概念　　　　　　　正高：熟练掌握

肺动脉闭锁合并室间隔缺损（PAVSD）是一类严重的发绀型先天性心脏病，是一组先天性心脏畸形，包括从任一心室至肺动脉的管腔连续性中断且没有血流通过，表现为自身肺动脉部分或完全缺损。

知识点2：PAVSD 的病理生理　　　　　　　　　　　　正高：熟练掌握

主肺动脉及左右肺动脉干闭锁或不发育，肺动脉与心脏无连接；主动脉瓣下室间隔缺损；肺动脉供血均来自体动脉系统；主动脉骑跨于两心室之上，亦可完全起自右心室；右室增大、肥厚，缺损的室间隔是其唯一出口；左室腔大小多正常。两心室血流均射入升主动脉，体动脉血氧明显不饱和。

知识点3：PAVSD 的临床表现　　　　　　　　　　　　正高：熟练掌握

PAVSD 多有明显发绀，发育差，活动受限，部分患儿有晕厥史。胸骨左缘2～4肋间轻度收缩期杂音。临床表现与重型法洛四联症相似。

知识点4：PAVSD的影像学检查 　　　　　　　　　　　　　正高：熟练掌握

（1）胸部X线片：显示靴形心，两肺血明显减少，两肺血管纹理不对称、粗细不均，多无肺动脉干影。超声心动图与法洛四联症表现相似，但难探及肺动脉瓣。剑突下左室短轴、右室流出道长轴断面可清楚地显示右室流出道盲端及肺动脉瓣闭锁等情况，有助于进一步诊断。

（2）心血管造影：是该病诊断的"金标准"，主要作用在于评价肺动脉发育情况（包括主肺动脉及分支的分布和发育情况、左右肺动脉有无融合、体-肺侧支连接处有无狭窄、各肺段的供血情况等）及观察体-肺侧支血管情况。

（3）降主动脉造影：对上述各种侧支血管均可显示，并可同时进行选择性侧支血管造影和栓塞术。

（4）CT或MRI：可作为造影的辅助检查方法，特别是当固有肺动脉在心血管造影显示不佳时，可补其不足。

知识点5：室间隔完整的肺动脉闭锁的概念 　　　　　　　　　正高：熟练掌握

室间隔完整的肺动脉闭锁（PA/IVS）是一种少见而预后不佳的发绀型先天性心脏病，患儿生后1个月的自然死亡率高达50%，在诊断的先心病中约占0.1%。

知识点6：PA/IVS的病理生理 　　　　　　　　　　　　　　正高：熟练掌握

90%肺动脉瓣纤维性隔膜闭锁，约80%的肺动脉发育尚可。多有不同程度三尖瓣发育不良，伴瓣膜畸形，右室发育差。右室压力增高，保持了胎儿期心肌窦状隙与冠状动脉间的交通。另外，主肺动脉及左右肺动脉发育情况对临床治疗及预后的判断也有重要的意义。室间隔完整，右室血流无出口，致右室压力增高，如合并三尖瓣关闭不全，右室压力减低，右房压增高；体循环回流的静脉血经房间交通入左心，使其血氧饱和度下降，如心房水平分流不充分，则导致右心衰竭而早期死亡；肺循环通过动脉导管和/或体-肺侧支实现。窦状隙的开放使一部分静脉血在右心室收缩时倒流入冠状动脉。

知识点7：PA/IVS的临床表现 　　　　　　　　　　　　　　正高：熟练掌握

PA/IVS患儿在出生后很快出现发绀，逐渐加重，右心衰竭更多见于三尖瓣关闭不全的患者。胸前区闻及轻柔的收缩期杂音或胸骨左缘第2、3肋间Ⅲ级连续性杂音。

知识点8：PA/IVS的影像学检查 　　　　　　　　　　　　　正高：熟练掌握

（1）胸部X线片：可见双肺血减少，心脏进行性增大。

（2）超声心动图：可清楚显示心内各部分结构的连接方式，右心室、三尖瓣及肺动脉发育情况，肺动脉瓣的发育及活动情况，但对肺内动脉分支和体-肺侧支、窦状隙是否存在、其与冠状动脉的交通情况等，尚需行心血管造影。右室造影为显示本病解剖特征的关键。

（3）CT或MRI：图像清晰、无重叠，当心血管造影三尖瓣发育不良致右心室显示不清、固有肺动脉显示不佳时，可作为造影辅助检查方法，补其不足；对危重患儿造影风险大者，可作为造影的替代影像检查方法。

知识点9：PA/IVS的治疗方法　　　　　　　　　　　　正高：熟练掌握

一旦确诊为PA/IVS宜立即实施体-肺动脉分流术和/或肺动脉瓣切开术。

第四节　先天性单侧肺动脉缺如

知识点1：先天性单侧肺动脉缺如的概念　　　　　　　正高：熟练掌握

先天性单侧肺动脉缺如（UAPA）是一种罕见的肺血管畸形，男女发病率大致相同。单纯UAPA主要累及右肺动脉；约80%左UAPA合并其他心血管畸形；右UAPA合并其他先心病，常为动脉导管未闭或间隔缺损。

知识点2：UAPA的病理生理　　　　　　　　　　　　正高：熟练掌握

患侧肺血供差，主要来自体肺侧支血管，多伴有不同程度肺发育不全。国外报道单发UAPA中，20%～25%并发肺动脉高压，可能为右心室排血量仅通过一侧肺动脉的血管床，使该侧肺血流量增多。

知识点3：UAPA的临床表现　　　　　　　　　　　　正高：熟练掌握

（1）症状：单发UAPA在相当长的时期内可无症状，临床表现不典型，易被忽视。常见的症状包括反复肺部感染、咯血、胸痛、呼吸困难等。

（2）体征：患侧胸廓缩小，呼吸音减低，心脏与纵隔向患侧移位；偶在心底闻及收缩期杂音。发生肺动高压者可出现呼吸困难、青紫、肺动脉第二心音亢进及右心衰等。

知识点4：UAPA的影像学检查　　　　　　　　　　　正高：熟练掌握

（1）胸部X线片：可见患侧肺门动脉影细小或缺如，肺血明显减少，对侧肺血增多，两肺纹理不对称。患侧肺容积缩小征象，如胸廓缩小、肋间隙变窄、膈肌上抬和纵隔向患侧移位。并发肺动脉高压时，肺纹理有相应改变，同时右室增大。

（2）超声心动图：表现为一侧肺动脉自根部缺失，对侧肺动脉扩张，还可估测肺动脉压力及有无并发心内畸形等。

（3）MRI和CT：对该病的直接征象（一侧肺动脉自起始部缺失）及间接征象（包括：不同程度胸廓缩小，乳内或肋间动脉等侧支血管扩张、对侧肺动脉干及主肺动脉扩张、不同程度的肺动脉高压等）均可清晰显示。

第五节　肺动脉起源异常

| 知识点1：肺动脉异常起源于升主动脉的概念 | 正高：熟练掌握 |

肺动脉异常起源于升主动脉（AOPA）是指右肺动脉或左肺动脉中一支异常起源升主动脉，而另一支仍与主肺动脉延续。肺动脉发自弓部和降主动脉上段者不包括在内，右侧较左侧常见。

| 知识点2：AOPA的病理生理 | 正高：熟练掌握 |

一方面，一侧肺动脉起源于升主动脉时，直接接受来自主动脉的高压血流灌注，肺血流量及压力明显增加；另外，回流入右心系统的静脉血经对侧肺动脉全部注入健侧肺血管床，肺血流量也明显增加，所以自新生儿期常有重度肺动脉高压改变，右心压力负压增加，引起右心衰竭。另一方面，主动脉不仅供血给体循环，还供给一侧肺动脉，左心容量负荷增加，导致左心衰竭。难治性心力衰竭通常是本病的死亡原因。患者的发绀是由于右心室、右心房的压力增加，而使卵网孔开放，或经间隔缺损产生右向左分流所致。

| 知识点3：AOPA的影像学检查 | 正高：熟练掌握 |

胸部X线片诊断本病较为困难。超声心动图可直接显示一侧肺动脉异常起源于升主动脉。但易漏诊。MRI和CT均可清楚显示一侧肺动脉与主肺动脉无连接，而起源于升主动脉，并同时观察并存心血管畸形。心血管造影可明确诊断、显示解剖及并存畸形。

| 知识点4：先天性迷走左肺动脉的概念 | 正高：熟练掌握 |

先天性迷走左肺动脉是一种罕见的先天性心血管畸形，指左肺动脉起源于右肺动脉近心段后上壁；也可认为主肺动脉延长、延伸为右肺动脉，左肺动脉起始于延长的主肺动脉。在异常左肺动脉走行过程中可压迫相邻的右、左主支气管及食管，引起不全梗阻。

| 知识点5：先天性迷走左肺动脉的临床表现 | 正高：熟练掌握 |

先天性迷走左肺动脉的临床症状取决于气道受压的程度，有症状者可表现为反复发作的呼吸道感染、哮喘、肺部感染和阵发性呼吸困难。

知识点6：先天性迷走左肺动脉的影像学检查　　　　　正高：熟练掌握

胸部X线平片示左肺血管纹理多较右侧细小，左肺动脉干细，位置较低。左侧位于气管下端后方可见类圆形密度增高影，食管服钡，该区食管前缘示局限性压迹，为异位左肺动脉压迫所致。超声心动图、CT、MRI及心血管造影（右室-肺动脉造影）均能显示左肺动脉起源及走行异常，右肺动脉正常，左肺动脉细小，直径为对侧的1/3～1/2。

第六节　特发性肺动脉扩张

知识点1：特发性肺动脉扩张的概念　　　　　　　　正高：熟练掌握

特发性肺动脉扩张（IDPA）是指主肺动脉"异常扩张"，而无明确病理和血流动力学基础的症状。少见于4岁以下的小儿，其病因目前尚不清楚，有人认为是由于先天或后天性肺动脉弹性组织发育不良。也有人将其视为一种极端的解剖变异。本病预后较好，有症状者应予以对症治疗。

知识点2：IDPA的临床表现　　　　　　　　　　　　正高：熟练掌握

IDPA在临床上多无自觉症状，如扩张肺动脉压迫毗邻结构，可相应出现咳嗽、声音嘶哑等。肺动脉听诊区多可闻及收缩期杂音。胸部X线片表现为肺动脉段中度以上凸出，心脏各房室无增大，肺血无变化。右心导管血氧测定、压力分析均在正常范围。诊断时必须排除引起肺动脉扩张的先天性或后天性疾病。

第七节　肺静脉曲张

知识点1：肺静脉曲张的概念　　　　　　　　　　　　正高：熟练掌握

肺静脉曲张为肺内静脉的局限性扩张，又称为肺静脉瘤，为罕见的先天性肺血管异常。本身无血流动力学异常，如破裂可引起咯血，甚至危及生命。

知识点2：肺静脉曲张的影像学检查　　　　　　　　　正高：熟练掌握

（1）胸部X线平片：可见肺内（尤其是下叶）有圆形或带状迂曲的异常血管影。

（2）CT及MRI：均可清晰显示该病灶为异常扩张的肺静脉，无供应动脉，有助于同肺动静脉瘘鉴别，诊断一般无须心血管造影。

第二十七章 囊性纤维化

知识点1：囊性纤维化的概念	正高：熟练掌握

囊性纤维化（CF）是一种侵犯多脏器的常染色体隐性遗传病。由于囊性纤维化跨膜传导调节因子（CFTR）突变，引起外分泌腺腺管、气道上皮细胞的功能紊乱，使其分泌液中氯离子、钠离子含量增高，分泌液黏稠，堵塞气道和各脏器腺管，使肺、胰腺、肠道、输精管和子宫颈等发生功能障碍，而以肺损害突出，临床表现为慢性气道堵塞和反复感染。

知识点2：CF的病因和发病机制	正高：熟练掌握

囊性纤维化是由位于第7对染色体长臂上的CFTR突变引起的常染色体隐性遗传病。已发现CFTR基因突变位点已超过1000种，最常见的突变点是ΔF508，由于缺失3个核酸导致肽链第508位丢失1个苯丙氨酸。CF外分泌腺功能障碍的发病机制可能是：患者的上皮细胞氯离子通道调节有缺陷，呼吸道黏膜上皮的水、电解质跨膜转运有障碍，黏液腺分泌物中酸性糖蛋白含量增加，改变了黏液流变学的特性，可能为分泌物变黏稠的原因。

知识点3：CF的临床表现	正高：熟练掌握

（1）呼吸系统：患者表现为慢性干咳，感染时咳黄痰，痰量增多，气短、乏力。症状随年龄增长加重，可咯血，偶发气胸。体检：消瘦，后期可出现发绀，胸部呈桶状胸，两肺有湿性啰音和/或干性啰音，常有杵状指（趾）。患者常合并鼻息肉、鼻窦炎。病变进一步发展，可并发呼吸衰竭、肺源性心脏病而出现相应的症状。

（2）消化系统：多数患者因胰腺功能减退而产生脂肪、蛋白质吸收不良，造成营养缺乏。10%新生儿出生时发生胎粪性肠梗阻。CF胰腺损害，胰岛素分泌减少，约10%患者产生糖尿病。但存活至30岁患者，则50%可出现糖尿病。因肠道吸收不良，CF患者体重下降、消瘦。部分患者可因胆管阻塞发生黄疸及胆汁淤积性肝硬化。

（3）其他：多数男性失去生育能力，女性患者生殖力下降，部分患者可发生关节炎和血管炎，出现紫癜或结节性红斑。ANCA阳性率可高达40%。CF至成年后始诊断时，则多数症状较轻。

知识点4：CF的实验室检查	正高：熟练掌握

（1）影像学检查：HRCT观察病变可更清晰。病情早期结果可正常，以后因中、小气道

黏液阻塞出现空气陷闭，肺过度充气，多发的边界模糊的小结节影，囊状、柱状及不规则状的支气管扩张。若有肺部感染，则可有明显炎性浸润影。病变好发于肺上部。

（2）肺功能检查：主要表现为阻塞性通气功能障碍，FEV_1、FVC随病情进展而变化，常有气道高反应，激发试验可呈阳性。后期血气分析可异常，发生低氧血症和二氧化碳潴留。

（3）汗液检查：采用定量毛果芸香碱晶离子渗透试验，测定汗液氯离子和钠离子浓度。氯离子和钠离子浓度儿童大于60mmol/L，成人大于70mmol/L则阳性，此方法可作为重要诊断标准。

（4）其他：基因突变分析，仅用于产前诊断和家族中携带者。

知识点5：CF的诊断	正高：熟练掌握

根据CF患者发病多在幼儿和少年、自觉症状、HRCT所见、汗液氯离子和钠离子的测定阳性结果，或测定2个致病性CFTR突变位点，即可明确诊断。必要时做肠黏膜活组织检查。若能提高警惕，注意诊断要点，与其他小儿腹腔疾病或成人慢性支气管炎等的鉴别并不困难。

知识点6：CF控制呼吸道感染的治疗方法	正高：熟练掌握

治疗的主要目标是防止感染，减少肺部分泌液的量和黏稠程度，改善呼吸，维持足够的营养。

CF控制呼吸道感染的方法有：①早期强化治疗，根据常规每月1次门诊患者或咽喉部分泌物的细菌培养，发现致病菌，即开始为期2周大剂量抗菌药物治疗，避免细菌定植；②发生急性感染时选用敏感的抗生素，剂量要大，疗程应长。若为铜绿假单胞菌，应选用两种敏感的抗生素联合治疗，可雾化妥布霉素或多黏菌素B。针对其生物被膜的形成，宜加用小剂量大环内酯类抗生素如红霉素、阿奇霉素较长时期应用。

附录一 高级卫生专业技术资格考试大纲
（呼吸内科专业——副高级）

一、专业知识

（一）本专业知识

1. 掌握呼吸内科专业的基础理论，包括呼吸系统相关的解剖学、呼吸生理学、病理学、病理生理学、生化、微生物和免疫学、流行病学、临床药理学等基本理论。

2. 掌握肺功能检查、血气分析、酸碱平衡、水电解质平衡、胸部影像诊断学、危重症监护和生命支持技术等专业技术知识。

（二）相关专业知识

1. 掌握内科（包括心血管、肾病、消化、风湿免疫、血液、内分泌、传染性疾病、感染性疾病等）的相关知识。

2. 熟悉呼吸内科相关的胸外科临床基础知识。

二、专业实践能力

1. 熟练掌握呼吸内科专业的常见病、多发病的病因、发病机制、诊断、鉴别诊断及治疗方法。对本专业的一些少见病和涉及其他学科的一些疾病，在上级医师指导下，能对其进行诊断、鉴别诊断和治疗。

2. 熟练掌握本专业危重患者的诊断、鉴别诊断和治疗，如重症哮喘、重症肺炎、急慢性呼吸衰竭、心力衰竭、肺栓塞、大咯血、张力性气胸等。

3. 掌握疑难病例，如不明原因发热、慢性咳嗽、不明原因呼吸困难、肺内结节、弥漫性肺病、胸腔积液等的诊断与鉴别诊断。

4. 掌握支气管镜检查及相关技术、胸膜活检、胸腔闭式引流术等技术及其并发症的诊断和处理。

5. 熟练掌握呼吸内科常用药物的作用机制、药效/药代动力学、适应证、副作用。

6. 熟练掌握呼吸支持技术的基本理论、基本操作，如气管插管、呼吸机的使用、呼吸机报警观察和处理等技术操作。

7. 掌握肺功能检查、血气分析及X线胸片、胸部CT、通气灌注扫描等影像学检查结果的阅读。

附本专业病种：

1. 急性上呼吸道感染
2. 急性气管-支气管炎
3. 肺炎
4. 肺脓肿
5. 支气管扩张症
6. 肺结核病
7. 慢性阻塞性肺疾病
8. 支气管哮喘
9. 肺栓塞
10. 肺动脉高压
11. 慢性肺源性心脏病
12. 弥漫性实质性肺疾病
13. 结节病
14. 胸腔积液
15. 气胸
16. 肺部肿瘤

17. 间皮细胞瘤
18. 睡眠呼吸暂停低通气综合征
19. 慢性呼吸衰竭
20. 急性呼吸窘迫综合征
21. 弥漫性泛细支气管炎
22. 肺血管炎

附录二　高级卫生专业技术资格考试大纲
（呼吸内科专业——正高级）

一、专业知识

（一）本专业知识

1. 掌握呼吸内科专业的基础理论，包括呼吸系统相关的解剖学、呼吸生理学、病理学、病理生理学、生化、微生物和免疫学、流行病学、临床药理学等基本理论。

2. 掌握肺功能检查、血气分析、酸碱平衡、水电解质平衡、胸部影像诊断学、危重症监护和生命支持技术等专业技术知识。

（二）相关专业知识

1. 掌握内科（包括心血管、肾病、消化、风湿免疫、血液、内分泌、传染性疾病、感染性疾病等）的相关知识。

2. 熟悉呼吸内科相关的胸外科临床基础知识。

二、专业实践能力

1. 熟练掌握呼吸内科专业的常见病、多发病的病因、发病机制、诊断、鉴别诊断及治疗方法。对本专业的一些少见病和涉及其他学科的一些疾病，在上级医师指导下，能对其进行诊断、鉴别诊断和治疗。

2. 熟练掌握本专业危重患者的诊断、鉴别诊断和治疗，如重症哮喘、重症肺炎、急慢性呼吸衰竭、心力衰竭、肺栓塞、大咯血、张力性气胸等。

3. 掌握疑难病例，如不明原因发热、慢性咳嗽、不明原因呼吸困难、肺内结节、弥漫性肺病、胸腔积液等的诊断与鉴别诊断。

4. 掌握支气管镜检查及相关技术、胸膜活检、胸腔闭式引流术等技术及其并发症的诊断和处理。熟悉呼吸内科的介入技术如气道支架置入、气道球囊扩张术、肺泡灌洗，以及内科胸腔镜技术。

5. 熟练掌握呼吸内科常用药物的作用机制、药效/药代动力学、适应证、副作用。

6. 熟练掌握呼吸支持技术的基本理论、基本操作，如气管插管、呼吸机的使用、呼吸机报警观察和处理等技术操作。

7. 掌握肺功能检查、血气分析及X线胸片、胸部CT阅片，熟悉胸部核素检查、MRI、PET等影像学检查结果的阅读。

附本专业病种：

1. 急性上呼吸道感染
2. 急性气管-支气管炎
3. 肺炎
4. 肺脓肿
5. 支气管扩张症
6. 肺结核病
7. 慢性阻塞性肺疾病
8. 支气管哮喘
9. 肺栓塞
10. 肺动脉高压
11. 慢性肺源性心脏病
12. 弥漫性实质性肺疾病

（1）特发性间质性肺炎

（2）肺泡蛋白沉积症

（3）嗜酸性粒细胞肺浸润

（4）朗格汉斯组织细胞增多症

（5）尘肺

（6）超敏性肺炎

（7）肺淋巴管平滑肌瘤病

（8）结缔组织疾病肺损害

13. 结节病

14. 胸腔积液

15. 气胸

16. 肺部肿瘤

17. 间皮细胞瘤

18. 睡眠呼吸暂停低通气综合征

19. 慢性呼吸衰竭

20. 急性呼吸窘迫综合征

21. 弥漫性泛细支气管炎

22. 肺血管炎

23. 高通气综合征

24. 肺血管畸形

25. 囊性纤维化

附录三　全国高级卫生专业技术资格考试介绍

　　为进一步深化卫生专业技术职称改革工作，不断完善卫生专业技术职务聘任制，根据中共中央组织部、人事部、卫生部《关于深化卫生事业单位人事制度改革的实施意见》（人发〔2000〕31号）文件精神和国家有关职称改革的规定，人事部下发《加强卫生专业技术职务评聘工作的通知》（人发〔2000〕114号），高级专业技术资格采取考试和评审结合的办法取得。

一、考试形式和题型

　　全部采用人机对话形式，考试时间为2个小时（卫生管理知识单独加试时间为1时）。考试题型为单选题、多选题和案例分析题3种，试卷总分为100分。

二、考试总分数及分数线

　　总分数450~500分，没有合格分数线，排名前60%为合格。其中的40%为优秀。

三、考试效用

　　评审卫生高级专业技术资格的考试，是申报评审卫生高级专业技术资格的必经程序，作为评审卫生高级专业技术资格的重要参考依据之一，考试成绩当年有效。

四、人机对话考试题型说明

　　副高：单选题、多选题和案例分析题3种题型。
　　正高：多选题和案例分析题2种题型。
　　以实际考试题型为准。

五、考试报名条件

　　（一）正高申报条件
　　1. 取得大学本科以上学历后，受聘副高职务5年以上。
　　2. 大学普通班毕业以后，受聘副高职务7年以上。
　　（二）副高申报条件
　　1. 获得博士学位后，受聘中级技术职务2年以上。
　　2. 取得大学本科以上学历后，受聘中级职务5年以上。
　　3. 大学普通班毕业后，受聘中级职务5年以上。
　　4. 大学专科毕业后，取得本科以上学历（专业一致或接近专业），受聘中级职务7年以上。
　　5. 大专毕业，受聘中级职务5年以上。
　　6. 中专毕业，受聘中级职务7年以上。
　　7. 护理专业中专毕业，从事临床护理工作25年以上，取得护理专业的专科以上学历，受聘中级职务5年以上，可申报副主任护师任职资格。